U0260530

主治医师手册丛书

ICU

主治医师手册

第二版

名誉主编　刘大为

主　　编　邱海波

执行主编　郭凤梅

副 主 编　于凯江　杨　毅

　　　　　李建国　管向东

　　　　　周建新

江苏凤凰科学技术出版社

南京

敬告读者

　　本书中介绍的药物剂量和用法均是作者根据当前的治疗现状和临床经验慎重制订的,并保持与现行标准的一致性。作者和编校人员在编审过程中也尽力保证书中所推荐药物剂量和用法的准确性,但现代医药学发展迅速,随着医药学的发展,以及临床经验的积累和丰富,本书中所涉及的药物在剂量和使用方法在实践中可能发生变化,同时患者自身对药物的反应性差异较大,因此,我们强调临床医生在参考本书中药物的推荐时,务必认真阅读和仔细核对药物说明书,或遵循国家药典推荐剂量和使用方法应用。

编者名单

名誉主编 刘大为

主　　编 邱海波

执行主编 郭凤梅

副 主 编 于凯江　杨　毅　李建国
　　　　　　管向东　周建新

编 著 者（以姓氏笔画为序）

于凯江　哈尔滨医科大学第二附属医院

万献尧　大连医科大学第一附属医院

王小亭　北京协和医院

王洪亮　哈尔滨医科大学第二附属医院

王新颖　南京军区南京总医院

许　媛　首都医科大学北京同仁医院

安友仲　北京大学人民医院

李建国　武汉大学中南医院

刘　玲　东南大学附属中大医院

刘　健　兰州大学第一附属医院

刘松桥　东南大学附属中大医院

李维勤　南京军区南京总医院

李　卿　东南大学附属中大医院

编者名单

邱海波　东南大学附属中大医院

邱晓华　东南大学附属中大医院

杨　毅　东南大学附属中大医院

杨从山　东南大学附属中大医院

陆晓旻　东南大学附属中大医院

张翔宇　同济大学附属第十人民医院

周　峰　同济大学附属第十人民医院

周建新　北京天坛医院

郑瑞强　扬州大学附属苏北人民医院

胡　波　武汉大学中南医院

郭凤梅　东南大学附属中大医院

顾　勤　南京大学附属鼓楼医院

夏金根　首都医科大学北京朝阳医院

徐静媛　东南大学附属中大医院

黄　伟　大连医科大学第一附属医院

黄英姿　东南大学附属中大医院

谢剑锋　东南大学附属中大医院

詹庆元　首都医科大学北京朝阳医院

管向东　中山大学附属第一医院

蔡常洁　中山大学附属第一医院

再版前言

　　重症医学(critical care medicine)是医学进步的重要标志,是捍卫重症患者生命的最后防线。重症加强医疗病房(Intensive Care Unit,ICU)是重症医学专业的临床基地,已成为医院现代化和整体医疗实力的标志。

　　近年来国内外重症医学理论和实践取得突飞猛进的进展,在全国同道的不懈努力下,我国重症医学也在快速发展壮大。在越来越多的医院中,已经形成的重症医学科专业人员梯队在重症患者救治中的作用和地位不可替代,重症医学显示出强大的活力。学科特性和持续发展的要求需要从业者不断提高理论水平,优化理念,保持专业知识的先进性,从而在实践中指导我们的医疗工作。

　　《ICU主治医生手册》第一版于2007年7月出版,其阅读对象主要针对重症医学科的中青年医师,对其他专业的医务人员在重症患者的救治方面也有重要指导作用。该书出版后,受到广大医务工作者的欢迎,得到众多从业人员的肯定,历年来应读者的需求多次印刷、多次脱销。如今,5年过去了,重症医学又取得多方面的进展。为此,我们对这本《ICU主治医生手册》进行了改版。新版本对原有内容进行了专业知识的更新,如休克血流动力学和氧代谢监测新技术、血管活性药物研究进展、急性呼吸窘迫综合征的诊疗、重症患者的营养支持策略等,同时增加了近年来重症患者疾病诊疗的重要进展,包括重症超声和体外膜氧合的临床应用、重症神经疾病的诊疗、重症医学科获得性感染和感染控制。为提高专业知识的先进性,在保留原有附录的基础上,增加了 2012 年新指南,包括镇静镇痛指南、重症感染和感染性休克治疗指南、急性肾损伤治疗指南,并对重症医学科常用静脉药物进行了更新。此外,在写作方式上,对第一版编写过程中存在的不足,如不规范地大量使用英文缩写等进行了修正和完善,进一步增强了该书的规范性。

这本《ICU 主治医师手册》的作者包括我国重症医学领域的知名专家,也包括近年来在我国重症医学领域崭露头角的中青年专家,他们常年在临床第一线从事重症患者的救治工作。作者们根据自己丰富的临床工作经验,阅读借鉴了大量文献,在这本书中从基础理论到临床应用进行系统讲解,重视临床实际需要,突出知识更新,强调理论与实践结合,针对日常工作中的重点、难点、疑点、热点进行了切实的阐述。期望能够为读者提供一本既有系统理论性又有实用性的参考书,对从事重症医学工作的同道有所帮助。

作为本书的主编,我衷心感谢曾给予过帮助的各位前辈和同道,衷心感谢东南大学附属中大医院领导以及江苏科学技术出版社给予的支持和帮助。谨向在本书编写过程中给予全力支持和帮助的有关人士表示诚挚的敬意。由于重症医学发展迅速,书中可能仍存在不足之处,恳请前辈、同行和广大读者批评、指正。

邱海波

前　言

　　随着现代医学的发展,重症医学(critical care medicine)作为医学专业中的一个新学科,正在逐步发展壮大。重症医学专业不断发展成熟,重症加强医疗病房(Intensive Care Unit,ICU)作为重症医学专业的临床基地,在医院危重病人救治中的地位越来越重要。ICU已成为医院现代化的标志。2005年中华医学会重症医学分会正式成立,标志着我国重症医学迈上一个新的台阶。

　　目前,世界范围内的重症医学理论和实践取得了突飞猛进的发展。重症医学专业在我国起步虽晚,但近年来有了很大的发展,专业人员梯队已经形成,在越来越多的医院中,在危重患者的抢救方面取得了巨大的成就,ICU已经显示出强大的活力。虽然各地的ICU逐步发展壮大,但各地区的抢救治疗水平参差不齐,而且在总体上与发达国家之间存在差距。重症医学的生命力在很大程度上依赖于专业知识的先进性。在这样的形势下,我国ICU医师专业知识的及时更新显得尤为重要,知识的更新对于ICU医师具有紧迫性和挑战性。我们编写的这本《ICU主治医生手册》,意在针对在ICU工作的中青年医师及其他相关专业的医务人员,在危重病人的救治方面起到必要的指导作用。该书对重症医学从基础理论到临床应用进行系统讲解,突出知识更新、临床应用性强的特点,旨在提高 ICU 医师的专业理论水平和临床实际工作能力,提高我国重症医学的救治水平。

本书的作者均是来自全国重症医学领域的知名专家,他们常年在临床第一线从事危重病人的救治工作。作者根据自己丰富的临床工作经验,参阅了大量文献,不仅介绍了重症医学理论与临床的最新动态,而且从临床需要出发,针对日常工作中的重点、难点、疑点、热点进行了简明扼要、突出实用的阐述。全书分为二十一部分,每个部分独立成章,每章均先介绍该部分现状和学术进展,而后以问与答形式全面对重症医学的理论和临床实践进行详细的讲解和说明,强调理论与实践相结合,重点突出临床实用性。书末还以附录形式向读者提供了2006 年中华重症医学分会制定和颁布的关于《中国重症加强治疗病房(ICU)建设与管理指南(2006)》、《成人严重感染与感染性休克血流动力学监测与支持指南(2006)》、《急性肺损伤/急性呼吸窘迫综合征诊断和治疗指南(2006)》等多个指南,并附上了《ICU 静脉常用药品应用指南》,希望能够对从事重症医学工作的同道有所帮助。

作为本书的主编,我衷心感谢曾对本书编写工作给予过帮助的各位前辈和同道,衷心感谢东南大学附属中大医院领导以及江苏科学技术出版社给予的支持和帮助,谨向在本书编写过程中给予全力支持和帮助的各界人士表示诚挚的敬意。特别感谢潘纯、李卿、郭兰骐、谢剑锋医师在统稿、核对等方面所付出的大量心血。由于重症医学发展迅速,书中一定会存在不足之处,恳请前辈、同行和广大读者批评、指正。

邱海波

目　录

第一章

多器官功能障碍综合征和多器官功能衰竭

一、前沿学术综述

多器官功能障碍综合征（multiple organ dysfunction syndrome，MODS)是指机体遭受到严重感染、创伤、烧伤等严重打击后，两个或两个以上的器官同时或序贯性功能障碍。大量临床研究显示，器官障碍程度越重、器官障碍数目越多、患者病死率越高。若 MODS 发展为多器官功能衰竭（multiple organ failure，MOF)，病死率可高达 60％～94％，是严重感染、创伤和大手术后最常见的病死原因[1]。急性器官障碍的数目和严重程度，明显影响患者的生活质量和病死率，多器官功能衰竭及 MODS 是当前重症医学所面临的最大挑战[2]。

MODS 的发病机制非常复杂。以往认为 MODS 是感染、创伤、烧伤等严重机体损伤难以遏制的直接后果。近 20 年的研究涉及到了 MODS 的病理生理学、病理学、免疫学、分子生物学以及分子流行病学，对 MODS 的认识逐步深刻。目前认为，MODS 不仅与感染、创伤等直接损伤有关，在某种程度上，MODS 与机体自身对感染、创伤的免疫炎症反应具有更为本质性的联系。也就是说，MODS 的最大威胁来自失控的炎症反应[2]。对机体炎症反应的深刻认识有利于早期认识 MODS 的病理生理紊乱，并使早期积极干预成为可能[3]。MODS 的发病机制提出了不少学说，但归纳起来主要包括炎症反应学说、自由基学说和肠道动力学说[2,4~6]。炎症反应学说是 MODS 发病机制的基石。

根据 MODS 器官功能障碍发生的主要原因以及全身炎症反应综合征（systemic inflammatory response syndrome，SIRS)在器官功能损伤中的地位，可将 MODS 分为原发性 MODS 和继发性 MODS。原发性 MODS

是指某种明确的损伤直接引起器官功能障碍,即器官功能障碍由损伤本身引起,在损伤早期出现,如严重创伤后,直接肺挫伤导致急性呼吸衰竭,横纹肌溶解导致肾脏功能衰竭,大量出血补液导致凝血功能异常等。在原发性 MODS 的发病和演进过程中,全身炎症反应综合征在器官功能障碍发生中所占比重较低。继发性 MODS 并非是损伤的直接后果,而与全身炎症反应综合征引起的自身性破坏关系密切,异常的炎症反应继发性造成远隔器官发生功能障碍。所以,继发性 MODS 与原发损伤之间存在一定的间歇期,易合并感染。在继发性 MODS 中,全身炎症反应综合征是器官功能损害的基础,全身性感染和器官功能损害是 SIRS 的后继过程。全身炎症反应综合征—全身性感染—MODS 就构成一个连续体,继发性 MODS 是该连续体造成的严重后果[4,5]。

近年的研究证实,免疫功能障碍不仅是 MODS 的重要组成部分,同时在 MODS 发生发展中发挥关键的作用。MODS 免疫功能障碍包括机体过度或失控炎症反应和免疫功能麻痹的动态过程。免疫功能障碍发病机制复杂,多种因素交互促成。严重感染、创伤后机体免疫功能发生紊乱,既可能表现为亢进,也可能低下,且往往表现为早期炎症反应亢进,后期发生免疫功能抑制[6]。

MODS 涉及面广,临床表现复杂,但 MODS 具有以下显著特征:① 发生功能障碍的器官往往是直接损伤器官的远隔器官;② 从原发损伤到发生器官功能障碍在时间上有一定的间隔;③ 高排低阻的高动力状态是循环系统的特征;④ 高氧输送和氧利用障碍及内脏器官缺血缺氧,使氧供需矛盾尖锐;⑤ 持续高代谢状态和能源利用障碍。

所有 MODS 患者均应进入重症医学科治疗。尽管 MODS 的病因复杂、涉及的器官和系统多,治疗中往往面临很多矛盾,但 MODS 的治疗应遵循以下原则:

(1)积极治疗原发病 控制原发疾病是 MODS 治疗的关键,应重视原发疾病的处理。

(2)改善氧代谢,纠正组织缺氧 氧代谢障碍是 MODS 的特征之一,纠正组织缺氧是 MODS 重要的治疗目标。改善氧代谢障碍、纠正组织缺氧的主要手段包括增加全身氧输送、降低全身氧需、改善组织细胞利用氧的能力等。

（3）代谢支持与调理　MODS 使患者处于高度应激状态,导致机体出现以高分解代谢为特征的代谢紊乱。器官及组织细胞的功能维护和组织修复有赖于细胞得到适当的营养底物,机体高分解代谢和外源性营养利用障碍,可导致或进一步加重器官功能障碍。因此,MODS 时,代谢支持和调理的目标应当是减轻营养底物不足,防止细胞代谢紊乱,减少器官功能障碍的产生,促进组织修复。

（4）免疫调节治疗　免疫功能障碍、炎症反应失控是导致 MODS 的根本原因,免疫调控治疗、抑制全身炎症反应有可能阻断 MODS 的发展,最终可能降低 MODS 病死率。免疫调节治疗实际上就是 MODS 病因治疗的重要方向。

二、临 床 问 题

1. 为什么要提出多器官功能障碍综合征的概念?

多器官功能障碍综合征(MODS)的终末阶段是多器官功能衰竭。以 MODS 的概念代替多器官功能衰竭,反映了人们对多器官功能衰竭更为深入的认识和了解,将 MODS 定义为一个包括早期病理生理改变到终末期器官功能衰竭的连续的完整的病理生理过程,确立了动态和开放的 MODS 概念,为 MODS 的早期认识、早期诊断以及早期干预奠定了基础,具有重要的临床意义。

MODS 概念的提出是认识进步的结果,但确定较为合理的 MODS 定义仍然困难。为了避免割裂 MODS 整个病理生理过程,美国胸科医师学会和美国危重病医学会提出了一个较为模糊的 MODS 定义,即各种疾病导致多个器官不能维持自身功能,从而影响全身内环境稳定性的状态。MODS 表述的器官功能障碍可以是相对的,也可以是绝对的,而且器官功能障碍是动态的、连续的变化过程,对器官功能的动态观察必将有助于 MODS 的早期诊断和治疗。

2. 全身炎症反应综合征有何临床意义?

1991 年在芝加哥召开的美国胸科医师学会和危重病医学会联席

会议,将感染或创伤引起的持续全身炎症反应失控的临床表现命名为全身炎症反应综合征,并制定了相应的诊断标准(表1-1)。全身炎症反应综合征可由感染因素引起,若进行性加重可导致全身性感染(systemic infection 或 sepsis)、严重感染(severe sepsis)、感染性休克,甚至多器官功能障碍综合征(MODS)。全身炎症反应综合征也可由创伤、烧伤、急性重症胰腺炎等非感染因素引起,进行性加重亦可引起MODS。全身炎症反应综合征是感染或非感染因素导致机体过度炎症反应的共同特征,MODS 是全身炎症反应综合征进行性加重的最终后果。因此,就本质而言,全身炎症反应综合征是导致 MODS 的共同途径。

尽管全身炎症反应综合征概念的提出是 MODS 认识上的重大进步,但全身炎症反应综合征的诊断标准本身存在许多不足,特别是把它作为一个综合征或疾病时,不能停留在诊断水平上,应积极寻找导致全身炎症反应综合征的致病因素。当然,我们也不能因为全身炎症反应综合征诊断标准存在问题而否认全身炎症反应综合征的重要意义。

表1-1　全身炎症反应综合征的诊断标准
(符合下列两项或两项以上)

项　目	标　　准
体　温	>38℃或<36℃
心　率	>90 次/分
呼　吸	呼吸频率＞20 次/分,或动脉血二氧化碳分压＜32 mmHg (1 mmHg＝0.133 kPa)
白细胞	外周血白细胞>12×10⁹/L 或<4×10⁹/L 或幼稚杆状白细胞>10%

3. 怎么认识多器官功能障碍综合征的病理生理机制?

正常情况下,感染和组织创伤时,局部炎症反应对细菌清除和损伤组织修复都是必要的,具有保护性作用。当炎症反应异常放大或失控时,炎症反应对机体的作用从保护性转变为损害性,导致自身组织细胞死亡和器官衰竭。无论是感染性疾病(如严重感染、重症肺炎、急性重症胰腺炎后期),还是非感染性疾病(如创伤、烧伤、休克、急性胰腺炎早期等)均可能导致多器官功能障碍综合征(MODS)。可见,任何能够导致机体免疫炎症反应紊乱的疾病均可引起 MODS。从本质上来看,MODS 是机体炎症反应失控的结果。

感染、创伤是机体炎症反应的促发因素,而机体炎症反应的失控,最终导致机体自身性破坏,是 MODS 的根本原因。炎症细胞激活和炎症介质异常释放、组织缺氧和自由基、肠道屏障功能破坏和细菌和(或)毒素移位均是机体炎症反应失控的表现,构成了 MODS 炎症反应失控的 3 个互相重叠的发病机制学说——炎症反应学说、自由基学说和肠道动力学说(图 1-1)。

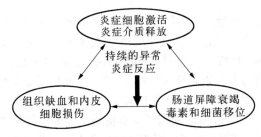

图 1-1　多器官功能障碍综合征的发病机制

(1) 炎症反应学说　炎症反应学说是 MODS 发病机制的基石。研究表明,感染或创伤引起的毒素释放和组织损伤并不是导致器官功能衰竭的直接原因,细菌和(或)毒素和组织损伤所诱发的全身炎症反应是导致器官功能衰竭的根本原因。

(2) 缺血再灌注和自由基学说　缺血再灌注和自由基也是导致 MODS 的重要机制之一。MODS 的自由基学说主要包括 3 方面:① 氧输送不足导致组织细胞直接的缺血缺氧性损害;② 缺血再灌注促发自由基大量释放;③ 白细胞与内皮细胞的互相作用,导致组织和器官损伤,最终发生 MODS。从根本上来看,自由基学说也是炎症反应学说的重要组成部分。

(3) 肠道动力学说　肠道动力学说的概念最早是由 Meakins 和

Marshall 提出的。肠道是机体最大的细菌和毒素库,肠道有可能是 MODS 患者菌血症的来源。另外,MODS 患者菌血症的细菌往往与肠道菌群一致。因此,Meakins 和 Marshall 提出肠道可能是 MODS 发生发展的动力器官(gut motor)。在感染、创伤或休克时,即使没有细菌的移位,肠道内毒素的移位也将激活肠道及其相关的免疫炎症细胞,导致大量炎症介质的释放,参与 MODS 的发病。因此,肠道是炎症细胞激活、炎症介质释放的重要场地之一,也是炎症反应失控的策源地之一。从这一点来看,肠道动力学说实际上是炎症反应学说的一部分。

4. 全身炎症反应失衡怎样导致多器官功能障碍综合征的发生?

基于全身炎症反应综合征是导致多器官功能障碍综合征(MODS)的根本原因这一认识,抑制全身炎症反应综合征有可能阻断炎症反应发展,最终可能降低 MODS 的病死率。20 世纪 90 年代初期,大量的动物实验研究显示,抑制炎症介质能够明显降低感染或内毒素血症动物的病死率,这为临床 MODS 的救治带来希望。令人失望的是,内毒素单抗、肿瘤坏死因子 α 单抗等炎症介质拮抗剂在临床试验中相继失败,甚至个别研究报道增加病死率。由此迫使人们深入研究,并重新认识全身炎症反应综合征在 MODS 中的作用。

首先,引起注意的是机体受细菌毒素、损伤打击后,出现一过性细胞免疫功能降低,使机体对感染易感;其次,机体受细菌毒素、损伤刺激后,不仅释放炎症介质引起全身炎症反应综合征,同时大量释放内源性抗炎介质,后者可能是导致机体免疫功能损害的主要原因;第三,临床上盲目使用炎症介质拮抗剂,可能使免疫功能损伤加重,或许这就是炎症介质拮抗剂临床试验失败的主要原因。鉴于上述认识,1996 年 Bone 针对感染或创伤时,导致机体免疫功能降低的内源性抗炎反应,提出了代偿性抗炎反应综合征(compensatory anti-inflammatory response syndrome,CARS)的概念。代偿性抗炎反应综合征作为全身炎症反应综合征的对立面,两者常常是不平衡的。如保持平衡,则内环境稳定得以维持,不会引起器官功能损伤。一旦全身炎症反应综合征和代偿性抗炎反应综合征失衡,将引起内环境失去稳定性,导致组织器官损伤,发生 MODS[7,8]。

如果把全身炎症反应综合征和代偿性抗炎反应综合征看作机体炎症反应天平的两端,则代偿性抗炎反应综合征作为天平的另一端,对全身炎症反应综合征发生、发展所起的关键性作用是不言而喻的。代偿性抗炎反应综合征的发生主要与抗炎性介质合成、抗炎性内分泌激素及炎症细胞凋亡等因素有关。

就其本质而言,MODS 是全身炎症反应综合征和代偿性抗炎反应综合征免疫失衡的严重后果。全身炎症反应综合征和代偿性抗炎反应综合征失衡导致 MODS 的发展过程可分为 3 个阶段:① 局限性炎症反应阶段,局部损伤或感染导致炎症介质在组织局部释放,诱导炎症细胞向局部聚集,促进病原微生物清除和组织修复,对机体发挥保护作用;② 有限全身炎症反应阶段,少量炎症介质进入循环诱发全身炎症反应综合征,诱导巨噬细胞和血小板向局部聚集,同时,由于内源性抗炎介质释放增加导致代偿性抗炎反应综合征,使全身炎症反应综合征与代偿性抗炎反应综合征处于平衡状态,炎症反应仍属生理性,目的在于增强局部防御作用;③ 全身炎症反应综合征和代偿性抗炎反应综合征失衡阶段,表现为两个极端,一是大量炎症介质释放入循环,刺激炎症介质瀑布样释放,而内源性抗炎介质又不足以抵消其作用,导致全身炎症反应综合征;另一个极端是内源性抗炎介质释放过多而导致代偿性抗炎反应综合征。全身炎症反应综合征和代偿性抗炎反应综合征失衡的后果是炎症反应失控,使其由保护性作用转变为自身破坏性作用,不但损伤局部组织,同时打击远隔器官,导致 MODS。

认识的进步,必然预示着在治疗上取得突破。恢复全身炎症反应综合征和代偿性抗炎反应综合征的动态平衡可能是 MODS 治疗的关键。

5. 多器官功能障碍综合征的二次打击学说有何临床意义?

多器官功能障碍综合征(MODS)往往是多元性和序贯性损伤的结果,而不是单一打击的结果。1985 年 Dietch 提出 MODS 的二次打击学说,将创伤、感染、烧伤、休克等早期直接损伤作为第一次打击,第一次打击所造成的组织器官损伤是轻微的,虽不足以引起明显的临床症状,但最为重要的是,早期损伤激活了机体免疫系统,尽管炎症反应的程度较轻,但炎症细胞已经被动员起来,处于预激活状态。此后,如病情稳定,则炎症反应逐渐缓解,损伤组织得以修复;如病情进展恶化或继发感染、休克等情况,则构成第二次或第三次打击。第二次打击使已处于预激活状态的机体免疫系统爆发性激活,大量炎症细胞活化、炎症介质释放,结果炎症反应失控,导致组织器官的致命性损害。第二次打击强度本身可能不如第一次打击,但导致炎症反应的爆发性激活,往往是致命性的(图1-2)。

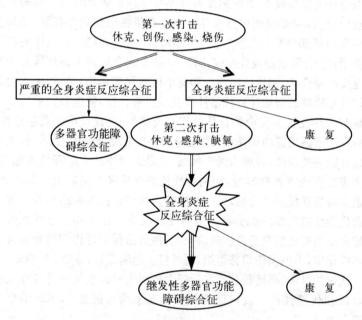

图1-2 多器官功能障碍综合征的二次打击学说

当第一打击强度足够大时,可直接强烈激活机体炎症反应,导致MODS,属于原发性MODS。但大多数患者MODS是多元性和序贯性损伤的结果,并不是单一打击的结果,这类MODS属于继发性MODS。常见的第二次打击包括继发性感染、休克、缺氧、缺血、创伤、手术等。

对于多发性创伤的患者,如创伤严重,则直接可导致 MODS,但多数患者经早期清创处理后基本稳定,而创伤早期发生的低血压导致各器官发生不同程度的缺血再灌注损伤及巨噬细胞、中性粒细胞激活,使患者出现发热、白细胞升高等炎症反应表现。创伤后 3～7 天,继发性感染或休克,使已处于预激活或激活状态的炎症细胞发生爆发性激活,结果使炎症反应失控,导致自身组织器官的损害,最终发展为 MODS。

危重患者的病情往往是复杂的,机体遭受打击次数可能是两次,也可能是多次。多次反复打击将使机体炎症反应放大和失控更易发生,使患者更易发生 MODS。另外,不仅机体免疫系统参与多次打击导致 MODS 的病理生理过程,凝血、纤溶、补体、激肽等多个系统均参与或累及。

MODS 二次打击学说的提出,进一步强调了感染、创伤的后期处理。后期处理不当,其后果比早期损伤的结果更为严重,更具危害性。

6. 多器官功能障碍综合征有哪些临床特征?

尽管多器官功能障碍综合征(MODS)的临床表现很复杂,但在很大程度上取决于器官受累的范围及损伤是由一次打击还是由多次打击所致。MODS 临床表现的个体差异很大,一般情况下,MODS 病程为 14～21 天,并经历 4 个阶段,包括休克、复苏、高分解代谢状态和器官衰竭阶段。每个阶段都有其典型的临床特征(表 1 - 2),且发展速度极快,患者可能死于 MODS 的任一阶段。

表 1 - 2　MODS 的临床分期和特征

	第 1 阶段	第 2 阶段	第 3 阶段	第 4 阶段
一般情况	正常或轻度烦躁	急性病容,烦躁	一般情况差	濒死感
循环系统	容量需要增加	高动力状态,容量依赖	休克,心输出量下降,水肿	血管活性药物维持血压,水肿、混合静脉血氧饱和度下降
呼吸系统	轻度呼吸性碱中毒	呼吸急促,呼吸性碱中毒、低氧血症	严重低氧血症,急性呼吸窘迫综合征	高碳酸血症、气压伤

	第 1 阶段	第 2 阶段	第 3 阶段	第 4 阶段
肾脏	少尿,利尿剂反应差	肌酐清除率下降,轻度氮质血症	氮质血症,有血液透析指征	少尿,血透时循环不稳定
胃肠道	胃肠胀气	不能耐受食物	肠梗阻,应激性溃疡	腹泻,缺血性肠炎
肝脏	正常或轻度胆汁淤积	高胆红素血症,凝血酶原时间延长	临床黄疸	转氨酶升高,严重黄疸
代谢	高血糖,胰岛素需要量增加	高分解代谢	代谢性酸中毒,高血糖	骨骼肌萎缩,乳酸酸中毒
中枢神经系统	意识模糊	嗜睡	昏迷	昏迷
血液系统	正常或轻度异常	血小板降低,白细胞增多或减少	凝血功能异常	不能纠正的凝血障碍

7. 不同多器官功能障碍综合征诊断标准有何差异?

1980 年 Fry 提出第一个多器官功能衰竭诊断标准。在此之前,循环、呼吸、肾脏和肝脏等器官已经具有单一器官衰竭的判断或诊断标准。应激性上消化道出血被认为是胃肠道功能衰竭。然而,血液、代谢和神经系统的衰竭或功能紊乱就缺乏明确的诊断方法。DIC 显然是血液系统的功能紊乱,DIC 诊断中除了出血等临床表现外,还需有血浆纤维蛋白降解产物水平升高。但血浆纤维蛋白降解产物浓度升高缺乏特异性,严重创伤或手术患者也可升高,使血液系统功能衰竭的诊断缺乏客观性。代谢紊乱是重症患者应激的结果,如果能够对代谢过程进行复杂的监测,则所有重症患者可能都存在所谓的"代谢障碍",对代谢障碍的诊断缺乏可行性。神经系统功能障碍在重症患者中也很常见,但准确定量评价非常困难。另外,严重感染导致内脏器官严重损害时,往往血压和心输出量是正常或偏高的,直到出现休克或临终期,心血管系统才表现出功能衰竭。因此,Fry 在提出多器官功能衰竭诊断标准时,仅包含了呼吸、肝脏、肾脏和胃肠道系统(表1-3)。

表1-3　多器官功能衰竭诊断标准(Fry,1980年)

衰竭器官	诊　断　标　准
呼吸功能衰竭	在创伤或手术后,为纠正低氧血症需要机械通气5天以上
肾衰竭	血肌酐>177 μmol/L,或原有肾脏疾病者血肌酐浓度升高1倍以上
肝衰竭	血胆红素>34.1 μmol/L,并伴有转氨酶较正常值升高1倍
胃肠功能衰竭	上消化道出血,24小时需输血400 ml以上

尽管Fry的多器官功能衰竭诊断标准是目前被公认的、应用最普遍的诊断标准,仍然存在很多问题:① 该标准未包括神经系统、循环系统、血液系统等常见的器官功能衰竭;② 以终末期的功能衰竭为诊断标准,不利于早期诊断和治疗;③ 难以反映多器官功能衰竭动态连续变化的病理生理过程;④ 呼吸功能衰竭的诊断过于严格,容易漏诊。

针对Fry诊断标准存在的问题,我们于1997年提出了修正的Fry-多器官功能障碍综合征(MODS)诊断标准(表1-4),该标准结合国际常用的诊断标准,几乎包括了所有可能累及的器官或系统。当然,该标准未能包括MODS的整个病理生理过程,但避免了繁琐的程度评分,较为简捷,增加了临床实用性。

表1-4　MODS诊断标准

系统或器官	诊　断　标　准
循环	收缩压低于90 mmHg,并持续1小时以上,或需要药物支持才能使循环稳定
呼吸	急性起病,动脉血氧分压/吸入氧浓度≤200 mmHg(无论有否应用呼气末正压),X线正位胸片见双侧肺浸润,肺动脉嵌顿压≤18 mmHg或无左房压力升高的证据
肾脏	血肌酐>177 μmol/L伴有少尿或多尿,或需要血液净化治疗
肝脏	血胆红素>34.1 μmol/L,并伴有转氨酶升高,大于正常值2倍以上,或已出现肝性脑病
胃肠	上消化道出血,24小时出血量超过400 ml,或胃肠蠕动消失不能耐受食物,或出现消化道坏死或穿孔

续　表

系统或器官	诊　断　标　准
血液	血小板<50×10^9/L 或降低 25％,或出现弥散性血管内凝血
代谢	不能为机体提供所需的能量,糖耐量降低,需要用胰岛素;或出现骨骼肌萎缩、无力等表现
中枢神经	格拉斯哥昏迷评分<7 分

8. 哪些因素导致多器官功能障碍综合征的病死率增加?

多器官功能障碍综合征(MODS)患者病死率高,认识病死危险因素,有助于早期确立 MODS 治疗对策。Knaus 等学者对 MODS 的病死危险因素做了大规模的临床调查,概括了 MODS 病死的相关危险因素(表 1-5)。

表 1-5　MODS 的病死危险因素

病危(APACHE* Ⅱ>20 分;APACHE Ⅲ>30 分)

严重创伤(急性损伤评分>25 分)

年龄>65 岁(>55 岁的创伤患者)

明确有感染或炎症的重症医学科患者

全身性感染

转入重症医学科后低血压超过 24 小时

休克复苏后仍然存在氧债-血乳酸水平持续升高

重大手术

体外循环中主动脉阻断时间>1.5 小时

具有肝功能不全病史

长期酗酒

＊ APACHE:急性生理和慢性健康状况评分。

我国的研究也显示,免疫功能低下、转入 ICU 时的急性生理和既往健康评分(APACHE)Ⅱ评分、非手术、感染性休克及器官衰竭数目等因素与 MODS 患者死亡的关系显著。创伤、感染等 MODS 的病因、全身炎症反应综合征程度等因素与患者病死率无明显关系。

循环功能衰竭,即感染性休克为 MODS 最常见的直接病死原因;其次为中枢神经系统功能衰竭和心功能衰竭等,进一步提示在 MODS治疗中,应特别注意纠正循环衰竭,并针对病因采取有效治疗措施,不应掉以轻心。

总之,MODS 病死率依然很高,针对 MODS 病死危险因素进行积极处理和干预,可能是降低 MODS 病死率的关键。

9. 多器官功能障碍综合征时免疫功能障碍的基本概念是什么?

免疫功能障碍不仅是多器官功能障碍综合征(MODS)的重要组成部分,同时在 MODS 发生发展中发挥关键的作用。MODS 免疫功能障碍包括机体过度或失控炎症反应和免疫功能麻痹的动态过程。炎症反应本质上属于免疫反应的范畴,失控的炎症反应是 MODS 发生发展的根本机制,严重的炎症反应或细胞因子风暴可迅速引起微循环衰竭和感染性休克,继而发生 DIC、呼吸衰竭和肝肾等器官功能障碍。免疫功能抑制可能与免疫效应细胞减少或功能抑制、机体呈调节 T 细胞或 Th2 极化和抗炎介质释放增多等因素有关。

临床免疫功能障碍可表现为多器官功能障碍,可于数小时、数天或数周发病,病程也长短不一。如爆发型流脑、中毒性休克综合征及严重猪链球菌 Ⅱ 型感染等严重炎症反应常在很短的时间内迅速发生休克、呼吸衰竭、肾衰竭和 DIC 等。免疫功能抑制患者常表现为原发感染难以痊愈,潜在感染的复发,或出现新的继发性感染。目前准确定量评价机体炎症反应水平和免疫功能紊乱性质、程度仍存在困难,还缺乏准确的临床判断指标和诊断方法。通过仔细的临床观察和密切的实验室检测,早期诊断器官功能损害或衰竭,并给予强化的器官功能支持治疗,能够避免部分患者死于继发性器官功能衰竭。

尽管 MODS 中免疫功能衰竭日益受到重视,然而由于其功能复杂性,免疫功能障碍缺乏明确的定义,亦无公认的临床判断指标。对免疫复杂而精细调节的反应和机制进行研究,从而充分发挥机体的防御作用,对减少损伤、促进机体康复是非常必要的。

10. 哪些是多器官功能障碍综合征时合并免疫功能障碍的主要病因？

（1）感染 全身性感染（sepsis）是临床上引起免疫功能障碍常见的原因，如肺部感染、腹腔感染、血流感染、尿路感染及皮肤感染等。爆发型流脑、严重猪链球菌Ⅱ型感染及某些类型链球菌、葡萄球菌感染所致中毒性休克综合征等也是临床常见的免疫功能紊乱性疾病。

（2）创伤、烧伤、手术 许多非感染因素如严重创伤、大手术等也可以活化炎细胞，如变性坏死的组织细胞及其产物、缺氧、免疫复合物等。有研究证实，创伤程度越重，机体免疫抑制效应越强，表现为单核细胞功能降低、淋巴细胞增殖受到抑制、白介素-2合成减少等，继发感染并发症是导致伤员死亡的主要原因之一。

（3）急性胰腺炎 胰腺细胞受损首先导致局部炎症反应，细胞因子进入血液循环可致白细胞激活，引发全身炎症反应综合征和多器官功能障碍综合征（MODS）。重症急性胰腺炎可在数小时或数天病情迅速加重，甚至在早期发生MODS而危及生命。

（4）营养不良 临床研究表明，危重病人营养不良的发生迅速而普遍，且营养不良本身已成为预测危重症预后不良风险的重要因素。由于营养素摄入不足、消耗增加或代谢异常等导致机体营养不良，引起胸腺和淋巴组织早期就受到损害，致使免疫功能低下，容易并发各种感染。

（5）免疫性疾病 免疫组织、细胞或分子存在结构、数量或功能缺陷，导致免疫防御功能损害，表现为抗感染能力下降，易发生反复或持续感染，如白细胞减少症、粒细胞缺乏症。

（6）其他疾病 如慢性消耗性疾病、恶性肿瘤等。最近研究发现脑卒中诱导的免疫抑制（stroke-induced immunosuppression）可导致卒中后感染并发症增加[9]。

（7）医源性因素 某些药物如免疫抑制剂、化疗药物、放疗等可显著抑制机体免疫功能。

11. 多器官功能障碍综合征免疫功能障碍的发病机制是什么?

免疫功能障碍发病机制复杂,多种因素交互促成,且有待深入研究。严重感染、创伤后机体免疫功能发生紊乱,既可能表现为亢进,也可能低下,且往往表现为早期炎症反应亢进,后期发生免疫功能抑制[10]。

(1)早期炎症反应亢进 炎症反应与免疫反应关系密切。遇到损伤信号后,机体吞噬细胞、NK 细胞等迅速动员,执行防卫功能,吞噬、杀伤或抑制细菌或其他小颗粒,如果被吞噬的颗粒较大,吞噬细胞无法将其包围,或细胞损伤崩解,则颗粒内容物将逸出而损伤邻近正常组织。

严重感染、创伤早期,各种免疫细胞和多种体液因子参与早期炎症反应,吞噬细胞如中性粒细胞、单核细胞和巨噬细胞等活化,补体系统激活。活化的炎细胞释放的炎症介质一般在局部发挥防御作用,血浆中一般测不出炎症介质。全身炎症反应综合征时,大量炎细胞活化,分泌的炎症介质溢出到血浆中。炎症时细胞因子往往呈序贯性表达和不同幅度的升高,大量释放的炎症因子、毒素、蛋白酶导致组织细胞损伤。随着病情好转,血浆中炎症介质减少。在爆发型流脑、中毒性休克综合征、严重猪链球菌 II 型感染及急性爆发型胰腺炎等,引起严重的炎症反应或暴风式炎症反应(细胞因子风暴),很短的时间内剧烈的炎症反应迅速引起休克和多器官功能障碍综合征[11, 12]。

(2)免疫功能抑制 免疫功能抑制又称免疫麻痹(immunoparalysis),常引起机体继发感染,甚至因严重感染而死亡,其发病机制复杂,可能与以下因素有关。

吞噬细胞减少或功能抑制,重症患者往往因为高血糖、应用免疫抑制剂、放化疗等引起白细胞减少、粒细胞缺乏等。

树突状细胞减少或功能抑制,树突状细胞数量减少参与全身性感染免疫抑制发生。研究观察到,全身性感染小鼠 3 天发现脾脏树突状细胞数量明显减少。临床研究也观察到,严重感染和感染性休克的患者循环髓系树突状细胞和浆细胞样树突状细胞均明显减少[13,14]。树突状细胞的抗原提呈能力降低与免疫抑制也有关。Poehlmann 等观察到,存在免疫麻痹的严重感染和感染性休克患者,循环髓系树突状细胞和浆细胞样树突状细胞均明显减少,人类白细胞相关抗原-DR 表达明显降低,且至 28 天仍低于正常。Kawasaki 等也证实在创伤后小鼠脾脏树突状细胞的抗原提呈能力明显下降。

免疫效应细胞减少:严重感染和感染性休克患者免疫效应细胞减少参与免疫抑制。Hotchkiss 等观察到,对严重感染及感染性休克死亡的患者行尸检发现脾脏 CD4+T 细胞和 B 细胞显著减少,且这些免疫效应细胞明显减少主要系细胞凋亡所致。在重症医学科中因严重感染死亡的患儿尸检结果同样证实脾脏 CD4+T 细胞和 B 细胞显著减少。上述研究提示免疫效应细胞大量丢失介导免疫抑制发生。

负性免疫调节细胞增多:机体内调节 T 细胞发挥负性免疫调控效应。研究发现,合并免疫麻痹的感染性休克患者病程第 1~2 天,外周血调节 T 细胞绝对数和相对比例均即明显升高,第 3~6 天进一步增加,与存活组相比,死亡组患者调节 T 细胞持续升高。提示调节 T 细胞可能与免疫抑制有关。

细胞因子表达谱改变:全身性感染病程中细胞因子分泌异常也与免疫抑制相关。Kawasaki 等发现创伤后小鼠脾脏树突状细胞分泌白介素-12 明显减少。Wen 等研究显示,盲肠结扎穿孔小鼠脾脏白介素-12 均明显降低,而抗炎细胞因子白介素-10 则明显升高。说明细胞因子谱表达异常参与全身性感染的免疫抑制发生。

12. 多器官功能障碍综合征免疫功能障碍的病理改变有哪些表现?

免疫功能障碍患者免疫器官可出现各种类型、程度不一的病理改变。

炎症反应主要是机体对损伤或感染的防御反应,以变质、渗出和增生为基本病理特征。脏器损害复杂多样,病变程度轻重不一,可出现某一个或多个脏器突出损害表现。组织可仅轻微的炎症反应,也可呈现明显的白细胞浸润。

免疫抑制患者的免疫器官可出现明显异常。有研究观察到,严重

感染及感染性休克患者脾脏大量 CD4+ T 细胞和 B 细胞凋亡,而
CD8+ T 细胞、自然杀伤细胞和巨噬细胞无明显变化。另有研究发现,
全身炎症反应综合征患者中性粒细胞往往表现为凋亡延迟,生存周期
的延长,造成过度的炎症反应而损伤组织[15,16]。

13. 多器官功能障碍综合征免疫功能障碍的病理生理改变特点是什么?

多器官功能障碍综合征(MODS)免疫功能障碍包括机体过度或失
控炎症反应和免疫功能麻痹的动态过程。由于众多细胞因子和体液介
质的复杂作用,引起一系列复杂的病理生理改变,严重威胁患者生命。

炎症反应主要是机体对损伤或感染的防御反应。炎症细胞聚集
和激活可释放各种蛋白酶,有利于溶菌、杀菌和水解清除已破坏或衰
老的细胞组分,适当浓度的细胞因子有调节细胞识别、募集、迁移和组
织修复的作用。但即使是有益的反应也难免有正常组织受损,如果炎
症反应失衡或失控,细胞因子大量或全身释放则具有毒性,将造成过
度或持续的组织损伤,尤其是对血管基膜、内皮细胞和基质成分,引起
多器官损伤。

炎细胞活化分泌的炎症介质又导致炎细胞活化,二者互为因果,
形成炎症瀑布。一般情况下,炎细胞活化只出现在损伤局部,而全身
炎症反应综合征时可发生在远隔部位,如肝枯否细胞,或血循环带到
远隔部位[17]。众多细胞因子间可相互诱生,相互调节分泌,相互调控
受体表达,其生物效应也互相影响,可协调、叠加,或起拮抗作用,因此
形成了复杂的细胞因子网络。

细菌或毒素作用下,大量炎细胞浸润,并释放多种细胞因子(如白
介素-1、白介素-6 和肿瘤坏死因子-α 等)和趋化因子等,内毒素作用
下引起微循环衰竭和感染性休克,继而迅速发生 DIC、MODS 等则是
其主要病理生理学基础。有的表现为全身感染中毒症状。有时由于
极微量的毒素就可能非特异性激活大量的免疫细胞,引起过量的细胞
因子释放,在数小时至数天造成暴风式炎症反应,导致广泛的组织细
胞损伤和严重的毛细血管渗漏,结果在极短的时间内引起休克和
MODS。如起病急骤、剧烈的炎症反应和迅速发生 MODS 是爆发型流

脑、中毒性休克综合征、严重猪链球菌Ⅱ型感染及急性爆发型胰腺炎等重要的病理生理特征[18,19]。细菌致病成分复杂,与细菌的免疫生物学特征密切相关,主要包括细菌外毒素、内毒素、胞外酶等致病因子,活化免疫细胞,促进释放大量 TNF-α 等炎症性细胞因子,导致机体免疫功能紊乱。

14. 多器官功能障碍综合征免疫功能障碍的临床表现是哪些?

免疫功能障碍可表现为全身炎症反应或免疫功能低下。

(1)全身炎症反应 全身炎症反应可呈急骤起病,表现为全身感染中毒症状如畏寒、寒战、高热,可出现皮疹。爆发型流脑、中毒性休克综合征及严重猪链球菌Ⅱ型感染等在数小时至数天发病,潜伏期很短。

(2)器官功能障碍 爆发型流脑、中毒性休克综合征及严重猪链球菌Ⅱ型感染后等常在很短的时间内迅速发生休克和多器官功能障碍综合征,早期常合并呼吸衰竭、肾衰竭和 DIC 等器官功能衰竭。通过仔细的临床观察和密切的实验室检测,早期诊断器官功能损害或衰竭,并给予积极的治疗,明显能够预防患者死于继发性的器官功能衰竭。对病死患者的死亡原因做归因分析,也证实强化的器官功能支持治疗,能够避免患者死于继发性器官功能衰竭。

(3)感染 免疫功能抑制患者临床表现为原发感染难以痊愈、潜在感染的复发,或出现新的继发性感染。感染的性质和严重程度主要取决于免疫功能缺陷的成分及其程度。Otto 等回顾性调查 16 041 例重症患者,观察到严重感染或感染性休克后期免疫抑制的患者机会性细菌和真菌感染显著增加。由于免疫功能低下发生的感染,一般多发生在病程 1 周以后。需要注意的是,免疫抑制患者由于全身反应差,临床上可无明显发热、白细胞升高等表现。另外,免疫功能抑制者尤其是细胞免疫抑制者,恶性肿瘤的发病率也可能升高。

15. 多器官功能障碍综合征免疫功能障碍的诊断包括哪些内容?

目前准确定量评价机体免疫功能紊乱性质和程度仍存在困难,还缺乏准确的临床判断指标和诊断方法。血浆或组织中的某些炎症介质和（或）免疫细胞的某些变化有可能成为免疫功能障碍的较为特异的诊断指标，但目前尚不完全成熟，仍有待临床资料的积累。

临床上全身炎症反应与全身炎症反应综合征诊断标准一致，但全身炎症反应综合征标准不能评估炎症反应水平。C反应蛋白和一些细胞因子如肿瘤坏死因子-α、白介素-6、白介素-8及高迁移率族蛋白B-1等可用于评估全身炎症反应，但C反应蛋白存在升高、降低较慢，与炎症反应程度关系不确切，在判断炎症反应水平的价值方面并非不存在问题。细胞因子作为生化标记物具有广阔的前景，但因其往往存在半衰期短及检测方法标准化问题而有待完善。

循环中单核细胞和粒细胞数量和功能作为常用的判断免疫功能检测指标之一。

动态定量评估单核细胞表面人类白细胞相关抗原-DR表达是临床常用的衡量细胞免疫功能指标。表达率＜30％或＜5 000分子/细胞提示免疫功能低下。需要注意检测抗体、流式细胞仪及检测方案标准化，以保证实验结果可比较，同时血标本应用乙二胺四乙酸抗凝是必要的。

单核细胞分泌促炎细胞因子如肿瘤坏死因子-α的能力也是评估免疫反应功能指标。脂多糖刺激全血后产生肿瘤坏死因子-α＜300pg/ml是判断免疫麻痹标准。仍然需要注意细胞因子检测的标准化问题。

T淋巴细胞极性分化如Th1/Th2/调节T细胞检测在动物和临床研究中取得了一定价值，但仍待完善。

16. 多器官功能障碍综合征免疫功能障碍的治疗原则是哪些？

（1）控制原发病　原发病处理是多器官功能障碍综合征（MODS）和免疫功能障碍治疗的基础和关键。治疗中应早期去除或控制诱发免疫功能障碍的病因，避免机体再次打击。若为创伤患者，则应积极清创，并预防感染发生。对于存在严重感染的患者，必须注意感染灶的寻找和处理，积极引流感染灶，应用有效抗生素进行治疗。

（2）免疫调理治疗　目前已明确无论是过度免疫激活还是免疫抑制都对机体不利,针对此改变实施的免疫调理策略,恢复免疫功能稳态,是有效解决免疫功能障碍的重要措施。对于免疫抑制患者,免疫刺激治疗有望改善预后[20]。对于炎症反应亢进患者,通过调节早期免疫过度激化,有助重建机体免疫内稳状态,可能有助于减轻组织炎症反应,改善生存率。值得注意的是,免疫调节治疗的前提是准确判断机体免疫状态,缺乏免疫监测的情况下不恰当的免疫干预可能适得其反。

（3）器官功能支持治疗　爆发型炎症反应患者起病急骤,迅速发生多器官功能衰竭。因此,一旦出现器官功能衰竭的早期征兆,应积极给予强有力的器官功能支持措施,避免器官功能损害进一步发展。如对于休克患者,液体复苏的时机和速度至关重要,以迅速纠正有效循环血量不足、快速逆转休克。对于 DIC,一旦发生血小板、纤维蛋白原明显降低或 D-二聚体明显升高,立即补充新鲜冰冻血浆、冷沉淀、血小板,并积极给予小剂量低分子肝素治疗。一旦出现呼吸衰竭、肾衰竭的早期征兆,立即给予积极的机械通气和肾脏替代治疗。

（4）激素治疗　炎症反应强烈或休克不能逆转或多器官功能迅速发生衰竭时,可积极给予糖皮质激素,但对免疫的抑制作用又不利于感染的控制。小剂量氢化考的松（每日 200 mg 分次静脉滴注）、长疗程（7 天）补充糖皮质激素可以降低严重感染和感染性休克肾上腺皮质功能不全患者的 28 天病死率和对血管活性药物的依赖性。"短程"（<24～48 小时）、"大剂量"（甲基泼尼松龙 30 mg/kg,每 4～6 小时一次）应用糖皮质激素治疗对严重感染和感染性休克患者的预后没有改善,但在细胞因子风暴如爆发型流脑、中毒性休克综合征、严重猪链球菌Ⅱ型感染及急性爆发型胰腺炎等应用指征、方法及对预后的确切影响并不清楚,尚待进一步研究阐明。

（5）连续性肾脏替代治疗　早期连续性肾脏替代治疗和血浆交换可通过滤过和吸附等清除血浆中的炎症介质和毒素,调节内环境紊乱,达到控制全身炎症反应的目的,且有助于防止器官损害。现认为应采用高流量血滤。

（6）控制血糖　严重应激状态下,机体常出现代谢性高血糖反应及外周胰岛素抵抗。高血糖可抑制吞噬细胞功能。血糖升高已成为一独立因素直接影响重症患者的预后。多项临床研究表明,严格血糖控制可改善各类重症患者的预后,特别是外科重症患者。因此,正确处理各类危重患者的应激性高血糖,同时避免低血糖的发生,对于提高综合治疗效果,改善生存率具有重要的意义。

(7)营养支持 由于免疫功能障碍的复杂性和病因存在显著差异,其营养支持的很多重要问题仍然没有取得共识。一般认为早期肠内营养支持促进胃肠蠕动,减轻肠黏膜萎缩,保护胃肠道屏障功能。谷氨酰胺是免疫细胞的营养底物,可适量补充。精氨酸作为一氧化氮合成的底物,在上调机体免疫功能与炎症反应方面具有"双刃剑"的作用。严重感染病人应避免应用富含精氨酸的免疫营养制剂。

17. 多器官功能障碍综合征免疫功能抑制的预后如何?

爆发型流脑、休克型猪链球菌Ⅱ型感染、中毒性休克综合征等爆发型炎症反应患者,病程凶险,预后差。国内研究观察到休克型猪链球菌Ⅱ型感染多器官功能衰竭发生率高达86.7%,这也是休克型猪链球菌患者高病死率的重要原因。急性爆发型胰腺炎表现为发病后数日内迅速发展为多器官功能衰竭,病死率也极高。

免疫抑制患者往往因为原发感染难以治愈或继发新的感染,或发生多器官功能障碍综合征而预后明显变差。有研究观察到,单核细胞表面 HLA-DR 作为免疫功能衰竭标志,持续低表达院内感染发生率显著升高,且可预测感染性休克患者病死率[21]。

总之,危重患者合并免疫功能障碍是困惑临床医生的难题,也是医学的热点问题,因此,必须高度重视免疫功能障碍的严峻形势,探索规范的诊断手段和有效的治疗手段,最终改善免疫功能障碍患者预后。

18. 多器官功能障碍综合征的治疗应注意哪些原则?

多器官功能障碍综合征(MODS)患者应入住重症医学科,但MODS患者的监测和治疗应由专科医师和重症医学科专职医师共同完成。尽管 MODS 的病因复杂、涉及的器官和系统多、治疗中往往面临很多矛盾,但 MODS 的治疗应遵循以下原则。

(1)积极控制原发病 控制原发疾病是 MODS 治疗的关键,应重视原发疾病的处理。对于存在严重感染的患者,必须积极引流感染灶和应用有效抗生素。若为创伤患者,则应积极清创,并预防感染的发生。当重症患者出现腹胀、不能进食或无石性胆囊炎时,应采用积极的措施,如导泻、灌肠等,以保持肠道通畅,恢复肠道屏障功能,避免肠源性感染。而对于休克患者,则应争分夺秒地进行休克复苏,尽可能地缩短休克时间,避免引起进一步的器官功能损害。

(2)改善氧代谢和纠正组织缺氧 氧代谢障碍是 MODS 的特征之一,纠正组织缺氧是 MODS 重要的治疗目标。改善氧代谢障碍、纠正组织缺氧的主要手段包括增加全身氧输送、降低全身氧需、改善组织细胞利用氧的能力等。提高氧输送是目前改善组织缺氧最可行的手段。氧输送是单位时间内心脏泵出的血液所携带的氧量,由心脏泵功能、动脉氧分压/血氧饱和度和血红蛋白浓度决定,因此,提高氧输送也就通过心脏、血液和肺交换功能 3 个方面来实现。降低氧需在 MODS 治疗中常常被忽视。镇静、降低体温、机械通气等均是降低氧需的重要手段。由于组织缺氧是氧供和氧需失衡的结果,氧需增加也是导致组织缺氧和 MODS 的原因之一,降低氧需对 MODS 的防治具有重要意义。MODS 和休克可导致全身血流分布异常,肠道和肾脏等内脏器官常常处于缺血状态,持续的缺血缺氧,将导致急性肾衰竭和肠道功能衰竭,加重 MODS。因此,改善内脏灌注是 MODS 治疗的重要方向。

(3)代谢支持与调理 MODS 使患者处于高度应激状态,导致机体出现以高分解代谢为特征的代谢紊乱。机体分解代谢明显高于合成代谢,蛋白质分解、脂肪分解和糖异生明显增加,但糖的利用能力明显降低,有学者将之称为自噬现象(autocannibalism)。严重情况下,机体蛋白质分解代谢较正常增加 40%～50%,而骨骼肌的分解可增加 70%～110%,分解产生的氨基酸部分经糖异生作用后供能,部分供肝脏合成急性反应蛋白。器官及组织细胞的功能维护和组织修复有赖于细胞得到适当的营养底物,机体高分解代谢和外源性营养利用障碍,可导致或进一步加重器官功能障碍。因此,在 MODS 早期,代谢支持和调理的目标应当是试图减轻营养底物不足，防止细胞代谢紊乱，支持器官、组织的结构功能，参与调控免疫功能，减少器官功能障碍的产生；而在 MODS 的后期，代谢支持和调理的目标是进一步加速组织修复，促进患者康复。

（4）免疫调节治疗　基于炎症反应失控是导致 MODS 的根本原因这一认识，抑制全身炎症反应综合征有可能阻断炎症反应发展，最终可能降低 MODS 病死率。免疫调控治疗实际上就是 MODS 病因治疗的重要方面。当前，对机体炎症反应认识的深入，取得了阶段性的成果，但要对 MODS 治疗发挥指导性作用，尚有待时日。

总之，全面深刻地认识和研究 MODS 的发病机制，采用积极合理的干预手段，必将提高 MODS 的治疗成功率。

（杨　毅　邱海波）

参考文献

1. 邱海波，周韶霞. 多器官功能障碍综合征现代治疗. 人民军医出版社.

2. Johnson D, Mayers I. Multiple organ dysfunction syndrome: a narrative review. Can J Anesth, 2001, 48: 502 - 509.

3. Marshall JC. SIRS and MODS: what is their relevance to the science and practice of intensive care? Shock, 2000, 14: 586 - 589.

4. Bhatia M, Neoptolemos JP, Slavin J. Inflammatory mediators as therapeutic targets in acute pancreatitis. Curr Opin Investig Drugs, 2001, 2: 496 - 501.

5. Deitch EA, Xu D, Kaise VL. Role of the gut in the development of injury — and shock induced SIRS and MODS: the gut-lymph hypothesis, a review. Front Biosci, 2006, 11: 520 - 528.

6. Aird WC. The role of the endothelium in severe sepsis and multiple organ dysfunction syndrome. Blood, 2003, 101: 3765 - 3777.

7. Knotzer H, Pajk W, Dünser MW, et al. Regional microvascular function and vascular reactivity in patients with different degrees of multiple organ dysfunction syndrome. Anesth Analg, 2006, 102: 1187 - 1193.

8. Baue AE. MOF, MODS, and SIRS: what is in a name or an acronym? Shock, 2006, 26: 438 - 449.

9. Marshall JC. Modeling MODS: what can be learned from animal models of the multiple-organ dysfunction syndrome? Intensive Care Med, 2005, 31: 605 – 608.

10. Fink MP, Delude RL. Epithelial barrier dysfunction: a unifying theme to explain the pathogenesis of multiple organ dysfunction at the cellular level. Crit Care Clin, 2005, 21: 177 – 196.

11. Olanders K, Sun Z, Borjesson A, et al. The effect of intestinal ischemia and reperfusion injury on ICAM – 1 expression, endothelial barrier function, neutrophil tissue influx, and protease inhibitor levels in rats. Shock, 2002, 18: 86 – 92.

12. Schroder O, Laun RA, Held B, et al. Association of interleukin – 10 promoter polymorphism with the incidence of multiple organ dysfunction following major trauma: results of a prospective pilot study. Shock, 2004, 21: 306 – 310.

13. Mueller KL. Innate immunity. Recognizing the first responders. Introduction. Science (80 –). 2010. 327: 283.

14. Akira S, Uematsu S, Takeuchi O. Pathogen recognition and innate immunity. Cell. 2006. 124: 783 – 801.

15. Zhu J, Yamane H, Paul WE. Differentiation of effector CD_4 T cell populations (*). Annu Rev Immunol. 2010. 28: 445 – 489.

16. Meisel C, Meisel A. Suppressing immunosuppression after stroke. N Engl J Med. 2011. 365: 2134 – 2136.

17. Hotchkiss RS, Coopersmith cm, McDunn JE, Ferguson TA. The sepsis seesaw: tilting toward immunosuppression. Nat Med. 2009. 15: 496 – 497.

18. Hotchkiss RS, Nicholson DW. Apoptosis and caspases regulate death and inflammation in sepsis. Nat Rev Immunol. 2006. 6: 813 – 822.

19. Hotchkiss RS, Opal S. Immunotherapy for sepsis — a new approach against an ancient foe. N Engl J Med. 2010. 363: 87 – 89.

20. Meisel C, Schefold JC, Pschowski R, et al. Granulocyte-macrophage colony-stimulating factor to reverse sepsis-associated immunosuppression: a double-blind, randomized, placebo-controlled multicenter trial. Am J Respir Crit Care Med. 2009. 180: 640 – 648.

21. Landelle C, Lepape A, Voirin N, et al. Low monocyte human leukocyte antigen – DR is independently associated with nosocomial infections after septic shock. Intensive Care Med. 2010. 36: 1859 – 1866.

第二章

休克与循环功能支持

一、前沿学术综述

1. 休克的概念及其发展过程

休克是全身有效循环血量明显下降,引起组织器官灌注量急剧减少,导致组织细胞缺氧以及器官功能障碍的临床病理生理过程。有效循环血量明显降低和器官组织低灌注是休克的血流动力学特征,组织缺氧是休克的本质,其最终结果是多器官功能障碍综合征(MODS)。休克的本质决定了休克复苏的根本目标是纠正组织缺氧,防止 MODS 的发生[1]。

近年来,人们对休克的认识有了不断的提高。对休克认识的进步,实际上反映在对休克发病机制和病理生理的认识进步。休克(shock)的原意为震荡或打击,但直到 19 世纪,Crile 提出休克是震荡或打击引起的以低血压为特征的症候群,才使对休克的认识有了较大的飞跃。

20 世纪 60 年代,Lillehei 等通过大量的实验,观察了休克时器官血流量和血流动力学状态,认识到休克是一个以急性微循环障碍为特征的临床综合征,提出了休克的微循环学说。该学说认为休克的本质为有效循环血量减少,导致机体微循环障碍和重要器官灌注不足,引起组织细胞功能紊乱。微循环学说的建立,是历史上对休克进行科学解释的标志。休克时微循环的变化具有一定的规律。根据微循环的改变可将休克分为三个阶段,即微循环缺血期、微循环淤血期和弥散性血管内凝血期。微循环学说从微循环水平科学地解释了休克引起的微循环障碍和器官功能损害,但仍然难以反映休克的本质——有效循环血量减少引起组织缺氧。

组织细胞的缺氧是休克的本质问题。近年来,医学科学的发展使氧代谢及其相关指标的临床应用成为可能。20 世纪 70 年代,血流动力学和氧代谢监测的应用,为休克的血流动力学分类奠定了基础,同时也为观察休克的氧代谢紊乱提供了有力的武器。休克的氧代谢学说是从氧输送和氧消耗以及组织氧需的关系上,探讨休克对全身及器官组织缺氧的影响,是在微循环学说基础上,对休克认识的深化。根据组织缺氧的范围和程度,可将休克分为内脏器官缺氧期和全身器官缺氧期。从组织缺氧的角度去认识休克并指导治疗,是休克认识史上的一大进步。

当休克的微循环障碍、血流动力学紊乱和氧代谢紊乱被纠正后,仍有部分患者发生 MODS,包括上消化道出血、急性肾衰竭、弥散性血管内凝血等。也就是说,当休克的微循环障碍、血流动力学和氧代谢紊乱被纠正后,休克仍然可能发展为 MODS 或多器官功能衰竭。因此,对休克的认识需要进一步深化。20 世纪 80 年代后期,相继发现大量的炎症性细胞因子,炎症反应在休克中的作用也日益受到重视。20 世纪 90 年代,在大量实验和临床研究的基础上,形成了休克的炎症反应和多器官功能障碍学说,该学说的主要内容包括两个方面,首先全身炎症反应可导致休克,即休克是全身炎症反应的后果;其次,休克又可诱发和加重全身炎症反应,导致多器官功能衰竭。

2. 休克的监测进展

休克突出表现为血流动力学和氧代谢紊乱。近年来,随着科技的进步,血流动力学和氧代谢的监测取得了迅猛的发展。20 世纪 80 年代,Swan-Ganz 肺动脉漂浮导管进入临床,开创了血流动力学监测的新篇章,临床上广泛应用,为休克的治疗提供依据。Swan-Ganz 肺动脉漂浮导管监测血流动力学进入临床,使心脏前负荷的监测走向量化,肺动脉嵌顿压和中心静脉压成为反映心脏前负荷的指标。由于肺动脉嵌顿压和中心静脉压受到心脏顺应性、心脏瓣膜功能及胸腔内压力等多种因素的影响,近年大量研究表明,肺动脉嵌顿压和中心静脉压并不能准确反映心脏容量负荷状态[2,3]。因此,临床上需要更为可靠的前负荷指标。随着脉搏指示持续心输出量监测技术在临床上的广泛应用,人们可以监测胸腔内血容量、血管外肺水含量及每搏输出量变异度等容量指标来反映机体容量状态,以指导临床容量管理。大量研究证实,胸腔内血容量、每搏输出量变异度、血管外肺水含量可以较准确反映心脏前负荷及肺水肿状态,明显优于肺动脉嵌顿压和中心静脉压等压力指标[4,5]。

Swan-Ganz肺动脉漂浮导管和脉搏指示持续心输出量监测均为有创血流动力学监测手段,为了减少创伤,无创性的监测手段应运而生。重复二氧化碳吸入法、阻抗法以及床旁超声均可以进行无创血流动力学监测,并且被证实与有创监测的相关性良好。各种不同方法各有特点,监测指标和利弊各有不同,临床上可根据患者情况选择合适的监测手段[6~8]。

3. 休克的治疗现状

基于对休克认识和监测水平的提高,休克的血流动力学支持和治疗也有了长足的进步。血管活性药物使用不仅仅是为了改善血流动力学状态,更重要的是改善组织的灌注,从而达到改善预后的目的。

严重感染和感染性休克是以全身性感染导致器官功能损害为特征的复杂的临床综合征,目前病死率仍高达30%～70%。面对严重感染和感染性休克的挑战,2002年10月欧洲危重病医学会、美国危重病医学会和国际感染论坛在西班牙巴塞罗那共同发起了拯救全身性感染的全球性行动倡议——拯救全身性感染运动(surviving sepsis campaign),并且在2004年扩大到11个学会共同制定《重症感染和感染性休克治疗指南》(简称《指南》),旨在规范临床治疗,最终降低严重感染和感染性休克病死率[9],该《指南》并在2008及2012年进行了更新。但有研究证实,该《指南》的依从性较差。为了进一步落实该《指南》在临床的应用,《指南》从中提炼出明确降低病死率的核心的几项内容,形成一个联合治疗的套餐,称之为"感染的集束化治疗"(sepsis bundle),一方面为了促进临床医生联合应用集束化治疗的各项措施,另一方面也是为了简化,利于临床医生操作,提高依从性和可行性,从而规范临床严重感染及感染性休克的治疗行为,最后达到降低病死率的目的[10,11]。

感染的集束化治疗指在确诊严重感染立即开始并在6小时内必须完成的治疗措施,包括:① 血清乳酸水平测定;② 抗生素使用前留取病原学

标本;③ 急诊在 3 小时内,重症医学科在 1 小时内开始广谱抗生素治疗;
④ 如果有低血压或血乳酸>4 mmol/L,立即给予液体复苏(20 ml/kg),如
低血压不能纠正,加用血管活性药物,维持平均动脉血压>65 mmHg
(1 mmHg=0.133 kPa);⑤ 持续低血压或血乳酸>4 mmol/L,液体复苏
使中心静脉压>8 mmHg,中心静脉血氧饱和度>70%。

Levy 等研究表明,随着《指南》的简化和推广,临床医生对其依从
性有了明显的提高(从 10.9%提高至 31.3%),随着依从性的提高,患
者的病死率得到明显的下降。然而,目前 6 小时感染的集束化治疗达
标率仍然不足 1/3,而在中国,其达标率甚至不到 10%,因此需要继续
针对临床医生进行教育及培训,以提高《指南》的依从性,进而降低严
重感染和感染性休克的病死率。

近年来,循环功能的机械辅助取得了长足的进步。目前临床上应
用最广泛的的循环辅助装置是主动脉内球囊反搏,但对严重的左心室
衰竭,可考虑应用左心室辅助,严重的双心室衰竭可考虑双室辅助、人
工心脏等。对急性心功能障碍、心肌损害的患者,如心脏手术后低心
排综合征、急性大面积心肌梗死、心源性休克、急性心肌炎、心功能障
碍和急性移植心脏衰竭等,应用心室辅助装置的目的是减少心脏做
功,维持和改善全身循环,促进心肌损伤修复。心室辅助装置的置入
在改善全身器官循环灌注的同时,也为心肌损伤的修复提供了时间和
条件,部分病人可能在心脏功能恢复后撤离机械循环支持。国内主动
脉内球囊反搏的使用在许多重症医学科已经具有丰富的临床经验,但
心室辅助和人工心脏还正在起步中。

二、临床问题

(一)休克的相关概念和发病机制

1. 怎样认识休克的概念和本质?

休克是各种原因导致的全身有效循环血量明显下降,引起组织器

官灌注量急剧减少,导致组织细胞缺氧以及器官功能障碍的临床病理生理过程。有效循环血量明显降低和器官组织低灌注是休克的血流动力学特征,组织缺氧是休克的本质,其最终结果是多器官功能障碍综合征。严格来说,休克是多种原因引起的、具有相同或相似临床表现的一组临床综合征。

2. 休克一定有低血压吗?

血压降低是休克最常见、最重要的临床特征,但将血压降低作为是否发生休克的分水岭,显然是错误的。休克早期,以器官低灌注状态为主要表现,患者可出现心动过速、皮肤及四肢湿冷、少尿等,但血压并不一定降低,有时甚至升高。原有高血压者,发生休克时血压可能仍处于正常范围。另外,全身低灌注状态的患者,外周动脉血压测量值往往高于中心动脉血压,外周动脉压并不能反映器官灌注情况。因此,休克并不一定要伴有低血压,即使血压不低,也可能已发生休克,而一旦出现低血压,则表明已经进入休克的失代偿期。可见,在休克的诊断和治疗中,血压是一个非常重要的指标,但不敏感,以血压降低作为诊断休克的标准显然是片面的。

3. 休克发生的基本环节是什么?

尽管休克的病因复杂,但有效循环血量减少导致组织器官有效灌注减少是休克发生的共同基础。器官有效灌注的实现依赖于足够的血容量、正常的血管容积(正常的血管收缩和舒张功能)及正常的心脏泵功能。任何一个环节障碍,都会影响器官的有效灌注,导致休克。

(1)血容量减少 血容量减少导致静脉回流减少,心脏充盈不足,心输出量降低,进而引起血压下降。另外,交感神经兴奋,导致外周血管痉挛,也导致组织器官灌注减少。

(2)血管容量增加 血管床的容积很大,正常毛细血管是交替开放的,多数处于关闭状态,毛细血管内的血量仅占总血容量的6%。如毛细血管均开放,则仅肝脏毛细血管就可容纳全身的血容量。因此,毛细血管正常的交替性开放状态是维持有效循环血量的重要环节。休克时,由于组织缺氧、酸中毒以及一氧化氮等扩血管介质的大量释放,导致毛细血管床扩张,血管容量明显增加,导致有效循环血量降低,最终器官有效灌注明显减少。

（3）心脏泵功能障碍　各种原因导致的心脏泵功能障碍,均使心输出量降低,引起血压降低,器官有效灌注明显减少。

4. 休克发生的病理生理机制有哪些？

对休克认识的进步,实际上反映了对休克发病机制和病理生理的认识进步。目前,对于休克发病的病理生理机制包括3个学说:休克的微循环学说、休克的氧代谢学说和休克的炎症反应和多器官功能障碍学说。

（1）休克的微循环学说　20世纪60年代,Lillehei等通过大量的实验观察了休克时器官血流量和血流动力学状态,认识到休克是一个以急性微循环障碍为特征的临床综合征,提出了休克的微循环学说。休克时微循环的变化具有一定的规律。根据微循环的改变可将休克分为3个阶段,即微循环缺血期、微循环淤血期和弥散性血管内凝血期。

（2）休克的氧代谢学说　组织细胞的缺氧是休克的本质问题。休克的氧代谢学说是从氧输送和氧消耗以及组织氧需的关系上,探讨休克对全身及组织缺氧的影响,是在微循环学说基础上,对休克认识的深化。根据休克的发展过程,可将休克分为内脏器官缺氧期和全身器官缺氧期。

（3）休克的炎症反应和多器官功能障碍学说　20世纪80年代后期,炎症性细胞因子相继发现,炎症反应在休克中的作用也日益受到重视。20世纪90年代,在大量实验和临床研究的基础上,形成了休克的炎症反应和多器官功能障碍学说,该学说的主要内容包括两个方面,首先全身炎症反应可导致休克,即休克是全身炎症反应的后果;其次,休克又可诱发和加重全身炎症反应,导致多器官功能衰竭。

（二）休克的分类和临床特征

5. 如何对休克进行分类？

休克的分类临床上常有病因分类和血流动力学分类。病因分类是基础,血流动力学分类是病因分类的必要补充,反映了休克的诊断和治疗是以纠正血流动力学紊乱和氧代谢障碍为目标。

(1)病因分类 病因分类以导致休克的基础疾病或原因进行分类,有助于诊断基础疾病、及时消除病因。从另一个侧面,也反映出对休克认识的局限性。

低血容量性休克:失血性休克(急性消化道出血、肝脾破裂、宫外孕及产科出血等);创伤性休克(严重创伤、骨折、挤压伤、大手术及多发性损伤等);烧伤性休克(烧伤引起大量血浆丢失);失液性休克(大量呕吐、腹泻、出汗、肠瘘等)。

感染性休克:常见于肺炎、急性化脓性胆管炎、急性肠梗阻、胃肠穿孔、急性弥漫性腹膜炎、中毒性菌痢等疾病。

心源性休克:常见于急性心肌梗死、心律失常、心包填塞、心脏手术后、重症心肌炎、感染引起的心肌抑制等。

过敏性休克:常见于药物(如青霉素)、血清制剂、输血或血浆等引起的过敏反应,蚊虫、蜜蜂等叮咬过敏,花粉、化学气体过敏等。

神经源性休克:常见于高度紧张、恐惧、高位脊髓损伤、脊髓神经炎、脑疝、颅内高压等。

内分泌性休克:常见于肾上腺皮质功能不全或衰竭、糖皮质激素依赖等。

(2)血流动力学分类 随着对休克认识的进步和治疗手段更新,尤其是血流动力学监测应用于临床后,休克患者死亡的主要原因不再是基础疾病,而是由此造成的循环功能及其他器官功能障碍。原有的休克病因分类方法就显得明显不足。同时,不同病因导致的休克可表现为相同或相近的血流动力学改变。可以依据血流动力学特点来指导休克的治疗,因此对休克进行血流动力学分类就显得很有必要。按血流动力学的变化,可将休克分为低血容量休克、心源性休克、分布性休克和梗阻性休克。

6. 按血流动力学分类,各类休克的特点是什么?

低血容量休克的基本机制是循环容量丢失,大量体液丧失使血容量急剧减少,心脏前负荷不足,导致心输出量下降,氧输送和组织灌注明显减少。血流动力学特点为中心静脉压下降、肺动脉嵌顿压下降、心输出量减少、心率加快和体循环阻力增高。

心源性休克的基本机制为泵功能衰竭,指在保证足够前负荷的条件下,心输出量明显下降。心输出量、搏功指数、左心室射血分数、左心室舒张末期压力及容积等均是反映心脏泵功能的重要指标,监测这些指标有助于明确泵功能衰竭的原因。血流动力学特征是心脏泵功能衰竭导致心输出量急剧下降,中心静脉压升高,肺动脉嵌顿压升高,体循环阻力升高。

分布性休克的基本机制为血管收缩舒张功能调节异常。这类休克中,一部分表现为体循环阻力正常或增高,主要是容量血管扩张,循环血量相对不足所致。常见原因包括神经节阻断、脊髓休克等神经性损伤或麻醉药物过量等,另一部分是以体循环阻力降低为主要表现,导致血液重新分布,主要见于感染性休克。严重的全身炎症反应也可引起分布性休克,主要见于重症急性胰腺炎早期、严重烧伤早期等。典型的血流动力学特点是心输出量升高或正常,伴体循环阻力降低。低血压、脉搏洪大、四肢末梢温暖是常见的临床特征。当然,当感染性休克合并心源性或低血容量因素时,症状与体征往往不典型。感染性休克时的心功能改变表现为心血管功能抑制,包括心脏收缩功能和舒张功能异常以及血管张力和血流异常。

梗阻性休克的基本机制是血流通道受阻,如腔静脉梗阻、心包缩窄或填塞、心瓣膜狭窄、肺动脉栓塞等。由于血流通道受阻导致心输出量减少,引起循环灌注不良。心输出量减少导致氧输送降低、组织缺血缺氧是梗阻性休克的共同特征。

7. 休克的早期诊断应注意什么?

休克的诊断至少应包括几方面的内容:休克的病因、伴或不伴血压下降,组织灌注不足及组织缺氧的表现,器官功能的改变。

准确地说,休克是多种原因引起的具有相同或相似临床表现的一组临床综合征。当致病因素作用于机体后,休克的病理生理过程已经开始,但临床上并不会立即表现出血压下降或其他反映休克的临床指标,甚至休克的病理生理过程已经发展一段时间后,临床表现也不典型。因此,休克的发生发展是一个连续的病理生理过程,诊断治疗应当强调"早"。

休克的诊断一般不难,关键是应早期及时发现。要点是凡遇到严重损伤、大出血、严重感染以及过敏的病人和有心脏病史者,应想到发生休克的可能;如出现出汗、兴奋、心率加快、脉压差小或尿少等症状者,应疑有休克。若病人出现神志淡漠、反应迟钝、皮肤苍白、呼吸浅快、收缩压降至 90 mmHg,或原有高血压的患者收缩压下降 40 mmHg 及尿少者,则标志患者已进入休克失代偿期。

8. 重视严重感染的临床意义是什么?

感染是指无菌的体液或体腔中发现微生物,全身性感染是指这些微生物的侵入导致机体出现全身炎症反应,也就是合并全身炎症反应综合征的发生。当全身性感染并发器官功能损害时,称为严重感染。感染性休克是严重感染的特殊形式。当严重感染合并循环功能衰竭时,称为感染性休克。

严重感染和感染性休克是以全身性感染导致器官功能损害为特征的复杂临床综合征,其发病率和病死率均很高。全世界每年大约 1 000 人中就有 3 人发生严重感染和感染性休克,同时这一数字还呈现不断增长的趋势。近年来,抗感染治疗和器官功能支持技术取得了长足的进步,临床医师对《指南》的依从性也明显提高,但严重感染的病死率仍高达 30% 以上。在美国,严重感染是第 10 位的致死原因,其死亡人数超过乳腺癌、直肠癌、结肠癌、胰腺癌和前列腺癌致死人数的总和。因此,必须高度重视严重感染和感染性休克的严峻形势,并不断探索规范的诊断方法和有效的治疗手段。

9. 感染性休克的诊断标准是什么?

临床上感染性休克诊断需符合以下标准:① 有明确感染灶;② 有全身炎症反应存在;③ 收缩压低于 90 mmHg,或较原来基础值下降 40 mmHg,经液体复苏后 1 小时不能恢复或需血管活性药维持;④ 伴有器官组织的低灌注,如尿量<30 ml/小时,或有急性意识障碍等;⑤ 血培养可能有致病微生物生长。

当临床上存在严重感染伴有发热或体温不升、意识障碍、过度通气、皮肤潮红、脉搏洪大等临床表现时,感染性休克容易诊断。但临床表现不典型时,易漏诊或误诊。年老体弱和免疫功能低下的患者往往缺乏典型的临床表现。另外,感染性休克患者存在心功能不全及血容量不足时,同样表现为皮肤湿冷及脉搏细速,与心源性休克及低血容量休克不易鉴别。意识障碍及少尿对感染性休克的诊断并不特异。

10. 高排低阻的感染性休克患者,其心脏功能是正常的吗?

典型的感染性休克血流动力学特点是心输出量升高或正常,伴体循环阻力降低。但心输出量的增加或正常不代表感染性休克患者心功能正常。相反,感染性休克时的心功能改变表现为心血管功能抑制,包括心脏收缩功能和舒张功能异常。

(1) 心肌收缩力降低 在左室压力容积环中,左室等容收缩曲线的斜率明显降低,说明左室收缩力显著降低(图 2 - 1),其机制与心肌抑制因子及肿瘤坏死因子等对心肌的直接抑制效应有关,也与血压降低导致心肌灌注减少和缺氧有关。另外,感染导致心脏毛细血管内皮细胞损伤和白细胞激活,白细胞在毛细血管内聚集,堵塞毛细血管,加重心肌缺血,也与心肌收缩力降低有关。心肌收缩力的下降随着患者的康复,5～10 天后可以逆转。

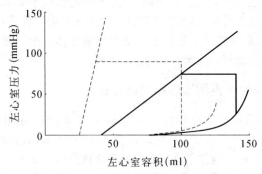

图 2 - 1 感染性休克时左心室压力容积的变化

(虚线为正常心功能,实线为感染性休克)

（2）心肌顺应性代偿性改变 感染性休克时，多数患者心肌顺应性明显增加，但也有部分患者心肌顺应性降低。

心肌顺应性增加伴心输出量增加：感染性休克时，心室代偿性扩张，则心肌顺应性明显改善，左室舒张期顺应性曲线向右下移位，左室舒张末期容积明显增加，使每搏输出量增加，心功能曲线上表现为曲线向左上方向移位（图2-2）。

心肌顺应性降低伴心输出量降低：若心室未发生代偿性扩张，甚至左室顺应性明显降低，则左室压力容积曲线就表现为舒张期顺应性曲线向上移位，左室舒张末期容积降低，加之心室等容收缩曲线向右下移位，使左室收缩末期容积增加，结果每搏输出量明显降低，使心输出量明显减少。心功能曲线上则表现为曲线向右下移位（图2-2）。部分患者心室不能发生代偿性扩张的机制尚不清楚，推测可能与内源性儿茶酚胺大量释放、外源性大剂量儿茶酚胺类和洋地黄类药物应用有关，导致心肌纤维过度收缩，心室过度排空，引起心肌舒张受限，使心肌顺应性显著降低。研究显示，左室不能代偿性舒张、顺应性明显降低的感染性休克患者，病死率明显升高。

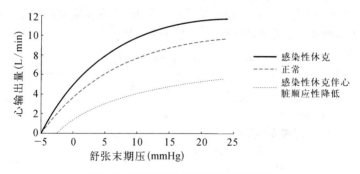

图2-2 感染性休克时心功能曲线的改变

值得注意的是，心肌细胞水平（心肌细胞收缩力-心肌纤维初长度）和心脏整体水平（心输出量-左室舒张末期容积）的心功能曲线可能是不一致的。感染性休克时，心肌细胞水平上的心功能曲线均向右下移位，表现为心肌细胞收缩明显降低。但在整体心脏水平上，心功能曲线体现左室前负荷与心输出量或左室搏功指数的关系，曲线的走向不仅受心肌收缩力的影响,还受心室顺应性以及后负荷的影响。当左室顺应性明显改善、后负荷明显降低时,心输出量明显增加,多数感染性休克患者表现为心输出量明显增加。整体水平的心功能曲线就表现为曲线向左上移位,与心肌细胞水平的心功能曲线改变方向相反。当然,当左室顺应性降低时,即使后负荷降低或不变,心输出量也呈现明显降低,其结果是心脏整体水平的心功能曲线向右下移位,与心肌水平上心功能曲线的改变趋势一致。

11. 哪些原因可以导致心源性休克?

心源性休克是由于急性心泵功能衰竭或严重心律紊乱(心室纤维震颤等)而导致的休克。心输出量、心脏做功指数、左心室射血分数、左心室舒张末期压力及容积等均是反映心脏泵功能的重要指标,监测这些指标有助于明确泵功能衰竭的原因。

心源性休克可由心脏收缩功能降低、舒张功能障碍(包括顺应性下降)、心律失常等原因引起(表 2-1)。心瓣膜狭窄、心室流出道梗阻等心内梗阻性的原因造成的心输出量下降,其本质上并不是泵功能衰竭,治疗上也与泵功能衰竭明显不同。因此,心内梗阻引起的休克已经不再被认为是心源性休克,应该属于梗阻性休克。

表 2-1　心源性休克的常见原因

常　见　病　因
左心功能衰竭
心肌收缩功能障碍-肌收缩力降低
心肌梗死或严重心肌缺血
心肌病
负性肌力药物(β受体阻滞剂、钙通道阻滞剂、抗心律失常药物)
心肌顿抑
酸中毒(呼吸性、代谢性)
代谢紊乱(低磷血症、低钙血症)
心肌舒张功能障碍-肌舒张期僵硬度增加
心肌缺血

常　见　病　因

心肌肥厚

限制性心肌病

持续低血容量性休克或感染性休克

左右心室失协调

心包填塞

左心后负荷明显增加(属梗阻性休克)

右心功能衰竭

收缩力降低

右室梗死、缺血、缺氧、酸中毒

后负荷明显增加(属梗阻性休克)

心律失常

12. 如何认识心脏舒张功能障碍在心源性休克中的地位?

发生心源性休克时,心脏收缩功能和舒张功能障碍均有障碍,但临床上心室舒张功能障碍往往被忽视,从而导致治疗失败。

心室舒张功能障碍引起心源性休克时,多表现为心输出量降低,心室充盈压力明显升高。床边经食管超声心动图检查若显示心室舒张末期容积减小,射血分数较高,则可证实心室顺应性降低。另外,液体负荷试验也有助于了解心室顺应性,采用5%葡萄糖溶液或生理盐水50~100 ml在5~10分钟内快速静脉输注,比较输液前后中心静脉压或肺动脉嵌顿压的改变。如果压力无明显增加或增加幅度较小,提示患者心室顺应性较好;输液后压力明显增加,则提示顺应性较差。

心输出量呈现心率依赖性,也提示心室舒张期充盈障碍、顺应性降低。心率过快、过慢均影响心室舒张期充盈。心脏顺应性降低时,较少的心室充盈即可使心室舒张压力明显增加,此时,心率的增加可使心输出量明显增加。

心肌缺血引起的顺应性降低,若能及时去除病因,心室顺应性可明显改善。但一般情况下,改善心肌顺应性很困难。应用正性肌力药可使收缩力增加,但顺应性可能进一步降低。硝酸酯类扩血管药物降低心脏后负荷的同时,也可改善心肌顺应性,是改善心肌顺应性的重要治疗措施之一。若心室顺应性不能改善,患者可能因后负荷下降而出现血压下降。因此,舒张功能障碍在心源性休克中的作用值得重视。传统的心源性休克治疗集中于改善心脏收缩功能,显然是不合适的。

13. 怎样诊断心源性休克?

心源性休克的临床诊断必须满足两个条件:一是有休克的临床表现,二是存在心脏的疾病。心源性休克的临床表现和其他类型的休克是类似的。

总的来说,早期患者烦躁不安、焦虑、面色苍白、肢体冰冷、皮肤呈花纹状、出冷汗、周围型紫绀、心率快、血压低、尿量明显减少。如果患者有严重的左心功能不全,可出现急性肺水肿表现,如胸闷气促、咯粉红色泡沫样血痰、两肺满布湿啰音。如果是心脏瓣膜的腱索断裂或是心肌梗死后室间隔穿孔,可以听到心脏杂音。在心源性休克的晚期,可以出现 DIC 而发生全身皮肤、黏膜和内脏广泛出血,并出现多器官功能障碍或衰竭,此时治疗已十分困难。

辅助检查有助于心源性休克的诊断。

(1)心电图 应对患者做 12 导联的心电图描记(必要时做 18 导联),对各种心律失常、电解质紊乱、心肌供血不足和心肌梗死(包括病变范围)等,可获得重要的数据资料。

(2)床边 X 线片检查 可了解两肺情况,胸腔有无积液、积气,心脏大小和纵隔有无增宽等情况。

(3)动脉血气分析 可了解患者呼吸功能情况和有无酸碱平衡失调,有无水电解质代谢紊乱。

(4)动脉压监测 建议对休克患者应用有创的动脉内连续测压方法监测血压,观察整个病情过程中血压的动态变化。

(5)血流动力学监测 置入 Swan-Ganz 肺动脉漂浮导管,可监测较全面的血流动力学指标,如中心静脉压、肺动脉压、肺动脉嵌顿压,并可测定心输出量。

（6）血液生化检查　心肌酶谱的测定、肝肾功能的测定、凝血酶原时间和部分凝血活酶时间及有关 DIC 的检查如 3P 试验，可以了解其他器官的功能状态和病情的进展。

14. 休克不同阶段的临床特点是什么？

不同类型的休克，其临床过程有不同的特点。根据休克的病程演变，休克可分为两个阶段，即休克代偿期和休克抑制期，或称休克前期和休克期。

（1）休克代偿期　有效循环血量降低 20％以下时，由于机体的代偿作用，患者的中枢神经系统兴奋性提高，交感神经活动增加，表现为精神紧张或烦躁、面色苍白、手足湿冷、心率加速、过度换气等。血压正常或稍高，反映小动脉收缩情况的舒张压升高，故脉压缩小。尿量正常或减少。这时，如果及时处理，休克可以很快得到纠正。如果处理不当，则病情发展，进入抑制期。

（2）休克抑制期　有效循环血量降低 20％以上或处于失代偿期的休克迟迟得不到纠正，则进入休克抑制期。患者神志淡漠、反应迟钝，甚至可出现神志不清或昏迷、口唇肢端发绀、出冷汗、脉搏细速、血压下降、脉压差显著缩小。严重时，全身皮肤黏膜明显紫绀，四肢冰冷，脉搏扪不清，血压测不出，无尿。皮肤、黏膜出现淤斑或消化道出血，提示合并 DIC。

并发其他器官功能障碍，如患者出现进行性呼吸困难、脉速、烦躁、紫绀或咯出粉红色痰，动脉血氧分压降至 60 mmHg 以下，吸氧也不能提高动脉氧分压和改善症状时，常提示发生急性呼吸窘迫综合征。

休克的临床表现一般都随休克的病程演变而改变（表 2－2）。

表 2－2　休克代偿期和抑制期的临床特征

	休 克 代 偿 期	休 克 抑 制 期
休克程度	轻	重
神志与精神情况	清楚，伴有痛苦的表现，精神紧张/烦躁	意识模糊，甚至昏迷
口渴	口渴	非常口渴，但可能无主诉

续 表

	休 克 代 偿 期	休 克 抑 制 期
皮肤黏膜色泽	开始苍白	显著苍白,肢端青紫
皮肤黏膜温度	正常,发凉	冰冷(肢端更明显)
脉搏	100 次/分以下,有力	速而细弱,或摸不清
血压	收缩压正常或稍升高,舒张压增高,脉压缩小	收缩压在 90 mmHg 以下或测不到
周围循环	正常	毛细血管充盈非常迟缓,表浅静脉塌陷
尿量	正常	尿少或无尿
估计失血量约占全身血容量的百分比(成人)	20%以下(800 ml 以下)	20% ～ 40% 以上（800 ～ 1 600 ml以上）

(三) 休克的监测

15. 对休克患者临床观察的基本要点有哪些?

(1) 意识状态　能够反映脑组织的灌注情况。患者神志清楚,反应良好,表示循环血量已够;神志淡漠或烦躁、头昏、眼花,或从卧位改为坐位时出现晕厥,则常表示有效循环血量不足。

(2) 肢体温度和色泽　反映末梢灌注情况。患者四肢温暖,皮肤干燥,轻压指甲或口唇时,局部暂时缺血呈苍白,松压后迅速转红润,表明休克好转;四肢皮肤常苍白、湿冷,轻压指甲或口唇时颜色苍白,在松压后恢复红润缓慢,表明休克未纠正。

(3) 血压　休克代偿期,剧烈的血管收缩,血压可以保持或高于正常;休克抑制期血压逐渐下降,收缩压低于 90 mmHg,脉压低于 20 mmHg;血压回升,脉压增加,则表明休克有所好转。

(4) 心率或脉率　心率加快或脉率细速常常出现在血压下降之前。有时血压仍低,但脉搏清楚、手足温暖,则提示休克趋于好转。休克指数[脉率/收缩期血压(以 mmHg 表示)]有助于判断休克的程度。休克指数正常为 0.5,表示无休克;超过 1.0～1.5 表示存在休克;在

2.0以上,则表示休克严重。

(5)尿量 尿量是反映肾脏灌注情况的指标,也可反映器官血流灌注情况。休克患者应常规放置导尿管,观察每小时尿量和尿比重。尿量少于 25 ml/小时、尿比重增加,说明肾血管收缩或血容量仍不足;血压正常,但尿量仍少,尿比重高,反映肾脏灌注仍然不足;如血压正常,尿量少,尿比重低,则可能发生急性肾衰竭。尿量稳定在每小时30 ml 以上时,表示休克好转。

16. 怎样评价中心静脉压监测在休克中的作用?

当一般临床观察难判断休克患者血容量状态时,可考虑通过放置颈内静脉导管或锁骨下静脉导管监测中心静脉压,也可通过 Swan-Ganz 肺动脉漂浮导管监测中心静脉压。

中心静脉压是反映患者血容量状态的指标,正常值为 5~10 cm H_2O。一般认为,中心静脉压<5 cm H_2O 提示血容量不足;中心静脉压>15 cm H_2O 提示输液过多或心功能不全。然而,对于重症患者,中心静脉压的绝对值并不能准确反映容量状态。有研究分析中心静脉压绝对值与血容量的相关性,显示其相关性仅为 0.16。

连续、动态监测中心静脉压可能更具有临床意义。通过容量负荷试验,观察中心静脉压的改变,有助于评价患者的容量及心功能状态。然而,也有研究同样证实中心静脉压的变化值不能有效预测容量反应性。

17. 如何评价肺动脉嵌顿压在休克中的作用?

肺动脉嵌顿压(PAWP)可通过 Swan-Ganz 肺动脉漂浮导管监测,是反映左心室前负荷水平的指标,正常值为 8~15 mmHg。与中心静脉压相比,能够更准确地反映机体容量状态。一般认为,肺动脉嵌顿压<6 mmHg 提示容量严重不足;肺动脉嵌顿压<12 mmHg 仍提示容量不足;肺动脉嵌顿压 12~15 mmHg 提示容量正常或容量不足伴左心功能不全;肺动脉嵌顿压>15 mmHg 提示容量过多或伴左心功能不全,有发生肺水肿的危险性。

然而,同中心静脉压一样,对于重症患者,肺动脉嵌顿压的绝对值也不能有效预测患者的容量反应性,而动态观察肺动脉嵌顿压的改变具有更高价值。

18. 全身氧代谢监测主要包括哪些指标?

全身氧代谢监测主要包括氧输送、氧耗量、氧摄取率及混合静脉血氧分压或饱和度等监测指标。

(1)氧输送 指单位时间内心脏泵血所提供给组织细胞的氧量,由呼吸功能(动脉血氧饱和度和氧分压)、血液系统功能(血红蛋白浓度)和心脏泵功能(心指数)3 个因素决定。氧输送正常值为每分钟 $500 \sim 600$ ml/m^2。

(2)氧耗量 是单位时间内组织器官所消耗的氧量。正常值为每分钟 $160 \sim 220$ ml/m^2。感染性休克时氧耗量常常与氧输送具有病理依赖关系,即随氧输送增加,氧耗量也明显增加。

(3)氧摄取率 单位时间内组织的氧耗量占氧输送的比例。正常值为 $20\% \sim 30\%$。计算公式:氧摄取率=氧耗量/氧输送。

(4)氧需(oxygen demand) 为单位时间内维持组织细胞正常代谢所需消耗的氧量。根据 Shoemaker 方法,氧需可经麻醉和体温校正后估算。氧需=氧耗量(麻醉)×10−0.036 667×(98.6−T),其中 T 为华氏温度,氧耗量(麻醉)=10×体重(kg)×0.72。

(5)氧债(oxygen debt) 反映机体缺氧的程度。根据氧需与机体实际氧耗量的关系,就可判断机体是否缺氧。当氧耗量与氧需的差值大于零时,说明机体不缺氧,无氧债。但当氧耗量与氧需的差值小于零时,则组织存在氧债,提示组织缺氧。因此,组织是否缺氧决定于氧供与氧需是否能够保持平衡。

(6)动脉血 pH 值 正常值 $7.35 \sim 7.45$。低于 7.35 提示存在酸中毒。

(7)血乳酸浓度 正常值 $1 \sim 1.5$ mmol/L。休克时间越长,组织器官低灌注越严重,动脉血乳酸浓度越高。乳酸浓度持续升高,表示病情严重,预后不佳。

(8)混合静脉血氧饱和度或氧分压 正常值分别为 $>65\%$ 和 >40 mmHg。

19. 什么是胃肠黏膜 pH 值, 如何监测?

监测血流动力学及氧输送仅能了解全身氧代谢, 难以反映内脏器官的氧代谢。但是, 缺氧最早发生在组织细胞水平, 监测器官组织水平的血流灌注和氧代谢, 具有特别重要的意义。20 世纪 80 年代出现的监测胃肠黏膜 pH 值的方法, 是目前唯一应用于临床、直接监测胃肠道黏膜灌注及氧代谢的技术。

pHi 是通过特殊的导管间接测量胃肠腔内的二氧化碳分压和动脉血的碳酸氢根浓度来完成的。1982 年 Fiddian-Green 提出, 在一定条件下, 将张力法测得的胃肠黏膜二氧化碳分压和同步测量的动脉血碳酸氢盐浓度(HCO_3^-), 代入改良的 Henderson-Hasselbalch 公式, 可计算出胃肠黏膜 pH 值(pHi): pHi = 6.1 + 1 g (HCO_3^- / $PrCO_2$ × 0.03 × k), 公式中 0.03 为二氧化碳的解离常数, k 为不同平衡时间相对应的校正系数, $PrCO_2$ 为胃肠黏膜二氧化碳分压。pHi 计算必须满足的 3 个假设: ① 二氧化碳能在组织间自由弥散; ② 胃肠腔内液体中的二氧化碳分压等于黏膜内二氧化碳分压; ③ 动脉血中的碳酸氢盐浓度与胃肠黏膜中的碳酸氢盐浓度相等。

20. 目前常用的器官氧代谢的监测手段有哪些?

系统监测机体的氧代谢状况, 需从全身、器官及细胞 3 个层次进行(表 2-3), 但是床边危重患者的细胞水平氧代谢监测仍困难。当前主要通过监测机体氧输送有关指标、血乳酸浓度及器官功能来评价机体氧代谢状况, 目前常用的器官的氧代谢监测手段如下。

(1) 胃黏膜 pH 值 胃黏膜 pH 值反映胃肠道黏膜的灌注和代谢情况, 是反映休克引起胃肠道低灌注的敏感指标。休克时, 肠道是最早缺血缺氧的器官, 而休克纠正时, 肠道又是灌注恢复最晚的器官。通过特殊的胃黏膜氧张力计监测胃黏膜 pH 值。正常值为 7.35~7.45。胃黏膜 pH 值<7.35 说明胃肠道缺血缺氧, 胃黏膜 pH 值水平越低, 说明胃肠道缺血越严重。

(2) 颈内静脉血氧分压 是反映中枢神经系统氧代谢的指标。可通过颈内静脉逆行插管后抽血行血气分析,也可置入带有血氧饱和度监测的光纤导管持续监测。

（3）冠状窦静脉血氧分压　是反映心脏氧代谢和血流灌注的指标。可在直视手术时,将中心静脉导管置入冠状动脉窦中,术后通过抽血行血气分析,监测冠状窦静脉血压分压。

表 2-3　机体氧代谢的监测指标

监 测 水 平	监 测 指 标
整体水平	心输出量
	血压
	动脉和混合静脉血氧含量
	氧输送和氧耗
	氧摄取率
	动脉血乳酸
	动、静脉二氧化碳分压差和 pH 差
器官组织水平	器官功能
	黏膜 pH
	动脉和黏膜 pH 的差值
	经皮二氧化碳分压与动脉血二氧化碳分压差值
细胞水平	$NADH^+/NAD$ 的比值
	细胞色素氧化酶的还原状态
	ATP,ADP
	细胞内 pH 和二氧化碳分压

（四）休克的治疗策略

21. 休克治疗的基本原则是什么？

尽管引起休克的病因不同,但均存在有效循环血量减少、微循环障碍、组织氧债,因此,休克的治疗原则包括尽早去除休克病因的同时,尽快恢复有效循环血量、纠正微循环障碍、纠正组织缺氧和氧债,防止发生多器官功能障碍综合征（MODS）。

治疗方法可分为病因治疗和支持治疗。病因治疗是休克治疗的基础。如果病因不能去除，单纯的支持性治疗不能收到良好的结果。但是休克的病因治疗大多需要一定的时间，难以立即奏效，患者不可能等到病因去除后再予支持治疗，因此，病因治疗也必须与支持性复苏治疗有机地结合，才有可能提高休克的治愈率。近年来提出"休克复苏（shock resuscitation）"的概念，强调休克尽早治疗的必要性和重要性。在支持治疗中，积极的早期复苏能有效改善器官组织的低灌注，纠正组织缺氧，防止后期出现 MODS。

22. 休克复苏的目标是什么？

确立正确的休克复苏目标是休克治疗的关键。50 年前，休克复苏治疗以血压纠正作为终点，结果大量休克患者在血压恢复后，发生急性肾衰竭和上消化道出血。目前多数临床医师仍以血压恢复正常、心率下降、尿量恢复、四肢温暖作为休克复苏的目标。从休克的病理生理角度来看，达到上述休克复苏目标后，患者仍然存在内脏器官缺氧，仍有可能发生多器官功能障碍综合征（MODS）。因此，以血压、心率、尿量等恢复作为休克复苏目标显然是不够的。

目前认为，休克复苏应以纠正组织缺氧和氧债为目标。根据这一标准，美国 20 世纪 90 年代初期的统计资料显示，心脏手术后患者、普通外科大手术患者及危重病患者中，有 50％未得到充分复苏，更令人吃惊的是，高达 80％的严重感染患者未得到充分的液体复苏。休克未充分复苏，将造成患者后期出现急性肾衰竭、消化道出血等严重并发症。因此，积极充分的休克复苏，纠正组织缺氧就显得非常必要。

休克的血流动力学和氧代谢紊乱纠正以后，仍然有部分患者因全身炎症反应、缺血再灌注和肠道细菌和（或）毒素移位而最终发生 MODS。可见，实现休克的充分复苏，不仅要纠正休克的血流动力学紊乱和氧代谢紊乱，还需要采取积极措施，防止 MODS 的发生。防治 MODS 才是休克复苏治疗的最终目标。

23. 休克复苏不同阶段的目标是什么？

根据休克复苏治疗的阶段和目标，可将休克的复苏治疗过程分为

ABC、DE 和 F 等 3 个阶段(表 2－4),分别以纠正血流动力学紊乱、氧代谢紊乱和防止多器官功能障碍综合征(MODS)为目的,因此,也可将复苏治疗的 3 个阶段称为血流动力学恢复阶段、氧代谢恢复阶段和MODS 防治阶段。

表 2－4　休克复苏各阶段的病理生理特征及目标

休克复苏阶段	病理生理特征	阶段目标	具 体 目 标
ABC 阶段 血流动力学恢复 阶段	血流动力学不稳定 全身器官均存在缺氧	血流动力学稳定	心率<90 次/分钟 动脉收缩压>120 mmHg 平均动脉压>80 mmHg 尿量>50 ml/小时 四肢温暖 动脉血气正常
DE 阶段 氧代谢恢复阶段	血流动力学稳定 内脏器官仍存在氧债	纠正氧代谢紊乱	氧输送>600 ml/(min·m²) 氧摄取率<30% 动脉血乳酸正常 混合静脉血氧饱和度>65% 混合静脉血氧分压>35 mmHg 胃黏膜 pH>7.35
F 阶段 MODS 防治阶段	血流动力学稳定 氧代谢紊乱基本纠正 机体炎症反应激活 肠道毒素/细菌移位 缺血再灌注损伤	防止发生MODS	恢复炎症反应平衡 抑制肠道毒素/细菌移位 避免再灌注损伤

(五) 感染性休克的复苏

24. 对感染性休克患者怎么选择合适的液体进行复苏?

复苏液体包括晶体液和天然或人工合成的胶体液。严重感染和感染性休克时液体复苏采用胶体还是晶体一直存在争议。对感染患者和外科术后患者晶体液和胶体液复苏的临床荟萃分析显示,尽管晶体液复苏所需的液体量明显高于胶体液,但胶体液和晶体液复苏对肺水肿发生率、住院时间和 28 天病死率均无明显影响。针对 16 个重症医学科近 7 000 例危重患者进行研究,发现两组机械通气时间和肾脏替代治疗时间均无显著性差异,28天病死率也无明显差异。且针对合并颅脑创伤的患者进行亚组分析,白蛋白组的病死率明显高于生理盐水组。然而,最近的研究显示使用白蛋白进行复苏具有器官保护的作用,因此2012年《重症感染和感染性休克治疗指南》中提议在重症感染及感染性休克的早期液体复苏组合中加入白蛋白。

与晶体液相比,分子量大的人工胶体溶液在血管内的滞留时间长,扩容效果可能优于晶体。然而研究显示人工胶体与晶体进行复苏对病死率无明显影响,而人工胶体甚至有一定的肾损伤作用。Bayer等针对重症感染的患者比较羟乙基淀粉及生理盐水的效果,研究发现羟乙基淀粉组尽管在开始两天内需要的液体量较少,但急性肾损伤的发生率明显增高,两组病死率无明显差异。最近发表在新英格兰医学杂志的研究[12]显示,与晶体液相比,针对重症感染及感染性休克的患者使用羟乙基淀粉进行复苏增加90天病死率,并且增加肾脏替代治疗的比例。2012年最新的《重症感染和感染性休克治疗指南》推荐早期使用晶体进行液体复苏,并建议不用分子量>200 Da和(或)取代基>0.4的羟乙基淀粉。

25. 感染性休克患者应以什么速度进行液体复苏?

对于疑有低容量状态的严重感染患者,应行快速补液试验,即在30分钟内输入500～1 000 ml晶体液或300～500 ml胶体液,同时根据患者反应性(血压升高和尿量增加)和耐受性(血管内容量负荷过多)来决定是否再次给予快速补液试验。新的指南推荐对于重症感染导致的组织低灌注的患者,初始液体复苏以输注晶体液≥1 000 ml开始,最初4～6小时内至少输注30 ml/kg的液体量,而对于部分患者可能需要更快和更大的输液量。

快速补液试验也称为容量负荷试验,是快速纠正低血容量状态的最佳方法。快速补液试验明显不同于持续静脉液体输入,通过短时间内输注大量的液体,密切观察血压、心率、尿量、肢体温度等反映器官灌注的指标,同时需要严密观察肺部湿啰音等肺水肿的征象,以评价机体对快速补液的耐受性。因此,快速补液试验能够评估患者对容量负荷的反应,评价血容量减少的程度,从而指导液体治疗。静脉血管扩张和毛细血管通透性增加是严重感染和感染性休克重要的病理生理特征。静脉血管的扩张使容量血管的容积明显增加,毛细血管通透性增加使大量的血管内液体渗漏到血管外组织间隙和第三间隙,使有效循环血量急剧降低。因此,在严重感染和感染性休克早期,往往需大容量的液体复苏,每日的液体输入量远高于出量(即正平衡)。

当然,由于不同感染性休克患者有效循环血量降低的程度不同,不同患者液体正平衡的程度就有很大差异,因此,液体平衡量并不能说明液体复苏是否充分。

26. 何谓早期目标导向治疗?

早期目标导向治疗(early goal-directed therapy,EGDT)是指一旦临床诊断为严重感染,应尽快进行积极液体复苏,6 小时内达到以下复苏目标:① 中心静脉压 8～12 mm Hg;② 平均动脉压≥65 mm Hg;③ 每小时尿量≥0.5 ml/kg;④ 中心静脉或混合静脉血氧饱和度≥70%。早期目标导向治疗可明显降低严重感染和感染性休克患者的病死率[13,14]。Rivers 等组织的一项随机、对照、单中心的严重感染早期目标性复苏治疗研究表明,若能在严重感染发生 6 小时内实现复苏目标,严重感染的 28 天病死率能从 49.2%降低到 33.3%,60 天的病死率从 56.9%降低到 44.3%[13]。提示对严重感染和感染性休克早期实施目标导向治疗具有重要的临床意义。早期目标导向治疗以中心静脉血氧饱和度或混合静脉血氧饱和度≥70%为目标。机械通气和腹高压可导致患者胸腔内压增高,使中心静脉压升高,因此对于机械通气和腹高压的患者,可以将中心静脉压 12～15 mm Hg 作为复苏目标。

若液体复苏后中心静脉压达 8～12 mm Hg,而中心静脉血氧饱和度或混合静脉血氧饱和度仍未达到 70%,需输注浓缩红细胞使血细胞比容达到 30%以上,或输注多巴酚丁胺(最大剂量至每分钟 20 μg/kg)以达到复苏目标。

对于重症感染和感染性休克患者,实现治疗目标的步骤,首先应给予初始的容量复苏,而如果低血压对于初始容量复苏无反应,则迅速加用缩血管药以维持血压≥65 mmHg。在容量复苏后仍然存在持续低血压或者初始的血乳酸水平＞4 mmol/L,则需要液体复苏使中心静脉压≥8 mmHg;监测中心静脉血氧饱和度或混合静脉血氧饱和度,若未达到70％,则应根据血红蛋白浓度,输注浓缩红细胞使血细胞比容达到0.30以上;若中心静脉血氧饱和度或混合静脉血氧饱和度仍未达到70％,应给予多巴酚丁胺(最大剂量至每分钟20 μg/kg)以达到复苏目标。

27. 何谓容量反应性?

容量反应性指心脏对静脉输液的反应。容量有反应定义为通过输注500 ml晶体,心输出量可以增加10％以上。当患者处于心功能曲线的上升段时,输液可以明显增加心输出量,增加氧输送,改善组织灌注;当处于心功能曲线平台段时,输液不能明显增加心输出量,不能改善组织灌注,反而增加左心舒张末期压力,加重肺水肿。研究显示,重症患者仅有约50％的患者有容量反应。因此,对于需要进行液体复苏的患者,正确评价患者的容量反应性至关重要。

28. 何时需要进行容量反应性的评估?

当患者出现急性体液血液丢失或存在严重的感染等情况,如果出现有效循环血量不足的表现,如低血压、心率增快、尿量减少、皮肤湿冷、花斑和意识改变等,则提示患者需要输液补充有效循环血量,此时应该评估患者的容量反应性,明确患者对补液治疗的耐受性,明确患者是否可以通过补液增加有效循环血量,以改善组织灌注,从而从补液治疗中获益。

29. 评价容量反应性的方法有哪些?

研究发现经过输液之后,反映心脏前负荷的指标如中心静脉压、肺动脉嵌顿压、左心舒张末期容积等值的变化不能有效反映容量反应性。目前的容量反应性的评估方法为通过改变心脏的前负荷来观察每搏输出量或心输出量的变化。

常用的评价容量反应性的方法包括:

(1)快速补液试验　静脉输注500 ml晶体,比较输液前后心输出量的变化,如果输液后心输出量增加>10%,则定义为患者容量有反应。

（2）被动抬腿试验　通过抬高患者的双下肢,可以使得双下肢的血液回流至心脏,增加心脏前负荷。有研究证实被动抬腿试验可以使回心血量增加 300~400 ml。具体方法为：基础体位为 45°的半卧位,然后改为平卧位并抬高双下肢至 45°,维持至少 1 分钟(图 2-3)。如果被动抬腿后心输出量增加 10%以上,定义为容量有反应。

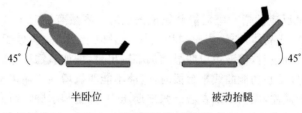

45°　　　　　　　　　　　　　　　　　　45°

半卧位　　　　　　　　　　　被动抬腿

图 2-3　被动抬腿试验体位模式图

（3）下腔静脉变异度　随着呼吸运动,胸腔压力的改变将引起回心血量的改变,下腔静脉的直径相应出现改变。下腔静脉直径在吸呼气间的改变称为下腔静脉变异度。当容量不足时,由于吸气引起的回心血量增加会引起下腔静脉直径明显缩小。研究证实,当患者机械通气、无明显自主吸气努力时,下腔变异度>18%定义为容量有反应;而当患者存在自主吸气努力时,下腔静脉变异度>50%提示为容量有反应。

30. 糖皮质激素在感染性休克中如何使用？

许多学者致力于研究糖皮质激素对严重感染及感染性休克的作用。既往研究表明,大剂量糖皮质激素治疗感染性休克增加病死率、二重感染率以及消化道出血发生率,从而提示大剂量糖皮质激素治疗感染性休克是有害的。临床不应推荐大剂量糖皮质激素治疗感染性休克[15]。

之后的一些研究显示,应激剂量糖皮质激素可改善感染性休克患者的预后。然而,近年欧洲的一个大规模、双盲、随机对照研究显示,小剂量激素尽管能缩短低血压的时间,减少血管活性药物使用剂量,但同时也增加感染的发生率,并不能改善患者预后。Sligl 等进行的荟萃分析提示,使用小剂量激素不能改善患者预后。因此,2012 年《重症感染和感染性休克治疗指南》推荐,如果液体复苏以及使用血管活性药物后血流动力学能够趋于稳定,建议不使用激素治疗。仅当在液体复苏及使用血管活性药物血流动力学仍然不稳定,才使用激素治疗。推荐应用氢化可的松,最大剂量 200 mg/天。

31. 感染性休克患者使用激素治疗前需要做促肾上腺皮质激素刺激试验吗?

重症患者往往存在肾上腺皮质功能相对不全。有研究显示,对促肾上腺皮质激素刺激有反应(使用促肾上腺皮质激素 30～60 分钟后,皮质醇水平增加>9 $\mu g/dl$)的患者,使用应激剂量的激素可以改善预后。然而,其他研究均未得出类似的结果。最近的研究显示,不管促肾上腺皮质激素刺激有反应还是无反应,应激剂量激素治疗均不改善患者预后。因此,2012 年《重症感染和感染性休克治疗指南》建议使用激素前不需行促肾上腺皮质激素刺激试验。

32. 何谓严重感染的集束化治疗?

血流动力学紊乱是严重感染和感染性休克最突出的表现。血流动力学的支持是感染性休克重要的循环支持手段,目的是改善血流动力学状态、改善器官灌注,逆转器官功能损害。早期的目标指导性治疗已经证实明显改善感染性休克患者的预后。除了血流动力学管理,还有其他一些重要治疗也显示出明显改善预后的效果。

为了规范临床严重感染及感染性休克的治疗行为,最终达到降低病死率的目的,除了积极有效的血流动力学支持外,还需要同时联合其他有效的治疗,也就是形成一个联合治疗的套餐,是为"感染的集束化治疗"(sepsis bundle)。集束化治疗的目的一方面为了促进临床医生联合应用重症感染和感染性休克的各项治疗措施,规范临床医生的治疗行为;另一方面也是为了提高各项治疗措施的可行性和依从性,最后达到改善预后的目的。

早期的集束化治疗是指在确诊严重感染和感染性休克后立即开始并在 6 小时内必须完成的治疗措施,包括血清乳酸水平测定;抗生素使用前留取病原学标本;急诊在 3 小时内、重症医学科在 1 小时内开始广谱的抗生素治疗;如果有低血压或血乳酸≥4 mmol/L,立即给予液体复苏(20 ml/kg),如低血压不能纠正,加用血管活性药物,维持平均动脉血压≥65 mmHg;持续低血压或血乳酸>4 mmol/L,液体复苏使中心静脉压≥8 mmHg,中心静脉血氧饱和度≥70%。血流动力学监测和治疗是早期集束化治疗中最重要的组成部分,早期集束化治疗强调时间紧迫性,尽可能在 1～2 小时内放置中心静脉导管,监测中心静脉压和中心静脉血氧饱和度,开始积极液体复苏,6 小时内达到上述目标,并通过监测和调整治疗维持血流动力学的稳定。确诊严重感染和感染性休克的早期 6 小时又被称为"黄金 6 小时",显示出早期集束化治疗在临床上的重要性。

尽早达到集束化治疗的目标,可以明显改善严重感染和感染性休克患者的预后。Rivers 的研究显示,6 小时内实施并完成目标导向的血流动力学治疗可以显著降低病死率。英国的另一项前瞻性、双中心的研究显示,101 例严重感染和感染性休克患者纳入观察,在 6 小时内达到感染的集束化治疗复苏目标组病死率为 23%,而 6 小时内未达标组病死率为 49%,也就是达标组病死率下降 2 倍。可见,尽早达到 6小时集束化治疗目标可以显著降低严重感染和感染性休克患者病死率,在临床上应积极推行。

之前推荐的 24 小时集束化的治疗内容包括严格控制血糖,使用小剂量糖皮质激素,采用肺保护性通气测率以及使用小剂量活化蛋白C,除了肺保护性通气策略外,其余治疗内容均未被证实有效,甚至被证实为增加患者病死率。因此,新的《重症感染和感染性休克治疗指南》已经取消了 24 小时集束化治疗。

(六) 心源性休克的治疗

33. 心包填塞的特征是什么,怎样进行紧急救治?

心包腔是指壁层心包与心脏表面的脏层心包之间的空隙。正常心包腔内有少量淡黄色液体润滑着心脏表面。由于心包的弹力有限，急性心包积血或积液达 150 ml 即可限制血液向心脏回流和心脏跳动，引起急性循环衰竭，甚至可引起心跳骤停。心包填塞可引起心脏收缩和舒张受限，是导致梗阻性休克最常见的原因。血流动力学特征是右房压、右室舒张末期压、肺动脉舒张压均明显升高，但肺动脉嵌顿压不高，同时心输出量明显降低。床边超声心动图检查可见心包积液、右房和右室舒张受限、吸气时室间隔左移。吸气时，由于室间隔左移，减少左室舒张期充盈，同时胸腔内压降低，使左心后负荷增加，导致心输出量降低，脉搏变细，形成"奇脉"，这也是心包填塞的特征性表现之一。

急性心包填塞一旦出现，必须争分夺秒地进行抢救治疗。当胸壁锐器伤和胸部挤压伤患者出现进行性血压下降、面色苍白、心率增快、心音遥远、颈静脉怒张、烦躁不安时，应首先考虑急性心包填塞，应紧急做心包穿刺，排血减压、缓解填塞，暂时改善血液动力学，争取抢救时间，并在输血补液纠正失血性休克同时准备紧急开胸手术探查，严格麻醉管理，严防心脏骤停，补充足够的血液，术中清除心包腔积血，恢复心脏正常收缩和舒张功能，精细准确地修补心脏破损处。术后严密监测心功能。

34. 心源性休克的治疗包括哪些内容？

心源性休克与其他类型休克的血流动力学特征有所不同，常表现为前后负荷过高，而心输出量减少，导致有效循环血量不足。治疗原则为调整心脏前、后负荷，改善心肌收缩和舒张功能，以达到纠正休克的目的。

（1）一般性治疗 减少搬动患者，采取上半身抬高 15°体位，有利于肺部通气（因膈肌下移），同时下肢下垂，减少静脉回流，减低心脏前负荷，另外，应进行生命体征严密的监测。

（2）建立畅通的气道 若患者的自主呼吸力量足够，立即给予鼻导管或面罩给氧，使动脉血氧分压＞70 mmHg，动脉血二氧化碳分压＜45 mmHg。如果患者一般情况不稳定，有意识障碍、动脉血氧分压低或出现明显的肺水肿，应立即气管插管并给予机械通气治疗，以保证氧供，并减轻心脏负担。

（3）建立确切的静脉通道　可放置颈内静脉、锁骨下静脉导管，既可提供快速输液的静脉通道，又可获得可靠的血流动力学指标。

（4）镇静和止痛　应用镇静剂和止痛剂来解除患者紧张、焦虑，缓解由于创伤、手术引起的疼痛，可以应用吗啡或芬太尼。

（5）血管活性药物的应用　由于心源性休克的患者心肌收缩力下降、外周血管阻力明显增加，可常规应用血管活性药物。酸中毒使心肌和血管系统对血管活性药物不敏感，故应在纠正酸中毒的基础上给予血管活性药物。

多巴胺与多巴酚丁胺：常规用药剂量为每分钟 $2\sim20$ μg/kg。多巴胺小剂量(小于每分钟 $5\sim10$ μg/kg)作用于多巴胺受体和 β 受体，大剂量时主要作用于 α 受体。多巴酚丁胺为单纯的 β 受体激动剂，具有增加心率、增加心输出量、增加肾血流量的作用。对于有右心功能不全或肺动脉高压者，多巴酚丁胺可以降低肺动脉血管阻力。

肾上腺素：常用剂量为每分钟 $0.01\sim0.2$ μg/kg，可以增加心输出量，还可解除支气管平滑肌痉挛。

硝普钠和硝酸甘油：若患者外周血管痉挛明显或应用上述药物剂量过大引起 α 受体作用过强，可应用这两种药物来改善外周血管痉挛。硝普钠的常用剂量为每分钟 $0.1\sim5$ μg/kg，硝酸甘油为每分钟 $0.1\sim2$ μg/kg。另外，应用扩血管药物可减轻心脏的前后负荷，减轻左心室舒张末压力，使左心功能改善。

洋地黄类药物：应用时应慎重。可引起严重心律失常，也可因肝肾代谢障碍出现洋地黄中毒。但心率快、血钾浓度正常时，可小剂量应用。

氨力农与米力农：是一种非洋地黄类、非儿茶酚胺类的强心药，并有扩张外周血管的作用，可减轻心脏的前后负荷。氨力农的用量为每分钟 $6\sim10$ μg/kg，米力农为每分钟 $0.25\sim1$ μg/kg。

（6）保护心肌药物的应用　可以应用极化液或能量合剂、辅酶Q10、护心通等心肌保护药物。

35. 心源性休克需要心脏辅助装置或外科治疗吗？

部分心源性休克在药物治疗无效情况下需要外科治疗，另有部分心源性休克必须进行外科治疗。

当心源性休克积极地用药物治疗（如应用正性肌力药物）效果不明显或无效时，没有必要一味增加正性肌力药物的剂量而错失治疗的机会，此时应考虑使用心脏辅助循环装置。这些装置有主动脉内球囊反搏（intra-aortic balloon counterpulsasion therapy，IABP）、体外膜氧合、左心转流、右心转流和左、右心转流。心源性休克患者，当心脏指数每分钟<2 L/m^2、中心静脉压>15 mmHg、左房压>20 mmHg时，应果断地放置主动脉内球囊反搏。

部分心源性休克必须用外科手术治疗，如急性心脏损伤后心肌出血造成心包填塞、二尖瓣腱索断裂、急性心肌缺血造成心肌梗死且在16小时之内、心肌梗死后室间隔穿孔、经皮冠状动脉球囊成形术介入治疗时造成急性血流动力学不稳定等。由于这些原因引起的心源性休克药物治疗无效，应积极采用心脏辅助装置或外科方法予以治疗。

36. 什么是心脏手术后低心排综合征？

心脏手术后低心排综合征是心脏手术后出现的心源性休克，是心脏术后严重并发症，发生率为$2\%\sim10\%$，常常在术后$4\sim6$小时发生，其主要原因是左心室功能障碍，与术前心功能障碍、手术过程、术后的缺血再灌注损伤、术后的心肌缺血等因素有关，表现为持续的低心输出量和左心室充盈压增高。术后心肌梗死也是术后低心排的一个重要原因，其发生率约为5%。

37. 心脏术后低心排综合征怎么处理？

在心脏术后低心排综合征诊断成立后，应建立合理的治疗方案，类似于心肌梗死后心源性休克的治疗。首先是保证充分的氧供、氧合及维持理想的心率和心律，并仔细评估左心室的充盈压。可以将输血输液的速度加快到左心室充盈压允许的耐受限，如果心输出量在这些初始措施干预后仍维持在危险的低水平，应积极应用血管活性药物。最常用的药物为多巴胺、多巴酚丁胺、肾上腺素、氨力农、米力农等，必要时可应用扩血管药物（如硝普钠）来降低心脏前后负荷。

手术后发生低心排综合征时，超大剂量使用正性肌力药物，往往弊大于利。强烈的α受体作用会使周围血管和内脏血管强烈收缩,导致严重的组织和器官灌注不足,产生难以逆转的严重酸中毒,患者最后可因低心排综合征、严重酸中毒、多器官功能障碍综合征而死亡。

若对药物治疗无效,或是在手术结束后无法脱离体外循环机,应积极地考虑对衰竭的心脏进行机械辅助治疗。这些患者大部分(60%～80%)在应用主动脉内球囊反搏以即可恢复,仅有很少一部分患者(0.2%～1%)需要进一步的机械辅助循环装置(如左心辅助装置)。

心脏术后主动脉内球囊反搏的适应证是手术结束时无法脱离体外循环机、术后低心排综合征、术后出现顽固性室性心律失常等。

(七) 感染性休克血管活性药物的选择和应用

38. 如何把握感染性休克血管活性药物应用指征?

应用血管活性药物是感染性休克重要的循环支持手段,目的是改善血流动力学状态、恢复组织器官灌注、逆转器官功能损害[16]。有效循环血量不足是感染性休克的基本问题,血容量恢复正常或前负荷基本恢复是血管活性药物应用的前提。一般认为,血管活性药物的应用指征是经积极液体复苏,而平均动脉压仍然低于 65 mmHg。然而,当感染性休克出现威胁生命的低血压时,在积极液体复苏的同时,往往需要早期应用血管活性药物,以维持重要脏器的灌注[17,18]。

39. 感染性休克患者应用血管活性药物的目的是什么?

血管活性药物的应用目的主要包括:

(1)提高血压是感染性休克时应用血管活性药物的首要目标 儿茶酚胺类、血管加压素类药物大多具有血管收缩作用,能够实现提高血压的目的。

(2)改善内脏器官灌注 内脏器官血流灌注减少是休克的主要病理生理特点,即使休克患者的血压被纠正,内脏器官依然可能缺氧,可能导致多器官功能障碍综合征。

因此,改善器官组织灌注,特别是内脏器官灌注,逆转组织缺血才是休克复苏和血管活性药物应用的关键。对休克血管活性药物疗效的评价就不应单纯以升高血压为标准,而应关注器官灌注是否改善。

40. 理想的血管活性药物应具备什么样的作用?

基于血管活性药物应用的目的是改善器官组织灌注,特别是内脏器官灌注,以逆转组织缺血,因此理想的血管活性药物应符合:① 迅速提高血压,改善心脏和脑血流灌注;② 改善或增加肾脏和肠道等内脏器官的血流灌注,纠正组织缺氧,防止多器官功能障碍综合征。血管活性药物的选择必须考虑其对内脏灌注的影响。在存在心肌抑制或既往存在心功能不全的患者可选择或加用有正性肌力作用的血管活性药物。

41. 多巴胺的作用特点是什么?

多巴胺是儿茶酚胺类药物之一,在体内是合成肾上腺素的前体物质。对 α、β 和多巴胺受体均具有兴奋作用,其效应具有剂量依赖性。每分钟 $1\sim5$ $\mu g/kg$ 主要激动多巴胺受体 DA_1 和 DA_2,使肾脏、肠系膜、冠脉血管扩张,增加肾血流量和钠的排出;每分钟 $5\sim10$ $\mu g/kg$ 主要激动 β 受体,表现为心脏正性肌力作用,增加心肌收缩力和心率。多巴胺每分钟 $1\sim10$ $\mu g/kg$ 同时对肠道和肾脏等内脏血管表现为多巴胺受体样效应。当剂量达到每分钟 $10\sim20$ $\mu g/kg$ 时,主要作用于 α 受体,表现为缩血管效应。但各剂量在危重患者的作用常重叠,应密切观察多巴胺的剂量效应关系。

多巴胺的这种剂量效应特点对临床应用有着明显的影响。从多巴胺对心脏的作用中可以发现,多巴胺通过增加心输出量和扩张冠状动脉增加冠状动脉的血流量,改善心肌的灌注,然而,多巴胺的剂量增大后,$β_1$ 受体兴奋导致心肌做功增加,氧耗量增大,反而使心肌的氧供需平衡的失调更为加重,所以,在应用多巴胺时,一定要根据患者的具体情况,精确地调整剂量,决不能只把多巴胺当成所谓的"升压药"来使用。大剂量多巴胺的主要副作用是强烈的心脏兴奋和心律失常。当多巴胺剂量高于每分钟 20 $\mu g/kg$,应更换其他药物。如患者外周血管阻力显著降低,可应用去甲肾上腺素;而外周血管阻力明显增高,则可使用肾上腺素。

42. 如何评价去甲肾上腺素在感染性休克治疗中的地位?

去甲肾上腺素是肾上腺素能神经末梢释放的递质,对 α 受体有很强的兴奋作用,对 β 受体也具有一定的激动作用,表现为强烈的血管收缩和一定的正性肌力作用,使全身小动脉和小静脉均收缩,外周阻力增加,血压升高,增加冠状动脉和脑动脉的血流量,增加心室做功。

去甲肾上腺素在休克治疗中曾经是一个非常有争议的血管活性药物。以往认为,去甲肾上腺素可引起严重的血管痉挛,导致器官灌注减少,最终导致器官功能衰竭。但近来的研究显示,在感染性休克治疗中,去甲肾上腺素并不引起内脏组织的缺血,在与多巴胺的比较中,去甲肾上腺素不会引起内脏血流灌注减少,反而有助于恢复组织氧供需平衡。感染性休克患者外周血管阻力降低,应用去甲肾上腺素可明显提高血压,在保证心脏和脑等重要器官灌注的同时,能改善内脏血流灌注。近年的 5 个随机对照研究比较了多巴胺与去甲肾上腺素治疗感染性休克的疗效,研究证实去甲肾上腺素有降低病死率的趋势。因此,2012 年《重症感染和感染性休克治疗指南》推荐将去甲肾上腺素作为感染性休克患者的首选升压药。

去甲肾上腺素必须由中心静脉导管给药。如外周静脉输注,一旦渗漏皮下,可能引起皮肤组织坏死。

43. 多巴胺和去甲肾上腺素在休克治疗中究竟谁更有优势?

多巴胺和去甲肾上腺素是休克治疗中最常用的血管活性药物,但究竟哪种药物在休克治疗中更具有优势,一直没有明确的答案。以往在充分液体复苏后患者仍不能达到目标血压时,往往使用多巴胺来提升血压。新英格兰医学杂志在 2010 年 3 月发表了一篇针对多巴胺和去甲肾上腺素在休克治疗中比较的多中心、随机、对照研究[20]。这项研究共纳入 1 679 名需要血管活性药物维持血压的休克患者,依照随机、双盲原则,其中 858 名患者使用多巴胺,821 名使用去甲肾上腺素。结果显示,在主要终点事件 28 天的死亡率上,两者无明显差异。但是在并发症中,多巴胺组心律失常的发生率要明显高于去甲肾上腺组。

在亚组分析中,感染性休克亚组和低血容量性休克亚组,多巴胺和去甲肾上腺素组两者 28 天死亡率无明显差异,但在心源性休克亚组,多巴胺组死亡率要高于去甲肾上腺素组。因此多巴胺在休克治疗特别是心源性休克治疗中的安全性问题值得我们关注。而对于感染性休克患者,仅在心律失常发生的风险非常低并且心功能明显受损(心功能Ⅳ级)或心率较慢的情况下使用多巴胺。

44. 肾上腺素的作用机制是什么?

肾上腺素对 α 和 β 受体均具有强烈兴奋作用,主要表现心肌收缩力增加,心率加快,心肌氧耗增加,皮肤、黏膜及内脏小血管收缩,但冠状动脉和骨骼肌血管扩张。不同剂量肾上腺素对心血管受体可产生不同的效应:小剂量(每分钟 $0.01 \sim 0.05$ μg/kg)主要激动 $β_1$ 及 $β_2$ 受体,增加心肌收缩力和心输出量,扩张周围血管,而 α 受体效应不明显;剂量增加到每分钟 0.1 μg/kg 时,除 β 效应外,α 效应明显;当剂量每分钟 0.1 μg/kg 时,明显激动 α 受体,同时表现出强烈收缩周围血管作用,易导致心动过速和心律失常。

感染性休克患者出现以下情况时,可考虑使用肾上腺素:① 去甲肾上腺素无效;② 血流动力学表现为低心输出量和低外周血管阻力。

在心脏术后患者存在严重低心输出量时,可单独使用或与其他血管活性药物联合使用。

45. 多巴酚丁胺在何时选择应用?

多巴酚丁胺为强烈的 β 受体激动剂,具有强烈的 $β_1$ 受体和一定的 $β_2$、α 受体兴奋作用。能增加心肌收缩力,提高心输出量,加快心率,并可能增加心肌氧耗。但对心率和心肌氧耗的影响明显低于异丙肾上腺素。多巴酚丁胺对外周血管不表现出明显的直接作用,可能是因为多巴酚丁胺对血管的作用较弱,而且同时兴奋外周血管 β 受体和 α 受体,其对血管的舒缩效应相抵所致。

多巴酚丁胺可增加每搏输出量、心输出量,作用强度与应用剂量成正相关,心肌收缩力和心输出量增加的同时使外周阻力有所下降,这更有利于心肌氧供需平衡的维持和心脏功能的恢复。多巴酚丁胺是心源性休克的常用血管活性药物,当感染性休克患者出现低心输出量时,也可应用多巴酚丁胺。

应用多巴酚丁胺时应从小剂量每分钟 2 μg/kg 开始,根据病情变化及使用效果调整剂量,剂量高于每分钟 10 μg/kg 时可引起心率增快,甚至心律失常。多巴酚丁胺也可导致心律失常,但发生率较异丙肾上腺素和多巴胺低。

46. 血管加压素在感染性休克治疗中有何地位?

血管加压素是休克时一种重要的内源性应激激素,休克患者常常存在血管加压素不足和血管加压素受体数量下调。血管加压素主要通过下列机制恢复血管紧张性,收缩血管、提高血压:① 激活血管加压素 V_1 受体;② 下调血管平滑肌 ATP 敏感的钾通道的活性;③ 减少诱导型一氧化氮的合成;④ 与去甲肾上腺素等血管活性药物有协同作用。因此,血管加压素能有效升高平均动脉压和每搏输出量指数,降低心率、中心静脉压、平均肺动脉压及其他血管活性药的需要量,并特异性表现为收缩出球小动脉效应大于收缩入球小动脉效应,增加肾小球灌注压而增加肾小球滤过压,增加尿量,改善肾功能,但有可能导致血液在肠壁内分流及肠道氧需增加,可能加重胃肠黏膜缺氧。

一项观察血管加压素联合去甲肾上腺素与单纯使用去甲肾上腺素在感染性休克患者 28 天死亡率和 90 天死亡率的多中心、随机、双盲对照研究结果显示:两组间总体的 28 天死亡率和 90 天死亡率无明显差异,总体不良事件发生率也无明显差异。亚组比较中,仅在感染性休克程度较轻的患者(去甲肾上腺素用量≤15 μg/分钟),血管加压素组 28 天和 90 天死亡率均较去甲肾上腺素组低;而在严重感染性休克患者(去甲肾上腺素用量≥15 μg/分钟),两组 28 天死亡率无明显差异。

对于伴有急性肾衰竭的感染性休克的患者,2009 年的一项研究显示:与单纯使用去甲肾上腺素比较,血管加压素联合去甲肾上腺素不但可以减缓肾衰竭的进展,而且显著减少了 28 天死亡率和 90 天死亡率。

在联合应用血管加压素的剂量问题方面,2010 的一项研究结果显示：在感染、全身炎症反应或心脏手术后的需要去甲肾上腺素＞0.6 μg/kg·分钟维持的血管扩张性休克的患者，应用血管加压素0.067 U/分钟较 0.033 U/分钟能使去甲肾上腺素的用量更少，而且血管加压素的剂量与去甲肾上腺素的用量及改善心血管功能的有效性方面均有显著的相关性。

可见，对于程度较轻的感染性休克患者和合并急性肾功能不全的感染性休克患者，小剂量血管加压素与去甲肾上腺素联合使用可获益。而在使用剂量方面，0.067 U/分钟会比 0.033 U/分钟效果更佳。

47. 小剂量的多巴胺具有肾脏保护作用吗？

传统认为，小剂量多巴胺具有选择性扩张肾血管、降低肾血管阻力和增加尿量的作用，被称为肾脏剂量多巴胺。但近来研究证实多巴胺的肾脏保护作用并不确切。在动物试验和志愿者中，小剂量多巴胺仅仅是通过抑制近曲小管钠的重吸收而促进钠的排出，具有增加尿量作用。

（1）心衰患者的研究　1964 年，Goldberg[16]以 6 例充血性心衰患者为研究对象，观察小剂量多巴胺的肾脏效应，结果每分钟 1.3～3.6 μg/kg 多巴胺不增加心输出量时，对肾脏无保护作用；若心输出量增加，尿量也明显增加。可以推测肾脏剂量多巴胺增加尿量是心输出量增加的结果，而不是多巴胺对肾脏的直接效应。

（2）围手术期应用研究　通过观察小剂量多巴胺（每分钟 3 μg/kg）对肝移植、主动脉手术、阻塞性黄疸术后患者肾脏功能影响证实，小剂量多巴胺对术后患者的肾脏功能并无保护作用，不增加肾小球滤过率，也不降低急性肾衰竭患者的患病率。

（3）感染性休克的应用研究　严重感染患者应用小剂量多巴胺，虽通过抑制近曲小管钠的重吸收促进钠的排出，具有利尿作用，但不增加肌酐清除率，对急性肾衰竭无预防作用。

（4）急性肾衰竭患者的应用研究　小剂量多巴胺并不能降低急性肾衰竭患者的病死率，也不能降低急性肾衰竭患者需要血液透析治疗的比例。大规模的随机对照临床研究也显示，328 位早期肾功能障碍的危重患者应用小剂量多巴胺和安慰剂对危重患者血肌酐峰浓度、肾脏替代治疗的时间、尿量、肾功能恢复时间均无明显影响,重症医学科生存率、最终生存率、重症医学科住院时间、总住院时间、心律失常发生率差异亦无显著性。

可见,小剂量多巴胺无肾脏保护作用,危重病患者不推荐常规应用多巴胺进行肾脏保护。

48. 去甲肾上腺素对感染性休克患者肾功能有何影响?

以往认为,去甲肾上腺素可引起严重的肾血管痉挛,导致急性肾衰竭。这主要源于 Girbes 的报道,他用去甲肾上腺素诱导出动物急性肾衰竭,但其应用剂量很大,而且是动脉内直接给药。实际上,目前尚无去甲肾上腺素导致急性肾衰竭的临床研究报道。近年来研究证实,在感染性休克中,去甲肾上腺素对肾脏功能具有保护作用。

去甲肾上腺素可导致健康志愿者肾血管收缩,肾脏血浆流量减少,但肾脏血管阻力无明显增加,尿钠排泄分数和肾小球滤过率均无明显改变。

去甲肾上腺素对感染性休克者的肾脏功能具有保护作用:前瞻随机双盲对照试验观察每分钟 $0.5\sim5$ μg/kg 去甲肾上腺素与每分钟 $2.5\sim25$ μg/kg 多巴胺对感染性休克患者血流动力学和尿量的影响,结果显示多巴胺组仅 31%(5/16)达到预定的治疗目标(灌注恢复,并持续 6 小时),而去甲肾上腺素组 93%(15/16)达到治疗目标,而且该组患者尿量明显增加。多巴胺组中血流动力学改善不明显的 11 例患者,改用去甲肾上腺素 10 例有效。可见,去甲肾上腺素可改善感染性休克患者血流动力学状态,并明显增加患者尿量,改善肾脏功能。

因此,去甲肾上腺素不仅改善感染性休克患者血流动力学状态,而且能够改善肾功能。

49. 多巴酚丁胺和肾上腺素对危重病患者肾脏功能有影响吗?

多巴酚丁胺对危重病患者的肾脏功能具有保护作用。Duke 等选择肾脏功能轻度受损的危重患者 25 例,分别应用 200 μg/分钟多巴胺或 175 μg/分钟多巴酚丁胺静脉注射 5 小时,结果多巴酚丁胺组血压和心输出量较高,尿量和尿钠排泄分数无明显增加,但肌酐清除率明显增加。而多巴胺组尿量增加,肌酐清除率无明显改变。可见,多巴酚丁胺明显优于多巴胺,可改善肾脏灌注,提高肾小球滤过率。至于多巴酚丁胺改善肾脏功能的机制,可能与增加心输出量,改善肾脏灌注有关;是否具有直接肾脏效应尚待进一步研究。

肾上腺素是强大的 α 受体和 β 受体激动剂。休克患者应用肾上腺素,可提高心输出量和血压,增加氧输送。但肾上腺素可能加重肾脏损害,使用应慎重。

肾上腺素可增加严重感染动物和患者的肾脏血流量,但是同时导致肾小球滤过率明显降低,加重肾脏损害。Bersten[17] 以正常绵羊和腹腔感染绵羊为研究对象,首先发现正常动物和感染动物对肾上腺素具有不同的反应性。正常绵羊应用肾上腺素后,肾动脉血流量显著增加 50%,肾血管阻力显著降低,而应用多巴胺后,肾动脉血流仅增加 25%。对于严重感染动物,肾上腺素可使动物肾血流增加 25%,而多巴胺使肾动脉血流仅增加 15%。两药对正常动物的作用明显强于感染动物。进一步观察对肾脏功能的影响,结果正常动物应用肾上腺素后,肌酐清除率无显著改变,而感染动物应用肾上腺素后,肌酐清除率首先显著降低,之后有所上升,呈现双相改变。可见,肾上腺素应用可能加重肾脏功能损害。

50. 多巴胺能够改善肠道等内脏器官灌注吗?

一般认为,肠道血管具有多巴胺受体,多巴胺具有扩张肠道血管,增加肠道血流灌注的作用。但目前研究表明,尽管多巴胺能够增加肠道血流量,但肠道血管分流增加,黏膜血流反而减少,导致肠道缺血加重。

（1）多巴胺明显增加肠道血流量　动物实验及健康志愿者的研究均显示,小剂量多巴胺能够扩张肠系膜动脉,增加肠系膜动脉血流量。

（2）多巴胺明显加重肠道缺血　胃肠道黏膜 pH 值是反映胃肠道缺血缺氧的敏感指标。Marik 观察 10 例感染性休克患者,应用多巴胺后,平均动脉压、心输出量、氧输送和氧耗均明显增加,但胃肠道黏膜 pH 值明显降低,说明感染性休克患者应用多巴胺后,血压升高的同时,肠道缺血缺氧明显加重。

尽管多巴胺明显增加血压、心输出量,明显增加胃肠道血流量和氧输送,但同时增加了全身氧耗、胃肠道血液分流和肠黏膜氧耗量,最终可能导致肠道缺氧加重。

51. 多巴酚丁胺对内脏器官血流和灌注有何影响?

多巴酚丁胺为强烈的 β 受体激动剂,通过兴奋 β_1 受体增加心输出量和氧输送,改善肠道灌注,β_2 受体激动则导致肠道内的血流重分布,改善肠道缺氧,降低氧耗,使胃肠道黏膜 pH 升高。Joly 等研究了 14 例感染性休克的患者,给予每分钟 7.5 μg/kg 多巴酚丁胺,发现多巴酚丁胺明显增加心输出量,增加肠道血流,改善胃黏膜灌注。感染性休克患者的全身氧输送和胃肠道黏膜 pH 值随多巴酚丁胺剂量增加(每分钟 0~10 μg/kg)而升高,呈剂量依赖性关系。目前认为,多巴酚丁胺增加全身氧输送时,同比例增加肠道的氧输送,同时多巴酚丁胺使肠道内的血流重分布,血流从肠壁向肠黏膜重分布,增加胃肠黏膜灌注,改善胃肠道黏膜氧供需平衡。

52. 为什么去甲肾上腺素是感染性休克一线的血管活性药?

以往认为,去甲肾上腺素是强烈的 α 受体兴奋剂,具有强烈缩血管作用,增加心脏后负荷,降低心输出量,同时也导致内脏血管收缩,加重内脏器官缺血,因此,以往去甲肾上腺素很少用于感染性休克的治疗。最近的研究结果与传统观念形成鲜明对比,感染性休克患者应用去甲肾上腺素,可明显改善全身血流动力学,改善肠道等内脏器官的缺血缺氧,明显优于多巴胺、肾上腺素等血管活性药物。

(1)心输出量并不降低 提高外周血管阻力,导致心输出量下降,是应用去甲肾上腺素的顾虑之一。感染性休克具有外周血管阻力明显降低的特征,决定了应用去甲肾上腺素后,心输出量不会明显降低。感染动物应用去甲肾上腺素后,不仅不会引起心输出量降低,部分动物心输出量轻度增加。心输出量增加可能与去甲肾上腺素兴奋 β 受体,使心肌收缩力增加,冠状动脉灌注增加有关,也可能与血压升高,间接改善心脏灌注有关。

（2）增加肠道血流量和氧输送　去甲肾上腺素不仅明显提高全身氧输送，还明显增加肠道等内脏器官的血流量和氧输送。内毒素休克动物的研究显示，去甲肾上腺素能够改善内毒素引起的外周血管强烈扩张，增加全身和内脏器官的氧输送。临床研究也提示在不增加全身氧输送的情况下，去甲肾上腺素能够明显逆转感染性休克患者外周血管扩张，改善胃肠道血流灌注。

（3）改善肠道缺氧　研究显示去甲肾上腺素明显提高感染性休克患者的平均动脉压、心输出量、全身氧输送，同时胃肠道黏膜 pH 值显著升高。可见，感染性休克患者应用去甲肾上腺素能够改善肠道缺血。

（4）去甲肾上腺素对感染性休克患者的肠道黏膜屏障具有保护作用　Sautner 等采用猪内毒素休克模型，观察去甲肾上腺素对动物回肠、结肠黏膜完整性的影响，结果去甲肾上腺素对回肠和结肠黏膜无损伤作用，而且不会引起细菌移位。

总之，应用去甲肾上腺素不仅能迅速改善感染性休克患者的血流动力学状态，而且能够改善胃肠道等内脏器官缺血，临床研究也证实去甲肾上腺素治疗感染性休克疗效确切，被推荐为治疗感染性休克的首选药物。

53. 联合应用去甲肾上腺素和多巴酚丁胺的时机和效果如何？

去甲肾上腺素能够迅速改善感染性休克患者的血流动力学状态，迅速提高血压，改善心脏和脑血流灌注，改善或增加肾脏和肠道等内脏器官的血流灌注，减轻胃肠道等内脏器官缺血，恢复氧供需平衡。在合并心肌抑制、心功能不全或心源性休克的患者可联合使用去甲肾上腺素和多巴酚丁胺，改善心脏功能，增加心输出量，改善组织灌注。

去甲肾上腺素与多巴酚丁胺联合应用可进一步改善肠道缺血，感染性休克患者联合应用去甲肾上腺素和小剂量多巴酚丁胺后，胃肠道的血流量明显增加，肠道血流量的增加幅度不仅高于单用去甲肾上腺素，而且也高于肾上腺素。同时去甲肾上腺素与多巴酚丁胺联合应用也明显降低动脉血乳酸水平，提高胃肠黏膜 pH 值，降低胃黏膜与动脉血二氧化碳分压差。周韶霞等[18]的研究也证实了这一结论。

另外,去甲肾上腺素和多巴酚丁胺的产热效应均明显低于肾上腺素,联合应用去甲肾上腺素和多巴酚丁胺不会增加全身和肠道的氧耗。

因此,去甲肾上腺素是有效治疗感染性休克的血管活性药物,可提高血压,改善组织灌注。在合并心功能障碍时可联合应用多巴酚丁胺。

54. 如何评价肾上腺素在感染性休克治疗中的地位?

肾上腺素具有强大的正性肌力作用,明显增加休克患者心率、心输出量和氧输送,也明显增加肠道血流量和氧输送,但同时更大幅度地增加肠道氧耗,结果导致肠道缺氧明显加重,增加胃肠黏膜 pH 值。

(1) 加重全身缺氧 健康志愿者应用肾上腺素后,全身氧耗明显增加,糖分解利用增加,导致血糖和乳酸水平明显上升。提示肾上腺素增加健康志愿者氧耗,导致代谢紊乱和组织缺氧加重。

动脉血乳酸升高可由组织缺氧引起,也可能是丙酮酸脱氢酶功能降低,乳酸代谢障碍(如肝脏功能损害)的结果。研究证实,乳酸/丙酮酸比例＜10,提示乳酸堆积是由于乳酸代谢障碍所致,而比例＞10 则提示乳酸堆积是组织缺氧引起乏氧酵解、乳酸产生过多的结果。因此,测定乳酸/丙酮酸比例可判断乳酸升高的原因。

肾上腺素引起的乳酸升高是组织缺血缺氧的结果,而不是乳酸代谢障碍的结果。Levy 观察了感染性休克患者应用肾上腺素后动脉血乳酸和乳酸/丙酮酸比例的变化。结果显示肾上腺素应用 1 小时后,动脉血乳酸明显升高,而且乳酸/丙酮酸＞10,并持续 12 小时。提示感染性休克患者应用肾上腺素,可加重全身缺氧和乳酸酸中毒。肾上腺素是所有儿茶酚胺药物中产热效应最严重的药物,应用肾上腺素后明显增加机体氧耗,可能是肾上腺素引起或加重全身缺氧及乳酸酸中毒的重要原因。严重感染和感染性休克患者应用肾上腺素后,可导致全身性的缺血缺氧加重。

(2) 加重肠道缺氧 感染性休克患者应用肾上腺素后,尽管肠系膜血流量明显增加,却反而使肠道缺血加重。其机制与肠道氧供氧需失衡有关。肾上腺素增加肠道氧需的程度,远远超过了肾上腺素导致肠道氧输送的增加,其净效应是肠道氧供氧需失衡,肠道缺血缺氧加重。

(3)损害肠道屏障　肾上腺素可严重损害感染性休克动物的肠道屏障功能。Sautner等采用猪的内毒素休克模型,观察肾上腺素对动物肠黏膜 pH 值和回肠、结肠黏膜的影响,结果肾上腺素不仅导致肠黏膜 pH 值明显降低,而且也引起动物回肠和结肠黏膜损害。说明肾上腺素明显降低肠道灌注,并损害肠黏膜完整性。

尽管上述结果提示肾上腺素可能有害,但是目前缺乏循证医学证据表明肾上腺素会增加感染性休克患者的病死率。有 4 项随机对照研究比较了肾上腺素和去甲肾上腺素治疗感染性休克的作用,结果显示两者疗效并无显著差异。目前指南推荐当去甲肾上腺素不能维持血压需要加用其他血管活性药物时,可以加用肾上腺素。

(八)心源性休克血管活性药物的选择和应用

55. 心源性休克血管活性药物应用指征是什么?

低心排综合征或心源性休克是临床常见的、最严重的循环衰竭,常见于心血管大手术后、冠心病及严重感染性休克的患者。血管活性药物是重要的循环支持措施。当心肌收缩功能受到损害或抑制出现低心排综合征时,通过积极调整前负荷,使左室舒张末压或左房压达到正常范围甚至高限,积极调整和改善心肌舒张功能后,若心输出量和氧输送仍未达到合适水平,具有应用正性肌力药物的指征。

56. 常用的心源性休克血管活性药物作用机制是什么?

低心排综合征或心源性休克是临床常见的、最严重的循环衰竭。常见于心血管大手术后、冠心病及严重感染性休克的患者。血管活性药物是重要的循环支持措施。

常用的血管活性药物分为:① 肾上腺素能激动剂;② 洋地黄类药物;③ 磷酸二酯酶抑制剂;④ 钙增敏剂;⑤ 血管扩张药物如硝普钠、硝酸甘油等。钙增敏剂是近年来应用于临床的一种新型正性肌力药物。

肾上腺素能激动剂的作用机制如表 2-5。

表 2-5　常用肾上腺素能血管活性药物的作用机制比较*

药　　物	多巴胺受体	α	β_1	β_2
肾上腺素	—	++++	++++	++
去甲肾上腺素	—	+++	++	—
异丙肾上腺素	—	—	++++	++++
多巴胺	+++	++	+++	++
多巴酚丁胺	—	—	++++	+

* α受体兴奋：皮肤、黏膜血管及内脏血管收缩；β_1受体兴奋：心肌收缩力增强,心率加快,心肌耗氧量增加；β_2受体兴奋：冠状动脉和骨骼血管扩张；多巴胺受体兴奋：尿量增加。

57. 洋地黄类药物作用机制和在休克中的地位如何?

洋地黄类药物具有正性肌力、负性传导和负性频率效应。抑制心力衰竭心肌细胞膜上的 Na^+-K^+-ATP 酶,使细胞内 Na^+ 水平升高,促进 Na^+-Ca^{2+} 交换,使细胞内 Ca^{2+} 水平提高,从而发挥正性肌力作用。另外,洋地黄还抑制了副交感传入神经的 Na^+-K^+-ATP 酶,提高了位于左室、左房和右房入口处及主动脉弓和颈动脉窦的压力感受器的敏感性,抑制性传入冲动的数量增加,进而使中枢神经系统下达的交感兴奋性减弱。

洋地黄类药物多用于慢性心力衰竭和某些心律失常的治疗。增强心肌收缩力的同时不收缩血管,心率不加快。伴快速房颤时,还能控制心室率。大多数洋地黄类药物的起效时间长,作用持续时间长,治疗剂量和中毒剂量接近。增强心肌收缩力作用比肾上腺素和多巴酚丁胺弱。

休克是一种急性循环衰竭,尤其是在合并多个器官功能受累时病情的发展变化往往很快,因此,休克治疗中,一般应用起效迅速、安全可靠、半衰期短、剂量容易掌握的药物如儿茶酚胺类药物多巴胺、多巴酚丁胺、去甲肾上腺素等。但并不是说在休克的治疗中不能使用洋地黄类药物,洋地黄主要用于心源性休克或合并慢性心功能不全或快速房颤时。

58. 心源性休克可以使用去甲肾上腺素吗?

去甲肾上腺素是以激动 α 受体为主的儿茶酚胺类药物,主要起收缩外周血管的作用。由于心源性休克的血流动力学以低排高阻为特点,因此既往不主张使用去甲肾上腺素来治疗心源性休克,避免外周阻力进一步增高,增加心脏后负荷,2007 年美国心脏协会《指南》也推荐心源性休克的首选药物为多巴胺。然而,2010 年在新英格兰医学杂志上发表的一个随机对照研究发现,对所有的休克患者而言,相比多巴胺,去甲肾上腺素不增加患者病死率,并且能减少心律失常的发生。有意思的是,在亚组分析中,针对心源性休克患者,去甲肾上腺素组较多巴胺组明显降低病死率,从而提示在心源性休克中可以考虑使用去甲肾上腺素。

59. 磷酸二酯酶Ⅲ抑制剂作用机制是什么? 怎样临床应用?

磷酸二酯酶Ⅲ抑制剂是非强心苷、非儿茶酚胺类强心药,兼有正性肌力及扩血管效应,主要抑制心肌和血管平滑肌的磷酸二酯酶Ⅲ,抑制环磷酸腺苷(cAMP)的水解,从而增加心肌细胞环磷酸腺苷浓度,激活钙通道增加钙内流,增强心肌收缩功能,同时增加血管平滑肌内环磷酸腺苷浓度,使血管扩张。小剂量使用时主要表现为正性肌力作用,扩张血管作用随剂量的增加而逐渐增强。该类药物的适应证包括:准备行心脏移植以及终末期的心衰、短期用于难治性心衰、心脏术后。β 受体阻滞剂治疗后出现失代偿性心衰需要强心和(或)对多巴酚丁胺反应不良时,因磷酸二酯酶Ⅲ抑制剂的作用不被 β 受体阻滞剂所拮抗,可选用磷酸二酯酶Ⅲ抑制剂短期使用。

临床常用的磷酸二酯酶Ⅲ抑制剂为氨力农(amrinone)和米力农。氨力农负荷量 0.25~0.75 mg/kg(3~5 分钟),维持量每分钟 1.25~10 μg/kg。米力农(milrinone)是第二代磷酸二酯酶Ⅲ抑制药,血流动力学效应与氨力农类似,但正性肌力作用比氨力农强,半衰期约 2.4 小时,较多巴酚丁胺长得多,在肾衰竭时可能会产生蓄积,负荷量 25~

50 $\mu g/kg$（10 分钟），维持量每分钟 0.25～1 $\mu g/kg$。

60. 钙增敏剂的作用机制和临床适应证是什么？怎样临床应用？

钙增敏剂是一种新型的正性肌力药物，它可以与心肌肌钙蛋白 C 结合，增加心肌肌钙蛋白 C 对 Ca^{2+} 的敏感性，从而通过无需提高细胞内 Ca^{2+} 浓度的方式增强心肌收缩力，且不影响心率，心肌耗氧量也未见明显增加；同时钙增敏剂还可通过使 ATP 敏感的 K^+ 通道开放而产生血管舒张作用，使得冠状动脉阻力血管和静脉容量血管舒张，从而改善冠脉的血流供应；另外它还可抑制磷酸二酯酶Ⅲ。目前钙增敏剂主要适用于传统治疗（利尿剂、血管紧张素转换酶抑制剂和洋地黄类）疗效不佳的由收缩功能不全所致的低心排患者，用药后可有心输出量和每搏输出量上升，体循环阻力和肺循环阻力的下降，使心力衰竭症状好转。

一项对有心肌抑制的严重感染患者的研究发现，与多巴酚丁胺比较，钙增敏剂具有增加心指数、增加左室射血分数、降低左室舒张末期容积、降低肺动脉楔压、增加胃黏膜血流，增加尿量和降低血乳酸浓度的作用，能更好地增强心肌收缩力和改善组织灌注。为临床脓毒症心肌抑制和正性肌力药物的使用提供了新的思路。

目前临床主要使用的钙增敏剂是左西孟旦，治疗的初始负荷剂量为 6～12 $\mu g/kg$，时间应＞10 分钟，之后应持续输注每分钟 0.1 $\mu g/kg$。对于同时应用血管扩张剂或（和）正性肌力药物的患者，治疗初期的推荐负荷剂量为 6 $\mu g/kg$。在负荷剂量给药时以及持续给药开始 30～60 分钟内，密切观察患者的反应，如反应过度（低血压、心动过速），应将输注速率减至每分钟 0.05 $\mu g/kg$ 或停止给药。如初始剂量耐受性好且需要增强血液动力学效应，则输注速率可增至每分钟 0.2 $\mu g/kg$，持续给药时间通常为 24 小时。在左西孟旦停药后，未发现有耐药和反弹现象。血液动力学效应至少可持续 24 小时，停药后，此效应可能持续 9 天。

61. 静脉应用硝普钠时应注意哪些问题？

硝普钠是一种有效的血管扩张剂，可同时扩张小动脉和小静脉，有效降低心脏的前负荷和后负荷,减轻肺水肿,减少心肌的耗氧量。因此,硝普钠可有效降低血压,对心力衰竭也有较好的治疗作用。

硝普钠的特点是起效快,作用效果强,作用持续时间短,非常符合危重患者的治疗要求。临床应用时需严格控制硝普钠的剂量,同时在血流动力学监测下进行。硝普钠扩血管作用强,稍有剂量波动也可能导致血流动力学的大幅度改变。在注射硝普钠的静脉通路上如果有其他液体,这些液体的输入速度也可能影响硝普钠的输入速度,从而影响硝普钠的作用效果,甚至导致病情的突然改变,临床应加以充分注意。

硝普钠在体内代谢产生硫氰化物,如持续大剂量使用超过3天则可能引起血中硫氰化物的蓄积,导致硫氰酸盐中毒,但临床上并不常见。硝普钠见光分解,使用时要注意避光输注。

62. 硝酸甘油有哪些特点?临床应用应注意哪些问题?

硝酸甘油以扩张静脉为主,对冠状动脉有扩张作用,大剂量时对静脉和动脉都有扩张作用。静脉应用具有起效快、作用时间短、效果确实可靠等特点,尤其是对冠状动脉的扩张作用,使硝酸甘油在对合并有心肌供血不足的危重病人中起到非常重要的作用。在心力衰竭或心源性休克的治疗中,硝酸甘油可以降低心脏的前负荷,还可以稍降低后负荷。因此,在改善心肌做功状态的同时,硝酸甘油扩张冠状动脉,增加了心肌的血液供应,改善了心肌的氧供需平衡。

硝酸甘油小剂量持续静脉泵入,一般由$1\sim5\ \mu g/$分钟开始,逐渐增加剂量以达到最佳的血流动力学效应。

近年来人们对硝酸甘油的耐受性有了更多的认识,一般认为,持续静脉应用硝酸甘油时间过长,机体可产生耐受性,不宜大剂量长期使用。

(九) 主动脉内球囊反搏在休克的应用

63. 什么是体外反搏?

体外反搏1962年开始于美国,是一种无创的体外辅助循环装置,其原理是通过对人体臀部及下肢与心脏周期同步的无创性序贯加压,将血流驱回至上半身,增加心脏、脑、肾等重要脏器的舒张期血液灌流。体外反搏利用包裹在人体下肢的气囊,在心脏舒张期对人体施加外压,将其下肢以及臀部的血液驱回主动脉,从而增加心肌的灌注压和供血(增加30%～50%),达到改善血管功能、改善血液循环及代谢等目的,使心脏供氧增加、心肌损耗减少,它能降低血液黏稠度,改善微循环,减少血小板聚集,降低血栓素水平,是治疗心脑血管疾病的一种无创伤疗法。

心脏的射血是正向搏动,是心收缩期血液流动的动力泵(第一泵);而体外反搏是心舒张期反向搏动,是心舒张期驱动血液流动的动力泵(第二泵)。体外反搏治疗把外在气体动力作用于人体循环系统,把气体的动力转化为人体血液循环的动力,一方面加速人体血液循环的速度,在动脉系统,由一个心跳周期单脉传递(第一泵),转变为一个周期的双脉传递(第一泵＋第二泵),这样既加速血流传递,增加血管内血液流动的切应力,又增加血管舒/缩运动的频率(增加1倍血管舒缩运动,无需像运动那样增加心率、增加耗氧来实现,有助于硬化血管弹性的维护和恢复),对于静脉系统,由下半身静脉无动力或弱动力的回流,变为由第二泵挤压所致的有动力搏动性静脉向心回流,增加回心血量,从而增加心输出量(30%左右);另一方面,体外反搏治疗介入循环系统,改变原有的收缩期灌注压高,舒张期灌注压低的循环灌注模式,变为收缩期灌注压降低,舒张期灌注压明显增加,这种灌注模式最大的受益者是心脏,可使得心脏冠脉在舒张期灌注量增加40%左右,收缩期血流灌注下降5%,总灌注量增加30%～50%。大脑血流灌注不受收缩期和舒张期的影响,体外反搏治疗可增加颈动脉舒张期血流量的30%左右,而收缩期血流灌注量则下降10%左右,总血流灌注量增加20%～30%,这种增加不需要增加心脏的动力,是体外反搏作用的结果。再者,体外反搏促进血液循环加速,势必加速全身微循环血流,有助于微循环障碍的改善。

64. 何谓主动脉内球囊反搏,其工作原理是什么?

主动脉内球囊反搏是机械性辅助循环方法之一,是一种通过物理作用,提高主动脉内舒张压,增加冠状动脉供血和改善心脏功能的治疗方法,通过对血流动力学的影响而对心功能障碍起辅助性治疗作用。早期,主动脉内球囊反搏主要用于冠状动脉供血不足及心脏手术围手术期的辅助性治疗。随着主动脉内球囊反搏技术的不断完善和临床应用的发展,现已广泛应用于心功能不全危重病患者的抢救和治疗。

主动脉内球囊反搏是将一个带有球囊的导管置入患者主动脉内,球囊位于降主动脉的近心端,导管尖端位于左锁骨下动脉开口以下。根据患者自主心率或动脉压力,触发主动脉内球囊反搏的驱动装置,使球囊在心室舒张期充盈,心室收缩开始前快速排空。球囊在心脏舒张期充盈,把主动脉内的部分血液推向主动脉根部,从而使冠状动脉的灌注压明显升高,脑的舒张期灌注压也明显升高。与此同时,球囊把一部分血液推向主动脉远端,增加了内脏器官的舒张期血流灌注,尤其是肾脏灌注。在心脏收缩前球囊突然排空,使主动脉内的压力骤然下降,左心室的射血阻力明显降低,导致心肌做功降低,氧耗量明显减少。

实验表明:主动脉内球囊反搏可使冠脉血流增加 7%～50%;心室射血阻力减少 46%;心输出量提高 10%～40%。总之,主动脉内球囊反搏可增加心肌氧供,减少心肌氧耗,从而使心肌氧供与氧耗平衡,同时改善全身的氧代谢。

65. 主动脉内球囊反搏有哪些适应证?

主动脉内球囊反搏主要用于心源性休克和严重低心排综合征的预防和治疗。应尽早使用,如患者出现多器官功能障碍综合征,则疗效较差。

(1) 心脏内科　① 各种原因导致的心源性休克,如急性心肌梗死、左心室壁瘤、乳头肌断裂及功能不全、二尖瓣关闭不全、心肌炎或心肌病等;② 不稳定性心绞痛,包括内科治疗无效的不稳定性心绞痛、变异性心绞痛持续 24 小时、心肌缺血致顽固性快速室性心律失常;③ 充血性心力衰竭;④ 心导管操作期间或操作后的循环支持;⑤ 心脏骤停的复苏。

（2）心脏外科　①等待冠状动脉搭桥术的不稳定性心绞痛或急性心肌梗死；②心脏术前血流动力学不稳定；③心脏手术中的心源性休克；④心脏手术后难以脱离体外循环；⑤术后发生心源性休克或心功能衰竭；⑥心脏移植术前后。

（3）其他　①其他类型的休克合并心功能不全；②患严重心脏病需行非心脏手术；③特殊情况下暂时辅助增加脑血流。

66. 主动脉内球囊反搏有禁忌证吗？

主动脉内球囊反搏的禁忌证包括绝对和相对禁忌证：

（1）绝对禁忌证　①严重主动脉关闭不全；②胸、腹主动脉瘤；③影响导管插入的外周动脉疾病。

（2）相对禁忌证　①终末期心脏病；②不可逆转的脑损害；③主动脉、髂动脉严重病变或感染；④出血性疾病；⑤转移性恶性肿瘤。

67. 主动脉内球囊反搏可产生哪些血流动力学效应？

主动脉内球囊反搏所产生的血流动力学效应主要包括以下5个方面。

（1）舒张早期压力升高　辅助后舒张早期动脉压力明显升高，一般高于动脉收缩压，明显增加心脏、脑和内脏器官的舒张期灌注。

（2）舒张末期压力降低　辅助后的舒张末期动脉压力降低，一般低于原动脉舒张压，使左心室的射血阻力降低，后负荷下降，左心室收缩末容积减少，降低心肌氧耗。

（3）辅助后的收缩压降低　由于球囊在心室收缩前突然排空，使主动脉内的压力骤然下降，而且低于原舒张压，导致左心室后负荷明显降低，使辅助之后的收缩压略低于原收缩压，进一步降低室壁张力，降低心肌氧耗。

（4）冠状动脉灌注增加　舒张期动脉压力明显升高是冠状动脉灌注改善的主要原因。心室后负荷降低，心室收缩末期容积减少，导致心室舒张期压力降低，也可部分增加冠状动脉灌注。

（5）心输出量增加　由于左心室后负荷明显降低，降低了左心射血阻力，使心输出量增加。另外，心脏灌注改善，也可使心功能逐渐改善,心输出量逐渐增加。

68. 怎样选择合适的主动脉内球囊反搏导管?

主动脉内球囊反搏导管有单球囊导管和双球囊导管两种,但目前多使用单球囊导管。导管由高分子材料聚氨酯构成,壁薄透明,柔软而成纺锤形。

选择合适的导管很重要。不合适的导管不仅达不到治疗效果,还可造成动脉损伤及血细胞破坏。成人导管球囊充盈时,应占主动脉直径的 75%~90%。气囊容积应大于每搏量的 50%。一般根据身高选择:身高>180 cm,应选用球囊容积 50 ml 的导管;身高 165~180 cm,可选用球囊容积 40 ml 的导管;身高<165 cm,可选球囊容积 30 ml 的导管。

69. 怎样置入主动脉内球囊反搏导管?

导管置入方式包括切开法和穿刺法两种。

(1) 穿刺法 又称 Seldinger 法。按常规消毒、铺巾、局部麻醉后,穿刺股动脉,通过穿刺针芯将导引钢丝置入动脉,退出穿刺针。沿导引钢丝扩张血管,置入导管鞘。球囊导管接单向阀,注射器抽尽囊内气体。沿导引钢丝将球囊导管置入,导管尖端插至主动脉左锁骨下动脉开口下 2 cm 处。

床边操作时,置管前应先初步测量需置入导管的深度(一般为股动脉至胸骨角)。操作结束后 X 线检查,确定导管尖端不超过第 4 胸椎水平。若在床边 X 线指导下操作,可直接放置到合适位置或造影确认位置。

操作后注意固定导管鞘和导管,以防滑出。最后将导管接反搏泵。

(2) 切开法 手术分离出股动脉,直视下插入导管。适用于穿刺困难的病例如休克、股动脉硬化者、股动脉触摸困难者或体外循环术中。由于需手术植入,操作费时,出血和感染的机会多,且停用后还要行动脉修补术,现在多被穿刺法取代,只在穿刺法失败后才用。

70. 主动脉内球囊反搏需要抗凝吗?

由于目前球囊材料较好,抗凝要求并不严格。一般采用低分子右旋糖酐 10 ml/小时持续静脉点滴,即可达到防止血栓形成的目的。当然,也可仅用阿司匹林抗凝。

对于高凝状态的患者,应用肝素抗凝,25～50 mg 静脉注射后,按 5～15U/分钟持续静脉泵入,使部分凝血活酶时间延长 1 倍。

71. 怎样调节主动脉内球囊反搏泵?

(1) 监测心电图　一般采用心电图触发,选择 R 波高尖、T 波低平的导联。

(2) 监测主动脉压及压力波形　动脉压力波形包括升支、降支和重搏波。

(3) 选择反搏触发方式　一般采用心电图 R 波触发,获得大而可靠的 R 波是关键,心律失常时也可用动脉波触发,甚至使用固有频率反搏。

(4) 调整反搏时相　球囊充气应调节在主动脉瓣关闭时,因动脉波形传播有所延迟,触发应在主动脉重搏波切迹前 40～50 毫秒开始,主动脉收缩压的下降支与反搏波的上升支形成巨大的"V"波,这是球囊充气时间正确的典型波形;球囊排气应调节在主动脉瓣即将开放前,以减少左心后负荷(图 2-4)。心电图上,球囊充气于 T 波降支,放气常于 R 波或 R 波稍前。

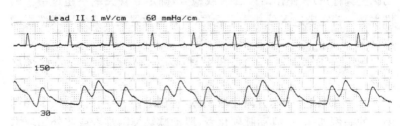

图 2-4　正常主动脉压和主动脉内球囊反搏波形(1∶2 反搏)

(5) 选择反搏频率　根据患者心率和所需辅助强度进行选择。开始治疗时,若心率<100 次/分,反搏频率选择 1∶1;心率>100 次/分,反搏频率选择 1∶2,甚至 1∶3。停用过程中,逐渐降低反搏频率。

(6)反搏强度 最低不能小于最大反搏的 50%。

72. 主动脉内球囊反搏充气过早或过迟的危害是什么?

主动脉内球囊反搏必须获得满意的舒张期增压。舒张压波形较收缩压波形高,舒张末期压较无反搏时下降 10～15 mmHg。应注意避免以下情况:

(1)充气过早 主动脉内球囊反搏治疗时球囊充气早于主动脉关闭切迹。表现为舒张期增压波紧跟收缩波出现或舒张期增压波介入收缩波,难以鉴别(图 2-5)。充气过早,正值心脏的射血期,射血阻力明显增加,可导致心脏后负荷明显增加,心肌氧耗增加,同时导致主动脉瓣提前关闭,增加了左室舒张末期压和肺动脉嵌顿压,导致舒张期左室室壁张力升高,冠状动脉灌注减少。

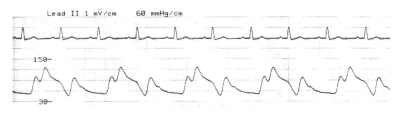

图 2-5 主动脉内球囊反搏球囊充气过早(1∶2 反搏)

(2)充气过迟 主动脉内球囊反搏治疗时,球囊扩张于主动脉瓣关闭切迹之后。表现为舒张期增压波出现在重搏切迹之后,尖锐的 V 波不存在(图 2-6)。球囊充气过晚,主动脉内压力和血流量均已有所

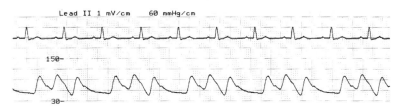

图 2-6 主动脉内球囊反搏球囊充气过迟(1∶2 反搏)

下降,球囊扩张而导致的血液回流明显降低,将不能最大限度地提高冠状动脉灌注压。

73. 主动脉内球囊反搏排气过早或过迟的危害是什么?

反搏有效时,收缩压>60 mmHg,脉压差>15 mmHg;获得满意的舒张压增压波,辅助时舒张压升高,可>100 mmHg,高于收缩压,收缩压及舒张末压下降;心肌缺血改善,心输出量增加。主动脉内球囊反搏排气过早或过迟将产生不利的影响。

(1) 排气过早 主动脉内球囊反搏治疗时,球囊排空应在主动脉瓣开放之前的瞬间迅速完成,若球囊排空过早,表现为舒张期增压直线下降,增压不理想(图2-7)。造成主动脉内血流回流时间过短,舒张期增压降低,冠状动脉灌注改善程度较小,后负荷减少不理想,增加心肌氧耗。

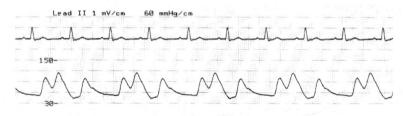

图2-7 主动脉内球囊反搏球囊排气过早(1:2反搏)

(2) 排气延迟 主动脉内球囊反搏治疗时,球囊排空过晚,造成心脏射血开始后球囊仍然阻塞在主动脉内,延长等容收缩时间,导致左心室射血阻力明显增加,心肌氧耗增加。表现为舒张期增压时间过长,波形明显增宽(图2-8)。

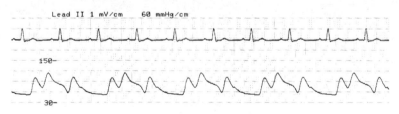

图2-8 球囊排气延迟(1:2反搏)

74. 主动脉内球囊反搏撤机指征及应注意的事项有哪些?

（1）撤离指标　① 生命体征逐渐平稳；② 血管活性药用量减少，多巴胺每分钟＜5 μg/kg；③ CI＞每分钟 2.5L/m²、心肌缺血改善；④ 平均动脉压＞80 mmHg、每小时尿量＞1 ml/kg，末梢循环良好；⑤ 意识清楚；⑥ 撤离呼吸机后血气分析指标正常；⑦ 减少反搏频率或强度，或停止反搏 30～60 分钟，上述指标稳定。

（2）撤除方法　采取两种方法撤除球囊反搏：① 先减少反搏频率，由 1∶1 逐渐降低到 1∶3；② 反搏频率不变，逐渐减少球囊充气量，但充气量不得低于 50％。

终止搏动后 30～60 分钟，必须拔出球囊导管，否则应继续反搏。拔除球囊导管后，先压迫穿刺部位远端，让血液冲出数秒，排出小血栓，然后手指移向穿刺孔压迫 30 分钟，直至出血完全停止。多普勒探测远端动脉，观察动脉搏动，注意是否发生动脉栓塞。

75. 主动脉内球囊反搏有哪些常见的并发症? 如何处理?

主动脉内球囊反搏并发症并不少见，可高达 13.5％～36.0％。血管损伤、感染、出血为主要并发症。

（1）插管并发症　穿破动脉，导致血肿、出血；导管插入夹层；导管插入困难。操作中应选用粗细合适的导管，注意插管手法，不可粗暴操作。

（2）下肢缺血　血管痉挛、球囊导管或鞘管过粗、球囊导管或鞘管周围血栓形成、血栓脱落、下肢动脉栓塞等原因引起下肢缺血。术后应注意置管侧肢体皮温和动脉搏动。一旦出现皮肤苍白、皮温变凉、足背动脉搏动消失、肢体疼痛，需及时撤除主动脉内球囊反搏导管及导管鞘，或在对侧重新置入。如为栓子脱落，则需手术取出。上述情况应尽早处理，否则会引起下肢坏疽。

（3）感染　经皮穿刺的发生率远低于切开植入法。注意无菌操作和抗生素的应用。

（4）球囊破裂　一般由于硬物刺破所致，如粥样硬化斑块。球囊未全部退出鞘管或植入锁骨下动脉内形成折曲，折曲部位膜易被剪破裂。如出现反搏波形消失,导管内有血液吸出,应立即拔出球囊导管。否则进入球囊内的血液凝固,球囊将无法拔除。

76. 何谓左心辅助和右心辅助? 有何临床意义?

左心辅助和右心辅助是机械辅助循环的重要手段,临床常选择左心辅助,当合并严重右心功能衰竭时,可选择右心辅助或全心辅助。

1964年Spencer首次对术后病人进行左心辅助,1966年Debakey等开始用左心转流治疗不同原因引起的心源性休克,左心辅助装置的临床应用已积累了30年的经验。目前,药物治疗和主动脉内球囊反搏支持循环不能奏效时,首选左心辅助装置。

左心辅助的适应证主要有3个方面: ① 作为治疗性措施,使衰竭的心脏恢复功能,用于心脏手术后不能脱离体外循环机、急性心源性休克、顽固性左心衰或不易控制的致命性心律失常、心脏移植后的排斥反应、心源性休克。② 作为心脏移植桥梁过渡等待供体。另外,使用方便、迅速的临时性左心辅助装置作为植入式长时间进行辅助的左心辅助装置和人工心脏的中间过渡措施,也时有报道。③ 作为预防性措施,主要是用于高危冠心病人做经皮冠状动脉球囊成形术,预防心跳骤停,维持动脉血压和心输出量。

经10年临床统计,使用不同类型的泵进行左心辅助时,不同病种的撤机率和长期存活率是相同的。左心辅助可使衰竭的心室卸负荷,冠状动脉窦血流、冠状动、静脉氧差和心肌氧耗分别降到正常值的47%、64%和23%。当左心辅助转流率达75%时,坏死心肌和正常心肌的交界部位心肌血流量增加;当转流率达100%时,正常心肌和交界心肌的心肌血流量均降低,但交界心肌血流量降低较少,这是心肌组织的自我调控,可改变心肌局部代谢,减少急性休克时的心肌梗死面积。左心辅助可以降低左心室舒张末期纤维长度,降低左心室做功和室壁张力,但收缩期末容量并没有改变。

长期左心辅助的心肌可发生萎缩,萎缩程度取决于转流率和持续时间,心肌细胞与间质组织的比例在辅助90天时无改变。亦有报道,完全左心室卸负荷对心脏无好处,由于完全依赖机械辅助,心肌易发生萎缩,且心室内血液淤滞,易造成血栓。

77. 怎样评价机械心脏辅助在心脏外科的应用?

19世纪早期就有了用机械装置支持衰竭心脏的理论,到1953年心肺循环机出现后,才使这一理论在临床上得到应用。1963年,ME.DeBakey首次用机械心脏辅助装置,成功地改善了心脏手术后患者的循环和血液动力学情况,而当Cooley1969年首次将全人工心脏作为向心脏移植过渡的手段后,这一技术才逐渐得到广泛应用,至今已有大量成功的报道。近10余年来,由于心室辅助装置性能的改善,使其耐久性和生物相容性都明显提高,因而使用时间延长,使许多终末期心衰患者获得心脏移植的机会。在长期机械心脏支持过程中,不仅可以看到因心衰引起的多器官功能衰竭得到改善,而且还可以观察到心脏功能及心肌细胞损伤的恢复,部分病人在撤离机械心室辅助装置后,不需心脏移植,而保持较好的心脏功能。因而认为,心室辅助装置不只是向心脏移植过渡的桥梁,而且也是通向心肌恢复的桥梁。

目前临床上应用的循环辅助装置包括:左心室首选主动脉内球囊反搏,对程度严重的左心室衰竭可考虑左室辅助,双心室衰竭考虑双室辅助,人工心脏多用于不宜于心脏移植的病人(难以渡过排异关,要长时间等候适宜供体等)。

目前辅助循环应用于3个方面:① 大面积心肌梗死引起的心源性休克;② 心脏手术后严重的低心排综合征;③ 心脏术前过渡或因心脏功能衰竭,可能并发多脏器不同程度的功能障碍。

对急性心功能障碍、心肌损害的患者,安置心室辅助装置的目的是减少心脏做功,维持和改善全身循环,争取心肌损伤修复,如心脏手术后低心排综合征、急性大面积心肌梗死、心源性休克、急性心肌炎、心功能障碍和急性移植心脏衰竭等,这些病例若即时无供体行心脏移植,很难维持生命。心室辅助装置的置入在改善全身器官循环灌注的同时,也为心肌损伤的修复提供了时间和条件,部分病人可能在心脏功能恢复后撤离机械循环支持,文献上已有许多此类报道。国内主动脉内球囊反搏的使用在许多心脏中心已经具有丰富的临床经验。心室辅助和人工心脏还正在起步中。

(杨　毅　李建国)

参考文献

1. 吴在德. 外科学, 人民卫生出版社, 第六版, 2002 年.

2. Harvey S, Harrison DA, Singer M, et al. Assessment of the clinical effectiveness of pulmonary artery catheters in management of patients in intensive care (PAC – Man): a randomised controlled trial. Lancet, 2005, 366: 472 – 477.

3. Shah MR, Hasselblad V, Stevenson LW, et al. Impact of the pulmonary artery catheter in critically ill patients: meta-analysis of randomized clinical trials. JAMA, 2005, 294: 1664 – 1670.

4. Mundigler G, Heinze G, Zehetgruber M, et al. Limitations of the transpulmonary indicator dilution method for assessment of preload changes in critically ill patients with reduced left ventricular function. Crit Care Med, 2000, 28: 2231 – 2237.

5. Sakka SG, Ruhl CC, Pfeiffer UJ, et al. Assessment of cardiac preload and extravascular lung water by single transpulmonary thermodilution. Intensive Care Med, 2000, 26: 180 – 187.

6. Van Heerden PV, Baker S, Lim SI, et al. Clinical evaluation of the non-invasive cardiac output (NICO) monitor in the intensive care unit. Anaesth Intensive Care. 2000, 28: 427 – 430.

7. Cholley BP, Payen D. Noninvasive techniques for measurements of cardiac output. Curr Opin Crit Care. 2005, 11: 424 – 429.

8. Christine B, Bernard C. Equipment review: New techniques for cardiac output measurement — oesophageal Doppler, Fick principle using carbon dioxide, and pulse contour analysis. Crit Care, 2002, 6: 216 – 221.

9. Dellinger RP, Carlet JM, Masur H, et al. Surviving Sepsis Campaign guidelines for management of severe sepsis and septic shock. Intensive Care Med, 2004, 30: 536 – 555.

10. Kortgen A, Niederprum P, Bauer M. Implementation of an evidence-based "standard operating procedure" and outcome in septic shock. Crit Care Med, 2006, 34: 943 – 949.

11. Gao F, Melody T, Daniels DF, et al. The impact of compliance with 6-hour and 24-hour sepsis bundles on hospital mortality in patients with severe sepsis: a

prospective observational study. Crit Care, 2005, 9: R764 – 770.

12. Parner A, Haase N, Guttormsen A, et al. Hydroxyethyl Starch 130/0. 4 Versus Ringer's Acetate in Severe Sepsis. N Engl J Med, 2012, 367: 124 – 134.

13. Rivers E, Nguyen B, Havstad S, et al. Early goal-directed therapy in the treatment of severe sepsis and septic shock. N Engl J Med, 2001, 345: 1368 – 1377.

14. Holthaus CV, Poirier R, Ruoff B, et al. An Administrative framework for successfully instituting an integrated early goal-directed therapy sepsis protocol in an emergency department. Acad Emerg Med, 2006, 13: S45.

15. Minneci PC, Deans KJ, Banks SM, et al. Meta-Analysis: The effect of steroids on survival and shock during sepsis depends on the dose. Ann Intern Med, 2004, 141: 47 – 56.

16. Goldberg LI, McDonald RH, Zimmerman AM. Sodium diuresis produced by dopamine in patients with congestive heart failure. N Engl J Med, 1963, 269: 1060 – 1064.

17. Bersten AD, Rutten AJ. Renovascular interaction of epinephrine, dopamine, and intraperotoneal sepsis. Crit Care Med, 1995, 23: 537 – 544.

18. Zhou SX, Qiu HB, Huang YZ, et al. Effects of norepinephrine, epinephrine, norepinephrine-dobutamine on systemic and gastric mucosal oxygenation in septic shock. Acta Pharmacol Sin, 2002, 23: 654 – 658.

第三章
超声在休克和循环功能监测及支持中的应用

一、前沿学术综述

超声心动图是目前能够在床旁提供实时有关心脏结构和功能信息的唯一影像工具。多普勒心脏超声技术可以更加详细地评估患者的血流动力学改变，因而更有助于快速明确导致急性循环衰竭的机制与原因。由于可以在很短的时间内准确评估血流动力学状态，心脏超声对于休克或存在循环衰竭的重症患者，无论是早期识别与评估，还是整个诊疗过程中都有理由成为适合的理想的监测工具。另外，随着科学技术和电子技术的快速进步、经食管的多平面探头的出现，使心脏超声的图像质量大幅提高，使一些过去经胸心脏超声很难获得满意图像的患者也可以获得可靠的相关信息。目前许多研究表明，心脏超声在重症患者的应用，可以促使患者的治疗产生有益的改变[1]。同时，值得关注的是，肺部超声、肾脏超声在重症监测的快速发展进一步丰富了超声在休克和循环功能监测及支持中的应用，因此超声作为有前途的重症监测与支持工具在重症医学科的应用中逐渐走向成熟与普及。

1. 心脏超声在重症医学科中应用的发展与特点

早期的综合重症医学科，心脏超声检查大多由通过资质认证的心脏专科医生来进行，主要目的是快速准确获得图像，帮助诊断心血管疾病，如心包填塞、急性心肌梗死的并发症、自发的主动脉夹层和创伤性主动脉损伤等。而对于血流动力学的无创评估仅仅是应用二维技术联合多普勒模式来测量每搏输出量和每分心脏输出量。事实上，当时的重症医学科医生对心脏超声的潜力和作用缺乏全面的认识。直到 20 世纪 80 年代中期，一些重症医学科医生中的先行者开始拓展应用心脏超声对血流动力学的全面而详尽的评估。首先推荐用于感染性休克和急性呼吸窘迫综合征患者,应用心脏超声替代右心漂浮导管进行血流动力学评估,并且率先开始自己进行心脏超声检查,尤其是可以 24 小时随时床旁进行重复检查和评估,并且指导治疗。随后由于在循环衰竭诊断与评估应用的扩展、随着监测和测量经验的积累,尤其经食管超声(TEE)准确度的增加,重症患者床旁超声的应用价值逐步得到认识和肯定,有研究表明其对治疗支持的影响和预测病死率有重要作用。

但直到 20 世纪 90 年代,重症医学科医生对心脏超声的兴趣才真正开始明显增加,主要原因有:心脏漂浮导管研究出现大量阴性甚至负面结果;与传统有创血流动力学评估手段相比心脏超声无创、实用;大量相关研究文献发表和大量相关重症医学科医生心脏超声培训课程出现使得重症医学科医生的超声应用技能得以明显提高。在这一时期,一些官方组织开始推荐经食管超声作为急性循环衰竭的一线评估手段。

近年来,功能血流动力学评估概念的提出,再次间接推动了心脏超声在重症医学科循环衰竭患者中的应用。越来越多证据显示,超声检查参数可准确评估重症医学科机械通气的感染性休克患者的心功能和液体反应性,而这些参数丰富了重症医学科时刻存在的心功能和液体反应性评估指标,同时大大激发了重症医学科医生对心脏超声的兴趣[2]。

2. 心脏超声在评估心脏前负荷及容量反应性方面的作用

众所周知,在重症医学科管理血流动力学不稳定的患者时,最常见的临床行为就是实现以提高心输出量和组织灌注为目的的血管内容量和心脏前负荷的最佳化调节。而在此调节过程中,无论是让患者处于容量不足还是容量过负荷状态均会产生严重的后果,评估患者的容量状态极为重要。所以在有指征给患者输液时,进行容量反应性的评估尤为重要,而心脏超声给我们提供了更多更准确更便捷的选择。

心脏超声能够评估患者的容量状态,是传统有创血流动力学监测评估的有益补充,更有可能更加可信可靠。一般情况下,经胸心脏超声已经可以提供足够可用的信息。当经胸超声图像欠理想时,经食管超声检查可以提供理想图像,用于比经胸心脏超声更准确的评估心内流量、心肺相互作用、上腔静脉的扩张变异度等。

心脏超声对容量状态的评估可采用静态或动态指标,静态指标即单一的测量心脏内径大小和流量快慢;动态指标用来判断液体反应性,包括自主或机械通气时呼吸负荷的变化、被动抬腿试验和容量负荷试验等。其中,动态指标临床使用更多。心肺相互作用的指标如上腔静脉塌陷率、下腔静脉扩张指数、左室射血的呼吸变化率等,用于预测窦性心律、无自主呼吸机械通气患者的容量反应性;被动抬腿试验相当于内源性容量负荷试验,通过超声观察抬腿前后左室射血流速增加情况来预测容量反应性,无论患者自主呼吸或机械通气、任何心律情况下,均可应用。临床治疗中,可动态和静态指标联合应用进行评估。如严重低血容量时评估的超声征象:功能增强但容积很小的左室;自主呼吸时下腔静脉吸气塌陷非常小;机械通气患者呼气末下腔静脉呼吸变化非常小。

评估容量反应性时,必须考虑以下因素:① 容量反应性的评估需要测量多个参数,综合分析;② 左室或右室内径大小的变化对容量反应性的预测不可靠;③ 评估容量反应性时,必须考虑自主呼吸与正压通气对采用指标的不同影响,当患者存在心律失常或自主呼吸时,应用心肺相互作用的指标评估容量反应性并不准确,可选择被动抬腿试验;④ 非心脏超声获得的心肺相互作用评估容量反应性(如脉压呼吸变化率)的假阳性原因(尤其严重右心衰)易于通过心脏超声检查明确。

总之,心脏超声在评估心脏前负荷及容量反应性方面可用、有效且极具前景。

3. 心脏超声在评估心功能中的作用

重症患者心功能的改变非常常见,如心功能衰竭或心肌抑制,此时心室收缩、舒张功能的定量分析对于病情监测、指导治疗和判断预后具有十分重要的临床意义。心脏超声通过二维心脏超声、M 型心脏超声、利用几何模型的容量测定、辛普森法、组织多普勒技术、Tei 指数和三维心脏超声等方法对心脏功能进行评估,无创且便捷。心功能测定包括左(右)心室收缩和舒张功能测定,其中,左心室功能检测在临床病情评估和治疗中最为重要[3]。

射血分数是目前研究最多,且最为临床所接受的心脏功能指标,具有容易获得(甚至有经验的操作者目测的结果与实测结果相差很小,相关系数达 0.91)、可重复性好以及能够较早评价全心收缩功能等优点(不同于环周纤维缩短率,在有节段异常时,也经常发生改变)。目前研究表明,射血分数是与预后最相关的心功能指标。射血分数的测量方法很多,其中 Simpson 最准确,被美国超声学会所推荐。但最大的缺陷在于对心内膜边缘的确认水平要求足够高,两腔像与四腔像要求垂直,而且操作略显繁杂费时。射血分数值作为一个最重要的评价心脏收缩功能指标,也具有明显的局限性,受前后负荷的影响非常明显。前负荷增加通过 Frank Starling 机制增加射血分数值,而后负荷增加抑制射血分数值,如在没有血管活性药物支持、仅扩容治疗的感染性休克患者,前负荷稳定或增加,同时血压/外周阻力明显下降都会导致射血分数测量值不能代表心肌的真实收缩功能。另外一个重要的心功能指标是平均环周纤维缩短率,最大优点在于不依赖于前负荷改变,同时,经过心率纠正后的指标心率纠正的平均环周纤维缩短率,由于去除了心率的影响,似乎比射血分数能更好地反映心肌收缩功能。

有研究显示组织多普勒技术测定的心肌收缩速度可以代表全心室功能,尤其可反映二尖瓣环心肌收缩速度。另外,有研究表明,尽管存在对前后负荷的依赖,在肥厚性心肌病和舒张功能不全的患者,运用组织多普勒技术测定的心肌收缩速度指标可以在显性心肌肥厚和心脏收缩功能不全之前即发现渐进的心肌收缩功能受损,同时,这些指标对受心脏前后负荷的影响不大[4]。

综上所述,近年来,在心脏超声多普勒技术领域,评估左心室收缩功能的进展主要集中在两个方向。首先是探索对负荷依赖程度低的指标,即接近心肌内在性能的指标,如左心室等容收缩压力增加速率,不依赖后负荷而对前负荷轻度依赖,同时,已有许多研究表明这些指标有助于预后判断;其次是研究心肌本身的指标,以往的许多指标大多依赖于血容量(腔室的大小)和血流(多普勒流速和压力的变化)进行测量,而随着超声多普勒技术的进步,尤其是组织多普勒的发展,最近的研究则侧重于应用无创技术测量心肌本身或其内在的机能。目前可测得的主要指标包括心肌收缩速度、左室质量、应变和应变率以及与应力的关系等。这些指标对患者预后影响的研究尚少,尤其缺乏大规模研究,仅发现充血性心衰患者心肌收缩速度<5厘米/秒可预测心脏不良事件的发生。

组织多普勒技术测定的 Tei 指数又称为心肌做功指数,心肌做功指数=(心室等容收缩时间+心室等容舒张时间)/心室射血时间。该指数于1995年由日本学者 Tei 提出,无创、敏感,能综合反映心室收缩及舒张功能,是可行的评价左室功能的指标,是对常规测定的血流多普勒参数的重要补充。目前尚无公认的正常值。

实时三维心脏超声全面、快速准确地测定左室功能,一直是心脏超声工作者的梦想。有人研究应用这一新的技术,测定正常人和心脏病患者的左室射血分数,并与常规双平面二维改良 Simpson's 法测定左室射血分数进行对照,证明实时一次心动周期三维超声即能准确、快速测定左室射血分数。实时三维心脏超声可以产生实时三维的心脏图像及左室容积-时间曲线,克服了二维超声的限制,在测量心室容积时不需要几何形状的假定,不受心脏几何形态的影响,因而测量的结果更为准确,能全面实时地观察和测量动态心室的整体及局部容积大小、运动及功能状态,从而提高心功能评估的可靠性,是一种无创的新方法。

4. 心脏超声对外周血管阻力的评估

心脏超声多普勒技术可以直接测量外周血管阻力,但不易方便和简单使用,因此在临床工作当中,经常根据临床和心脏超声的检查结果进行排除诊断,如在心脏负荷足够同时左右心脏收缩功能均满意的情况下,仍然存在低血压则提示外周血管阻力低。

5. 心脏超声在特殊情况下的应用

严重感染和感染性休克是常见病、多发病,与急性心肌梗死发病率相当,甚至高于许多肿瘤的发病率,是住院患者最常见的死亡原因之一,且病死率随着年龄增加而增加,甚至大于急性心肌梗死,达到30%～60%。其中,早期出现心功能异常的患者若表现为低心排,死亡率>80%。另有研究提示,合并出现心血管损害的全身性感染患者,死亡率由20%升至70%～90%。

　　临床上常见严重感染和感染性休克时,心输出量并不降低或反而增加,但合并心肌功能不全。这种心功能不全多出现于感染性休克早期,往往难以早期发现及处理,造成的危害极大。随着心脏超声在评估左室心脏功能应用的进展,目前已被应用于感染性休克相关的心肌抑制的早期发现与指导支持治疗[5]。目前常用指标有射血分数、环周纤维缩短率、心肌收缩速度等,而应用应变和应变率以及与应力的关系等对于早期发现与感染相关的心肌抑制及指导正性肌力药物应用具有更好的前景。

　　无论是围手术期还是严重创伤患者,缺血性心脏病非常常见。局部心肌缺血导致局部心肌运动异常。临床实际中,局部心肌缺血的评估最常用到的方法是对二维超声显像室壁运动和室壁增厚率进行目测。与心肌节段的室壁增厚率相比较,二维超声应变成像对心肌缺血的变化更加敏感。急性心肌梗死后可出现多种舒张期充盈异常即左心室舒张功能异常,表现为二尖瓣血流频谱 E 峰峰值速度减低,A 峰峰值速度增高,E/A 比值<1,E 峰减速时间延长,等容舒张时间延长,肺静脉血流频谱 S/D 峰值比值增加等。另外,随着彩色多普勒心脏超声在临床的广泛运用,急性心肌梗死后左室舒张功能得到更全面深刻的认识,对临床治疗方案的制定和调整也起到重要作用。心肌应变测量的是心肌各节段的变形,在定量评价心肌各节段的收缩和舒张功能时,心肌应变与心肌的收缩和舒张功能密切相关,因此能准确评估心肌收缩和舒张功能。

　　急性肺血栓栓塞是临床上一种危重心肺疾病,心脏超声对其病变程度、治疗效果及预后评估有重要作用,已经普遍应用于临床。超声检查急性肺血栓栓塞一般包括心脏超声检查及下肢深静脉检查。尤其对于确诊的急性肺血栓栓塞患者,超声探测到中度、重度右室功能障碍者,其近期及长期病死率均明显升高,而不伴有右室负荷过重的患者,近期预后良好。因此超声能够根据右室功能状态进行危险度分层及预后判断。心脏超声可以动态、无创、重复估测肺动脉压力,因此可以判断治疗效果,可以作为随访追踪的一种快速、简便的检查手段。

6. 肺部超声在循环监测与支持中的作用

最近几年来,随着肺部超声的进步与推广,成为能够发现与评估不同肺部与胸腔病变的有力技术。肺部超声常见征象与特点包括:① 正常通气,胸膜线下平行排列的 A 线;② 肺间质-肺泡综合征,彗星尾征,根据 B 线的间隔不同分为 B7 线(B 线间隔大约 7 mm,主要是肺小叶间隔增厚)和 B3 线(B 线间隔 3 mm);③ 肺实变征,包括组织样征、碎片征和支气管气象;④ 胸腔积液,静态征象为四边形征,动态征象为水母征和正弦波征;⑤ 气胸,肺点消失。

以上是常见肺部病变的超声表现。对于肺水肿患者,肺水含量的评估非常重要,肺部超声获得 B 线可以早期发现在血气分析改变之前的肺水肿,而且超声具有简单、无创、无放射性和实时性等优点。超声监测导向诊断的难点在于急性心源性肺水肿与 ARDS 肺水肿的鉴别,最新有研究表明,循环支持过程中,肺部超声的 A -优势型表现提示肺动脉嵌顿压<13 mmHg 的可能性大;而在 B -优势型时,提示肺动脉嵌顿压>18 mmHg 可能性大[6]。

7. 重症肾脏超声在循环监测及休克支持中的作用

肾脏是休克时最容易受损或最早受损的器官之一,重症患者病变过程中易并发急性肾损伤。术后患者发生率 1%,重症患者达到35%,尤其感染性休克患者发生率在 50% 以上。因此预测、发现和评估急性肾损伤非常重要。重症肾脏超声能够床旁及时无创监测肾脏改变,能够同时关注和监测肾脏大循环与微循环情况,为休克循环监测和支持提供了新的重要思路。

总之,重症超声包括超声心动图、肺部超声和重症肾脏超声在血流动力学评估,尤其对于心脏功能、容量反应性等血流动力学评估的作用越来越重大;在重症医学科常见的重症疾病如休克的监测与支持等诸多方面都开始发挥举足轻重的作用,已经被众多重症医学科医生所接受和掌握。因此,全世界范围内的重症医学科医师的重症超声培训和认证正在如火如荼地进行。

二、临 床 问 题

（一）超声评价血流动力学的作用

1. 为什么超声是评价重症患者血流动力学的重要方法？

在重症患者中,血流动力学不稳定(急性或慢性)是很常见的问题。长期低血压可能导致器官缺血、功能紊乱等不良后果。相反,快速的诊断和早期干预可以避免血流动力学的进一步恶化。然而,仅仅依靠临床常规检查尚不足以做出正确的诊疗决策。对于不常见的临床问题,临床疑诊是建立鉴别诊断和灵活应用诊疗技术来做出诊疗决策的关键。超声心动图就是能够在不同疾病的快速诊断中发挥重要作用的技术之一。因此,对于患者血流动力学不稳定的原因和监测,超声心动图能够发挥强大作用,可以用于评估前负荷、后负荷和心肌收缩力。各类研究表明,超声心动图的应用使至少 1/4 的重症患者的治疗有所改变。

应该强调的是,应用超声心动图来评估重症患者,能快速而可靠地排查像肺栓塞和心包填塞等能引起患者血流动力学不稳定的主要病因,而这些操作可由经过简易超声心动图检查训练的重症医学科医生或者急诊医生完成,并且是血流动力学不稳定重症患者评估的关键一步。

在排除了一些主要病因之后,需评价患者的容量状态和心功能。最重要也是最常使用的评价左心室整体或者局部室壁运动的方法,是多切面的定性评估。这种方法快速而有效,并且与核素扫描结果具有很好的一致性。超声心动图的检查结果不仅能评估局部室壁运动,还能通过估计射血分数来评估左心室整体功能。心室功能的定量评估能提供可测量性更好的、误差更少的评价方法。但需要警惕的是,所有有效的评估方法都既有长处,又各自局限性。

2. 如何看待经胸壁超声心动图、经食管超声心动图和手持设备在重症医学科的作用?

在重症医学科中,经食管超声心动图经常被认为比经胸壁超声心动图更有优势,因为后者常常由于下列原因得到的图像质量欠佳:比如术后患者由于机械通气(呼气末正压>15 cm H_2O)无法调整体位、缺乏合作耐心、胸壁水肿以及由于伤口敷料、胸腔引流管、胸腹壁开放而使视野阻断。经胸壁超声心动图在被检患者中的成功率为50%~80%,而经食管超声心动图的成功率高达90%。但近年来,更多研究表明经胸壁超声心动图有助于诊疗的超声切面获得率在86%以上。另外,经胸壁超声心动图的常规实施过程面临很多问题。与经胸壁超声心动图相比,经食管超声心动图耗时更长,对专业知识要求更高,而且经食管置入探针有误入气道而阻塞气道的风险。另外,虽然经食管超声心动图会产生像食管穿孔这样的严重并发症,但其可能性较小,大约只有0.01%。

手持式可移动设备轻巧、简单而且方便,能提供定性评估。手持式设备在经超声引导下胸穿以及中心静脉置管等操作中作用明显。新一代的电池供电的检查设备也已出现,这些设备在血流动力学不稳定的重症医学科患者中的地位和应用在进一步加强。

不管检查形式怎样,检查过程本身必须是完整的,并且跟从业人员在训练中要求的一样全面。如果初期检查因为不同原因有所限制,或者结果存在疑问,要求更加有经验的从业人员及早进行更全面的检查。全面检查就是尽量避免罕见疾病的漏诊。经过反复练习之后,完整的检查过程应该在数分钟内完成。合理的检查程序应该是在体格检查的基础上定位于可疑病变部位或结构。一旦解决了直接问题,接下来应该做更加全面的检查,对于可疑病变部位能够有更加充分的检查时间。目前的指南上有经食管超声心动图和经胸壁超声心动图检查的标准图像,以确保所有结构都是从多角度去查看的,而单个结构能被完整而准确的评估并且根据需要被记录下来。标准切面能保证任何结构不被遗漏,还能为从业人员的相互交流提供有效的媒介。

（二）超声在容量及容量反应性监测中的作用

3. 什么是容量状态与容量反应性？超声检查在其中有什么作用？

血管内容量和心脏前负荷的最佳化调节是提高心输出量和改善组织灌注的重要环节，通常是血流动力学支持最早期的临床行为。在此调节过程中，评估患者的容量状态极为重要。因为无论是让患者处于容量不足还是容量过负荷状态均会导致严重的后果。所以在有指征给患者输液时，进行容量反应性的评估尤为重要。

目前对容量治疗有反应定义为给予液体治疗后，心输出量指数或每搏输出量指数较前增加≥15％。心脏对容量治疗有反应的生理机制是基于 Frank-Starling 机制：当心功能处于心功能曲线上升支时，增加前负荷，则可以显著增加心输出量，改善血流动力学，提高氧输送，从而改善组织灌注；而心功能处于平台期时，提高前负荷的潜能有限，扩容则难以进一步增加心输出量，反而可能带来肺水肿等容量过多的危害。

提出容量反应性近 20 年来，大量研究力图寻找简单可靠并且敏感快捷的指标或方法来预测，进而指导液体治疗，如何选择和应用这些指标也一直是研究的热点。目前预测容量治疗反应的指标或方法，主要包括传统的静态前负荷参数（前负荷压力指标及前负荷容积指标）的监测、容量负荷试验，以及近来研究较多的经心肺相互作用的动态前负荷参数（收缩压变异度、脉搏压变异度、每搏输出量变异度等）和被动腿抬高试验等。

心脏超声能够评估患者的容量状态和容量反应性，是传统有创血流动力学监测评估的有益补充，更有可能比之更加可信可靠。当经胸超声图像欠理想时，经食管超声可以提供理想图像，用于比经胸心脏超声更准确地评估心内流量、心肺相互作用、上腔静脉的变异度等。当然，一般情况下，经胸心脏超声已经可以提供足够可用的信息。心脏超声对容量状态和容量反应性的评估一般包括静态指标和动态指标，静态指标即单一的测量心脏内径、面积及容积大小和流量的快慢；

动态指标,广义包括流量和内径大小对于动态手段的变化(自主或机械通气时呼吸负荷的变化、被动腿抬高试验、容量负荷试验等),狭义即指心肺相互关系引导的动态指标。

4. 根据临床经常面临的容量和容量反应性问题,超声临床判断评估的流程与思路及评估的指标与方法是什么?

(1) 严重容量不足或输液有明显限制时液体反应性的评估 当患者没有进行容量状态和容量反应性评估的指征时,首先可以快速判断是否存在严重容量不足或输液有明显限制及容量过负荷,此时应用的大多为静态指标。

严重低血容量时,预测容量反应性阳性结果的可能非常大。超声评估指标包括:功能增强但容积很小的左室,左心室舒张末期面积<$5.5\ cm^2/m^2$体表面积;在自主呼吸时下腔静脉内径小且吸气塌陷非常明显;在机械通气患者呼气末下腔静脉内径非常小,常见<9 mm,并且容易随呼吸变化。

容量过负荷或输液限制明显,预测容量反应性阴性可能很大时的超声评估指标包括:在无心包填塞时上下腔静脉有明显充盈表现(扩张或固定);严重右室功能不全及过负荷(右室大于左室的超声证据);心脏超声估测有很高的左室充盈压,如很高的 E/E'值。

类似的这些静态指标在评估容量反应性时,有多种影响因素。所以单纯根据一个静态指标评估容量反应性可靠性很差;但对于评估容量明显缺乏和明显过负荷时,却较为可靠,即尽管不敏感,但特异性很强。

(2) 既不是严重容量不足、也不是容量过负荷时容量反应性的评估 当患者既不是严重容量不足、也不是容量过负荷,即容量反应性判断比较困难时,此时包括完全机械通气和自主呼吸两种不同的情况,选择的指标和方法如下。

1) 完全机械通气容量反应性的评估:在完全机械通气的无心律失常患者,选择心肺相互作用相关的动态指标可以预测容量反应性,如主动脉流速和左室每搏射血的呼吸变化率以及上腔静脉塌陷率、下腔静脉扩张指数等,并且研究证明同非超声获得的动态指标一样,上述指标均明确优于静态指标。

近年来,随着对心肺相互作用认识的进步,在机械通气的患者,左室每搏输出量的呼吸变化率可以作为容量反应性的指标,但由于床旁左室每搏输出量的测量依然复杂而相对困难,所以一些左室每搏输出量呼吸变化率的替代指标被应用和研究,包括动脉监测的脉压呼吸变化率和脉搏轮廓推导的每搏输出量变化率。当然随着心脏超声在重症医学科的更广泛应用,尤其对于血流动力学不稳定患者评估的应用,一些超声检查可以获得的左室每搏输出量呼吸变化率的替代指标被认识和研究应用。2000 年前后,Feissel 等应用经食管超声测量主动脉瓣环的主动脉血流速的呼吸变化率判断容量反应性,2005 年Monnet 和 Teboul 等应用食管多普勒探头直接测量降主动脉峰流速的呼吸变化率来预测容量反应性,均取得理想结果;在儿童相关的研究中,进一步证明经胸超声获得的主动脉峰流速呼吸变化率在预测液体反应性、评估心脏前负荷储备时优于脉搏压变异度和收缩压变异度。另外,在动物研究(阶梯失血兔子模型)中,无论应用经食管超声测量主动脉流速还是经胸超声测量的主动脉血流速度积分呼吸变化率,均可高度准确预测容量反应性。

须说明的是,主动脉流速的测量无论经食管还是经胸,都存在一定的技术问题。而外周的动脉血管,包括桡动脉、肱动脉和股动脉等,其超声血流图像易于获得,因此,近年来研究显示肱动脉峰值血流速的呼吸变化率可预测患者的容量反应性,其敏感度和特异度都达到了90%以上,不亚于脉搏压变异度等动态指标,尤其优于一些静态指标。当然优点还在于完全无创,同时简单易学,甚至于需要培训的时间很短且不需要经验的积累。

对于非外周动脉流速的测量有限性在于需要减低操作者依赖性和进行可重复性可靠性研究,而对于外周动脉,仅仅需要关注局部肌肉收缩对测量的影响。另外尤其要注意这些指标只适用于没有自主呼吸及心律失常的机械通气患者。

使用具有心内膜自动描记功能的超声诊断仪时,可以用左室每搏射血面积呼吸变化率来预测液体反应性。

尽管大规模的荟萃综述分析认为脉搏压变异度是最理想的判断

容量反应性的动态指标,但研究对比的对象是收缩压变异度和每搏输出量变异度。在应用超声进行评估时,由于主动脉流速甚至外周动脉的流速变化早于每搏输出量,因此,未来的研究需进一步明确其优越性。

以往的研究多以机械通气的休克患者为研究对象,最近一个关于自主呼吸志愿者的研究证实,在一些较单纯的情况下,如仅仅低血容量时,在自主呼吸状态下主动脉流速的呼吸变化率也可以预测液体反应性,不过此研究需要进一步验证。

另外,还可以通过判断腔静脉的变异度判断容量反应性,如下腔静脉呼吸扩张率和上腔静脉呼吸塌陷率。有研究表明,感染性休克患者下腔静脉扩张率为 18% 时,预测液体反应性的敏感性和特异度均在 90% 以上,而上腔静脉呼吸塌陷率的预测值为 36%,预测容量反应性的敏感性和特异度也均在 90% 以上。但需要关注的是,影响腔静脉变异度的因素除了容量状态外还有右心功能和静脉顺应性。下腔静脉呼吸扩张率提出较早,但直到近年,随着对正压通气对下腔静脉影响认识的进步才被广泛接受和应用;而上腔静脉呼吸塌陷率的认识得益于经食管超声在重症患者中的广泛应用,尤其用于对血流动力学不稳定患者的评估[7]。最近,针对失血性休克、全身性感染、蛛网膜下腔出血的患者,尤其慢性肾衰接受肾脏替代治疗患者的研究,进一步显示出腔静脉变异度的临床意义,但依然没有统一的预测值,仍需扩大研究规模。

2)自主呼吸或存在心律失常时容量反应性评估:对于存在自主呼吸或心律失常患者容量反应性的评估,可选择应用被动腿抬高试验相关的超声指标,相当于内源性的容量负荷试验,被动腿抬高试验产生 300~450 ml 血浆快速输入。有研究表明,可应用超声观察每搏输出量的替代指标如被动腿抬高试验前后左室射血流速和流速积分变化来预测容量反应性,并且已经证明其敏感性和特异度均优于收缩压力和心率等;而在具有心内膜自动描记功能的超声诊断仪时,可以用左室每搏射血面积在被动腿抬高试验前后变化情况来预测液体反应性。

除应用左室射血流速和流速积分变化来预测容量反应性,最新有研究发现对于全身性感染和重症胰腺炎患者,在被动腿抬高试验前后应用外周动脉如股动脉峰值流速的变化与每搏输出量、脉压变化都可以用来预测液体反应性，前后变化分别为 8%、10% 和 9%，同时研究还发现用心率来代表被动腿抬高试验前后自主神经功能时，前后没有变化，使得临床可操作性明显增强，当然除了选择股动脉还可以考虑其他外周动脉，如桡动脉和肱动脉等。

最近的一项包括 9 个相关研究的被动腿抬高试验荟萃分析认为，被动腿抬高试验相关的心指数和每搏输出量变化优于脉搏压的变化来预测液体反应性，可喜的是，其中 6 个研究应用了超声技术，入选患者数居多，所以随着未来有关主动脉流速和外周动脉流速的研究的增加，或许会有不同结论产生。

当然，在完全机械通气时和任何心律情况下，无论此时能不能合理应用动态指标，也可选择应用被动腿抬高试验相关的超声指标。

3）选择容量负荷试验进行容量反应性评估：当以上的方法依然不能合理预测容量反应性时，最终在谨慎考虑输液限制情况下，还可以选择容量负荷试验。此时，可选择超声测量每搏输出量、心输出量和左心室舒张末期面积变化以及多普勒测量左室充盈压变化判断容量负荷试验。最近的研究表明，容量负荷试验前后应用外周动脉流速变化如股动脉流速变化同样可以预测容量反应性，应该说除需要承担液体过负荷风险外，在评估容量反应性上完全与被动腿抬高试验接近，甚至于更可靠些[8]。

5. 超声容量反应性评估时的注意事项是什么？

在评估容量反应性时，一定要认真考虑以下因素：① 液体反应性的评估需要测量多个参数，因为没有任何一个指标是绝对和排他的，临床上应该结合具体临床情况联合应用，最终有助于准确评估容量反应性；② 心脏超声获得的心肺相互作用评估容量反应性的动态指标不但有助于评估容量反应性，同时心脏超声易于发现非超声获得的动态指标的假阳性（尤其严重右心衰），但依然需要更多的研究来证明临床价值。

总之，心脏超声在评估前负荷及容量反应性方面可用、有效，且极具前景。在应用心脏超声时，无论评估的流程还是指标的选择均有一定科学内涵,应该在应用时进一步设计合理的临床研究来证实临床有效性,期待能够对死亡率和致残率以及并发症发生率产生深远的影响。

(三) 左心室功能的超声心动图评估

6. 左心室功能评估的要点是什么?

心室收缩与舒张功能及其随时间变化的评价在重症患者中作用很大。由于超声心动图以二维图像来展示三维结构,所以在诊断或者治疗之前,每个结构至少要得到相互垂直的两个切面的图像。新出现的或者进一步恶化的室壁运动异常可能提示急性心肌缺血或者缺血所致损伤,而像重症感染等多种重症疾病所导致室壁运动异常并非心室局部的功能障碍,而是心室的整体功能异常,因此全心室收缩功能评估十分重要。

心室收缩功能同时依赖于心脏的前负荷和后负荷,所以必须在不同负荷状态下评估收缩功能才能确保得到真实结果。另外还要注意连续评估的重要性,不能仅仅依赖某一次评估的结果得出结论。压力-容积关系是不依赖于容量状态的左心室心肌收缩力的评估方法。超声心动图中用来评估整个左心室收缩功能的定性和半定量测量指标有射血分数、缩短分数、面积变化分数、左心室功能评估的 Simpson 法、二尖瓣环运动、用二尖瓣反流束计算等容收缩压力增加速率、使用标准 17-节段模型和应变率来评估局部室壁运动异常。最常用的方法是射血分数。

7. 左心室收缩功能定性评估的首要问题是什么?

评价左心室的收缩功能时,首先要明确以下问题:心室充盈如何?心肌有足够的收缩力吗? 在冠脉分布的范围内心肌收缩一致吗?

8. 如何运用左心室标准的 17 节段分法进行视觉评估左室功能?

左心室功能评估的形式多种多样,如心脏 MRI、超声心动图、核素扫描、血管造影等。为了能统一术语,美国心脏学会达成共识,将左心室分成 17 个不同的节段。沿心脏长轴左心室分为基底段、中段和心尖段,基底段和中段又各自进一步分为 6 个节段,尖段分为 4 个节段,再加上第 17 节段的心尖帽部。相应的冠脉分布为:左前降支提供心脏的前壁和前间壁前 2/3 的血供,左回旋支提供左心室侧壁的血供,右冠状动脉提供室间隔后 1/3 和左心室下壁的血供。室壁运动评分和指数可以用来进行半定量评估。左心室收缩力依赖心脏从基底部到心尖部的运动、室壁的厚度和左心室螺旋挤压和旋转运动。心室壁的切面厚度以及左心室局部心内膜运动幅度对心室壁运动的评估十分重要。室壁运动评分描述如下:

正常(>30％心内膜运动幅度,>50％室壁厚度);

轻度运动功能减退(10％～30％心内膜运动幅度,30％～50％室壁厚度);

严重运动功能减退(<20％心内膜运动幅度,<30％室壁厚度);

运动不能(心内膜运动幅度为零,<10％室壁厚度);

运动障碍(收缩期反常运动)。

室壁运动评分指数是指局部的室壁运动分数,是一种主观评估方法,分数之间没有真正意义的线性关系。缺乏血流灌注的心肌将表现为异常的室壁运动。只有多个切面的图像才能真正反映左心室受损情况和相应冠脉分布情况。仅仅是心内膜运动幅度的改变可能是心肌栓塞造成的,而室壁厚度改变是缺血的确切指征。经过多次室壁厚度的测量可以得出以下结论:沿长轴平面很难获得连续的室壁厚度数据;多角度多平面测量可以减小误差;确定边界、方位和角度值。

9. 什么是射血分数及测量方法?

每搏输出量等于舒张末容积与收缩末容积之差。射血分数等于每搏输出量除以舒张末容积。可以在经胸壁超声心动图的左室长轴和短轴不同平面测量,但美国超声心动图学会建议使用修改后的 Simpson 法,计算两个平面的射血分数然后取平均值。该方法可通过经食管超声心动图的经中段食管切面、四腔切面、二腔切面进行计算。局限性在于测量时要求心内膜边界能清晰显示,而二尖瓣环的钙化通常会干扰心内膜边界的探查;在四腔切面中,因为超声束与心室侧壁平行,所以会出现侧壁信号丢失的情况;左心室内小梁形成也会干扰心内膜边界的探查。在这种情况下,使用造影剂能提高边界成像的清晰度。左心室尖部常因为透视原理而缩小。

10. 怎样进行左心室收缩功能的超声心动图定量评估?

(1) 心输出量的计算

$$心输出量=心率×每搏输出量$$

在重症医学科中,肺动脉导管可以用来测量心输出量。但目前的证据显示,肺动脉导管的使用并没有明显优势,所以超声心动图对心输出量的测定具有重要作用。左右心室的心输出量都可以通过超声心动图来测量。左心室心输出量测量的可重复性和准确性更高:

$$左心室流出道面积=左心室流出道半径^2×3.14。$$

心率可以通过心电图测量,或者从一个速度-时间积分到另一个速度-时间积分进行推算。每搏输出量等于左心室流出道面积乘以左心室主动脉瓣收缩期射血速度-时间积分。当血液从左心室射进圆柱体形的主动脉,每搏输出量就可以通过圆柱体血液的高度来计算,而这个高度就是速度-时间积分。圆柱体形的底是左心室流出道,而流出道面积能够很容易进行计算。圆柱体的高,也就是速度-时间积分,是通过经胸壁超声心动图时的心尖五腔切面、经食管超声心动图(TEE)时经胃主动脉瓣切面或者经胃主动脉瓣长轴切面运用脉冲多普勒测量左心室流出道的血流得出。该参数的准确测定基于左心室流出道面积在收缩期恒定不变的基础之上。左心室流出道半径的测量误差将使面积计算的误差放大。为了使误差最小化,图像的灰度要减小,而左心室流出道要尽量大;另一个假设是通过左心室流出道的血流是层流。这个假设通过脉冲多普勒上的窄流速带和平滑的光谱信号来证实。将样本体积的液体流通过两个互相垂直的切面来解释液体流的中心流速和边缘流速相等,以此证实平均流速分布图的存在。需要强调的是，多普勒射束应该与血流平行或者＜20°。多普勒信号记录的是与血流平行的拦截角，所以能准确测量血流速度。左心室流出道直径和脉冲多普勒应该在同一解剖位置进行测量以保持脉冲多普勒的空间与即时关系。选择某一个靠近动脉瓣的位置当作常规测量点可以减小误差。因为在不同心率下血流动力学有所不同，因此这些测量应该在同一时间点进行，当在不同时间点评估心输出量时，所有的测量都要重复进行。

（2）不同部位每搏输出量的测量　使用经食管超声心动图时，一般选择左心室流出道作为最主要的测量点，然后就是肺动脉和右心室流出道。经食管超声心动图测量每搏输出量时，可以选择在主动脉瓣瓣叶尖端或者升主动脉。升主动脉直径是从胸骨旁长轴切面测量的，从胸骨上切迹或者心尖部的经胸壁超声心动图切面测出。二尖瓣口每搏输出量也可以通过脉冲多普勒在二尖瓣瓣叶尖端测得。因为二尖瓣的复杂几何特征和大量的假设，一般不选择该处作为心输出量的常规测量点。在心脏的右侧，可以选择三尖瓣或者肺动脉来测量每搏输出量。右心室心输出量也可以测量得出。然而，大的肺动脉直径不是固定的，而是依赖于切面的不同而不同；另外，并非时时都能取到与右心室射出血流平行的多普勒图。

11. 左心室收缩功能的超声心动图半定量测量方法如何采用？

（1）测量缩短分数　缩短分数是一种评价左心室整体收缩功能的一维测量方法。经左心室乳头肌短轴的 M 型超声能测量出该参数的值。M 型超声的定格分析用来计算缩短分数。缩短分数＝（左心室舒张期内径－左心室收缩期内径）/左心室舒张期内径×100（正常值＞25％）。正常值在 25％～45％之间。

缩短分数的测量是一种基本的粗糙的左心室整体收缩功能的评估方法，优点是快捷而且可重复性高，M 型超声检查可以节约很多时间，而且心内膜边界显示非常清晰。在测量过程中需注意，如果局部心室壁存在异常运动，容易产生误差；一维平面的斜切可能导致长度测量的误差。因此，在这个半定量测量中加入另外维度的测量可以增加整体功能评估的准确性。

(2) 测量面积变化分数　面积变化分数是测量左心室收缩功能的二维参数。测量的准确性依赖于获得足够清晰的心内膜边界,边界显示不清晰时进行描记是十分困难和耗时的。面积变化分数可以定量评估射血分数。面积变化分数=(左心室舒张末面积-左心室收缩末面积)/左心室舒张末面积×100%。正常值>50%~75%。

面积变化分数高度依赖后负荷,也一定程度依赖前负荷。其中,经胃乳头肌短轴切面计算的面积变化分数与放射性核素血管造影术测量有很好的相关性。

(3) 等容收缩压力增加速率的测量　评价左心室功能指标在射血期很容易得到,但这些指标的负荷依赖性明显影响心室功能的客观和准确评估。等容收缩压力增加速率对心肌收缩能力的变化较为敏感,受前后负荷变化影响较小,对左室心肌收缩力的评估较为准确,可用来反映心肌收缩力的变化。测量方法如下:连续波超声多普勒测定二尖瓣反流的速度,测量从 1 m/秒增加到 3 m/秒所需时间。根据简化的伯努利方程(压力=4×速度^2),等容收缩压力增加速率(dP/dt)可以表示为:dP/dt=32/Δt;即运用简化的伯努利方程,速度为 3 m/秒时,压力为 $4×3^2=36$ mmHg;速度为 1 m/秒时,压力为 $4×1^2=4$ mmHg,压力差为 32 mmHg。用压力差除以速度从 1 m/秒增加到 3 m/秒所需的时间 Δt,等容收缩压力增加速率即可计算出来。正常值>1 200 mmHg/秒,小于 1 000 mmHg/秒则为异常。左心室功能良好的状态下,该时间可以大大缩短。值得注意的是,测量该指数时患者必须存在二尖瓣反流。

(4) 运用组织多普勒成像评估心室功能　组织多普勒成像是一种量化测量左心室整体和局部功能的手段。组织多普勒显示的二尖瓣环下行速度可以评估左心室的收缩功能。心肌组织速率一般在二尖瓣环的室间隔、侧壁、下壁、前壁、后壁和前间隔部位测量。从上述部位得到的二尖瓣环下行平均峰速度可以衍生出以下计算方程:左心室射血分数=8.2×二尖瓣环平均峰速+3%。

该方程可以评估心内膜边界显示欠佳患者的整体左心室功能,缺点在于不能鉴别真正的心肌运动与心肌被动牵拉运动或者心室的整体位移运动。这些参数能从节段性应变成像模式中获得。

（5）比较少用的左心室收缩功能半定量测量工具

1）压力-容积环　压力-容积环的 Y 轴代表压力，X 轴代表容量，压力-容积环的斜率反映心肌收缩能力，不受心脏前后负荷的影响。左室收缩功能增强压力-容积环向左上移动，反之，收缩功能下降时移向右下。将心室不同前负荷所对应的不同环的收缩末压点相连，即可得到反映收缩末期压力-容积环的变化关系，也被称作弹量。该方法测定需要足够的时间，而且前负荷的改变易于影响患者病情的稳定，因此，不具有实用性，尤其不适用于重症患者。

2）室壁应力和左心室质量　室壁应力是指施加在单位心肌面积上的力，取决于心腔容积、压力和室壁厚度。室壁应力包括圆周、子午或径向三个方面。通常计算收缩末期的圆周及子午室壁应力。将心肌体积乘以特异的心肌密度即可计算出左室心肌质量。超声心动图可以通过评估左室流出道的收缩速度加速度以及心肌收缩的应变率得到收缩末弹量。心肌做功指数（Tei）是另一种心肌收缩功能的评估方法，通过等容收缩期与等容舒张期之和除以射血时间得到，然而心肌做功指数的临床实用性仍有争议。

（6）左心室收缩功能半定量测量新技术

1）运用组织多普勒、应变和应变率评估心功能　多普勒组织成像和斑点追踪成像是新近发明的测量局部心肌功能的重要方法。组织速度信号是一种低速信号，它通过除去室壁滤过，并使用低增益放大，使得心肌组织速率测定成为可能。放置在心肌特定部位获得的脉冲多普勒或定向的 M 超声都可以用来展示心肌组织速率。当室壁运动异常与标准评估相混淆时，可用组织多普勒来鉴别。多普勒组织成像的常见缺陷包括：只能测量与超声束平行的运动成分；不能鉴别心室平行的位移运动；不能鉴别被邻近组织牵拉的运动与正常收缩运动。应变和应变率可用来测量在超声扫描线上出现的变形。传感器定位十分敏感，比多普勒的角度依赖性更敏感。心肌峰速度、应变率以及应变能识别静息状态以及应激状态下的局部心肌功能异常。斑点追踪成像可避免角度依赖性，能得到更准确的组织速度、应变率和应变力，用于测量两个维度的变形。在静息、应激（应力）、局部缺血等状态下的局部功能是运用多普勒组织成像或者斑点追踪成像进行应变率和应变评估的指征,将其与三维斑点追踪成像技术相结合是评估左心室功能的有力工具。

2)有利于分辨心内膜边界评估心室功能的新技术　心内膜边界的清晰度在左心室功能评估中十分重要。处于不同状态时,如肥胖或者肺气肿的患者,心内膜边界不太清晰。超声心动图造影技术在这些患者中有重要作用。彩色室壁运动技术通过声学定量原理能够将组织和血液区分开来,自动勾勒出心内膜边界,能够动态定量分析左室功能。在有室壁瘤或者其他心室不对称等异常情况下,该方法的有效性需要进行校正。这种情况下,三维超声能够真实反映左心室功能。

(四) 左心舒张功能评估

12. 如何应用跨二尖瓣左心室充盈评估左心舒张功能?

左心室的舒张功能与收缩功能同等重要,舒张功能正常可防止肺静脉淤血和心源性肺水肿。超声心动图检查可通过测定跨二尖瓣左心室充盈、肺静脉血流模式和二尖瓣环侧壁心肌速度来评估左心室舒张功能。

将脉冲多普勒取样窗放置在二尖瓣瓣叶尖端可以获得舒张早期最大流速 E 和心房收缩期最大流速 A。正常左心室 E 峰一般大于 A 峰。左心室肥厚或老年患者,E/A 比值<1,反映舒张功能受损。E 峰加速度与左心房压力除以 τ 的比值成正比,其中 τ 是等容期左心室压力下降的指数时间常数。为了保证每搏输出量,在有进行性舒张功能障碍的患者中存在进行性左心房压力增高的代偿,以将受损的舒张形态逆转到假性正常化。当左心室功能严重受损,在很短的充盈时间内出现左房压的极度上升,表现为经典的减速时间减少和高 E/A 比值。这些参数都是随着前负荷的变化而改变,单凭这种评估方法不能鉴别舒张功能不全的所有形式,还可能造成一些病例的漏诊。一些特定方法像 Valsalva 试验等可以帮助鉴别假性正常化的形态和进行性左心室舒张功能障碍。

13. 如何应用肺静脉血流脉冲多普勒评估左心舒张功能？

肺静脉血流脉冲多普勒是一种通过评估跨二尖瓣充盈来诊断心室舒张功能障碍的辅助手段。将脉冲多普勒放置在肺静脉入左心房开口的远心端，能得到收缩波 S、舒张波 D 和心房波 A。在心房收缩产生的心房逆转波大小和形态最有临床应用价值。跨二尖瓣时间与肺静脉 A 波时间的差值有助于预测左心室舒张末压。

14. 如何应用 M 型彩色多普勒测量血流加速度？

舒张期通过二尖瓣血流的时空图与左心室舒张有关，而这个时空图就是血流加速度。将彩色多普勒取样窗放置在左心室流入道，再将 M 型取样线穿过此窗口即可获得血流加速度。将色彩基线调整至最大二尖瓣口流速的 30%～40%，然后计算红蓝渐变斜率即可计算血流加速度。与跨二尖瓣口血流充盈评估相比，血流加速度一般不会出现假性正常化，当其＜45 cm/秒提示左室舒张功能障碍。该方法的主要局限性是可重复性不高。当跨二尖瓣血流充盈和肺静脉脉冲多普勒相结合在左室舒张功能不全的诊断中不明确时，多普勒组织成像在外侧二尖瓣环获得的 E 峰、A 峰以及血流加速度等附加标准有助于鉴别舒张功能障碍的程度。

15. 如何进行左心室充盈压评估？

肺动脉导管可以用来测量左心室充盈压。在没有任何远端梗阻情况下的肺小动脉嵌顿压近似于舒张末期左心室压力，在左心室顺应性正常的情况下，该压力可以间接反映左心室舒张末期容积，也就是左心室前负荷。而在高龄或者高血压患者中，左心室肥厚以及左心室顺应性降低较常见，导致舒张末期左心室压力与左心室舒张末期容积关系发生改变。此时，超声心动图检查有助于评估左心室舒张末期压力和舒张功能。常用的指标为左心室的被动跨二尖瓣充盈（E 峰）和与之相对应的侧面二尖瓣环移位（E'峰）关系及比值，比值＞15，提示左心室舒张末压＞15 mmHg；比值＜8，提示左心室舒张末压＜15 mmHg。E'速度＜5 cm/秒则提示心室顺应性减低。

16. 如何对左心室容积进行半定量评估？

通过压力测量来评估左心室容量状态是临床常用的方法。然而，对于部分特定的患者，特别是机械通气患者，压力与充盈容积的对应关系并不准确，因此，压力指标不能准确反映患者容量状态。而超声心动图中有很多方法评估左心室容积和压力，既可以单次使用，也可以重复应用以监测患者对补液的反应。因此，在临床的应用逐步得到推广。左心室具有对称性，有两个相对相等的短轴，而长轴从心底指向心尖。长轴方向心尖较圆钝，近心尖侧左心室为半椭圆形，而心底侧为圆柱形，所以在短轴切面呈圆形。因此，在测量和计算左心室容积时，可假设为 M 型超声或者二维切面时的形状。但使用这些参数来评估正常或者异常形状的左心室时仍需要谨慎分析。

左心室舒张末容积、左心室舒张末表面积、上腔静脉塌陷率、下腔静脉宽度、容量反应性等都可用来评估左心前负荷。低血容量的诊断指标包括舒张末直径＜25 mm、左心室腔收缩闭塞和左心室舒张末表面积＜55 cm^2。在经食管超声心动图的经胃乳头肌短轴平面可以比较容易得出这些参数。存在基础心脏病或者左心室低顺应性的患者，左心室的压力-容积关系都将改变，最适左心室舒张末表面积将比正常人的更大。这就突出了对于既定的左心室舒张末表面积与每搏输出量测量的匹配关系。相对于单次测量结果，连续测量左心室舒张末容积更加可靠，但非常耗时，同时在实践中很难实现。追踪容量状态变化能证实与左心室舒张末表面积测量的相关性，左心室舒张末表面积是通过追踪上述切面的左心室舒张末静态轮廓来计算的。此过程可以通过使用自动声学定量边界监测系统来简化。收缩末与舒张末的容积都应进行检测，随着时间的推移，还可以追踪容量状态的变化。收缩末心室腔闭塞或者叫"乳头肌亲吻征"是低血容量的征象，预测心室收缩末表面积减少的敏感性达 100％，但特异性只有 30％。

二尖瓣环（E'）的组织多普勒成像与二尖瓣口 E 波血流模式相结合可以预测左心室顺应性和平均舒张压。E/E' 比值＜8 表示心室顺应性良好，＞15 表示左心室平均充盈压高，顺应性低。中间值的评估还需要结合其他参数，比如肺静脉血液回流和二尖瓣流入减速时间。

（五）左心室功能评估的新技术

17. 如何利用三维技术进行左心室功能评估？

实时图像重建能获得左心室图像。当进行三维图像重建时，通过一个固定的传感器在3°或5°标准下可获得一系列的二维图像。平面的数量和二维图像的质量共同决定三维图像的质量。矩阵阵列传感器的发明使得多线图像同时用于重建一组超声数据。但对于左心室，需要将连续心动周期获得的数据组整合起来进行评估。

左心室容量和功能也能通过三维方法来计算。与 MRI 相比，该方法观察者之间的主观误差少，图像重建的假设成分少，因而能够更加准确评估左心室的前负荷和射血分数。随着图像分析时间的进一步减少以及更多先进科技的出现，三维未来将成为评估重症患者左室容积和功能的最好方法，但该方法也有一定的局限性：三维容积中的线条密度比二维图像低，所以经常需要填描；当图像是从垂直于很多器官的固定传感器得到的，那么结果会是质量欠佳的图像。另外，随着呼吸运动和心律失常会出现结果的伪像。

（六）右心功能的评估

18. 如何评估右室收缩功能？

因为右室缺乏特殊的形态，心脏超声很难定量评估右室功能。因此，在正常和疾病状态下，通常仅能对右室形态大小与功能进行定性评估。判断右室扩张程度、室间隔左向偏移及运动情况是定性评估右室功能常用的基本方法。近年来，有研究逐步探索定量评估右心大小及功能的指标和方法，这些指标包括面积变化分数、三尖瓣环位移、组织多普勒三尖瓣环心肌收缩速度和心肌做功指数。最近三维超声技术的发展将进一步有助于临床准确评估右室大小及功能。其他的复杂技术如应变与应变率等目前仅在有经验的实验室作为特殊临床或试验研究应用，尚未应用于临床。

19. 如何评估右室舒张功能?

对于右室功能障碍的患者,应测定右室舒张功能。三尖瓣 E/A 比、E/ E'比及右房大小,已被证明均是有效的指标。右室舒张功能的分级如下:三尖瓣 E/A 比<0.8,提示松弛不良;三尖瓣 E/A 比 0.8~2.1、同时 E/E'比>6 或肝静脉舒张期流量显著,提示假性充盈;三尖瓣 E/A 比>2.1,结合减速时间<120 毫秒提示限制性充盈。进一步的研究需要针对上述指标的敏感性及特异性进行探讨,并研究分级与患者预后间的关系。

(七) 超声在感染性休克循环支持中的作用

20. 感染性休克的血流动力学特点是什么?

感染性休克是重症患者转入重症医学科的常见原因之一。感染性休克的分子病理生理学机制复杂,以外周血管阻力降低、有效循环血量减少和组织灌注不足为特征的血流动力学改变是其显著的临床特点,因此超声心动图在感染性休克患者的病情监测和床旁管理中逐步得到应用。感染性休克的病理生理学特点包括低血容量、左室收缩和舒张功能障碍、右室收缩功能障碍及外周血管麻痹。超声心动图使重症医学科医师能识别这些过程,监控其发展,并采取相应的治疗性干预。

21. 感染性休克的容量特点是什么?

感染性休克患者的容量特点是有效循环血量不足。表现为绝对或相对低血容量。绝对低血容量是指总循环血量减少,常为感染性休克早期的表现,需要立即纠正,常见的原因包括:非显性丢失,如由于发热、出汗和过度通气经皮肤和呼吸道丢失所致;经胃肠道丢失,如腹泻和呕吐;经第三间隙丢失,如胰腺炎、烧伤、软组织损伤、血管渗漏、低胶体渗透压、腹水、胸水;液体摄入过少,如精神状态改变、身体虚弱、医院内液体复苏不足。

相对低血容量由血液在外周和中心腔室内异常分布所致。相对血容量不足在感染性休克中常见，并可在初步液体复苏后持续存在。这类患者总血容量可能正常，但血容量分布在中心腔室以外。血管扩张是由于外周血管收缩机制障碍和血管扩张机制的异常激活所致。

无论低血容量是绝对、相对还是混合性，导致的后果一致，均表现为组织氧供减少和组织缺氧。液体复苏通过增加静脉回流、前负荷、心输出量和动脉压（收缩压、平均压和脉压）来改善感染性休克的容量状态。识别并纠正低血容量状态是感染性休克治疗的一个重要目标。

22. 感染性休克时左室收缩功能障碍的特点是什么？

感染性休克患者常出现心肌收缩障碍。实验和临床研究表明多种因素共同作用导致感染性休克产生心肌功能抑制，如心肌水肿、心肌细胞凋亡、细胞因子作用（尤其是白介素-1、白介素-6和肿瘤坏死因子-α）以及一氧化氮激活。虽然无冠脉灌注和心肌能量代谢异常，但肌钙蛋白水平升高却很常见。

由于传统的左室收缩功能的超声心动图参数受左室前后负荷的影响，因此，超声心动图识别左室收缩功能障碍很难。如心室前负荷降低而血管扩张导致的低血压患者射血分数可以正常。在容量复苏和使用血管加压药物调整合适的前后负荷前提下，再进行超声心动图检查才能真正显示心室收缩功能的改变。而前后负荷的进一步变化又可以改变超声心动图的结果。因此，射血分数正常并不能排除左室功能障碍。临床和实验研究显示，感染性休克发生早期出现可逆的左室功能抑制，表现为左室压力-容积曲线右移，射血分数下降，警示临床医生可能需要控制后负荷和给予强心治疗。感染性休克中左室收缩功能障碍的改善与生存率变化的关系仍存在争议。Parker等的研究首先显示两者具有相关性；但Vieillard-Baron等进行的研究没有得出类似的结果。有假说认为感染性休克左室扩张与收缩功能受到抑制有关，是心脏为维持心输出量而做的适应性改变，该假说已被部分超声心动图检查所证实。

23. 感染性休克时左室舒张功能障碍特点是什么？

感染性休克常伴有左室舒张功能障碍，并与死亡率增加相关。这主要与肌钙蛋白水平升高、细胞因子活性(肿瘤坏死因子-α、白介素-8、白介素-10)增加有关。舒张功能障碍常与收缩功能障碍同时发生,但约 20% 的病例单独出现。

24. 超声心动图在感染性休克管理中的应用特点是什么?

有效循环血量降低在感染性休克患者中很常见,而早期足够的容量复苏与患者的预后显著相关。因此,临床治疗中不能因等待超声心动图检查而延迟液体复苏。入院前和急诊的临床评估有助于获得初步的信息来决定容量复苏的补液量。入住重症医学科后需要关注的问题是患者是否还需要进一步进行容量复苏、是否需要继续调整血管活性药物的使用。在这种情况下,超声心动图是评估容量状态和心功能的理想工具,有助于识别低血容量、评价左室收缩期和舒张期功能障碍和右室功能障碍。最初的评估结果有助于制定治疗计划,而后续治疗过程中的监测有助于评估治疗效果、疾病变迁并识别新问题的出现[9]。

25. 超声心动图如何评估感染性休克患者的容量反应性?

对感染性休克患者进行容量复苏是初始复苏的重要部分,但容量复苏过度则导致相反的后果。利用床旁超声心动图检查可评估容量状态和容量反应性,常选用动态容量指标来进行评价。

下腔静脉直径的呼吸变异是判断容量反应性的有效方法,但要求患者必须有机械通气支持并完全没有自主呼吸。此外,超声心动图显示感染性休克患者小的高动力左室(收缩末左室腔消失)或小的下腔静脉直径(<10 mm)提示患者存在容量反应性。

具有高级重症超声心动图检测能力的重症医学医师能通过多种多普勒方法来了解感染性休克患者是否需要进一步容量复苏。对于无自主呼吸、窦性心律的机械通气患者,可用经食管超声心动图测得的上腔静脉直径的呼吸变异测定容量反应性,也可通过多普勒测得的每搏输出量的呼吸变异进行判断。对于有自主呼吸和心律不齐的患者,可采用被动抬腿前后用多普勒测量每搏输出量和心输出量判断容量反应性。

26. 超声心动图如何评估感染性休克患者的左室收缩功能？

感染性休克早期，常出现左室收缩功能受损，且通常在感染性休克恢复后7～10天完全恢复。感染性休克患者血流动力学改变呈"高动力"状态的高排低阻表现。对心脏功能非容量依赖性指数的研究显示，即使心输出量和射血分数正常或升高，但患者仍表现为收缩功能损害。超声心动图检查结果易于将高动力的左室收缩误读为左室充盈不足和后负荷过低。进行容量复苏和血管活性药物治疗调整后负荷后，超声心动图检查可以确切显示左室收缩功能受损[10]。

左室收缩功能的评价依赖于射血分数的测定。超声心动图检查可以通过多种方法测定射血分数值。M型超声依赖于左室直径的测量。Teichholz方法测量的技术要求较高，要求在心室中央水平和胸骨旁长轴测量左室的直径，M型探头与左室壁垂直，重症患者往往心脏难以朝向适合测量的方向，加上由机械运动周期导致的平移运动伪影和用直径测量来定义复杂的三维结构所导致的内在的几何假设，M型射血分数测量方法可能不是测量重症患者射血分数的可靠方法。另外，该方法不能用于有室间隔异常的患者，机械通气的重症患者是否有效尚未得到证实。另一种方法是面积测量法。在胸骨旁短轴的乳头肌水平（使用经食管超声心动图）测量舒张末和收缩末左室腔的面积。尽管在理论上该方法优于基于直径的测量方法，面积测量法仍然易受室间隔异常和平移运动伪影的影响。准确测定射血分数可以采用Simpson方法，通过2个直角平面的顶面观来测量左室舒张末和收缩末面积（顶面四腔和顶面二腔视图）。该方法测定费时、需要明确心内肌边界、较高的测量技术（如理想的轴线和避免平移运动伪影）以及高质量的设备。

射血分数测定有助于评价左室收缩功能，但不能反映每搏输出量和心输出量。低灌注高动力的左室可以表现为射血分数正常，而每搏输出量和心输出量可能不足。同样，扩张而收缩功能下降的左室射血分数虽低，每搏输出量和心输出量可能并不降低。因此，临床治疗中往往需要测量每搏输出量和心输出量，这需要使用多普勒进行测定。在经胸壁超声心动图心尖五腔切面或经食管超声心动图胃深部视图测量,多普勒探头的脉冲波置于左室流出道,超声波束与血流方向平行。主动脉收缩期血流速度曲线下面积与每搏输出量成正比。主动脉收缩期血流速度时间积分乘以左室流出道面积即得到每搏输出量和心输出量。射血分数反映左室收缩功能,而每搏输出量和心输出量反映氧输送。感染休克早期的检查可能显示射血分数显著下降。恢复期检查可显示左室功能完全正常,这为患者的临床管理提供了重要信息。如果没有再次检查,患者可能被视为有慢性左心衰,从而进行不恰当的长期治疗。

27. 超声心动图如何评估感染性休克的左室舒张功能?

感染性休克患者常出现左室舒张功能异常。舒张功能的测定非常重要,有助于评估左室舒张压和左房压,评价左心室对容量的耐受性,以尽早采取有效的治疗手段防止左室舒张压升高导致肺动脉压升高和肺水肿。一旦发现左室舒张末期压力升高可以及时采取治疗性干预,如限制液体输注和利尿,以保证在改善组织灌注的同时降低肺水肿发生风险。

传统测量方法依赖于多普勒分析负荷依赖性的二尖瓣流入量,也可以通过非负荷依赖性方法测量二尖瓣环组织的纵向运动多普勒速度(E')。另外,多普勒超声心动图检查可通过多种方法评估肺动脉嵌顿压。采用多普勒脉冲在顶面四腔视图上测量跨二尖瓣舒张期流速,E/A>2 与肺动脉嵌顿压力>18 mmHg 显著相关,其阳性预测值为100%;收缩期前向运动速度/收缩期和舒张期速度<45% 提示肺动脉嵌顿压力>12 mmHg,其阳性预测值为100%;肺静脉反向 A 波时间大于二尖瓣流入 A 波时间提示肺动脉嵌顿压力>15 mmHg,阳性预测值为83%;二尖瓣环组织多普勒测量二尖瓣 E 波速度比 E'(E/E')>9 提示肺动脉嵌顿压力>15 mmHg。

28. 超声心动图如何评估感染性休克的右室功能?

感染病原菌、毒素、炎症介质、感染性休克并发症等同样可损害右室功能。急性肺损伤、缺氧性肺血管收缩和正压通气都可能增加右室后负荷而导致急性肺心病。超声心动图有助于识别急性肺心病,从而有利于采取措施降低右室后负荷,缓解右室扩张。

29. 如何利用超声心动图对血管外周阻力进行评估?

心脏超声多普勒技术可以直接测量外周血管阻力,但不易方便和简单使用,因此在临床工作当中,较少应用超声心动图检查评价外周血管阻力,而常根据临床和心脏超声的检查结果进行除外诊断,如在心脏前负荷充足的同时左右心脏收缩功能均满意的情况下仍然存在低血压,提示外周血管阻力降低。

30. 超声心动图在感染性休克管理中的临床应用流程是什么?

低血容量、有效循环血量降低导致组织灌注不足是感染性休克的最主要特点。除立即使用有效抗生素抗感染治疗,早期的治疗应给予足量的容量复苏合并使用血管活性药物以改善组织灌注。该治疗常在重症医学科外已开始执行。患者转入重症医学科后,医师需要进行评估并进一步制定治疗计划。初步超声心动图检查首先有助于排除其他或并存的导致休克的原因,如早期未发现的心包填塞、严重瓣膜疾病、室间隔异常、缺血性心肌病或肺栓塞;其次有助于进行血流动力学评估,以指导进一步容量管理和血管活性药物的调整。

超声心动图检查显示以下特征性的改变时,提示需要继续进行容量复苏:① 显示下腔静脉直径小或高动力的左室、收缩末室腔消失;② 没有自主呼吸的机械通气患者,下腔静脉直径或每搏输出量随呼吸发生显著的变异;③ 有自主呼吸的机械通气患者,测量的被动腿抬高试验变异度>12%。

超声心动图检查有助于评价左心功能,指导血管活性药物的使用和调整。感染性休克患者常合并左室收缩功能下降,但并不说明患者一定需要使用血管活性药物。通过超声心动图检查有助于判断患者是否需要应用正性肌力药物。最常用的方法为直接测量每搏输出量和心输出量。超声检查即使显示左室收缩功能降低,但如果每搏输出量和心输出量在正常范围,没有必要使用强心治疗;如果每搏输出量和心输出量降低以至氧供减少,则有使用正性肌力药物的指征。如果无法进行量化的每搏输出量和心输出量测量,需要综合临床表现来决定是否使用正性肌力药物。

超声心电图检查有助于识别患者有无急性肺心病。多种因素可导致感染性休克患者出现急性肺心病。如细菌毒素、炎症介质、不恰当的机械通气治疗等。右室扩张和室间隔运动障碍,对急性肺心病有重要诊断意义。急性肺心病的识别有助于临床医师及时采取有效措施降低右室后负荷。

(八) 超声心动图与重症相关心肌梗死

31. 超声如何早期发现重症相关心肌梗死?

无论是围手术期还是严重创伤的重症患者,缺血性心脏病常见,心肌局部缺血导致局部心肌运动异常。临床实际中,超声检查评估局部心肌缺血最常用的方法是进行二维超声显像检查,目测室壁运动和室壁增厚率。与心肌节段的室壁增厚率相比,二维超声应变成像对心肌缺血的变化更加敏感。

心肌应变是指心肌各节段的变形,与心肌的收缩和舒张功能密切相关,因此超声检查心肌应变可用于评估心肌收缩和舒张功能。

随着彩色多普勒心脏超声在临床的广泛运用,使急性心肌梗死后心脏功能、包括左室舒张功能异常得到全面深入的认识,对临床治疗方案的制定也起到重要作用。急性心肌梗死后可出现左心室舒张功能异常,表现为二尖瓣血流频谱 E 峰峰值速度减低,A 峰峰值速度增高,E/A 比值<1,E 峰减速时间延长,等容舒张时间延长,肺静脉血流频谱 S/D 峰值比值增加等。

(九) 超声心动图与急性肺动脉栓塞

32. 超声心动图如何早期发现急性肺动脉栓塞?

急性肺血栓栓塞是临床上一种危重的心肺疾病,超声心动图检查对其病变程度、治疗效果及预后评估有重要作用,已经普遍应用于临床。超声检查急性肺血栓栓塞应心脏超声检查及下肢深静脉检查。心脏超声可以从直接征象及间接征象为诊断急性肺血栓栓塞提供重要辅助诊断依据，其中，直接征象包括肺动脉和左右肺动脉主干内血栓；右心内血栓伴右心扩大、肺动脉高压；血栓到达肺动脉以前，可被腔静脉入右房处的 Eustachil 瓣、三尖瓣或右心耳阻截，如果同时伴有右心室扩大或肺动脉高压，则可以直接诊断急性肺血栓栓塞。

心脏超声检测急性肺血栓栓塞的间接征象包括肺动脉高压及肺源性心脏病征象。具体表现在以下几方面：栓子栓塞肺动脉，受机械、神经反射和体液因素的综合影响，肺血管阻力升高，右心后负荷增大，导致右心系统扩大；右室壁运动幅度减低；室间隔与左室后壁运动不协调，在左室短轴切面，室间隔向左心室膨出，左心室呈"D"字形改变；由于右心扩大，导致三尖瓣瓣环扩大，可引起不同程度三尖瓣反流及肺动脉压力增高，频谱多普勒可以测得三尖瓣反流压差，并可据此估测肺动脉压力；此外，还可见多普勒改变、肺动脉血流流速曲线发生特征性改变，主要表现为加速、减速时间缩短及频谱形态发生改变，如果伴有肺动脉高压，则血流频谱表现为收缩早期突然加速，加速支陡直，峰值流速前移至收缩早期，而后提前减速，呈直角三角形改变，有时可于收缩晚期血流再次加速，出现第二个较低的峰。

心脏超声可通过上述直接征象来直接诊断急性肺血栓栓塞，但临床检查发现直接征象的概率往往较低，主要原因为：当肺栓塞栓子位于肺动脉外周血管时，往往难以检出；新鲜的血栓回声多较低，超声不易识别；而机化的血栓与血管壁融合，也不易区分。间接征象可以提示诊断，更重要的是对具有胸痛、呼吸困难、心悸、气短等症状的患者进行鉴别诊断，主要与冠心病、急性心肌梗死、主动脉夹层、心包积液等疾病鉴别。对于确诊的急性肺血栓栓塞患者，如超声探测到中度、重度右室功能障碍，则其近期及长期病死率明显升高，而不伴有右室负荷过重的患者，近期预后良好。可见，除辅助诊断外，心脏超声检查还能够根据右室功能状态进行疾病危险度分层及预后判断。由于心脏超声可以动态、无创、重复估测肺动脉压力，因此也是疗效判断、随访追踪的一种快速、简便的检查手段。

（十）肺部超声在循环监测与支持中的作用

33. 常见的肺部超声征象包括哪些?

最近几年来,随着肺部超声的进步与推广,超声检查成为肺部和胸腔疾病诊疗的重要手段。正常和疾病状态下肺部超声常见的特征性的表现有:① 正常通气征象——胸膜线下平行排列的 A 线;② 肺间质-肺泡综合征——彗星尾征,根据 B 线的不同间隔分为 B7 线(B线间隔大约 7 mm,主要是肺小叶间隔增厚)和 B3 线(B 线间隔3 mm);③ 肺实变征——组织样征和碎片征,可见支气管气象;④ 胸腔积液征象——静态征象为四边形征,动态征象包括水母征和正弦波征;⑤ 气胸征象——平流征,超声诊断气胸的优势是快速、直接。

34. 如何认识肺部超声对血流动力学性肺水肿的评估作用?

血流动力学性肺水肿患者通常需要进行肺水含量的评估。肺部超声检查获得的 B 线提示患者出现肺水肿,该表现往往出现在血气分析改变之前。另外,超声具有简单、无创、无放射性和实时性等特点,可以实时监测肺水肿的改变。例如,随着肺水肿的增加,由肺间质水肿发展为肺泡水肿,肺部超声检查的 B 线也相应发生变化[11,12]。

35. 如何利用超声监测鉴别急性心源性(血流动力学性)肺水肿与急性呼吸窘迫综合征肺水肿?

肺部超声监测导向诊断的难点在于鉴别急性心源性(血流动力学性)肺水肿和急性呼吸窘迫综合征肺水肿。最新有研究对比急性呼吸窘迫综合征与急性心源性(血流动力学性)肺水肿超声征象的不同。研究纳入 7 个征象:肺泡-间质综合征、胸膜线异常征象、胸膜滑动征消失、存在未受损伤的区域、肺部实变、胸腔积液和肺搏动征。研究结果表明:由于两种疾病发病的病理生理机制不同,肺部超声表现也不同。心源性肺水肿时,超声肺彗星尾征的绝对数量与血管外肺水含量明显相关,甚至随着肺部含水量的增加从黑肺到黑白肺直至白肺发展;急性呼吸窘迫综合征时,早期CT能发现的所有特点包括肺部及胸腔改变均可由肺部超声检查发现,包括不均匀的含有未受损伤区域的肺部间质综合征、胸膜线异常改变及肺实变和胸腔积液等。可见肺部超声有助于床旁即时鉴别诊断急性呼吸窘迫综合征肺水肿与急性心源性(血流动力学性)肺水肿[13~15]。

36. 肺部超声如何估测肺动脉嵌压?

在循环支持的过程中,有研究表明,肺超的 A-优势型表现提示肺动脉嵌压<13 mmHg 的可能性大,而在 B-优势型时,提示肺动脉嵌压>18 mmHg 的可能性较大。

(十一) 重症肾脏超声在循环监测及休克支持中的作用

37. 肾脏超声在休克循环监测中也具有重要作用吗?

肾脏是休克时最容易受损或最早受损的器官之一,术后患者发生率达到 1%,而在重症患者则达到 35%,尤其感染性休克患者发生率在 50% 以上。因此肾功能的评估和急性肾损伤的早期诊断非常重要[16]。重症肾脏超声能够床旁及时、无创监测肾脏大循环与微循环的改变,为休克循环监测提供新的诊断依据。

38. 在循环监测及休克支持中如何应用肾脏超声?

近年来,应用超声多普勒技术监测肾脏阻力指数成为评估肾脏灌注的重要工具。过去的研究表明,肾脏阻力指数与疾病的进展明确相关,建议肾脏阻力指数用于监测肾脏移植后功能不全、尿路梗阻等。近年,由于超声监测肾脏阻力指数无创、简单、可重复性强,成为重症患者首选监测急性肾损伤发生发展的重要工具,尤其有益于调整休克的血流动力学策略。另外,由于超声造影技术的进展,使床旁定量实时监测大血管与微血管血流成为可能,尤其对于休克时肾脏灌注的变化,包括对于治疗干预的变化均有重要的监测价值。

重症超声是重症医学科中指导血流动力学监测和治疗的有效方

法,它为重症医学提供了连续动态管理重症患者的重要床旁工具。

（王小亭）

参考文献

1. Morris C, Bennett S, Burn S, et al. Echocardiography in the intensive care unit: current position, future directions. JICS, 2010, 11: 90 - 97.

2. Danilo T, Marcelo L, Tatiana M, et al. Echocardiography for hemodynamic evaluation in the intensive care unit. Shock. 2010,34 S(1): 59 - 62.

3. Price S, Nicol E, Gibson DG, et al. Echocardiography in the critically ill: current and potential roles. Intensive Care Med, 2006,32: 48 - 59.

4. Gerstle J, Shahul S, Mahmood F. Echocardiographically derived parameters of fluid responsiveness. Int Anesthesiol Clin. 2010, 48(1): 37 - 44.

5. Vieillard-Baron A, Caille V, Charron C, et al. The actual incidence of global left ventricular hypokinesia in adult septic shock. Crit Care Med, 2008, 36: 1701 - 1706.

6. Price S, Via G, Sloth E, et al. World Interactive Network Focused On Critical UltraSound ECHO - ICU Group: Echocardiography practice training and accreditation in the intensive care: document for the World Interactive Network Focused on Critical Ultrasound (WINFOCUS). Cardiovasc Ultrasound, 2008, 6: 49.

7. Vincent Caille1, Jean-Bernard Amiel, Cyril Charron, et al. Echocardiography: a help in the weaning process. Critical Care, 2010, 14: R120.

8. Salem R, Vallee F, Rusca M, et al. Hemodynamic monitoring by echocardiography in the ICU: the role of the new echo techniques. Current Opinion in Critical Care, 2008, 14(5): 561 - 568.

9. 王小亭,刘大为,张宏民,等. 扩展的目标导向超声心动图方案对感染性休克患者的影响. 中华医学杂志,2011,91(27): 1879 - 1883.

10. 王小亭,刘大为. 重视心脏多普勒超声在重症医学领域中的应用. 中华内科杂志, 2011,50(07).

11. Bellani G, Mauri T, Pesenti A. Imaging in acute lung injury and acute respiratory distress syndrome. Curr Opin Crit Care, 2012, 18(1): 29 - 34.

12. Rajan GR. Ultrasound lung comets: a clinically useful sign in acute respiratory distress syndrome/acute lunginjury. Crit Care Med, 2007, 35(12): 2869 - 2870.

13. Jambrik Z, Gargani L, Adamicza A, et al. B-lines quantify the lung water content: a lung ultrasound versus lung gravimetry study in acute lung injury. Ultrasound Med Biol, 2010, 36(12): 2004 - 2010.

14. Copetti R, Soldati G, Copetti P. Chest sonography: a useful tool to differentiate acute cardiogenic pulmonary edema from acute respiratory distress syndrome. Cardiovasc Ultrasound, 2008, 29(6): 16.

15. 王小亭, 刘大为. 超声监测导向的 ARDS 诊断与治疗. 重症医学年鉴, 2012.

16. Le Dorze M, Bouglé A, Deruddre S, et al. Renal Doppler Ultrasound: A New Tool to Assess Renal Perfusion in Critical Illness. Shock, 2012, 37(4): 360 - 365.

第四章

血流动力学和氧代谢监测

一、前沿学术综述

血流动力学监测是重症患者循环功能监测的重要组成部分,研究的是血液在心血管系统中流动的一系列物理学问题,即流量、阻力、压力之间关系。

血流动力学监测分为无创和有创监测两大类,无创血流动力学监测(noninvasive hemodynamic monitoring)指应用对机体组织没有机械损伤的方法,经皮肤或黏膜等途径间接取得有关心血管功能的各项参数,其特点是安全、并发症少;有创性血流动力学监测(invasive hemodynamic monitoring)通常是指经体表插入各种导管或监测探头到心腔或血管腔内,利用各种监测仪或监测装置直接测定各项生理学参数。

常规血流动力学监测可用于基础循环状态、容量复苏和药物治疗效果的评价,其核心内容是组织灌注与氧代谢状况,包括全身和局部灌注指标的监测。通过对所测得的数据进行分析和演算可获得监测数据,从而可深入、全面地了解患者的病情,有利于对疾病进行诊治和对预后进行评价。

常规血流动力学监测包括体循环监测的各项参数:心率、血压、中心静脉压与心输出量和体循环阻力等;肺循环监测的各项参数:肺动脉压、肺动脉嵌顿压和肺循环阻力等;氧动力学监测参数:氧输送、氧消耗等;氧代谢监测参数:血乳酸、动脉血氧饱和度、混合静脉血氧饱和度或中心静脉血氧饱和度等。

临床治疗中,常规监测指标存在局限性。例如严重感染与感染性休克时组织持续缺氧,传统临床监测指标如心率、血压、尿量、神志、毛细血管充盈状态、皮肤灌注等往往不能敏感地反映组织的缺血缺氧改变。此外,经过治疗干预后,部分休克患者的心率、血压等临床指标能恢复到正常范围,但可能仍存在组织灌注不足,组织缺血缺氧并未完全纠正。因此,传统的临床监测指标是休克诊断和治疗的基础,而全身灌注指标(氧输送、氧消耗、血乳酸、中心静脉血氧饱和度或混合静脉血氧饱和度等)以及局部组织灌注指标(胃黏膜 pH、胃肠黏膜二氧化碳分压、组织氧、微循环等)是常规血流动力学监测必要的补充。

　　近年来,随着科技的进步,血流动力学监测取得了迅猛发展。20世纪 80 年代,Swan-Ganz 肺动脉漂浮导管进入临床,开创了血流动力学监测的新篇章,临床上广泛应用,为休克的监测和治疗提供了重要依据。Swan-Ganz 肺动脉漂浮导管使心脏前负荷的监测走向量化,肺动脉嵌顿压和中心静脉压成为反映心脏前负荷的指标。近年大量研究表明,由于肺动脉嵌顿压和中心静脉压受到心脏顺应性、心脏瓣膜功能及胸腔内压力等多种因素的影响,不能准确反映心脏容量负荷状态[1]。因此,临床上需要更为可靠的前负荷指标。随着脉搏指示持续心输出量监测技术的出现,目前临床已广泛应用脉搏指示持续心输出量仪监测胸腔内血容量、血管外肺水含量及每搏输出量变异度等容量指标来反映机体容量状态,以指导患者的容量管理。大量研究证实,胸腔内血容量、每搏输出量变异度、血管外肺水含量可以较准确地反映心脏前负荷及肺水肿状态,明显优于肺动脉嵌顿压和中心静脉压等压力指标。

　　Swan-Ganz 肺动脉漂浮导管和脉搏指示持续心输出量均为有创血流动力学监测手段,为减少监测创伤,无创性的监测手段应运而生。重复二氧化碳吸收法、动脉压力波形分析、生物阻抗法、生物电抗法以及床旁超声使无创血流动力学监测成为可能。各种不同方法各有特点,监测指标和利弊各有不同,临床上可根据患者具体情况选择合适的监测手段。

　　综合评价氧输送、氧消耗及两者的相关性可以实现组织氧动力学的优化治疗,氧摄取率作为评价氧供需平衡的指标,其效果比单纯应用氧输送和氧消耗更敏感。正常情况下,氧输送改变时,因为氧摄取率的变化,氧消耗保持不变,也就是说氧消耗不受氧输送的影响。但当氧输送下降到临界值时,氧消耗依赖于氧输送的变化,氧摄取率的增加也无法满足组织氧合,于是就发生无氧代谢。另外,氧摄取率可以作为判断患者预后的指标。混合静脉血氧饱和度反映氧输送和氧消耗的平衡,当氧输送不能满足组织氧需要时,混合静脉血氧饱和度下降。严重感染与感染性休克时,可因为血流分布不均或组织氧利用障碍使混合静脉血氧饱和度升高,所以混合静脉血氧饱和度值需要与其他血流动力学指标一起解读。近期研究认为,监测中心静脉血氧饱和度对于指导早期休克复苏有重要价值[2]。

血乳酸作为全身灌注与氧代谢的重要指标,其升高反映了低灌注情况下无氧代谢的增加。血乳酸水平升高在预测严重感染与感染性休克病人的预后方面很有价值,血乳酸清除率比单一的血乳酸值更有意义。

动、静脉血二氧化碳分压差在一定程度上可以反映组织灌注,有研究提示,感染性休克患者早期动、静脉血二氧化碳分压差明显升高者,死亡率显著增加。提示动、静脉血二氧化碳分压差有可能作为判断感染性休克疾病严重程度的指标,并指导休克复苏[3,4]。

临床上局部灌注的评估经常靠评价器官功能来实现,如心肌缺血,尿量减少,血尿素氮和肌酐升高,神志异常,血清转氨酶、乳酸脱氢酶、胆红素升高和凝血酶原时间延长等。严重感染与感染性休克病人组织灌注减少,二氧化碳积蓄与清除障碍,消化道二氧化碳张力测定与胃黏膜 pH 值监测是临床评估消化道灌注的方法之一,也是评价重症患者预后的良好指标。

舌下二氧化碳图法测定组织二氧化碳分压,因其无创,应用简单且与胃张力计获得数据具有密切相关性而引起人们关注。应用正交极化光谱(orthogonal polarization spectral, OPS)成像能够实现床边直视下监测微循环状态,可用于观察严重感染与感染性休克病人的微循环改变,包括血管密度下降和未充盈、间断充盈毛细血管比例升高,这种异常的存在常预示器官衰竭在进展、患者病死率高[5]。

总之,血流动力学监测是重症患者监测治疗的重要组成部分,各种监测手段互为补充。合理选择监测手段,正确获取并解读监测数据,用于指导患者的治疗,将使患者获利最大。

二、临 床 问 题

（一）血流动力学监测

1. 什么是血流动力学和血流动力学监测？

血流动力学是研究血液在心血管系统中流动的一系列物理学问题的科学，涉及流量、阻力、压力之间关系，主要观察血液在循环中的运动情况。

血流动力学监测是指依据物理学的定律，结合生理学和病理生理学的概念，对循环中血液运动的规律性进行定量、动态、连续的测量与分析，并将这些数字反馈于对病情发展的了解和对临床治疗的指导。血流动力学监测可分为无创性和有创性两大类，可以对患者心脏的前负荷、后负荷、心肌收缩舒张功能做出客观评价，结合血气分析，还可进行全身氧代谢监测。血流动力学监测是重症患者循环功能监测的重要组成部分。

2. 什么是心脏的前负荷，受哪些因素影响？

心脏前负荷是指心脏收缩前遇到的负荷，在细胞水平上是指心肌细胞收缩前的初长度，在器官水平指心室舒张末期容积。前负荷是由心室舒张末期血液充盈量来决定的。心室充盈量是静脉回心血量和心室射血后剩余血量的总和。

静脉回心血量受心室舒张充盈时间和静脉回流速度的影响。心率增加时，舒张期缩短，充盈不完全，前负荷减少，反之亦然。静脉回流速度取决于外周静脉和心房、心室压之差，差值大，可促进静脉回流，增加心脏前负荷。

心室射血后剩余血量与心肌收缩力有关。心肌收缩强，射血分数大，剩余血量就减少。

此外，心房收缩也增加心室舒张期的充盈量，从而增强心室收缩的强度。

3. 临床上哪些指标可以反映心脏前负荷?

心脏前负荷指心脏收缩前遇到的负荷,在细胞水平是心肌细胞收缩前的初长度;在器官水平指心室舒张末期容积。因此,反映心脏前负荷的指标是心室舒张末期容积,该指标可以通过超声、CT、核素扫描等方法获得,但需要在特定地点和特殊设备完成。由于病人病情危重,不宜搬动,在床边直接获得心室舒张末期容积有困难,临床上常用中心静脉导管监测中心静脉压来反映右心室舒张末期压,间接反映右心室的舒张末期容积;用 Swan-Ganz 肺动脉漂浮导管来测定肺动脉嵌顿压反映左心室舒张末期压力,间接反映左心室前负荷。随着监测技术的进步,床旁超声可以在床边通过测量心房、心室腔的大小、下腔静脉宽度及变异度来直接获得反映心脏前负荷的指标,但该检测受到测量技术、呼吸及机械通气等的影响。

目前,血流动力学监测手段的发展,在床边可以通过监测胸腔内血容量、全心舒张末期容积、每搏输出量变异率来反映心脏前负荷。

4. 什么是心脏的后负荷,它受哪些因素影响?

后负荷是心肌开始收缩时才遇到的负荷或阻力。心肌收缩时产生的主动张力用于克服后负荷,当张力大于或等于后负荷时,心肌开始缩短,张力不再增加。后负荷越大,心肌必须产生更大的主动张力才能克服这种阻力而开始缩短。对于左心室收缩和射血而言,后负荷就是主动脉压力。心室收缩时,在左室内压未超过主动脉压前,心室肌不能缩短,表现为等容收缩,室壁张力增加,室内压急剧上升,当室内压超过主动脉压时,心室肌才能缩短射血。

在心肌收缩性、心肌肌纤维初长度和心率不变的情况下,如果动脉血压增高即后负荷增大,则心室的等容收缩期延长,而射血期推迟并相应缩短,同时心室肌缩短的程度和速度均减小,射血速度减慢,导致搏出量减少。

5. 什么是心肌收缩力,临床上有什么指标反映心肌收缩力?

心肌收缩力是心肌细胞在受到有效刺激后产生收缩的能力,与心脏前、后负荷无关,受神经、体液、内分泌的影响。心肌收缩力与心脏的每搏输出量和心室的做功正相关。

临床上直接测量心肌收缩力非常困难。在体评价心肌收缩力很难,难以去除心脏前、后负荷的影响。所以,临床上通常采用与心肌收缩力相关的指标进行动态监测,如每搏输出量、心室做功指数、射血分数、心室收缩末期最大斜率等。

实际上,心脏泵血功能的指标如每搏输出量、每搏功等,并不能准确评估心脏收缩能力。目前常用速度指标来评定收缩能力,如等容收缩期心室内压变化速率、射血期心室容积变化速率和心室直径变化速率等,这些指标对收缩能力的变化较为敏感,而且受负荷的影响较小,被广泛采用。

6. 什么是 Starling 定律和 Starling 曲线?

1914 年,Starling 通过动物实验对心脏功能进行了大量研究,发现心肌纤维收缩的初长度与心脏功能存在着相关性,从而提出了"心肌收缩产生的能量是心肌纤维初长度的函数",这就是著名的 Starling 定律。

Starling 定律认为心肌收缩力与心肌纤维的初长度呈正相关,也就是说心肌纤维在收缩前的长度越长,心肌产生的收缩力就越大。从整体心脏来讲,心室舒张末期容积越大,每搏输出量就越大。

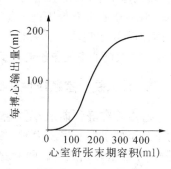

图 4-1 Starling 曲线

Starling 定律具有重要的生理意义。根据 Starling 定律,随着心脏前负荷的增加,心输出量随之增加。根据该机制绘制的心功能曲线被称为 Starling 曲线(图 4-1)。

7. 什么是心功能曲线,有何临床意义?

心功能曲线反映心室前负荷与心室每搏做功之间的关系。临床上常以压力指标反映前负荷。以左心室舒张末期压力为横轴、左室每搏

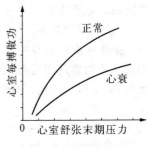

图 4-2 心功能曲线

功为纵轴做图,可以得到两者相互关系的曲线(图 4-2),称为心功能曲线(ventricular function curve)。

心功能曲线大致可以分为 3 段:① 心室充盈压在 12～15 mmHg 的范围内(相当于 16～20 cm H_2O),是心室的最适前负荷。一般情况下左心室充盈压为 5～6 mmHg,处于心功能曲线左侧的升支段,和最适前负荷还有一段距离。因而,心室每搏做功随心室充盈压的增加而增加,说明心室肌有较大的初长度储备。这种通过心肌细胞本身初长度的改变而引起心肌收缩强度的变化,称为异长自身调节,它保证了心输出量能随回心血量的增加而增加,使心室舒张末期容积和压力维持在正常范围之内,同时在左、右心室保持基本相同心输出量中也具有重要的调节作用。② 心室充盈压在 15～20 mmHg(相当于 20～27 cm H_2O)的范围内,曲线趋于平坦,说明通过心室肌初长度变化调节其收缩功能的作用较小。③ 心室充盈压进一步升高(>20 mmHg),曲线平坦或轻度下倾,但并不出现降支。只有当心室出现严重的病理变化时,心室每搏做功才会随心室充盈压进一步增加而下降。

8. 什么是心室顺应性曲线?

心室等容舒张期末,左心室内压力下降至低于左心房压力时,二尖瓣开放,左心室开始充盈。随着左心室被逐渐充盈,心室内容积逐渐增加,压力也有所增加,心室舒张期的压力与容积的变化不是直线关系,这条曲线实际上代表了左心室的顺应性(图 4-3)。当心脏顺应性下降时,心室顺应性曲线向左上方移位,见于心肌缺血、心肌肥厚、限制性心肌病、左右心室失

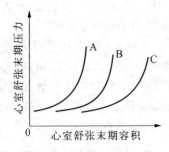

图 4-3 心室顺应性曲线

A. 为心室顺应性降低;B. 为心室顺应性正常;C. 为心室顺应性增高。

协调、心包填塞及感染性休克早期；反之，当心室顺应性增加时，曲线向右上方移位，见于感染性休克中后期、扩张型心肌病以及心包填塞解决后。在心室顺应性降低的情况下，改善心肌顺应性对于维持心脏功能十分重要，积极治疗原发病有助于改善心肌顺应性，此外，硝酸酯类药物和米力农类药物也可改善心室顺应性。

9. 怎样进行动脉血压监测，如何分析动脉波形？

动脉血压监测可分为有创和无创监测两种。无创是指通过传统的袖带听诊、振荡控制描记器来进行血压监测，简单易行，临床多采用，但对于重症患者不够准确；有创是指通过动脉置管直接监测动脉血压，对于休克等重症患者，推荐采用动脉置管直接测压，可以准确及时反映动脉血压。

正常动脉压力波分为升支、降支和重搏波（图 4-4），升支表示心室快速射血进入主动脉，至顶峰为收缩压，正常值为 100～140 mmHg（1 mmHg＝0.133 kPa）；降支表示血液经大动脉流向外周，当心室内压力低于主动脉时，主动脉瓣关闭与大动脉弹性回缩同时形成重搏波。之后动脉内压力继续下降至最低点，为舒张压，正常值 60～90 mmHg。从主动脉到周围动脉，随着动脉管径和血管弹性的降低，动脉压力波形也随之变化，表现为升支逐渐陡峭，波幅逐渐增加，因此股动脉的收缩压要比主动脉高，下肢动脉的收缩压比上肢高，舒张压所受的影响较小，不同部位的平均动脉压比较接近。测量位置距离主动脉越远，压力会越高；测量位置距离主动脉越远，波形中重搏切迹越不明显。

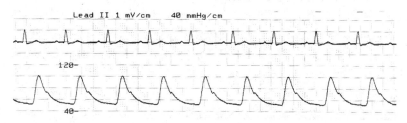

图 4-4 正常动脉压波形

10. 有创动脉监测的途径应怎么选择?

周围动脉置管位置选择总的原则是:局部侧支循环丰富,即使发生局部动脉阻塞亦不会引起远端组织缺血性损伤。一般可选择桡动脉、肱动脉、股动脉和足背动脉等。由于桡动脉与尺动脉之间有动脉环,故临床上多选择桡动脉(常采用左侧,左手功能占优势者采用右手)。位于腕部桡侧腕屈肌腱的外侧可清楚摸到其搏动,由于位置表浅且相对固定,穿刺置管较易成功,它与尺动脉在掌部组成掌深、浅动脉弓(侧支循环丰富),即使桡动脉发生阻塞或栓塞也不会影响手部的血供。

桡动脉穿刺前必须测试尺动脉血流是否通畅,可用改良式 Allen 试验法测试,具体方法:① 测试者以手指压迫患者桡动脉以阻断桡动脉血流,让病人将手举过头顶并连做握拳动作数次,然后紧紧握拳;② 测试者继续压迫桡动脉让患者将手下垂,并自然伸开手掌;③ 观察手掌部颜色由白转红的时间,若尺动脉畅通和掌弓循环良好,转红的时间多在 3 秒左右,在 6 秒以内转红,提示 Allen 试验阴性,若在 7~15 秒转红,说明尺动脉血供延迟,称为 Allen 试验可疑,如果 15 秒以上仍不转红则说明尺动脉血供有障碍,即 Allen 试验阳性,此时桡动脉不宜采用。

11. 动脉穿刺置管有哪些并发症,怎样防治?

动脉穿刺置管常见的并发症有血栓形成、动脉栓塞、出血和感染等。

周围动脉穿刺置管引起血栓形成的因素是多方面的——① 血栓形成与套管留置时间呈正比:套管留置时间越长,血栓发生率越高,如 18 号套管桡动脉置管 20 小时血栓发生率为 25%,20~40 小时血栓形成的发生率高达 50%;② 血栓形成与套管内径和血管内径大小密切相关:套管内径与动脉内径的比值越大发生率越高,用 20 号套管比 18 号套管进行动脉穿刺置管,血栓发生率明显减少。股动脉或肱动脉置管血栓发生率明显低于桡动脉置管;③ 血栓形成与套管针材料有关:同样型号套管留置时间相同,聚乙烯套管血栓形成的发生率为

90％,而聚四氟乙烯套管仅为 29％;④ 血栓形成与穿刺次数有关:多次反复穿刺造成血管内膜的损伤可增加血栓发生率。

动脉栓塞的栓子多来自测压管道和套管针内形成的血凝块。持续冲洗装置可减少栓塞的机会,而间断冲洗时间不易掌握,动脉栓塞易于发生。

穿刺损伤常引起局部出血和血肿形成,穿刺成功置管后局部加压止血 3～5 分钟。在行股动脉穿刺时当进针位置过高时可误伤髂外动脉而造成腹膜后出血,如不及时发现,后果十分严重。当术后拔除测压套管时应局部加压 30 分钟。

感染多由于置管时间太长引起,一般保留 3～4 天应拔除测压套管。如术后发现局部有炎症表现应及时拔除,若病情需要应改换部位重新穿刺。

12. 什么是中心静脉压,有何临床意义?

中心静脉压是通过中心静脉置管测得的胸腔内大血管或右心房内的压力,是反映有效循环血容量的压力指标。当患者无三尖瓣病变时,中心静脉压可以反映右心室舒张末压力,间接评价右心室前负荷。

1962 年 Wilson 首先开展的床边中心静脉压监测,是床旁有创血流动力学监测的开端。

13. 中心静脉穿刺置管途径有哪些? 穿刺应注意哪些问题?

目前多采用经皮穿刺的方法放置导管至中心静脉,常用的穿刺部位有颈内静脉、锁骨下静脉或股静脉。

中心静脉穿刺时的注意事项:

(1)应掌握多种径路的穿刺技术,不可强调因某一径路的穿刺成功率高而进行反复多次的穿刺,否则会造成局部组织的严重创伤和血肿。

(2)严重的低血容量状态时,由于静脉血管容量不足,静脉壁塌瘪,有时穿透静脉也未能抽得回血,这时需缓慢退针,边退针边抽吸,往往在退针过程中抽得静脉回血。

(3)在严重的低血容量状态时,由于正式穿刺用粗针头相对较钝,可将静脉壁向前推移甚至压瘪,所以正式穿刺时的进针深度往往较试穿时要深。

(4) 穿刺过程中,穿刺针要直进和直退,若需改变穿刺方向时必须将针尖退至皮下,否则增加血管的损伤。

(5) 穿刺成功后,应迅速将导管内气体抽出注入肝素生理盐水,以防在固定导管时血液在管内凝固。

(6) 在固定导管时,缝针的方向一定与导管的走向平行,切不可横跨导管,以免在皮下穿破导管。

14. Swan-Ganz 肺动脉漂浮导管血流动力学监测的适应证和禁忌证有哪些?

Swan-Ganz 肺动脉漂浮导管血流动力学监测,是临床上最常用的有创性血流动力学监测手段之一,肺动脉漂浮导管适用于对血流动力学指标、肺脏和机体组织氧合功能的监测,任何原因引起的血流动力学不稳定及氧合功能改变,或存在可能引起这些改变的危险因素,均为血流动力学监测的适应证。该检测的意义概括起来主要有两个方面(表 4-1):第一,明确诊断;第二,指导治疗、判断疗效。

表 4-1 血流动力学监测的临床应用

诊 断 应 用	指 导 治 疗
肺水肿的鉴别诊断	指导液体量的管理
休克的鉴别诊断	调节肺水肿时的液体平衡
肺动脉高压	降低充血性心衰患者的前负荷
心包填塞	维持少尿型肾衰患者液体平衡
急性二尖瓣关闭不全	指导休克治疗
右室梗死	指导血容量的调整和液体复苏
	调节正性肌力药和血管扩张药的剂量
	增加组织的氧输送
	机械通气时调节容量和正性肌力药

血流动力学监测无绝对禁忌证,但对于下列情况应谨慎使用:① 肝素过敏;② 穿刺局部疑有感染或已有感染;③ 严重出血性疾病

或溶栓和应用大剂量肝素抗凝;④ 完全性左束支传导阻滞(置入肺动脉漂浮导管的过程中可能伤及右束支,引起完全性房室传导阻滞,心跳骤停);⑤ 心脏及大血管内有附壁血栓。

15. 如何在压力波形指导下放置 Swan-Ganz 肺动脉漂浮导管?

接受血流动力学监测的患者大多数病情危重,不宜搬动。放置 Swan-Ganz 肺动脉漂浮导管只能在床边进行,只能根据压力波形指导放置 Swan-Ganz 肺动脉漂浮导管。

常用的 Swan-Ganz 肺动脉漂浮导管的置管途径有颈内静脉及锁骨下静脉。临床应根据术者的经验和习惯、患者的解剖特点及特殊临床情况,综合考虑来选择穿刺部位。右侧颈内静脉常作为肺动脉漂浮导管首选置管途径。应用 Seldinger 导丝法穿刺置管,将导管的自然曲度朝向右心室流出道,便于导管顺利进入右心室和肺动脉。其过程如下:

(1) 导管进入右心房　导管顶端进入右房后,压力显示典型的心房压力波形,表现为 a、c、v 波,压力波动的幅度很小(图 4 - 6)。此时气囊应充气 1~1.5 ml,锁住三通,继续向前送入导管。

(2) 导管进入右心室　一旦导管顶端通过三尖瓣,压力波形突然改变,收缩压明显升高至 25 mmHg 左右,舒张压不变或略有下降,脉压明显增大,压力曲线的上升支带有顿挫,这种波形提示导管尖端进入右心室(图 4 - 5)。

导管在右室内、尤其是进入右心室流出道时,可刺激心室壁引起室性早搏、甚至室颤。确保气囊充盈、减少右室停留时间,可减少心律失常的发生。操作过程中也可将患者头抬高 5°,右侧倾斜卧位,可减少导管对心脏的刺激。

(3) 导管进入肺动脉　导管尖端进入右心室后,应迅速而轻柔地送入导管,当收缩压基本保持不变、舒张压明显升高、平均压升高、压力曲线的下降支出现重搏波切迹时,表明导管已进入肺动脉。

(4) 肺动脉嵌顿　继续送入导管,导管气囊嵌顿时,收缩压舒张压下降,脉压差明显减小,平均压力低于肺动脉平均压。如无波形干扰,可分辨出 a、c、v 波。这时,应停止移动导管,立即排空气囊,可见压力

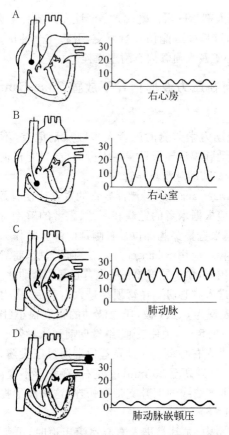

图 4 - 5   肺动脉漂浮导管在右房、右室、肺动脉及嵌顿不同部位的压力波形

波形马上转为肺动脉压力波形。再次充盈和排空气囊,压力波形重复出现肺动脉嵌顿压力波形和肺动脉压力波形,说明导管位置良好(图 4 - 5)。

导管顶端从右室到嵌顿位的深度一般 10~15 cm。右颈内静脉到嵌顿部位的距离为 40~50 cm。若导管入右室再继续前行距离超过 15 cm 仍不能嵌顿,应排空气囊把导管退回至右房后再重新插入,因为导管在心腔内过长易打结。

若气囊充气量<1.0 ml时即出现嵌顿波,说明导管置入过深,应退出。每次充盈时都应注意嵌顿所需最小气囊容量。导管向远端移位、气囊过分充盈、气囊偏心及导管嵌顿时冲洗导管易引起肺动脉破裂。

16. 如何判断心房波的各波形?

在窦性心律时,心房压力波的特征为两个大的正向波(a 和 v 波)、两个负向波(X 和 Y 降波)和另外一个小的正向波 c 波(图 4 - 6)。a 波由心房收缩产生。随后为心房舒张和心室收缩带动三尖瓣环关闭,房室连接处向下运动产生负向 X 波。三尖瓣关闭时瓣叶轻度向右房突出引起右房压轻微增加形成 c 波,可呈明显的波形或作为 a 波的挫折,有时不出现。X 降波后的正向波为 v 波,为心室收缩时心房被动充盈产生。最后的一个波为 Y 降波,标志着三尖瓣开放,右房快速排空血液进入右心室。

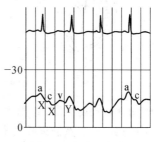

图 4 - 6　心房压力波

17. 如何判断 Swan-Ganz 肺动脉导管顶端位于肺的Ⅲ区?

20 世纪 60 年代,West 根据人体站立位时肺泡内压力和肺血管压力的关系,将肺组织分为 3 区(图 4 - 7)。正常人Ⅰ区指肺泡内压高于肺动脉、肺静脉压,肺毛细血管通常处于关闭状态,肺血管内几乎无血流;Ⅱ区是肺泡内压力于吸气相低于肺动脉压和肺静脉压,呼气相高于肺静脉但低于肺动脉压,血流取决于肺动脉和肺泡间的平衡,一旦 Swan-Ganz 肺动脉导管气囊充盈阻断血流,即可由Ⅱ区变为Ⅰ区;Ⅲ区肺泡内压始终低于肺血管内压力,肺毛细血管始终保持开放,形成肺动脉与左房之间的自由通道。因Ⅰ区、Ⅱ区肺血管内持续或间断无血流,所测定的肺动脉嵌顿只能反映肺泡内压力,并不反映左房压。因此,只有Ⅲ区肺血管内有持续血流,测定的肺动脉嵌顿压可反映左房压及左室舒张末压。

确定导管顶端位于Ⅲ区有以下几项指标:① 具有典型肺动脉压

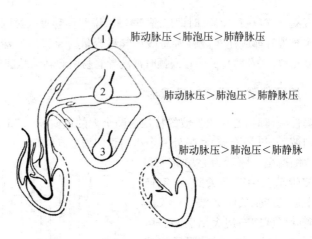

肺动脉压＜肺泡压＞肺静脉压

肺动脉压＞肺泡压＞肺静脉压

肺动脉压＞肺泡压＜肺静脉

图 4-7　West 肺区模型

和肺动脉嵌顿压波形；② 肺动脉舒张压大于肺动脉嵌顿压；③ 呼气末正压试验——突然撤离呼气末正压,肺动脉嵌顿压的改变小于呼气末正压改变的一半。

18. 放置 Swan-Ganz 肺动脉漂浮导管的可能并发症及防治措施有哪些?

血流动力学监测的并发症与插管过程及导管留置有关(表 4-2),但致命性的严重并发症发生率并不高。遵循操作常规,严守无菌原则,可最大限度地避免并发症的发生。

表 4-2　肺动脉漂浮导管相关的并发症

插 管 并 发 症	留 管 并 发 症
气胸/血胸	导管或穿刺局部感染
血肿形成	肺栓塞或梗死
一过性心律失常	心律失常
肺动脉破裂	瓣膜损伤/心内膜炎
导管打结	肺动脉破裂
瓣膜损伤	血小板减少

(1) 心律失常 插管和导管留置过程中均可发生心律失常。室性早搏和一过性室性心动过速最为常见,主要由导管顶端刺激心室壁所致。室性心律失常的发生率在 11%～68%。导管通过右心室时发生的室性心动过速,通常只要导管顶端通过肺动脉瓣即自动终止,因此无需处理。仅 1.3%～1.5%的导管相关室性心动过速需抗心律失常药物、心前区捶击或电复律治疗。持续而不能自行转复的室性心动过速和室颤的发生率极低,不推荐预防性应用利多卡因。在急性心肌梗死或其他心律失常高危的患者,在插入肺动脉漂浮导管时,应预先准备好相应的治疗和抢救设备。

右束支传导阻滞的发生率为 0.05%～5%,而且多为一过性的。但如果患者存在完全性左束支传导阻滞,即使一过性的右束支传导阻滞也可导致心跳骤停的严重后果。左束支传导阻滞的患者放置肺动脉漂浮导管前,不必常规放置临时起搏器,可选用带有起搏功能的改良型肺动脉漂浮导管,或在床边备一体外起搏器,以备发生完全性房室传导阻滞或心跳骤停时所需。

导管相关的心律失常多与导管的机械刺激有关,在插管和导管留置时采取以下措施,可有效预防或减少心律失常的发生:① 心肌缺血、休克、低氧血症、电解质紊乱、酸中毒和(或)高内源性儿茶酚胺水平的患者发生室性心律失常的几率高,术前应尽量纠正;② 导管到达右心房后,应立即充盈气囊,以减少导管顶端对心内膜的刺激;③ 导管通过三尖瓣进入右心室后,应快速轻柔地送入导管,使导管向上反折经右心室流出道进入肺动脉,尽量缩短导管在右心室内停留时间。

(2) 血栓形成及栓塞 大多数经颈内静脉放置过肺动脉漂浮导管的患者,静脉造影或尸检发现在穿刺部位有血栓形成,通常没有临床表现。血栓也可发生在心脏内或肺动脉中,但发生率极低。导管本身可阻塞血管而引起肺梗死,通常与导管放置过深有关,使得肺动脉在气囊排空时仍处于部分嵌顿状态。梗死范围较小时通常无临床表现,仅在导管顶端外侧有新的肺部阴影。

预防措施:① 使用肝素生理盐水持续冲洗导管或选用肝素包被的导管;② 测肺动脉嵌顿压的时间不宜过长,一般不超过 2～3 个呼吸周期;③ 气囊放气排空后压力波形应为肺动脉压力波形,如持续为嵌压波形,提示导管过深,应缓慢向外退导管,直至出现肺动脉压力波形;④ 放置导管后,应常规做 X 线胸部检查,确定导管位置。

（3）**肺动脉破裂**　肺动脉破裂是 Swan-Ganz 肺动脉漂浮导管血流动力学监测中最严重的并发症。典型表现为突然大咯血,病死率接近 50%,但发生率仅 0.06%～0.2%,多见于高龄、肺动脉高压、低温体外循环心脏手术以及其他抗凝治疗的患者。最主要的原因是导管位置过深或气囊偏心等。若此时充盈气囊或快速注射液体,易造成肺动脉破裂。因此,避免导管向远端移位和气囊过度充盈,可以降低肺动脉破裂的危险性。

肺动脉破裂的防治:① 气囊未充盈时,禁止向前推送导管;② 测肺动脉嵌顿压时,应缓慢充盈气囊,当肺动脉压波形变为肺动脉嵌顿压波形时,应立即停止继续充气;③ 禁止用液体充盈气囊;④ 尽量减少气囊充盈、导管嵌顿时间,减少气囊充盈次数。如果肺动脉舒张压与肺动脉嵌顿压有良好的相关性,则可用肺动脉舒张压估计肺动脉嵌顿压;⑤ 导管不可置入过深;⑥ 一旦发生大咯血,应保持气道通畅,立即建立人工气道、气管插管,首选双腔气管插管,必要时进行手术治疗。

（4）**导管打结**　常见原因是导管在右心室或右心房内缠绕,易发生在扩大的右心房或右心室。如果自心房或心室向前推送导管 15 cm 以上仍无压力改变,需考虑导管打圈或缠绕,应放掉气囊、缓慢撤回导管。导管退回后,可用冰生理盐水冲洗导管,增加导管硬度后再送入。插管过程中,应避免一次将导管送入过长。调整导管位置时遇到阻力,应首先想到导管打结,切勿用强力将导管退出。

如高度怀疑导管打结,应立即在 X 线下证实,并置入导引钢丝,松解导管结后将其退出体外。如果导管结无法松解或其中含有腱索、乳头肌等心内结构,则需采取外科手术取出导管。

（5）**感染**　导管留置期间,穿刺局部出现红、肿、痛、皮温升高,或出现发热、寒战,应考虑肺动脉漂浮导管相关感染,应立即将导管拔出,同时取穿刺局部分泌物、导管血和外周静脉血、导管远端送培养,并做抗菌药物敏感试验。必要时给予抗感染治疗。

预防措施:① 在所有与导管相关的操作中,严格遵循无菌原则;

② 插管局部每天常规消毒,更换敷料,敷料被浸湿或污染时随时更换;③ 尽量减少测定心输出量及抽取混合静脉血的次数;④ 尽量缩短肺动脉漂浮导管的留置时间。研究表明,导管留置时间超过 72 小时,导管相关感染的发生率明显增加。

19. Swan-Ganz 肺动脉漂浮导管准确的压力监测应重点注意什么?

压力监测系统包括:① 导管和测压连接管;② 压力传感器;③ 冲洗装置;④ 压力监测仪。进行压力监测时应注意:

(1) 压力传感器的连接 压力传感器一端与压力监测仪连接,另一端直接或经测压连接管连于肺动脉漂浮导管的顶端开口,以保证在插管过程中持续监测导管顶端的压力。根据压力波形及数值的变化确定导管位置。另一个压力传感器连接于肺动脉漂浮导管的近端开口,监测右房压。

(2) 监护仪的设置 监护仪应置于操作者可见处。压力尺度根据患者的具体情况设定,一般患者设为 0～50 mmHg。

(3) 参照点的选择及调零 所有测量的压力都是相对于大气压的,换能器的气液面应以右心房水平作为参照点调零。临床通常将腋中线第 4 肋间水平作为确定仰卧位患者参照点的标志。将压力传感器置于参照点水平,通向大气调零。在压力监测过程中,若改变压力传感器放置水平将使所测压力值高于或低于实际压力。

(4) 测压系统的阻尼检测 导管插入前应先做快速冲洗试验,以证实整个测压系统阻尼正常(图 4 - 8)。挤压换能器的冲洗器快速冲洗 1 秒,然后松开。阻尼正常时,压力迅速上升呈一方波,然后陡直下降超过基线,称为过射(overshoot),又迅速回复至基线水平。阻尼过大时压力下降缓慢,逐渐回至基线水平,而无过射现象。阻尼不足时有过射波出现,但过射的压力波不能迅速回复至基线水平。阻尼过大多与测压系统内存在气泡有关,气泡的顺应性远大于液体的顺应性,可造成很强的压力返折。阻尼不足主要由

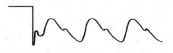

图 4 - 8 测压系统阻尼的
快速冲洗试验

连接处松开或连接管不正确引起。插管后阻尼过度的原因还包括管腔内有回血,导管顶端有血块,导管顶端贴壁及三通未完全打开等。

20. Swan-Ganz 肺动脉漂浮导管能获得哪些血流动力学指标?

可以直接获得部分血流动力学指标,并通过计算间接获得其他指标。血流动力学监测的目的是通过分析心血管系统不同部位的压力、流量及阻力之间的相互关系,对心脏的前负荷、后负荷及心脏的收缩舒张功能做出判断,指导临床诊断与治疗。

通过 Swan-Ganz 肺动脉漂浮导管进行血流动力学监测,部分指标可通过直接测量得到,部分根据公式计算而来(表 4-3)。

表 4-3　血流动力学监测指标及参考正常范围*

指　　标	英文缩写	计 算 方 法	参 考 正 常 值
右房压	RAP	直接测量	6~12 mmHg
平均肺动脉压	MPAP	直接测量	11~16 mmHg
肺动脉嵌顿压	PAWP	直接测量	5~15 mmHg
心输出量	CO	直接测量	4~6 L/分钟
心脏指数	CI	CO/BSA	2.5~4.2 L/min·m²
每搏输出量	SV	$1\,000 \times$CO/HR	60~90 ml
每搏指数	SVI	SV/BSA	30~50 ml/m²
体循环阻力	SVR	$80 \times$(MAP−CVP)/CO	900~1 500 dyn·s·cm⁻⁵
体循环阻力指数	SVRI	$80 \times$(MAP−CVP)/CI	1 760~2 600 dyn·s·m²·cm⁻⁵
肺循环阻力	PVR	$80 \times$(PAP−PAWP)/CO	20~130 dyn·s·cm⁵
肺循环阻力指数	PVRI	$80 \times$(PAP−PAWP)/CI	45~225 dyn·s·m²·cm⁻⁵
左室每搏功指数	LVSWI	SVI×(MAP−PAWP)×0.013 6	45~60 g·m/m²
右室每搏功指数	RVSWI	SVI×(PAP−CVP)×0.013 6	5~10 g·m/m²

*　MAP:平均动脉压力;PAP:肺动脉压力;CVP:中心静脉压力;PAWP:肺动脉嵌顿压力。

21. 中心静脉压和肺动脉嵌顿压能反映心脏前负荷吗？

中心静脉压反映右心室舒张末压，肺动脉嵌顿压则反映左心室舒张末压，都是反映前负荷的压力指标。

中心静脉压和肺动脉嵌顿压的临床价值存在争议。有研究表明，中心静脉压不能反映心脏前负荷情况。即使是在健康志愿者中，中心静脉压和肺动脉嵌顿压也与心室的充盈程度没有必然的关联。此外，除去医务人员的技术原因，还有其他因素影响中心静脉压与肺动脉嵌顿压测定，如心率、心室顺应性、肺静脉压、胸腔内压等。正压通气和低于 10 mmHg 的呼气末正压一般不会影响肺动脉嵌顿压，而高于 10 mmHg 的呼气末正压则会使肺动脉嵌顿压测量值明显升高。动物实验表明，腹腔高压或腹腔室间隔综合征可提高中心静脉压和肺动脉嵌顿压，腹内压达到 20 mmHg 以上时尤其显著。因此，中心静脉压和肺动脉嵌顿压在一定程度上反映心脏前负荷，但绝对测量值往往不能准确反映心脏前负荷，在参考基线水平的基础上观察其动态变化有一定临床意义。

22. 如何动态监测中心静脉压和肺动脉嵌顿压来间接反映心脏前负荷？

中心静脉压是反映患者血容量状态的指标之一。正常值为 $5\sim 10$ cm H_2O（1 cm H_2O＝0.098 kPa）。中心静脉压＜5 cm H_2O 提示血容量不足；中心静脉压＞15 cm H_2O 提示输液过多或心功能不全。

连续、动态监测中心静脉压的改变具有重要临床意义。通过容量负荷试验观察中心静脉压的改变，可判断患者的容量情况，对治疗具有重要价值。容量负荷试验的具体步骤包括：① 测定并记录中心静脉压基础水平；② 根据患者情况，10 分钟内快速静脉滴注生理盐水 $50\sim 200$ ml；③ 观察患者症状、体征的改变；④ 观察中心静脉压改变的幅度（$2\sim 5$ cm H_2O 原则）（表 4-4）。

肺动脉嵌顿压可通过肺动脉漂浮导管监测。肺动脉嵌顿压是反映左心室前负荷水平的指标。与中心静脉压相比，能够更准确地反映机体容量状态。正常值为 $8\sim 15$ mmHg。肺动脉嵌顿压＜6 mmHg 提

表4-4　中心静脉压(CVP)导向的容量负荷试验

CVP改变幅度	意　　义
＜2 cm H_2O	可重复补液实验或有指征大量补液
＞5 cm H_2O	不能继续补液
2～5 cm H_2O	等待10分钟,再次测定CVP,再与基础值比较
	增加幅度＜2 cm H_2O,可重复液体负荷实验
	增加幅度2～5 cm H_2O,可输液,但应减慢输液速度

示容量严重不足;肺动脉嵌顿压＜12 mmHg 仍提示容量不足;肺动脉嵌顿压12～15 mmHg 提示容量正常或容量不足伴左心功能不全;肺动脉嵌顿压＞15 mmHg 提示容量过多或伴左心功能不全,有发生肺水肿的危险性。

　　通过容量负荷试验,观察肺动脉嵌顿压的改变可判断患者的容量情况,对治疗具有重要价值。容量负荷试验的具体步骤包括:① 观察患者症状、体征(心率、血压、尿量、四肢温度、意识状态、肺部湿啰音及哮鸣音),测定并记录肺动脉嵌顿压的基础水平;② 根据患者情况,10分钟内快速静脉滴注生理盐水 50～200 ml;③ 观察患者症状、生命体征的改变;④ 观察肺动脉嵌顿压改变的幅度(3～7 mmHg 原则)(表4-5)。

表4-5　肺动脉嵌顿压导向的容量负荷试验

肺动脉嵌顿压改变幅度	意　　义
＜3 mmHg	可重复补液实验或有指征大量补液,直到出现肺部阳性体征
＞7 mmHg	不能继续补液
3～7 mmHg	等待10分钟,再次测定肺动脉嵌顿压,再与基础值比较
	增加幅度＜3 mmHg,可重复液体负荷实验
	增加幅度3～7 mmHg,可输液,但应减慢输液速度

23. 呼吸运动对压力监测有什么影响? 如何避免?

　　在呼吸周期内,胸膜腔内的压力变化会导致动脉内或心腔内压力的变化,从而影响压力监测。自主呼吸时,吸气时胸腔内压力下降,呼气时压力上升,中心静脉压和肺动脉嵌顿压的波形会受到干扰,影响测定结果;机械通气时,情况相反(图4-9)。因此,在呼气末进行压力测量(胸膜腔压力接近零点),可以将呼吸对压力监测的影响最小化。

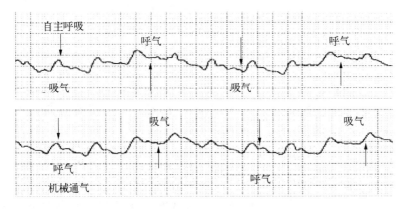

图 4 - 9　呼吸对压力波形的影响

24. 如何测定肺动脉嵌顿压?

肺动脉嵌顿压是通过向 Swan-Ganz 肺动脉漂浮导管气囊注射 1.0～1.5 ml 空气,使导管顶端在肺动脉分支内前行直至阻塞前向血流而测得的。由于肺循环是低压系统,而且没有静脉瓣,因此,理论上肺动脉嵌顿压与左心室舒张末期压力有相关性。要保持这种相关性,必须保证压力传导通路通畅,导管确实嵌顿以及足够的平衡时间。平衡时间指心脏搏动的舒张期。研究显示,心率在 130 次/分以上时,由于舒张期明显缩短,可以导致肺动脉嵌顿压的测定值升高。

临床上把肺动脉嵌顿压作为评估肺毛细血管静水压和左心室前负荷的一项重要指标,但肺动脉嵌顿压并不等同于肺毛细血管压,也不是反映左心前负荷的直接指标。

25. Swan-Ganz 肺动脉漂浮导管测定心输出量的原理是什么?

Swan-Ganz 肺动脉漂浮导管利用热稀释法来测量心输出量。热稀释法的基本原理是从肺动脉漂浮导管右房开口快速均匀地注入低于血温的液体,注入的液体混入血液使血温发生变化,血液经右房、右室达肺动脉,导管远端的热敏电阻感知注射低温液体后血液温度变化,心输出量计算仪描绘并处理温度变化曲线,按 Stewart-Hamilton 公式计算出心输出量。

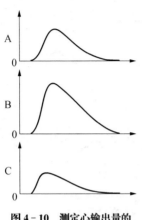

图 4 - 10　测定心输出量的
热稀释曲线

A. 正常心输出量(6 L/分钟);B. 低心输出量(3 L/分钟);C. 高心输出量(12 L/分钟)

热稀释曲线最高点为最低温度点,即与基础血温差别最大的点。心输出量大、血流较快、液体注入后血温变化小,曲线下面积小;心输出量较低、血流缓慢、曲线下面积大。因此,心输出量数值与曲线下的面积成反比(图 4 - 10)。

热稀释曲线上升支反映推注速度。推注速度越慢,上升支越平缓;推注速度越快,上升支越陡直。热稀释曲线下降支及曲线下面积与右心血流量相关,慢而长的降支使曲线下面积增大,表明血流量小,心输出量低;相反,降支快、面积小,表明血流量大,温度变化较快,心输出量高。

26. 热稀释法测量心输出量的影响因素及处理原则是什么?

稀释法测量心输出量受多种因素影响,为了使测量结果更准确,在测量过程中应注意以下问题。

(1) 注射液体的温度　一般要求注射液体与血液的温差在 10℃以上,所以冰水或室温液体通常可作为心输出量测定时的注射液体,但当患者体温过低或环境温度过高时,均不宜用室温下的液体来测定心输出量。

测量注射液体温度的方法——① 冰浴法(Bath):热敏电阻置于冰水混合物中,从容器中抽出冰水,应在 30 秒内进行测量,操作者避免将整个注射器握于手中。上述任一环节出问题,都可造成测量结果高于实际心输出量。② 在线法(in-line):"T"形热敏电阻连在肺动脉漂浮导管的近端口,直接测量注射液体的温度,从而消除了前一种方法可能的误差,目前临床较为常用。

(2)注射液体的容量 注射液体容量必须与心输出量监测仪(监护仪)预设液体容积一致。如果注射液体有 0.5 ml 的误差,测量结果可出现 5% 的误差。

(3)注射速度 应快速、匀速,以 4 秒为佳。注射速度过慢,热稀释曲线的上升支变得平缓,曲线下面积大,测量结果低于实际心输出量。

(4)两次测量的间隔时间 两次测量的间隔时间过短,会发生基线不稳或基线漂移。应当保证注射间隔时间,使肺动脉血液温度回升至基础水平。注射液温度为室温,须间隔 35 秒;注射液为冰水时注射间隔须延长至 70 秒以上。

(5)中心静脉快速大量输液 若在测量心输出量的同时从中心静脉大量快速输液,可使肺动脉处血温降低,造成热稀释曲线下面积变小的假象,导致所得心输出量结果高于实际值。

(6)呼吸、心率、体位和肢体活动 这些因素均可使热稀释曲线的基线波动,影响测量结果。尤其在呼吸周期中,肺动脉血温变化 $0.01\sim0.02℃$,呼吸困难时变化更大,故应在呼吸周期的同一时期测量,一般选择在呼气末。

(7)三尖瓣反流及心内分流 三尖瓣反流时可使测量结果低于实际值,甚至测不出结果。存在左向右分流时,测量结果可能低于实际值。

27. 利用热稀释法可以连续测量心输出量吗?

为了消除不同操作者注射技术不同和注射液温度的误差带来的影响,消除反复注射液体指示剂带来的容量负荷过高及心律失常,并达到实时监测的目的,由改良的肺动脉漂浮导管与一台特制的心输出量监测仪组成的持续心输出量监测系统,已于 20 世纪 90 年代初应用于临床。这种改良导管在右房开口远端相当于右心室部位,缠绕可产热的电阻丝作为热释放器,在安全范围内(<44℃),按双侧序列释放热能使局部的血液加温,血液流经右心室到达肺动脉时使相对"冷"的

血液升温。肺动脉导管顶端的热敏电阻感受温度的变化,描绘出与注射冷液体时相似的热稀释曲线,计算出心输出量。每30～60秒仪器可自动显示前3～6分的平均心输出量,基本实现了心输出量的实时、动态监测。

热稀释法持续心输出量测定的准确性已得到公认,持续心输出量测定与传统的热稀释法高度相关。但是体温低于31℃或超过41℃时,持续心输出量监测均无法进行。

28. 如何评价 Swan-Ganz 肺动脉漂浮导管在重症医学科的应用?

1970年,美国加州大学洛杉矶分校的 Swan 和 Ganz 医师首先将带气囊的肺动脉导管这一技术应用于临床。此后,用于血流动力学监测的肺动脉导管也常被称为漂浮导管或 Swan-Ganz 肺动脉漂浮导管。通过肺动脉导管可以获得大量血流动力学和氧输送相关信息,对危重患者的滴定式循环支持提供监测依据。由于肺动脉导管的临床可操作性较强,监测指标对临床处理的反应性好,使得这一技术在临床中迅速推广,成为血流动力学监测的"金标准"。但20世纪80年代后期开始,一些研究显示肺动脉导管并不改善病人预后,同时新的血流动力学监测手段不断出现,因此,临床应用肺动脉导管有了争议,但肺动脉导管目前仍然是血流动力学监测的重要手段。

肺动脉导管监测影响循环支持策略。几项荟萃分析显示,当组织氧合障碍发生之前即实施血流动力学监测,以血流动力学目标指导性治疗能够改善患者预后。而当已经出现组织氧合障碍,或已经导致多器官功能障碍综合征之后,血流动力学目标指导性治疗对患者预后影响小。2008年发布的重症感染和感染性休克治疗《指南》已不推荐将超高血流动力学目标无选择地应用于重症患者,仍然非常强调早期目标指导性治疗,在休克发生的初期(6小时内)将血流动力学调整至理想水平,有利于防止组织灌注不足和器官衰竭[6]。

监测手段的准确应用和正确解读肺动脉导管测得数据是其合理指导临床治疗的前提。美国食品和药物管理局和美国心肺血液研究所的联合报告指出,只有在临床人员肺动脉导管应用水平得到长足提高后,才可能对肺动脉导管是否影响转归做出评估。美国食品和药品管理局在其针对肺动脉导管的备忘录中鼓励国际性多中心随机对照研究,并强烈建议进行严格的肺动脉导管临床培训,减少人员因素对研究结果的影响。有研究显示,即使得到了反映真实情况的肺动脉导管数据,仍然存在数据解读和临床处理失误的可能。欧美调查表明,有超过50%的临床医护人员不能正确理解肺动脉导管数据。

　　并发症对肺动脉导管血流动力学的监测也有明显影响。肺动脉导管是一项有创监测手段,在中心静脉穿刺、肺动脉导管的放置和持续监测过程中均可产生并发症,如穿刺部位血肿、气胸、血气胸、室上性心动过速、导管相关性感染等,多数情况下这些并发症并不严重,未直接导致患者病死率增高。严重并发症如室性心律失常、张力性气胸、急性心内膜炎和肺动脉栓塞破裂等的发生率极低(<0.5%),也不可能明显改变肺动脉导管监测人群的总体病死率。但是,应该强调对操作者进行严格培训,并尽量缩短监测时限,以减少并发症的发生。

　　总之,肺动脉导管目前仍然是危重病人血流动力学监测的重要手段,在应用过程中,必须选择合适的患者和合适的时机,同时不断提高医务人员肺动脉导管操作能力和应用能力,正确获取监测数据并正确解读,根据监测结果指导临床治疗,才有可能改善患者预后。

29. 什么是血流动力学的"ABC 理论"?

　　血流动力学的"ABC"理论(图 4-11)是应用血流动力学监测对循环功能进行支持治疗的基础理论。

　　根据 Starling 定律,在正常情况下,随着心室舒张末期容积的增加,每搏输出量也相应增加。当心肌收缩力受损时,每搏输出量随舒张末容积增加而增长的程度明显下降,曲线呈低平状态。在进行临床血流动力学监测时,将每次测量的数据在图中标记出的点称为心功能点,D

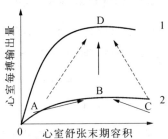

图 4-11　血流动力学"ABC"理论

点则是治疗的目标点。如果初次测得患者的心功能点为 A 点,那么,应用心脏正性肌力药物和扩容治疗都可能使 A 点移向 D 点。如果首选应用心脏正性肌力药物,则曲线 2 移向曲线 1,从而使 A 点沿虚线方向直接移向 D 点。如果首先进行扩容治疗,增加心脏的前负荷,若心功能正常,A 点则沿曲线 1 移向 D 点,这是临床上所期望获得的结果。如果心肌功能受损,A 点则沿曲线 2 移向 B 点。此时再应用正性肌力药物,心功能点则由 B 点移向 D 点。从 A 点不同的移动方向中可以看出,由 A 点到 B 点首先调整了心脏的前负荷,尽可能发挥了心脏自身的代偿作用,之后应用正性肌力药物使心功能点由 B 点移向 D 点,这时应用正性肌力药物的剂量明显少于由 A 点沿虚线移向 D 点所需的药物剂量,从而,正性肌力药物产生的副作用也明显减少。所以,A→B→D 是将心功能点由 A 移向 D 的最佳选择。同理,如果患者的心功能点在 C 点,将心功能点由 C 移向 D 的最佳选择是 C→B→D,而不应是由 C 点沿虚线直接到 D 点。

从这个示意图可以看出,心脏每搏输出量不足可能是由于心功能降低或同时并存前负荷过多或前负荷不足,调整心脏前负荷是获得最佳每搏输出量的首要治疗措施。只有在心脏自身处于最佳的做功状态后应用正性肌力药物才有可能取得最佳的治疗效果。对于心功能不全的患者一味地强调脱水或盲目地进行补液都同样带有片面性。

(二) 氧代谢监测

30. 如何计算氧输送和氧耗?

氧输送(DO_2)指单位时间内由左心室向全身组织输送氧的总量,或者说是单位时间内动脉系统向全身输送氧的总量,其计算公式为:

$$DO_2 = CI \times CaO_2 \times 10$$

$$CaO_2 = Hb \times 1.34 \times SaO_2 + 0.003 \times PaO_2$$

从计算公式可知,氧输送取决于心脏指数(CI)、血红蛋白(Hb)含量和肺氧合功能[动脉血氧分压和动脉血氧饱和度(SaO_2)],因此氧输送直接受循环、血液及呼吸系统的影响。

氧耗(VO_2)指单位时间内组织细胞实际消耗氧的量,代表全身氧利用的情况,但并不能代表组织对氧的实际需要量(计算公式中混合静脉血氧含量反映经过组织代谢后循环血液中所剩余的氧。混合静脉血来自肺动脉):

$$VO_2 = CI \times (CaO_2 - CvO_2) \times 10$$

$$CvO_2 = Hb \times 1.34 \times SvO_2 + 0.003 \times PvO_2$$

31. 如何抽取混合静脉血？有何临床意义？

混合静脉血是指从全身各组织回流并经过均匀混合后的静脉血。从肺动脉内取得的血是理想的混合静脉血标本。通过 Swan-Ganz 肺动脉漂浮导管可以获得混合静脉血标本。

抽取混合静脉血标本时,首先应确认 Swan-Ganz 肺动脉漂浮导管的顶端位于肺动脉内,压力波形显示典型的肺动脉波形。气囊予以排空,抽取混合静脉血标本速度要慢,否则可能抽取到氧合后血液,同时,在标本采集过程中,应隔绝空气,以免影响检测结果。

混合静脉血进行血气分析,可以反映全身氧代谢状况,指导重症患者的休克复苏。

32. 如何评价混合静脉血氧饱和度和中心静脉血氧饱和度的意义？

混合静脉血氧饱和度反映组织器官摄取氧的状态。当全身氧输送降低或全身氧需求超过氧输送时,混和静脉血氧饱和度降低,提示机体无氧代谢增加。但当组织器官氧利用障碍或微血管分流增加时,可导致混和静脉血氧饱和度升高,尽管此时组织的氧需求量仍可能增加。

在休克早期,全身组织的灌注已经发生改变,即使血压、心率、尿量和中心静脉压仍处于正常范围,此时可能已出现混和静脉血氧饱和度降低,提示混和静脉血氧饱和度能较早发现病情的变化。

中心静脉血氧饱和度与混和静脉血氧饱和度有一定的相关性,在临床上更具可操作性,虽然测量的中心静脉血氧饱和度值要比混和静脉血氧饱和度值高 5%～15%,但它们所代表的趋势是相同的,可以反映组织灌注状态。

一般情况下,混和静脉血氧饱和度的范围在 60%～80%。在严重感染和感染性休克病人,混和静脉血氧饱和度<70%提示病死率明显增加。临床上,混和静脉血氧饱和度降低的常见原因包括心输出量的减少、动脉血氧饱和度下降、血红蛋白氧结合力降低、贫血和组织氧耗的增加。

33. 血乳酸和乳酸清除率的监测有何临床意义?

组织缺氧使乳酸生成增加。在常规血流动力学监测指标改变之前,组织低灌注与缺氧已经存在,乳酸水平已经升高。研究表明血乳酸持续升高与急性生理和既往健康评分(APACHE)Ⅱ评分密切相关,感染性休克时若血乳酸≥4 mmol/L,病死率达 80%,因此乳酸可作为评价疾病严重程度及预后的指标之一。

但仅以血乳酸浓度尚不能充分反映组织的氧合状态,如合并肝功能不全的病人其血乳酸浓度明显升高。研究表明,监测患者血乳酸清除率可以更好反映患者预后。复苏 6 小时内乳酸清除率≥10%的感染性休克患者,血管活性药用量明显低于清除率低的患者,且病死率也明显降低(47.2%和 72.7%,$P<0.05$);积极复苏后仍持续高乳酸血症者预后不良,故提出高乳酸时间(lactime)的概念,即乳酸>2 mmol/ 所持续时间。更多的学者认为连续监测血乳酸水平,尤其是乳酸清除率对于疾病预后的评价更有价值。因此,动态监测乳酸浓度变化或计算乳酸清除率可能是更好的监测指标。

(三)血流动力学监测的新技术

34. 脉搏指示持续心输出量监测心输出量的原理是什么?

脉搏指示持续心输出量(pulse indicator continuous cardiac output)监测,英文缩写为 PiCCO。同 Swan-Ganz 肺动脉漂浮导管一样,PiCCO

应用热稀释法监测心输出量。

　　PiCCO 监测仪的使用需要在中心静脉置管,另外需要在患者的股动脉放置一根 PiCCO 专用监测导管。测量开始,从中心静脉注入一定量的冰生理盐水(2～15℃),经过上腔静脉→右心房→右心室→肺动脉→血管外肺水→肺静脉→左心房→左心室→升主动脉→腹主动脉→股动脉→PiCCO 导管接收端。计算机可以将整个热稀释过程画出热稀释曲线,并自动对该曲线波形进行分析,得出一基本参数;然后结合 PiCCO 导管测得的股动脉压力波形,得出一系列具有特殊意义的重要临床参数。在测定心输出量时,与传统的漂浮导管相似,也采用热稀释方法,只是近、远端温感探头的位置不同。它采用相继的 3 次的热稀释心输出量的平均值来获得一个常数,以后只需连续测定主动脉压力波形下的面积,从而获得患者的连续心输出量。

　　PiCCO 不但可以测量连续的心输出量,还可以测量胸腔内血容量和血管外肺水量,可以更好反映心脏前负荷,不需要 X 线帮助确定导管的位置,实现真正的连续性心输出量测量,并可以达到微创的效果。

35. 胸腔内血容量和每搏输出量变异度反映心脏前负荷与肺动脉嵌顿压和中心静脉压有何不同?

　　心脏前负荷是指左心室舒张末期容积,临床上可以通过食管超声检查、核素扫描、CT 检查来准确反映,但需要设备复杂,而且不能在床边进行,对于休克等重症患者可操作性差,不能广泛开展。长期以来,临床多用血压、心率、尿量等临床表现来评价心脏前负荷。20 世纪 80 年代后,肺动脉漂浮导管监测血流动力学进入临床,使心脏前负荷的监测走向量化,肺动脉嵌顿压和中心静脉压成为反映心脏前负荷的指标。但近年大量研究表明,由于肺动脉嵌顿压和中心静脉压受到心脏顺应性、心脏瓣膜功能及胸腔内压力等多种因素的影响,并不能准确反映心脏容量负荷状态。因此,临床上需要更为可靠的反映心脏前负荷指标。

　　近年来,随着脉搏指示持续心输出量监测技术在临床上的广泛应用,应用脉搏指示持续心输出量监测仪监测胸腔内血容量、血管外肺水含量及每搏输出量变异度等容量指标来反映机体容量状态,大量研究证实,它们可以较准确地反映心脏前负荷及肺水肿状态,且效果明显优于肺动脉嵌顿压和中心静脉压等压力指标,可指导临床医师及时调整心脏的容量负荷与肺水肿之间的平衡。

36. 无创及微创血流动力学监测能代替有创血流动力学监测吗?

Swan-Ganz 肺动脉漂浮导管是血流动力学监测的金标准,但因有创性操作相对复杂、置管及留管过程中可能出现并发症、临床医生获得准确数据以及正确翻译这些数据、指导治疗均存在一定困难,使得 Swan-Ganz 肺动脉漂浮导管在临床应用受到限制。随着技术与理论的进步,近年来无创和微创血流动力学监测方法逐渐应用于临床,其中以食管超声技术、心阻抗血流图、生物电抗测心输出量、重复吸入二氧化碳法测定心输出量、脉搏指示连续心排血量等技术最具代表性,在术中(后)循环监测、休克患者血流动力学类型判断、患者容量状态判断、心功能状态和指导液体复苏等方面具有一定前景和优势[7,8]。

37. 微创血流动力学监测系统的工作原理及在休克监测中的优势有哪些?

近来,微创血流动力学监测技术越来越受到关注,通过微创手段进行连续监测重症患者血流动力学变化,指导其液体治疗及疗效判断,收到了良好的效果。

动脉压力波形分析技术(FloTrac/Vigileo 系统)是一种新型的微创血流动力学监测法,其根据心输出量与动脉压力波形成正比理论,通过分析外周动脉压力波形信号,运用 Flotrac 公式 $APCO = PR \times (SAP \times x)$ 并结合人口统计学资料,分析得到心输出量、每搏输出量、每搏输出量变异度、心输出量指数、体循环阻力指数(SVRI)等血流动力学参数。其中 Flotrac 公式中 PR 为脉搏率,SAP 为脉压标准差,通过系统对动脉压力数据的采集分析得到,x 则代表血管顺应性常数,根据人口统计学资料及血压数据和波形的特征分析得到。在应用该系统时,只需要输入患者的年龄、性别、身高、体重等基本参数,无需进行校正就可以获得患者的心输出量、每搏输出量、每搏输出量变异度等血流动力学参数,从而进行个体化的监测。

近几年来,动脉压力波形分析技术已经开始应用于重症患者监护和部分手术中,进行心输出量、每搏输出量、每搏输出量变异度等血流动力学指标的监测,用于判断患者的心功能和容量状态,并指导治疗。目前该技术主要还是应用于心脏手术或有心脏基础疾病的大手术中。在心脏手术中,由于手术操作对心脏的影响、患者自身病理生理情况及血管活性药物应用等因素,患者术中血流动力学变化往往比较剧烈。因此血流动力学监测在心血管手术中和术后均十分重要。

目前大多数的研究表明,在心脏和大血管手术血流动力学监测中,动脉压力波形分析技术监测结果与 Swan-Ganz 肺动脉漂浮导管监测指标具有可比性。Andreas 等在心脏旁路搭桥手术中,使用 FloTrac/Vigileo 系统监测患者心输出量,结果发现动脉压力波形分析技术这种方法与热稀释法一样,可以比较准确地反映患者的心输出量及其他血流动力学指标变化。Manecke 等在心脏手术的患者术后发现股动脉和桡动脉数值亦非常接近,与热稀释法一样具有可比性。但也有研究对动脉压力波形分析技术与热稀释法结果之间的相关性提出异议,认为在血流动力学平稳的心脏手术中动脉压力波形分析技术与热稀释法之间有良好的一致性,但是在动脉波形发生变化、血流动力学不稳定时,动脉压力波形分析技术与热稀释法的一致性变差。

目前关于动脉压力波形分析技术在非心脏手术中的应用报道相对较少,仍需大量的研究来证实其在非心脏手术中应用的可行性及准确性。Giorgio 等人研究了 18 例肝移植术后的患者,发现在高心排状态下,动脉压力波形分析技术测得的心输出量明显低于实际值。Sakka 等在感染性休克患者中应用动脉压力波形分析技术显示,在外周血管阻力降低的情况下,动脉压力波形分析技术与热稀释法不相关。

与传统的血流动力学监测手段相比,虽然动脉压力波形分析技术在临床应用方面有其优越性,但存在一定的局限性:① 对于有心内分流、中度或重度二尖瓣关闭不全或反流、主动脉瓣关闭不全或反流、主动脉瓣狭窄患者,因为动脉压力波形发生变化,故应用动脉压力波形分析技术测量心输出量出现偏差,改善其准确性的方法尚待进一步研究。有研究表明,主动脉瓣反流患者动脉压力波形分析技术测得的心输出量要高于热稀释法。因为 FloTrac / Vigileo 系统不能分辨舒张期的血液反流,而错误地认为是病人的动脉波形的脉冲或标准差的增大,从而造成测量误差。② 动脉压力波形分析技术在快速、急剧血流动力学波动的情况时有争议。③ 应用于动脉球囊反搏时因反搏产生二相波,因而不能应用动脉压力波形分析技术监测血流动力学。④ 血管活性药物对动脉压力波形分析技术准确性的影响亦尚需进一步研究。Sura-phong 等研究发现,给予 α_1 受体激动剂时,动脉压力波形分析技术测量值较实际值显著增加。亦有研究者发现,在应用扩血管药物时,动脉压力波形分析技术所测的心输出量值较热稀释法偏低。

总之,相比传统的血流动力学监测复杂而又创伤大的缺点,动脉压力波形分 析技术具有创伤小、无需校正、指标全面、动态性良好等优点。这为危重患者较早建立血流动学监控,从而使医生及早了解病人的病理生理变化提供了有利条件。随着对该技术认识和研究的深入,其在临床上必将有更加广阔的应用前景。

38. 重复吸入二氧化碳法测定心输出量的原理及临床应用如何评价?

除了上述有创血流动力学监测手段,临床上还有无创监测方法。重复吸入二氧化碳法测定心输出量就是其中的一种,其基本原理是根据部分二氧化碳重复吸入技术和使用改良 Fick 方程计算心输出量。此方法在重复吸入二氧化碳测定心输出量系统中进一步发展并计算机化,为临床测定心输出量提供了一种无创的新方法。重复吸入二氧化碳测定心输出量仅需要将它的监测装置接在气管插管与呼吸机的 Y 管之间,操作简便,可无创、连续地监测心输出量,适用于机械通气的危重患者。它同时可以监测多种呼吸参数,弥补部分呼吸机监测功能的不足。

重复吸入二氧化碳测定心输出量的优点有:① 无创性,减少了导管相关的出血、感染发生;② 连续性,可连续监测;③ 准确性,与目前普遍应用的热稀释法测二氧化碳相关性良好;④ 可监测呼吸功能参数,包括死腔率、动态顺应性、气道阻力等;⑤ 可计算肺分流。

重复吸入二氧化碳测定心输出量的不足主要体现在：① 不能监测肺动脉压、肺动脉嵌顿压、中心静脉压等血流动力学指标，缺乏对心脏前负荷判断；② 仅适用于机械通气患者；③ 重复呼吸引起动脉血二氧化碳分压短暂上升 2～5 mmHg，对不能将此上升动脉血二氧化碳分压清除的患者不太合适，如慢性阻塞性肺疾病的患者。

因此，目前研究认为通过二氧化碳重复吸入测定心输出量，与通过热稀释法测定的心输出量有良好相关性，可用于监测重症医学科及手术室绝大部分患者（包括急性呼吸窘迫综合征）的心功能、呼吸参数；可直接计算肺分流指导临床判断；但不能监测肺动脉压力、肺动脉嵌顿压、中心静脉压等血流动力学指标，不能评价心脏前负荷，尚不能取代肺动脉漂浮导管。

39. 胸阻抗法测定心输出量的原理及临床应用如何评价？

利用电生物阻抗技术检测人体器官活动与功能状态已成为近年来临床医学无创血流动力学检测方法之一。20 世纪 60 年代应用胸阻抗法（thoracic electrical bioimpedance，TEB）进行无创血流动力学监测，该方法通过心动周期中胸部电阻抗的变化，测定左心室收缩时间并计算心输出量。具体测定的原理为：人体血液、骨骼、脂肪、肌肉具有不同导电性，血液和体液阻抗最小，骨骼和空气阻抗最大，随着心脏收缩和舒张，主动脉内的血流量发生着变化，电流通过胸部的阻抗也产生相应的变化。胸阻抗法在临床实践中逐步得到改进，20 世纪 90 年代末期获得了突破性进展，可获得多个血液动力学参数监测：包括每搏输出量/每搏输出量指数（stroke volume/index，SV/SVI）、心输出量/心脏指数（cardiac output/index，CO/CI）、外周血管阻力/外周血管阻力指数（systemic vascular resistance/index，SVR/SVRI）、胸腔液体含量（thoracic fluid content，TFC）、速度指数（velocity index，VI）、加速度指数（acceleration index，ACI）、射血前期（pre-ejection period，PEP）、左室射血时间（left ventricular ejection time，LVET）、收缩时间比率（systolic time ratio，STR）、左室做功/左室做功指数（left cardiac work/index，LCW/LCWI）。

阻抗法测定心输出量操作简单，只需将 8 枚电极分别置于颈部和胸部两侧。测定经过胸部的持续电流变化,然后根据身高、体重和性别计算胸腔容积,根据容积的变化,推导并同步连续显示心率、心输出量等参数变化。它不仅能反映每次心跳时各参数的变化,也能计算一段时间内(如 4、10 秒)的平均值。无创血液动力学监测系统操作简便,完全无创,界面操作简单,尤其适合不宜或不能接受有创性检查的病人。

胸阻抗法适用于非胸腔手术患者的监测,在重症医学科连续监测患者血流动力学状态,对心血管药物效果的评价、心血管功能判断、容量状态评估和分娩过程中血流动力学监测等都有一定的价值。作为一种无创伤性监测方法,操作简单、安全、敏感可重复。但胸阻抗法很容易受到外界干扰,影响监测结果,故在临床上的广泛应用受到一定程度限制。

40. 生物电抗法测定心输出量的原理及临床应用如何评价?

由人体的电生理特性可知,人体中血液的导电性能要比胸腔中的其他组织高。心脏搏动时,血液有节律地射入主动脉,使主动脉的体积随之变化,从而造成了胸腔阻抗的变化,故可认为胸腔阻抗的变化原因主要是胸腔大血管中的血液容积的变化。生物电阻抗法测定心输出量(bioreactance-based noninvasive cardiac output monitoring device,NICOM)是基于生物电抗技术的液体定量管理系统,在患者胸壁粘贴 4 个电极片,胸部的外侧电极施加一个已知频率(75 kHz)的高频电流,内侧电极记录信号,记录相位移(频率)的改变,将信号转换为血流情况(类似于多普勒概念),外侧电极和内侧电极之间相位移(频率)的改变与动脉内血容积和血流量的瞬时改变高度相关。对这种信号进行处理后可以得到包括心输出量在内的连续的血流动力学信息。生物电阻抗法测定心输出量自动计算心输出量和每搏输出量,数据记录器每分钟更新一次。目前研究发现,通过生物电阻抗技术检测的心输出量与热稀释法以及脉搏轮廓法高度相关。

与胸阻抗法血流动力学监测比较,生物电阻抗法测定心输出量稳定性好,抗干扰能力强。生物电阻抗法测定心输出量进行血流动力学监测不受病人呼吸、运动、体位、肥胖等因素影响;不受电极片位置的影响,可以放置在病人胸部或后背;生物电阻抗法测定心输出量还可以用于运动中病人的血流动力学监测。生物电阻抗法测定心输出量具有良好的精确性和可重复性,可实现床旁、实时无创血流动力学监测,临床使用较为便捷。

41. 生物电阻抗法测定心输出量与其他血流动力学监测方法比较,有哪些特点和优势?

(1) 与 Swan-Ganz 肺动脉漂浮导管比较 热稀释法测定心输出量是公认的金标准,但 Swan-Ganz 肺动脉漂浮导管监测的有创性和对设备、操作者技术的要求,限制了它的使用,且在放置导管过程中还有出现心律失常、肺梗死、肺小动脉破裂和出血、气囊破裂、导管打结等并发症的隐患。生物电阻抗法测定心输出量(NICOM)是可在床边开展的无创血流动力学监测技术,多项临床研究显示与 Swan-Ganz 肺动脉漂浮导管测定的心输出量相关性较好。生物电阻抗法测定心输出量连续非侵入性地动态监测,观察参数变化对临床有指导意义。但生物电阻抗法测定心输出量对右心功能监测是个盲区,无法测量肺动脉压力和肺动脉嵌顿压,所以生物电阻抗法测定心输出量还不能完全替代 Swan-Ganz 肺动脉漂浮导管。

(2) 与超声多普勒法进行比较 超声多普勒法因仪器昂贵、操作费时、无法动态连续观察,容易受机械通气、体位等干扰且对操作者技术要求较高,暂时无法在床边常规开展。而生物电阻抗法测定心输出量操作简单且可以连续监测,用于评价心肌收缩能力和心脏泵血功能较射血分数相对准确,反映灵敏,使重症患者床旁心脏功能评价更趋简便、完善。超声的优点在于可以对心脏、心包结构做出准确判断,是无创血流动力学监测不能替代的。

(3) 与经食管超声比较 经食管超声技术是目前唯一能在术中对患者进行实时心功能、心脏、心包结构监测的影像诊断技术,经食管超声测量的心输出量结果与热稀释法相关性较好($r = 0.74 \sim 0.98$),经食管超声可清楚地观察到每次心搏的降主动脉血流情况及心脏血管形态,但经食管超声操作费时、技术要求高且探头位置不易固定,获得的信号不稳定而影响参数测定,有心律失常、食管损伤或穿孔等并发症。生物电阻抗法测定心输出量操作简单,而且可以连续动态测定,几乎无并发症,但生物电阻抗法测定心输出量无法实现对左心室射血进行定量动态评估。

(4)与重复吸入二氧化碳法测定心输出量比较 重复吸入二氧化碳法测定心输出量主要通过部分呼出气中二氧化碳的重吸入计算来测量心输出量,与 Swan-Ganz 肺动脉漂浮导管热稀释法测得心输出量的相关性较好($r=0.7\sim0.94$),操作简便,但必需在有创机械通气的条件下进行,且由于重复吸入二氧化碳测定心输出量是建立在假设混合静脉血二氧化碳浓度不变的基础之上,故凡影响混合静脉血二氧化碳、死腔通气、使用碳酸氢钠及慢性阻塞性肺疾病等肺内病变均有可能影响心输出量结果的准确性,使重复吸入二氧化碳测定心输出量的临床应用受到限制,而生物电阻抗法测定心输出量的测量不受与上述重复吸入二氧化碳测定心输出量的限制因素限制。

综上所述,有创和无创的血流动力学监测各有优缺点和适应证,临床应根据患者的具体情况来选择合适的血流动力学监测方案。

42. 与静态前负荷指标比较,动态前负荷指标判断容量状态有哪些特点和优势?

动态前负荷指标通过一个可控、可逆的方法诱导前负荷改变,观察心脏对该变化的反应性。目前认为,动态前负荷指标预测容量反应性的灵敏度和特异度均明显优于静态前负荷指标。

(1)心肺交互作用相关的动态前负荷参数 心肺交互作用相关的动态前负荷参数,是根据心肺交互作用的机理来评估容量状态并判断容量反应性的指标。心脏位于胸腔内,胸腔内压力的变化可导致心输出量的变化。自主吸气时,胸腔内压力下降,中心静脉压(CVP)下降,回心血量增加,当心脏处于心功能曲线的上升支时,心输出量增加。而正压通气在吸气期胸腔内压升高,回心血量减少,右室每搏输出量减少,同时跨肺压增加,左室后负荷减少,左室每搏输出量增加。因此,临床上通过监测呼吸过程中中心静脉压、每搏输出量的变化幅度,就可以判断患者的前负荷储备,预测容量反应性。

目前临床常用的动态前负荷参数包括收缩压变异、Δdown、脉压变异和每搏输出量变异等。上述指标对于患者容量反应性有良好的预测价值。机械通气时以呼气末的收缩压作为参考值,呼吸周期中收缩压最大值与最小值的差值定义为收缩压变异,Δdown 是收缩压的最低值与参考值之间的差值。研究显示,以收缩压变异$\geqslant$8.5 mmHg、Δdown$\geqslant$5 mmHg 为界值预测容量反应性,灵敏度分别为 82% 和86%,特异度均为 86%,受试者操作曲线下面积均为 0.92。每搏输出量变异和脉压变异指通过记录单位时间内每次心脏搏动时的脉压变异(每搏输出量)或脉压,计算它们在该段时间内的变异程度。每搏输出量变异和脉压变异数值越大,提示患者容量反应性越好。研究显示,脉压变异界值在 10%~15% 之间时,预测容量反应性的受试者操作曲线下面积在 0.85~0.98。理论上每搏输出量变异能更准确反映左室每搏输出量的变化,但其预测价值尚不如脉压变异,当临界值为10% 时,其受试者操作曲线下面积最大为 0.88。总的来说,Δdown 和脉压变异的容量反应性预测价值最好,收缩压变异次之,而每搏输出量变异则不如其他指标精确。

心肺交互作用相关的动态前负荷参数对容量反应性的评估也受到一些限制。首先,心律失常本身就能使每搏输出量变异程度增大;其次,患者有自主呼吸或有自主吸气努力产生的胸腔内负压干扰了胸腔内压力周期性梯度变化,影响了脉压变异、每搏输出量变异等指标的预测价值;第三,潮气量的不同影响各指标的预测价值及其界值。研究显示,当潮气量>8 ml/kg 时,脉压变异预测容量反应性的受试者操作曲线下面积为 0.89,最佳界值为 12%,潮气量<8 ml/kg 时受试者操作曲线下面积为 0.65,最佳界值为 8%。也有学者认为潮气量增加也会同时降低静脉回流和心脏前负荷,因此会使得患者对补液的容量反应性更大。此外,右心室衰竭时,吸气期右室后负荷显著增加而降低其搏出量,此时可以观察到收缩压的最低值与参考值之间的差值升高,而液体复苏却不能提高每搏输出量。

（2）上腔静脉塌陷指数(collapsibility index of SVC, SVC-CI)和上腔静脉膨胀指数(distensibility index of IVC, dIVC)　上腔静脉塌陷指数和上腔静脉膨胀指数是机械通气过程中胸腔内压变化对腔静脉几何形态影响的指标,也能较好评估患者的容量反应性。对机械通气的感染性休克患者研究发现,上腔静脉塌陷指数阈值为36%时,预测容量反应性的受试者操作曲线下面积高达0.993。上腔静脉膨胀指数对容量反应性也有很好的预测价值,当阈值在18%时,受试者操作曲线下面积为0.91,灵敏度和特异度均>90%。但上腔静脉塌陷指数和上腔静脉膨胀指数受自主呼吸和心律失常的影响,因此不适用于有心律失常或自主呼吸患者的容量反应性判断。

(3) 容量负荷试验 容量负荷试验简便易行,对患者的容量反应性有一定预测价值。传统的容量负荷试验是由 Weil 和 Henning 等提出的,中心静脉压、肺动脉嵌顿压(PAWP)分别遵循"2~5 cm H_2O"、"3~7 mmHg"法则,在5~10分钟内输注100~250 ml液体,以检验心脏对容量的反应性。近几年也出现了一些改进后的容量负荷试验,包括在液体的类型、液体输注的速度、终止的目标等方面。补液试验的风险在于可能需要额外增加容量来判断心脏的反应,对于容量反应性差的患者,可能面临肺水肿的风险。

(4) 被动抬腿试验 被动抬腿试验(passive leg raising,PLR)对于容量反应性的预测很有价值,具有可逆性、可重复性、不需要额外增加容量、不受自主呼吸和心律失常等因素影响的优点。其原理是通过抬高下肢快速增加静脉回流,增加心脏前负荷,起到快速扩容的作用,同时监测循环系统的反应,来判断容量状态和预测容量反应性。某种程度上,相当于自体模拟的快速补液试验。被动抬腿试验时将下肢抬高45°,躯干位置有经典的平卧位和改良的半卧位(45°)两种。改良的半卧位被动抬腿试验血流动力学效应比平卧位大,大概相当于输注300~450 ml液体,更有利于预测容量反应性。被动抬腿试验效应的可逆性增加了其操作的安全性,但是其效应短暂,从技术上要求能够实时监测心输出量的变化[9]。目前临床可采用食管超声监测主动脉血流流速的变化,也可通过脉搏指示持续心输出量实时监测每搏输出量的变化及脉压的变化来预测容量反应性,其中被动抬腿试验-主动脉血流速变化(PLR-induced aortic blood flow, PLR-ΔABF) 的容量反应性预测价值最好,研究显示 PLR-ΔABF>10%其受试者操作曲线下面积在0.91~0.96。

(5) 呼气末屏气试验 呼气末屏气试验的原理是机械通气时,长按呼气保持键(15秒)消除吸气时胸腔内压力增加对静脉回流的影响,增加心室前负荷,相当于一种补液试验,对患者的容量反应性有良好的预测价值。研究显示,呼气末屏气试验后以 PP≥5% 或 CI≥5% 预测患者容量反应的灵敏度分别为 87% 和 91%,特异度均为 100%,受试者操作曲线下面积分别为 0.957 和 0.972。该试验不受心律失常的影响,但其主要局限性是自主呼吸明显的患者可能无法耐受长达 15 秒的屏气。呼气末屏气试验是一种前景广阔的容量反应性评估方法,但仍需要大规模研究证实。

(四)微循环监测新技术

43. 微循环监测对休克的评估和治疗有何意义?

休克复苏的根本目标是纠正组织缺氧,微循环是输送氧到局部组织并调节氧平衡的重要器官,它直接参与组织的物质能量和信息传递,对保障细胞正常生命活动起重要作用。休克时微循环出现障碍,表现为微循环血流下降和毛细血管分布不均,局部氧输送不足。感染性休克时不仅存在休克共有表现,即微循环血流下降导致的全身氧输送和静脉血氧饱和度降低,还出现明显血管舒缩异常和通透性改变特征,表现为毛细血管密度减少、血流分布不均一,此时有灌注毛细血管附近细胞氧输送正常,而无灌注毛细血管附近的细胞氧输送不足,出现局部组织低氧。研究发现,给予感染性休克动物液体复苏虽然血管内容量得到补充,但无法改善有灌注和无灌注毛细血管分布的不均一,局部组织缺氧不能纠正,患者预后无法改善[10]。可见休克的治疗仅仅停留在液体复苏的层面是远远不够的。以提高微循环血流量为基础,维持微循环血流连续,保持毛细血管分布均一性可能成为将来感染性休克治疗的重点。

监测微循环血流及分布并针对监测指标进行复苏成为目前感染性休克治疗的新方向。正交极化光谱(orthogonal polarization spectral, OPS)成像、旁流暗视野成像(sidestream dark field, SDF)可在床边实时动态监测患者微循环变化,使床边微循环监测成为可能。旁流暗视野成像探头发出的绿色光源可被红细胞吸收而显影,依据此原理录制毛细血管内红细胞流动状态,可以连续直观地反映毛细血管血流和分布,并通过特定软件分析总毛细血管和灌注毛细血管密度、比例、流动指数和异质性指数等指标量化评估患者微循环状态。有研究者通过此技术观察 26 例全身性感染患者的舌下黏膜,发现即使在血流动力学参数正常情况下,也出现毛细血管充盈明显受损,甚至无血流灌注,提示旁流暗视野成像对局部组织微循环的早期改变反应敏感,可评估感染性休克患者疾病的严重程度,并指导治疗。

44. 休克时液体复苏和血管活性药物对微循环有何影响?

感染性休克治疗过程中的监测微循环可以及时发现组织灌注的变化。感染性休克时微循环障碍是以微循环血流分布的不均一性和微循环灌注减少为特征。研究发现微循环障碍可以在大循环障碍纠正后仍持续存在,微循环障碍与预后密切相关。

液体复苏开始的时机影响微循环功能的恢复。补充充足的血容量、大循环改善是微循环改善的前提,积极液体复苏已成为休克发生后早期目标导向性治疗(EGDT)的重要内容,早期目标导向性治疗越早越充分越容易达标,感染性休克患者的预后越好。已有研究证实,感染性休克早期(感染性休克 24 小时内)积极液体复苏可以明显改善微循环,而感染性休克发生 48 小时后即使给予积极液体复苏,患者微循环障碍也很难纠正。

儿茶酚胺类血管活性药物对微循环的影响始终备受关注。儿茶酚胺类药物通过激动小血管平滑肌上的 α 受体使血管收缩,激动毛细血管前括约肌上的 α 受体,减少毛细血管灌注。Ristagno 等使用正交极化光谱成像测量微循环血流,并用组织光学传感器记录脑皮质动脉血二氧化碳分压和动脉血氧分压变化,发现使用肾上腺素后能减少脑皮质微循环血流,导致脑缺血。另一项通过旁流暗视野成像评价去甲肾上腺素对舌下微循环影响的对照研究发现,毛细血管微循环血流指数及灌注毛细血管百分比没有变化,灌注密度甚至有降低趋势,提示应用去甲肾上腺素可能也加重患者的微循环障碍。血管加压素应用于感染性休克患者,可使血压升高、尿量增加,去甲肾上腺素用量减少,但微循环障碍不变甚至加重。以上研究均提示,血管活性药物可能加重微循环障碍,但仍需进一步研究观察。

45. 经皮氧分压和经皮二氧化碳分压是否可用于休克的监测和病情评估?

尽管近年来针对感染性休克病理生理的认识和治疗取得了较大进展,目前感染性休克患者的病死率仍然高达 $34\% \sim 70\%$。Rivers 等采用早期目标导向性治疗(EGDT)明显改善感染性休克患者预后,但是早期目标导向性治疗组病死率仍然高达 42.3%。临床上发现虽然患者血压、心率、尿量、乳酸和中心静脉血氧饱和度等血流动力学和全身氧代谢指标恢复正常,但仍可能存在组织低灌注和缺氧,可见感染性休克复苏以血压恢复、尿量正常为目标远远不够,即使以血压、尿量、中心静脉压和中心静脉血氧饱和度等参数整合为目标的早期目标导向性治疗也是不足的。因此,将感染性休克治疗时组织灌注和氧代谢的监测从大循环深入到微循环、从全身氧代谢深入到局部组织氧代谢水平是临床的迫切需求。

休克的本质是组织器官低灌注导致的组织缺氧,因而早期纠正组织缺氧是休克治疗的中心内容。舌下二氧化碳图法、经皮氧分压和经皮二氧化碳分压可以更早、更敏感地反映休克时外周组织的低灌注和缺氧,并且在休克复苏时经皮氧分压的变化趋势与患者的预后相关。因此采用经皮氧分压和经皮二氧化碳分压监测可能能更早发现感染性休克患者是否存在组织缺氧,指导下一步治疗。

经皮氧分压和经皮二氧化碳分压可以反映休克患者的组织灌注和氧代谢。早在 30 余年前,Tremper 等人发现在非休克状态时,经皮氧分压随着动脉氧分压和吸氧浓度的增加而增加,而在低血容量休克时,经皮氧分压与心输出量和氧输送的关系更为密切,与吸入氧浓度和动脉氧分压的关系明显下降,并且在休克复苏时经皮氧分压的反应较其他指标更为敏感。经皮氧分压与动脉氧分压的这种差异早期被认为是监测技术的局限性导致,之后才认识到是早期休克外周组织低灌注的表现。经皮二氧化碳分压常用于替代动脉血二氧化碳分压。但Tremper 等人研究证实在循环正常时经皮二氧化碳分压与动脉血二氧化碳分压的改变一致,但在严重休克(心指数<1.5 L·min^{-1}·m^{-2})时,微循环灌注明显减少,使得组织局部产生的二氧化碳很难排出,导致经皮二氧化碳分压升高,经皮二氧化碳分压与心指数的改变呈负相关,心指数越低经皮二氧化碳分压越高,一定程度上经皮二氧化碳分压可以反映休克时的组织灌注。

经皮氧分压、经皮氧分压/吸入氧浓度和经皮二氧化碳分压能够反映感染性休克和高危术后患者的预后。Shoemaker 等人观察了 209 例高危择期手术的患者,用经皮氧分压、经皮氧分压/吸入氧浓度和经皮二氧化碳分压评估组织灌注,结果显示存活患者的经皮氧分压和经皮氧分压/吸入氧浓度明显高于死亡患者,经皮二氧化碳分压显著低于死亡患者;之后的研究发现严重创伤患者、严重感染和感染性休克患者,存活组经皮氧分压/吸入氧浓度均明显高于死亡患者,经皮二氧化碳分压显著降低。

46. 动、静脉血二氧化碳分压差在休克复苏及组织灌注的意义是什么?

动脉血二氧化碳分压主要取决于肺泡通气量,组织中二氧化碳清除几乎完全依赖于组织灌注,静脉血二氧化碳含量取决于组织产生二氧化碳速率及组织灌注水平。血流动力学稳定时,动、静脉血二氧化碳分压非常接近,动、静脉血二氧化碳分压差正常范围为 2～5 mmHg。若肺泡通气量及组织产生二氧化碳的量基本不变,则动、静脉血二氧化碳分压差取决于组织灌注水平。组织灌注越差,静脉血二氧化碳含量低,动、静脉血二氧化碳分压差越大,即出现动、静脉血二氧化碳分压分离现象。有研究发现感染性休克患者动、静脉血二氧化碳分压差>6 mmHg,病死率显著增加,经过积极抗休克治疗后,动、静脉血二氧化碳分压差显著下降者预后好。因此,感染性休克在复苏过程中,动、静脉血二氧化碳分压差有助于评估患者组织灌注、氧代谢状态、判断疾病严重程度及预测病情变化。

(黄英姿　杨　毅)

参考文献

1. Richard C，Monnet X，Teboul JL. Pulmonary artery catheter monitoring in 2011. Curr Opin Crit Care，2011，17：296 - 302.

2. Benoit V，Emmanuel F. Perioperative oxygen therapy and oxygen utilization . Current Opinion in Crit Care，2010，16：359 - 364.

3. Georgia GT，Konstantinos AK，Ekaterini N，et al. Correlation of central venous-arterial and mixed venous-arterial carbon dioxide tension gradient with cardiac output during neurosurgical procedures in the sitting position. Eur J Anaesthesiol，2010，27：882 - 889.

4. Gadukov KM，Len'kin AI，Kuz'kov VV，et al. Central venous blood oxygen saturation and venous to arterial PCO_2 difference after combined heart valve surgery. Anesteziol Reanimatol，2011,3：19 - 21.

5. De Backer D，Ospina-Tascon G，Salgado D，Favory R，Creteur J，Vincent JL. Monitoring the microcirculation in the critically ill patient：current methods and future approaches. Intensive Care Med，2010，36：1813 - 1825.

6. Surviving Sepsis Campaign：International guidelines for management of severe sepsis and septic shock：2008. Crit Care Med，2008，36：296 - 327.

7. Casserly B，Read R，Levy MM. Hemodynamic monitoring in sepsis. Crit Care Nurs Clin North Am，2011，23：149 - 169.

8. Hata JS，Stotts C，Shelsky C，et al. Reduced mortality with noninvasive hemodynamic monitoring of shock. Crit Care，2011，26：224.

9. Pottecher J，Deruddre S，Teboul JL，et al. Both passive leg raising and intravascular volume expansion improve sublingual microcirculatory perfusion in severe sepsis and septic shock patients. Intensive Care Med. 2010，36：1867 - 1874.

10. Top AP，Tasker RC，Ince C，et al. The microcirculation of the critically ill pediatric patient. Crit Care，2011，15：213

第五章

急性呼吸衰竭与急性呼吸窘迫综合征

一、前沿学术综述

1. 历史发展

急性呼吸窘迫综合征（ARDS）是急性呼吸衰竭最常见的类型。1967 年 Ashbaugh 观察到 12 例重症患者（7 例严重创伤、1 例急性胰腺炎、1 例病毒性肺炎、1 例吉兰-巴雷综合征合并肺炎、2 例药物中毒合并误吸），在原发病治疗过程中，均出现类似急性呼吸衰竭表现：呼吸频速、低氧血症、肺顺应性明显降低、肺泡表面张力明显升高。X 线胸片早期为双肺斑片状浸润阴影，随病情进展，浸润阴影进一步扩大。最后 9 例患者死亡，其中 7 例尸检，发现肺重量明显增加，而且变硬，肺切面类似肝脏。光镜检查显示肺毛细血管充血、扩张，广泛肺泡萎陷，并有大量中性粒细胞浸润，肺泡内有透明膜形成。部分尸检标本有明显的间质纤维化。患者的低氧血症不能被吸氧等传统治疗手段纠正，但呼气末正压（PEEP）能够部分纠正低氧血症。鉴于上述患者有类似临床表现、病理结果和治疗反应，Ashbaugh 将其归结为"成人呼吸窘迫综合征（亦为 ARDS）"。4 年后，"成人呼吸窘迫综合征"被正式推广采用。根据病因和病理特点不同，ARDS 还被称为休克肺、灌注肺、湿肺、白肺、成人透明膜病变等。

近年来，许多学者认识到"成人呼吸窘迫综合征"这一名称并不合适。并非仅发生在成人，儿童亦可发生。ARDS 的特点在于急性起病。因此，为澄清并统一概念，1992 年欧美危重病及呼吸疾病专家召开了 ARDS 联席会议[1]，将 ARDS 中的"A"由成人（adult）改为急性（acute），称为"急性呼吸窘迫综合征"。以往认为，ARDS 是肺部遭受直接损伤的结果,目前认为各种原因导致机体失控的炎症反应才是ARDS 的根本原因,急性肺损伤与 ARDS 是连续的病理生理过程,ARDS 并不是孤立的疾病,而是多脏器功能障碍综合征(MODS)在肺部的表现。

2. 流行病学

流行病学调查显示,ARDS 是临床常见危重症。根据 1994 年欧美联席会议提出的 ALI/ARDS 诊断标准[1],ALI 发病率为每年 18/10万,ARDS 为每年(13～23)/10 万。2005 年的研究显示,ALI/ARDS发病率分别在每年 79/10 万和 59/10 万[2],提示其发病率明显增高,甚至可与胸部肿瘤、AIDS、哮喘或心肌梗死等相提并论[3],显著增加了社会和经济负担。

虽然不同研究对 ARDS 病死率的报道差异较大,但总体来说,目前 ARDS 的病死率仍较高。自 1994 年达成 ARDS 诊断共识以来,ARDS 总体病死率并无明显降低。对 1994～2006 年国际正式发表的ARDS 临床研究进行荟萃分析,18 900 例 ARDS 患者的病死率为44.3%,与 1967～1994 年病死率(30%～50%)相比并无明显降低[4]。中国上海市 15 家成人重症医学科 2001 年 3 月至 2002 年 3 月 ARDS患者的病死率也高达 68.5%[5]。不同研究中,ARDS 的病因构成、疾病状态和治疗条件的不同可能是导致其病死率不同的主要原因。

3. 治疗进展

在治疗过程中不应把 ARDS 孤立对待,而应该将其视为多脏器功能障碍综合征的一部分。在呼吸支持治疗的同时,应特别重视对于原发病的治疗和其他脏器功能支持治疗。近年来,体外膜氧合技术的应用为进一步降低重症 ARDS 患者的病死率带来了新的希望。此外,针对 ARDS 肺损伤本质的干细胞治疗也受到越来越多的关注,可能为ALI/ARDS 的治疗开辟新的途径,但目前仍处于动物实验阶段。

(1)原发病治疗　及时去除或控制致病因素是 ARDS 病因治疗的重要环节,根据 ARDS 的病因不同,主要包括充分引流感染灶、有效地清创和合理使用抗生素等。机体过度的炎症反应是导致 ARDS 的根本原因,调控机体的炎症反应是 ARDS 病因治疗的关键。虽然在动物实验中,应用单克隆抗体或拮抗剂可明显减轻肺损伤,但多数临床试验却获得阴性结果。目前,在调控机体炎症反应方面尚未取得突破性进展,但调控炎症反应仍然是降低 ARDS 患者病死率的希望。呼吸支持治疗从本质上来说,不可能从根本上改善 ARDS 患者的预后,因此,对调控机体炎症反应进行更深入研究非常必要。

(2) 呼吸支持治疗　机械通气是 ARDS 呼吸支持治疗的主要方法,也是目前发展较为迅速的领域。近年来,基于对 ARDS 的病理生理和呼吸机相关性肺炎的新认识,一些新的通气策略逐步应用于 ARDS 的临床治疗,体外膜氧合技术的应用使保证气体交换的同时减缓肺损伤成为可能,为患者呼吸功能的修复赢得了时间。

肺保护性通气策略:由于 ARDS 患者大量肺泡塌陷,肺容积明显减少,常规或大潮气量通气易导致肺泡过度膨胀加重肺损伤,因此,为避免或减轻机械通气所致的肺损伤,主张对 ARDS 患者进行机械通气时应采用小潮气量(一般 4～7 ml/kg)通气,即肺保护性通气。近年来,人们逐步意识到小潮气量并非是避免肺损伤的关键因素,而气道平台压力能够客观反映肺泡内压,气道平台压力过度升高可导致呼吸机相关肺损伤。目前认为,ARDS 肺保护性通气策略的关键是将气道平台压限制在 30 cm H_2O(1 cm H_2O=0.098 kPa)以下。

肺开放策略:限制气道平台压往往不利于已塌陷的肺泡复张,采用肺保护性通气策略的同时,实施肺开放策略是非常必要,其核心是采用各种方法促进塌陷的肺泡复张,即"开放肺",并应用最佳呼气末正压保持肺泡处于开放状态,即"维持肺开放"。促进肺复张的方法有多种,除了以往常用的叹息和控制性肺膨胀外,近年又提出了压力控制法和呼气末正压递增法等肺复张手法[6]。此外,近年也有学者主张采用气道压力释放通气或高频振荡通气来实施肺开放。改变患者的体位,如俯卧位等,可改善患者胸腔内的压力梯度,也是促进肺复张的有效方法。

最佳呼气末正压的选择方法一直存在争议,以往有学者提出采用氧合法、最大氧输送法或依据肺静态压力-容积曲线低位转折点压力来选择呼气末正压。近年来,有学者提出了采用静态压力-容积曲线第三拐点压力,最大肺顺应性、肺牵张指数法及根据跨肺压等呼气末正压选择的新方法,但仍需大规模临床试验加以证实。

体外膜氧合治疗:体外膜氧合治疗适用于病因可逆且传统治疗无效的重症 ARDS 患者。重症 ARDS 患者进行体外膜氧合治疗的根本目的是在保障二氧化碳和氧交换的基础上,避免高潮气量和高气道压导致的肺损伤,为肺部病变的修复赢得时间。对于重症 ARDS 患者,可通过静脉-静脉体外膜氧合或体外二氧化碳排出等方式改善气体交换,同时结合肺保护性的通气策略减缓肺损伤。自 2009 年体外膜氧合成功用于抢救 H1N1 流感导致的重症 ARDS 患者以来,全球体外膜氧合的关注度及治疗例数明显升高,2009 年《柳叶刀》杂志发表英国 CESAR 研究报告,通过对 180 例 ARDS 患者的随机对照研究发现,体外膜氧合＋传统治疗方法结合组生存率(63%)明显高于单纯传统治疗组(47%)[7]。我国体外膜氧合治疗重症 ARDS 尚处于起步阶段,如何统筹并规范地开展体外膜氧合治疗仍需要进一步探讨。

体外膜氧合是在机械通气维持氧合的效果差、呼吸功能在短期内又无法纠正的情况下,可应用体外膜氧合进行呼吸支持,有助于降低呼吸机条件,减轻呼吸机相关肺损伤,并为患者呼吸功能恢复争取时间。

(3) 肺外器官功能支持治疗　肺外器官的功能支持和全身营养支持是 ARDS 治疗不可忽视的重要环节。以往由于呼吸支持手段不足,ARDS 患者往往死于顽固的低氧血症,近年来,早期有力的呼吸支持使患者不再死于低氧血症,主要的病死原因是继发的多脏器功能衰竭。ARDS 的恶化可能诱发或加重其他器官发生功能障碍,而肺外器官的衰竭反过来又可加重 ARDS。因此,加强肺外器官功能支持,防止多脏器功能衰竭的发生、发展可能是当前改善 ARDS 患者预后的重要手段。在保证脏器充分灌注的基础上实施限制性液体管理策略减轻脏器水肿是非常必要的。早期营养支持也值得重视,尽早开始肠内营养,有助于恢复肠道功能和保持肠黏膜屏障功能,防止细菌及毒素移位引起多脏器功能衰竭。此外,循环功能、肾功能、肝功能等器官功能的支持也不可忽视。总之,在呼吸支持治疗的同时,应尽量避免损害并保护其他器官,只有这样,才有望最终改善 ARDS 患者的预后。

(4) 细胞修复治疗　ALI/ARDS 的主要病理改变为肺泡上皮细

胞和毛细血管内皮细胞受损,促进损伤肺有效修复可能是 ALI/ARDS 治疗的关键所在。干细胞通过直接修复及其旁分泌作用可促进肺损伤的修复。此外,干细胞还可以作为基因治疗的载体,使得保护性基因在肺组织选择性和持久的表达,针对损伤局部提供治疗蛋白。虽然目前干细胞治疗的研究还处于动物实验阶段,但针对疾病本质的干细胞治疗,为 ALI/ARDS 的治疗提供了新的思路和希望。

4. 问题与前景

目前认为,全身炎症反应是导致 ARDS 的共同途径,但一系列针对炎症反应调控的治疗(如糖皮质激素和细胞因子抗体或拮抗剂等)尚未取得满意效果,治疗上的进展多局限于呼吸或其他脏器功能的支持治疗,真正针对病因的治疗手段还很贫乏,难以从根本上解决 ARDS 的治疗问题。但这并不意味着其前景渺茫。近期体外膜氧合治疗广泛开展,在保证重症 ARDS 患者气体交换的同时,为肺损伤的修复赢得时间,已经在一定程度上减低了 ARDS 患者的病死率。干细胞治疗技术针对 ARDS 肺损伤的修复正逐步趋于成熟,为 ARDS 的治疗带来了新的希望。此外,ARDS 发病的异质性也越来越引起人们的关注,目前研究显示,肺表面活性蛋白基因[8,9]、血管紧张素转换酶基因[10,11]、肿瘤坏死因子基因[12] 及白细胞介素-6[13] 等基因的差异可能与 ARDS 的易感性和预后相关。相信随着人们对 ARDS 发病机制更深入的了解,遗传学与分子生物学领域的研究也会在未来的治疗中发挥重要作用。

二、临床问题

(一)急性呼吸衰竭

1. 何谓呼吸衰竭? 如何诊断?

呼吸衰竭(respiratory failure)指外呼吸功能严重障碍导致的动脉血氧分压(PaO_2)降低或伴有动脉血二氧化碳分压($PaCO_2$)增高的病

理过程。呼吸衰竭按发病急缓分为急性呼吸衰竭和慢性呼吸衰竭,急性呼吸衰竭系指没有基础呼吸系统疾病的患者在短时间内发生的呼吸衰竭;慢性呼吸衰竭则指慢性呼吸系统疾病患者经过较长时间发展成的呼吸衰竭。慢性呼吸衰竭的患者由于各种诱因导致病情在短时间内急性加重者称为慢性呼吸衰竭急性加重(acute-on-chronic),其病理生理学改变和临床情况兼有急性呼吸衰竭的特点,临床上的处理措施也与急性呼吸衰竭相似。

低氧血症和高碳酸血症的临床表现并不特异,呼吸衰竭往往须进行血气分析方可确诊。诊断呼吸衰竭的主要血气标准是在海平面、标准大气压下,静息和吸空气时动脉血氧分压低于 60 mmHg(1 mmHg=0.133 kPa),伴或不伴有动脉血二氧化碳分压高于 50 mmHg。正常人动脉血氧分压随年龄、运动及所处的海拔高度而异,成年人在海平面静息时动脉血氧分压的正常范围为 $(13.3-0.043×年龄)±0.066$ kPa。动脉血二氧化碳分压极少受年龄影响,正常范围为 $40±5$ mmHg。当吸入气的氧浓度(FiO_2)增加时,可将氧合指数(respiratory failure index,RFI)作为诊断呼吸衰竭的指标,RFI=动脉血氧分压/FiO_2,如≤300 可诊断为呼吸衰竭。

2. 呼吸衰竭可分为哪些类型?

呼吸衰竭必定有动脉血氧分压的降低。根据动脉血二氧化碳分压是否升高,可将其分为低氧血症型(Ⅰ型)和伴有低氧血症的高碳酸血症型(Ⅱ型)呼吸衰竭。根据主要发病机制不同,可分为通气性和换气性呼吸功能衰竭。根据病因的不同,可分为肺衰竭和泵衰竭。根据原发病变部位不同,可分为中枢性和外周性呼吸衰竭。根据发病的缓急,可分为慢性和急性呼吸衰竭。

3. 急性呼吸衰竭的常见病因有哪些?

肺气体交换涉及两个环节,首先为通气(依赖"通气泵"作用),其次为肺换气(肺泡和血液之间的气体交换过程)。根据气体交换的两个环节,急性呼吸衰竭可分为肺衰竭和泵衰竭。

(1) 引起肺衰竭的常见病因　肺衰竭是各种原因引起的肺泡气体

交换不足的病理状态,主要表现为动脉血氧合不足,而无明显的二氧化碳潴留。动脉血二氧化碳可通过增加通气泵做功而排出。引起肺衰竭的主要病因包括:① 呼吸道气流受限,包括喉头水肿、喉痉挛、异物、肿瘤、外伤、感染等上呼吸道梗阻,以及支气管哮喘严重发作、慢性支气管炎、阻塞性肺气肿和肺心病等广泛和严重的下呼吸道阻力增加;② 肺实质疾病,主要包括严重肺部感染、毛细支气管炎、间质性肺疾病、肺水肿、肺栓塞和各种原因引起的肺实质损伤及急性呼吸窘迫综合征(ARDS)等。肺衰竭均伴有呼吸功增加,可导致呼吸肌疲劳,进一步恶化可引起泵衰竭。

(2) 引起泵衰竭的常见病因   通气泵由胸廓、呼吸肌以及调节呼吸肌收缩和舒张的神经系统组成,其主要功能是保持一定的跨肺压梯度。引起泵衰竭常见病因包括——① 呼吸肌疲劳或衰竭:气道阻力增加和肺顺应性降低导致呼吸肌过负荷;② 胸廓和胸膜病变:严重气胸、大量胸腔积液、连枷胸、脊柱侧后凸、血胸、上腹部和胸部术后;③ 神经肌接头病变:重症肌无力、药物阻滞作用;④ 运动神经病变:脊髓损伤、脊髓灰质炎、吉兰-巴雷综合征、肌萎缩侧索硬化;⑤ 中枢神经系统抑制或功能紊乱:脑血管意外、病毒性脑炎、细菌性脑膜炎、药物中毒、脑水肿、颅脑外伤、中枢性通气不足综合征等。

4. 肺通气功能障碍的机制是什么? 有何临床意义?

外呼吸包括肺通气和肺换气,前者指肺泡与外界气体交换的过程,后者指肺泡气与血液之间的气体交换过程。呼吸衰竭是肺通气和(或)肺换气功能障碍的结果。

肺通气不足导致肺泡通气量不足会使肺泡气氧分压下降和肺泡气二氧化碳分压升高,因而流经肺泡毛细血管的血液不能被充分动脉化,导致动脉血氧分压下降和动脉血二氧化碳分压增高,最终出现Ⅱ型呼吸衰竭。此时,动脉血二氧化碳分压的增值与动脉血氧分压降值成一定比例关系,其比值相当于呼吸商(R)。$P_AO_2 = PiO_2 - P_ACO_2/R$,其中 PiO_2 是吸入气氧分压,在海平面吸空气时大约为 150 mmHg。当肺泡通气量减少一半时,肺泡气二氧化碳分压由正常 40 mmHg 增加至 80 mmHg,在 R 为 0.8 时,肺泡气氧分压就由正常的 100 mmHg 降低至 50 mmHg,两变化值之商为0.8,等于呼吸商,这是单纯肺低通气时血气变化的特点。

肺泡气二氧化碳分压与动脉血二氧化碳分压无明显差异,动脉血二氧化碳分压是反映总肺泡通气量变化的最佳指标。但动脉血二氧化碳分压与总肺泡通气量之间的关系并非为线性。相同肺泡通气量变化值,在通气不足或通气过度时对动脉血二氧化碳分压的影响比较显著。肺泡通气量低于正常时,肺泡气氧分压随通气量增加而升高,但当通气量高于4 L/分钟以上时,肺泡气氧分压增加趋势变缓。在轻度通气不足时,动脉血氧饱和度仍较高;但严重通气不足时动脉血氧饱和度显著降低。

肺通气功能障碍包括限制性和阻塞性通气不足。

限制性通气不足是指吸气时肺泡的扩张受限引起的肺泡通气不足。其原因有:① 呼吸肌活动障碍,包括中枢或周围神经的器质性病变如脑外伤、脑血管意外、脊髓灰质炎等;由于镇静、安眠和麻醉剂过量引起的呼吸中枢抑制;呼吸肌本身的收缩功能障碍如呼吸肌疲劳及呼吸肌萎缩;由低钾、缺氧和酸中毒等导致的呼吸肌无力等;② 胸廓顺应性降低,如严重胸廓畸形、胸膜纤维化等;③ 肺顺应性降低,如严重肺纤维化或肺泡表面活性物质减少可使肺顺应性降低;④ 大量的胸腔积液或张力性气胸使肺扩张受限。

阻塞性通气不足指气道狭窄或阻塞所致的通气障碍。影响气道阻力最主要的因素是气道内径。气管痉挛、管壁肿胀或纤维化,管腔被黏液、渗出物、异物等阻塞,肺组织弹性降低以致对气道管壁的牵引力减弱等,均可使气道内径变窄或不规则而增加气流阻力,从而引起阻塞性通气不足。气道阻塞可分为中央性与外周性,中央性气道阻塞指气管分叉处以上的气道阻塞,若阻塞位于胸外,吸气时气体流经病灶引起压力降低,可使气道内压明显低于大气压,导致气道狭窄加重,而呼气时则相反,故患者表现为明显吸气性困难;如阻塞位于胸内,呼气时胸腔内压升高而压迫气道,使气道狭窄加重,而吸气时则相反,故患者表现为呼气性呼吸困难。外周性气道阻塞多见于慢性阻塞性肺疾病时,主要表现为呼气性呼吸困难。

5. 何谓肺通气/血流比例失调？有何临床意义？

肺通气/血流比例失调是肺换气功能障碍的一种形式。肺内气体交换有赖于单位时间内肺泡通气量和肺泡血流灌注量之间一定的比例。正常情况下肺通气/血流之比为0.8。当病变引起局部肺通气发生变化而血流未相应变化，或局部血流变化而通气未相应变化时，即发生肺通气/血流比例失调。即使在健康人体，肺各部分肺通气/血流比例也并非均匀分布，直立位时，由于重力作用血流量自肺尖到肺底逐步递增，而胸腔内负压上部比下部大，故肺尖部的肺泡扩张程度较大，从而使肺通气/血流比例自上而下递减。

肺通气/血流比例失调是呼吸衰竭最常见和最重要的机制。急性呼吸窘迫综合征(ARDS)患者严重的低氧血症主要与肺通气/血流比例失调有关。病理状态下，肺通气/血流比例失调常见的原因如下。

(1) 部分肺泡通气不足　慢性阻塞性肺疾病、哮喘、肺水肿、肺纤维化等往往引起肺泡通气严重不均匀。病变部分通气明显减少，而血流未相应减少，使肺通气/血流比例显著降低，以致流经这部分肺泡的静脉血未能充分动脉化便掺入动脉血内，故称静脉血掺杂，又称功能性分流。此时动脉血氧分压往往降低，如代偿性通气足够强，尚可使动脉血二氧化碳分压正常或降低，如代偿不足，使总肺泡通气量低于正常，则动脉血二氧化碳分压高于正常。

(2) 部分肺泡血流不足　肺动脉栓塞、弥散性血管内凝血、肺血管痉挛等，都可使肺部分血流减少或中断，肺通气/血流比例可显著高于正常或为无穷大，肺泡通气不能被充分利用，称为死腔样通气。此时，流经病变区血液的动脉血氧分压显著升高，但其动脉血氧含量却增加很少，健康肺区却因血流量明显增加而使这部分血液不能充分动脉化，其动脉血氧分压和动脉血氧含量均显著降低。最终混合而成的动脉血之动脉血氧分压降低，动脉血二氧化碳分压的变化则取决于代偿性呼吸增强的程度，可以降低、正常或升高。

(3) 真性分流　正常情况下，一部分静脉血经支气管静脉和极少的肺动-静脉交通支直接流入肺静脉，即为解剖分流。由于这部分血液完全未经气体交换过程，故属于真性分流。病变导致肺动-静脉短路开放，真性分流增加。此外，在肺实变和肺不张时，病变肺完全失去通气功能，但仍有血流，肺通气/血流比例为0，也属于真性分流。由真性分流导致的呼吸衰竭的特征是动脉血氧分压降低，且吸入高浓度氧动脉血氧分压不能提高,而功能性分流时吸入高浓度氧动脉血氧分压往往可提高,用这种方法可对二者进行鉴别。

6. 弥散障碍的机制是什么？对动脉血气有何影响？

弥散障碍是肺换气功能障碍的一种形式,指肺泡膜面积减少或肺泡膜异常增厚和弥散时间缩短而引起的气体交换障碍。常见的原因包括：① 肺泡膜面积减少。正常成人肺泡总面积约为 $80m^2$,面积减少一半以上时,才会发生换气功能障碍。肺泡膜面积减少常见于肺实变、肺不张和肺叶切除等;② 肺泡膜厚度增加。肺泡膜的薄部为气体交换的部位,它是由肺泡上皮、毛细血管内皮及两者共有的基底膜所构成,其厚度不到 $1\mu m$,是气体交换的部位。虽然气体从肺泡腔到达红细胞内还需经过肺泡表面的液体层、血管内血浆和红细胞膜,但正常情况下总厚度不到 $5\mu m$,故正常气体交换很快。当肺水肿、肺泡透明膜形成、肺纤维化及肺泡毛细血管扩张或稀血症导致血浆层变厚时,可因弥散距离增宽而使弥散速度减慢。

单纯肺泡膜病变患者在静息时一般不出现血气异常。因为正常静息时,血液流经肺泡毛细血管的时间约为 0.75 秒,而血液氧分压只需 0.25 秒就可升至肺泡气氧分压水平。肺泡膜病变时,虽然弥散速度减慢,但在静息时气体交换在 0.75 秒内仍可达到血气与肺泡气的平衡而不发生血气异常。在体力负荷增加等使心输出量增加和肺血流加快时,血液和肺泡接触时间过于缩短,导致低氧血症。但肺泡膜病变加上肺血流增快一般不会引起动脉血二氧化碳分压增高。因为二氧化碳在水中的溶解度比氧气大,弥散速度比氧快,能较快地弥散入肺泡,故只要患者肺泡通气量正常,就可保持动脉血二氧化碳分压正常。

7. 低氧血症和缺氧有何不同？

低氧血症(hypoxemia)和缺氧(hypoxia)是两个不同的概念,不能等同视之。低氧血症是指血氧含量降低,而缺氧是指因氧供减少、氧耗增加或利用氧障碍引起细胞发生代谢、功能和形态结构异常变化的病理过程。缺氧又根据其原因不同分为 4 种类型。

（1）**低张性缺氧** 是以动脉血氧分压降低为基本特征的缺氧。低张性缺氧时,动脉血氧分压降低,与血红蛋白结合的氧量减少,造成动脉血氧含量降低。

(2)血液性缺氧　是由于血红蛋白质或量的改变,以致血液携带氧的能力降低而引起的缺氧。血液性缺氧时,动脉血氧分压及 SaO_2 正常,但因血红蛋白质或量的改变,造成动脉血氧含量的降低。

(3)循环性缺氧　是指因组织血流量减少引起的组织氧供不足。由于缺氧是由组织灌注减少引起的,动脉血氧分压和氧含量正常,因此,循环性缺氧不能归于低氧血症的范畴。

(4)组织性缺氧　是指在组织氧供正常的情况下,因细胞不能有效利用氧而导致的缺氧。由于缺氧的原因是组织利用氧障碍,动脉血氧分压和氧含量正常,因此,组织性缺氧也不能归于低氧血症的范畴。

总之,缺氧是比低氧血症范畴更广的概念,将缺氧简单的理解为低氧血症是不全面的。

(二) 急性呼吸窘迫综合征

8. 何谓急性呼吸窘迫综合征?

急性呼吸窘迫综合征(ARDS)是发生于严重感染、休克、创伤及烧伤等疾病过程中,由于肺毛细血管内皮细胞和肺泡上皮细胞损伤引起弥漫性肺间质及肺泡水肿,以进行性低氧血症、呼吸窘迫为特征的临床综合征。X 线胸片呈现斑片状阴影为其影像学特征;肺容积减少、肺顺应性降低和严重的通气/血流比例失调为其病理生理特征。

9. 急性呼吸窘迫综合征的常见病因和危险因素有哪些? 有何临床意义?

多种病因均可导致急性呼吸窘迫综合征(ARDS)。根据肺损伤的机制,可将 ARDS 的病因分为直接肺损伤因素和间接肺损伤因素。

直接肺损伤因素主要包括: ① 严重肺部感染,包括细菌、真菌、病毒及肺囊虫感染等;② 误吸,包括胃内容物、烟雾及毒气等误吸;③ 肺挫伤;④ 淹溺;⑤ 肺栓塞,包括脂肪、羊水、血栓栓塞等;⑥ 放射性肺损伤;⑦ 氧中毒等。

间接肺损伤因素主要包括:① 严重感染及感染性休克;② 严重非肺部创伤;③ 急性重症胰腺炎;④ 体外循环;⑤ 大量输血;⑥ 大面积烧伤;⑦ 弥散性血管内凝血;⑧神经源性(见于脑干或下丘脑)损伤等。

病因不同 ARDS 的患病率也明显不同,严重感染时 ARDS 患病率可高达 25%～50%,大量输血可达 40%,多发性创伤时达到 11%～25%,严重误吸 ARDS 患病率也可达 9%～26%。同时存在两或三个发病危险因素时,ARDS 患病率进一步升高。另外,暴露于危险因素的时间越久,ARDS 的患病率越高,危险因素持续 24、48 及 72 小时时,ARDS 患病率分别为 76%、85%和 93%。目前认为,各种致病因素导致的全身炎症反应是 ARDS 的根本原因。在 ARDS 的防治过程中,积极控制原发病,遏制其诱导的全身失控性炎症反应,是预防和治疗ARDS 的必要措施。

10. 急性呼吸窘迫综合征主要有哪些病理生理特征?

急性呼吸窘迫综合征(ARDS)的基本病理生理改变,是肺泡上皮和肺毛细血管内皮通透性增加所致弥漫性肺间质及肺泡水肿。由于肺泡及间质水肿、肺泡表面活性物质减少及肺泡塌陷导致的肺容积减少、肺顺应性降低和严重的通气/血流(V/Q)比例失调,特别是肺内分流明显增加,是 ARDS 的病理生理特征。

(1)肺容积减少　ARDS 患者早期就存在肺容积减少,表现为肺总量、肺活量、潮气量和功能残气量明显低于正常。由于 ARDS 患者的肺容积明显减少,实际参与通气的肺泡减少,常规或大潮气量机械通气易导致肺泡过度膨胀和气道平台压力过高,加重肺及肺外器官的损伤。

(2)肺顺应性降低　肺顺应性降低是 ARDS 的特征之一,表现为需要较高的气道压力,才能达到所需的潮气量。肺顺应性降低主要与肺泡表面活性物质减少引起的表面张力增高和肺不张、肺水肿导致的肺容积减少有关。ARDS 亚急性期,肺组织如出现广泛的纤维化,可使肺顺应性进一步降低。

(3) 肺通气/血流比例失调　肺通气/血流比例失调是导致 ARDS 患者严重低氧血症的主要原因。间质性肺水肿压迫小气道,表面活性物质减少导致肺泡部分萎陷,均可引起相应肺单位通气不足,导致肺通气/血流比例降低,即功能性分流[8],而广泛的肺不张和肺泡水肿引起局部肺单位只有血流而无通气,即真性分流,是导致顽固低氧血症的主要原因。研究显示,ARDS 早期的肺内分流率可高达 30% 以上。ARDS 机械通气时应用肺复张手法及一定水平的呼气末正压(PEEP),可使部分肺泡通气增加,减少肺内分流,进而改善氧合。ARDS 时,肺微血管痉挛或狭窄、肺栓塞及血栓形成可使部分肺单位周围毛细血管血流量明显减少或中断,肺通气/血流比例升高,即导致死腔样通气。ARDS 后期死腔率可高达 60%。

11. 急性呼吸窘迫综合征的主要病理生理过程是什么?

大量的临床活检和尸检资料表明,急性呼吸窘迫综合征(ARDS)病理形态学改变大致分为 3 个阶段。

(1) 渗出期(exudative phase)　发病后 24～96 小时。该期的主要特点是肺水肿、出血和充血性肺不张,肺血管内有中性粒细胞扣留和微血栓形成,有时可见脂肪栓子,肺间质内中性粒细胞浸润。电镜下,可见肺泡表面活性物质层出现断裂、聚集或脱落到肺泡腔。Ⅰ型上皮细胞发生变性,其薄区出现坏死;Ⅱ型上皮细胞空泡化,板层小体减少或消失。在上皮细胞破坏明显处有透明膜形成,透明膜由坏死细胞碎片、纤维蛋白以及血浆渗出物组成,在呼吸性细支气管和肺泡管处尤为明显。

(2) 增生期(proliferative phase)　发病后 3～7 天。此期主要表现为Ⅱ型上皮细胞大量增生,在某些部位几乎覆盖整个肺泡表面,肺水肿减轻,肺泡膜因Ⅱ型上皮细胞增生、间质中性粒细胞和成纤维母细胞浸润而增厚,毛细血管数目减少。

(3) 纤维化期(fibrotic phase)　发病后 7～10 天。肺泡间隔内纤维组织增生显著,透明膜可弥漫分布于全肺,此后透明膜中纤维母细胞浸润,逐渐转化为纤维组织。肺泡管的纤维化是晚期 ARDS 患者的典型病理变化。

总的来说,肺实质细胞损伤是 ARDS 的主要病理特点。早期 ARDS 或急性肺损伤是以肺毛细血管内皮细胞损伤和功能障碍导致水和蛋白向间质渗出增加为特点,而肺毛细血管内皮细胞损伤后进一步损伤肺泡上皮细胞,使肺泡内水增加,肺泡塌陷,导致肺不张。由于 ARDS 发病急、进展快,多数患者在渗出期或增生期死亡,肺的纤维化是 ARDS 最严重的后遗症。ARDS 的病理过程具有不均一性的特点,即在不同区域的肺组织可能处于不同的病理阶段,因此,临床上往往很难就肺部病变的整体进行具体的病理阶段区分。

12. 如何评价机体炎症反应在急性呼吸窘迫综合征发病中的地位?

过去认为急性呼吸窘迫综合征(ARDS)是感染或组织损伤对肺直接打击的结果。目前认为,感染、创伤后的全身炎症反应失控是导致 ARDS 的根本原因。大量研究显示:① 细菌、内毒素或损伤刺激后,机体异常释放大量炎症介质;② 给动物注射炎症介质,能复制 ARDS 模型;③ 注射炎症介质单克隆抗体,可防止动物发生 ARDS。这些证据似乎已阐明了 ARDS 的发病机制,但研究显示,单纯应用某种炎症介质的单克隆抗体往往并不能取得良好的疗效。感染或创伤导致 ARDS 等器官功能损害的过程表现为两种极端:一是大量炎症介质瀑布样释放,而内源性抗炎介质又不足以抵消其作用,结果导致全身炎症反应综合征;另一个是内源性抗炎介质释放过多,结果导致代偿性抗炎反应综合征。全身炎症反应综合征和代偿性抗炎反应综合征失衡的后果是炎症反应的扩散和失控,不但损伤局部组织细胞,同时打击远隔的器官,导致肺功能损伤。因此,就本质而言,ARDS 是全身炎症反应综合征和代偿性抗炎反应综合征失衡的结果,也就是机体炎症反应失控的结果。在 ARDS 的防治过程中,积极控制原发病,遏制其诱导的全身失控性炎症反应,是预防和治疗 ARDS 的必要措施。

13. 急性呼吸窘迫综合征的诊断标准是什么?

自从 1967 年急性呼吸窘迫综合征(ARDS)概念提出以来,曾制定过多个诊断标准,但均未被广泛采用。1988 年 Murray 等提出了 ARDS 的评分法诊断标准,对 ARDS 做量化诊断。该标准需满足 3 个条件:① 急性起病;② 致病因素明确;③ 达到一定程度的肺损伤(轻、中、重度损伤)。其中肺损伤程度由氧合指数、呼气末正压水平、X 线胸片中受累象限数及肺顺应性变化评分决定。评分>2.5 分为重度肺损伤,即 ARDS;评分 0.1~2.5 为轻中度肺损伤。该标准强调了肺损伤从轻到重的连续发展过程,对肺损伤做了量化评价。

Murray 等提出的标准尽管有利于科研,但应用过于繁琐,难以在临床上推广。目前临床上广泛采用 1994 年欧美联席会议提出的 ARDS 诊断标准——ARDS 需满足:① 急性起病;② 氧合指数≤200 mmHg (不管呼气末正压水平);③ 正位 X 线胸片显示双肺均有斑片状阴影;④ 肺动脉嵌顿压≤18 mmHg,或无左心房压力增高的临床证据。如氧合指数≤300 mmHg 且满足上述其他标准则诊断为急性肺损伤 (ALI),反映了 ARDS 是 ALI 的严重阶段,二者是连续的病理生理过程。该标准与以往标准的主要区别是:① 呼气末正压的氧合改善效应具有时间依赖性,且呼气末正压水平的提高与氧合改善并非正相关,故诊断时不再考虑呼气末正压水平;② 机械通气受医师的经验等多种因素影响,故也未把机械通气作为诊断 ARDS 的条件;③ 将肺动脉嵌顿压≤18 mmHg 或无左心房压力增高的临床证据列入诊断条件,有利于排除心源性肺水肿;④ 反映了 ARDS 和 ALI 是连续的病理生理过程,有利于早期诊断和治疗。欧美联席会议的 ARDS 诊断标准较易实施,对临床价值更大,目前已被广泛采用。

虽然欧美联席会议的 ARDS 诊断标准广泛应用于临床,但研究显示其准确性不高,存在诸多需要改进之处。2011 年 10 月在德国柏林举行的第 23 届欧洲危重病医学年会上,ARDS 标准再次被推陈出新,形成柏林标准[14],该标准基于当前流行病学证据、生理学概念以及相关临床研究结果,由欧美等国重症医学专家协商制定,主要从起病时间、低氧血症程度、肺水肿来源、X 线胸片及其他生理学紊乱 5 个方面进行描述(表 5-1)。该标准是对之前各个标准的总结,相对较为全面。Gattinoni 等对柏林标准进行了验证,发现其能有效区别出 ARDS 的严重程度,并且有助于较为准确地判断预后。但是这样的结论仍需要后续的临床研究予以验证。

表 5-1 ARDS 柏林诊断标准

柏林标准	ARDS		
	轻 度	中 度	重 度
起病时间	1周之内急性起病的已知损伤或者新发的呼吸系统症状		
低氧血症	氧合指数：201～300 并且呼气末正压≥5	氧合指数：≤200 并且呼气末正压≥5	氧合指数：≤100 并且呼气末正压≥10
肺水肿来源	不能被心功能不全或液体过负荷解释的呼吸衰竭*		
X线胸片	双侧浸润影**	双侧浸润影**	至少累积 3 个象限的浸润影**

* 如果没有危险因素,需要客观指标的评估;

** 通过专业影像学培训后阅读胸片,浸润影不能被胸腔积液、结节、肿块、肺叶塌陷所完全解释。

14. 如何对急性呼吸窘迫综合征的肺损伤程度进行定量评价?

对肺损伤程度的临床评价,主要有以下指标。

(1) 1988 年 Murray 等提出的肺损伤程度评分法 此方法对急性呼吸窘迫综合征(ARDS)的肺损伤程度做量化分析。Murray 急性肺损伤评分包括 3 方面内容(表 5-2):① 肺损伤程度的定量评分;② 具有 ARDS 患病的危险因素;③ 合并肺外器官功能不全。根据氧和指数、呼气末正压水平、X 线胸片中受累象限数及肺顺应性变化的评分评价肺损伤程度。评分>2.5 分为重度肺损伤,即 ARDS;0.1～2.5 分者为轻中度肺损伤。该标准强调了肺损伤从轻到重的连续发展过程,对肺损伤做量化评价。Owens 等研究显示肺损伤评分与肺脏受累范围呈显著正相关($r=0.75, P<0.01$),而且也与肺血管通透性密切相关($r=0.73, P<0.01$)。可见,该标准可较准确地评价肺损伤程度,目前在临床中应用最为广泛。

(2) 气体交换障碍的程度 氧合指数可反映 ARDS 早期肺损伤程度,部分研究认为该指标与 ARDS 患者的预后具有相关性。

表 5－2　**Murray 肺损伤评分**＊

项　　目	评分	项　　目	评分
1. X线评分		3. 呼气末正压评分	
无肺泡浸润	0	≤5 cm H$_2$O	0
肺泡浸润限于1个象限	1	6～8 cm H$_2$O	1
肺泡浸润限于2个象限	2	9～11 cm H$_2$O	2
肺泡浸润限于3个象限	3	12～14 cm H$_2$O	3
肺泡浸润限于4个象限	4	≥15 cm H$_2$O	4
2. 低氧血症评分		4. 肺顺应性(必要时)	
氧合指数≥300	0	≥80 ml/ cm H$_2$O	0
225～299	1	60～79 ml/ cm H$_2$O	1
175～224	2	40～59 ml/ cm H$_2$O	2
100～174	3	20～39 ml/ cm H$_2$O	3
＜100	4	≤19 ml/ cm H$_2$O	4

＊ 上述4项或3项(除肺顺应性)评分的总和除以项目数(分别为4或3),就得到肺损伤评分结果。

(3) 急性生理和既往健康状况评分(APACHE)Ⅱ和Ⅲ
APACHE评分系统并非是专门为ARDS患者设计的,但其对ARDS患者的预后有一定预测价值。

15. 急性呼吸窘迫综合征如何进行临床分期? 有何意义?

目前对于急性呼吸窘迫综合征(ARDS)的临床分期仍沿用1968年Bone提出的创伤后ARDS分期方法——① 创伤早期:创伤或感染后数天内,往往表现为呼吸偏快,轻度鼻翼扇动,动脉血二氧化碳分压降低,但动脉血氧分压多正常;② 相对稳定期:持续1～3天,该期患者呼吸逐渐平稳,X线胸片正常;③ 急性呼吸衰竭期:出现于创伤感染后1周左右,呼吸窘迫明显、呼吸频速、紫绀,动脉血氧分压明显降低,二氧化碳分压亦下降,X线胸片有非对称斑片状阴影;④ 终末期:表现为严重呼吸窘迫和紫绀,动脉血氧分压明显降低,二氧化碳分压明显升高,X线胸片有较多斑片状阴影,往往引起其他器官的功能损害或衰竭。

虽然部分ARDS患者病情进展迅速,临床分期表现并不明显,但

ARDS 的临床分期仍有助于 ARDS 的早期诊断和早期预防。首先,严重创伤、感染、手术或休克等本身是急性肺损伤的高危因素,应高度警惕可能发生 ARDS;其次,患者在创伤或手术后可能出现短暂的稳定期,临床医生不应被患者暂时的稳定所迷惑,应采取积极措施,防止 ARDS 发生;第三,ARDS 的临床诊断不应硬搬诊断标准,对于有危险因素和早期临床表现的患者,即使不符合 ARDS 诊断标准,也应该按 ARDS 处理。

16. 急性呼吸窘迫综合征与心源性肺水肿或心衰在临床上如何鉴别?

急性呼吸窘迫综合征(ARDS)与心源性肺水肿的临床表现有很多相似之处,但临床治疗手段相差甚远,如不能及时鉴别,往往会延误病情,导致严重后果。

ARDS 与心源性肺水肿的不同临床特点见表 5-3。

表 5-3 ARDS 与心源性肺水肿的鉴别诊断

	ARDS	心源性肺水肿
发病机制	肺实质细胞损害、肺毛细血管通透性增加	肺毛细血管静水压升高
起病	较缓	急
病史	感染、创伤、休克等	心血管疾病
痰的性质	非泡沫状稀血样痰	粉红色泡沫痰
体位	能平卧	端坐呼吸
胸部听诊	早期可无啰音 后期湿啰音广泛分布,不局限于下肺	湿啰音主要分布于双下肺
X线检查		
心脏大小	正常	常增大
血流分布	正常或对称分布	逆向分布
叶间裂	少见	多见
支气管血管袖	少见	多见
胸膜渗出	少见	多见

	ARDS	心源性肺水肿
支气管气像	多见	少见
水肿液分布	斑片状,周边区多见	肺门周围多见
治疗反应		
强心利尿	无效	有效
提高吸入氧浓度	难以纠正低氧血症	低氧血症可改善

(三) 急性呼吸窘迫综合征的病因与呼吸支持治疗

17. 急性呼吸窘迫综合征有哪些病因治疗手段?

(1) 控制致病因素 及时去除或控制致病因素是急性呼吸窘迫综合征(ARDS)病因治疗的重要环节,主要包括充分引流感染灶、有效清创和合理使用抗生素。当然,腹腔或肺部等处感染的蔓延、急性胰腺炎的发展都会使病因治疗相当困难。

(2) 调控机体的炎症反应 调控机体的炎症反应是 ARDS 病因治疗的关键。机体过度的炎症反应是导致 ARDS 的根本原因,调控机体的炎症反应不但是 ARDS 病因治疗的重要手段,也可能是控制 ARDS、降低病死率的关键。虽然在动物实验中,应用单克隆抗体或拮抗剂中和肿瘤坏死因子、白介素-1 和白介素-8 等细胞因子可明显减轻肺损伤,但多数临床试验获得阴性结果。两项大样本临床试验观察了抗肿瘤坏死因子单克隆抗体(Afelimomab)治疗严重感染的临床疗效,尤其是对于白介素-6 水平升高患者的疗效,结果也不一致。其中 MONARCS 研究($n=2\ 634$)显示,无论在白介素-6 高水平还是低水平的严重感染患者,Afelimomab 治疗组的病死率明显降低[2]。但另一项研究并不降低病死率[1]。细胞因子单克隆抗体或拮抗剂是否能够用于 ARDS 的治疗,目前尚缺乏临床研究证据。此外,糖皮质激素、布洛芬等环氧化酶抑制剂、N-乙酰半胱氨酸和丙半胱氨酸等抗氧化剂、己酮可可碱和前列腺素 E_1 等均可用于调控 ARDS 炎症反应。但临床研究显示,应用上述药物治疗均未能改善 ARDS 患者预后。因此,目前还没有足够证据支持上述药物可用于 ARDS 常规治疗。

虽然在调控机体炎症反应方面尚未取得突破性进展,但调控炎症反应仍然是控制 ARDS 发展的必经之路,是降低 ARDS 患者病死率的希望。呼吸支持治疗从本质上来说,不可能从根本上改善 ARDS 患者的预后,对调控机体炎症反应进行更深入研究显得非常必要。

18. 无创通气在急性呼吸窘迫综合征治疗中有何价值?

无创通气可以避免气管插管和气管切开引起的并发症,近年来得到了广泛的推广应用。尽管随机对照试验证实无创通气治疗慢性阻塞性肺疾病和心源性肺水肿导致的急性呼吸衰竭的疗效肯定,但是无创通气在急性低氧性呼吸衰竭中的应用却存在很多争议。迄今为止,仅有少量研究证实无创通气可能降低急性肺损伤患者气管插管率,尚无足够的资料显示无创通气可以作为急性呼吸窘迫综合征(ARDS)导致的急性低氧性呼吸衰竭的常规治疗方法。

不同研究中,无创通气对急性低氧性呼吸衰竭的治疗效果差异较大,可能与低氧性呼吸衰竭的病因不同有关。2004 年一项荟萃分析显示,在不包括慢性阻塞性肺疾病和心源性肺水肿的急性低氧性呼吸衰竭患者中,与标准氧疗相比,无创通气可明显降低气管插管率,并有降低重症医学科住院时间及住院病死率的趋势。但分层分析显示无创通气对急性肺损伤(ARDS)的疗效并不明确。对无创通气治疗 54 例急性肺损伤或 ARDS 患者的临床研究显示,70% 患者应用无创通气治疗无效。逐步回归分析显示,休克、严重低氧血症和代谢性酸中毒是 ARDS 患者无创通气治疗失败的预测指标。近期我国的一项多中心随机对照研究显示,无创通气可明显降低改良氧合指数在 200~300 mmHg 之间的急性肺损伤患者气管插管的比例,并有降低其病死率的趋势[15]。因此,对于病情尚未进展到 ARDS 阶段的患者,无创通气可能是有益的尝试。

当 ARDS 患者神志清楚、血流动力学稳定,并能够得到严密监测和随时可行气管插管时,可以尝试无创通气治疗。Sevransky 等建议,在治疗全身性感染引起的 ARDS 时,如果预计患者的病情能够在 48~72 小时内缓解,可以考虑应用无创通气。应用 1~2 小时后,低氧血症及全身情况不能缓解则应及时转为有创机械通气。此外,无创通气还可以应用于部分降低治疗要求的 ARDS 患者。

应用无创通气可使部分合并免疫抑制的 ARDS 患者避免有创机械通气,从而避免呼吸机相关性肺炎的发生,并可能改善预后。目前两个小样本随机对照研究和一个回顾性研究结果均提示,因免疫抑制导致的急性低氧性呼吸衰竭患者可以从无创通气中获益。对 40 名实体器官移植的急性低氧性呼吸衰竭患者的随机对照研究显示,与标准氧疗相比,无创通气组气管插管率、严重并发症的发生率、入住重症医学科时间和重症医学科病死率明显降低,但住院病死率无差别。而对 52 名免疫抑制合并急性低氧性呼吸衰竭患者(主要是血液系统肿瘤)的随机对照研究也显示,与常规治疗方案比较,无创通气联合常规治疗方案可明显降低气管插管率,而且重症医学科病死率和住院病死率也明显减低。对 237 例机械通气的恶性肿瘤患者进行回顾性分析显示,无创通气可以改善预后。因此,免疫功能低下的患者发生 ARDS,早期可首先试用无创通气。

一般认为,ARDS 患者在以下情况时不适宜应用无创通气:① 神志不清;② 血流动力学不稳定;③ 气道分泌物明显增加而且气道自洁能力不足;④ 因脸部畸形、创伤或手术等不能佩戴鼻面罩;⑤ 上消化道出血、剧烈呕吐、肠梗阻和近期食管及上腹部手术;⑥ 危及生命的低氧血症。应用无创通气治疗 ARDS 时应严密监测患者的生命体征及治疗反应。如无创通气治疗 1～2 小时后,低氧血症和全身情况得到改善,可继续应用无创通气;若低氧血症不能改善或全身情况恶化,提示无创通气治疗失败,应及时改为有创通气。

19. 急性呼吸窘迫综合征患者为何要采用肺保护通气策略? 近年来肺保护通气策略有何进展?

急性呼吸窘迫综合征(ARDS)的病理生理特征决定了 ARDS 的肺保护性机械通气策略。由于 ARDS 患者大量肺泡塌陷,肺容积明显减少,常规或大潮气量通气易导致肺泡过度膨胀和气道平台压力过高,加重肺及肺外器官的损伤。因此,为避免或减轻机械通气所致的肺损伤,主张对 ARDS 患者进行机械通气时应采用小潮气量(4～6 ml/kg)

通气,即肺保护性通气。目前有 5 项多中心随机对照研究比较了常规潮气量与小潮气量通气对 ARDS 病死率的影响,其中 Amato 和 ARDSnet 的研究显示,与常规潮气量通气组比较,小潮气量通气组 ARDS 患者病死率显著降低,提示应用小潮气量的肺保护性通气可能改善 ARDS 患者的预后。进一步分析显示,3 项阴性结果的研究中常规潮气量组和小潮气量组的潮气量差别较小,可能是导致阴性结果的主要原因之一。

近年来,随着研究的不断深入,人们逐步意识到小潮气量并非是避免肺损伤的关键因素,而气道平台压力能够客观反映肺泡内压,气道平台压力过度升高可导致呼吸机相关肺损伤。上述 5 项多中心随机对照研究中,所有 5 项研究小潮气量组的气道平台压力均<30 cm H_2O(1 cm H_2O=0.098 kPa),其中小潮气量降低病死率的两项研究中,对照组气道平台压>30 cm H_2O,而不降低病死率的 3 项研究中,对照组的气道平台压均<30 cm H_2O[2,3]。若按气道平台压力分组(<23、23~27、27~33、>33 cm H_2O),随气道平台压的升高,患者病死率显著升高(P=0.002)。若以气道平台压力进行调整,不同潮气量通气组(5~6、7~8、9~10、11~12 ml/kg)患者病死率无显著差异(P=0.18),而随气道平台压力升高,病死率显著增加(P<0.001)。说明在实施肺保护性通气策略时,限制气道平台压力可能比限制潮气量更为重要。因此,目前认为,ARDS 患者肺保护性通气策略的关键是将气道平台压限制在30 cm H_2O 以下,而不是单纯采用小潮气量。在一些 ARDS 患者,将气道平台压限制在 30 cm H_2O 以下并不需要降低潮气量。

20. 何谓"允许性高碳酸血症",有哪些禁忌证?

由于急性呼吸窘迫综合征(ARDS)肺容积明显减少,实施肺保护性通气策略时,为限制气道平台压力,有时不得不将潮气量降低,允许动脉血氧分压高于正常,即所谓的"允许性高碳酸血症"。允许性高碳酸血症是肺保护性通气策略的结果,并非 ARDS 的治疗目标。只有在必须降低潮气量才能使气道平台压力<30~35 cm H_2O 时,方能允许降低潮气量、接受动脉血氧分压高于正常。如在正常潮气量和动脉血

氧分压水平下,气道平台压力<30~35 cm H_2O,则不可为了实施所谓"允许性高碳酸血症"而故意降低潮气量。

急性二氧化碳升高导致酸血症可能产生一系列病理生理学改变,包括脑血管及外周血管扩张、心率加快、血压升高和心输出量增加等。但有研究证实,实施肺保护性通气策略时,一定程度的高碳酸血症是安全的。近期发生的脑血管意外、脑水肿和颅内压增高是应用允许性高碳酸血症的禁忌证。另外,清醒患者多不能耐受,往往需应用镇静甚至肌松剂,使临床处理复杂化。酸血症往往限制了允许性高碳酸血症的应用,目前尚没有明确的二氧化碳分压上限值,一般主张保持动脉血 pH>7.20~7.25,否则可考虑输注碳酸氢钠。

21. 急性呼吸窘迫综合征机械通气为何要实施肺开放?

限制气道平台压往往不利于已塌陷的肺泡复张,因此,在采用肺保护性通气策略的同时,实施肺开放的策略是非常必要的。充分复张急性呼吸窘迫综合征(ARDS)塌陷肺泡是纠正低氧血症和保证呼气末正压效应的前提。为限制气道平台压而被迫采取的小潮气量通气往往不利于 ARDS 塌陷肺泡的膨胀,而呼气末正压维持塌陷肺泡复张的功能依赖于吸气期肺泡的膨胀程度,吸气期肺泡膨胀越充分,呼气末正压维持塌陷肺泡复张的可能性越高。目前采用的肺复张手法包括控制性肺膨胀(sustained inflation, SI)、呼气末正压递增法及压力控制法[16]。临床和实验研究均证实上述肺复张手法能有效促进塌陷肺泡复张,改善氧合,降低肺内分流。一项随机对照研究也显示,与常规潮气量通气比较,采用控制性肺膨胀合并小潮气量通气患者病死率显著降低[2]。因此,ARDS 患者进行机械通气时,应实施肺复张手法促进塌陷肺泡复张,改善氧合。

肺开放策略除了肺复张手法的应用外,还包括保留患者自主呼吸及改变患者体位(如俯卧位)等促进肺复张的方法,其核心是促进塌陷的肺泡复张,并应用适当的呼气末正压保持肺泡处于开放状态。

22. 如何判断急性呼吸窘迫综合征患者肺的可复张性?

Gattinoni 通过 CT 检查发现,急性呼吸窘迫综合征(ARDS)患者对肺复张和高呼气末正压的反应是不一致的,若患者存在大量可复张塌陷肺泡,则通过积极的肺复张和适当水平呼气末正压,可出现氧合改善、顺应性增加。反之,对于可复张区域比较小的患者,反复肺复张和过高水平呼气末正压可能会导致气压伤,反而加重呼吸机相关肺损伤[3]。Gattinoni 等认为气道压力由 5 cm H_2O 升至 45 cm H_2O 时,CT 检测复张的肺组织超过全肺组织重量 9% 的 ARDS 患者的肺具有高可复张性,此类患者应采取积极的肺复张手法,并应用较高水平的呼气末正压(>15 cm H_2O)维持肺泡开放。反之,对于低可复张性的ARDS 患者(可复张肺组织<9%),高水平呼气末正压可能无益。

23. 目前常用的肺复张手法有哪些? 其效应受何种因素影响?

肺复张手法(recruitment maneuver,RM)是在可接受的气道峰值压范围内,间歇性的给予较高的复张压,以期促使塌陷的肺泡复张进而改善氧合。除了传统的叹气外,目前常用的肺复张手法方式主要包括控制性肺膨胀、呼气末正压递增法及压力控制法[6]。控制性肺膨胀的实施是在机械通气时采用持续气道内正压的方式,一般设置正压水平 30～45 cm H_2O(1 cm H_2O=0.098 kPa),持续 30～40 秒,然后调整到常规通气模式。呼气末正压递增法的实施是将呼吸机调整到压力模式,首先设定气道压上限,一般为 35～40 cm H_2O,然后将呼气末正压每 30 秒递增 5 cm H_2O,气道高压也随之上升 5 cm H_2O,为保证气道压不大于 35 cm H_2O,高压上升到 35 cm H_2O 时,可只每 30 秒递增呼气末正压 5 cm H_2O。直至呼气末正压为 35 cm H_2O,维持 30 秒。随后每 30 秒递减呼气末正压和气道高压各 5 cm H_2O,直到实施肺复张前水平。压力控制法的实施是将呼吸机调整到压力模式,同时提高气道高压和呼气末正压水平,一般高压 40～45 cm H_2O,呼气末正压15～20 cm H_2O,维持 1～2 分钟,然后调整到常规通气模式(图 5-1)。临床上肺复张手法的实施应考虑到患者的耐受性,可予以充分的镇静以保证肺复张手法的顺利实施。此外,急性呼吸窘迫综合征(ARDS)患者存在程度不等的肺不张,因此,打开塌陷肺泡所需的跨肺压也不同。实施肺复张手法时,临床医师需结合患者具体情况选择合适的肺复张压力。

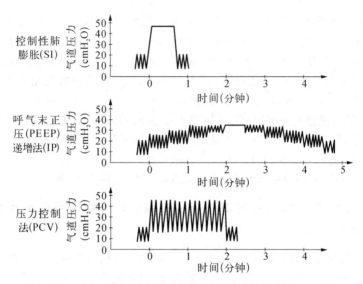

图 5-1　肺复张手法实施过程压力-时间波形

肺复张手法的效应受多种因素影响。实施肺复张手法的压力和时间设定对肺复张的效应有明显影响,不同肺复张手法效应也不尽相同。另外,ARDS 病因不同,对肺复张手法的反应也不同,一般认为,肺外源性的 ARDS 对肺复张手法的反应优于肺内源性的 ARDS;ARDS 病程也影响肺复张手法的效应,早期 ARDS 肺复张效果较好。

24. 肺复张手法对呼吸和循环系统有何影响?

在实施肺复张手法的过程中,由于采用了较高复张压力,胸腔内压也随之增加,在短时间内可能产生以下病理生理学影响:① 部分肺泡过度膨胀导致局部肺血管阻力增加,产生死腔样通气,同时血液流入充气不良或塌陷的肺泡区域,又导致肺内分流增加;② 胸腔内压增加压迫心脏,导致右心房压升高,回心血量减少,心输出量随之下降;③ 膈肌下移,腹内压增加,阻碍肝脏血流回心。虽然肺复张手法在实施过程中可能产生一些不利的病理生理学改变,但由于肺复张手法实施时间较短,实施肺复张手法后上述病理生理学变化很快消失,所以往往并不产生不良临床后果。

　　临床上,实施肺复张手法须注意的并发症主要有血流动力学波动及气压伤等。实验及临床研究均显示,肺复张手法实施过程中可导致短时间的血流动力学波动。Lim 等的实验研究显示,3 种肺复张手法实施过程中均可导致心输出量和平均动脉压的明显下降,但在 5～15 分钟内可恢复到基础水平[6]。因此,对于基础血流动力学不稳定的患者实施肺复张手法时应格外慎重,必须首先保证充足容量状态。此外,对于肺部感染导致的急性呼吸窘迫综合征,控制性肺膨胀(SI)对心输出量的影响明显高于压力控制通气法,提示对于此类 ARDS 患者应尽量避免使用控制性肺膨胀方法进行肺复张[6]。复张压力过高可能会导致气压伤,临床上应注意避免复张压力过高,但由肺复张导致的气压伤并不常见。临床上,实施肺复张手法的过程中,如动脉收缩压降低到 90 mmHg 或比复张前下降 30 mmHg,心率增加到 140 次/分钟,或比复张前增加 20 次/分,经皮动脉血氧饱和度降低到 90% 或比复张前降低 5% 以上,以及出现新发生心律失常时,应及时终止肺复张。

25. 急性呼吸窘迫综合征患者机械通气时如何选择适当的呼气末正压?

　　肺复张后肺开放效应持续时间主要取决于肺复张后的呼气末正压(PEEP)水平。充分肺复张后,最佳呼气末正压的选择一直是学术界争论的焦点。急性呼吸窘迫综合征(ARDS)广泛肺泡塌陷不但可导致顽固的低氧血症,而且部分可复张的肺泡周期性塌陷开放而产生剪切力,会导致或加重呼吸机相关肺损伤。充分复张塌陷肺泡后应用适当水平呼气末正压可防止呼气末肺泡塌陷,改善低氧血症,并避免剪切力,减轻呼吸机相关肺损伤。因此,ARDS 患者机械通气时,应采用能防止肺泡塌陷的最低呼气末正压。

　　ARDS 最佳呼气末正压的选择目前仍存在争议。荟萃分析比较了不同呼气末正压对 ARDS 患者生存率的影响,结果表明,ARDS 早期采用呼气末正压>12 cm H_2O、尤其是>16 cm H_2O 时明显改善生存率。提示对于 ARDS 早期患者应采用较高水平的呼气末正压。有学者建议可参照肺静态压力-容积曲线低位转折点压力来选择呼气末正压。Amato 及 Villar 的研究显示,在小潮气量通气的同时,以静态压力-容积曲线低位转折点压力＋2 cm H_2O 作为呼气末正压,结果与常规通气相比 ARDS 患者的病死率明显降低。因此,若有条件,可根据静态压力-容积曲线低位转折点压力＋2 cm H_2O 来确定呼气末正压。除此之外,还有多种呼气末正压选择方法,如氧合法、最大顺应性法、肺牵张指数法、氧输送法、CT 法、依据静态压力-容积曲线吸气支低位拐点或呼气支拐点选择呼气末正压以及根据跨肺压选择呼气末正压等方法。目前,尚无足够的证据支持应采用何种方法选择肺复张后的最佳呼气末正压更为合适,呼气末正压的选择在很大程度上还依赖于临床医师的经验。

26. 如何描绘肺静态压力-容积曲线?

常用的肺静态/准静态压力-容积曲线的描绘方法主要分为采点法和连续法。采点法又包括大注射器法和阻塞法等,连续法主要包括体积描记仪法和目前广泛应用的低流速法等。低流速法测定准静态压力-容积曲线是采用非常缓慢的流速描记连续的压力-容积曲线,具有简便省时,不需要断开呼吸机等优点。有研究证实,低流速法与经典的大注射器法测定压力-容积曲线一致性良好[17]。低流速法测定压力-容积曲线时,首先应将患者充分镇静和肌松以消除自主呼吸的影响。充分供氧后,将呼吸机调整为容量控制模式,采用高潮气量(如15 ml/kg)、低流速(如 5～10L/分钟)、低呼吸频率(5 次/分钟左右)通气一次或数次,用呼吸机或呼吸功能监护仪描记压力-容积曲线,即为准静态压力-容积曲线。

27. 如何测定肺静态压力-容积曲线的低位转折点? 有何临床意义?

急性呼吸窘迫综合征(ARDS)患者的肺静态压力-容积曲线吸气支通常为"S"形,低位转折点(lower inflection point,LIP)是压力-容积曲线吸气支的低肺容积处出现的一个转折点(图 5-2)。传统认为低位转折点表示大部分肺泡开放时对应的压力和容积,现在认为低位转折点可能反映呼气末塌陷的肺泡自此压力开始复张。一些学者主张可用低位转折点对应的压力＋2 cm H_2O,作为 ARDS 患者肺复张后的最佳呼气末正压（PEEP）。Amato 及 Villar 的研究显示，在小潮气量通气的同时，以静态压力-容积曲线低位转折点压力＋2 cm H_2O 作为 PEEP，结果与常规通气相比 ARDS 患者的病死率明显降低[18]。可见，以低位转折点＋2 cm H_2O 确定呼气末正压水平，是 ARDS 患者肺复张后最佳呼气末正压选择的一种良好方法。

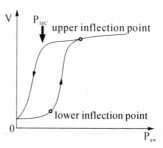

图 5-2　ARDS 患者 P-V 曲线上低、高拐点及第三拐点

　　低位转折点的测定包括目测法、顺应性法和双向回归法。目测法最简单但误差较大。顺应性法是将描记压力-容积曲线吸气支，依次计算肺顺应性，当顺应性增加了 20% 提示出现低位转折点。双向回归法是利用计算机软件，用压力-容积曲线上的每一组数据向前和向后做双向直线回归求出相应的回归系数乘积（Ra×Rb），再求出 Ra×Rb 最大的那一组数据，就是转折点相应的原始数据，然后由这一点分别向前和向后做直线回归，求出它们的斜率（Sa、Sb），再计算出 Sb/Sa。下一步求出直线 a 和直线 b 的截距，然后计算出各自交点的 X 和 Y 值即转折点对应的压力和容积。双向回归法测定低位转折点虽然比较准确，但需要呼吸功能监护仪及特定软件，临床实施有一定难度。

28. 如何应用氧合法选择最佳呼气末正压？

　　氧合法选择最佳呼气末正压（PEEP）是以保持最佳氧合为导向的 PEEP 选择方法，反映了急性呼吸窘迫综合征（ARDS）机械通气治疗最根本的要求，有学者主张将其作为肺复张后呼气末正压选择的金标准。选择呼气末正压前，应首先进行充分的肺复张，肺复张充分的标准是实施肺复张手法后氧合指数＞400 mmHg，或两次肺复张后氧合指数的变化＜5%。肺复张后直接将呼气末正压设置到较高的水平（如 20 cm H_2O），然后每隔一段时间将呼气末正压降低 2 cm H_2O，直至氧合指数的降低＞5%（提示肺泡重新塌陷），然后重新肺复张后将呼气末正压水平调至氧合指数降低＞5% 时的呼气末正压＋2 cm

H_2O,即为最佳呼气末正压[1]。氧合法选择最佳呼气末正压原理比较简单,但在临床操作上需要反复进行血气分析,在没有持续动脉血氧分压监测的情况下,可行性可能会受到一定限制。

29. 如何应用最大顺应性法选择最佳呼气末正压?

最近 Henzler 等通过 CT 观察肺复张的效果发现,肺顺应性的变化比动脉氧合和肺内分流能更好地反映复张后肺通气区域与非通气区域的变化。因此,提出以保持最佳肺顺应性为导向的呼气末正压选择方法[19]。具体方法也是在充分肺复张的基础上,首先设定较高的呼气末正压水平(如 20 cm H_2O),然后逐步缓慢降低呼气末正压水平,同时观察每次呼气末正压调整后的肺动态顺应性变化,直到肺动态顺应性突然下降,然后重新肺复张后将呼气末正压水平调至肺动态顺应性突然下降前的水平。最大顺应性法的实施要求呼吸机具有监测肺动态顺应性的功能,最好能监测每次呼吸肺动态顺应性的变化曲线。

30. 什么是跨肺压,如何应用跨肺压滴定呼气末正压?

跨肺压是呼吸运动过程中,扩张肺组织的真正力量。Mead 将其定义为在静态条件下作用于胸膜腔表面的对抗肺组织回缩的力量,数值上等于肺组织的弹性回缩力,即肺泡内压与胸膜腔内压的差值。目前临床上多是通过测定食管内压来计算跨肺压。由于静态条件下,气道压等同于肺泡内压,因而,跨肺压的准确测定依赖于胸膜腔内压的测量。胸膜腔内压的测定可以通过将压力传感器放置于胸腔从而直接测量,但是在临床上更多的是通过测量食管内压来代表胸膜腔内压。食管内压的测定是应用带有 10 cm 长气囊的聚氯乙烯导管。通常,食管气囊导管的位置的确定是通过呼气末屏气时自主吸气努力的方法,以确保气囊位于下 1/3 食管;气囊的充气量则为 0.5~1.0 ml。已有研究表明,对于直立位的健康志愿者,食管内压可以准确代表胸膜腔内压,从而可以用来计算跨肺压。

当前跨肺压主要用来指导呼气末正压(PEEP)的滴定。食管置管成功后,通过呼气屏气,计算出总呼气末正压与食管内压的差值即跨肺压。因此,如果前次出现的跨肺压<0,通过增加呼气末正压,可使跨肺压逐渐增高,直到跨肺压达到零或者以上,此时对应的呼气末正压就是根据跨肺压滴定出的结果。Talmor 初步研究表明,通过测定食管内压控制呼气末跨肺压>0,可以使氧合改善,死腔样通气降低,呼吸系统顺应性改善,甚至出现降低病死率的趋势[20]。因此,通过监测呼气末跨肺压可能有助于急性呼吸窘迫综合征患者个体化的设置呼气末正压水平。

31. 何为肺牵张指数？有何临床意义？

肺牵张指数(stress index)是近年来提出的一项指标,指取容量控制通气恒流的压力-时间曲线吸气支,用曲线回归法算得方程 $Y=a \times t^b + c$,此 b 值即为肺牵张指数。肺牵张指数可以反映随着呼气末正压(PEEP)增加,肺泡是不断复张还是过度膨胀。Ranieri 等在动物实验中发现,$b<1$ 时反映随着吸气潮气量增加,肺泡不断复张,肺顺应性持续增加;$b>1$ 时代表随着吸气潮气量增加肺泡过度膨胀,肺顺应性持续降低;$b=1$ 对应的是肺泡一直处于开放状态,没有肺泡的塌陷再复张和过度膨胀,避免了塌陷肺泡和细支气管的周期性开放形成的剪切力损伤和肺泡过度扩张导致的过度牵张。此外,Perrot 等对移植肺患者的研究显示,用 $b=1$ 时的呼气末正压进行机械通气,肺损伤程度和局部炎症反应最轻。因此有学者提出,可通过 $b=1$ 来确定急性呼吸窘迫综合征(ARDS)的患者的呼气末正压水平。

应用肺牵张指数法选择呼气末正压前仍需充分的肺复张。Grasso 等用 CT 证实了肺牵张指数的大小与肺泡塌陷复张和过度膨胀的程度明显相关,但若不用肺复张手法进行肺开放,直接选择肺牵张指数 $b=1$ 的呼气末正压进行机械通气,此时的呼气末正压明显低于用肺复张手法进行肺开放后选择肺牵张指数 $b=1$ 的呼气末正压水平,且 CT 提示仍有大量塌陷的肺泡没有复张[21]。有学者主张,在给予充分复张后,采用较高水平呼气末正压(如 20 cm H_2O)进行容量控制通气,逐渐降低呼气末正压每次 2 cm H_2O,同时测算 b,直至 $b=1$,此时的呼气末正压水平即为 ARDS 患者的最佳呼气末正压。

精确测算 b 值需用呼吸功能监护仪记录吸气过程的所有压力及

其所对应时间,并应用计算机软件计算出 b 值,步骤繁琐。临床上也可根据容量控制通气压力-时间曲线吸气支的形状来粗略判断 b 值。如该曲线为一直线则 b 约为 1;如该曲线微向上突起则 $b<1$,反映随着吸气潮气量增加肺泡不断复张,提示呼气末正压可能不足;若该曲线微向下凹陷,则 $b>1$,代表随着吸气潮气量增加肺泡过度膨胀,提示呼气末正压可能过高(图 5-3)。此种方法目测 b 值虽然不够准确,但可操作性好,利于临床应用。

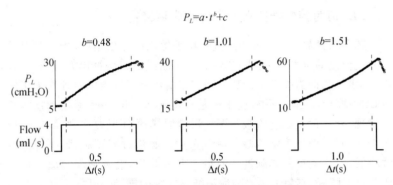

图 5-3 容量控制通气吸气支形状与肺牵张指数的关系

32. 什么是肺静态压力-容积曲线第三拐点？意义如何？

急性呼吸窘迫综合征(ARDS)患者静态压力-容积曲线吸气支通常为"S"形,在低肺容积处和高肺容积处出现的转折分别是低和高拐点,呼气支上出现的转折称为第三拐点(图 4-2)。第三拐点测定一般是用大注射器法描记呼气支的曲线,用回归方程计算出第三拐点,而新一代的呼吸机可通过限制呼气流速法描记准静态压力-容积曲线的呼气支,使第三拐点的测定更为简便。目前认为,第三拐点是 ARDS 呼气时肺泡大量塌陷的开始,反映肺泡的闭合压,而呼气末正压(PEEP)的主要生理学目标是防止 ARDS 患者呼气末大量的肺泡塌陷,因此,有学者主张应根据第三拐点对应的压力水平设置 ARDS 患者肺复张后最佳呼气末正压。近期对照实验显示,第三拐点方法选择的呼气末正压水平较氧合法高,平台压有所升高,顺应性有所降低,氧合无明显改变。Takeuchi 等研究也提示第三拐点法选择的呼气末正压水平较氧合法高。提示第三拐点方法选择的呼气末正压水平能够维持肺泡持续张开状态,但也可能因气道压过高而导致部分肺泡过度膨胀。目前,第三拐点方法选择最佳呼气末正压受到越来越多学者的关注,但还缺少临床研究证实这种方法的有效性和安全性。

33. 急性呼吸窘迫综合征患者机械通气时是否需要保留自主呼吸?

自主呼吸过程中,膈肌主动收缩可增加急性呼吸窘迫综合征(ARDS)患者肺重力依赖区的通气,促进重力依赖区塌陷的肺泡复张,改善通气血流比例失调,进而改善氧合。在患者循环功能稳定,人机协调性较好的情况下,保留自主呼吸的机械通气能更好地改善通气血流比例,从而有可能明显地改善氧合。前瞻对照研究显示,与控制通气相比,保留自主呼吸患者的镇静剂使用量、机械通气时间和住重症医学科时间均明显减少。同时,保留自主呼吸也有利于延缓呼吸机相关的膈肌功能不全的发生。需要注意的是,如果重症 ARDS 患者自主呼吸很强,吸气时由此产生的胸膜腔内负压增加可能导致跨肺压明显升高,并加重肺损伤。近期研究表明,重症 ARDS 患者早期(48 小时内)在充分镇静剂基础上应用肌松剂可降低患者 90 天病死率,推测其机制可能与肌松剂减少了人机不同步导致的肺损伤有关[22]。因此,临床上需根据 ARDS 患者具体情况决定是否应该保留自主呼吸。

34. 哪些急性呼吸窘迫综合征患者适合应用俯卧位通气?

俯卧位通气能明显改善急性呼吸窘迫综合征(ARDS)患者的氧合,其机制包括降低胸腔内压力梯度、促进分泌物引流和促进肺内液体移动等。一项随机研究采用每天 7 小时俯卧位通气,连续 7 天,结果表明俯卧位通气明显改善大部分 ARDS 患者氧合,但俯卧位通气对患者病死率无明显影响。然而若依据氧合指数对患者进行分层分析结果显示,氧合指数<88 mmHg 的患者俯卧位通气后病死率明显降低。此外,依据简化急性生理评分Ⅱ进行分层分析显示,简化的急性生理评分Ⅱ高于 49 分的患者采用俯卧位通气后病死率显著降低。最

近,另外一项每天 20 小时俯卧位通气的随机对照研究显示,俯卧位通气有降低严重低氧血症患者病死率的趋势。虽然俯卧位通气尚未作为 ARDS 常规的治疗手段,但对于采用小潮气量通气后气道平台压仍>30 cm H_2O 的患者应考虑采用俯卧位通气。ARDS 患者采用俯卧位通气是比较安全的。在俯卧位前,应考虑患者有否严重的低血压、室性心律失常、颜面部创伤及未处理的不稳定性骨折等俯卧位通气的相对禁忌证。研究报道,体位改变过程中可能发生如气管插管及中心静脉导管意外脱落等并发症,需要予以预防,但严重并发症并不常见。

35. 半卧位对机械通气急性呼吸窘迫综合征患者有何益处?

急性呼吸窘迫综合征(ARDS)患者如合并呼吸机相关性肺炎,往往使肺损伤进一步恶化,预防呼吸机相关性肺炎具有重要的临床意义。由于气管插管或气管切开导致声门的关闭功能丧失,平卧位时,机械通气患者胃肠内容物更易反流误吸进入下呼吸道,而导致呼吸机相关性肺炎。研究表明,低于 30°角的平卧位是院内获得性肺炎的独立危险因素。前瞻性随机对照研究显示,机械通气患者平卧位和半卧位(头部抬高 45°以上)呼吸机相关性肺炎的患病率分别为 34% 和 8%(P=0.003),经微生物培养确诊的呼吸机相关性肺炎患病率分别为23% 和 5%(P=0.018)。可见,半卧位可显著降低机械通气患者呼吸机相关性肺炎的发生。因此,除非有脊髓损伤等体位改变的禁忌证,机械通气患者均应保持 30°~45°的半卧位,以预防呼吸机相关性肺炎的发生[23]。

36. 气道压力释放通气对急性呼吸窘迫综合征治疗有何价值?

气道压力释放通气是通过周期性地释放压力以减少肺容量而排出二氧化碳,当释放活瓣重新关闭后,呼吸机迅速充气恢复至预置的高气道压水平,此时患者在较高水平的功能残气量位自主呼吸。气道压力释放通气的通气目标是限制气道峰压,减少气压伤和心血管受损,改善氧合和通气/血流比例。急性呼吸窘迫综合征(ARDS)患者实施气道压力释放通气过程中,由于气道压力释放的时间较短,避免了肺泡塌陷,可能有助于改善氧合和通气/血流比例,进而改善 ARDS 患者的氧合。研究证实,与压力控制通气相比,气道压力释放通气可明显改善 ARDS 患者的氧合。因此,对常规肺保护性通气仍不能维持氧合的 ARDS 患者,可考虑应用气道压力释放通气。

37. 高频振荡通气在急性呼吸窘迫综合征治疗中有何优势?

高频振荡通气通过往复运动的活塞泵、扬声器隔膜或旋转球的方式产生正弦波,使气管内气体产生高频往返运动,将气体主动送入和吸出气道。急性呼吸窘迫综合征(ARDS)患者实施高频振荡通气过程中,应用一定水平的驱动压(即气道平均压),可保持肺泡持续处于膨胀状态,避免了常规通气模式呼气时的肺泡塌陷,避免了肺泡反复塌陷复张导致的肺损伤,同时也避免了由于部分肺泡塌陷所致的肺内分流,有助于改善 ARDS 患者氧合。动物实验显示,在气道平均压相同的情况下,与传统通气模式相比,高频振荡通气时,气道抽吸物中炎症介质水平明显降低。非随机临床研究显示,常规通气无效的严重 ARDS 患者改用高频振荡通气后,氧合明显改善,心输出量和氧输送无明显改善,提示对于严重 ARDS 患者,高频振荡通气是一种有效且安全的通气模式。2002 年一项多中心随机对照研究显示,与常规通气相比,高频振荡通气的 ARDS 患者的氧合改善更早(机械通气 16 小时以内),但在 24 小时时两种通气模式的氧合无显著差异,高频振荡通气组 30 天病死率有下降趋势(37%对比 52%,$P=0.102$)。

高频振荡通气是重症 ARDS 肺保护性通气方式的选择之一,有利于采用更小的潮气量,控制平台压力,改善严重低氧血症患者的氧合,但对重症 ARDS 患者病死率的影响仍需大规模的临床研究。高频振荡通气尚不能作为 ARDS 的常规通气模式,对于积极的肺复张实施后仍难以改善其低氧血症,且采用小潮气量通气后气道平台压仍>30 cm H_2O 的患者可考虑应用高频振荡通气。

38. 何为液体通气? 对急性呼吸窘迫综合征的治疗效果如何?

以液体作为携氧介质输入肺内进行机械通气即为液体通气,其研究始于 20 世纪 60 年代。1966 年 Clark 等发现强大携氧能力的高氟碳化合物,并将实验动物浸没其中进行气体交换取得成功,从而揭开了液体通气技术研究的新篇章。1996 年 Hirsch 首次将液体通气技术应用于成人的急性呼吸窘迫综合征(ARDS)患者,在使用液体通气技术后生理分流平均值从 0.72 降至 0.46,同时肺顺应性从 0.16 增至 0.27 ml/ cm H_2O,50%患者存活,开始了部分液体通气在 ARDS 患者中的治疗研究。

高氟碳化合物的比重较高,达到 11.9 kg/ cm^3,表面张力仅相当于水的 1/4,携氧能力强,极少量通过肺泡吸收入血,在体内几乎不被代谢,而通过肺部蒸发为气体呼出,高氟碳化合物对人体没有任何副作用,这些独特的物理性质是发挥它作为呼吸介质的理论基础。

液体通气治疗 ARDS 的主要原理为——① 改善气体交换:高氟碳化合物具有较高的携氧和二氧化碳的能力,可起到"液态(PEEP)"效应,使萎陷的肺泡得以重新开放,降低肺泡表面张力、减少死腔,此外,高氟碳化合物比重较高,在重力作下用,使肺内上下区域的血流得到重新分布,尤其是使肺下垂部位的血流相对减少,改善肺内通气/血流比例,进而改善氧合;② 改善肺顺应性:高氟碳化合物能使原来的气-液界面改变成液-液界面,从而降低了表面张力,加上高氟碳化合物本身就具有较低的表面张力,有类似表面活性物质作用可以使肺泡复张并降低肺泡表面张力,改善顺应性;③ 抗炎作用:高氟碳化合物有直接抗炎作用,研究发现,暴露在高氟碳化合物中的巨噬细胞产生的过氧化氢和氧自由基减少。高氟碳化合物也有间接抗炎作用。高氟碳化合物因其密度高且不与亲水性物质相溶,沉积于肺泡内炎性渗出物与肺泡上皮之间,可形成一层保护屏障,有利于炎性渗出物排出。

部分液体通气是在常规机械通气的基础上经气管插管向肺内注入相当于功能残气量的全氟碳化合物,以降低肺泡表面张力,促进肺重力依赖区塌陷肺泡复张。研究显示,部分液体通气 72 小时后,ARDS 患者肺顺应性可以得到改善,并且改善气体交换,对循环无明显影响,但患者预后均无明显改善,病死率仍高达 50%左右。近期对 90 例 ARDS 患者的随机对照研究显示,与常规机械通气相比,部分液体通气既不缩短机械通气时间,也不降低病死率;进一步分析显示,对于年龄<55岁的患者,部分液体通气有缩短机械通气时间的趋势。总之,部分液体通气能改善 ARDS 患者气体交换,增加肺顺应性,可作为严重 ARDS 患者常规机械通气无效时的一种选择。

39. 重症 ARDS 危及生命低氧血症治疗的策略是什么?

2010 年 Janet 等在《Critical Care Medicine》杂志发表继续教育综述,将重症 ARDS 危及生命低氧血症治疗的策略总结为 6 个步骤,有学者称之为 ARDS 治疗六步法(图 5 - 4)[24]。包括如下步骤:

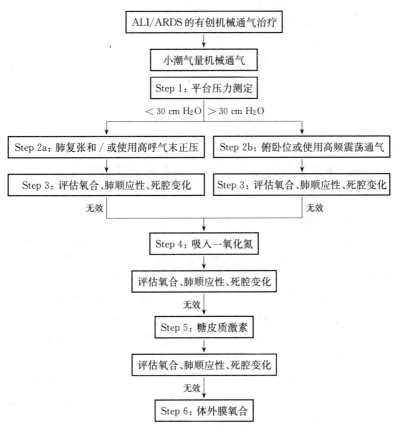

图 5 - 4　重症急性呼吸窘迫综合征治疗六步法

步骤 1. 测量气道平台压力,如果<30 cm H_2O,进入步骤 2a。如果>30 cm H_2O,进入 步骤 2b。

步骤 2a. 实施肺复张和(或)使用高呼气末正压。

步骤 2b. 实施俯卧位通气或高频振荡通气。

步骤 3. 评价氧合改善效果、静态顺应性和死腔通气,如果改善明显则继续治疗;如果改善不明显,则进入下一步。

步骤 4. 给予吸入一氧化氮治疗,如果几小时内没有反应,则进入下一步。

步骤 5. 给予糖皮质激素治疗,个体化评价患者的风险与收益。

步骤 6. 考虑实施体外生命支持,入选者高压通气时间须短于7天。

每一步骤实施后,都应仔细评价氧合改善效果、静态顺应性和死腔通气。如果改善明显则继续治疗。如果改善不明显,则进入下一步。

(四) 急性呼吸窘迫综合征的药物治疗

40. 哪些急性呼吸窘迫综合征患者适于应用糖皮质激素治疗?

全身和局部的炎症反应是急性呼吸窘迫综合征(ARDS)发生和发展的重要机制,研究显示,血浆和肺泡灌洗液中的炎症因子浓度升高与 ARDS 病死率呈正相关。长期以来,大量的研究试图应用糖皮质激素控制炎症反应,预防和治疗 ARDS。早期的 3 项多中心随机对照研究观察了大剂量糖皮质激素对 ARDS 的预防和早期治疗作用,结果糖皮质激素既不能预防 ARDS 的发生,对早期 ARDS 也没有治疗作用。ARDS 患者是否常规应用应激剂量的糖皮质激素仍有争议,但对于过敏原因导致的 ARDS 患者,早期应用糖皮质激素经验性治疗可能有效。此外,感染性休克并发 ARDS 的患者,或合并有肾上腺皮质功能不全,也可考虑应用替代剂量的糖皮质激素。对于 H1N1 流感病毒感染导致的 ARDS,激素治疗可能并无益处。

持续的过度炎症反应和肺纤维化是导致 ARDS 晚期病情恶化和

治疗困难的重要原因。糖皮质激素能抑制 ARDS 晚期持续存在的炎症反应,并能防止过度的胶原沉积,从而有可能对晚期 ARDS 有保护作用。小样本随机对照试验显示,对于治疗 1 周后未好转的 ARDS 患者,糖皮质激素治疗组的病死率明显低于对照组,感染发生率与对照组无差异,高血糖发生率低于对照组。然而,最近 ARDSnet 的研究观察了糖皮质激素对晚期 ARDS(患病 7~24 天)的治疗效应[25],结果显示,糖皮质激素治疗(甲基泼尼松龙每天 2 mg/kg,分 4 次静脉点滴,14 天后减量)并不降低 60 天病死率,但可明显改善低氧血症和肺顺应性,缩短患者的休克持续时间和机械通气时间。进一步亚组分析显示,ARDS 发病>14 天应用糖皮质激素会明显增加病死率。可见,对于晚期 ARDS 患者不宜常规应用糖皮质激素治疗。

41. 急性呼吸窘迫综合征患者为何要实施限制性液体管理的策略?

高通透性肺水肿是急性呼吸窘迫综合征(ARDS)的病理生理特征,肺水肿的程度与 ARDS 的预后呈正相关,因此,通过积极的液体管理,改善 ARDS 患者的肺水肿具有重要的临床意义。

研究显示液体负平衡与感染性休克患者病死率的降低显著相关,且对于创伤导致的 ARDS 患者,液体正平衡使患者病死率明显增加。应用利尿剂减轻肺水肿可能改善肺部病理情况,缩短机械通气时间,进而减少呼吸机相关性肺炎等并发症的发生。但是利尿减轻肺水肿的过程可能会导致心输出量下降,器官灌注不足。因此,ARDS 患者的液体管理必需考虑到二者的平衡,必须在保证脏器灌注的前提下进行。

最近,ARDSnet 完成的不同 ARDS 液体管理策略的研究显示[21],尽管限制性液体管理与非限制性液体管理组病死率无明显差异,但与非限制性液体管理相比,限制性液体管理(利尿和限制补液)组患者第 1 周的液体平衡为负平衡(-136 ml 对比+6 992 ml),氧合指数明显改善,肺损伤评分明显降低,而且重症医学科住院时间明显缩短。特别值得注意的是,限制性液体管理组的休克和低血压的发生率并无增加。可见,在维持循环稳定、保证器官灌注的前提下,限制性的液体管理策略对 ARDS 患者是有利的。

42. 急性呼吸窘迫综合征患者应采用晶体液还是胶体液进行复苏?

急性呼吸窘迫综合征(ARDS)患者采用晶体液还是胶体液进行液体复苏一直存在争论。ARDS 的基本病理生理改变是高通透性肺水肿,有学者认为,用胶体液进行复苏可提高血浆胶体渗透压,缓解肺血管渗漏和肺水肿,可能对 ARDS 患者有益。但最近的大规模随机对照研究显示,应用白蛋白进行液体复苏,在改善生存率、脏器功能保护、机械通气时间及重症医学科住院时间等方面与生理盐水无明显差异。因此,目前尚无证据支持在 ARDS 患者液体复苏时采用胶体液优于晶体液。

值得注意的是,胶体渗透压是决定毛细血管渗出和肺水肿严重程度的重要因素。研究证实,低蛋白血症是严重感染患者发生 ARDS 的独立危险因素,而且低蛋白血症可导致 ARDS 病情进一步恶化,并延长机械通气时间,病死率也明显增加。因此,对低蛋白血症的 ARDS 患者,有必要输入白蛋白或人工胶体,提高胶体渗透压。最近两个多中心随机对照研究显示,对于存在低蛋白血症(血浆总蛋白<50~60g/L)的 ARDS 患者,与单纯应用呋塞米(速尿)相比,尽管白蛋白联合速尿治疗未能明显降低病死率,但可明显改善氧合、增加液体负平衡,并缩短休克时间。因此,对于存在低蛋白血症的 ARDS 患者,在补充白蛋白等胶体溶液的同时联合应用呋塞米,有助于实现液体负平衡,并改善氧合。人工胶体对 ARDS 是否也有类似的治疗效应,需进一步研究证实。

43. 吸入一氧化氮纠正急性呼吸窘迫综合征低氧血症的机制是什么?

一氧化氮吸入可选择性扩张肺血管,而且吸入一氧化氮分布于肺内通气良好的区域,可扩张该区域的肺血管,显著降低肺动脉压,减少肺内分流,改善通气/血流比例失调,并且可减少肺水肿形成,已成为急性呼吸窘迫综合征(ARDS)重要的呼吸支持治疗措施之一。一氧化氮改善低氧血症的主要机制包括：① ARDS导致的低氧血症可引起肺毛细血管痉挛，一氧化氮吸入治疗时，通气正常或接近正常的肺泡中一氧化氮浓度较高，使其周围痉挛的毛细血管扩张，灌注改善，通气不佳区域的血流向该区域转移，结果是通气好的区域通气/血流比例改善，通气不良区域肺内分流减少，进而改善氧合；② 通气不良的肺泡中一氧化氮浓度较低，一氧化氮对肺毛细血管的影响较小，不会引起肺内分流增加；③ 一氧化氮可部分改善小气道痉挛，改善肺泡通气，进一步减少肺内分流。

临床上一氧化氮吸入可使约60％的ARDS患者氧合改善，同时肺动脉压、肺内分流明显下降，但对平均动脉压和心输出量无明显影响。氧合改善效果一般仅限于开始一氧化氮吸入治疗的24～48小时内。两个随机对照研究证实一氧化氮吸入并不能改善ARDS的病死率。目前，吸入一氧化氮并不是ARDS的常规治疗手段，鉴于吸入一氧化氮能改善顽固性低氧血症，降低呼吸机条件和吸入氧浓度，在一般治疗无效的严重低氧血症时可应用，可能减少医源性肺损伤，并为治疗赢得宝贵的时间。

44. 如何评价肺泡表面活性物质对急性呼吸窘迫综合征的治疗价值？

急性呼吸窘迫综合征（ARDS）患者存在肺泡表面活性物质减少或功能丧失，故而易引起肺泡塌陷。肺泡表面活性物质能降低肺泡表面张力，减轻肺炎症反应，阻止氧自由基对细胞膜的氧化损伤。因此，补充肺泡表面活性物质可能成为ARDS的治疗手段。但是，早期的随机对照研究显示，应用肺泡表面活性物质后，ARDS患者的血流动力学指标、动脉氧合、机械通气时间、重症医学科住院时间和30天生存率并无明显改善。有学者认为阴性结果可能与表面活性物质剂量不足有关。随后的小样本剂量对照研究显示，与安慰剂组及肺泡表面活性物质50 mg/kg应用4次组比较，100 mg/kg应用4次和8次，有降低ARDS 28天病死率的趋势（43.8％、50％对比18.8％、16.6％，$P=0.075$）。2004年有两个中心参加的随机对照研究显示，补充肺泡表面活性物质能够短期内（24小时）改善ARDS患者的氧合，但并不影响机械通气时间和病死率。最近一项针对心脏手术后发生 ARDS 补充肺泡表面活性物质的临床研究显示，与既往病例比较，治疗组氧合明显改善，而且病死率下降。目前肺泡表面活性物质的应用仍存在许多尚未解决的问题，如最佳用药剂量、具体给药时间、给药间隔和药物来源等。因此，尽管早期补充肺表面活性物质有助于改善氧合，但目前还不能将其作为 ARDS 的常规治疗手段。如今进一步研究肺泡表面活性物质的用法，并明确其对 ARDS 预后的影响显得非常必要。

45. β_2 受体激动剂治疗急性呼吸窘迫综合征患者有效吗？

β_2 受体激动剂治疗急性呼吸窘迫综合征（ARDS）患者的理论依据包括：① 减少中性粒细胞的激活和聚集，并且减少炎症因子的产生；② 通过激活 I 型和 II 型肺泡上皮细胞 β_2 受体，增加细胞内环磷腺苷（cAMP），促进细胞内外钠离子的转移，从而达到清除肺水的目的。

2007 年美国 ARDSnet 进行的前瞻性、随机、双盲对照研究（ALTA 研究）采用吸入 β_2 受体激动剂治疗 ARDS，在 2009 年因无效被数据监测委员会终止。而在英国进行的另一项多中心、双盲、随机平行对照研究（BALTI-2 研究），观察静脉注射沙丁胺醇是否能降低 ARDS 患者 28 天病死率，发现虽然治疗组无机械通气时间和无器官功能衰竭时间明显减少，但沙丁胺醇引起的重症医学科住院患者病死率增加 8.4%（95% CI−1.7−18.3），住院病死率也增加 6%（95% CI−4.4−16.2）[26]。目前研究显示雾化吸入或静脉使用沙丁胺醇并不能使早期 ARDS 患者受益，反而可能会增加病死率，所以对于机械通气的 ARDS 患者不推荐常规使用 β_2 受体激动剂治疗。

46. 重症急性呼吸窘迫综合征患者如何应用神经肌肉阻滞剂？

神经肌肉阻滞药（neuromuscular blocking agents，NMBAs）亦称骨骼肌松弛药（muscular relaxants），简称肌松药。近期 20 个研究中心通过前瞻性随机双盲对照试验证实，与安慰剂组比较，重症急性呼吸窘迫综合征（ARDS）患者早期（48 小时内）在充分镇静剂基础上应用顺式阿库溴铵治疗可降低 90 天病死率，缩短机械通气时间，减缓器官功能衰竭的发生,缩短 90 天内重症医学科住院日并降低气胸发生率。肌松剂改善重症 ARDS 患者预后可能的机制包括：促进人机协调；改善氧合；拮抗肺部和全身炎症反应；降低氧消耗；预防或减轻呼吸机诱导性肺损伤。应用肌松药的主要安全担忧是导致获得性肌病。但上述研究结果显示[22],肌松药与安慰剂组间的重症医学科获得性肌无力发生率无显著差别。对于重症 ARDS 患者的早期阶段,可考虑短期应用神经肌肉阻滞剂以利于肺保护性通气策略的实施。

(五) 急性呼吸窘迫综合征的预防

47. 术中限制性液体管理可预防急性呼吸窘迫综合征的发生吗?

感染、手术、创伤等激活炎症反应,导致高通透性肺水肿,是急性呼吸窘迫综合征(ARDS)发生发展的重要病理生理机制。通过合理的液体管理预防高危患者发生急性肺损伤逐步受到关注。

限制性液体管理有助于预防 ARDS 的发生。近期 Christopher G 等发表回顾性队列研究,旨在探讨术中液体管理与 ARDS 发生间的关系。研究纳入术后一周内发生急性呼吸衰竭需要机械通气的患者 89 例,25 例发展为 ARDS。结果显示术中液体的输注量与 ARDS 的发生显著相关。与输液量每小时 10 mL/kg 的患者相比,术中接受每小时 $10 \sim 20$ mL/kg 输液量患者的 ARDS 发生风险增加 2.4 倍($P < 0.14$),而 >每小时 20 mL/kg 输液量则使 ARDS 发生风险进一步增加,达3.8 倍($P < 0.04$)[27]。提示临床治疗中需关注液体复苏量对高危患者发生 ARDS 的影响。在维持循环稳定、保证器官灌注的前提下,限制性的液体管理策略有利于预防高危患者 ARDS 的发生和发展。

48. 抗血小板聚集可预防急性呼吸窘迫综合征的发生吗?

免疫细胞的聚集和活化导致肺泡-毛细血管损伤是急性呼吸窘迫综合征(ARDS)发生发展的根本机制。细胞聚集和损伤激活凝血系统进一步促进肺损伤的发生和发展。

抗血小板聚集抑制凝血系统和血栓形成,有利于维持肺泡毛细血管的通畅性,发挥肺保护作用。阿司匹林是冠心病患者抗凝治疗的常用药物,不仅有助于预防心血管事件的发生,可能还有助于预防 ARDS。新近发表的队列研究以入住内科重症医学科、存在 ARDS 高危因素的患者为研究对象,比较是否服用阿司匹林(住院前及住院时)抗凝与 ARDS 发生的关系。研究纳入患者 161 例,79 例(49%)接受抗凝治疗。发生急性肺损伤/ARDS 的患者共 33 例(21%),进行抗血小板聚集治疗的患者显著低于无抗凝治疗的患者(12.7%对比 28.0%,$P < 0.02$)[28]。提示抗血小板聚集治疗有助于预防 ARDS 的发生。

49. 他汀类药物对急性呼吸窘迫综合征有何影响?

他汀类药物是临床常规使用的降脂药物。近些年来,他汀类药物降脂以外的作用越来越受到重视,尤其值得关注的是其对炎症反应的调控作用、对血管内皮的保护作用和抑制血栓形成的作用。失控的炎症反应和血管内皮损伤是急性呼吸窘迫综合征(ARDS)发生和发展的根本机制,他汀类药物对 ARDS 的预防和治疗作用成为新近研究的重要方向之一。

近年来,动物和临床实验研究显示他汀类药物具有肺保护作用。动物实验表明他汀类药物通过抑制内皮细胞一氧化氮合酶活性、抑制白细胞粘附和自由基生成预防急性肺损伤的发生和发展[29, 30]。近期的临床研究观察服用他汀类药物和阿司匹林对 ARDS 的预防作用,研究纳入患者 575 例,结果显示服用药物组严重的全身性感染、ARDS 发生率和病死率均明显降低[31],显示他汀类药物和阿司匹林具有肺保护作用。

50. 胺碘酮与急性呼吸窘迫综合征的发生有何关系?

胺碘酮是经典的 Ⅲ 类抗心律失常药物,主要用于治疗室上性和室性快速性心律失常。在发挥治疗作用的同时,临床治疗中必须关注其对肺、甲状腺、皮肤、肝脏等的副作用。

胺碘酮可导致包括急性呼吸窘迫综合征(ARDS)在内的多种肺部并发症。最早认识的胺碘酮肺部并发症是肺纤维化。上世纪 90 年代,有观察和研究显示合并高浓度氧疗的心胸外科术后患者,应用胺碘酮治疗后 ARDS 的发生率明显增高。胺碘酮的急性肺损伤/ARDS 并发症开始受到关注。随后的研究报道胺碘酮并发 ARDS 的发生率达 9%～50%。

多种高危因素影响胺碘酮肺部 ARDS 并发症的发生和发展。年龄是发生胺碘酮肺部并发症的独立危险因素。与 60 岁以下的患者相比,>60 岁的患者,年龄每增长 10 岁,胺碘酮肺部并发症的发生增加 3 倍。另一影响因素是胺碘酮的使用时间、使用剂量和累积剂量。近年研究表明,胺碘酮持续应用 6～12 个月、维持剂量 200 mg/天以上、累积剂量达到 10～15 g 患者随时有出现肺部并发症的风险。维持剂量 500 mg/天肺部并发症的风险明显高于 300 mg/天;连续应用 1、3、5年,随着累积剂量的增加,肺部并发症的发生率从 4.2%、7.8% 到 10.6% 逐步增加。大多研究显示,已存在肺部疾病的患者易出现胺碘酮的肺部并发症,但对患者的病死率没有明显影响[32]。

因此,对于采用胺碘酮抗心律失常治疗的高危患者,须关注药物使用时间、使用剂量和累积剂量对肺损伤的影响,尤其对于存在基础肺疾病的患者,须控制胺碘酮的使用时间、使用剂量和累积剂量,以预防 ARDS 的发生和发展。

51. 潮气量设置对急性呼吸窘迫综合征的发生有何影响?

机械通气是呼吸支持或呼吸治疗的重要手段,但应用不当,尤其是潮气量设置不当,可产生呼吸机相关肺损伤,其本质即为急性呼吸窘迫综合征(ARDS)。防止潮气量损伤成为预防 ARDS 发生的一个重要环节。

非 ARDS 机械通气患者的潮气量设置,近年来不断受到关注。荟萃分析表明,围手术期的机械通气患者采用较小潮气量通气,ARDS 的发生率显著降低。除此之外,机械通气的呼吸频率影响肺损伤的产生。以 I 型肺泡上皮细胞为研究对象,观察不同牵张幅度和牵张频率的影响,结果显示牵张幅度过高,增加牵张频率加重机械通气所致肺损伤;而牵张幅度较小,即使增加牵张频率也不产生机械通气损伤[33]。新近的 RCT 研究进一步比较了 10 ml/kg 和 6 ml/kg 理想体重的潮气量对非急性肺损伤(ALI)患者炎症反应和急性肺损伤发生的影响。共纳入患者 150 例,10 ml/kg 潮气量组全身和肺部炎症反应明显增加,研究由于该组 ARDS 的发生率显著升高而被迫提前终止。多元回归分析显示潮气量和呼气末正压的设置是发生急性肺损伤的独立危险因素[34]。上述研究均显示较小潮气量通气对正常肺组织的肺保护作用。

可见,对于非 ARDS 患者,即使应用常规潮气量通气也不能防止 ARDS 的发生。采用低于常规潮气量进行机械通气、并防止通气期间的肺泡塌陷,是预防 ARDS 的重要环节和手段。

临床治疗中,应关注液体管理、机械通气潮气量、药物治疗等对 ARDS 发生发展的影响。限制性液体管理、较小潮气量通气、抗血小板聚集和他汀类药物发挥肺保护作用,是预防 ARDS 的关键因素,应用胺碘酮期间,须监测药物对 ARDS 的影响。

(刘　玲)

参考文献

1. Bernard GR, Artigas A, Brigham KL, et al. The American-European Consensus Conference on ARDS, definitions, mechanisms, relevant outcomes, and clinical trial coordination. Am J Respir Crit Care Med, 1994, 149: 818 - 824.

2. Rubenfeld GD, Caldwell E, Peabody E, et al. Incidence and outcomes of acute lung injury. N Engl J Med, 2005, 353: 1685 - 1693.

3. Lewandowski K, Lewandowski M. Epidemiology of ARDS. Minerva Anestesiol, 2006, 72: 473 - 477.

4. Phua J, Badia JR, Adhikari NKJ, et al. Has Mmortality from acute respiratory distress syndrome decreased over time?: A systematic review. Am. J. Respir. Crit. Care Med, 2009; 179: 220 - 227.

5. Lu Y, Song Z, Zhou X, et al. A 12-month clinical survey of incidence and outcome of acute respiratory distress syndrome in Shanghai intensive care units. Intensive Care Med, 2004, 30: 2197 - 2003.

6. Lim SC, Adama AB, Simonson DA, et al. Intercomparison of recruitment maneuver efficacy in three models of acute lung injury. Crit Care Med, 2004, 32: 2371 - 2377.

7. Peek GJ, Mugford M, Tiruvoipati R, et al. Efficacy and economic assessment of

conventional ventilatory support versus extracorporeal membrane oxygenation for severe adult respiratory failure (CESAR): a multicentre randomised controlled trial. Lancet. 2009, 374: 1351-1363.

8. Gong MN, Wei Z, Xu LL, et al. Polymorphism in the surfactant protein-B gene, gender, and the risk of direct pulmonary injury and ARDS. Chest, 2004, 125: 203-211.

9. Quasney MW, Waterer GW, Dahmer MK, et al. Association between surfactant protein B + 1580 polymorphism and the risk of respiratory failure in adults with community acquired pneumonia. Crit Care Med, 2004, 32: 1115-1159.

10. Lmai Y, Kuba K, Rao S, et al. Angiotensin-converting enzyme 2 protects from sever acute lung failure. Nature, 2005, 436: 112-116.

11. Marshall RP, Webb S, Bellingan GJ, et al. Angiotensin converting enzyme insertion/deletion polymorphism is associated with susceptibility and outcome in acute respiratory distress syndrome. Am J Crit Care Med, 2002, 166: 646-650.

12. Mira JP, Cariou A, Grall F, et al. Association of TNF$_2$, a TNF-alpha promoter polymorphism with septic shock susceptibility mortality: A multicenter study. JAMA, 1999, 282: 561-568.

13. Marshall RP, Webb S, Hill MR, et al. Genetic polymorphisms associated with susceptibility and outcome in ARDS. Chest, 2002, 121: s68-s69.

14. The ARDS Definition Task Force. Acute respiratory distress syndrome the Berlin definition. JAMA, 2012;307: doi: 10. 1001/jama. 2012. 5669

15. Zhan Q, Sun B, Liang L, et al Early use of noninvasive positive pressure ventilation for acute lung injury: A multicenter randomized controlled trial. Crit Care Med 2012,40: 455-460.

16. 郭凤梅,邱海波,谭焰,等.低流速法测定急性呼吸窘迫综合征静态肺压力-容积曲线的比较性实验研究.中华结核和呼吸杂志,2001,12: 728-731.

17. Villar J, Ka cmarek RM, Perez-Mendez L, et al. A high positive end-expiratory pressure, low tidal volume ventilatory strategy improves outcome in persistent acute respiratory distress syndrome: a randomized, controlled trial. Crit Care Med, 2006, 34: 1311-1318.

18. Henzler D, Pelosi P, Dembinski R, et al. Respiratory compliance but not gas exchange correlates with changes in lung aeration after a recruitment maneuver: an experimental study in pigs with saline lavage lung injury. Crit Care, 2005,9: R471-482.

19. Grasso S, Terragni P, Mascia L, et al. Airway pressure-time curve profile (stress

index) detects tidal recruitment/hyperinflation in experimental acute lung injury. Crit Care Med, 2004, 32: 1018 – 1027.

20. Talmor D, Sarge T, Malhotra A, et al. Mechanical ventilation guided by esophageal pressure in acute lung injury. N Engl J Med. 2008, 359: 2095 – 2104.

21. American Thoracic Society and the Infectious Diseases Society of American. Guidelines for the management of adults with hospital-acquired, ventilator-associated, and healthcare-associated pneumonia. Am J Respir Crit Care Med, 2005, 171: 388 – 416.

22. Papazian L, Forel JM, Gacouin A, et al. Neuromuscular Blockers in Early Acute Respiratory Distress Syndrome N Engl J Med, 2010;363: 1107 – 1116.

23. Steinberg KP, Hudson LD, Goodman RB, et al. Efficacy and safety of corticosteroids for persistent acute respiratory distress syndrome. N Engl J Med, 2006, 354: 1671 – 1684.

24. Diaz JV, Brower R, Calfee CS, et al. Therapeutic strategies for severe acute lung injury. Crit Care Med, 2010; 8: 1644 – 1650.

25. The National Heart, Lung, and Blood Institute acute respiratory distress syndrome (ARDS) clinical trials network. Comparison of two fluid-management strategies in acute lung injury. N Engl J Med, 2006, 354: 2564 – 2575.

26. Smith FG, Perkins GD, Gates S, et al. Effect of intravenous β – 2 agonist treatment on clinical outcomes in acute respiratory distress syndrome (BALTI – 2): a multicentre, randomised controlled trial. Lancet, 2012; 379: 229 – 235.

27. Hughes CG, Weavind L, Banerjee A, et al. Intraoperative risk factors for acute respiratory distress syndrome in critically ill patients. Anesth Analg 2010, 111(2): 464 – 467.

28. Erlich JM, Talmor DS, Cartin-Ceba R, et al. Pre-hospitalization antiplatelet therapy is associated with a reduced incidence of acute lung injury: A populationbased cohort study. Chest 2011, 139(2): 289 – 295.

29. Pirat A, Zeyneloglu P, Aldemir D, et al. Pretreatment with simvastatin reduces lung injury related to intestinal ischemia-reperfusion in rats. Anesth Analg 2006, 102: 225 – 232.

30. Christensen S, Thomsen RW, Johansen MB, et al. Preadmission statin use and one-year mortality among patients in intensive care A cohort study. Crit Care 2010, 14: R29.

31. O'Neal HR Jr, Koyama T, Koehler EA, et al. Prehospital statin and aspirin use and the prevalence of severe sepsis and acute lung injury/acute respiratory distress

syndrome. Crit Care Med 2011. 39(6): 1343 - 1350.

32. Papiris SA, Triantafillidou C, Kolilekas L, et al. Amiodarone: review of pulmonary effects and toxicity. Drug Saf 2010,33(7): 539 - 558.

33. Cohen TS, Cavanaugh KJ, Margulies SS. Frequency and peak stretch magnitude affect alveolar epithelial permeability. Eur Respir J, 2008, 32: 854 - 861.

34. Determann RM, Royakkers A, Wolthius EK, et al. Ventilation with lower tidal volumes as compared to conventional tidal volumes for patients without acute lung injury: a preventative randomized controlled trial. Crit Care 2010, 14: R1.

第六章

急性加重期慢性阻塞性肺疾病

一、前沿学术综述

慢性阻塞性肺疾病（chronic obstructive pulmonary disease，COPD）是一种常见病、多发病，病死率高，其主要特征为肺功能缓慢减退及进行性气流受限，不完全可逆，严重影响患者的劳动能力和生活质量，目前尚无完全治愈的方法。2002年世界卫生组织（WHO）公布的资料显示，目前COPD居世界上所有死亡原因的第5位，预计到2020年，COPD将成为第3大死亡原因，而COPD患者在漫长的病程中，每年平均急性加重2～3次，成为COPD患者住院和死亡的最重要原因。COPD急性加重会导致很多负面效应，如降低病人的生活质量、损伤肺功能和增加社会经济成本。有资料显示，住重症医学科的COPD患者病死率可达15%～24%，年龄>65岁的患者的病死率更高达30%[1]。因此，如何对急性加重期COPD进行有效的管理具有非常重要的现实意义。近年来，针对慢性阻塞性肺疾病急性发作的呼吸支持和药物治疗技术均取得了显著进展，概述如下。

1. 呼吸支持技术

呼吸支持技术是治疗慢性阻塞性肺疾病急性发作必不可少的手段，其主要作用是提供生命支持，为原发病的治疗争取时间。常用呼吸支持技术包括无创正压通气技术（noninvasive positive pressure ventilation，NPPV）和有创正压通气技术（invasive positive pressure ventilation，IPPV）。近年来，有多项随机对照研究显示，对于慢性阻塞性肺疾病急性发作患者，早期无创正压通气的治疗能在短期内明显缓解呼吸困难症状，提高动脉血pH值，降低动脉血二氧化碳分压，并能降低气管插管率、住院时间和住院病死率[2]。对于无创正压通气禁忌或使用无创正压通气失败的严重呼吸衰竭患者，应及早气管插管改用有创正压通气。此外，以无创正压通气辅助有创正压通气撤机，即早期拔管改用无创正压通气的有创-无创序贯通气策略，可使患者的机械通气时间明显缩短，呼吸机相关性肺炎的发生率和住院病死率也显著降低[3,4]，显著地改善了慢性阻塞性肺疾病急性发作的治疗效果。

2. 支气管扩张剂

吸入型短效 β_2 肾上腺素受体激动剂是慢性阻塞性肺疾病急性发作最常用的支气管扩张剂，主要用于短期内控制症状，包括沙丁胺醇（albuterol）和特布他林（terbutaline）。M 胆碱受体阻滞剂是另一类支气管扩张剂，如异丙托溴铵（ipratropium bromide）。而最近上市的一种高选择性抗胆碱能药噻托溴铵（tiotropium bromide）具有血药浓度维持时间长、副作用小等优点[5]。β_2 肾上腺素受体激动剂和 M 胆碱受体阻滞剂均可以达到有效扩张支气管的作用，尽管没有充足的证据证实两者的联用会进一步扩张支气管[6]，但若 β_2 肾上腺素受体激动剂达到最大剂量后仍未显效，可考虑联用 M 胆碱受体阻滞剂。

几项小样本的临床研究显示，长效与短效 β_2 肾上腺素受体激动剂（如福莫特罗）相比，长效 β_2 肾上腺素受体激动剂同样可以有效扩张支气管[7,8]。另有研究显示，福莫特罗和噻托溴铵都可以显著增加第一秒用力呼气量、用力肺活量和静息状态下深吸气量，且两者合用较单用肺功能改善更为明显[9]。

支气管扩张剂的吸入有赖于相应的雾化装置，研究显示，定量雾化吸入器和喷射雾化器（jet neubilizer）是支气管扩张剂有效舒张支气管的重要工具，但雾化吸入器简单、便携、便宜。为增加药物的吸入效率，可将雾化吸入器与储雾罐（spacer）合用。

氨茶碱是治疗慢性阻塞性肺疾病急性发作患者的二线用药。严重慢性阻塞性肺疾病急性发作患者若对短效支气管扩张剂无效时可以加用口服或静脉使用的氨茶碱以缓解气道痉挛。在确定使用茶碱类药物之前要考虑到其副作用，使用时应注意监测血药浓度，防止茶碱中毒。最近研究指出,低浓度茶碱(5～10 mg/L)在 COPD 治疗中既能发挥抗炎作用,又因其血药浓度低,中毒等副作用少,有望成为 COPD 的长期治疗手段之一[10]。

3. 糖皮质激素

已有大量的研究证实,经口服或静脉使用糖皮质激素具有扩张支气管和减轻 COPD 急性期炎症反应的作用,能迅速帮助慢性阻塞性肺疾病急性发作患者恢复肺功能和缓解急性期症状。临床常用的糖皮质激素有甲基泼尼松龙(甲基强的松龙)、地塞米松和氢化泼尼松等。研究显示,甲基泼尼松龙与地塞米松相比,更能明显地改善肺功能[11]。小样本随机对照研究显示,甲基泼尼松龙长期治疗(10 天)与短期治疗(3 天)相比,能更有效地改善肺功能和缓解呼吸困难等症状[12],但应用大剂量糖皮质激素(每天甲基泼尼松龙>80 mg)可能会延长住院时间[13]。2011 年全球慢性阻塞性肺疾病防治倡议(the global initiative for chronic obstruction lung disease, GOLD)推荐慢性阻塞性肺疾病急性发作患者每日口服氢化泼尼松 30～40 mg,疗程 7～10 天。最近研究显示口服糖皮质激素可增加慢性阻塞性肺疾病急性发作患者无创通气治疗的成功率并缩短通气支持时间[14]。

有关评价雾化吸入糖皮质激素疗效的研究近年逐渐增多。一项随机对照研究显示,糖皮质激素雾化吸入与口服给药均能显著改善气流受限(第 1 秒用力呼气量平均增加 100～160 ml),缓解急性期症状,但雾化治疗的副作用更少。目前尚没有研究显示雾化吸入与静脉或口服用药在肺功能改善方面的显著性差异[15,16]。

4. 抗生素

COPD 急性发作大约有 80% 由支气管肺部感染所造成,合理使用抗生素是必要的。一般认为出现下列情况应给予抗生素治疗:出现脓痰伴呼吸困难加重或痰量明显增加;需正压机械通气(包括有创和无创通气)的严重慢性阻塞性肺疾病急性发作。

慢性阻塞性肺疾病急性发作的严重程度不同,其病原微生物的类型亦随之改变。病情较轻患者主要的病原菌以流感嗜血杆菌、卡他莫拉菌和肺炎链球菌多见；病情严重、需接受机械通气治疗者则以肠道革兰阴性杆菌和铜绿假单胞菌比较多见。2006年在法国进行的一项研究也得到了相同的结果[17]。因此，有严重肺功能损害的患者可能从抗生素治疗中获益更多。

抗菌药物应根据患者临床情况、痰液性质、当地病原菌感染趋势及细菌耐药情况合理选用。一般抗生素治疗3～10天。但有20%～30%患者对经验性治疗没有反应，此时需重新评估急性发作的原因（如心力衰竭、肺栓塞等）和重新进行病原学检查。

5. 新一代治疗药物

最近很多学者尝试从细胞和分子水平阻止COPD气道阻塞的进展。新一代治疗药物主要以抗炎为基本作用机制，初步显示了一定的临床疗效，但仍需大量的基础和临床研究来证实。主要包括以下几类：① 磷酸二酯酶4抑制剂[18]；② 炎症介质抑制剂[19]；③ 抗氧化类药物[20]；④ 抗蛋白酶类药物[21]等。

6. 氦氧混合气

氦氧混合气是一种低密度的混合气体，能减少气体湍流的发生，降低气道阻力，从而减少呼吸功耗[22]。回顾性研究显示，早期使用氦氧混合气治疗，可以显著缩短哮喘患者住院时间，降低气管插管率及病死率。但荟萃分析显示，目前仍没有充足的证据证实氦氧混合气可作为慢性阻塞性肺疾病急性发作的有效治疗手段[23]。

7. 黏液溶解剂

荟萃分析显示[24]，不同黏液溶解剂对慢性阻塞性肺疾病急性发作患者的肺功能均没有改善作用，亦不能明显缩短急性加重期时间。

8. 其他治疗

通过器械和手动的胸部物理治疗并不能改善慢性阻塞性肺疾病急性发作患者的症状和肺功能[24]。但临床上，对于痰液较多或存在肺不张的患者可给予胸部物理治疗。此外，加强营养支持对于慢性阻塞性肺疾病急性发作患者的治疗也非常重要。

二、临床问题

1. 何谓慢性阻塞性肺疾病急性发作? 预后如何?

目前,慢性阻塞性肺疾病(COPD)急性发作的定义尚无统一标准,但在大多数研究和指南中,COPD患者急性发作的定义主要包括以下3个方面:呼吸困难加重,痰液增多,出现脓痰。当患者出现这3种表现中的1种或几种时,即认为急性发作。另外,COPD患者急性发作时还会出现发热、胸闷、喘息等症状。

COPD急性发作的频率平均为2~3次/年。但这一数据要低于实际的急性发作次数。可能原因是由于患者对疾病状态耐受,而在急性发作后并不去就诊。慢性阻塞性肺疾病急性发作患者住院病死率大约为10%,住院后180天、1年和2年的病死率分别为13.4%、22%和35.6%[25]。住重症医学科的重症患者病死率可达到15%~24%,年龄>65岁的患者的病死率更高达30%[1]。此外,频繁急性发作可使患者肺功能进一步恶化[26]、外周骨骼肌的功能受损[27],严重影响患者的生活质量[28]。

2. 慢性阻塞性肺疾病急性发作常见的诱发因素有哪些?

慢性阻塞性肺疾病(COPD)急性发作的主要原因包括支气管-肺部感染、大气污染、肺栓塞、肺不张、胸腔积液、气胸、左心功能不全等,另外还有1/3急性发作无明显的诱因,其中支气管-肺部感染为最常见诱因。50%慢性阻塞性肺疾病急性发作患者在稳定期其呼吸道已存在病原菌定植,研究显示这种病原菌定植与急性发作有关[29]。

3. 如何对慢性阻塞性肺疾病急性发作的严重程度进行评估?

对慢性阻塞性肺疾病(COPD)急性发作患者的严重度进行评估,

主要依据患者的病史、症状和体征、肺功能、动脉血气指标、X线胸片和其他的辅助检查。应特别注意患者本次发病时呼吸困难和咳嗽的频率及严重程度，另外还有痰液的性状和日常生活受限的情况。当患者出现以下情况时提示严重的急性发作：胸腹矛盾运动；辅助呼吸肌的参与；意识状态的恶化；出现右心功能不全或休克等。

第一秒用力呼气量<1 L，或呼气峰流速<100 L/分钟提示存在严重的急性发作，但严重患者的稳定期亦会出现这种改变。此外，由于急性发作患者有时不能配合简单的肺功能检查，所以 FEV₁ 和 PEF 并不是可靠的评价指标。

动脉血气分析是非常重要的评价疾病严重程度的指标，对合理的氧疗和机械通气治疗有指导意义。但对动脉血气指标进行分析时，需结合患者稳定期的水平进行考虑。

常规 X 线胸片检查能帮助临床医生明确 COPD 急性发作的诱因，排除与 COPD 急性发作有相似临床表现的其他疾病，如肺栓塞、气胸、肺水肿等。

4. 慢性阻塞性肺疾病急性发作患者何时需要转入重症医学科治疗？

当慢性阻塞性肺疾病患者出现严重的急性发作症状时，需转入重症医学科治疗。指征包括：① 严重呼吸困难对初始治疗反应差；② 出现意识不清、昏迷；③ 给予充分的氧疗和无创通气后仍存在持续或进行性加重的低氧血症（动脉血氧分压<40 mmHg）、严重或进行性恶化的高碳酸血症（动脉血二氧化碳分压>60 mmHg）、严重或进行性恶化的呼吸性酸中毒（动脉血 pH <7.25）；④ 需要进行有创通气；⑤ 需要血管活性药物治疗的血流动力学不稳定者。

5. 慢性阻塞性肺疾病急性发作患者发生呼吸衰竭的主要机制是什么？

慢性阻塞性肺疾病（COPD）的慢性炎性反应常常累及全肺，在中央气道（内径>2～4 mm）主要改变为杯状细胞和鳞状细胞化生、黏液腺分泌增加、纤毛功能障碍；外周气道（内径<2 mm）的主要改变为管

腔狭窄,导致气道阻力增加,延缓肺内气体排出,导致呼气不畅、功能残气量增加;其次,肺实质组织(呼吸性细支气管、肺泡、肺毛细血管)广泛破坏导致肺弹性回缩力下降,使呼出气流的驱动压降低,造成呼气气流缓慢。这两个因素使COPD患者呼出气流受限,在呼气时间内肺内气体呼出不完全,形成动态肺过度充气(dynamic pulmonary hyperinflation,DPH)。由于动态肺过度充气的存在,肺动态顺应性降低,肺压力-容积曲线趋于平坦,在吸入相同容量气体时需要更大的压力驱动,从而使吸气负荷增加。

动态肺过度充气时呼气末肺泡内残留的气体过多,呼气末肺泡内呈正压,称为内源性呼气末正压(intrinsic positive end-expiratory pressure,PEEPi)。由于内源性呼气末正压存在,患者必须首先产生足够的吸气压力以克服内源性呼气末正压才可能使肺内压低于大气压而产生吸气气流,这也增大了吸气负荷。肺容积增大造成胸廓过度扩张,并压迫膈肌使其处于低平位,造成曲率半径增大,从而使膈肌收缩效率降低,辅助呼吸肌也参与呼吸。但辅助呼吸肌的收缩能力差,效率低,容易发生疲劳,而且增加了氧耗量。COPD急性加重时,上述呼吸力学异常进一步恶化,氧耗量和呼吸负荷显著增加,超过呼吸肌自身的代偿能力使其不能维持有效的肺泡通气,从而造成缺氧及二氧化碳潴留,严重者发生呼吸衰竭。

6. 慢性阻塞性肺疾病急性发作患者应用无创正压通气的时机如何掌握?

无创正压通气与有创正压通气通过提供正压通气,增加肺泡通气量,促进二氧化碳排出。在慢性阻塞性肺疾病急性加重早期,患者神志清楚,咯痰能力尚可,痰液引流问题并不十分突出,而呼吸肌疲劳是导致呼吸衰竭的主要原因,此时予以无创正压通气早期干预可减少呼吸功耗,缓解呼吸肌疲劳;若痰液引流障碍或有效通气不能保障,则需建立人工气道行有创正压通气,可以有效地引流痰液和提供较无创正压通气更有效的正压通气;一旦支气管-肺部感染或其他诱发急性加重的因素有所控制,自主呼吸功能有所恢复,痰液引流问题已不是主要问题时,可撤离有创正压通气,改用无创正压通气以辅助通气,继续缓解呼吸肌疲劳。

7. 无创正压通气治疗慢性阻塞性肺疾病急性发作患者的适应证有哪些？

慢性阻塞性肺疾病急性加重患者应用无创正压通气应具备的基本条件包括：意识清楚,咯痰能力较强,血流动力学稳定,具有较好的主动配合能力。至于具体适应证,应综合分析病情后决定：① 病情较轻(动脉血 pH>7.35,动脉血二氧化碳分压>45 mmHg)的患者,应用无创正压通气可在一定程度上缓解呼吸肌疲劳,预防呼吸功能不全进一步加重,必要时可考虑应用;② 出现轻中度呼吸性酸中毒(7.25<动脉血 pH<7.35)及明显呼吸困难(辅助呼吸肌参与、呼吸频率>25 次/分)的患者,推荐应用无创正压通气;③ 出现严重呼吸性酸中毒(动脉血 pH<7.25)患者,可在严密观察的前提下短时间(1~2 小时)试用无创正压通气,疗效不佳及时改为有创正压通气治疗;④ 对于伴有严重意识障碍的患者不宜行无创正压通气;⑤ 不具备有创正压通气条件或患者及(或)家属拒绝有创正压通气时,可考虑试用无创正压通气。

8. 无创正压通气治疗慢性阻塞性肺疾病急性发作患者的禁忌证是什么？

无创正压通气治疗慢性阻塞性肺疾病急性加重患者的禁忌证包括：① 气道保护能力差、误吸危险性高;② 气道分泌物多且排出障碍;③ 心跳或呼吸停止;④ 面部、颈部和口咽腔创伤、烧伤、畸形或近期手术;⑤ 上呼吸道梗阻;⑥ 血流动力学不稳定;⑦ 危及生命的低氧血症;⑧合并严重的上消化道出血或频繁剧烈呕吐。

9. 无创正压通气治疗慢性阻塞性肺疾病急性发作的通气模式应如何选择？

常用于无创正压通气模式有以下几种：压力控制通气、持续气道内正压、双水平正压通气(BiPAP)及比例辅助通气,其中以双水平正压通气模式最为常用有效。

如何为患者设定个体化的合理呼吸机治疗参数十分重要。压力和潮气量过低可导致治疗失败,但过高也可能导致漏气和患者耐受性下降。一般采取适应性调节的方式:呼气相压力从 2~4 cm H_2O 开始,逐渐上调压力水平,以尽量保证患者每一次吸气动作都能触发呼吸机送气;吸气相压力从 4~8 cm H_2O 开始,待患者耐受后再逐渐上调,直至达到满意的通气水平或患者可能耐受的最高通气支持水平。

10. 慢性阻塞性肺疾病急性发作患者进行有创正压通气的适应证有哪些?

慢性阻塞性肺疾病急性加重患者如出现以下情况应考虑应用有创正压通气治疗:① 危及生命的低氧血症[动脉血氧分压<50 mmHg 或动脉血氧分压/吸入氧浓度<200 mmHg];② 动脉血二氧化碳分压进行性升高伴严重的酸中毒(动脉血 pH≤7.20);③ 严重的神志障碍(如昏睡、昏迷或谵妄);④ 严重的呼吸窘迫症状(如呼吸频率>40 次/分、矛盾呼吸等)或呼吸抑制(如呼吸频率<8 次/分);⑤ 血流动力学不稳定;⑥ 气道分泌物多且引流障碍,气道保护能力丧失;⑦ 无创正压通气治疗失败的严重呼吸衰竭患者。

11. 慢性阻塞性肺疾病急性发作患者有创通气时,应选用哪类人工气道?

慢性阻塞性肺疾病急性加重期患者行有创正压通气治疗时,应首选经口气管插管建立人工气道。与经鼻气管插管相比,经口气管插能明显降低鼻窦炎和呼吸机相关性肺炎的发生。

原则上应尽量避免气管切开,因为气管切开后可能导致气管狭窄,对于可能因反复呼吸衰竭而需要多次接受机械通气的慢性阻塞性肺疾病患者而言,多次实施气管切开非常困难;若需行气管切开,可首选经皮扩张气管切开术[30]。

12. 有创正压通气治疗慢性阻塞性肺疾病急性发作时,应如何选择通气模式?

在有创通气早期,为了使呼吸肌得到良好的休息,可采用控制通气模式,但需尽量缩短控制通气的时间,以避免大量镇静剂的使用和肺不张、通气/血流比例失调及呼吸肌废用性萎缩的发生。一旦患者的自主呼吸有所恢复,宜尽早采用辅助通气模式,保留患者的自主呼吸,使患者的呼吸肌功能得到锻炼和恢复,为撤机做好准备。常用的通气模式包括辅助控制模式、同步间歇指令通气和压力支持通气,也可试用一些新型通气模式,如比例辅助通气等,其中同步间歇指令通气+压力支持通气和压力支持通气已有较多的实践经验,临床最为常用。

对接受有创正压通气的慢性阻塞性肺疾病急性加重期患者可采取限制潮气量(6～8 ml/kg)和呼吸频率(10～15 次/分)、增加吸气流速(40～60 L/分钟)等措施以促进呼气,改善动态肺过度充气的发生,同时给予合适水平的外源性呼气末正压(大约为内源性呼气末正压的80%)以防止气道的动态塌陷、降低呼吸功耗。此外,还需注意,在参数调节时要加强动脉血二氧化碳分压的监测,应尽量避免动脉血二氧化碳分压下降过快所致的严重碱中毒。

13. 如何把握慢性阻塞性肺疾病患者撤离有创正压通气的时机?

当慢性阻塞性肺疾病患者满足以下条件时,可考虑撤离有创正压通气:

(1) 引起呼吸衰竭的诱发因素得到有效控制,这是撤机的先决条件,应仔细分析可能的诱发因素并加以处理。

(2) 患者意识清楚,可主动配合。

(3) 患者自主呼吸能力有所恢复,具有呼吸道自洁能力。

(4) 通气及氧合功能良好:动脉血氧分压/吸入氧浓度>250 mmHg,呼气末正压<5～8 cm H_2O,动脉血 pH>7.35,动脉血二氧化碳分压达缓解期水平。

(5) 血流动力学稳定,无活动性心肌缺血,未使用升压药治疗或升压药剂量较小。

当患者满足上述条件后,可逐渐降低部分通气支持模式的支持力度,直至过渡到完全自主呼吸。常用的部分支持通气模式包括同步间歇指令通气+压力支持通气和压力支持通气模式。在运用同步间歇指令通气＋压力支持通气模式撤机时,可逐渐降低同步间歇指令通气的指令频率,当调至 2～4 次/分钟后不再下调,然后再降低压力支持通气的压力支持水平,直至能克服气管插管阻力的压力（5～7 cm H_2O）,稳定 4～6 小时后可脱机。单独运用压力支持通气模式撤机时,压力支持水平的调节可采取类似方法。与其他撤机方式相比,同步间歇指令通气可能会增加撤机的时间,不宜单独应用。

自主呼吸试验（spontaneous breathing trial,SBT）是指导撤机的常用方法。有研究显示,能耐受 30～120 分钟 SBT 的患者,其成功撤机的比例可达80％左右,但仍有约15％患者在 48 小时内重新气管插管。因此,自主呼吸试验只可作为慢性阻塞性肺疾病患者撤机前的参考。

14. 什么是有创-无创序贯通气? 有何临床意义?

有创-无创序贯机械通气是指接受有创正压通气的急性呼吸衰竭患者,在未达到拔管撤机标准之前即撤离有创正压通气,继之以无创正压通气,从而减少有创正压通气时间和与有创正压通气相关的并发症。国内外已有多项随机对照证实采用有创-无创序贯通气可显著提高慢性阻塞性肺疾病急性加重期患者的撤机成功率,缩短有创正压通气和住重症医学科的时间,降低院内感染率,并增加患者存活率[31]。

15. 成功实施有创-无创序贯通气应注意哪些要点?

(1) 病例选择　首先,适合有创-无创序贯通气的病例应具备应用无创正压通气（NPPV）的基本条件;其次,由于无创正压通气的通气支持水平有限,对于基础肺功能很差而需较高呼吸支持水平的病例也不适合。因此,在有创-无创序贯通气的随机对照研究中,均有较明确的病例入选与排除标准。国内进行的一项研究中[4],要求入选患者年龄不超过 85 岁,近 1 年内生活能基本自理,存在以下情况之一则应予排除：① 严重的心、脑、肝、肾衰竭;② 严重营养不良;③ 严重且难以纠正的电解质紊乱;④ 上气道或面部损伤导致无法佩戴鼻或面罩;⑤ 出现肺部感染控制窗时咳嗽反射极弱或咯痰无力;⑥ 不能配合无创正压通气。

(2) 有创正压通气与无创通气切换点的把握　切换点的把握是实施序贯通气的另一个关键因素。由于慢性阻塞性肺疾病（COPD）急性加重主要是由支气管-肺部感染引起,慢性阻塞性肺疾病急性加重(AECOPD)患者建立有创人工气道有效引流痰液并合理应用抗生素后,在有创正压通气5～7天时,支气管-肺部感染多可得到控制,临床上表现为痰液量减少、黏度变稀、痰色转白、体温下降、白细胞计数降低、X线胸片上支气管-肺部感染影消退,这一肺部感染得到控制的阶段称为"肺部感染控制窗(pulmonary infection control window,PIC窗)"。肺部感染控制窗是支气管-肺部感染相关的临床征象出现好转的一段时间,出现肺部感染控制窗后若不及时拔管,则很有可能随插管时间延长并发呼吸机相关性肺炎。出现肺部感染控制窗时患者痰液引流问题已不突出,而呼吸肌疲劳仍较明显,需要较高水平的通气支持,此时撤离有创正压通气,继之无创正压通气,既可进一步缓解呼吸肌疲劳,改善通气功能,又可有效地减少呼吸机相关性肺炎,改善患者预后。国外的研究显示,对肺部感染不显著的COPD患者,有创正压通气治疗早期可行T管撤机试验。对支气管-肺部感染明显的患者,以肺部感染控制窗的出现作为切换点,更符合慢性阻塞性肺疾病急性加重期的治疗规律。而对存在拔管后易发生呼吸衰竭的慢性阻塞性肺疾病急性加重期患者,如曾出现撤机试验失败的患者撤机后尽早行无创正压通气序贯通气,有助于避免再插管和降低患者病死率[32]。

（3）无创正压通气的规范地操作　由于患者提前拔管后还合并有较明显的呼吸肌疲劳和呼吸功能不全,往往还需要较长时间的无创正压通气。因此,规范地操作无创正压通气能保证患者从无创正压通气获得最佳呼吸支持,是成功实施有创-无创序贯通气治疗另一重要方面。

16. 侵袭性肺曲霉病在慢性阻塞性肺疾病患者中流行病学情况?

侵袭性肺曲霉病(invasive pulmonary aspergillosis,IPA)常见于免疫抑制的患者,预后极差,病死率达50%～100%。近年来慢性阻塞性肺疾病(COPD)合并侵袭性肺曲霉病的病例报道逐渐增加(＞10%),入住重症医学科的重症COPD可能与侵袭性肺曲霉病发病具有相关关系,同时,在入住重症医学科的侵袭性肺曲霉病患者中,COPD患者占有极大比例,且病死率极高(67%～100%)。COPD合并侵袭性肺曲霉病的高危因素主要包括激素的应用、广谱抗生素的应用、存在气道基础疾病和曲霉定植[33]。

17. 侵袭性肺曲霉病在慢性阻塞性肺疾病患者中的诊断？

Bulpa 等[34]依据其回顾性研究结果，提出了慢性阻塞性肺疾病(COPD)患者合并 IPA 的最新诊断标准。该标准分为确诊、临床诊断、拟诊和定植 4 个级别。

（1）曲霉定植：COPD 患者下呼吸道标本曲霉培养阳性，但不伴有呼吸困难、气道痉挛加重和新发肺部浸润影。

（2）拟诊：接受激素治疗的重症 COPD，即慢性阻塞性肺疾病全球倡议(GOLD)分级为Ⅲ或Ⅳ级的患者，近期出现呼吸困难加重，3 个月内的胸部影像学检查具有提示意义，而下呼吸道标本或血标本曲霉培养或显微镜检查阴性。

（3）临床诊断：在拟诊基础上下呼吸道标本曲霉培养或显微镜检阳性，血清曲霉抗体阳性，血清半乳甘露聚糖检测连续 2 次阳性。

（4）确诊：对 3 个月内新发的肺部病变进行针吸活检或尸检，经组织病理学或细胞学检查显示曲霉菌丝生长和组织破坏，并伴有下呼吸道标本曲霉培养、血清曲霉抗原或抗体检测及分子生物学、免疫学方法和(或)培养 3 项中任一项阳性。

该标准强调，在针对培养阳性的敏感细菌使用抗生素的剂量、途径和抗菌谱均恰当时，患者呼吸困难和气道痉挛症状无好转，或影像学具有提示意义的肺部征象，方可归为上述临床特点。

18. 慢性阻塞性肺疾病患者合并侵袭性肺曲霉菌病如何治疗？

临床疑诊是早期治疗的依据。病理组织学证据是侵袭性肺曲霉菌病(IPA)诊断的金标准，但由于这一诊断方法的实施困难，在临床实际工作中并不实用。通常侵袭性肺曲霉菌病的早期诊断建立在患者的临床特点和实验室检查结果之上。侵袭性肺曲霉菌病的早期临床疑诊困难导致延误治疗时机，这是造成患者预后不良的主要原因之一。重视临床疑诊最有价值。据报道，减少诊断时间和早期开始治疗,82%的侵袭性肺曲霉菌病患者可以存活。因此,将侵袭性肺曲霉菌病作为重症慢性阻塞性肺疾病(COPD)患者的鉴别诊断之一,早期疑诊,尽早行纤维支气管镜和胸部 CT 检查是最佳诊断方法,如果存在相应病变,则立即开始治疗,并继续行相关检查以进一步诊断侵袭性肺曲霉病[35]。

两性霉素 B 脱氧胆酸盐是治疗侵袭性肺曲霉病的主要药物,它具有广谱抗真菌活性、低廉的价格和长期应用的历史,但因多种不良反应(肾衰竭等)而限制其应用。脂质体形式的两性霉素 B 是两性霉素 B 的替代产品,它具有更好的肾安全性,但其缺点是费用昂贵,而且治疗需要延续到症状消失后 15 天。一项研究结果表明,在 43 例接受两性霉素 B 治疗的侵袭性肺曲霉病患者中,尽管 11 例联合使用吸入两性霉素 B、5-氟胞嘧啶和伊曲康唑,但仅有 3 例(7%)存活[34]。伊曲康唑和两性霉素 B 治疗侵袭性肺曲霉病同样有效,但伊曲康唑与多种药物存在相互作用,生物利用度差是限制其使用的主要原因。随着新的抗真菌药物出现,伊曲康唑可能将局限用于巩固治疗。目前这些药物对 COPD 合并侵袭性肺曲霉病患者的疗效尚不明确。联合治疗也许能够提高疗效。联合治疗具有增强杀菌活性、降低药物剂量并减少其不良反应、预防快速出现的耐药等优点。实验室研究结果提示,联合卡泊芬净和两性霉素 B 或伊曲康唑具有抗曲霉的相加和协同效应。体外实验、动物实验研究及少数临床报道提示,联合应用三唑类和棘白菌素类药物可降低侵袭性肺曲霉病的病死率,但还需要进一步的相关临床研究。此外,如果治疗过程中必需使用激素,则必须将其剂量限制在最低水平,因为大剂量激素是侵袭性肺曲霉病的危险因素。

侵袭性肺曲霉病的预后极差,早期诊断和早期治疗是改善预后的唯一方法,而抗真菌治疗宜早不宜迟。

(詹庆元　夏金根)

参考文献

1. Afessa B, Morales IJ, Scanlon PD, et al. Prognostic factors, clinical course and

hospital outcome of patients with chronic obstructive pulmonary disease admitted to an intensive care unit for respiratory failure. Crit Care Med, 2002, 30: 1610 - 1615.

2. Lightowler JV, Wedzicha JA, Elliott MW, et al. Non-invasive positive pressure ventilation to treat respiratory failure resulting from exacerbations of chronic obstructive pulmonary disease: Cochrane systematic review and metaanalysis. BMJ, 2003, 326: 185.

3. Ferrer M, Esquinas A, Arancibia F, et al. Noninvasive ventilation during persistent weaning failure: a randomized controlled trial. Am J Respir Crit Care Med, 2003, 168: 70 - 76.

4. 有创-无创序贯机械通气多中心协作组. 以"肺部感染控制窗"为切换点行有创与无创序贯性通气治疗慢性阻塞性肺疾病所致严重呼吸衰竭的多中心前瞻性随机对照研究. 中华结核和呼吸杂志, 2006, 29: 14 - 18.

5. ZuWallack AR, ZuWallack RL. Tiotropium bromide, a new, once-daily inhaled anticholinergic bronchodilator for chronic obstructive pulmonary disease. Expert Opin Pharmacother, 2004, 5: 1827 - 1835.

6. McCrory DC, Brown CD. Anti-cholinergic bronchodilators versus beta2-sympathomimetic agents for acute exacerbations of chronic obstructive pulmonary disease. Cochrane Database Syst Rev, 2002, (4): CD003900.

7. Cazzola M, D'Amato M, Califano C, et al. Formoterol as dry powder oral inhalation compared with salbutamol metered-dose inhaler in acute exacerbations of chronic obstructive pulmonary disease. Clin Ther, 2002, 24: 595 - 604.

8. Cazzola M, Califano C, Di Perna F, et al. Acute effects of higher than customary doses of salmeterol and salbutamol in patients with acute exacerbation of COPD. Respir Med, 2002, 96: 790 - 795.

9. Di Marco F, Verga M, Santus P, et al. Effect of formoterol, tiotropium, and their combination in patients with acute exacerbation of chronic obstructive pulmonary disease: A pilot study. Respir Med, 2006, 100: 1925 - 1932.

10. Barnes PJ. Theophylline: new perspectives for an old drug. Am J Respir Crit Care Med, 2003, 167: 813 - 818.

11. Li H, He G, Chu H, et al. A step-wise application of methylprednisolone versus dexamethasone in the treatment of acute exacerbations of COPD. Respirology, 2003, 8: 199 - 204.

12. Sayiner A, Aytemur ZA, Cirit M, et al. Systemic glucocorticoids in severe exacerbations of COPD. Chest, 2001, 119: 726 - 730.

13. Vondracek SF, Hemstreet BA. Retrospective evaluation of systemic corticosteroids

for the management of acute exacerbations of chronic obstructive pulmonary disease. Am J Health Syst Pharm, 2006, 63: 645 - 652.

14. Alía I, de la Cal MA, Esteban A, et al. Efficacy of corticosteroid therapy in patients with an acute exacerbation ofchronic obstructive pulmonary disease receiving ventilatory support. Arch Intern Med, 2011, 171: 1939 - 1946.

15. Gunen H, Mirici A, Meral M, et al. Steroids in acute exacerbations of chronic obstructive pulmonary disease: are nebulized and systemic forms comparable? Curr Opin Pulm Med, 2009, 15: 133 - 137.

16. Maltais F, Ostinelli J, Bourbeau J, et al. Comparison of nebulized budesonide and oral prednisolone with placebo in the treatment of acute exacerbations of chronic obstructive pulmonary disease: a randomized controlled trial. Am J Respir Crit Care Med, 2002, 1654: 698 - 703.

17. Burgel PR. Antibiotics for acute exacerbations of chronic obstructive pulmonary disease (COPD). Med Mal Infect, 2006, French. PMID: 16839731

18. Gamble E, Grootendorst DC, Brightling CE, et al . Antiinflammatory effect s of the phosphodiesterase-4 inhibitor cilomilast (Ariflo) in chronic obst ructive pulmonary disease. Am J Respir Crit Care Med, 2003, 168: 976 - 982.

19. Barnes PJ. Therapy of chronic obstructive pulmonary disease. Pharmacol Ther, 2003, 97: 87 - 94.

20. Rubio ML, Martin-Mosquero MC, Ortega M, et al. Oral N2 acetylcysteine attenuates elastase-induced pulmonary emphysema in rats. Chest, 2004, 125: 1500 - 1506.

21. Ohbayashi H. Novel neut rophil elastase inhibitors as at reatment for neutrophil-predominant inflammatory lung diseases. Drugs, 2002, 5: 910 - 923.

22. Gainnier M, Arnal JM, Gerbeaux P, et al. Helium-oxygen reduces work of breathing in mechanically ventilated patients with chronic obstructive pulmonary disease. Intensive Care Med, 2003, 29: 1666 - 1670.

23. Rodrigo G, Pollack C, Rodrigo C, et al. Heliox for treatment of exacerbations of chronic obstructive pulmonary disease. Cochrane Database Syst Rev 2002, (2): CD003571.

24. McCrory DC, Brown C, Gelfand SE, et al. Management of acute exacerbations of COPD: a summary and appraisal of published evidence. Chest, 2001, 119: 1190 - 1209.

25. Almagro P, Calbo E, de Echaguen AO, et al. Mortality after hospitalization for COPD. Chest, 2002, 21: 1441 - 1448.

26. Donaldson GC, Seemungal TA, Bhowmik A, et al. Relationship between

exacerbation frequency and lung function decline in chronic obstructive pulmonary disease. Thorax, 2002, 57: 847 - 852.

27. Spruit MA, Gosselink R, Troosters T, et al. Muscle force during an acute exacerbation in hospitalised patients with COPD and its relationship with CXCL8 and IGF-I. Thorax, 2003, 58: 752 - 756.

28. Seemungal TA, Donaldson GC, Paul EA, et al. Effect of exacerbation on quality of life in patients with chronic obstructive pulmonary disease. Am J Respir Crit Care Med, 1998, 157: 1418 - 1422.

29. Sethi S, Evans N, Grant BJ, et al. New strains of bacteria and exacerbations of chronic obstructive pulmonary disease. N Engl J Med, 2002, 347: 465 - 471.

30. Delaney A, Bagshaw SM, Nalos M. Percutaneous dilatational tracheostomy versus surgical tracheostomy in critically ill patients: a systematic review and meta-analysis. Crit Care, 2006, 10: R55.

31. Burns KE, Adhikari NK, Keenan SP, et al. Use of non-invasive ventilation to wean critically ill adults off invasive ventilation: meta-analysis and systematic review. BMJ, 2009, 338: b1574.

32. Ferrer M, Sellarés J, Valencia M, et al. Non-invasive ventilation after extubation in hypercapnic patients with chronic respiratory disorders: randomised controlled trial. Lancet, 2009, 374: 1082 - 1088.

33. 贺航咏, 詹庆元. 慢性阻塞性肺疾病急性加重期合并侵袭性肺曲霉病的研究进展. 中华结核与呼吸杂志, 2009, 32, 6: 463 - 466.

34. Bulpa P, Dive A, Sibille Y. Invasive pulmonary aspergillosis in patients with chronic obstructive pulmonary disease. Eur Respir J, 2007, 30: 782 - 800.

35. Vandewoude KH, Blot SI, Depuydt P, et al. Clinical relevance of Aspergillus isolation from respiratory tract samples in critically ill patients. Crit Care, 2006, 10(1): R31.

第七章

重症支气管哮喘急性发作

一、前沿学术综述

支气管哮喘(简称哮喘)是当今世界威胁公共健康最常见的慢性肺部疾病,其发病率和病死率不断升高。全球至少有1亿患者,其中儿童患病率高于青壮年,老年人群的患病率有增高的趋势。哮喘是一种慢性气道炎症性疾病,这种慢性炎症可导致气道反应性增加,通常会出现广泛多变的可逆性气流受限。哮喘如诊治不及时,随病程的延长可产生气道不可逆性狭窄和气道重塑。因此,合理防治支气管哮喘至关重要。自1995年1月美国国立卫生院心肺血液研究所与世界卫生组织首次发布"全球支气管哮喘防治倡议(global initiative for asthma,GINA)"以来,哮喘的防治有了长足的进步,诸如吸入疗法、吸入糖皮质激素(简称激素)为基础的分级阶梯疗法和"六部分综合防治方案"等治疗观点已经得到了哮喘学界的广泛认可。

尽管对哮喘的病理生理日臻了解及治疗药物不断增多,全球支气管哮喘防治倡议方案在我国也开始逐渐推广,但严重的哮喘病例依然较多,病死率仍较高。国内至今尚无全国范围内哮喘病死率的数据,尤其缺乏较长期的纵向研究资料。1999年中华医学会北京分会呼吸专业委员会对北京市16家大医院1988~1998年期间住院哮喘患者资料进行了分析,结果显示10年期间16家医院共收治6 410例哮喘患者,且这些患者病情都是较复杂和严重的,其中死亡56例,病死率为0.86%。死亡原因主要有患者发病后就诊过晚,病情重,合并症及伴发病多,以及机械通气时机过晚,也有原来哮喘并不严重,因突发气道阻塞于数小时内死亡者。因此,如何识别重症哮喘并给予恰当的处理,特别是如何有效而安全地使用机械通气,是我们所面临的重要问题。

1. 哮喘急性发作时严重程度评估

哮喘急性发作时其程度轻重不一,病情加重可在数小时或数天内出现,偶尔可在数分钟内即危及生命,故应对病情做出正确评估,以便给予及时有效的治疗。哮喘急性发作时严重程度评估见表 7-1。一般而言,重度和危重哮喘均为重症医学科的收治对象。

表 7-1 支气管哮喘急性发作的病情严重度分级

临床特点	轻度	中度	重度	危重
气短	步行、上楼时	稍事活动	休息时	
体位	可平卧	喜坐位	端坐呼吸	
讲话方式	连续成句	常有中断	单字	不能讲话
精神状态	可有焦虑/尚安静	时有焦虑或烦躁	常有焦虑、烦躁	嗜睡意识模糊
出汗	无	有	大汗淋漓	
呼吸频率	轻度增加	增加	常>30 次/分钟	
辅助呼吸肌活动及三凹征	常无	可有	常有	胸腹矛盾运动
哮鸣音	散在,呼吸末期	响亮、弥漫	响亮、弥漫	减弱、乃至无
脉率(次/分)	<100 次/分钟	100～120 次/分钟	>120 次/分钟	>120 次/分钟或脉率变慢或不规则
奇脉 (收缩压下降)	无(10 mmHg)	可有 (10～25 mmHg)	常有 (>25 mmHg)	无
使用 β_2 激动剂后呼气峰流速(PEF)预计值或个人最佳值%	>80%	60%～80%	<60% 或<100 L/分钟或作用时间<2 小时	
动脉血氧分压(吸空气)	正常	60～80 mmHg	<60 mmHg	
动脉血二氧化碳分压	<45 mmHg	≤45 mmHg	>45 mmHg	
动脉血氧饱和度(吸空气)	>95%	91%～95%	≤90%	
动脉血 pH			降低	

2. 哮喘急性发作药物治疗的进展

（1）糖皮质激素治疗　糖皮质激素治疗包括全身性应用激素和吸入激素。

糖皮质激素是目前哮喘最有效的抗炎药,能迅速地缓解哮喘的急性发作症状,但全身使用糖皮质激素的不良反应大,故全身用药主要用于中、重度急性发作期哮喘。已有研究显示,糖皮质激素经胃肠道途径与经静脉途径同样能有效控制哮喘的急性发作,一般情况下可口服糖皮质激素。但若患者已有静脉通道或存在胃肠道的吸收功能障碍,可先考虑经静脉途径给药。另外,由于全身性应用糖皮质激素起效较慢(6～12 小时)[1],故需尽早使用。一般而言,与 300～400 mg/天的氢化可的松等效剂量的糖皮质激素就能有效地缓解哮喘的急性发作症状。而对于哮喘持续状态的患者,推荐静脉使用甲强龙每 6 小时 40～60 mg,更大剂量并不能改善预后或使病情更快缓解。哮喘持续状态时急性气道阻塞、气雾剂难以进入气道,故雾化吸入糖皮质激素在治疗哮喘持续状态时的作用仍有异议。而在全身糖皮质激素减量后的数天内,吸入强效的糖皮质激素是有效的。长期口服糖皮质激素后长时间(几周)逐渐减量与短期内逐渐减量相比,无明显优势。2010 年全球支气管哮喘防治倡议推荐成人急性发作期哮喘患者口服糖皮质激素治疗时间为 7 天,儿童为 3～5 天。

糖皮质激素吸入治疗是重症哮喘患者的有效治疗措施之一,可以有效预防哮喘急性发作和复发,且能达到与口服糖皮质激素相同的疗效。研究显示,哮喘急性发作时,糖皮质激素吸入治疗可以有效改善症状和肺功能,与单纯吸入沙丁胺醇相比,联合吸入糖皮质激素和沙丁胺醇更能有效地扩张气道。虽然糖皮质激素吸入治疗不能完全替代糖皮质激素的全身应用,但对于中、重度的急性哮喘发作患者,高剂量糖皮质激素吸入联合全身性应用糖皮质激素更有助于控制病情,并减少哮喘的急性发作[2]。

定量雾化吸入装置具有成本低、使用方便等优点,因此,可作为糖皮质激素吸入的首选方式。目前没有确切证据表明其他雾化装置的疗效优于定量雾化吸入装置[3]。另外,以氢化氟烷(hydrofluoroalkane)和氟利昂(chlorofluorocarbon)为助推剂的定量雾化吸入装置的治疗效果和安全性相似，但氟利昂可污染环境，所以，临床中应尽量减少以氟利昂为助推剂的定量雾化吸入装置的使用[4]。

（2）短效 β_2 受体激动剂　短效 β_2 受体激动剂是哮喘急性发作期最常用、且起效较快的平喘药。最新全球支气管哮喘防治倡议推荐使用定量雾化吸入装置和储雾罐吸入短效 β_2 受体激动剂。因为在相同药物剂量的条件下，与其他雾化器相比，应用定量雾化吸入装置和储雾罐能更快速控制症状、减少副作用和缩短住院时间。对于不能使用定量雾化吸入装置的患者，如严重呼吸窘迫患者，可考虑使用喷射雾化器，同时用氧气作为气体驱动源，可减少重症患者严重低氧血症的发生。

短效 β_2 受体激动剂持续与间断雾化治疗，对于哮喘急性发作患者的疗效仍有争议。研究显示持续雾化吸入治疗能够增加患者的呼气峰流速并可能降低住院率。另外，对于住院的哮喘急性发作期患者，与较常规的定时（每 4 小时）雾化吸入治疗相比，按需雾化吸入治疗能降低住院时间和减少短效 β_2 受体激动剂的使用剂量。所以，急性发作期的哮喘患者初始可给予持续的雾化吸入治疗，住院后选择按需雾化吸入治疗较为合适。

虽然已证实长效 β_2 受体激动剂能减少慢性稳定期哮喘患者的急性发作次数，但有关急性发作期应用与疗效的研究还较少。有研究显示福莫特罗和沙丁胺醇类似，具有起效快的特点，且能长时间改善患者的肺功能[5]。另外，有荟萃分析显示[6]，长效 β_2 受体激动剂与吸入糖皮质激素联合应用可能对轻度急性哮喘发作者有效。关于长效 β_2 受体激动剂在哮喘急性发作中的应用和作用，仍需进一步随机对照研究来证实。

（3）M 胆碱能受体阻滞剂　M 胆碱能受体阻滞剂可通过降低迷走神经张力而舒张支气管，但其舒张支气管作用较 β_2 受体激动剂弱，起效也较缓慢。2010 年全球支气管哮喘防治倡议推荐联用 M 胆碱能受体阻滞剂和 β_2 受体激动剂雾化吸入治疗急性发作期哮喘患者，因为二者联用较单用更能有效地扩张气道，改善第一秒用力呼气容积和呼气峰流速，且具有起效快，效用时间长和降低住院率等优点。但最近有研究显示，持续雾化吸入 M 胆碱能受体阻滞剂和短效 β_2 受体激动剂,与单纯持续雾化吸入 β_2 受体激动剂相比,在改善肺功能方面没有显著差异[7]。

(4)茶碱类 茶碱类药物用于支气管哮喘和慢性阻塞性肺部疾病的治疗已有数十年的历史,与短效的 β_2 受体激动剂具有等同的支气管舒张作用。对于轻度急性发作患者,静脉输入茶碱可以显著改善肺功能和缓解呼吸困难症状[8]。传统认为茶碱只具有舒张支气管平滑肌作用,且安全范围小,所以限制了其应用。现在认为茶碱还有其他作用,如抗炎、免疫调节、拮抗腺苷受体、诱导 B 细胞凋亡、增加膈肌张力、减轻膈肌疲劳等。茶碱的治疗剂量与中毒剂量相近,使用过程中应监测血药浓度。茶碱缓释剂可以维持有效的血药浓度,是理想的茶碱制剂。

(5)硫酸镁 硫酸镁亦具有舒张支气管的作用,但一般不主张对急性发作期哮喘患者常规静脉滴注硫酸镁。最新全球支气管哮喘防治倡议推荐,若出现下列情况可以考虑使用:① 第一秒用力呼气量预计值为 25%～30%;② 对初始治疗无效的成人或儿童;③ 初始治疗 1 小时后,第 1 秒用力呼气量仍未超过预计值的 60%。一般可在 20 分钟内静脉推注 2 g 硫酸镁。

此外,最新的两项系统回顾研究显示,与单用短效 β_2 受体激动剂相比,硫酸镁雾化吸入与短效的 β_2 受体激动剂雾化吸入联合应用,可更有效地改善急性发作期哮喘患者的肺功能并降低住院率,尤其有利于重症哮喘患者的治疗[9,10]。

(6)氦氧混合气 氦氧混合气能减少小气道由于狭窄和黏膜表面分泌物增多所引起的湍流发生,从而降低气道阻力,减少呼吸功和氧耗,并有利于二氧化碳排出。可试用于重度哮喘患者。目前主要应用于标准治疗失败的患者。

(7)白三烯拮抗剂 白三烯是引起气道痉挛、气道变应性炎症的介质之一,在哮喘发病中起关键作用。目前已投入临床使用的白三烯拮抗剂主要为其受体拮抗剂(扎鲁司特和孟鲁司特)。每日两次 20 mg 扎鲁司特口服能有效地改善哮喘的症状,并显著改善纤毛摆动[11]。最近一项多中心的随机双盲研究显示,扎鲁司特不仅能改善急性发作期哮喘患者的肺功能和症状,而且能减少急性发作期哮喘的复发率[12]。

（8）其他治疗　主要包括抗生素治疗和黏液溶解剂和胸部物理治疗。哮喘患者一般不常规使用抗生素，当患者出现发热、咯脓痰等细菌感染的征象时才考虑使用。目前没有确切的证据表明黏液溶解剂和胸部物理治疗对急性发作期哮喘有效。

二、临 床 问 题

1. 重症哮喘的主要临床表现有哪些？

重症哮喘患者的主要临床表现包括：不能平卧，讲话不连贯，烦躁不安，呼吸频率＞30 次/分钟，胸廓饱满，胸廓运动幅度下降，辅助呼吸肌参与呼吸，心率＞120 次/分钟，成人的呼气峰流速＜100 L/分钟，动脉血氧分压＜60 mmHg（1 mmHg ＝0.133 kPa），动脉血二氧化碳分压≥45 mmHg，动脉血 pH 下降。X 线胸片表现为肺充气过度，气胸或纵隔气肿。心电图呈肺性 P 波，电轴右偏，窦性心动过速。病情更危重者会出现嗜睡或意识模糊，胸腹呈矛盾运动（膈肌疲劳），哮鸣音消失。

2. 如何将支气管哮喘按照其发生呼吸衰竭的方式进行分类？

某些哮喘患者的肺功能在几天内逐渐恶化，而有些患者在几分钟到数小时内可从正常的肺功能状态下发生哮喘的致死性发作。因此有人将发生急性呼吸衰竭的哮喘分成两类，即急性严重哮喘和急性窒息性哮喘（表 7-2）。

表 7-2　哮喘按呼吸衰竭的方式分类

	急性严重哮喘	急性窒息性哮喘
性别	女多于男	男多于女
基础情况	中到重度气流阻塞	正常或轻度下降的肺功能
发作	几天到数周	几分钟到数小时

续　表

	急性严重哮喘	急性窒息性哮喘
病理	(1) 气道壁水肿 (2) 黏液腺增生 (3) 痰栓形成	(1) 急性支气管痉挛 (2) 中性粒细胞、非嗜酸性支气管炎
对治疗的反应	慢	快

3. 导致重症哮喘的常见病因有哪些?

重症哮喘形成的原因较多,发生机制也较为复杂,哮喘病人发展成为重症哮喘的病因往往是多方面的。作为临床医生在抢救重症哮喘病人时应清醒地认识到,若要有效地控制病情,寻找并排除每位患者发展成重症哮喘的病因是非常重要的。

目前已基本明确的病因主要有以下一些:① 变应原或其他致喘因素持续存在;② β_2 受体激动剂应用不当和(或)抗炎治疗不充分;③ 脱水、电解质紊乱和酸中毒;④ 突然停用糖皮质激素,引起"反跳现象";⑤ 有严重并发症或伴症,如并发气胸、纵隔气肿或伴心源性哮喘发作、肾衰竭、肺栓塞等均可使哮喘症状加重等。

4. 有哪些原因可导致难治性哮喘?

部分哮喘患者经上述处理后气道痉挛和(或)肺过度充气仍难以纠正,此时需积极地寻找原因并予以处理。常见的原因有:① 大量痰栓的形成(图 7 - 1);② 感染未控制(如合并严重的肺部真菌感染);③ 合并有肺栓塞或其他器官功能不全等。

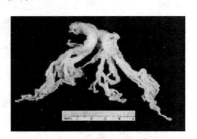

图 7 - 1　重症支气管哮喘患者
　　　　 形成的树状黏液栓

5. 重症哮喘产生动态肺过度充气的原因是什么?

重症哮喘产生动态肺过度充气是多种因素综合作用的结果。首先,呼气阻力增加使得呼气困难、呼气时间延长;其次,因低氧血症和(或)高碳酸血症可能导致呼吸驱动增加,从而增加呼吸频率、缩短呼气时间;第三,由于存在高碳酸血症,临床医生可能会通过增加潮气量和呼吸频率来增加肺泡通气量,以缓解高碳酸血症,而高的潮气量和快的呼吸频率会带来气道峰压和气道平台压增高、呼气时间缩短、产生呼气末气体在肺内的存留,即动态肺过度充气。重症哮喘动态肺过度充气的程度可以很严重。一项研究估计,重症哮喘患者"陷闭气体"的量可比正常呼气末容积高 12~20 ml/kg。

6. 重症哮喘发生呼吸衰竭的主要机制是什么?

重症哮喘发生呼吸衰竭主要有两个机制。首先,弥漫、多变的支气管阻塞,导致通气血流比例失调而产生低氧血症,肺泡通气量不足可产生高碳酸血症;其次是呼吸肌疲劳,而吸气肌的疲劳比呼气肌更明显。因为哮喘的气道阻塞位于胸腔内,呼气相时气道狭窄更明显,使得呼气做功、呼气时间延长。然而,低氧血症、高碳酸血症和一些其他的因素,使得哮喘患者的呼吸驱动增加,呼吸频率增快、呼气时间缩短。明显呼气相气道梗阻、呼气时间缩短导致肺的过度充气。肺的过度充气使得吸气肌的负荷增加,吸气肌在收缩之前比正常时短,因此不能在同等时间内产生同等的张力。当不能代偿这种病理生理上的改变时即产生了呼吸衰竭。最终吸气肌疲劳、加重高碳酸血症和呼吸性酸中毒,常需要气管插管和机械通气。

7. 重症哮喘患者的治疗应遵循哪些原则?

(1)氧疗   重症哮喘常由于通气/血流比失调导致不同程度的低氧血症,因此原则上应及时给予吸氧治疗。吸氧流量为 1~3 L/分钟,吸氧浓度一般不超过 40%,维持经皮指脉氧饱和度>90%即可。普通氧疗后氧合改善仍不明显的患者,可考虑给予机械辅助通气治疗。此外,为避免气道干燥,吸入的氧气应经过加温加湿。

(2)解除支气管痉挛   对于重症哮喘患者不宜经口服或直接定量雾化吸入装置(MDI)给药,因为此时病人无法深吸气、屏气,也不能协调喷药与呼吸同步。可供选择的给药方式包括:① 借助储雾器使用定量雾化吸入装置给药;② 以高压氧气为动力,雾化吸入 β_2 受体激动剂或(和)抗胆碱能药物。一般情况下,成人每次雾化吸入喘乐宁 $1\sim$ 2 ml(含沙丁胺醇 $5\sim10$ mg),每日 $3\sim4$ 次;③ 氨茶碱 0.25 g 加入 100 ml 葡萄糖中 30 分钟静脉滴注完毕,继后予以氨茶碱 0.5 g 加入葡萄糖液中持续静脉滴注,建议成人每日氨茶碱总量一般不超过 $1\sim$ 1.5 g。对于老年人、幼儿及肝肾功能障碍、甲亢或同时使用甲氰咪呱、喹诺酮或大环内酯类抗生素等药物者,应监测氨茶碱血药浓度。

(3) 糖皮质激素的应用　一旦确诊为重症哮喘,在应用支气管解痉剂的同时,应及时足量地从静脉快速给予糖皮质激素,建议使用琥珀酸氢化可的松(因为该药为水溶制剂)($400\sim1\,000$ mg/天)或甲基泼尼松龙($160\sim240$ mg/天)。地塞米松抗炎作用较强,但由于在血浆和组织中半衰期长,对脑垂体-肾上腺轴的抑制时间长,故应短时间使用或尽量避免使用。另外,吸入激素和吸入 β_2 受体激动剂可联合应用,治疗中、重度急性加重的哮喘患者。

(4) 纠正脱水　重症哮喘由于存在摄水量不足,加之过度呼吸及出汗,常存在不同程度的脱水,导致气道分泌物黏稠,痰液难以排出,影响通气,因此补液有助于纠正脱水,稀释痰液,防止黏液栓形成。一般每日输液 $3\,000\sim4\,000$ ml,通常初始治疗时所需补液量往往较大,可根据临床监测情况决定补液量。

(5) 积极纠正酸碱失衡和电解质紊乱　重症哮喘时,由于缺氧、过度消耗和入量不足等原因易于出现代谢性酸中毒,而在酸性环境下,许多支气管扩张剂不能充分发挥作用,故及时纠正酸中毒非常重要。建议在动脉血 pH<7.2 时可使用碱性药物。如果要立即实施机械通气,补碱应慎重,以避免过度通气造成呼吸性碱中毒。由于进食不佳和缺氧造成的胃肠道反应,患者常伴呕吐,并出现低钾、低氯性碱中毒,应予以补充。

(6) 针对诱发发作的因素和并发症或伴发症进行预防及处理　如及时脱离致敏环境;对于感染导致哮喘加重的患者,应积极地抗感染治疗,包括合理使用抗生素。当然,除非有证据表明患者可能存在肺部细菌性感染,否则不提倡常规应用抗生素。另外,对重症哮喘并发症或伴发症(如心律失常、颅内高压、脑水肿、消化道出血等)也应注意预防并及时处理。

（7）硫酸镁 其作用机理不明确，可能与降低细胞内钙浓度致气道平滑肌舒张及其镇静作用有关。一般可在 20 分钟内静脉推注 2g 硫酸镁，也可与支气管扩张剂联合雾化吸入。

8. 如何评价无创正压通气在重症哮喘中的治疗地位？

经氧疗及全身应用激素、雾化吸入 β_2 激动剂等药物治疗后，病情仍持续恶化，出现神志改变、呼吸肌疲劳、血气分析动脉血二氧化碳分压由低于正常转为正常或高于 45 mmHg 者，需考虑机械辅助通气。

重症哮喘患者应用无创正压通气的时机目前尚无统一的标准[13]。鉴于无创正压通气的并发症少，对于尚未达到插管上机标准的重症患者，尤其是伴有二氧化碳潴留而又无明显使用无创正压通气的禁忌证者，早期使用无创正压通气对于改善病人的病理生理状况，避免插管可能有积极的意义[14~16]。可在严密监测的条件下试用无创正压通气 1~2 小时，若病情有恶化趋势，需尽早改为有创正压通气。虽然国内有个案报道[17]，在病情非常危重的哮喘患者中应用无创正压通气，但由于无创正压通气的通气效果不如有创通气可靠，监测功能不完善，加之哮喘病人本身所需的通气时间较短，为避免延误病情，及早气管插管实施有创机械通气可能更为安全、有效。

9. 重症哮喘患者应用有创正压通气的指征是什么？

重症哮喘患者行有创通气的绝对适应证为心跳呼吸骤停、呼吸浅快、意识不清或昏迷等。一般适应证为具有重症哮喘临床表现，特别是动脉血二氧化碳分压进行性升高伴酸中毒者。如动脉血二氧化碳分压＞45 mmHg，又具有下列情况之一则可考虑有创机械通气：① 以前因哮喘严重发作而致呼吸停止、曾气管插管者；② 以往有哮喘持续状态史，在使用糖皮质激素的情况下，此次又再发严重哮喘持续状态者。

为避免因延误治疗时机而导致的严重并发症，在医疗条件允许的情况下，气管插管实施有创机械通气宜早不宜迟，当患者出现呼吸肌疲劳的迹象，估计动脉血二氧化碳分压开始超过患者基础动脉血二氧化碳分压值时，就应准备气管插管。若经积极治疗无效，患者出现极度呼吸肌疲劳、低血压、心律失常、神志异常,应建立人工气道。一般选择经口气管插管,因为经口气管插管管径大、气道阻力小,便于痰液的引流和纤维支气管镜的操作。

10. 重症哮喘患者进行有创通气时,呼吸机参数应如何设置?

重症哮喘患者在机械通气前已存在严重的呼吸肌疲劳,因此,机械通气早期可采用控制通气模式,使呼吸肌能得到充分休息,一旦患者自主呼吸功能有所恢复,需尽早改为辅助通气模式。

有创机械通气早期,呼吸机参数可按如下设置:潮气量 $5 \sim 7$ ml/kg,频率 $12 \sim 20$ 次/分钟,呼气末正压 <5 cm H_2O(1 cm $H_2O=0.098$ kPa),调整吸气流速以延长呼气时间,保证吸呼比 $<1:2$,尽可能保持吸气末平台压 $<30 \sim 35$ cm H_2O,气道峰压 <40 cm H_2O。

呼气末正压在哮喘患者中的应用仍存在着很大争议。呼气末正压使呼气状态肺泡内压增大,影响肺循环,而功能残气量增加,影响胸腔内压和体循环。对有严重气流受阻的重症哮喘,应用呼气末正压是有害的,可造成吸气末的肺容积明显增加,加重肺过度膨胀。对于气流受阻相对较轻,并且具有自主呼吸的患者,给予低水平呼气末正压($3 \sim 8$ cm H_2O,或不超过内源性呼气末正压),则可能从中受益。

一旦气道阻力开始下降以及动脉血二氧化碳分压恢复正常,镇静药及肌松剂已撤除,症状也明显好转,则应考虑撤机。

11. 无泵的动、静脉体外肺辅助系统在重症哮喘患者中有何应用价值?

无泵的动、静脉体外肺辅助系统(pump-less arteriovenous extracorporeal lung assist system,pECLA)利用患者自身的股动、静脉压差将动脉血泵入低阻力的中空纤维气体交换膜内,进行气体交换后在动、静脉压差作用下重新流回体内[18]。对降低血中二氧化碳水平具有较好的效果,因此,近年有学者开始将此系统应用于难治性哮喘患者,以治疗高碳酸血症。病例报告研究[19,20]均显示,此系统能显著改善哮喘患者的高碳酸血症和酸中毒,并能降低呼吸机支持水平。

因此,该治疗方法可能有助于降低呼吸机相关肺损伤发生的风险,但仍需临床随机对照研究进行证实。

12. 如何评价镇静剂和肌松剂在重症哮喘治疗中的作用?

重症哮喘患者在气管插管或气管切开行机械通气时,应重视镇静及肌松剂的应用。镇静剂能给患者以舒适感,减少呼吸不同步,降低氧耗和二氧化碳的产生及内源性呼气末正压。常用的镇静药物有咪唑安定和异丙酚等。与地西泮(安定)比较,咪唑安定是一种快速和相对短效的苯二氮䓬类药物,注射部位疼痛和血管刺激少,可比地西泮产生更舒适的催眠作用,同时产生明显的抗焦虑作用。咪唑安定达到中枢峰效应的时间为 2~4 分钟,其消除半衰期约 2 小时,多采用连续输注给药,先静脉推注负荷量 0.025~0.05 mg/kg 后,以每分钟 1.0~2.0 μg/kg 维持。异丙酚具有起效快、镇静过程平稳、不良反应少、镇静水平易于调节等优点,此外,该药还有一定的支气管扩张作用。一般可持续输注给药,约每分钟 10~50 μg/kg,并根据患者镇静状态进行调节。

肌松剂虽具有避免人机对抗、减少气压伤及降低呼吸功耗等优点,但亦会伴有严重的副作用,如肌病、分泌物产生增多、组胺释放增加、心动过速和低血压等。特别是在合并使用大剂量糖皮质激素治疗时,肌松剂的应用可能会增加肌病的发生率。所以,对于重症哮喘患者应尽量减少肌松剂的使用,除非在充分镇静后,仍存在人机不协调,频繁气道高压报警,甚至出现动脉氧分压下降等情况,可考虑使用小剂量肌松剂。

(詹庆元　夏金根)

参考文献

1. Rodrigo G, Rodrigo C. Corticosteroids in the emergency department therapy of adult acute asthma treatment: an evidence based evaluation. Chest, 2002, 121: 1977 - 1987.

2. Foresi A, Paggiaro P. Inhaled corticosteroids and leukotriene modifiers in the acute treatment of asthma exacerbations. Cur Opin Pul Med, 2003, 9: 52-56.

3. Brocklebank D, Wright J, Cates C. Systematic review of clinical effectiveness of pressurised metered dose inhalers versus other hand held inhaler devices for delivering corticosteroids in asthma. BMJ, 2001, 323: 896-900.

4. Anderson PB, Langley SJ, Mooney P, et al. Equivalent efficacy and safety of a new HFA-134a formulation of BDP compared with the conventional CFC in adult asthmatics. J Investig Allergol Clin Immunol, 2002, 12: 107-113.

5. Boonsawat W, Charoenratanakul S, Pothirat C, et al. Formoterol (OXIS) Turbuhaler as a rescue therapy compared with salbutamol pMDI plus spacer in patients with acute severe asthma. Respir Med, 2003, 97: 1067-1074.

6. Hospenthal MA, Peters JI. Long-acting beta(2)-agonists in the management of asthma exacerbations. Curr Opin Pulm Med, 2005, 11: 69-73.

7. Salo D, Tuel M, Lavery RF, et al. A randomized, clinical trial comparing the efficacy of continuous nebulized albuterol (15 mg) versus continuous nebulized albuterol (15 mg) plus ipratropium bromide (2 mg) for the treatment of acute asthma. J Emerg Med, 2006, 31: 371-376.

8. Yamauchi K, Kobayashi H, Tanifuji Y, et al. Efficacy and safety of intravenous theophylline administration for treatment of mild acute exacerbation of bronchial asthma. Respirology, 2005, 10: 491-496.

9. Blitz M, Blitz S, Hughes R, et al. Aerosolized Magnesium Sulfate for Acute Asthma: A Systematic Review. Chest, 2005, 128: 337-344.

10. Blitz M, Blitz S, Beasely R, et al. Inhaled magnesium sulfate in the treatment of acute asthma. Cochrane Database Syst Rev, 2005, 19: CD003898.

11. Piatti G, Ceriotti L, Cavallaro G. Effects of zafirlukast on bronchial asthma and allergic rhinitis. Pharmacological research, 2003, 6: 541-547.

12. Silverman RA, Nowak RM, Korenblat PE, et al. Zafirlukast treatment for acute asthma: evaluation in a randomized, double-blind, multicenter trial. Chest, 2004, 126: 1480-1489.

13. Ram FS, Wellington S, Rowe B, et al. Non-invasive positive pressure ventilation for treatment of respiratory failure due to severe acute exacerbations of asthma. Cochrane Database Syst Rev. 2005, 20: CD004360.

14. Meduri GU, Cook TR, Turner RE, et al. Noninvasive positive pressure ventilation in status asthmaticus. Chest, 1996, 110: 767-774.

15. Fernandez MM, Villagra A, Blanch L, et al. Non-invasive mechanical ventilation in

status asthmaticus. Intensive Care Med，2001，27：486 - 492.

16. 詹庆元,刘利,王辰. 无创正压通气治疗急性重症支气管哮喘. 中华结核和呼吸杂志，2004,27：132 - 133.

17. 钮善福,朱蕾. 危重支气管哮喘治疗体会. 中华结核和呼吸杂志,1998，21：372 - 373.

18. Muller T, Lubnow M, Philipp A, et al. Extracorporeal pumpless interventional lung assist in clinical practice：determinants of efficacy. Eur Respir J，2009，33(3)：551 - 558.

19. Twigg S, Gibbon GJ, Perris T. The use of extracorporeal carbon dioxide removal in the management of life-threatening bronchospasm due to influenza infection. Anaesth Intensive Care，2008，36(4)：579 - 581.

20. Elliot SC, Paramasivam K, Oram J, et al. Pumpless extracorporeal carbon dioxide removal for life-threatening asthma. Crit Care Med，2007，35(3)：945 - 948.

第八章
医院获得性肺炎和呼吸机相关性肺炎

一、前沿学术综述

医院获得性肺炎（hospital-acquired pneumonia，HAP）是患者住院期间发生的肺实质感染，指入院时既不存在，也不处于潜伏期的感染。根据美国国家医院获得性感染监测系统（national nosocomial infection surveillance system，NNIS）的资料，肺部感染已经超过泌尿系感染，成为最常见的医院获得性感染，医院获得性肺炎占所有医院获得性感染的 27%。在美国，每年约有 25 万住院患者发生医院获得性肺炎，直接或间接导致 3 万名患者死亡，我国该病的患病率为 1.3%～3.4%。重症医学科（ICU）医院获得性肺炎的患病率与其他住院患者相比增加 10～20 倍。医院获得性肺炎不仅使患者住院时间平均延长 4～9 天，也是导致医院获得性感染患者的主要死因。预防和控制医院获得性肺炎具有重要意义。

呼吸机相关性肺炎（ventilator-associated pneumonia，VAP）是医院获得性肺炎的一种特殊类型，指机械通气 48 小时后发生的肺炎。根据患者人群不同，呼吸机相关性肺炎患病率为 6%～52%。并发呼吸机相关性肺炎的患者重症医学科住院时间和总住院时间明显延长，住院费用明显增加。呼吸机相关性肺炎是患者病死率增高的独立危险因素，粗病死率达到 30%～70%。

医院获得性肺炎可以由多种微生物病原体引起，常见的病原体包括需氧革兰阴性杆菌，如铜绿假单胞菌、大肠埃希菌、肺炎克雷伯菌和不动杆菌等；革兰阳性球菌，如葡萄球菌，特别是耐甲氧西林的金黄色葡萄球菌（methicillin-resistant staphylococcus aureus，MRSA）的感染逐年增多。此外，厌氧菌感染所致医院获得性肺炎在机械通气患者中较罕见。

导致呼吸机相关性肺炎的常见细菌包括革兰阴性杆菌和革兰阳性球菌,如铜绿假单胞菌、肺炎克雷伯杆菌、不动杆菌属、金黄色葡萄球菌(特别是 MRSA)等,而且多药耐药(multidrug-resistant,MDR)细菌的比例在明显增高。近年来真菌感染也呈上升趋势。

1. 呼吸机相关性肺炎的诊断

诊断呼吸机相关性肺炎基于两个方面:一是依据病史(机械通气48 小时以上,有危险因素)、体格检查和 X 线胸片判断是否存在肺炎;二是明确感染的病原微生物。

目前诊断呼吸机相关性肺炎的金标准仍然是组织病理学有炎症反应和肺活组织培养微生物阳性,但此标准临床难以实现。临床诊断标准为 X 线胸片出现新的浸润阴影或原有浸润阴影扩大,同时具有下列三项中的两项或两项以上:① 体温>38℃;② 白细胞计数增高或降低;③ 脓性痰。此诊断标准的敏感性为 69%,特异性为 75%。临床肺部感染评分(clinical pulmonary infection score)有助于呼吸机相关性肺炎进行量化的诊断,主要从体温、血白细胞计数、痰液性状、X 线胸片、氧合指数和半定量培养结果诊断呼吸机相关性肺炎,总分 12 分,一般以临床肺部感染评分>6 分作为诊断标准,与金标准相比其敏感性为 77%,特异性为 42%,而简化的临床肺部感染评分更便于临床评估。2005 年美国胸科协会(American Thoracic Society,ATS)和美国感染病协会(Infectious Diseases Society of America,IDSA)在医院获得性肺炎和呼吸机相关性肺炎指南中首次明确提出,临床肺部感染评分可以用于协助肺部感染的诊断和指导抗生素的调整[1]。

微生物学诊断是指对下呼吸道分泌物进行定量培养,确定诊断阈值,超过阈值,可考虑诊断呼吸机相关性肺炎,低于阈值一般认为是定植或污染。其目的是判断何种微生物为致病菌,以及是否开始抗菌药物治疗、选择何种抗菌药物。保护性毛刷(protected specimen brush)分泌物定量培养以>10^3 cfu/ml 为诊断标准,支气管肺泡灌洗(bronchoalveolar lavage)液定量培养以>10^4 cfu/ml 为诊断标准,气管抽吸分泌物培养以>10^6 cfu/ml 为诊断标准。特别强调在抗菌药物治疗前应留取标本,但不能因为需要留取标本或等待结果而延误抗菌药物治疗。

近年来部分研究显示,支气管肺泡灌洗液中的髓样细胞表达的可溶性触发受体 I(sTREM-I)浓度的检测,也可作为早期诊断呼吸机相关性肺炎的手段,血浆降钙素原、支气管肺泡灌洗液中内毒素浓度检测,也可作为呼吸机相关性肺炎的筛选方法,阳性结果意味着需要更多的细菌学检测和及时经验性抗菌药物治疗,以及定期评价临床效果。

2. 呼吸机相关性肺炎的治疗

重症感染及感染性休克导致患者病死率居高不下,一直在 50% 左右,为此 2004 年 11 个国际性组织在巴塞罗那联合推出了重症感染和感染性休克治疗指南,力争在全世界范围内通过教育和指南的推广,使重症感染和感染性休克的病死率在 5 年之内降低 25%[2]。而呼吸机相关性肺炎是目前重症医学科最常见的感染之一,早期合理的抗生素治疗和积极预防呼吸机相关性肺炎的发生非常重要。2004 年加拿大危重病学会和加拿大危重病临床试验组联合组成专家委员会,以及 2005 年美国胸科医师协会和美国感染病协会先后制定了基于循证医学证据的医院获得性肺炎和呼吸机相关性肺炎方面的指南,对于医院获得性肺炎和呼吸机相关性肺炎的诊断和规范化治疗提出了许多建议[1、3、4]。呼吸机相关性肺炎的治疗原则主要是根据病原菌是否存在多药耐药(MDR)危险性和肺炎发生的时间,结合本单位具体情况,早期及时应用合适、足量的抗菌药物,并根据微生物学涂片结果、培养和患者的临床治疗反应做相应调整。

近年来,在医院获得性肺炎和呼吸机相关性肺炎防治上,强调针对感染危险因素应用多种非抗生素抗感染策略集束化预防。根据循证医学证据,强烈推荐将半卧位、洗手、持续声门下吸引应用于机械通气患者呼吸机相关性肺炎的预防[5]。近来研究显示早期经皮胃造瘘和洗必泰口腔护理也可以降低呼吸机相关性肺炎的发生率[6,7]。鉴于热湿交换器和封闭式吸痰在对于降低呼吸机相关性肺炎发生率方面无明确的临床循证医学证据支持[8~10],目前并不推荐常规应用热湿交换器和封闭式吸痰。

二、临床问题

（一）流行病学与发病机制

1. 何谓医院获得性肺炎？

医院获得性肺炎又称医院内肺炎（nosocomial pneumonia），指患者入院 48 小时后发生的肺炎，入院时既不存在、也不处于感染潜伏期。2005 年美国胸科协会和美国感染病协会制定的医院获得性肺炎指南中，医院获得性肺炎也包括了两种特殊的类型：呼吸机相关性肺炎和卫生保健相关性肺炎（healthcare-associated pneumonia），后者包括下列肺炎病人：① 最近 90 天内住院超过 2 天以上者；② 居住在护理之家或长期护理机构者；③ 接受透析治疗者；④ 接受家庭输液治疗（抗生素）者；⑤ 接受过伤口处理者；⑥ 家庭成员携带多药耐药菌者。

目前认为，在医院获得性感染（包括医院获得性肺炎、血源性感染、泌尿系感染、外科伤口感染、导管相关性感染等）所致的死亡中，医院获得性肺炎是主要死因。

2. 医院获得性肺炎病原学如何分布？

医院获得性肺炎可以由多种微生物病原体引起，医院获得性肺炎常见的病原体包括需氧革兰阴性杆菌，如铜绿假单胞菌、大肠埃希菌、肺炎克雷伯菌和不动杆菌等；革兰阳性球菌，如葡萄球菌，特别是耐甲氧西林的金黄色葡萄球菌的感染逐年增多，有研究显示，美国重症医学科中葡萄球菌所致的感染，耐甲氧西林的金黄色葡萄球菌超过 50％。在患者免疫力正常的情况下较少发生病毒和真菌的感染。在免疫功能低下的人群，例如器官移植后患者、艾滋病毒感染者以及糖尿病、中性粒细胞减少、潜在肺病和终末期肾脏疾病患者容易发生病毒与真菌感染。此外，厌氧菌感染所致医院获得性肺炎在机械通气患者中较罕见。我国医院内病原菌耐药监测（nosocomial pathogen resistance surveillance，NPRS）在 1994～2002 年的 8 年间，共分离到

12 821株革兰阴性杆菌,最常见的是铜绿假单胞菌、大肠埃希菌、克雷伯菌属、不动杆菌属、肠杆菌属、嗜麦芽窄食单胞菌,呼吸道标本中最常见的是铜绿假单胞菌、肺炎克雷伯菌和鲍曼不动杆菌。

早发性(指入院后 48 小时到 5 天内发生的)医院获得性肺炎多是由敏感菌,如肺炎链球菌、流感嗜血杆菌、甲氧西林敏感金黄色葡萄球菌(methicillin-sensitive staphylococcus aureus,MSSA)和敏感的肠道革兰阴性杆菌(如大肠杆菌、肺炎克雷伯杆菌、变形杆菌和黏质沙雷杆菌)引起的感染。

晚发性(指入院时间≥5 天)医院获得性肺炎则很可能是多药耐药(MDR)细菌所致,包括铜绿假单胞菌、产超广谱 β-内酰胺酶(extended broad-spectrum β-lactamase,ESBL)的肺炎克雷伯杆菌和鲍曼不动杆菌、耐药肠道细菌属、嗜麦芽窄食假单胞菌,以及耐甲氧西林的金黄色葡萄球菌等,免疫抑制患者还需考虑嗜肺军团菌感染可能。

当然,早发性医院获得性肺炎患者如果近期接受过抗生素治疗或在健康护理院住院,也存在多药耐药病原菌定植和感染的危险性,患者病死率明显增高。多药耐药病原菌的流行情况依患者的基础疾病状态、所在地区和医院以及重症医学科的种类而有所不同。

3. 多药耐药病原菌引起医院获得性肺炎的危险因素有哪些?

引起医院获得性肺炎的病原菌是否为多药耐药细菌,需考虑是否存在以下危险因素: ① 先前 90 天内接受过抗菌药物治疗;② 本次住院 5 天以上;③ 社区或医院特殊病房中存在高发细菌耐药;④ 存在卫生保健相关性肺炎危险因素——最近 90 天内住院 2 天以上、居住在护理之家或扩大护理机构、家庭静脉治疗(包括抗菌药物)、30 天内进行过慢性透析治疗、家庭伤口护理;家庭成员携带多药耐药菌;⑤ 存在免疫抑制性疾病和(或)在使用免疫抑制剂治疗。

4. 常见的多药耐药革兰阴性杆菌耐药现状如何?

常见的多药耐药革兰阴性杆菌耐药主要有铜绿假单胞菌、不动杆菌属(鲍曼不动杆菌等)、产超广谱 β-内酰胺酶的革兰阴性菌、产诱导酶细菌、嗜麦芽窄食单胞菌等。

(1) 铜绿假单胞菌　是医院获得性肺炎中最常见的多药耐药病原菌。国内外资料表明,铜绿假单胞菌对β-内酰胺类、碳青霉烯类、氨基糖苷类、氟喹诺酮类耐药率呈增加趋势。我国医院内病原菌耐药监测显示,1994～2002 年间,铜绿假单胞菌对亚胺培南和头孢他啶的敏感率已分别从 1994 年的 96％、92％降至 2001 年的 75％、79％,目前敏感率较高为阿米卡星和哌拉西林/三唑巴坦(分别为 83％、81％),但阿米卡星由于耳、肾毒性造成应用范围受限。2005 年来自日本 60 个医学中心分离的细菌菌株耐药监测显示,铜绿假单胞菌对头孢哌酮/舒巴坦的耐药率为 12.5％,对泰能的耐药率高达 30.8％。铜绿假单胞菌耐药机制复杂,有研究表明,外膜孔蛋白 D(outer membrane porin channel D,OprD)的表达减少或丢失是导致铜绿假单胞菌对亚胺培南耐药的重要机制之一。

(2) 不动杆菌属(鲍曼不动杆菌等)　对大多数抗菌药物,包括氨基糖苷类、喹诺酮类和广谱的β内酰胺类抗菌药物都耐药。不同菌种对抗菌药物的敏感性不同,其中鲍曼不动杆菌耐药最为严重,容易获得优势生长,其特点是定植菌多于感染菌,在健康人群中其定植率＞40％,而在住院患者中定植率高达 75％。亚胺培南对不动杆菌活性最高,超过 85％的菌株对碳青霉烯类敏感,但由于 IMP 型或 OXA 型碳青霉烯酶的产生使细菌耐药性增加。在 2005 年美国胸科协会和美国感染病协会的医院获得性肺炎指南中,推荐用多黏菌素 E 治疗碳青霉烯耐药的不动杆菌感染。

(3) 产超广谱β-内酰胺酶的革兰阴性菌　肺炎克雷伯菌和大肠埃希菌是常见的产超广谱β-内酰胺酶的细菌。质粒介导的超广谱β-内酰胺酶是由于β内酰胺酶的 1～4 个氨基酸突变而造成的,能够水解β内酰胺类抗生素和氨曲南,造成细菌对上述药物耐药,同时对其他大多数抗菌药物如氟喹诺酮类和氨基糖苷类耐药。超广谱β-内酰胺酶可以被克拉维酸、舒巴坦和三唑巴坦所抑制。我国流行的超广谱β-内酰胺酶亚型以 CTX-M 型为主,而在欧美各国以 TEM 型常见。

(4) 产诱导酶细菌　诱导酶是染色体介导的头孢菌素酶,称Ⅰ类酶,又称诱导酶。阴沟肠杆菌、弗劳地枸橼酸杆菌、粘质沙雷菌和铜绿假单胞菌中可分离到此类酶。诱导酶不能被酶抑制剂所抑制,因此产诱导酶的细菌对所有的 β 内酰胺类/酶抑制剂复合制剂及头霉素均耐药,并且常常对氨基糖苷类和喹诺酮类耐药。治疗药物仅能选择碳青霉烯类和第四代头孢菌素。

(5)嗜麦芽窄食单胞菌 该菌是一种非发酵菌。我国医院内病原菌耐药监测显示,1994～2002 年间分离的 12 821 株革兰阴性菌中,嗜麦芽窄食单胞菌居全部标本的第 7 位,在呼吸道标本中居第 6 位。该菌天然产生金属酶,可以水解碳青霉烯类,故其对亚胺培南和许多 β 内酰胺类抗生素天然耐药。临床上复方磺胺嘧啶、米诺环素、左氧氟沙星和替卡西林/克拉维酸有时可以作为药物治疗的选择之一。

5. 如何评价多药耐药革兰阳性球菌的耐药现状?

近年来多药耐药革兰阳性球菌逐渐增多,常见的病原菌及耐药现状如下。

(1)耐青霉素肺炎链球菌(penicillin-resistant streptococcus pneumoniae,PRSP) 1965 年美国首次报道肺炎链球菌对青霉素耐药,近年来耐药菌株逐渐增多,国外达 30%～50%,国内王辉等报告显示约 22.7%,对头孢呋新、大剂量阿莫西林、阿莫西林/棒酸、头孢噻肟、头孢曲松或氟喹诺酮尚敏感,但对红霉素、克林霉素、磺胺等药物多耐药。对以上药物都耐药时只能使用万古霉素或替考拉宁治疗。

(2)耐甲氧西林金黄色葡萄球菌及表皮葡萄球菌 该耐药菌已出现 40 余年,近年来直线上升。美国 1975 年耐药率仅 2.4%,20 世纪末达 25%,近年来已达 50%。在我国情况更为严重,上世纪末已达 50%,本世纪以来不少三甲医院已达 80% 以上。耐甲氧西林的金黄色葡萄球菌已经成为院内感染的主要细菌之一,它们对除万古霉素和替考拉宁以外的常用抗生素均耐药。更可怕的是,国外出现了对万古霉素中介、甚至耐药的金黄色葡萄球菌,前者多选用万古霉素加利福平、阿米卡星等,耐万古霉素的金黄色葡萄球菌只有依靠更新的抗生素,如利奈唑胺(linezolid)、奎奴普丁/达福普汀(quinupristin/dalfopristin)。所幸国内尚未发现耐万古霉素的耐甲氧西林的金黄色葡萄球菌菌株。

（3）耐药肠球菌 包括粪肠球菌、屎肠球菌。耐药肠球菌不但对一般抗球菌药及广谱抗生素耐药,而且对特异性、很少耐药的万古霉素也耐药,即耐万古霉素肠球菌,1988 年英国首次发现。国外报道发生率为 7.9%～20%,国内 10%～12.5%。治疗上根据药敏选用敏感抗生素,如替考拉宁或氨基糖苷类,体外研究显示新药利奈唑胺、达福普丁/奎奴普汀可用于耐万古霉素的肠球菌治疗。

6. 有哪些危险因素可以导致医院获得性肺炎的发生?

医院获得性肺炎的危险因素可分为患者相关因素、感染控制相关因素和治疗相关因素等 3 类。

（1）患者相关因素 患者相关因素是医院获得性肺炎发生的基本条件。严重的急或慢性疾病、昏迷、营养不良、长期住院、低血压、代谢性酸中毒、吸烟以及同时患有多种疾病(包括中枢神经系统功能障碍、慢性阻塞性肺病、糖尿病、酗酒、氮质血症和呼吸功能衰竭等),均可通过影响患者的自身防御功能,导致细菌定植和感染。由于老年人多数患有多种疾病,因而发生肺炎的危险性增加,此外衰老导致的免疫功能下降也起一定的作用。

（2）感染控制相关因素 致病菌暴露或致病菌定植是医院获得性肺炎发生的必要条件。住院患者通常有很多机会接触大量细菌。细菌可通过医务人员的手在不同患者间传播。常见的原因包括接触不同患者之间不洗手或不更换手套,或使用污染的呼吸治疗设备等。胃肠道通常被认为是肠道革兰阴性杆菌的储存库,误吸可导致大量致病菌进入呼吸道导致感染。

（3）治疗相关因素 治疗相关的因素也参与了医院获得性肺炎的发生。镇静药抑制中枢神经系统功能,增加误吸发生率;糖皮质激素和细胞毒药物影响机体防御机制;长时间外科手术,特别是胸腹联合手术,改变呼吸道纤毛功能和细胞免疫,增加口咽部细菌的定植和肺炎的发生率。此外,长期不适当的抗生素治疗、制酸药的应用等治疗措施,也能增加患者接触大量细菌的机会。接受呼吸治疗患者的医院获得性肺炎发生率(7.7%),明显高于不接受呼吸治疗者(0.3%)。气管插管、气管切开或机械通气的患者发生肺部感染的危险性增加 4～

66 倍。气管插管能影响下呼吸道的纤毛运动,妨碍分泌物的排出,同时破坏上皮细胞表面,使得细菌容易与下呼吸道表面结合。

按内源性和外源性因素分类,医院获得性肺炎发生的主要危险因素见表 8-1。

表 8-1　医院获得性肺炎的内源性和外源性危险因素

内源性因素	外源性因素
高龄	重症医学科住院时间
原发疾病或基础疾病严重	应用抗生素和制酸药物
免疫功能低下	创伤性操作
慢性肺部疾病史	头颈部及胸腹部手术
不良生活习惯:吸烟和营养不良	交叉感染(接触或使用污染设备、空气和
疾病危重:昏迷、创伤、机械通气	液体,与工作人员接触等)

7. 医院获得性肺炎的发病机制是什么?

医院获得性肺炎的主要发病机制包括口咽部微生物和(或)含微生物的胃内容物的误吸、吸入含有细菌的微粒或远处感染灶的血行播散。

(1)误吸　口咽部微生物和(或)含微生物的胃内容物的误吸是医院获得性肺炎最重要的致病因素。

大多数细菌性肺炎,无论是否为医院获得性,其致病菌多为口咽部的细菌。约有 10% 的健康人口咽部有革兰阴性杆菌的定植。而住院和应激状态下细菌定植可显著增加。30%～40% 的普通患者入院后 48 小时内即有细菌的定植,而危重患者则达 70%～75%。革兰阴性杆菌在口咽部或气管支气管的定植是通过与宿主的上皮细胞粘附开始的。许多因素可以影响粘附,如细菌因素(鞭毛、纤毛、荚膜或产生弹力酶等)、宿主细胞因素(表面蛋白和多糖)以及环境因素(pH 值和呼吸道分泌物中的粘蛋白)。尽管确切的作用机制尚不明确,但已有研究表明某些物质如纤维连接素能抑制革兰阴性杆菌与宿主细胞的粘附。相反,营养不良、危重病或术后等情况,均可促进细菌粘附,导致细菌定植明显增加。口咽部定植的细菌误吸是医院获得性肺炎发病的必要条件。Huxley 等人用同位素示踪法发现,45%的正常人在熟睡时存在误吸。而那些吞咽困难、神志不清、气管插管和(或)机械通气、胃肠道疾患和术后的患者,则更容易发生误吸(70%)。所以,对危重患者而言,误吸是普遍存在的现象,不同的是误吸的量或程度的差异。即使带有套囊的气管切开管也不能防止误吸,研究显示,低容量高压气囊和高容量低压气囊分别有 80%和 15%的患者发生误吸。口咽部定植的细菌发生误吸后,由于肺部防御机制的障碍(如糖皮质激素、抗生素、氮质血症、酸中毒、经气管吸痰、酗酒或糖尿病等)将引起医院获得性肺炎。

对于机械通气患者,胃是口咽部革兰阴性定植菌的主要来源。健康人胃内 pH 值低于 2,基本处于无菌状态。但当胃内 pH 值高于 4时,微生物即在胃内大量繁殖,在高龄、胃酸缺乏、肠梗阻或上消化道疾患,以及接受胃肠营养、抗酸药或 H_2 受体拮抗剂治疗的患者尤为常见。研究表明,胃内 pH 值是 1.0 时,胃液中无细菌生长;而当 pH 值增加到 6.0 时,胃液内菌落增至 10^7 cfu/ml 以上。应用西米替丁治疗已被证实是医院获得性肺炎的危险因素之一。因此,应激性溃疡的预防也有其副作用。硫糖铝在保护胃黏膜的同时并不降低胃内 pH 值。有研究表明,与抗酸药或 H_2 受体拮抗剂相比,硫糖铝能够减少医院获得性肺炎的发生。应用局部或胃肠道不吸收抗生素进行选择性胃肠道去污染(selective digestive decontamination,SDD),有可能减少需氧革兰阴性杆菌引起的呼吸道感染,但现有资料不足以推荐选择性胃肠道去污染常规应用于所有患者。

(2)吸入含有细菌的微粒 细菌进入下呼吸道的另一种方式是通过吸入被呼吸治疗或麻醉设备污染的空气。呼吸机雾化装置能通过超声雾化作用产生大量<4 μm 的微粒,一旦受到污染,其产生的微粒可含有高浓度的细菌,从而进入下呼吸道深部。

(3)远处感染灶的血行播散 细菌性肺炎也可能是远处感染灶通过血行播散所致,这种情况较为少见。动物实验显示,细菌可从胃肠道经由上皮黏膜进入肠系膜淋巴结,最终至肺(细菌移位)。胃肠道细菌移位导致医院获得性肺炎可能发生于免疫抑制、肿瘤和烧伤等患者。

（二）临床诊断

8. 呼吸机相关性肺炎的诊断标准是什么？

目前呼吸机相关性肺炎的诊断标准尚不统一。常用的美国国家医院感染监测系统关于呼吸机相关性肺炎的诊断标准包含 X 线胸片、临床和微生物几个方面（表 8-2）。

表 8-2　美国国家医院感染监测系统关于呼吸机相关性肺炎的诊断标准

X 线胸片：
　连续两张或多张胸片提示出现新的浸润阴影或原有浸润阴影扩大，或出现肺实变，或出现空洞（非肺心病患者一张胸片出现上述变化即可）
临床出现下列一项：
　无其他原因的发热，体温＞38℃
　白细胞计数≥12×10^9/L 或＜4×10^9/L
　70 岁以上老年人出现无其他原因的精神状态改变
　同时具有下列三项中的两项——
　　新出现脓性痰液或痰液性状改变，气道分泌物增多或需要抽吸次数增多
　　新出现或原有咳嗽、呼吸困难或呼吸急促加重
　　氧交换恶化，需要增加吸氧浓度或增加呼吸机条件
　　微生物检查阳性（一项阳性即可）（非必需）：
　　培养阳性（排除其他部位感染所致）：胸水培养，PSB 或 BAL 液定量培养，BAL 液≥5％细胞内有细菌

9. 呼吸机相关性肺炎的临床诊断标准应用时有哪些注意事项？

常用的呼吸机相关性肺炎临床诊断标准包括 X 线胸片上新出现浸润阴影或原有浸润阴影扩大，同时具有下列三项中的两项及以上：① 体温＞38℃；② 白细胞计数增高或降低；③ 脓性痰。临床操作比较简便，但在具体实践中因无统一的标准和主观差异导致诊断的敏感性和特异性差异很大。

诊断标准强调 X 线胸片和临床的表现，但二者均不特异。根据体温、白细胞计数和痰的性质很难区分肺部感染和化脓性气管支气管

炎。在机械通气的患者,由于急性呼吸窘迫综合征(ARDS)和其他弥漫性肺损伤,临床表现更缺乏特异性。研究表明,肺炎在 ARDS 患者的急性期非常普遍却常常不被认识。另外,危重患者肺部出现浸润影应注意同肺不张、ARDS、肺栓塞、氧中毒及心力衰竭等进行鉴别。

此外,没有任何临床表现的患者不代表没有肺炎。尸检研究常常发现没有肺炎临床表现的患者存在肺炎而这部分患者并未接受抗菌药物治疗,这提示临床的主观印象可能并不准确,呼吸机相关性肺炎的临床诊断标准(X线胸片异常结合临床表现)可以进行呼吸机相关性肺炎的初筛,但是由于特异性较差,需要采用其他方法(如下呼吸道分泌物的涂片、培养等确定致病菌)和临床肺部感染评分等协助诊断。

10. 呼吸机相关性肺炎有哪些病原学诊断方法?

呼吸机相关性肺炎病原学诊断方法包括:① 气管内吸引;② 经纤维支气管镜方法采样,如支气管肺泡灌洗、保护性毛刷;③ 血培养和胸腔积液培养;④ 经纤维支气管镜肺活检和开胸肺活检;⑤ 尸检;⑥ 其他,如盲法保护性毛刷、盲法支气管肺泡灌洗等[11]。尤以前三种方法临床上常用。

对于机械通气患者,利用气管内吸引留取标本进行涂片和培养,操作简单,在床旁即可操作,无需复杂的培训。若每个低倍视野下的多形核白细胞不少于 25 个,上皮细胞不多于 10 个,尤其当镜下发现大量形态一致的致病菌时,提示下呼吸道存在细菌感染。涂片的结果往往可以为临床更早提供病原学参考。气道内吸引标本培养>10^6 cfu/ ml,则诊断呼吸机相关性肺炎的敏感性为 38%~91%,特异性为 59%~92%。但对于感染、定植和污染的鉴别有时仍很困难。

通过支气管镜进行支气管肺泡灌洗和保护性毛刷检查,可直接从下呼吸道取材,而不易被上呼吸道或口腔分泌物污染。当支气管肺泡灌洗液培养结果>10^4 cfu/ ml、保护性毛刷标本培养结果>10^3 cfu/ ml 时可诊断为呼吸机相关性肺炎。经支气管镜采样诊断有较高的特异性,但在近期使用或更换过抗生素的情况下有可能出现假阴性结果。

血培养对诊断和预后评价有一定价值,建议同时进行检查,但阳性率仅 6%。选择合适的采血时间、足够的血量和次数可能有助于提高阳性率。

11. 保护性毛刷对诊断呼吸机相关性肺炎的意义如何？

1979 年保护性毛刷开始在临床应用，最初用于肺炎诊断，也可用于呼吸机相关性肺炎的诊断。通常采用 10^3 cfu/ml 作为临界值（大致相当于感染部位的密度为 10^6 cfu/ml）来区分下呼吸道感染与口咽部或气管细菌定植。保护性毛刷的敏感性为 40%～100%（多数报道在 60%～90%），特异性 50%～80%。

然而，保护性毛刷也存在下列问题：① 口咽部细菌的污染导致假阳性结果；② 应用抗菌药的患者细菌数可低于 10^3 cfu/ml；③ 支气管炎患者因细菌负荷较少，保护性毛刷很少高于 10^3 cfu/ml；④ 对于保护性毛刷的重复性研究显示，在 25% 的致病菌和多至 40% 的患者中，多次保护性毛刷的结果并不一致；⑤ 培养结果需在 24～48 小时后才能得到；⑥ 对临界值的确定仍存在疑问。

相当多的研究对保护性毛刷和其他有创诊断方法（多为支气管肺泡灌洗）的准确性进行了比较，支气管肺泡灌洗敏感性较高，而保护性毛刷特异性较高，但总体结果并未发现其中哪种方法更为优越。

总之，在诊断呼吸机相关性肺炎方面，保护性毛刷的特异性超过其敏感性，有条件或诊断困难时可以使用。

12. 如何评价支气管肺泡灌洗对诊断呼吸机相关性肺炎的意义？

支气管肺泡灌洗是指在纤维支气管镜直接插至下呼吸道采集炎症部位标本，以及对支气管以下肺段或亚肺段水平反复以无菌生理盐水灌洗、回收，并对其进行一系列检测和分析。

1988 年以后，支气管肺泡灌洗开始用于呼吸机相关性肺炎的诊断。与保护性肺毛刷相比，支气管肺泡灌洗更为简便和安全，而且能够对更大范围的肺组织留取标本，目前多以 10^4 cfu/ml 作为诊断呼吸机相关性肺炎的临界值。另外，Johanson 等人根据狒狒的支气管肺泡灌洗标本培养结果中的细菌菌落计数，定义细菌指数（bacterial index,

BI),并发现支气管肺泡灌洗的 BI 值与肺组织培养后菌落计数结果呈正相关,从而提出以细菌指数>5.0 区分肺部感染和细菌定植。对支气管肺泡灌洗标本进行定量培养并计算含有致病菌的细胞百分比(以25%以上的细胞中含有细菌作为诊断分界线),发现支气管肺泡灌洗的诊断敏感性显著高于保护性毛刷。可见,支气管肺泡灌洗能够在定量和定性两个方面反映肺内细菌感染的情况。

支气管肺泡灌洗诊断呼吸机相关性肺炎的敏感性差异很大,平均为(73±18)%,特异性平均为(82±19)%。造成差异的原因包括既往使用抗菌药、研究人群以及采取的参照诊断标准等。值得注意的是,计算的敏感性与定量培养的临界值密切相关。另外,支气管肺泡灌洗的临床应用仍存在一些问题,如诊断标准尚未完全统一,操作步骤尚未标准化,与保护性毛刷结果的一致性较差等,尚有待于进一步研究解决。

近来主张将支气管肺泡灌洗与保护性毛刷相结合,从而使诊断的敏感性和特异性显著提高。

13. 临床肺部感染评分在呼吸机相关性肺炎诊断中的意义如何?

临床肺部感染评分是一项综合了临床、影像学和微生物学标准等来评估感染严重程度,协助指导抗菌药物调整的评分系统,对诊断、治疗和评价肺炎患者有一定的意义。

临床肺部感染评分指标包括体温、白细胞计数、气管分泌物、氧合情况、X 线胸片和气管吸取物培养,最高评分为 12 分(表 8-3)。接受机械通气的重症医学科患者临床肺部感染评分≥6 分即可被诊断为呼吸机相关性肺炎,其与支气管肺泡灌洗诊断有较好的相关性,有研究表明其相关性为 0.84。鉴于临床肺部感染评分标准中气道分泌物半定量分析在临床实际工作中有时应用困难,Luma[12]在研究中提到简化的临床肺部感染评分,更便于临床操作,其指标包括体温、血白细胞、气道分泌物、氧合指数和 X 线胸片,共计 10 分,≥5 分可诊断呼吸机相关性肺炎,联合痰涂片可提高诊断的准确性(表 8-4)。

表 8-3　诊断呼吸机相关性肺炎的临床肺部感染评分标准 *

1. 体温(℃)

$\geqslant 36.5$ 且 $\leqslant 38.4 = 0$ 分

$\geqslant 38.5$ 且 $\leqslant 38.9 = 1$ 分

$\geqslant 39.0$ 或 $\leqslant 36.0 = 2$ 分

2. 血白细胞计数($\times 10^9/L$)

$\geqslant 4$ 且 $\leqslant 11 = 0$ 分

$< 4\,000$ 或 $> 11\,000 = 1$ 分＋杆状核 $\geqslant 500 = +1$ 分

3. 气道分泌物

气道分泌物 $< 14 + = 0$ 分

气道分泌物 $\geqslant 14 + = 1$ 分＋脓性分泌物 $= +1$ 分

4. 氧合情况(mmHg)

> 240 或 ARDS $= 0$ 分

$\leqslant 240$ 且无 ARDS 证据 $= 2$ 分

5. X 线胸片

无浸润影 $= 0$ 分

弥漫性(或斑片状)浸润 $= 1$ 分

局限性浸润 $= 2$ 分

6. 气道吸取标本的培养(半定量：0-1-2 或 3＋)

培养致病菌 $\leqslant 1 +$ 或未生长 $= 0$ 分

培养致病菌 $> 1 + = 1$ 分＋革兰染色发现相同致病菌 $> 1 + = +1$ 分

* 总分为 12 分,机械通气情况下临床肺部感染评分 > 6 分提示存在呼吸机相关性肺炎。

表 8-4　诊断呼吸机相关性肺炎的简化临床肺部感染评分标准 *

参　数	数　值	分　值
体温(℃)	$\geqslant 36.5$ 且 $\leqslant 38.4$	0
	$\geqslant 38.5$ 且 $\leqslant 38.9$	1
	$\geqslant 39.0$ 或 $\leqslant 36.0$	2
血白细胞($\times 10^9/L$)	$\geqslant 4$ 且 $\leqslant 11$	0
	< 4 或 > 11	1
气道分泌物	少量	0
	中等	1
	大量	2
	脓性	+1
氧合情况(mmHg)	> 240 或存在 ARDS	0
	$\leqslant 240$ 且无 ARDS	2

参 数	数 值	分 值
X线胸片	无浸润影	0
	弥漫性(或斑片状)浸润	1
	局限性浸润	2

* 总分为 10 分,机械通气情况下临床肺部感染评分≥5 分提示存在呼吸机相关性肺炎。

持续评价临床肺部感染评分可评估呼吸机相关性肺炎患者的临床转归。一项对 427 例接受机械通气>72 小时患者的研究表明,与发病前 3 天相比,所有呼吸机相关性肺炎患者发病时的临床肺部感染评分均显著升高。存活组患者呼吸机相关性肺炎发病前 3 天及发病时的临床肺部感染评分与死亡组相似,但在发病后的第 3、5 及 7 天,存活组的临床肺部感染评分显著低于死亡组。氧合指数与转归的相关性最好,在治疗 3 天后,适当抗生素治疗组的氧合指数> 250 mmHg,不适当治疗组则持续下降。不过,在近期的研究中,分别计算第 1、3天的临床肺部感染评分变化,与呼吸机相关性肺炎患者的病死率并无相关性[13]。

在 2005 年美国胸科协会(ATS)和美国感染病协会(IDSA)指南中建议应用临床肺部感染评分作为提高临床诊断特异性的工具,协助呼吸机相关性肺炎的诊断和指导抗生素的调整,在保证疗效的前提下尽量缩短抗菌药物的疗程。

14. 如何评价髓样细胞表达的可溶性触发受体 I 在呼吸机相关性肺炎诊断中的意义?

髓样细胞表达的可溶性触发受体 I 属于免疫球蛋白家族,在中性粒细胞、成熟单核细胞和巨噬细胞表面表达。其能够协同 Toll 样受体增强微生物感染所致的炎症反应,但对于非感染性免疫复合物所致的炎症反应无促进作用。有研究显示,通过检测支气管肺泡灌洗(BAL)液中的髓样细胞表达的可溶性触发受体 I 来诊断细菌性呼吸机相关性肺炎,比临床肺部感染评分和降钙素原更准确。应用髓样细胞表达的可溶性触发受体Ⅰ判断是否存在肺炎的受试者工作特征曲线下面积达0.93,多因素逻辑回归分析提示髓样细胞表达的可溶性触发受体Ⅰ是判断是否存在肺炎的最重要独立因素,比值比高达41.5。以肺泡灌洗液中髓样细胞表达的可溶性触发受体Ⅰ浓度200 pg/ml作为诊断标准,其灵敏度74％,特异度88％。

因此,检测肺泡灌洗液中的髓样细胞表达的可溶性触发受体Ⅰ浓度可作为诊断肺炎尤其是诊断呼吸机相关性肺炎的重要手段之一。

15. 降钙素原是否可以用于呼吸机相关性肺炎的诊断?

降钙素原是由116个氨基酸组成的无活性的降钙素前体,由甲状腺C细胞合成。健康成人血液中浓度极低,低于0.1 mg/L。降钙素原在全身感染中的病理生理学作用机制尚不清楚。细菌感染患者降钙素原血浆浓度增高,可能是细菌毒素直接作用结果,也可能是致炎因子介导的间接反应。实验研究认为降钙素原可能是全身感染导致炎症因子产生过程中的中间产物。目前认为血浆降钙素原浓度高于0.25 mg/L,可作为诊断呼吸机相关性肺炎和开始抗菌药物治疗的辅助指标。

16. 如何诊断重症医院获得性肺炎?

除确定医院获得性肺炎诊断外,认识其严重程度对于经验性选择抗菌药物,进行支持性治疗以及估计患者预后也非常重要。美国胸科协会提出了重症医院获得性肺炎的诊断标准(表8-5)。

表8-5　重症医院获得性肺炎的诊断标准

收住重症医学科
呼吸衰竭:需要机械通气或吸入氧浓度>35％才能维持动脉血氧饱和度>90％
　　X线胸片进展迅速,呈现多叶肺炎或肺部空洞形成
严重全身性感染表现,伴有低血压和(或)器官功能障碍:
　　休克(收缩压<90 mmHg,或舒张压<60 mmHg)
　　需要升压药维持4小时以上
　　尿量<20 ml/小时或4小时总尿量<80 ml(除非另有病因)
　　急性肾衰竭需行透析治疗

（三）治疗与预防

17. 什么叫合适抗生素治疗？

2005 年美国胸科协会和美国感染病协会制定的医院获得性肺炎和呼吸机相关性肺炎防治指南中，对合适（adequate）抗生素治疗做出了新的定义。对于明确的感染，在进行抗感染治疗时，适当治疗应包括以下 4 个方面：① 选择正确抗生素，即病原菌敏感的抗生素；② 使用最佳的抗生素剂量和疗程；③ 给药途径正确，确保药物渗透到感染部位；④ 必要时联合用药。只有同时满足上述 4 个条件，相应的抗生素治疗才是合适的治疗。

18. 经验性抗菌药物治疗与呼吸机相关性肺炎患者的预后有何关系？

临床研究表明，早期正确的抗菌药物治疗能够使呼吸机相关性肺炎患者的病死率下降至少一半。此外，有资料显示，正确抗菌药物治疗是否及时也影响呼吸机相关性肺炎患者的预后。早期（进行纤维支气管镜检查前）即接受正确抗菌药物治疗的呼吸机相关性肺炎患者的病死率最低，对于那些使用了错误的经验性治疗的患者，即使后期根据微生物学资料对药物进行调整，也不能降低患者的病死率（分别为71%、70%）。Iregui 等研究提示，即使在达到呼吸机相关性肺炎诊断标准后仅延迟合理应用抗菌药物 16 小时，病死率仍然增加 40%。

由于呼吸机相关性肺炎的诊断非常困难，因此在临床高度怀疑呼吸机相关性肺炎时，立即开始正确的经验性抗菌药物治疗就显得非常关键。此外，经验性选择抗菌药物时，需要考虑到患者的基础情况、宿主因素（疾病的严重程度和并发症）、住院时间、既往抗菌药物应用情况、医院或重症医学科中细菌耐药现状等诸多因素，必要时通过联合用药以力求覆盖所有可能的病原体。

因此，及时正确应用抗菌药物是治疗呼吸机相关性肺炎的基石，初始经验性抗菌药物的选择非常重要，因其可以影响患者预后。

19. 治疗呼吸机相关性肺炎应如何经验性选择抗菌药物？

2005年美国胸科协会/美国感染病协会制定的医院获得性肺炎和呼吸机相关性肺炎防治指南中,主要根据发病时间的早晚和是否存在多药耐药危险因素决定初始经验性抗菌药物的选择(表8-6~表8-8)。

表8-6　已知危险因素且无多药耐药的早发性医院获得性肺炎和
　　　　呼吸机相关性肺炎患者的初始经验性抗菌药物治疗

潜 在 病 原 体	推荐抗菌药物*
肺炎链球菌**	头孢曲松
流感嗜血杆菌	或
甲氧西林敏感的金黄色葡萄球菌	左氧氟沙星、莫西沙星、环丙沙星
抗生素敏感的革兰阴性肠杆菌	或
大肠埃希菌	氨苄西林/舒巴坦
肺炎克雷伯杆菌	或
肠杆菌属	厄他培南
变形杆菌	
粘质沙雷菌	

* 参照表8-8选择合适的初始剂量。

** 青霉素耐药的肺炎链球菌和多药耐药的肺炎链球菌在不断增加;左氧氟沙星和莫西沙星优于环丙沙星,其他新型喹诺酮如加替沙星的地位尚不明确。

表8-7　存在多药耐药危险因素的晚发性重症医院获得性肺炎或
　　　　呼吸机相关性肺炎患者的初始经验性抗菌药物治疗

潜 在 病 原 体	联合抗菌药物治疗*
包括表8-6中的病原体,以及多药耐药病原体	有抗假单胞菌活性的头孢菌素
铜绿假单胞菌	(头孢吡肟、头孢他啶)
肺炎克雷伯菌(超广谱β内酰胺酶阳性)**	或有抗假单胞菌活性的碳青霉烯
不动杆菌	(亚胺培南、美罗培南)
	或β内酰胺类/β内酰胺酶抑制剂
	(哌拉西林/他唑巴坦)
	加上
	有抗假单胞菌活性的氟喹诺酮**

潜　在　病　原　体	联合抗菌药物治疗 *
耐甲氧西林金黄色葡萄球菌	（环丙沙星、左氧氟沙星） 或氨基糖苷类 （阿米卡星、庆大霉素、妥布霉素） 加上 利奈唑胺或万古霉素 ***

　* 参照表 8-8 选择适当的初始剂量，并根据微生物学结果和临床治疗反应及时调整初期的抗菌药物。

　** 如果超广谱 β 内酰胺酶阳性，且考虑可能是肺炎克雷伯杆菌或不动杆菌感染，碳青霉烯是可信赖的选择；如果考虑存在嗜肺军团菌感染可能，联合使用一种大环内酯类（如阿奇霉素）或氟喹诺酮类药物（如环丙沙星、左氧氟沙星）治疗优于使用氨基糖苷类。

　*** 如果存在耐甲氧西林金黄色葡萄球菌危险因素或耐甲氧西林金黄色葡萄球菌在当地有很高的发病率，应联合使用。

表 8-8　晚发性或多药耐药病原菌引起的医院获得性肺炎、呼吸机相关性肺炎、卫生保健相关性肺炎的初始经验性抗菌药物的成人静脉给药剂量

种　类	抗菌药物	剂　量 *
抗假单胞活性的头孢菌素类	头孢吡肟	1.0～2.0 g，每 8～12 小时一次
	头孢他啶	2.0 g，每 8 小时一次
碳青霉烯	亚胺培南	0.5 g，每 6 小时一次或 1.0 g，每 8 小时一次
	美罗培南	1.0 g，每 8 小时一次
β 内酰胺类/酶抑制剂	哌拉西林/他唑巴坦	4.5 g，每 6 小时一次
氨基糖苷类	庆大霉素	每天 7 mg/kg **
	妥布霉素	每天 7 mg/kg **
	阿米卡星	每天 20 mg/kg **
抗假单胞菌活性的喹诺酮类	左氧氟沙星	750 mg，每天一次
	环丙沙星	400 mg，每 8 小时一次
糖肽类	万古霉素	15 mg/kg，每 12 小时一次 ***
噁唑烷酮类	利奈唑胺	600 mg，每 12 小时一次

　* 推荐的剂量是基于正常的肝肾功能。

　** 庆大霉素和妥布霉素的谷浓度应低于 1 μg/ml，阿米卡星的谷浓度应低于 4～5 μg/ml。

　*** 万古霉素的谷浓度在 15～20 μg/ml。

20. 如何评价抗菌药物的联合用药在呼吸机相关性肺炎治疗中的意义?

与单一用药相比,联合用药具有以下优点:① 防止耐药细菌的产生;② 药物之间可能具有协同和相加作用。

通常,当治疗耐药细菌(如铜绿假单胞菌、多药耐药的不动杆菌、肠杆菌和沙雷菌)引起的严重感染时,需要联合用药。常见的联合用药包括:① 氨基糖苷类和β内酰胺类;② 氨基糖苷类和喹诺酮类;③ 喹诺酮类和β内酰胺类。但实际上目前支持联合用药的研究很少。抗菌药物治疗假单胞菌感染的协同作用仅表现在体外试验中,临床治疗也仅能改善中性粒细胞减少和菌血症患者的预后,而这在呼吸机相关性肺炎中并不常见。一项大样本荟萃分析(选择前瞻性随机研究)比较联合β内酰胺类和氨基糖苷类与单用β内酰胺类治疗严重全身感染患者(7 586 例患者中 1 200 例呼吸机相关性肺炎),结果显示联合用药治疗铜绿假单胞菌感染无任何优势,进一步分析表明联合用药同样不能预防耐药发生,反而使肾毒性明显增加。由此可见对明确的致病菌,联合用药的利弊尚需更多的临床资料去进一步证实。

联合用药目前更多用于初始经验性选择抗菌药物时,为覆盖多药耐药病原菌和可能的混合感染菌的需要。由于联合用药价格昂贵,且让患者暴露于许多不必要的抗菌药物中,有可能导致多药耐药病原菌的发生和不良的预后,因此应尽早明确病原菌,并结合治疗的反应,如有可能应尽早停用不必要的药物(如对治疗临床反应好的患者氨基糖苷类治疗 5～7 天后停用),或改为单药治疗。对于无多药耐药危险性的、早发性的呼吸机相关性肺炎应首选合适的抗菌药物单一治疗。

21. 治疗鲍曼不动杆菌感染的常用抗菌药物有哪些?

(1) 舒巴坦及含舒巴坦的β内酰胺类抗生素的复合制剂　舒巴坦对不动杆菌属细菌具抗菌作用,故含舒巴坦的复合制剂对不动杆菌具良好的抗菌活性。对于一般感染,舒巴坦的常用剂量不超过 4.0 g/天,而多重耐药菌所致感染,国外推荐剂量可增加至 6.0 g/天,分 3～4 次给药。肾功能减退患者须调整给药剂量。

（2）碳青霉烯类抗生素　可用于敏感菌所致的各类感染,或与其他药物联合治疗多重耐药菌所致感染。亚胺培南和美罗培南的剂量常需 1.0 g,每 8 小时一次或 1.0 g,每 6 小时一次,静脉滴注。药代动力学研究显示,对于一些敏感性下降的菌株（最低抑菌浓度 4~16 mg/L）,通过增加给药次数、加大给药剂量、延长静脉滴注时间（如每次静滴时间延长至 2~3 小时）,可使血药浓度高于最低抑菌浓度的时间延长,部分感染病例有效,但目前尚缺乏大规模临床研究。

（3）多黏菌素类抗生素　分为多黏菌素 B 及多黏菌素 E（colistin,粘菌素）,临床应用的多为多黏菌素 E。国际上推荐多黏菌素 E 的剂量为每天 2.5~5 mg/kg 或每天 200 万~400 万 U（100 万 U 相当于多黏菌素 E 甲磺酸盐 80 mg）,分 2~4 次静脉滴注。该类药物的肾毒性及神经系统不良反应发生率高,对于老年人、肾功能不全患者特别需要注意肾功能的监测。另外,多黏菌素 E 存在明显的异质性耐药,常需联合应用其他抗菌药物。

（4）替加环素（tigecycline）　为甘氨酰环素类抗菌药物,甘氨酰环素类为四环素类抗菌药物米诺环素的衍生物。早期研究发现其对全球分离的碳青霉烯类抗生素耐药鲍曼不动杆菌的最低抑菌浓度$_{90}$为 2 mg/L。近期各地报告的敏感性差异大,耐药菌株呈增加趋势,常需根据药敏结果选用。由于其组织分布广泛,血药浓度、脑脊液浓度低,常需与其他抗菌药物联合应用。美国 FDA 批准该药的适应证为复杂性腹腔及皮肤软组织感染、社区获得性肺炎。常用给药方案为首剂 100 mg,之后 50 mg 每 12 小时一次静脉滴注。主要不良反应为胃肠道反应。

（5）四环素类抗菌药物　美国 FDA 批准米诺环素针剂用于敏感鲍曼不动杆菌感染的治疗,给药方案为米诺环素 100 mg,每 12 小时一次静脉滴注,但临床研究不多。国内目前无米诺环素针剂,可使用口服片剂或多西环素针剂（100 mg,每 12 小时一次）与其他抗菌药物联合治疗鲍曼不动杆菌感染。

（6）氨基糖苷类抗生素　这类药物多与其他抗菌药物联合治疗敏感鲍曼不动杆菌感染。国外推荐剂量阿米卡星或异帕米星每天 15~20 mg/kg,国内常用 0.6g 每天一次静脉滴注给药,对于严重感染且肾功能正常者,可加量至 0.8g/天给药。用药期间应监测肾功能及尿常规,最好监测血药浓度。

(7) 其他　对鲍曼不动杆菌具抗菌活性的其他抗菌药物尚有喹诺酮类抗菌药物、第三及第四代头孢菌素如头孢他啶、头孢吡肟,其他 β 内酰胺酶抑制剂的复合制剂如哌拉西林/他唑巴坦,但耐药率高,达 64.1%～68.3%,故应根据药敏结果选用。体外及动物体内研究显示,利福平与其他抗菌药联合对不动杆菌有协同杀菌作用,因其为治疗结核病的主要药物之一,不推荐常规用于鲍曼不动杆菌感染的治疗。

22. 如何合理选择抗菌药物治疗鲍曼不动杆菌感染?

(1) 非多重耐药鲍曼不动杆菌感染　可根据药敏结果选用 β 内酰胺类抗生素等抗菌药物。

(2) 多重耐药鲍曼不动杆菌感染　根据药敏选用头孢哌酮/舒巴坦、氨苄西林/舒巴坦或碳青霉烯类抗生素,可联合应用氨基糖苷类抗生素或氟喹诺酮类抗菌药物等.

(3) 广泛耐药鲍曼不动杆菌感染　常采用两药联合方案,甚至三药联合方案。两药联合用药方案有——① 以舒巴坦或含舒巴坦的复合制剂为基础的联合,联合以下一种:米诺环素(或多西环素)、多黏菌素 E、氨基糖苷类抗生素、碳青霉烯类抗生素等;② 以多黏菌素 E 为基础的联合,联合以下一种:含舒巴坦的复合制剂(或舒巴坦)、碳青霉烯类抗生素;③ 以替加环素为基础的联合,联合以下一种:含舒巴坦的复合制剂(或舒巴坦)、碳青霉烯类抗生素、多黏菌素 E、喹诺酮类抗菌药物、氨基糖苷类抗生素。三药联合方案有:含舒巴坦的复合制剂(或舒巴坦)+多西环素+碳青霉烯类抗生素、亚胺培南+利福平+多黏菌素或妥布霉素等。

(4) 全耐药鲍曼不动杆菌感染　常需通过联合药敏试验筛选有效的抗菌药物联合治疗方案。研究发现,鲍曼不动杆菌易对多黏菌素产生异质性耐药,但异质性耐药菌株可部分恢复对其他抗菌药物的敏感性,因此多黏菌素联合 β 内酰胺类抗生素或替加环素是可供选择的方案,但尚缺少大规模临床研究。也可结合抗菌药物药代动力学参数要求,尝试通过增加给药剂量、增加给药次数、延长给药时间等方法设计给药方案。

23. 控制导管生物被膜对防治呼吸机相关性肺炎有何意义？

细菌生物被膜(biofilm,BF)指细菌粘附于固体或有机腔道表面,形成微菌落,并分泌多糖蛋白复合物将自身包裹其中而形成的膜状物。目前认为细菌 BF 是导致某些慢性感染反复发作难以治愈的重要原因。其机制包括：① 阻滞抗菌药物的渗透；② 吸附抗菌药物灭活酶,促进抗菌药物水解；③ 被膜下细菌代谢低下,呈"亚冬眠状态",对抗菌药物敏感性低；④ 阻滞机体免疫系统对细菌的清除,产生免疫逃逸现象,减弱机体免疫力与抗菌药物的协同杀菌作用。临床上容易形成生物被膜的致病菌主要有铜绿假单胞菌、金黄色葡萄球菌、表皮葡萄球菌、大肠埃希菌等。

有研究表明,气管导管表面的细菌生物被膜是导致呼吸机相关性肺炎发生和病情反复的重要原因之一,临床应创造条件尽早拔除气管导管,以减少导管内外细菌生物被膜的形成。国外有人从事抗定植材料的研究,但目前由这种材料制成的导管尚未面世。有报道氟喹诺酮类和大环内酯类(14-元环或者 5-元环)抗菌药物可抑制细菌生物被膜的形成,并破坏已形成的细菌生物被膜。

24. 呼吸机相关性肺炎的非抗生素防治措施有哪些？

呼吸机相关性肺炎的发生增加患者的住院时间、费用,病死率也明显增加。在抗菌药物抗感染的同时,我们更需关注非抗生素的抗感染防治措施,这有时比抗菌药物更为重要,尤其在病原体为多药耐药或泛耐药的时候。而且实施以下防治策略时应建议采取综合性、集束化(bundle)的非抗生素策略,其主要措施有——① 一般性措施,包括手部清洁,戴手套和穿隔离衣,洗必泰口腔护理；② 与消化道相关控制策略包括合适的应激性溃疡预防,避免胃过度扩张,避免长时间留置经鼻胃管,应用较细的营养管路,早期的胃造瘘和应用空肠营养；③ 与患者体位相关策略：保持半卧位(30°～45°),应用动力翻身床,不常规推荐俯卧位；④ 与人工气道相关策略：避免经鼻气管插管,维持合适的气囊压力(20 cm H_2O 以上,一般 25～35 cm H_2O)和持续声门下吸引;⑤ 机械通气相关策略:定期的呼吸机设备的清洁,避免不必要频繁更换呼吸机管路,避免过度镇静,每日间断唤醒,减少机械通气时间和尽早脱机;⑥ 其他措施:合适的血糖控制,控制在 8.3 mmol/L 以下,限制制酸药的使用,增强患者免疫功能。

25. 如何评价洗必泰口腔护理对于呼吸机相关性肺炎防治的意义?

在口腔和牙菌斑积聚的细菌进入下呼吸道是导致呼吸机相关性肺炎的重要原因。洗必泰溶液可以控制牙菌斑上细菌生长。临床研究表明,与常规口腔护理相比,对心脏外科术后患者用洗必泰漱口,实施口咽部去污染,可使医院获得性感染的发生率从 13.3% 降低到 4.6%($P<0.01$),治疗性抗生素应用也明显降低(23.3%对比13.3%,$P<0.05$)。更值得注意的是,洗必泰漱口去污染组患者的病死率为 1.16%,明显低于常规口腔护理组(5.56%,$P<0.05$)[7]。另外,实施洗必泰口咽部去污染对抗生素耐药致病菌的局部定植也有明显预防作用。

洗必泰口腔护理简单可行、费用不高,对高危患者应常规使用。

26. 机械通气患者如何进行应激性溃疡的预防?

一般认为,危重患者特别是机械通气患者,是上消化道出血的危险人群,应用抑酸药(H_2受体阻滞剂或质子泵抑制剂)提高胃液 pH 值成为预防上消化道出血的常用措施。但胃是口咽部革兰阴性定植菌的主要来源。健康人胃内 pH 低于 2,基本处于无菌状态。但当胃内 pH 高于 4 时,微生物即在胃内大量繁殖。研究表明,当 pH 增加到6.0时,胃液内菌落可增至 10^7 cfu/ ml 以上,成为细菌侵入下呼吸道的潜在感染源。因此,避免使用抑酸药,避免胃液 pH 值的升高,将有助于预防呼吸机相关性肺炎。而硫糖铝口服或鼻饲后,对胃黏膜具有保护作用,能够预防上消化道出血的发生,同时硫糖铝对胃液 pH 值无明显影响,已有研究显示,与 H_2受体阻滞剂相比可以降低呼吸机相关性肺炎的发生率。

近年多中心随机双盲对照研究($n=1\,200$)显示,危重病患者应用 H_2 受体拮抗剂雷尼替丁预防应激性溃疡,危及生命的上消化道出血发生率为 1.7%;胃黏膜保护剂硫糖铝组发生率为 3.8%,H_2 受体拮抗剂明显优于硫糖铝,但两组呼吸机相关性肺炎发生率分别为 19.1% 和 16.2%,无统计学差异。

因此,对于出血倾向小的患者可建议常规应用硫糖铝进行应激性溃疡的预防;当存在危及生命的上消化道出血风险时则不推荐单独应用硫糖铝,可使用抑酸药预防应激性溃疡。

27. 如何评价热湿交换器与加温湿化器在呼吸机相关性肺炎防治中的意义?

人工气道的湿化非常重要,目前临床上常用的湿化装置有加温湿化器(heated humidifier)和热湿交换器(heated moisture exchanger)。Dedek 等[3]在基于循证医学的呼吸机相关性肺炎预防指南中指出:对于无禁忌证(如咯血或高分钟通气量通气)的患者推荐使用热湿交换器进行湿化,并建议每周更换热湿交换器。而 2005 年美国胸科协会和美国感染病协会关于院内获得性肺炎和呼吸机相关性肺炎指南中建议的不同,即被动式加湿器或热湿交换器能减少呼吸机管路的细菌定植,但并未减少呼吸机相关性肺炎的发生率,因此不能将其作为肺炎的预防措施。近期研究也显示热湿交换器并不降低呼吸机相关性肺炎的发生率,且在 Lorente 等[10]对 104 例机械通气患者随机对照研究中发现,机械通气 5 天以上,患者使用加温湿化器的呼吸机相关性肺炎发生率低于热湿交换器,回归分析显示热湿交换器是呼吸机相关性肺炎的独立危险因素。

因此,目前不建议使用热湿交换器防治呼吸机相关性肺炎,但鉴于其使用方便,在无禁忌证的情况下可用于短期机械通气患者的湿化。

28. 如何评价无创通气在呼吸机相关性肺炎防治中的意义?

无创通气可以避免气管插管和气管切开引起的并发症,保留了上呼吸道的防御能力。对于部分合并免疫抑制的急性肺损伤和急性呼吸窘迫综合征患者,使用无创通气有助于避免呼吸机相关性肺炎的发生。另有部分研究显示,与有创机械通气相比,给予无创通气治疗,可明显减少抗生素用量、缩短重症医学科住院时间,并最终能够降低患者的病死率。目前认为,对于慢性阻塞性肺疾病急性加重期、急性呼吸衰竭早期、急性心源性肺水肿和免疫功能低下的患者,如无禁忌可首先考虑无创通气。但是,对于重症急性呼衰患者,无创通气既不降低插管率,也不改善预后,甚至可能由于气道没有保障而加重病情。因此,把握无创通气的应用指征和转为有创通气的时机非常重要。

(杨从山 郑瑞强)

参考文献

1. American Thoracic Society Documents: Guidelines for the management of adults with hospital-acquired, ventilator-associated, and healthcare-associated pneumonia. Am J Respir Crit Care Med, 2005, 171: 388 - 416.

2. Dellinger RP, Carlet JM, Masur H, et al. Surviving Sepsis Campaign guidelines for management of severe sepsis and septic shock. Crit Care Med, 2004, 32: 858 - 873.

3. Dodek P, Keenan S, Cook D, et al. Evidence-based clinical practice guideline for the prevention of ventilator-associated pneumonia. Ann Intern Med, 2004, 141: 305 - 313.

4. Porzecanski I, Bowton DL. Diagnosis and treatment of ventilator-associated pneumonia. Chest, 2006, 130: 597 - 604.

5. Gujadhur R, Helme BW, Sanni A, et al. Continuous subglottic suction is effective for prevention of ventilator-associated pneumonia. Interact CardioVasc Thorac Surg, 2005, 4: 110 - 115.

6. Kostadima E, Kaditis G, Alexopoulos I, et al. Early gastrostomy reduces the rate of ventilator-associated pneumonia in stroke or head injury patients. Eur Respir J, 2005, 26: 106 - 111.

7. Koeman M, van der Ven AJAM, Hak E, et al. Oral decontamination with chlorhexidine reduces the incidence of ventilator-associated pneumonia. Am J Respir Crit Care Med, 2006, 173: 1348 - 1355.

8. Macleod R, Bucknall T. Mechanical ventilation with heated humidifiers or with heat and moisture exchangers with microbiological filters did not reduce ventilator

associated pneumonia in adults. Evid Based Nurs, 2006, 9: 82.

9. Lacherade JC, Auburtin M, Cerf C, et al. Impact of humidification systems on ventilator-associated pneumonia: A randomized multicenter trial. Am J Respir Crit Care Med, 2005, 172: 1276 – 1282.

10. Lorente L, lecuona M, Jimenez A, et al. Ventilator-associated pneumonia using a heated humidifier or a heat and moisture exchanger: a randomized controlled trial. Crit Care, 2006, 10: R116.

11. Fujitani S, Aspirates E, Shigeki, et al. Diagnosis of ventilator-associated pneumonia: focus on nonbronchoscopic techniques (nonbronchoscopic bronchoalveolar lavage, including mini-BAL, blinded protected specimen brush, and blinded bronchial sampling) and endotracheal aspirates. J Intensive Care Med, 2006, 21: 17 – 21.

12. Luna C, Niederman MS, Baredes NC, et al. Resolution of ventilator-associated pneumonia: prospective evaluation of the clinical pulmonary infection score as an early clinical predictor of outcome. Crit Care Med, 2003, 31: 676 – 682.

13. Khaleeq G, Garcha P, Hirani A, et al. Clinical pulmonary infection score (CPIS) relationship to mortality in patients with ventilator associated pneumonia. Chest Meeting Abstracts, 2006, 130: 218S – 219S.

第九章

氧疗与人工气道管理

一、前沿学术综述

1. 氧气疗法

氧气是机体组织细胞能量代谢所必需的物质。必须有充足的氧气,细胞才能维持其生理功能。机体对氧气的生理需求和缺氧对机体的危害,使临床医师充分认识到氧气的重要性,特别是在危重患者的救治中,氧疗具有重要的治疗作用。

(1) 氧疗的目的

纠正低氧血症:增加吸入氧浓度,提高肺泡氧分压,可不同程度地纠正低张性低氧血症。正常情况下,从大气到组织细胞各个水平的氧分压值见图 9 - 1,20 mmHg 为细胞无氧代谢阈值,氧分压<20 mmHg,组织细胞即开始无氧代谢。纠正低氧血症对防止组织缺氧

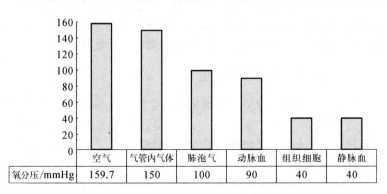

氧分压/mmHg	空气	气管内气体	肺泡气	动脉血	组织细胞	静脉血
	159.7	150	100	90	40	40

图 9-1　从大气到组织细胞各个水平的氧分压值梯度

具有重要意义。

降低呼吸功：低氧血症和缺氧及其引起的酸中毒刺激呼吸中枢，作为代偿性反应，呼吸频率加快、通气量增加，引起呼吸肌做功增加，结果呼吸氧耗增加，可能形成恶性循环，导致低氧血症加重。提高吸入氧浓度，可降低机体对通气的需要，从而降低呼吸功。

减少心肌做功：低氧血症或缺氧可引起心血管系统发生代偿性反应，使心率增快、心输出量增加、外周血管收缩、血压升高，其结果是心肌做功增加，心肌氧耗增加，可能加重心肌的氧供和氧需的失衡。提高吸入氧浓度，可纠正低氧血症，缓解心血管系统的代偿性反应，减少心肌做功。

（2）氧疗的装置　根据氧疗系统提供的气体是否能够满足患者吸气的需要，一般将氧疗装置分为高流量系统和低流量系统。值得注意的是，高流量与低流量并不等同于高浓度与低浓度吸氧。不同氧疗装置氧流量与吸入氧浓度之间的关系不同。

（3）氧疗效果的评价　氧疗的目的不仅在于纠正低氧血症，更为重要的是维持心血管系统和呼吸系统的功能，保证组织器官足够的氧供。氧疗实际上是纠正组织缺氧的重要手段之一。因此，对氧疗的评价不仅包括对器官功能进行评估，而且也应包括器官组织氧代谢的评估。

（4）氧疗的副作用　氧疗在临床治疗中有重要作用，但临床医师对氧气的毒性普遍认识不足。氧气实际上也是一种"药物"，不但应注意其使用剂量，还应注意其毒副作用。氧疗的毒副作用主要与高浓度吸入有关，其中最主要的副作用有去氮性肺不张和氧中毒。

2. 人工气道的建立和管理

人工气道是为了保证气道通畅而在生理气道与其他气源之间建立的连接，分为上人工气道和下人工气道，是危重症患者常用的抢救措施之一。上人工气道包括口咽气道和鼻咽气道，下人工气道包括气管插管和气管切开等。

建立人工气道的目的是保持患者气道的通畅，有助于呼吸道分泌物的清除及进行机械通气。人工气道的应用指征取决于患者呼吸、循环和神经系统功能状况。结合患者的病情及治疗需要选择适当的人工气道。

人工气道的建立使患者上呼吸道功能丧失，而继发感染、气管导管意外脱出或梗阻等又会加重病情，甚至危及生命。如果气道管理仅作为一项医生和护士分开训练和管理的普通技术，就容易造成医生忽视人工气管建立后的气道管理；护士往往被动配合医生完成人工气道的建立，缺乏主动判断和实施意识；医护之间缺乏沟通而没有及时预见性地评估气道状况，将致错过关键的处理时机。规范的气道管理可减少人工气道并发症。由此可见，气道管理是维系生命最重要的措施之一，体现了重症医学科的救治和管理水平。

2004 年加拿大危重病学会和危重病临床试验组联合专家委员会，以及 2005 年美国胸科学会和感染疾病学会，先后基于循证医学证据制定了院内获得性肺炎及呼吸机相关性肺炎方面的指南[1,2]，针对人工气道管理和非抗生素预防策略方面提出了指导性意见。而近年来关于建立人工气道的方式及时机的选择、气管导管声门下潴留物的引流和气道湿化等相关方面又有新的研究，为临床治疗的具体实施提供了更多的依据。

气管插管和气管切开是临床上常用的建立人工气道方法。在循环严重不稳定的情况下，即使动脉氧合尚能维持也应早期开放气道进行有创机械通气，纠正组织缺氧。当然，在紧急开放气道时更应关注是否存在困难插管。

1985 年经皮扩张气管切开术首次应用于临床，随着科技的发展，切开技术和器材在不断改进，近年来在国内广泛应用，并出现了许多改良技术。在气管切开方式的选择方面，经皮扩张气管切开术相对于传统的直视下气管切开术，显示出一定优势，可缩短手术操作时间和减少气管切开的并发症，并可能减少重症医学科住院时间和医疗费用[3]。随着医疗技术的发展，经皮扩张气管切开已被应用于急诊创伤、凝血功能障碍的患者[4~6]。对于需要长期机械通气或保留人工气道的患者，研究表明早期气管切开（平均机械通气时间为 7 天），可降低机械通气时间和重症医学科住院时间，但不降低呼吸机相关性肺炎发生率和病死率[7,8]。

在人工气道管理方面,应维持合适的气囊压力(气囊压力一般维持在 $25\sim35$ cm H_2O),可以通过气囊压力测定仪测定,或通过寻找最小封闭压力和最小封闭容积调整气囊压力,有效的声门下吸引可减少误吸,防止呼吸机相关性肺炎。研究显示,持续声门下吸引可以延缓呼吸机相关性肺炎的发生,降低呼吸机相关性肺炎的发生率,且能明显降低费用[9]。

对于危重病患者,尤其建立人工气道者,合适的气道局部湿化非常重要,这在输液量严格控制的患者中尤为必要。近年来,新型的湿热交换器、附加电加热丝管路加热的湿化器逐渐运用于临床。相对于加温湿化器,湿热交换器操作方便,有利于感染控制,减少管路细菌的定植,但在降低呼吸机相关性肺炎发生率方面尚无明确的证据[10,11]。

二、临 床 问 题

(一) 氧气疗法

1. 为什么说氧气是一种药物?

氧气应用于临床患者治疗已有一个半世纪,但直到 1945 年,有关氧气的生理作用仍然有争议。氧气是机体组织细胞能量代谢所必需的物质。必须有充足的氧气,细胞才能维持其生理功能。机体对氧气的生理需求和缺氧对机体的危害,使临床医师充分认识到氧气的重要性。但临床医师对氧气的毒性却普遍认识不足。由于高氧环境往往产生高浓度的氧自由基,长时间吸入高浓度氧气,可引起非心源性肺水肿,即急性呼吸窘迫综合征(ARDS)。新生儿吸入高浓度氧,除引起ARDS外,还可能引起视网膜病变及晶状体纤维增殖症,导致失明。无疑,长时间吸入高浓度氧对机体是有害的。

另外,吸入氧浓度的调整也是非常重要的。慢性阻塞性肺疾病急性加重期的患者,如吸入氧浓度过高,可引起呼吸中枢抑制,一般要求吸入氧浓度不宜高于 30% 或 35%(氧流量不超过 3L/分钟)。对于换气功能障碍的患者,如急性呼吸窘迫综合征,必须根据缺氧的程度,调整吸入氧浓度。

氧气实际上就是一种"药物",临床应用时不但应注意其使用剂量,还应注意其毒副作用。

2. 氧疗的高流量系统与低流量系统有什么不同?

根据氧疗系统提供的气体是否能够满足患者吸气的需要,一般将氧疗装置分为高流量和低流量系统。值得注意的是,高流量与低流量并不等同于高浓度和低浓度吸氧。

高流量系统提供的气流能够满足吸气的需要,患者不需额外吸入空气。该系统提供较高的气体流速及足够大的贮气囊,气体量能够完全满足患者吸气所需。须特别注意的是,高流量系统实施氧疗并不意味着吸入气氧浓度较高,高流量系统可提供氧浓度较高的气体,亦可提供较氧浓度较低的气体,该系统的主要优点为:① 能够提供较准确的、不同氧浓度的气体,而且氧浓度不受患者呼吸模式的影响;② 气流完全由系统提供,可根据患者需要调整气体的温度和湿度。

多数高流量系统采用带有 Venturi 装置的面罩,该装置利用 Beroulli 原理,氧气通过一较狭窄的喷头高速喷出,高速气流的周围形成负压,导致空气卷入主气流中,使系统气流量明显增加。采用 Venturi 装置的高流量系统,喷头的大小和空气卷入孔的大小决定吸入气的氧浓度,而氧流速则决定了该系统所能提供的气体量。高流量系统提供的气流速应超过患者峰值流速,而且提供的气体量应当是患者通气量的 4 倍以上。

低流量系统提供的气流不能完全满足患者吸气的需要,需额外吸入部分空气。该系统可提供的气体氧浓度为 21%～90%。吸入氧浓度由以下因素决定:① 贮气囊的大小;② 氧流量;③ 患者的呼吸模式(潮气量、呼吸频率及吸气时间等)。

低流量系统提供的气体氧浓度不很准确,但患者更为舒适,应用较为方便,而且比较经济。常用的低流量系统包括鼻塞、鼻导管、普通面罩、带有贮气囊的面罩等。低流量系统实施氧疗时,吸入氧浓度一般低于 60%,要进一步提高吸入氧浓度,需应用带有贮气囊的面罩。

3. 不同的氧疗系统提供的吸入氧浓度有何不同?

高或低流量氧疗系统氧流量与吸入氧浓度之间的关系不同,见表 9-1。

表 9-1　氧流量与吸入氧浓度之间的关系

氧 疗 装 置	氧流量(L/分钟)	吸入氧浓度(%)
低流量给氧系统		
鼻导管或鼻塞		
	1	25
	2	29
	3	33
	4	37
	5	41
	6	45
经环甲膜穿刺	0.5~4	24~40
气管导管		
简单面罩		
	5~6	40
	6~7	50
	7~8	60
附贮袋面罩		
	6	60
	7	70
	8	80
	9	90
	10	>99
非重复呼吸面罩		
	4~10	60~100
高流量给氧系统		
Venturi 面罩*		
	3(80)	24
	6(68)	28
	9(50)	40

* 括号内数值为进入 Venturi 面罩的空气流量。表中吸入氧浓度仅供参考。

4. 采用低流量或高流量氧疗系统的指征是什么?

当患者有指征接受氧疗时,应确定采用何种氧疗系统。低流量和高流量系统各有利弊。与高流量系统比较,低流量系统具有以下优点: ① 患者易于耐受,较为舒适; ② 实施较方便。但低流量系统的缺点也很明显: ① 低流量系统的气体不能满足患者吸气的需要,需额外吸入空气,使吸入氧浓度不稳定; ② 吸入氧浓度受患者呼吸模式的影响较大。高流量系统提供的气体氧浓度较为稳定,基本不受患者呼吸模式的影响。总的来说,对于病情稳定、呼吸平稳,而且对吸入氧浓度的准确性要求不高的患者,宜采用低流量氧疗系统,反之,应采用高流量氧疗系统。

一般认为,采用低流量氧疗系统应具备以下指征: ① 潮气量300~700 ml; ② 呼吸频率低于 25 次/分钟; ③ 呼吸规则而稳定。不符合上述任一条件的患者,均应采用高流量系统。一般来说,需接受氧疗的患者中,绝大多数患者(大约 75%)只需采取低流量系统,即可达到氧疗的目标。

经过积极的氧疗措施不能奏效时,应早期气管插管,采用机械通气治疗。

5. 鼻导管吸氧时,氧流量是否是决定吸入氧浓度的唯一因素?

采用鼻导管或鼻塞氧疗时,一般认为吸入氧浓度与吸入氧流量大致有如下关系:吸入氧浓度=21+4×吸入氧流量(L/分钟)。实际上,吸入氧浓度还受潮气量和呼吸频率的影响——张口呼吸、说话、咳嗽和进食时,即使氧流量不变,吸入氧浓度也会降低。

下面以"正常人"以"正常呼吸模式"进行呼吸为例做一简要说明:

参数	参考值
潮气量	500 ml
呼吸频率	20 次/分
吸气时间	1 秒
呼气时间	2 秒
口鼻咽解剖死腔	50 ml

鼻导管吸氧流量为 6 L/分钟（100 ml/秒）。假定呼气在呼气时间的前 1.5 秒（75％）完成，则最后的 0.5 秒几乎无气体呼出，来自鼻导管的纯氧（吸氧流量为 6 L/分钟，即 100 ml/秒）将在这 0.5 秒中将口鼻咽解剖死腔充满。那么，在 1 秒的吸气时间内，吸气潮气量由 3 个部分组成：① 来自口鼻咽解剖死腔的 50 ml 纯氧；② 来自鼻导管的 100 ml 纯氧，即 100 ml/秒 × 1 秒；③ 500 ml 潮气量中，需吸入 350 ml 的空气（氧浓度为 20％左右），则氧气为 350 ml × 20％＝70 ml。

可见，500 ml 吸气潮气量中含有 220 ml 的纯氧（50 ml＋100 ml＋70 ml），则吸入氧浓度为 44％（220 ml/500 ml）。也就是说在"理想通气状态下"，通过鼻导管吸入流量为 6L/分钟的氧气时，其吸入氧浓度为 44％。

在其他条件不变的情况下，若将氧流量从 1 L/分钟逐渐增加至 6L/分钟，则氧流量每变化 1 L/分钟，吸入氧浓度大约相应变化 4％。这就是上述氧流量与吸入氧浓度关系方程的推算依据。

对于同一患者，其他条件不变，仅潮气量减少 1/2，即 250 ml，则吸气潮气量的构成将发生明显变化：① 来自口鼻咽解剖死腔的 50 ml 纯氧；② 来自鼻导管的 100 ml 纯氧，即 100 ml/秒 × 1 秒；③ 250 ml 潮气量中，需吸入 100 ml 的空气（氧浓度为 20％左右），则氧气为 100 ml × 20％＝20 ml。

可见，250 ml 吸气潮气量中含有 170 ml 的纯氧（50 ml ＋ 100 ml ＋ 20 ml），则吸入氧浓度为 68％（170 ml/250 ml）。因此，潮气量越大或呼吸频率越快，吸入氧浓度越低；反之，潮气量越小或呼吸频率越慢，吸入氧浓度越高（↑潮气量→吸入氧浓度↓；↓潮气量→吸入氧浓度↑）。

只要通气模式不发生变化，鼻导管或鼻塞可提供相对稳定的吸入氧浓度。但是认为鼻导管或鼻塞可确保稳定的低浓度氧疗则是错误的。

另外，应用鼻导管或鼻塞时，氧流量不应超过 6L/分钟。这与鼻咽部解剖死腔已被氧气完全预充有关，提高氧流量不可能进一步增加吸入氧浓度，此时要提高吸入氧浓度，须加用氧贮气囊。

6. 如何使用普通面罩实施氧疗？

普通面罩一般用塑料或硅胶制成，重量较轻，无单向活瓣或贮气袋，呼出气通过面罩上的小孔排出。面罩需紧贴口鼻周围，用绑带固定于头枕部。即使氧气供应暂时中止，空气仍可从面罩上的小孔和面罩周围的缝隙流入。另外，系统可提供较好的湿化。但普通面罩影响患者的进食和说话，睡眠变换体位或烦躁不安时易脱落或移位，患者呕吐时易发生呕吐物误吸。

面罩死腔及其"贮袋效应"影响了氧流量和吸入氧浓度之间的关系。氧流量需在 5～6 L/分钟以上，才可将面罩内的呼出气(包括二氧化碳)冲洗排出，最大吸入氧浓度为 50％～60％。氧流量＞8 L/分钟时，吸入氧浓度不会进一步增加。如氧流量过低，不仅吸入氧浓度下降，而且呼出气的二氧化碳可在面罩内积聚，导致二氧化碳重复吸入。患者通气模式改变同样会影响吸入氧浓度。潮气量越大或吸气流速越快，氧气被空气稀释越多，吸入氧浓度越低；在一定范围内，氧流量越大，吸入氧浓度越高。呼吸缓慢的患者，采用普通面罩可获得较高的吸入氧浓度，而呼吸频速的患者则吸入氧浓度较低。所以，普通面罩不宜用于呼吸频速和严重低氧血症的慢性阻塞性肺疾病并发急性通气功能障碍或急性限制性疾病的患者(如急性肺水肿)。

7. 部分重复呼吸面罩与无重复呼吸面罩有什么区别？

未行气管切开或气管插管的患者需吸入高浓度氧气(吸入氧浓度＞60％)时，需在普通面罩上加装一体积 600～1 000 ml 的储气袋。氧流量须在 5 L/分钟以上，以确保储气袋适当充盈和将面罩内二氧化碳冲洗出。面罩和储气袋间无单向活瓣为部分重复呼吸面罩，有单向活瓣则为无重复呼吸面罩。应用附有储袋面罩的目的是提供较高吸入氧浓度。根据呼出气体的重复吸入程度可将氧疗系统分为以下两种：

(1) 部分重复呼吸面罩(图 9 - 2)　该装置允许患者重复吸入部分呼出气体，以减少氧气消耗。氧气从面罩的颈部流入，在吸气相直接进入面罩，而在呼气相则进入储气袋。理想情况下，患者呼气时，呼出气的前 1/3 进入储气袋,与储气袋中的纯氧混合。呼出气的前 1/3 主要来自解剖死腔。此部分气体在使用部分重复呼吸面罩后不久,氧浓度较高。当储气袋被纯氧和呼出气的前 1/3 充满后,其内部压力迫使呼出气的后 2/3(包括二氧化碳负荷)从呼气孔排出。在密封较好的部分重复呼吸面罩,氧流量为 6～10 L/分钟时,吸入氧浓度可达 35%～60%。

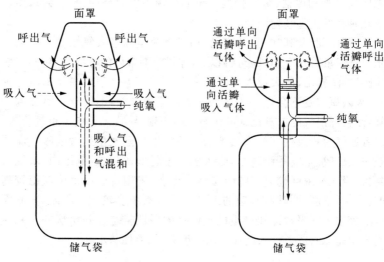

图 9-2　部分重复呼吸面罩　　　　图 9-3　无重复呼吸面罩

　　(2) 无重复呼吸面罩(图 9-3)　在储气袋与面罩间加装一单向活瓣,确保呼气相氧气直接进入储气袋,吸气相氧气流向面罩和储气袋;活瓣可阻止呼出气回流到储气袋,直接通过面罩上的小孔排出,使患者不再重复吸入呼出气。

8. 应用 Venturi 面罩实施氧疗有何特点?

　　可调式通气面罩即 Venturi 面罩(图 9-4),属于高流量氧疗系统,其吸入氧浓度可较好地控制。Venturi 面罩可提供的吸入氧浓度为 24%、26%、28%、30%、35%、40%。虽然 Venturi 面罩可提供 40% 以上的吸入氧浓度,但其精确度明显下降,与实测值可相差 10%。低浓

度时仅相差 $1\text{‰}\sim2\text{‰}$。

可调式 Venturi 面罩具有如下优点：① 可提供较恒定的吸入氧浓度；② 由于喷射入面罩的气体流速超过患者吸气时的最高流速和潮气量，所以，患者呼吸模式变化不会影响吸入氧浓度；③ 可湿化氧气；④ 高流速气体可促使面罩中呼出气的二氧化碳排出，基本无二氧化碳重复吸入。Venturi 面罩可适用于低氧血症伴高碳酸血症的患者。

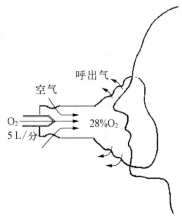

图 9-4　Venturi 面罩

9. 如何评价氧疗的效果？

由于氧疗的目的是纠正组织缺氧，减少心肌和呼吸肌做功，因此，对氧疗效果的评价应包括对心肺系统的评估。

心血管系统评估主要应观察血压、脉搏和灌注状态。对于接受氧疗的患者，将其血压、脉搏与基础状态比较。如缺乏基础状态的资料，则应动态观察和评价。另外，心律失常可能是缺氧的后果，氧疗时也应注意。通过观察患者的皮肤颜色、湿度、温度和毛细血管再充盈时间，对灌注状态进行评估。每小时尿量及意识状态亦是反映危重患者组织灌注状态的重要指标。

呼吸系统的评估主要包括对潮气量、呼吸频率和呼吸功的观察和监测。临床观察判断潮气量往往不准确，如有可能应监测潮气量。观察呼吸频率，并注意呼吸节律是否规则。呼吸功为呼吸肌所做的功，降低呼吸功是氧疗的主要目的之一。当呼吸功增加时，患者往往有呼吸困难，并可表现为动用辅助呼吸肌。由于呼吸困难是呼吸功增加的重要主观指标，对于主诉有呼吸困难的患者，临床医师应特别重视。

动脉血气监测是评价氧疗效果的实验室指标。氧疗期间，应根据病情变化，反复监测动脉血气。根据动脉血氧分压水平，判断氧疗效果，并据此调整氧疗措施。另外，还应根据动脉血二氧化碳分压和 pH

值水平,判断患者的通气状态和酸碱平衡状态。

总之,鉴于氧疗的目的不仅仅包括纠正低氧血症,还包括降低呼吸功和心肌做功,故评价氧疗效果时应同时注意氧合和心肺功能状况。

10. 氧疗的吸入氧浓度为什么不宜超过 50%?

氧疗时,一般要求吸入氧浓度不宜超过 50%,这主要与以下两个因素有关:

(1) 吸入氧浓度高于 50% 可引起去氮性肺不张,导致解剖学分流增加。氧疗时,吸入氧浓度从 21% 逐步增加到 50%,肺内总分流率(生理学分流和解剖学分流)明显降低,这与生理学分流被纠正有关,但进一步提高吸入氧浓度,总分流率反而明显增加。生理学分流随吸入氧浓度升高应进一步降低,总分流率增高必然与解剖学分流增加有关。去氮性肺不张是导致解剖学分流增加的主要原因。

正常情况下,氮气是维持肺泡膨胀的重要气体。存在生理学分流的肺泡,通气量不足,容积较小。当吸入氧浓度提高,特别是吸纯氧时,将发生以下两种效应:① 通气不足的肺泡存在低氧性肺血管痉挛,当肺泡氧分压升高,其周围痉挛的毛细血管明显扩张,血流增加;② 肺泡内氮气被洗出,氮气压力明显降低,肺泡内主要含有氧气。结果由于氧气迅速被吸收,这类肺泡便发生萎陷、形成肺不张、导致解剖学分流增加。吸入纯氧后 15 分钟就可发生去氮性肺不张,值得重视。总的来看,吸纯氧时的肺内分流率明显升高,而吸入氧浓度 40%~60% 时,肺内分流率最低(图 9 - 5)。因此,一般情况下,实施氧疗时吸入氧浓度不宜超过 60%。

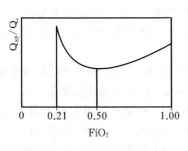

图 9 - 5 肺内总分流率与吸入氧浓度之间的关系

(2) 吸入氧浓度高于 50% 易导致氧中毒性肺损伤 氧中毒主要与吸入气中的氧分压有关。氧中毒的机理尚不甚明了,目前认为氧对细胞的毒性与其自由基毒性中间产物的作用有关,这些中间产物包括超氧自由基、过氧化氢、羟基自由基及单线态氧等活性氧。在 1 个大气压条件下,吸入空气可产生占氧耗量 1%~5% 的活性氧,其生成量随吸入氧浓度的升高而增加。在高浓度氧或高压氧疗时,产生活性氧的量超过了机体的处理能力,从而对机体细胞造成损害。氧中毒对肺的损害可表现为气管支气管炎、急性呼吸窘迫综合征、支气管-肺发育不良(见于新生儿)等。因此,从氧中毒的角度,对吸入氧浓度也应做出相应的限制。目前对氧浓度的安全界限尚无一致意见,但一般认为,在 1 个大气压条件下,吸入氧浓度低于 60% 的氧疗是无害的,长时间吸入氧浓度高于 60% 可能产生氧中毒,如吸纯氧,不应超过 24 小时。

11. 引起低氧血症的主要原因有什么?

低氧血症是指在吸空气的条件下,动脉血氧分压低于 80 mmHg(1 mmHg=0.133 kPa)。可分为轻、中和重度低氧血症。动脉血氧分压 60~80 mmHg 为轻度低氧血症,40~60 mmHg 为中度,低于 40 mmHg 为重度。一般认为,动脉血氧分压 36 mmHg 是人体生存的生理极限。低氧血症可引起广泛的组织细胞损伤,后果严重,是较常见的临床问题。引起低氧血症的原因主要包括以下两个方面。

(1)肺部疾病是导致低氧血症最常见的原因 可引起低氧血症的肺部疾病很多,主要包括以下几类——① 肺泡通气量明显降低:严重的肺泡(低通气)可引起低氧血症,主要见于慢性阻塞性肺疾病、支气管扩张症等;② 气体弥散功能障碍:主要见于肺纤维化、尘肺等;③ 通气/血流比例失调:为导致低氧血症最主要的原因,通气/血流比例<0.8 者,依程度不同包括解剖学分流和生理学分流,见于肺不张、ARDS、肺实变等;通气/血流比例>0.8 者为死腔样效应,主要见于肺栓塞等疾病。

(2)吸入气氧分压降低也是导致低氧血症的原因之一 这类情况主要见于高原居住或工作、高空飞行、潜水工作等。

12. 什么是顽固性低氧血症?其发生的主要原因是什么?

顽固性低氧血症是指氧疗难以纠正的低氧血症,其诊断标准需符合以下指标之一：① 吸入氧浓度高于 35％的条件下,动脉血氧分压低于55 mmHg;② 吸入氧浓度提高 20％(氧负荷试验),动脉血氧分压的升高不超过 10 mmHg。

引起顽固性低氧血症的主要原因包括：① 解剖学分流明显增加。分流是导致低氧血症的主要原因之一,但生理学分流引起的低氧血症多能通过提高吸入氧浓度得到纠正,而解剖学分流引起的低氧血症,由于其通气/血流比例为 0,氧疗难以奏效。解剖学分流增加主要见于心脏的右向左分流(例如先天性心脏病等)、肺动静脉瘘、肺不张、肺实变、ARDS 等。正常情况下,解剖学分流不超过 5％。病理条件下,解剖学分流高于 30％时,将导致顽固性低氧血症。② 严重的弥散障碍。严重的肺纤维化将导致肺泡毛细血管膜增厚,气体弥散障碍,亦可导致严重的低氧血症。

13. 组织缺氧主要与哪些因素有关？氧疗是否一定能够纠正组织缺氧？

组织缺氧不仅与呼吸性因素有关,还与血液、循环因素及细胞利用氧的能力有关。

氧输送减少是导致组织缺氧的主要原因。氧输送由动脉血氧含量和心脏指数决定,氧输送指数＝动脉血氧含量×心脏指数。而动脉血氧含量由动脉血氧分压或动脉血氧饱和度和血红蛋白含量决定,动脉血氧含量＝1.34×血红蛋白浓度×动脉血氧饱和度＋0.003 1×动脉血氧分压。从上述公式可以看出,以下三个因素均可导致氧输送降低,引起组织缺氧。

(1) 呼吸性疾病引起低氧血症,即引起动脉血氧分压及血氧饱和度降低,使动脉血氧含量降低,导致氧输送降低。

(2) 血红蛋白的质、量异常也是引起组织缺氧的重要原因。各种疾病引起的贫血,导致血红蛋白含量降低,使动脉血氧含量明显下降;另一方面,先天性血红蛋白异常、一氧化碳中毒、亚硝酸盐中毒时,血红蛋白含量可以正常,但因血红蛋白失去了结合氧的能力,也可导致动脉血氧含量降低。

(3) 心脏是将富含氧气的动脉血送往组织的动力泵,心脏指数降低也是导致组织缺氧的重要原因。在动脉血氧分压和血红蛋白功能正常的情况下,心脏指数降低可引起氧输送降低,引起组织缺氧。这类情况主要见于左心衰及心包填塞引起的心源性休克、低血容量性休克等疾病。

需要指出,氧输送减少还包括氧输送的相对减少,即由于氧需或氧耗增加,导致氧输送尽管处于"正常水平",但氧输送与氧耗失衡,仍然可引起组织缺氧。这类情况主要见于严重感染、高热、剧烈运动、甲状腺机能亢进等。

组织氧利用障碍也是造成组织缺氧的原因之一。组织细胞损害、酶系统功能障碍时,尽管氧输送正常,仍可引起组织缺氧。主要见于氰化物中毒、硫化氢中毒、休克引起的组织细胞功能障碍等。

另外,血流分布及弥散等因素也与组织缺氧有关。感染性休克时,尽管心脏指数明显增加,但不同器官、组织的血流分布是不同的,某些组织可能血流减少而导致组织缺氧。氧从毛细血管弥散到细胞,取决于氧分压和弥散距离。组织水肿使弥散距离增大,可能加重组织缺氧。

综上所述,组织缺氧与动脉血氧分压、血红蛋白质量、心脏指数、组织氧利用能力等因素有关,其中只有动脉血氧分压降低或低氧血症引起的组织缺氧,可通过氧疗得以纠正,其他原因引起的组织缺氧氧疗难以奏效。因此,对于组织缺氧,应针对其原因,有的放矢地进行积极处理。

(二) 人工气道的建立与管理

14. 何谓人工气道,建立人工气道的指征是什么?

人工气道是将导管直接插入气管或经上呼吸道插入气管所建立的气体通道。虽然人工气道的建立使患者失去了上呼吸道的加温、加湿、滤过功能,并削弱了自主清除呼吸道内异物的能力、不便于发音、降低患者的生活质量、增加院内感染的几率,但作为一种抢救的手段,人工气道的建立有利于痰液的引流、增进通气的有效性,导管气囊的存在可以使口咽部的分泌物、呕吐物不易进入肺部,并且能减少漏气,保证正压通气的有效实施。人工气道的应用指征应综合考虑循环、呼吸及中枢神经系统等方面的因素。一般而言,建立人工气道的指征如下。

（1）**上呼吸道梗阻**　口鼻腔及喉部软组织损伤、异物或分泌物潴留均可以引起上呼吸道梗阻，威胁患者生命。及时建立人工气道能够保证上呼吸道通畅。

（2）**气道保护性机制受损**　正常情况下，咽、喉、声带、气道及隆突通过生理反射（主要为迷走神经发射）对呼吸道发挥保护作用，依次存在咽反射（恶心和吞咽反射）、喉反射（声门关闭及会厌覆盖声门）、气管反射（异物或分泌物刺激气道引起咳嗽）及隆突反射（隆突受刺激而引发的强烈咳嗽）。患者意识改变（特别是昏迷）以及麻醉时，正常的生理反射受到抑制，导致气道保护性机制受损，易发生误吸及分泌物潴留，可能导致严重的肺部感染。因此，对于气道保护性机制受损的患者，有必要建立人工气道，以防止误吸和分泌物潴留。

（3）**气道分泌物潴留**　正常情况下，气道分泌物通过黏膜纤毛运动到达大气道，大气道受刺激后发生咳嗽反射，将分泌物咯出。正常的咳嗽反射受损时，会使分泌物在大气道潴留，易导致肺部感染和呼吸道梗阻。虽然可以经鼻腔或口腔将吸痰管插入咽部及气道，但往往效果很差，而且刺激性较大，患者不易配合，严重时还可以引起鼻咽部出血及诱发严重的心律失常。因此，及时建立人工气道，对清除气道分泌物是必要的。

（4）**实施机械通气**　需要接受机械通气的患者，首先应建立人工气道，提供与呼吸机连接的通道。当然，短时间实施正压通气，有时也可采取面罩与呼吸机相连，实施无创通气。但在需要长期机械通气或存在无创通气禁忌证时则必须建立人工气道，如呼吸心跳骤停、合并其他重要器官功能衰竭（严重脑病、严重上消化道出血、血流动力学不稳定或严重心律失常）、面部手术或创伤畸形、气道保护性机制丧失排痰障碍、严重低氧血症或酸中毒、近期上腹部手术等。

对指征的把握须进一步说明的是：① 紧急建立人工气道无绝对禁忌证，关键在于选择最合适的方法，除非患者或法定监护人明确表示拒绝；② 存在自主呼吸不是开放气道的禁忌证；③ 循环不稳定、严重酸中毒的患者，即使氧合尚可，从休克的复苏、纠正组织缺氧来说，也有指征早期开放气道正压通气；④ 建立人工气道和机械通气的指征不同,建立人工气道的患者不一定需要进行机械通气,但是进行有创机械通气必须先建立人工气道。

15. 紧急人工气道建立的适应证是什么?

下列情况下需要紧急建立人工气道:① 短时间内气道完整性受到破坏或气道梗阻;② 呼吸衰竭需要呼吸机辅助呼吸;③ 紧急保护气道以防止可预见的影响气道通畅性的因素。

临床上需要建立紧急人工气道的常见危重病症包括深昏迷、呼吸衰竭或呼吸停止、心跳骤停、严重气道痉挛、气道异物梗阻、镇静剂或麻醉剂作用、颅脑及颈部外伤、误吸或有误吸危险(如上消化道大出血)、意外拔管、难以控制的上呼吸道出血、急性上呼吸道梗阻等。

16. 常见的人工气道有哪些类型?

人工气道包括上人工气道和下人工气道。上人工气道包括口咽通气道和鼻咽通气道,有助于保持上呼吸道的通畅。口咽通气道适用于舌后坠而导致上呼吸道梗阻、癫痫大发作或阵发性抽搐,以及经口气道插管时,可在气管插管旁插入口咽气道,防止患者咬闭气管插管而发生部分梗阻或窒息。鼻咽通气道仅适用于因舌后坠导致的上呼吸道阻塞,但应注意凝血功能障碍者可能发生鼻咽出血。

最常用的人工气道是指下人工气道,主要包括气管插管和气管切开管。导管的材料、结构及应用的适应证均有所不同。

(1) 气管插管导管

结构:气管导管为一略弯的管子,长度为 28～32 cm,内径为 7.0 mm、7.5 mm、8.0 mm 等,内径越小,阻力越大,而且分泌物易阻塞管道。内径越大,阻力越小,但插管时较难通过鼻腔和声门,创伤性较大。导管远端开口呈 45°斜面,带有单向活瓣的气囊,气囊充气后,阻塞导管与气管壁之间的间隙,可接呼吸机实施机械通气。

材料:气管导管有橡胶管、塑料管及硅胶管等几种。橡胶管质地硬,可塑性差,插管时易损伤鼻、声带及气管黏膜,更重要的是其组织相容性差,易导致黏膜充血、水肿、糜烂,甚至溃疡。聚氯乙烯塑料导管组织相容性好,受热后可软化,对上呼吸道的创伤性较小。硅胶导管的组织相容性更好,质地较软,但价格较贵。以往橡胶导管较常使用,目前很少使用,基本被塑料或硅胶导管替代。

气管导管气囊:气管导管气囊可分为高压低容和低压高容两种。气囊是否对气管黏膜有损伤作用,主要取决于气囊内压力及气管黏膜灌注压。高压低容气囊易导致黏膜缺血、糜烂、坏死、溃疡,已较少使用。低压高容气囊充气后,气囊内压较低,与气管黏膜接触面积大,对黏膜损伤较小,低压高容气囊是目前常用的气管导管气囊。

插管途径:有经口和经鼻气管插管两种。经口气管插管导管较粗,便于吸痰,急救时常常采用,但对于清醒患者常难以耐受,导管刺激口腔黏膜,分泌物较多,口腔护理困难,导管易移位而脱出,保留时间一般较短。经鼻气管插管比经口插管易于耐受、便于固定和口腔护理,导管保留时间较长,但经鼻插管对鼻腔创伤较大,易出血,采用的导管内径多偏小,而且导管弯度较大,使吸痰管插入困难,导管也易堵塞。

(2) 气管切开管

结构:传统的气管切开管由内外套管组成,外套管带有单向活瓣的指示气囊。气管切开管通过固定带固定于颈部,内套管可与呼吸机相连接,而且便于拆卸,清洗管内分泌物和消毒,以保持呼吸道通畅。

材料:国产气管切开管多由银制的内外套管组成,使用逐渐减少。进口的塑料或硅胶套管更为常用,此类气管切开管无内套管。

气囊:气囊亦为低压高容气囊,对气管黏膜的损伤性较小。

17. 人工气道对患者有什么不良影响?

人工气道是重要的抢救和治疗措施,但对患者也有不良影响。影响的程度与人工气道类型、使用时间、护理质量等有关。

(1) 呼吸道的正常防御机制被破坏 正常情况下,机体通过上呼吸道的防御机制(湿化、滤菌、咳嗽、纤毛运动及杀菌等)防止细菌进入下呼吸道,使下呼吸道保持无菌状态。人工气道的建立,跨过了上呼吸道,使下呼吸道直接与外界相通,结果使气管支气管树易受细菌感染,导致肺部感染。

(2) 抑制正常咳嗽反射 气管插管经过声门,使声带不能有效关闭,而气管切开管的气体通道又不经过声门,结果使机体咳嗽反射受到影响,患者不能有效咳嗽,其后果是分泌物在大气道潴留,误吸的分泌物也不能有效排除,极易发生肺部感染和呼吸道梗阻。

（3）影响患者的语言交流　气道插管或气管切开管的患者均不能发声,影响语言交流,常使患者感到孤独和恐惧,在重症医学科的特殊环境下尤为如此。可采用写字板等方式让患者进行有效交流。

（4）患者的自尊受到影响　对于神志清醒的患者,人工气道的建立常常使患者的自尊心受到伤害。经过人工气道呼吸,大量分泌物从人工气道直接排出、不能说话等,均使患者感到难堪。此时帮助患者建立自信是很必要的。

18. 经口气管插管的适应证和禁忌证有哪些?

经口气管插管操作较容易,插管的管径相对较大,便于气道内分泌物的清除,但影响会厌功能,患者耐受性也较差。

经口气管插管适应证包括:① 严重低氧血症或高碳酸血症,或其他原因需较长时间机械通气,又不考虑气管切开;② 不能自主清除上呼吸道分泌物、胃内反流物或出血,有误吸危险;③ 下呼吸道分泌物过多或出血,且自主清除能力较差;④ 存在上呼吸道损伤、狭窄、阻塞、气管食管瘘等,严重影响正常呼吸;⑤ 患者突然出现呼吸停止,需紧急建立人工气道进行机械通气。经口气管插管的关键在于暴露声门,在声门无法暴露的情况下,容易失败或出现并发症。

禁忌证或相对禁忌证包括:① 张口困难或口腔空间小,无法经口插管;② 颈部无法后仰(如疑有颈椎骨折)。

19. 经鼻气管插管的适应证和禁忌证有哪些?

经鼻气管插管较易固定,舒适性优于经口气管插管,患者较易耐受,但管径较小,导致呼吸功增加,不利于气道及鼻窦分泌物的引流。

经鼻气管插管适应证除紧急抢救外,均同经口气管插管。

经鼻气管插管禁忌证或相对禁忌证包括:① 紧急抢救,特别是院前急救;② 严重鼻或颌面骨折;③ 凝血功能障碍;④ 鼻或鼻咽部梗阻,如鼻中隔偏曲、息肉、囊肿、脓肿、水肿、异物、血肿等;⑤ 颅底骨折。

与经鼻气管插管比较,经口气管插管减少了医院获得性鼻窦炎的发生,而医院获得性鼻窦炎与呼吸机相关性肺炎的发病有着密切关系。因此,对短期内能脱离呼吸机的患者,应优先选择经口气管插管。但是,在经鼻气管插管技术操作熟练,或者患者不适于经口气管插管时,仍可以考虑先行经鼻气管插管。

20. 何谓逆行气管插管术? 如何实施?

逆行气管插管术是指先行环甲膜穿刺,送入导丝,将导丝经喉至口咽部,由口腔或鼻腔引出,再将气管导管沿导丝插入气管。

逆行气管插管术的适应证为:因上呼吸道解剖因素或病理条件下无法看到声带甚至会厌,无法完成经口或鼻气管插管。

禁忌证包括:① 甲状腺肿大,如甲亢或甲状腺癌等;② 无法张口;③ 穿刺点肿瘤或感染;④ 严重凝血功能障碍;⑤ 不合作者。

21. 经口气管插管的操作要点有哪些?

经口插入气管插管是建立人工气道最常用的手段,也是心肺复苏时紧急建立有效气道的重要方法,因此,快速、准确的插入气管插管对于抢救患者显得十分必要。经口插入气管插管在操作上应注意以下要点。

(1) 准备适当的喉镜　直接喉镜根据镜片的形状分为直喉镜和弯喉镜,使用方法上两者有所不同:直喉镜是插入会厌下向上挑,即可暴露声门;弯喉镜是插入会厌和舌根之间,向前上方挑,会厌间接被牵拉起来,从而暴露声门。耳鼻喉科医师为进行活检,需暴露充分,多采用直喉镜;而麻醉医师主要目的是插入气管插管,因此多采用弯喉镜。作为重症医学科医师,需适应各种急救环境,两种喉镜的使用方法均应掌握。

(2) 准备不同型号的气管导管　准备不用型号的气管导管以备用,检查导管气囊是否漏气。可将气囊浸入生理盐水中,注入气体后检查是否漏气,然后将气体完全抽出。气管导管远端 1/3 的表面涂上石蜡油,将有助于插入声门,减少创伤。如使用导丝,则把导丝插入导管中,利用导丝将导管塑形。

(3) 头颈部取适当位置是插管成功的主要保证　患者取仰卧位,

肩背部垫高约 10 cm,头后仰,颈部处于过伸位,使口腔、声门和气管处于一条直线上,以利于插入气管插管。即使在紧急情况下,利用片刻时间,调整患者的体位也是十分必要的。

（4）预充氧、人工通气及生命体征监测　在准备插管的同时,应利用面罩和手动呼吸机或麻醉机,给患者吸入纯氧,同时给予人工通气,避免缺氧和二氧化碳潴留。当经皮血氧饱和度在 90％以上（最好在 95％以上）时,才能开始插管。如插管不顺利,或经皮血氧饱和度低于 90％,特别是低于 85％时,应立即停止操作,重新通过面罩给氧,并进行人工通气,直到血氧饱和度恢复后,再重新开始。插管前、插管过程中及插管后均应该密切监测患者的心电图和经皮血氧饱和度。

（5）插入喉镜,观察和清洁上呼吸道　操作者站在患者头端,用左手握喉镜,从患者口腔右侧插入,将舌头推向左侧。喉镜应处于口腔正中,观察口咽部。如有分泌物,则需充分抽吸,以免影响插管的视野。

（6）观察声门的解剖标志物　会厌和杓状软骨是声门的解剖标志物,会厌位于声门上方（前方）,杓状软骨位于声门的下方（后方）,两者之间即为声门。将喉镜插入会厌与舌根之间或插入会厌下方,向前上方挑,就可将会厌挑起,一般首先看到杓状软骨,再用力上挑,则可看到声带。气管插管时并非一定要看到声带,只要看到杓状软骨,甚至看到杓状软骨下方（后方）的食管,即可判断声门的位置,进行插管。

（7）插入气管导管,调节导管深度　观察到声门或声门的解剖标志物后,右手持气管导管,将导管插入声门。调整导管深度,避免插入过深,进入主支气管,注意双侧呼吸音是否对称。一般情况下,男性患者插入深度为距离门齿 24～26 cm,而女性为 20～22 cm。立即给气囊充气,将气管导管接呼吸机或麻醉机,实施机械通气,并吸入纯氧。使用导丝者,在气管导管插入声门后,一边送导管,一边将导丝拔除。

（8）确认导管插入气管　主要通过以下几种手段：① 用听诊器听胸部和腹部的呼吸音,胸部呼吸音较腹部强；② 监测患者呼出气二氧化碳浓度,如插入气管,则可见呼气时,呈现二氧化碳的方波；③ 对有自主呼吸的患者,可通过麻醉机气囊的收缩,确认导管插入气管。

（9）固定气管导管　将牙垫插入口腔,此时才可将喉镜取出,用蝶形胶布将气管导管和牙垫一起固定于面颊部及下颌部。

（10）拍摄 X 线胸片，进一步调整导管位置　气管导管远端与隆突的距离应当为 2～4 cm。根据 X 线胸片，调整导管深度。同时观察患者肺部情况及是否并发气胸。

22. 如何判断气管导管是否插入气管？

为保证气管插管插入气道内未误入食管，一个重要的经验是目睹气管插管管尖确实从声带之间进入。有时操作者看到了声门入口，但插管接近至声门处时，便移开了视线，结果气管插管误入食管。插管误入食管如不及时发现可能导致非常严重的后果（急性胃扩张，甚至胃穿孔或破裂。同时低氧血症也难以纠正）。判断气管导管是否插入气管的方法如下：

（1）观察通气时胸廓起伏及胃部情况，如果通气后胸廓起伏不明显，腹部明显膨隆，伴气管内胃内容物反流，则肯定不在气道。

（2）通气时听诊胸部和腹部呼吸音，如果胸部的呼吸音强，上腹部不明显，则考虑气管导管位于气管内。

（3）挤压胸廓，对于存在自主呼吸的患者则通过气管导管口听呼吸音，气流明显则提示多数在气管。

（4）接呼吸机看呼出气的流速波形，如果流速波形良好，则提示在气管内。

（5）监测患者呼气末二氧化碳，如插入气管，可见呼气时呈现二氧化碳方波；反之，如在食管内，则呼气末二氧化碳分压可降至或接近零。

（6）紧急床旁纤维支气管镜检查，如可见隆突及支气管开口，则确定在气管内。

在判断的过程中一定要注意血氧饱和度和心电的监测。对于不确定的或通气后生命体征更加不平稳的，应及时拔出导管，简易呼吸囊面罩加压充分氧合后再插管。

在上述方法中，以呼气末二氧化碳监测最准确，而呼气波形监测相对比较简单，且准确率高。

23. 气管插管插入气管的深度多少是合适的?

(1) 解剖长度 了解总气管长度以及从门齿至声门或至隆突的长度,有助于掌握合适的气管插管插入深度。门齿至声门或隆突的距离和年龄有关,见表9-2。

表9-2 气管插管长度与门齿至声门或隆突距离*

	总气管长度 (cm)	门齿至声门距离 (cm)	门齿至隆突距离 (cm)
早产儿	2.5	7	10
足月初生儿	4	8	12
1~6个月	4.5	8.5	13
6~12个月	4.5	8.5	13
1~2岁	5	9	14
2~3岁	5	9	14
3~6岁	5.5	9.5	15
6~9岁	6	10	16
9~12岁	6	11.5	17
14岁	6	12	18
16岁	8	14	22
成人女性	10~14	14~16	23~30
成人男性	12~14	15~18	25~32

* 从成人的解剖长度,下列常数可供参考——① 门齿至隆突的距离:男28.5 cm,女25.2 cm。② 门齿至声门的距离:男12~16 cm,女10~14 cm。③ 从喉上缘至环状软骨下缘的距离:4~6 cm。

(2) 插入合适深度 气管插管插入气管的深度,一般以气管插管尖到达气管中部,即位于声门下4~5 cm(成人)较为合适。即使患者有仰头或低头,气管插管不致脱出声门;同时,气囊位于声门下,不会导致患者强烈的不适。

(3) 插入深度的预估 为便于临床操作,气管插管插入合适深度有多种预估方法,这里介绍一种:① 找出环状软骨(甲状软骨下方的软骨环);② 再找出隆突的体表解剖位置,一般相当于平齐Louis角或第二肋软骨处;③ 确定环状软骨至隆突的中点;④ 将气管插管的管尖位置置于门齿水平,将插管弧度顺着患者颈部的侧面,直至环状软骨和隆突的中点,该长度就是气管插管插入气管的适当深度,若经鼻插管,则鼻孔入口处为测量的起点。

24. 在准备气管插管时,如何判断患者可能出现插管困难?

气管插管为创伤性操作,如果插管前能够判断患者可能出现插管困难,则可以提前准备,以免不必要的反复插管,并避免发生严重并发症和医疗纠纷。

判断插管困难的主要手段和方法如下。

(1) 观察咽部结构的可见程度　可用马兰帕蒂(Mallampatis)分级——患者用力张口和伸舌,窥视咽部结构:Ⅰ类,可见软腭、咽腭弓、悬雍垂;Ⅱ类,可见软腭、咽腭弓,悬雍垂被舌根遮盖;Ⅲ类,仅见软腭;Ⅳ类,可见硬腭,未见软腭。此试验仅能预测 50% 的插管困难,发生插管困难与软腭被舌根挡住有关。Ⅳ类和部分Ⅲ类者插管明显困难,除非头后仰受限,Ⅰ类和Ⅱ类者插管一般无严重困难。

(2) 评价下颌骨-颞骨关节活动度或张口度　成人最大张口时上下门齿间的距离正常为 3.5~5.6 cm,平均 4.5 cm。Ⅰ度张口困难者为 2.5~3.0 cm,技术娴熟的操作者仍可完成经口气管插管过程;Ⅱ度张口困难者为 1.2~2.0 cm,难以窥见咽喉部结构;Ⅲ度张口困难者<1.0 cm,喉镜片无法置入口内。<1.5 cm 者无法用常规喉镜进行插管。张口受限可能原因为下颌关节病变或损伤、疤痕挛缩等。简易的评价方法是让患者张口,沿上下门齿方向插入手指,正常能够插入三横指。如不能插入三横指,则提示插管会遇到困难。

(3) 评价寰椎-枕骨关节的活动度　患者将口张开,上牙列水平与枕骨平面平行,然后将头部后仰,使下牙列水平与枕骨平行,头后仰的角度可反映寰椎-枕骨关节的活动角度。寰枕关节正常时,可伸展 35°以上,如活动角度降低 1/3,则插管困难。据伸展度降低的程度分为 4级:Ⅰ级伸展度无降低,活动角度>35°;Ⅱ级降低 1/3,20°~25°;Ⅲ降低 2/3,10°~12°;Ⅳ级伸展度明显降低,活动度<10°。寰枕关节伸展度降低可导致困难插管。

（4）颏甲间距　成人颈部完全伸展时，甲状软骨切迹至颏凸的距离，>6.5 cm 时不会发生插管困难；6.0～6.5 cm 时插管会有困难，但仍可能成功；<6.0 cm 时不能经喉镜插管。

（5）下颌骨水平支长度　指从下颌角至颏凸的长度，于 9.0 cm 时发生插管困难的几率很小，<9.0 cm 时插管困难发生率很高，但此为国外资料，国人仅供参考。

（6）颈部后仰度　仰卧位下做最大限度仰颈，上门齿前端至枕骨粗隆连线与身体纵轴线相交的角度，正常>90°，<80°时颈部活动受限，插管可能困难。

（7）喉结过高　此时无法将口腔轴与喉腔轴调整为一个轴线水平，遇此情况插管可能困难。

（8）Cormack 分级　用喉镜观察喉头结构：Ⅰ级，声门完全显露；Ⅱ级，声门部分显露，可见声门后联合；Ⅲ级，仅显露会厌或会厌顶端，不能窥见声门；Ⅳ级，声门及会厌均不能显露。这种分级与麻醉科医师的技术和经验有明显关系。Ⅰ级和Ⅱ级者一般不会发生插管困难；Ⅲ级和Ⅳ级者容易发生插管困难，导管误入食管的危险性达 50%。

上述方法对判断气管插管是否困难有帮助，对其掌握可使操作者能够提早准备，但应用时仍应综合考虑。

25. 常规气管插管遇到困难时,有哪些对策?

困难气管插管是指经过正规训练的医师使用常规喉镜正确地进行气管插管时，经 3 次尝试仍不能完成，这种情况发生率一般在 1%～4%。

一旦判断可能发生困难插管，应采用以下插管方式：① 普通喉镜清醒插管（表面麻醉、镇静、保持意识清醒、无呼吸抑制）。② 纤维支气管镜引导插管，即气管导管套在纤维支气管镜外，直视下经声门进入气管，气管导管沿纤维支气管镜推入气管。③ 逆行引导清醒插管。④ 经口、鼻盲探插管。⑤ 面罩无创通气辅助下气管切开插管。⑥ 在插管困难时，可先置入喉罩，经喉罩通气管置入气管导管。当通气罩远端骑跨在声门裂上时，置入的气管导管应滑入气管。⑦ 指探引导法,即操作者站立在患者头部右侧,左手示指沿患者右口角后臼齿间伸入口腔抵达舌根,探触会厌上缘,并将会厌拨向舌侧。右手持气管导管插入口腔,在左手示指引导下,将管尖对准声门,患者吸气时将导管插入声门。

困难插管时须注意:① 切忌惊慌,否则反而会延误处理问题的时机,只要保持患者有效通气和供氧,便不会有生命危险;② 若没有其他插管方法,应通过封闭面罩简易呼吸囊加压给氧,辅助患者呼吸,患者自主呼吸恢复后,再考虑清醒插管;③ 插管操作应轻柔、准确、切忌使用暴力,同时避免长时间反复气管插管。

26. 心肺复苏时应采用什么方式建立人工气道?

开放气道是心肺复苏的首要步骤。心肺复苏需要争分夺秒,要求人工气道的建立手段必须简洁、迅速,而且有效。目前常用的手段包括经口气管插管、面罩及食管阻塞器、环甲膜切开术。

经口气管插管是心肺复苏条件下建立人工气道的首选方法。作为紧急插管手段,经口气管插管简洁、方便,可迅速建立人工气道。

对于插管困难的患者,可采用面罩及食管阻塞器。食管阻塞器为一带气囊的、远端为盲端的管子。通过盲插,将气道阻塞器插入食管,气囊充气即可封闭食管,将面罩紧紧覆盖于患者口鼻部,则可实施正压通气。面罩及食管阻塞器的特点包括:① 食管阻塞插管易插入食管;② 用气囊封闭食管后,可防止胃内容物反流,也可防止正压气体进入胃肠道;③ 封闭性良好的面罩可保证正压通气的实施。

与其他人工气道相比,面罩及食管阻塞器存在一些问题:① 需采用面罩,封闭性可能不佳,因此,实施正压通气不如传统的气管插管,但要优于简易呼吸囊面罩加压给氧。② 拔除食管阻塞器时,往往有大量的胃内容物反流,易引起误吸。拔除食管阻塞器前应充分胃肠减压。③ 食管阻塞器可能引起食管穿孔、咽部及食管溃疡及声门上梗阻等严重的并发症;另外,食管阻塞器还可能插入气管,引起气道梗阻。

心肺复苏时,也可采用环甲膜切开术建立人工气道。手术时经正中切口切开环甲膜,可插入各种类型的通气管道,迅速建立人工气道。环甲膜切开术的主要优点有：① 解剖标志明显，操作简单、迅速；② 环甲膜位于声门之下，喉部大血管之上，因此，环甲膜切开不影响声门，而且出血少；③ 环甲膜切开位于气管上方，有必要时可择期进行气管切开。鉴于上述优点，环甲膜切开术被广泛推广应用，但多用于气管插管困难或无插管条件时，目前已有环甲膜切开包供临床使用。

27. 气管切开的适应证和禁忌证有哪些？

气管切开术适应证为：① 预期或需要较长时间机械通气治疗；② 上呼吸道梗阻所致呼吸困难，如双侧声带麻痹、有颈部手术史、颈部放疗史；③ 反复误吸或下呼吸道分泌较多，患者气道清除能力差；④ 为减少通气死腔，利于机械通气支持；⑤ 因喉部疾病致狭窄或阻塞无法气管插管；⑥ 头颈部大于术或严重创伤需行预防性气管切开，以保证呼吸道通畅。气管切开术创伤较大，可发生切口出血或感染。

气管切开无绝对禁忌证，以下情况为相对禁忌证：① 儿童；② 颈部粗短肥胖，颈部肿块或解剖畸形；③ 颈部创伤（不稳定的颈椎骨折）或手术史；④ 甲状腺弥漫性肿大；⑤ 局部软组织感染或恶性肿瘤浸润；⑥ 难以纠正的严重凝血障碍；⑦ 需紧急建立人工气道。随着科技的进步和医学的发展，气管切开的指征在扩大，Kluge S 等[4]研究显示，对于严重血小板减少患者经皮扩张气管切开也同样安全；Nun AB 等[5,6]研究显示，对于创伤患者同样可以行急诊气管切开。

28. 气管切开时机如何选择？

对于需要较长时间机械通气的患者，气管切开是常选择的人工气道方式。与其他人工气道比较，由于其管腔较大、导管较短，因而气道阻力及通气死腔较小，有助于气道分泌物的清除，减少呼吸机相关性肺炎的发生率。但是气管切开的时机仍有争议。1989 年美国胸科医师协会建议，预期机械通气时间在 10 天以内者应优先选择气管插管，而超过 21 天则应优先选择气管切开术，在 10～21 天之间者应每天对患者进行评估。当时这个建议尚缺乏临床研究的支持，是建立在专家经验之上的。之后,有研究比较了"早期"和"晚期"气管切开,探讨"最佳"气管切开时机,结果发现[12]早期选择气管切开术,可以减少机械通气天数和重症医学科住院天数,同时可以减少呼吸机相关性肺炎的发生率。

对于"早期"的确切定义尚未统一,早至气管插管后 48 小时内,晚至气管插管后两周内,多数是在气管插管后 7 天或 7 天以内。Blot 等[7]对法国 152 个重症医学科病房机械通气的患者进行调查发现,气管切开的指征一般为机械通气 20 天或者拔管失败;早期气管切开的时间 68% 的 <3 周,平均为 7 天。Griffiths 等[8]的回顾性荟萃分析显示,早期气管切开(机械通气 7 天)可以降低机械通气时间和重症医学科住院时间,但不改变肺炎的发生率和病死率。

由此可见,对于需要长期机械通气或保留人工气道的患者可在 7~10 天行气管切开术,而对于脑血管病和颅脑外伤等患者,如预计短期内不能清醒的,气管切开时间可以更早,甚至在气管插管 24 小时以内。

29. 如何进行经皮扩张气管切开术?

(1) 术前准备 ① 常规器械及药品准备:氧气,吸引器,面罩,喉镜,气管插管,气管切开包,纤支镜,抢救药品;② 患者准备:适当镇痛镇静;③ 专用的经皮气管切开包:内含手术刀、带外套管的穿刺针、导引钢丝、扩张子、专用扩张钳、带气囊的气管切开套管等。

(2) 体位及手术定位 ① 体位:仰卧位,头后仰,肩部垫高,使下颌、喉结、胸骨上切迹三点一线,充分暴露颈部;② 局部定位:选 1~3 气管软骨间(以甲状软骨为标志或胸骨上窝 3~4 cm),过高容易损伤环状软骨引起声门下的气管狭窄;过低容易损伤甲状腺峡部或无名动脉及其分支引起大出血。

(3) 手术步骤 颈部消毒、局部麻醉后,横形切开皮肤 1.5~2 cm,在第 1~2 或 2~3 气管软骨间隙穿刺成功后置入导丝,以扩张子和扩张钳先后扩张皮肤、皮下和气管前壁(注意扩张钳角度),最后在导丝导引下置入气管套管,再次确认位置后,气囊充气并妥善固定(图 9-6)。

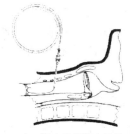

A. 经皮穿刺置入导丝

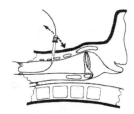

B. 扩张子经导丝扩张

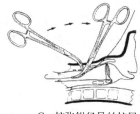

C. 扩张钳经导丝扩展

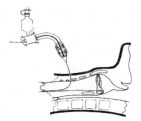

D. 经导丝置入气管切开套管

图 9 - 6　经皮扩张气管切开术的主要步骤

30. 经皮扩张气管切开与经典的气管切开有何不同？

（1）操作者不同　经典的气管切开由耳鼻喉科医师在直视下操作，通常在手术室进行，多需要麻醉医师协助；而经皮扩张气管切开术则一般由急诊科、重症医学科医师在床边操作。

（2）操作时间及并发症不同　荟萃分析显示，经皮气管切开手术操作时间短，一般为 6～10 分钟，术中及术后出血少，术后感染的并发症少，且易于床旁实施。

（3）费用不同　由于经皮气管切开可在床旁进行，无需单独的手术房间和专业的麻醉师，重症医学科住院时间相对短，费用相对低[3]。

31. 应间隔多长时间更换气管切开管？

气管切开管的更换时间尚无统一标准。一般认为，在气道充分湿化的条件下，应 1～2 周更换一次。也有专家认为，在气管切开窦口无明显感染的前提下,只要气管切开管无梗阻、功能正常,就可延长更换气管切开管的时间。当然,如果气管或气管切开窦口存在明显感染,应每周更换一次。如气管切开管出现部分梗阻或气囊破裂,则应立即更换。

32. 人工气道梗阻的常见原因有哪些?如何处理?

人工气道梗阻是人工气道最为严重的临床急症,常常威胁患者生命。导致气道梗阻的常见原因包括:① 导管扭曲,多与头颈部过度活动、经鼻插管、呼吸机管道牵拉等情况有关,调整头颈部位置后,气道梗阻常可改善;② 气囊疝出而嵌顿导管远端开口,常见于头颈部位置改变或管道位置改变、气囊充气过多或气囊偏心、导管使用时间过长等,此时将气囊气体抽出,多可缓解气道梗阻;③ 痰栓或异物阻塞管道,见于痰栓或异物阻塞人工气道;④ 气道坍陷,多见于经鼻插管,特别是鼻中隔偏曲压迫管道;⑤ 管道远端开口嵌顿于隆突、气管侧壁或支气管,多见于导管插入过深或位置不当等,调整导管位置可能缓解气道梗阻。

一旦发生气道梗阻,应采取以下对策:① 调整人工气道位置;② 抽出气囊气体抽出;③ 试验性插入吸痰管。如气道梗阻仍不缓解,则应立即拔除气管插管或气管切开管,然后重新建立人工气道。若重新建立人工气道后,气道压力仍然很高,呼吸机不能进行有效的机械通气,则应当注意排除张力性气胸。

当然,积极采取措施预防气道梗阻可能更为重要,认真的护理、密切的观察、及时的更换管道及有效的人工气道护理,可对气道梗阻起到防患于未然的作用。

33. 建立人工气道的患者有哪些原因可导致气道出血?

建立人工气道的患者出现气道出血,特别是大量鲜红色血液从气道涌出时,往往威胁患者生命,需要紧急处理。气道出血的常见原因包括:

(1) 医源性因素是引起气道出血常见的原因,往往与吸痰管抽吸引起气道损伤有关。抽吸时负压作用于气管黏膜,引起黏膜损伤和出血,出血量往往不多。

（2）肺部感染也可引起气道出血,支气管肺炎和坏死性肺炎均可导致气道、肺内出血。

（3）急性心源性肺水肿可出现大量粉红色泡沫痰,当反复气道抽吸或存在出血倾向时,患者气道可涌出大量鲜红色血痰。

（4）少数患者可因肺栓塞而出现肺出血,可见于深静脉血栓脱落或深静脉导管相关的血栓脱落。

（5）肺动脉导管嵌顿时间过长亦可引起医源性肺梗死,而引起肺出血。另外,导管插入过深或飘入远端肺小动脉,气囊充气时可引起肺小动脉破裂而出血。

（6）气管导管和气管切开管气囊压迫腐蚀气道,可引起出血。最为严重的是,气囊压迫腐蚀引起无名动脉破裂出血,此种情况死亡率极高。

（7）出血性疾病或凝血功能障碍患者也常常出现气道出血。一旦出现气道出血,应针对原因,及时处理。

34. 气管切开可能出现哪些并发症?

气管切开是建立人工气道的常用手段之一。由于气管切开后气流不经过上呼吸道,因此,与气管插管相比,气管切开具有许多优点:几乎没有上呼吸道的并发症;易于固定;易于呼吸道分泌物引流;附加阻力低,而且易于实施呼吸治疗措施;不影响经口进食,可做口腔护理;患者耐受性好。尽管具有上述优点,气管切开也可引起许多并发症,根据并发症出现的时间,可分为早期、后期并发症及拔管后并发症。以下着重讨论早期和后期并发症。

早期并发症指气管切开 24 小时内出现的并发症。常见的早期并发症如下。

（1）出血 是为最常见的早期并发症。出血凝血机制障碍的患者,术后出血发生率更高。出血部位可能来自切口、气管壁。气管切开部位过低,如损伤无名动脉,则可引起致命性的大出血。切口的动脉性出血需打开切口,手术止血。非动脉性出血可通过油纱条等压迫止血,一般在 24 小时内可改善。

（2）气胸　是胸腔顶部胸膜受损的表现,胸膜腔顶部胸膜位置较高者易出现,多见于儿童、肺气肿等慢性阻塞性肺疾病患者。上呼吸道梗阻患者,如梗阻未解除时实施气管切开,常常因存在过度肺充气、胸膜顶部位置高而易发生气胸。这类患者应首先插入气管插管,之后再行气管切开较为安全。

（3）空气栓塞　是较为少见的并发症,与气管切开时损伤胸膜静脉有关。由于胸膜静脉血管压力低于大气压,损伤时,空气可被吸入血管,导致空气栓塞。患者采用平卧位实施气管切开,有助于防止空气栓塞。

（4）皮下气肿和纵隔气肿　是气管切开后较常见的并发症。颈部皮下气肿与气体进入颈部筋膜下疏松结缔组织有关。由于颈部筋膜向纵隔延伸,气体也可进入纵隔,导致纵隔气肿。皮下气肿和纵隔气肿本身并不会危及生命,但有可能伴发张力性气胸,需密切观察。

后期并发症是气管切开 24～48 小时后出现的并发症,发生率可高达 40%。主要包括：

（1）切口感染　这是很常见的并发症。感染切口的细菌可能是肺部感染的来源,故应加强局部护理。

（2）出血　气管切开后期也可发生出血,主要与感染组织腐蚀切口周围血管有关。当切口偏低或无名动脉位置较高时,感染组织腐蚀及管道摩擦易导致无名动脉破裂出血,为致死性的并发症。

（3）气道梗阻　是可能危及生命的严重并发症。气管切开导管被黏稠分泌物附着或形成结痂、气囊偏心疝入管道远端、气管切开管远端开口顶住气管壁等原因均可导致气道梗阻。一旦发生,需紧急处理。

（4）吞咽困难　这是较常见的并发症,与气囊压迫食管或管道对软组织牵拉影响吞咽反射有关。气囊放气后或拔除气管切开管后可缓解。

（5）气管食管瘘　临床偶见,主要与气囊压迫及低血压引起局部低灌注有关。

35. 如何预防和处理人工气道的意外拔管？

意外拔管是指无拔管指征的患者,人工气道意外脱出。常见原因包括：患者烦躁或意识不清而意外拔管,固定不当,呼吸机管道牵拉及气管切开管过短等。意外拔管后患者可能出现以下情况:失去有效呼吸通道而发生窒息;完全依赖机械通气的患者则出现呼吸暂停;有自主呼吸的患者可能出现肺泡低通气等。无论出现哪种情况,均可能危及生命,因此,一旦发生意外拔管应紧急处理。

为避免意外拔管,须积极预防其发生,具体措施包括:① 正确固定气管插管或气管切开管,每日检查,并及时更换固定胶布或固定带,气管切开管固定带应系方结,固定带应系紧,与颈部的间隙不宜超过两指;② 检查气管插管深度,插管远端应距隆突 2~3 cm,过浅易脱出;③ 颈部较短的肥胖患者,如气管切开管较短,则头部活动时,易使导管脱出到皮下组织及脂肪组织中,引起呼吸道梗阻,此类患者宜选用较长的气管切开管;④ 对于烦躁或意识不清的患者,宜用约束带将其手臂固定,防止拔管;⑤ 呼吸机管道不宜固定过牢,应具有一定的活动范围,以防患者翻身或头部活动时导管被牵拉而脱出。

一旦发生意外拔管,应立即重建人工气道。气管切口 3~5 天内者,气管切开窦口尚未形成,气管切开管难以重新插入,可先行经口气管插管。对于气管插管困难者,可用简易呼吸囊面罩加压给氧,为进一步处理赢得时间。

36. 气管切开 48 小时内气管切开管意外脱出,应如何处理?

在气管切开后 48 小时内,如气管切开管意外脱出,则不但换管困难,而且并发症较多。在气管切开 48 小时内,应注意以下问题:① 由于气管切开窦道尚未形成,一旦拔出气管切开管,气管切开窦口将关闭,此后很难将气管切开管重新插入,由此可能引起呼吸道梗阻和严重缺氧,后果极为严重,应引起医护人员高度重视;② 窦口肉芽组织尚未形成,重新插入气管切开管往往会引起出血;③ 气管切开管必须牢固固定,固定带应打死结,与颈部的间隙不应超过两指,另外,注意呼吸机管道不要过于固定,以免患者头颈部移动时,气管切开管被呼吸机管道牵拉而脱出;④ 患者床边应准备气管切开包、气管插管、简易呼吸囊等急救设备;⑤ 气管切开管一旦意外脱出或需紧急更换,应立即使用面罩和简易呼吸囊进行辅助通气,并吸入纯氧,保证患者的供氧和通气,如气管切开窦口漏气,可用纱布暂时封闭;⑥ 保证患者氧供的同时,立即呼叫耳鼻喉科医师,以便重新打开关闭的窦口,直视下插入气管切开管;⑦ 气管切开管重新插入前,必须认真检查气囊,以免插入后发现漏气而再次更换;⑧重新插入气管切开管后,必须认真固定管道。另外,意外拔管时,气囊上潴留的分泌物常常流入气管,引起误吸,可能导致或加重肺部感染,因此,必须彻底冲洗并抽吸气管;⑨整个操作期间,应注意监测患者心电图、经皮指脉氧饱和度和血压。

37. 如何调整气管插管或气管切开管气囊压力?

由于气囊压力是决定气囊是否损伤气管黏膜的重要因素,调整气囊压力就显得特别重要。

正常成年人气管黏膜的动脉灌注压大约在 30 mmHg(42 cm H_2O),毛细血管静脉端压力为 18 mmHg(24 cm H_2O),淋巴管压力为 5 mmHg。由此可推测,气囊压力高于 30 mmHg 时,气管黏膜血流将完全被阻断,可引起黏膜缺血;当气囊压力高于 18 mmHg,将引起气管黏膜静脉回流受阻而出现淤血;当气囊压力高于 5 mmHg 时,将阻断淋巴回流,引起黏膜水肿。气囊充气过多,压力过高,会引起黏膜损伤;而压力过低则不能有效封闭气囊与气管间的间隙。因此,必须注意调整气囊压力,避免压力过高或过低。理想的气囊压力为有效封闭气囊与气管间隙的最小压力,常常称为"最小封闭压力(MOP)"。目前推荐气囊压力>20 cm H_2O,一般维持在 25~35 cm H_2O,可以通过Portex气囊压力测定仪进行调整,一般每天监测 2~3 次气囊压力,避免气囊压力过高或过低。

38. 为什么气管插管或气管切开管气囊不需定期放气?

以往认为,气管插管或气管切开管气囊应常规定期放气-充气,其主要目的是通过放气(多为 3~5 分钟)恢复气管黏膜血流,防止气囊压迫导致气管黏膜损伤。

目前认为,气囊定期放气-充气是不必要的,主要依据如下:

(1) 气囊放气后,1 小时内气囊压迫区的黏膜毛细血管血流也难以恢复。气囊放气 5 分钟不可能恢复局部血流。可见,短时间气囊放气不能达到恢复黏膜血流的目的。

（2）声门与气囊之间的间隙常常有大量分泌物潴留,定期气囊放气有可能增加了反复误吸的可能性。

（3）对于机械通气支持条件比较高的危重患者,特别是依赖于高水平呼气末正压（PEEP）的呼吸衰竭患者,气囊放气将导致肺泡通气不足,PEEP不能维持,并可能引起循环波动,因此,危重患者往往不能耐受气囊放气。

（4）常规的定期气囊放气-充气,往往使医师或护士忽视气囊容积或压力的调整,反而易出现充气过多或压力过高的情况。

虽然人工气道气囊不需常规放气-充气,但某些情况下,非常规性的放气或调整仍然是必要的。气囊放气及重新充气主要用于以下情况：

（1）气道峰值压力是影响气管最大内径的主要因素,当气道峰值压力明显升高或降低时,为避免气囊压力（或容积）过高或过低,应将气囊放气,重新充气,并测定气囊压力,保持在 $20\sim35$ cm H_2O。

（2）人工气道的建立破坏了呼吸道的正常解剖和功能,声门与气囊之间的间隙成为一死腔,常常有大量分泌物在此潴留,可能形成隐匿感染灶。因此,经常清除这些分泌物,保持声门下和气囊上区域的清洁是十分必要的。研究表明,有效的声门下吸引可降低呼吸机相关性肺炎的发生率[11]。对于不带声门下吸引的普通导管,清除气囊上分泌物的方法之一就是在气囊放气的同时,通过呼吸机或手动简易呼吸囊,经人工气道给予较大的潮气量,在塌陷的气囊周围形成正压,将潴留的分泌物"冲"到口咽部,从而达到既清除气囊上分泌物,又防止了气囊放气后分泌物流入气管的目的。

39. 人工气道患者实施气道抽吸时,应如何选择适当的吸痰管？

吸痰时,为避免黏膜创伤及继发感染,应选择适当的吸痰管。吸痰管应符合以下要求：① 吸痰管材料应对黏膜的损伤小；② 吸痰管摩擦力小,以利于通过人工气道；③ 足够的长度,使吸痰管远端应能达到人工气道远端或隆突,否则难以达到抽吸气道分泌物的目的；④ 远端光滑,而且应该为侧开口,以减少对黏膜损伤;⑤ 吸痰管近端应有足够大的侧孔,需要中断负压吸引时,只要开放侧孔即可,可避免负压持续吸引引起黏膜损伤或肺不张,也可避免反复关闭负压吸引器;⑥ 吸痰管直径(外径)不应超过人工气道内径的一半,如吸痰管直径过大,负压吸引时,吸痰管周围卷入的空气较少,易导致肺萎陷或肺不张;⑦ 吸痰管应无菌、单根包装,以避免交叉感染,而且操作方便,如有条件,应使用一次性吸痰管。

40. 呼吸道负压抽吸吸痰的操作要点是什么?

为减少气管损伤、感染等并发症,经人工气道进行呼吸道负压引流(吸痰)时应注意以下操作要点:

(1) 注意无菌操作,拿吸痰管时应戴无菌手套,使用无菌的吸痰管,应用无菌的冲洗盐水等。绝对禁止用抽吸口鼻腔的吸痰管再抽吸气道。

(2) 吸痰前必须预充氧,使体内获得氧贮备。通过手动呼吸,吸入高浓度氧。接受机械通气的患者,可通过吸入纯氧 3~5 分钟达到预充氧的目的。充分的预充氧,可避免发生低氧血症。

(3) 吸痰管插到气管插管远端前,不能带负压,以免过度抽吸肺内气体,引起肺萎陷。

(4) 插入吸痰管过程中,如感到有阻力,则应将吸痰管后退 1~2 cm,以免引起支气管过度嵌顿和损伤。

(5) 在吸痰管逐渐退出的过程中,打开负压吸痰,抽吸时应旋转吸痰管,并间断使用负压,可减少黏膜损伤,而且抽吸更为有效。

(6) 吸痰管在气道内的时间不应超过 10~15 秒,而从吸痰过程开始到恢复通气和氧合的时间不应超过 20 秒。

(7) 抽吸期间应密切注意心电监测,一旦出现心律失常或呼吸窘迫,应立即停止抽吸,并吸入纯氧。

(8) 通气和氧合恢复后至少进行 5 次深呼吸,生命体征恢复到基础水平后,才可再次抽吸。

(9) 经反复抽吸,应较彻底地清除分泌物。

(10) 气道抽吸后,可使用同一吸痰管抽吸口、鼻、咽腔,但抽吸过口鼻咽腔后,绝不可再抽吸气管。

（11）气道分泌物的抽吸不应作为常规操作,当患者有气道分泌物潴留的表现时,才有指征抽吸。过多的抽吸会刺激、损伤气道黏膜。

41. 呼吸道负压抽吸吸痰应注意哪些并发症？如何处理？

由于人工气道影响患者正常咳嗽反射,大气道内的分泌物必须通过抽吸清除。对于危重患者,吸痰时的抽吸技术不当,可能引起严重的并发症,甚至引起心脏骤停,因此,了解气管吸痰过程中的有关并发症,对于防止和及时处理并发症都是十分必要的。

（1）低氧血症　多数带有人工气道的患者需接受不同程度的氧疗,以维持动脉血氧分压。吸痰时,吸痰管插入气道,负压抽吸将肺内的富氧气体吸出,而从吸痰管周围卷入的气体是氧浓度较低的空气,容易导致低氧血症。对于危重患者,低氧血症的恶化往往会威胁患者生命。

吸痰导致的急性低氧血症往往表现为心率改变。多数患者表现为心动过速,重新吸入高浓度氧气后,心率逐渐降低。少数患者表现为心动过缓。在吸痰过程中,心率及心律的任何改变均应考虑与低氧血症有关。

吸痰前通过提高吸入氧浓度（预充氧）,提高机体内氧贮备是防止低氧血症的重要措施。另外,应用封闭式吸痰管使吸痰时不中断氧疗（不脱开呼吸机或氧疗系统）,也可一定程度上防止低氧血症。

（2）心律失常　吸痰过程中发生的严重心律失常,主要与低氧血症引起心肌缺氧或气管黏膜受刺激后导致迷走神经兴奋有关,这两个因素哪个更为重要目前尚不清楚。抽吸过程中出现的室性早搏等严重心律失常,可能与这两因素均有关,而明显的心动过缓主要由迷走神经兴奋引起。如操作适当,可减少心律失常发生的可能性。

（3）低血压　吸痰过程中常常发生血压降低,可能与迷走神经兴奋引起心动过缓有关,也可能与连续咳嗽有关。吸痰管刺激气管黏膜或隆突,引起气管或隆突反射,会使患者出现阵发性咳嗽样动作,并伴有心动过缓,导致静脉回流和心输出量均明显降低,结果出现低血压。

（4）肺萎陷或肺不张　负压抽吸时,如吸痰管周围没有足够的空气卷入,容易导致肺萎陷或肺不张。吸痰管直径过大(超过人工气道内径一半)或负压过大时易于发生。因此,选用适当直径的吸痰管,并采用合适的负压是有必要的。

42. 如何实现左主支气管的选择性抽吸吸痰?

由于左主支气管从气管发出的角度较小,吸痰管不易进入。吸痰时,吸痰管是否能够进入左主支气管,主要取决于以下条件:① 人工气道的类型。与气管插管相比,经气管切开管吸痰更易进入左主支气管。② 头的位置。头转向右侧,吸痰管易进入左主支气管。③ 吸痰管的类型。弯头吸痰管较易进入左主支气管。需要抽吸左主支气管时,应根据上述情况,选择适当的吸痰管和体位。

43. 何谓气道湿化? 正常上呼吸道的湿度如何?

气道湿化是指应用湿化器及其他装置将溶液或水分分散成极细微粒,以增加吸入气中的湿度,使气道和肺部能吸入含足够水分的气体,湿化气道黏膜、稀释痰液、保持黏液纤毛正常运动和廓清功能。

气道湿化时经常用到"湿度"这一物理学概念。所谓湿度即空气中所含水分的多少或潮湿程度。单位容积的气体中所含水分的重量称之为绝对湿度,常用计量单位为 mg/L 或 g/m³。在一定温度下,气体实际所含水分与该温度下每单位容积所能容纳的最大水分含量的比值称为相对湿度,可用湿度计进行测量。

正常呼吸过程中,上呼吸道将干燥、温度较低的空气,逐步转化为湿润温暖的气体后到达肺泡进行气体交换。一般空气的温度 21℃,相对湿度为 50%,吸入气体经过鼻腔、咽喉到达气管上段时,温度已达 34℃,相对湿度为 100%,绝对湿度 36～40 mg/L;到达气管隆突时,温度约 37℃,相对湿度为 100%,绝对湿度约 43.9 mg/L。可见,人体在吸入空气时,呼吸道必须对空气进行加温加湿,生理情况下这一过程由上呼吸道完成。正常成人经气道蒸发的水分约为 250 ml/天,当遇到发热、过度通气或吸入干燥空气后水分丢失更多。人工气道的建立,使患者在吸气过程中丧失了上呼吸道对吸入气体的加温加湿功能,为维持相应的状态必须进行充分的气道湿化。

44. 气道管理中为什么要重视气道湿化？

人工气道的建立,使危重患者在吸气过程中丧失了上呼吸道对吸入气的加温和加湿功能,只能吸入干燥和温度较低的空气,结果吸入气的湿化和加温功能由气管支气管树黏膜来完成,因气体湿化不足,易引起气管黏膜干燥、分泌物黏稠而形成痰栓,导致多种严重后果,这主要包括:① 黏膜纤毛运动受损;② 黏液的移动受限;③ 气管支气管黏膜上皮发生炎症性改变甚至坏死;④ 黏稠分泌物潴留,进而形成痰痂,严重者可发生气管梗阻;⑤ 细菌易浸润气管黏膜,导致肺部感染;⑥ 黏稠分泌物阻塞小气道,易发生肺不张。由此可见,人工气道的管理中,必须强调给予充分的气道湿化,防止可能发生的不良后果。由于湿化的主要目的是替代上呼吸道的加湿和加温功能,因此,经湿化的气体相对湿度应当达到100%,温度应达到35～37 ℃。

当然,过度加温和湿化也可造成有害的影响,这包括:① 湿化器温度过高,可以引起气道黏膜温度过高或烧伤,导致肺水肿和气道狭窄;② 如果吸入的气体没有加热,但直接经呼吸道给予大量水分,会由于需要蒸发消耗热量而导致体温下降、体液负荷增加、黏膜纤毛的清除功能减退。

45. 气道湿化有哪些适应证和禁忌证？

适应证为:① 未建立人工气道而使用干燥的医疗气体者,如对于吸氧流量超过4L/分钟的;② 建立人工气道者;③ 高热、脱水;④ 呼吸急促或过度通气;⑤ 痰液黏稠或咯痰困难;⑥ 气道高反应,部分原因是由于干冷气体诱发的气道痉挛;⑦ 低体温,尤其是低温冻伤在复温过程中的机械通气患者。

气道湿化无绝对禁忌证。气道分泌物过多且稠厚或血性分泌物时应慎用气道湿化,以免加重气道梗阻,甚至窒息。

46. 保持呼吸道湿化的常用方法有哪些？

(1) 保证充足的液体入量　机械通气时,液体入量应保持每日2 500～3 000 ml。呼吸道湿化尽量以全身不脱水为前提,如果机体液体入量不足,即使呼吸道进行湿化,呼吸道的水分会进入到失水的组织中,呼吸道仍可能处于失水状态,所以,必须补充足够的液体入量。

(2) 加温湿化器 加温湿化器以物理加热的办法为干燥气体提供恰当的温度和充分的湿度,能使湿化后的气体达到 100%的湿度。湿化罐温度的控制应以气管插管或气管切开管处的气体温度达到 37℃ 为准,因此,监测气管插管或气管切开处的气体温度是必要的。湿化加水时,应加无菌的蒸馏水或注射用水,注意整个操作过程保持无菌。管路内凝结的水,若意外地灌进患者的气道,可成为医院感染的来源,因此管内的冷凝水应收集于积水瓶中,并及时清除,也不能使冷凝水流回湿化器。

(3) 湿热交换器 也称人工鼻。该装置放置在"Y"形管与气管导管之间,为被动湿化。工作原理为随温度的变化,携水能力有连续性变化。呼气时,随温度的下降,呼出的水分被截留在人工鼻中;吸气时,温度逐渐升高,人工鼻的水分补充到吸入气体中。优点包括:① 保证黏液纤毛系统运动正常;② 减少热量丧失;③ 保证管路干燥,减少细菌孳生,防止感染的发生;④ 操作简单,可以不需要每日更换,减少如加温湿化器因需加水而多次管路断开导致的交叉感染。但近期研究显示,湿热交换器并不能降低呼吸机相关性肺炎的发生率[10,11]。在有下列情况的患者人工鼻不适用:分泌物黏稠或血性,患者中心体温 <32℃,呼出潮气量 <吸气潮气量的 75%(如气管胸膜瘘等),呼出潮气量 > 10 L/分钟,咯血,撤机困难等。

(4) 雾化器 临床有喷射式雾化器和超声雾化器,通过雾化器将湿化液激发为微粒或雾粒,悬浮在吸入气流中一起进入气道而达到湿化气道的目的。雾化器产生雾粒的量和平均直径的大小,随雾化器种类而不同。

(5) 气道冲洗 常用生理盐水,在吸痰前予 2～5 ml 生理盐水在吸气末注入气道。操作前,先给予纯氧 2～3 分钟,以免造成低氧血症。注入冲洗液后,给予吸痰或配合胸部叩拍,使冲洗液和黏稠的痰液混合震动后再吸出。全天湿化液总量一般不超过 250 ml。

47. 机械通气时人工气道的主动湿化和被动湿化有何不同?

机械通气时的气道湿化包括主动湿化和被动湿化。主动湿化主要指在呼吸机管路内应用加热湿化器进行呼吸气体的加温加湿（包括不含加热导线，含吸气管路加热导线，含吸气呼气双管路加热导线）；被动湿化主要指应用人工鼻（热湿交换器型）吸收患者呼出气的热量和水分进行吸入气体的加温加湿。不论何种湿化，都要求进入气道内的气体温度达到 37℃，相对湿度 100%，以更好地维持气道黏膜完整，纤毛正常运动及气道分泌物的排出，降低呼吸道感染的发生。人工鼻（热湿交换器型）可较好进行加温加湿，与加热型湿化器相比不增加堵管发生率，并可保持远端呼吸机管路的清洁，但可能增加气道阻力、死腔容积及吸气做功，不推荐在慢性呼衰患者尤其是有撤机困难因素的患者应用。有研究认为，人工鼻（热湿交换器型）较加热型湿化器能减少院内获得性肺炎的发生，但近年来多个随机对照临床研究认为，人工鼻与加热型湿化器比较，在呼吸机相关性肺炎的发生率上无明显差异。

48. 气道湿化效果如何判断？

湿化效果应根据患者的自觉症状和监测指标变化来判断，同时应把这些自觉症状和监测指标的变化与病情相结合，防止误判或延误患者的治疗。一般把湿化效果归为以下 3 种：

（1）湿化满意　① 痰液稀薄，能顺利吸出或咯出；② 人工气道内无痰栓；③ 听诊气管内无干鸣音或大量痰鸣音；④ 呼吸通畅，患者安静。

（2）湿化过度　① 痰液过度稀薄，需不断吸引；② 听诊气道内痰鸣音较多；③ 患者频繁咳嗽，烦躁不安，人机对抗；④ 可出现缺氧性紫绀、经皮指脉氧饱和度下降及心率、血压改变等。

（3）湿化不足　痰液黏稠，不易吸出或咯出；听诊气道内有干鸣音；人工气道内可形成痰痂；患者可出现突然的吸气性呼吸困难、烦躁、紫绀及脉搏氧饱和度下降等。

49. 气管插管或气管切开管的拔管指征是什么？

总的说来，当建立人工气道的原发病得到控制时，就有拔除气管插管或气管切开管的指征。与建立人工气道的指征类似，拔管指征也从 4 个方面进行考虑。

（1）引起上呼吸道梗阻的因素已去除　当上呼吸道梗阻的病因缓解后，可考虑拔管，但拔管后应密切观察患者是否在此重新出现上呼吸道梗阻的症状。中枢神经系统受损是引起上呼吸道梗阻的常见原因，中枢神经功能改善将使上呼吸道梗阻改善。

（2）气道保护性反射恢复　气道保护性反射受影响的顺序，从重到轻依次为咽、喉、气道及隆突反射，因此，评价气道保护性反射是否恢复，可观察咽反射是否恢复。带管情况下，如果患者存在吞咽反射（咽反射的表现），则喉、气管及隆突反射应当是正常的，这是安全拔管的前提。

（3）具有呼吸道清洁能力　是否需要气道抽吸清除分泌物，在很大程度上是由患者咳嗽能力决定的。对患者咳嗽能力的评价，可通过观察患者咳嗽的强度、肺活量、最大吸气负压及意识水平来决定。如果患者在带管情况下具有一定咳嗽能力，肺活量接近正常，而且患者能够合作，则拔除人工气道后，患者大多具有气道清洁能力。

（4）已撤离呼吸机　如建立人工气道的主要目的是实施机械通气，又在撤离呼吸机后符合上述条件，则可考虑拔除人工气道。

在此需要说明的是，脱机与拔除人工气道是两回事，部分患者经过治疗后可以脱离呼吸机，但因气道自洁能力差，仍需要人工气道；而另外一部分患者，如慢性阻塞性肺疾病，即使不符合拔管条件，但在感染控制窗内仍可以考虑拔除气管插管，实施有创通气-无创通气序贯脱机。

50. 如何正确地拔除气管插管？

对于有拔除气管插管指征的患者，一旦决定拔管应遵循以下操作过程：

（1）拔管后患者的合作十分重要。拔管前应让患者了解拔管的必要性和安全性，消除患者心理负担，使其充分合作，另须准备好吸氧装置、口腔护理物品、纸巾、雾化装置，必要时备无创通气。

（2）彻底、充分地吸引气道分泌物之后，清除口咽及鼻咽部分泌物，如为带声门下引流的导管，应充分冲洗抽吸声门下引流管；如为普通导管,可通过在气囊放气的同时,通过呼吸机或简易呼吸囊,经人工气道给予较大的潮气量,以期在塌陷的气囊周围形成正压,将潴留的分泌物"冲"到口咽部,再给予吸出,避免误吸。

（3）适当提高吸入氧浓度,增加体内氧贮备。

（4）让患者深呼吸数次或通过简易呼吸囊给予较大潮气量,以鼓肺,复张塌陷肺泡,改善肺不张。

（5）将新的吸痰管置于气管插管远端开口以远 1～2 cm,边抽吸,边气囊放气,并快速拔除气管插管。

（6）采用合适的氧疗措施及口腔护理。

（7）立即评价患者气道是否通畅,有无气道梗阻的症状,有无喘鸣或呼吸困难,鼓励患者做深呼吸。

（8）病情完全稳定前,应给予特别护理。床边应备有急救设备。

另外,为防止声门及声门下水肿,在拔管前可给予肾上腺素雾化吸入或地塞米松雾化吸入或静脉注射。

51. 人工气道拔除后发生喉头水肿应如何处理?

喉头水肿是气管插管拔管后最严重的并发症之一,严重者可危及生命,需要紧急处理。喉头水肿实际上是指声门区域发生水肿。儿童的发生率远高于成人。如能早期认识、早期处理,多数患者不需再插管。

引起喉头水肿的主要原因包括：① 插管及留置期间对声门区域有损伤；② 气管插管内径过大；③ 气管插管护理不当；④ 导管引起的过敏反应。

轻度喉头水肿无症状。当喉头水肿引起声门狭窄,声门截面积小于正常 50% 时,患者出现临床症状,主要表现为吸气期喘鸣、呼吸困难,并进行性加重。由于喉部位于胸腔外,自主呼吸时吸气期声门最为狭窄,所以,患者在吸气期出现喘鸣。一般在气管插管拔除后随即出现症状,水肿在数小时内达到极限,而后逐渐缓解。当然,拔管后无喉头水肿症状立即出现,并不意味着患者就不再会发生喉头水肿,故在拔管后 24 小时内均应警惕。

一旦出现喉头水肿症状,应积极治疗,以防进一步恶化。主要治疗措施包括：① 吸入室温的雾化气体,以保证声门区域充分湿化,同时减轻对黏膜的刺激,减轻毛细血管水肿和充血;② 局部应用血管收缩药物,如麻黄素、肾上腺素雾化吸入或直接喷入咽喉部;③ 静脉注射地塞米松等糖皮质激素类药物,以改善声门水肿,也可局部用药;④ 当上述措施不能奏效或气管梗阻很严重时,应立即重新建立人工气道。

52. 人工气道拔除后发生气管狭窄的主要原因有哪些?

在人工气道(气管插管或气管切开管)建立后 1 周至 2 年期间,均有可能发生气管狭窄。气管狭窄是气管局部损伤愈合过程中,瘢痕组织收缩的结果。有的患者同时伴有气管软化,即气管软骨被破坏,表现为吸气时气管塌陷。气管狭窄的发生部位主要在气囊压迫部位。临床研究调查发现,使用不带气囊的气管切开管,气管狭窄的发生率低于 2%,而使用带气囊的气管切开管时,气管狭窄的发生率可达 5%。机械通气患者的调查发现,气管狭窄发生率为 1%~65%。结果的差异性与研究方法、气管狭窄的诊断标准及研究人群不同等因素有关。一般认为,气管内截面积减少 50% 以上,气管狭窄患者才出现喘鸣、呼吸困难、活动能力下降等临床表现。

气管狭窄的发生部位似乎提示气囊是引起气管狭窄的主要原因,但临床观察及动物实验研究显示,气管狭窄不仅与气囊有关,还与其他许多因素相关。总的来说,是否发生气管狭窄主要与以下因素有关。

(1) 气囊压力过高是导致气管狭窄最重要的因素之一 气囊压力过高可引起气管黏膜水肿、淤血及缺血,进而可能引起黏膜发生糜烂、溃疡。基于这一认识,须强调气囊压力的监测和调整。

(2) 人工气道的维持时间也是引起气管狭窄的因素 人工气道维持的时间越长,气管狭窄的发生率越高、越严重.

(3) 低血压低灌注是导致气管狭窄发生的重要因素 休克或一过性低血压可引起气管黏膜灌注降低,使气囊压迫部位的气管黏膜易发生缺血、坏死,因此,防止并及时纠正休克是防止气管狭窄的重要环节。

(4) 局部感染也是导致气管狭窄的原因之一 建立人工气道的患

者,气管内细菌定植是难以避免的,易继发感染。当然,良好的气道护理可防止急性气管感染发生。调查显示,感染虽然不是气管狭窄的主要原因,但增加气管狭窄的发生率。

(5)人工气道的活动、牵拉或负重等因素也增加气管狭窄的发生率 人工气道的活动、牵拉或负重可导致气管切开窦口周围压力增高及气囊移位,并刺激气管黏膜,结果气管黏膜易发生缺血坏死。可见有必要采取措施,适当固定人工气道,可采用支撑架托住气管插管或气管切开管,同时支撑架需要有一定的活动度,患者头颈部移动时人工气道不致被牵拉。

(6)人工气道对人体组织的毒性作用也可能与气管狭窄有关 如人工气道的组织相容性不佳,则可能造成周围气管组织发生炎症反应。

针对上述导致气管狭窄的原因,应采取相应的对策,以防止气管狭窄的发生。

(三) 胸部物理治疗

53. 胸部物理治疗的主要目的和主要手段是什么?

胸部物理治疗是防止肺部并发症、改善急(慢)性肺疾病患者肺功能的物理治疗技术,是临床危重患者呼吸治疗的主要内容之一。胸部物理治疗在国际上应用普遍,在我国近年来也受到广泛重视。由于不同的胸部物理治疗技术的目的、指征及注意事项不同,危重病医学专业医师及呼吸治疗师必须熟悉各种治疗手段的指征以及对气道清洁和通气的影响,还必须了解操作方法和治疗强度。

胸部物理治疗主要目的包括:① 防止气道分泌物潴留,促进分泌物清除;② 改善肺脏的通气/血流分布,提高患者呼吸效能;③ 通过功能锻炼,改善心肺功能贮备。

胸部物理治疗手段主要分两类:① 促进气道清洁的技术,包括体位引流、胸部叩击、胸部震颤、刺激咳嗽等;② 增强患者呼吸效能的技术,深吸气锻炼和刺激性肺量计。不同技术具有不同的目的和指征,应用时应予以注意。

54. 体位引流的目的是什么？实施时应注意哪些问题？

体位引流是胸部物理治疗的重要手段之一,其主要目的:① 促进气道分泌物清除。危重病患者气道黏膜纤毛的运动降低,清除分泌物能力下降,是导致气道分泌物潴留的主要原因之一。体位引流是利用重力作用,促进分泌物流动,有利于分泌物排出。② 改善肺内通气/血流分布,这一作用常常被忽视。由于受重力作用,肺脏下垂部位的血流分布增多,同时下垂部位分泌物引流困难,易发生感染或不张,使局部通气减少,结果导致下垂部位通气/血流比例严重失调,是引起低氧血症的常见原因。体位引流可促进下垂部位分泌物清除,同时体位的改变可使下垂部位转变为非下垂部位,最终可导致通气/血流比例改善,有利于改善低氧血症。

对于正常气道清洁功能受损、气道分泌物潴留的患者,有指征实施体位引流。常见疾病包括支气管炎、慢性阻塞性肺疾病、急性肺不张、肺脓肿、肺炎、囊性纤维化等疾病,接受机械通气的患者亦有指征进行体位引流。当然,对于肺脓肿的体位引流应特别注意,引流时应防止引流出的脓液污染健侧肺支气管。另外,患侧引流后,对健侧应做常规引流,以减少污染的机会。胸腔积脓的患者应避免体位引流,因体位改变可能导致脓液在胸腔扩散,并有可能感染健侧胸腔。

体位引流应根据肺部病变部位,决定应采取的体位。下肺病变时,为引流下叶支气管,应采取仰卧、头低脚高位;上叶病变,应采用半坐位引流;右中叶或左舌叶病变,需采用侧卧位。

体位引流应注意以下问题:① 对于危重患者,体位改变可能影响循环,循环极不稳定的患者应避免;② 采取头低脚高位进行体位引流时,头部静脉回流阻力增加,可使颅内压增高,颅脑术后患者及有颅内高压的患者,应避免做头低脚高位的引流;③ 体位引流可增加缝合切口的张力,因此,对于做植皮和脊柱手术的患者应特别注意。

55. 如何做胸部叩击和胸部震颤？

胸部叩击和胸部震颤都是促进气道清洁的重要手段,常常与体位引流等手段一起应用。胸部叩击是将双手指并拢,手掌呈杯状,然后双手交替对胸部病变部位进行节律性叩击。叩击时产生的压缩空气释放机械能,通过胸壁传导至肺部。理论上,传导至肺部的能量能够促进粘附于气管壁的痰液有所松动,并有利于分泌物向外移动。

对于发生恶性肿瘤骨转移、有全身出血倾向、脓胸未引流的患者以及易发生骨折的高龄患者,胸部叩击为相对禁忌。即使必须进行胸部叩击,也须特别慎重。

胸部震颤是将手掌放在患者胸部表面,操作者肩部和手掌快速、小幅度地颤动,并沿肋骨方向轻轻地压迫患者胸部,震颤频率可高达每分钟 200 次以上。胸部震颤应在患者呼气时进行。胸部震颤主要促进痰液活动和清除,同时呼气时按压胸部促使肺内气体呼出。对于自主呼吸的患者,实施胸部震颤应要求患者深呼吸。对于机械通气的患者,可用手动呼吸机给予患者大潮气量的同时,进行胸部震颤。大潮气量可促进支气管肺扩张或膨胀,治疗效果更佳。胸部震颤应与胸部叩击等措施一起应用。

56. 如何评价胸部物理治疗的疗效?

患者接受胸部物理治疗后,应对治疗效果进行评估。

(1) 观察痰液性状往往能对疗效评价提供重要资料　胸部物理治疗后,痰量改变大约滞后 24 小时,因此,需在治疗后 24 小时对痰液进行评价。正常情况下,痰液为白色、半透明的液体。观察痰液颜色和黏稠度等性状的改变有重要临床价值。当痰液中有大量白细胞或脓细胞时,痰液呈黄色。出现绿色痰液,提示痰液在肺内潴留时间较长,与蛋白酶酶解黏肽有关。如绿痰伴有腐臭味,则提示假单胞菌感染。出现棕色痰液与陈旧性血液有关,而红色痰液提示新鲜出血。另外,应注意痰液的显微镜下改变,是否有白细胞、红细胞,痰液染色观察是否有细胞内细菌存在。

(2) 肺部听诊是评价胸部物理治疗效果的客观方法之一　物理治疗前,注意湿啰音、干啰音及哮鸣音出现的部位及程度,治疗后的变化可评价疗效。胸部物理治疗前后,注意肺部听诊是很有必要的。

(3) 观察患者呼吸功的改变也可评价胸部物理治疗的疗效　当痰液潴留时,往往引起患者呼吸困难及呼吸功增加,具体表现为动用呼吸辅助肌、胸腹部呼吸运动不同步或矛盾运动。治疗后如分泌物被有效清除,则上述表现可缓解。

（4）测定动脉血气有助于评价疗效　胸部物理治疗后,如动脉血气改善,则提示治疗有效。当然,由于动脉血气是心肺状况的综合反映,动脉血气无改善并不说明物理治疗无效。

（杨从山　邱海波）

参考文献

1. Dodek P, Keenan S, Cook D, et al. Evidence-based clinical practice guideline for the prevention of ventilator-associatied pneumonia. Ann Intern Med, 2004, 141: 305 - 313.

2. American Thoracic Society Documents: Guidelines for the management of adults with hospital-acquired, ventilator-associated, and healthcare-associated pneumonia. Am J Respir Crit Care Med, 2005, 171: 388 - 416.

3. Bacchetta MD, Girardi LN, Southard EJ, et al. Comparison of open versus bedside percutaneous dilatational tracheostomy in the cardiothoracic surgical patient: outcomes and financial analysis. Ann Thorac Surg, 2005, 79: 1879 - 1885.

4. Kluge S, Meyer A, Baumann HJ, et al. Percutaneous tracheostomy is safe in patients with severe thrombocytopenia. Chest, 2004, 126: 547 - 551.

5. Nun AB, Altman E, Best LA, et al. Emergency percutaneous tracheostomy in trauma patients: an early experience. Ann Thorac Surg, 2004, 77: 1045.

6. Nun AB, Altman E, Best LA. Extended indications for percutaneous tracheostomy. Ann Thorac Surg, 2005, 80: 1276 - 1279.

7. Blot F, Melot C. Indications, Timing, and techniques of tracheostomy in 152 French ICUs. Chest, 2005, 127: 1347 - 1352.

8. Griffiths J, Barber VS, Morgan L, et al. Systematic review and meta-analysis of studies of the timing of tracheostomy in adult patients undergoing artificial ventilation. BMJ, 2005, 330: 1243.

9. Gujadhur R, Helme BW, Sanni A, et al. Continuous subglottic suction is effective for prevention of ventilator associated pneumonia. Interactive CardioVascular and Thoracic Surgery, 2005, 4: 110 - 115.

10. Lacherade JC, Auburtin M, Cerf C, et al. Impact of humidification systems on

ventilator-associated pneumonia: A randomized multicenter trial. Am J Respir Crit Care Med，2005，172：1276－1282.

11. Lorente L，lecuona M，Jimenez A，et al. Ventilator-associated pneumonia using a heated humidifier or a heat and moisture exchanger: A randomized controlled trial. Crit Care，2006，10：R116.

12. Michael Z，Rolando B. Tracheostomy in the critically ill patient: who，when，and how? Clin Pul Med，2006，13：111－120.

第十章

机械通气与撤机

一、前沿学术综述

急性呼吸衰竭是以低氧血症为特征的急性起病的呼吸衰竭,是威胁危重病人生命的常见危重症。20 世纪 50 年代以来,机械通气逐渐成为急性呼吸衰竭最重要的支持治疗手段。

1. 机械通气的生理与临床目标

机械通气的临床应用中,往往存在两个突出问题,一是过分强调机械通气的指征,而有关指征又局限于呼吸生理指标,对于危重病人来说,难以确定恰当的机械通气时机,使不少患者痛失早期治疗的有利时机,这在严重急性呼吸综合征(SARS)呼吸衰竭的处理上表现得尤为突出;二是机械通气的目的不明确,导致治疗缺乏个体化,使机械通气未能获得积极的疗效。因此,合理的机械通气首先必须明确机械通气的目标。明确有创机械通气的生理和临床目标,既有助于解决指征问题,以免延误治疗,同时又能使机械通气治疗实现个体化,获得最佳疗效。机械通气的生理目标主要包括[1,2]:

(1) 改善或维持动脉氧合 改善低氧血症,提高氧输送是机械通气最重要的生理目标。吸入氧浓度适当条件下,动脉血氧饱和度>90%或动脉氧分压>60 mmHg(1 mmHg=0.133 kPa)是保证氧输送的前提。由于组织氧输送是由动脉血氧饱和度(或动脉血氧分压)、血红蛋白浓度和心输出量共同决定,过分强调动脉氧分压达到正常水平对机体并无益处。

(2) 支持肺泡通气 使肺泡通气量达到正常水平,将动脉二氧化碳分压水平维持在基本正常的范围内,是机械通气的基本生理目标之一。但对于颅内高压患者,往往需要提高肺泡通气量,使动脉二氧化碳分压低于正常以降低颅内压;对于 ARDS 患者,由于肺泡容积明显减少,为防止呼吸机相关性肺损伤,需采用小潮气量,允许动脉二氧化碳分压有所升高。

（3）维持或增加肺容积　维持或增加肺容积是机械通气中常被忽视的生理目标。肺泡容积明显减少主要见于肺不张、ARDS、肺部感染、肺水肿等,是患者出现呼吸窘迫、低氧血症和肺顺应性明显降低的主要原因。通过应用控制性肺膨胀、间歇性高水平呼气末正压(PEEP)、叹息、俯卧位通气等肺泡复张手段,可明显增加呼气末肺泡容积(功能残气量),改善呼吸窘迫和低氧血症。

（4）减少呼吸功　机械通气替代患者呼吸肌肉做功,降低呼吸肌氧耗,有助于改善其他重要器官或组织的氧供。正常情况下,呼吸肌氧需占全身氧需的 $1\%\sim3\%$,呼吸困难或呼吸窘迫时,氧需骤增,使得氧需增加到全身氧需的 $20\%\sim50\%$。呼吸氧需的明显增加,势必造成其他器官的缺氧,可能导致或加重多器官功能障碍综合征(MODS),上消化道出血常常是发生 MODS 的先兆。及时的机械通气治疗,改善呼吸困难,能明显降低呼吸肌氧需,防止 MODS。

强调机械通气的生理目标无疑是很重要的,但机械通气的临床目标对机械通气的指导更直接、更具可操作性。临床目标主要包括:① 纠正低氧血症,通过改善肺泡通气量、增加功能残气量、降低氧耗,可纠正低氧血症和组织缺氧;② 纠正急性呼吸性酸中毒,但动脉二氧化碳分压并非一定要降至正常水平;③ 缓解呼吸窘迫,缓解缺氧和二氧化碳潴留引起的呼吸窘迫;④ 防止或改善肺不张;⑤ 防止或改善呼吸肌疲劳;⑥ 保证镇静剂和肌松剂使用的安全性;⑦ 减少全身和心肌氧耗;⑧ 降低颅内压,通过控制性的过度通气,降低颅内压;⑨ 促进胸壁的稳定,胸壁完整性受损的情况下,机械通气可促进胸壁稳定,维持通气和肺膨胀[1,2]。

2. 机械通气实施中遵循的原则

（1）个体化原则　不同疾病和不同病程,机械通气的设置应有所不同。随病情改变,也需随时调整机械通气的支持条件。重度 ARDS

肺容积明显降低,需要采用小潮气量,即允许性高碳酸血症。对于轻度 ARDS 患者,肺容积接近正常,可采用接近正常的潮气量[3]。

(2)氧输送原则 机械通气的根本目的是保证全身氧输送,改善组织缺氧。因此,单纯强调提高动脉氧分压是片面的。过高的通气条件干扰循环,使动脉氧分压的提高以心排出量下降为代价,则降低氧输送,加重组织缺氧,将使呼吸治疗得不偿失。血流动力学监测及氧输送监测对机械通气的重症患者是非常必要的。

(3)肺保护原则 机械通气不当可引起呼吸机相关性肺损伤等严重并发症,不但可加重肺损伤,而且也可导致正常肺组织损伤。因此,机械通气时坚持肺保护原则就显得很重要。不应把正常生理指标作为机械通气的目标,如 ARDS 肺容积明显减少,应采取允许性高碳酸血症的通气策略,为防止肺泡跨壁压过高,应保证气道平台压力低于 35 cm H_2O(1 cm H_2O = 0.098 kPa),防止呼吸机相关性肺损伤[4]。

(4)动态监测原则 机械通气过程中,应动态监测潮气量、气道压力、呼吸频率、分钟通气量、PEEP 及内源性 PEEP 等呼吸生理参数。气体闭陷或内源性 PEEP 导致的动态肺过度充气常见于哮喘、慢支等气道阻塞患者,常被忽视。监测内源性 PEEP,才有可能及时发现和防止动态肺过度充气,避免其不良影响。监测上述参数的同时,应监测经皮血氧饱和度(SpO_2)、呼气末二氧化碳等,确保机械通气能够有效的改善通气和换气功能。

(5)MODS 防治原则 机械通气不当不但可加重肺损伤,而且可引起或加重肺外的多器官功能衰竭(即 MODS)。以往认为,机械通气对肺外器官的影响主要与循环干扰有关。一般情况下,机械通气对循环功能的影响不明显,但对于血容量明显不足或休克的患者,正压通气对循环具有一定抑制作用。表现为静脉回心血量减少和心输出量降低,导致循环更不稳定和肠道等内脏器官灌注降低。当然,影响程度与机械通气条件和患者代偿能力等因素有关[2]。

近年来,ARDS 机械通气研究结果令人瞩目,使机械通气对急性呼吸衰竭的治疗影响从肺部扩展到全身各器官,特别是注意到不适当的机械通气激活和放大肺部炎症反应,并导致炎症介质向循环系统移位,可能导致或加重 MODS。10 年前我们就注意到,仅有 13% 的 ARDS 死于呼吸衰竭,而绝大多数患者死于肺外器官衰竭或 MODS,但机制不清楚。目前基本证实,以大潮气量和低 PEEP 为特征的传统机械通气策略,不但明显加重 ARDS 肺部炎症反应,而且可导致正常肺组织中炎症细胞激活和炎症介质释放,肺泡和间质中炎症介质和毒素向毛细血管移位,介导或加重 MODS[5]。可见,不合理的机械通气治疗可使 ARDS 向 MODS 发展,增加 ARDS 病死率,这一认识是近 10 年来急性呼吸衰竭机械通气治疗的最显著的进步。

更令人兴奋的是,最近美国国立卫生研究所(NIH)组织的多中心随机研究显示,与传统大潮气量(11.8 ml/kg)比较,小潮气量(6.2 ml/kg)+最佳 PEEP 明显缩短 ARDS 患者机械通气时间,而且病死率显著降低(分别为 39.8% 和 31.0%)[6]。Villar 的研究进一步证实了肺保护性通气可降低 ARDS 的病死率[5]。这一结果标志着 ARDS 治疗策略的根本性突破。应用小潮气量+最佳 PEEP 为主要内容的肺保护性通气策略,不仅是重要的肺支持性治疗措施,也成为 ARDS 病因性治疗及 MODS 防治的重要手段。可见,采用适当的机械通气策略,防止呼吸机相关性肺损伤及其介导的全身炎症反应,进而防止 MODS,是机械通气实施中必须重视的问题。

3. 机械通气模式选择

(1)压力控制与容量控制的选择 容量控制通气和压力控制通气都是常用的控制通气模式,均为时间切换。潮气量稳定,但也有局限性:① 恒速气流,吸气早期的流速不足,使患者感觉"空气饥饿",需额外做功,自主呼吸较强的患者尤为突出;② 控制通气,清醒患者常不耐受,需镇静剂使患者与呼吸机同步;③ 气道阻力升高或胸肺顺应性降低时,气道峰值压力和平台压力升高,易导致气压伤。

压力控制通气采用减速气流,较符合生理需要,降低吸气早期的呼吸功,同时吸气早期流速较高,有助于使塌陷肺泡复张。气道压力能够限制在一定范围,减少气压伤发生。但压力控制通气潮气量不稳定,潮气量不仅与压力控制通气压力有关,还与胸肺顺应性和气道阻力有关,应用压力控制通气时应持续监测潮气量。对于气道阻力和顺应性不稳定的患者,宜采用控制通气;而对于吸气流速要求较高的患者,以及容易发生气压伤,需要限制气道压力的患者(如ARDS),应采用压力控制通气。

(2)反比通气中压力和容量控制模式的选择 生理状态时,吸气时间较呼气时间长,通常吸呼比为1:1.5~1:3。反比通气是延长吸气时间的一种通气方式,吸气时间较呼气时间长,通常吸呼比为1~2:1,最高可达4:1。反比通气通过延长吸气时间,提高平均气道压力,促进肺泡复张,同时呼气时间缩短,产生内源性PEEP,有利于增加功能残气量,改善低氧血症。

反比通气包括压力控制反比通气和容量控制反比通气。治疗严重低氧血症的急性呼吸衰竭时是否应采用反比通气,以及应采用压力控制反比通气还是容量控制反比通气,一直存在争议。以往认为压力控制反比通气优于容量控制反比通气,可避免气道峰值压过高而防止气压伤,同时吸气时间延长而产生内源性PEEP,明显改善氧合。但临床和实验研究显示,与传统的控制通气或压力控制通气相比,压力控制反比通气明显改善ARDS低氧血症。但若测定内源性PEEP,调整外源性PEEP,使总PEEP水平和潮气量等相同时,压力控制反比通气/容量控制反比通气与压力控制通气或容量控制通气在改善氧合方面并无明显优势,而且压力控制反比通气与容量控制反比通气也无明显差异。以往研究中反比通气改善氧合优于正比通气,可能与反比通气导致内源性PEEP,加上外源性PEEP,使总PEEP水平提高有关。如未监测内源性PEEP,则造成反比通气改善氧合的假象。说明反比通气改善氧合并不优于正比通气,其关键在于总PEEP水平是否适当。

(3)气道双相正压通气 气道双相正压通气是一种定时改变持续气道内正压水平的系统,呼吸机按照预设的两种不同压力水平进行通气。气道压力在高压与低压之间周期性地转换,存在自主呼吸的患者,自主呼吸可在双压力水平上进行[7]。

气道双相正压通气包括了从压力控制通气到自主呼吸或持续气道内正压通气各种不同辅助程度的通气模式。无自主呼吸时,气道双相正压通气实际上就是压力控制通气,如果高压时间比低压时间长,则为压力控制反比通气;有自主呼吸时,自主呼吸可在高、低压两个水平上进行,其中高压水平的自主呼吸相当于持续气道内正压通气,当设置压力支持通气时,在低压水平上按压力支持通气的压力水平给予支持,保持了自主呼吸,减少了人机对抗。当高压与低压水平相同时,即持续气道内正压通气。

与容量控制反比通气比较,气道双相正压通气能够更好的改善氧合和肺内分流,而且具有较低的平均气道压力,全身氧输送略有升高。气道双相正压通气具有明显的优势:① 平均气道压力低,防止气压伤;② 保持不同水平的持续气道内正压通气,可有效促进塌陷肺泡复张,改善氧合;③ 双相压力和时间可随意调整,包括了不同辅助程度的通气模式,使用范围广;④ 通气系统完全开放,高压与低压水平均可进行自主呼吸,循环干扰小,而且人机对抗少,有利于呼吸肌功能锻炼和撤机。目前认为气道双相正压通气是实施肺保护性通气的最佳模式之一。

4. 机械通气的参数设置

(1) PEEP 的设置　PEEP 通过呼气末肺泡内正压的支持作用防止肺泡塌陷,改善气体交换。其效应与 PEEP 水平密切相关。最佳 PEEP 可以消除塌陷肺泡反复复张产生的剪切力,减轻肺损伤,同时增加功能残气量,改善通气/血流比例,从而改善低氧血症。

选择最佳 PEEP,既可防止呼气末肺泡萎陷,又能避免肺泡过度膨胀。静态压力-容积曲线低位转折点法和最大氧输送法是 ARDS 选择最佳 PEEP 常用的临床方法,但实用性均较差。最近应用低流速法(<8 L/分钟)测定动态肺压力-容积曲线,获得准静态压力-容积曲线,与静态压力-容积曲线高度相关,使床边选择最佳 PEEP 成为可能。一般以高于准静态压力-容积曲线低位转折点压力 $2\sim3$ cm H_2O 作为最佳 PEEP。对于胸部或上腹部手术患者,术后采用 $3\sim5$ cm H_2O 的 PEEP,有助于防止肺不张和低氧血症。

(2) 潮气量设置　容量控制通气时,潮气量设置的目标是保证足够的通气,并使患者较为舒适。成人潮气量一般为 $8\sim12$ ml/kg。应考虑胸肺顺应性、气道阻力、氧合状态、通气功能和发生气压伤的危险性。气压伤等呼吸机相关性肺损伤与潮气量过大或气道压力过高有关。设置潮气量一般要求气道平台压力不超过 $30\sim35$ cm H_2O。

(3) 压力上升时间的调整　以往应用压力支持通气或压力控制通气时,吸气压力上升速度不能根据患者需要进行调整。近年来,一些新型呼吸机能够对吸气压力上升时间进行调整。一般来说,压力上升时间越短,呼吸机提供的气流流速越大。研究显示,压力上升时间越短,吸气峰值流速越大,明显降低呼吸功。与长压力上升时间(40%吸气时间)比较,采用最短压力上升时间时,压力支持通气 5 和 15 cm H_2O 的吸气做功分别降低 23%和 38%,但对潮气量和呼吸频率无明显影响。对慢性阻塞性肺疾病急性发作患者,较短的吸气压力上升时间同样能明显降低吸气做功。因此,若需进一步降低呼吸功,可将吸气压力上升时间缩短。

(4) 呼气灵敏度　呼气灵敏度是吸气向呼气切换的灵敏度。一般认为,当呼吸机管道有微量漏气时,将呼气灵敏度调高可防止吸气过长。与 40%峰值流速的呼气灵敏度比较,5%峰值流速呼气灵敏度时吸气时间明显延长,呼吸频率降低,潮气量增加,但呼吸功和吸气峰值流速无明显变化。因此,对于需降低呼吸频率、增加潮气量的患者,可适当降低呼气灵敏度,而需减少吸气时间的患者,可适当提高呼气灵敏度。

(5) 气管插管补偿　辅助通气时,患者不但需克服自身负荷做功,还需克服气管插管及呼吸机等器械阻力而额外做功,即附加功。附加功使总呼吸功明显增加,患者易出现呼吸速等脱机困难假象。气管插管补偿理论上能够完全克服气管插管的附加阻力,使患者只需克服自身的呼吸负荷。气管插管补偿对附加功的降低程度是其效率的主要决定因素[7]。近来的研究表明,呼吸机补偿比例 100%前提下,气管插管附加阻力的补偿并不能达到 100%。一般情况下,气管插管补偿只能补偿 50%～68%的吸气附加阻力,1%～26%的呼气附加阻力。虽然气管插管补偿能够一定程度的降低附加阻力,但不能完全补偿,需对其客观评价。

二、临 床 问 题

（一）机械通气的指征与对器官功能的影响

1. 出现哪些情况应考虑开始机械通气治疗？

在出现较为严重的呼吸功能障碍时，应考虑机械通气。如果实施机械通气过晚，患者会因严重低氧和二氧化碳潴留而出现多脏器功能受损，此时机械通气的疗效显著降低。因此，机械通气宜早实施。符合下述条件应实施机械通气：① 经积极治疗后病情仍继续恶化；② 意识障碍；③ 呼吸形式严重异常，如呼吸频率＞35～40 次/分钟或＜6～8 次/分钟，或呼吸节律异常，或自主呼吸微弱或消失；④ 血气分析提示严重通气和（或）氧合障碍：动脉血氧分压＜50 mmHg，尤其是充分氧疗后仍＜50 mmHg；⑤ 动脉血二氧化碳分压进行性升高；⑥ pH 动态下降。

从呼吸生理指标来看，符合以下任何 1 项时，即需开始机械通气治疗：① 自主呼吸频率高于正常 3 倍或低于正常 1/3；② 潮气量低于正常 1/3；③ 生理死腔通气量/潮气量高于 60%；④ 肺活量低于 10～15 ml/kg；⑤ 动脉血二氧化碳分压高于 50 mmHg（慢性阻塞性肺病除外），并且有继续升高的趋势或出现精神症状；⑥ 动脉血氧分压低于正常的 1/3，或肺泡动脉氧分压差＞50 mmHg（吸空气者）或＞300 mmHg（吸纯氧）；⑦ 最大吸气负压低于 25 cm H_2O。这些指标虽然是很重要的，但患者是否需要机械通气治疗，关键还要根据患者的病情结合医师的临床经验来综合判断。

2. 机械通气有哪些禁忌证？

一般认为，机械通气没有绝对禁忌证，但有一些特殊疾病，应首先做必要的处理才能进行机械通气，或需采用特殊机械通气手段，否则可能会给患者带来不良影响。因此，对于这些特殊疾病，可归结为机械通气的相对禁忌证，以提醒临床医师采取适当的处理手段。这类疾病主要包括：

（1）张力性气胸或气胸　气胸患者接受机械通气治疗,易发生张力性气胸,而张力性气胸患者如接受机械通气治疗,则病情会进一步恶化。因此,这类患者在接受机械通气前或同时,必须采取胸腔闭式引流。

（2）大咯血或严重误吸引起的窒息性呼吸衰竭　大咯血或严重误吸引起的窒息,不宜立即用呼吸机进行正压通气,因为气道被血块或误吸物阻塞,正压通气会把血块或误吸物压入小支气管而易发生肺不张,对以后的治疗和恢复不利。应首先采取措施,将血块或误吸物清除,再进行正压通气。当然,不能一味地强调清除血块或误吸物而导致患者通气不足和缺氧,在清除误吸物的同时,应保证供氧。

（3）伴肺大疱的呼吸衰竭　肺大疱患者接受机械通气时,大疱内压力可升高而引起大疱破裂,引起张力性气胸。这类患者使用呼吸机时应注意患者肺大疱的程度、范围及是否有气胸病史,正压通气的压力应尽可能低,而且在机械通气过程中,应密切注意观察患者生命体征和肺部体征,以防发生气胸。一旦发生气胸,应立即进行胸腔闭式引流。

（4）严重心衰继发性的呼吸衰竭　目前认为严重心衰患者如并发呼吸衰竭,也应实施机械通气,但机械通气有可能影响心脏前后负荷,因此需要选择适当的机械通气模式,将机械通气对循环的影响降到最低限度,并密切观察循环的改变,必要时应持续监测血流动力学变化。

3. 机械通气对循环功能有何影响？

机械通气对循环功能的影响程度与机械通气条件和患者代偿能力等多方面因素有关。机械通气对循环的影响主要取决于以下两个因素：

（1）胸内压力升高　机械通气使胸腔内压升高,导致静脉回流减少,心脏前负荷降低,其综合效应往往是心输出量降低,血压降低。血管容量相对不足或对前负荷较依赖的患者尤为突出。常在机械通气开始时、增加呼气末正压水平或延长吸气时间时出现血压降低,快速输液或通过调整通气模式降低胸腔内压,多能使低血压改善。另外,由于机械通气使患者胸腔内压力与胸腔外的压力差增大,导致心脏后负荷降低。对于某些充血性心衰患者,机械通气一方面可降低前负荷,同时又可降低后负荷,可见,机械通气有助于改善这类患者的心功能。

(2)肺血管阻力升高 当肺容积接近功能残气量时,肺血管阻力最低。肺容积高于功能残气量(见于肺过度膨胀)或低于功能残气量(见于肺萎陷),均可导致肺血管阻力增加。如采用通气模式适当,既可使塌陷的肺泡复张,又能避免肺泡过度膨胀,则可能使肺血管阻力降低;否则,可导致肺血管阻力增加、肺动脉压力升高、右室压力升高,影响右室功能,同时,由于左心室充盈不足,结果导致室间隔左偏,又损害左心室功能。对于存在肺动脉高压或右心室功能不全的患者,上述情况尤为突出。

4. 机械通气对重症患者肾功能有什么影响?

缺氧可引起肾功能损害,经机械通气治疗,纠正缺氧后,肾功能损害可好转。但机械通气对肾脏功能有明显影响,主要表现为以下两方面:

(1)水钠潴留 机械通气引起患者胸腔内压力升高,使静脉回流减少,刺激心房的容量感受器,导致抗利尿激素释放增加,致肾脏集合管对水的重吸收增加,导致机体水钠潴留。

(2)肾脏灌注减少 机械通气导致静脉回流减少,使心脏前负荷降低,而肺血管阻力增加,又使右心后负荷增加,结果导致心排出量降低,导致肾脏血流灌注减少。

对于肾脏功能不全的患者或肾脏灌注已明显减少的患者,实施机械通气时,应注意机械通气的上述影响,避免肾脏功能的恶化。

5. 机械通气对中枢神经系统功能有何影响?

机械通气主要通过影响动脉血二氧化碳分压和颈内静脉回流而影响中枢神经系统功能。脑动脉血管对动脉血二氧化碳敏感,当通气过度引起动脉血二氧化碳分压低于正常时,可引起脑动脉血管痉挛,使脑血流量减少。当动脉血二氧化碳分压低于 20 mmHg 时,脑血流量可减少 60%,因此,短时的过度通气使动脉血二氧化碳分压低于正常,有助于暂时性地改善脑水肿、降低颅内压,可作为颅高压患者的临时性应急治疗措施。当然,长时间过度通气,脑血流持续降低,可加重脑组织缺血缺氧,加重脑损伤。

当机械通气引起患者通气不足时,动脉血二氧化碳分压升高,结果可引起脑血管扩张,脑血流增加,可引起或加重脑水肿,使颅内压增高。

机械通气引起胸腔内压升高,特别是应用呼气末正压(PEEP)时,胸腔压力增加更为明显,可导致颈内静脉回流障碍,亦增加颅内压。因此,脑血管意外的患者及颅脑手术后的患者接受机械通气治疗时,应特别注意通气量和 PEEP 的调节。

(二)机械通气的参数设置和模式选择

6. 重症患者接受机械通气应注意的基本问题有哪些?

应用机械通气主要应注意以下原则:

(1)呼吸机条件的设置必须与病情相结合。不同疾病、不同病程,机械通气的模式和设置应有所不同,随病情改变,随时调整机械通气的支持条件。

(2)机械通气可引起多种并发症或不良影响,机械通气应用不当时尤为突出,因此,应采取相应措施,减少机械通气相关的并发症或不良影响。

(3)不应把正常生理指标作为机械通气的目标。一般把患者平素的呼吸状况作为机械通气的目标。对于 ARDS 患者为避免气压伤,甚至可允许动脉血二氧化碳分压高于正常,而不把动脉血二氧化碳分压接近正常水平作为机械通气的目标。

(4)肺泡过度膨胀、肺泡跨壁压过高是导致气压伤的重要原因,应采取措施防止肺泡跨壁压过高。一般认为,吸气末气道压力即平台压力,可作为估计肺泡跨壁压的临床指标,气道平台压>35 cm H_2O 易导致气压伤,其肺损害程度远超过吸入高浓度氧。因此,避免气道平台压>35 cm H_2O 是十分必要的。

(5)气体闭陷或内源性呼气末正压(PEEP)等导致的动态肺过度充气常见于气道阻塞患者,但往往被忽视,临床必须关注这一问题,测定内源性 PEEP,才有可能及时发现和防止动态肺过度充气,避免其不良影响。

（6）纠正低氧血症是机械通气的首要任务之一，但其根本目的是保证全身氧输送，改善组织缺氧。因此，单纯强调提高动脉氧分压是片面的，过高通气条件则干扰循环，使动脉氧分压的提高以心排出量下降为代价，继而降低氧输送，加重组织缺氧，使呼吸治疗得不偿失。肺动脉漂浮导管监测血流动力学及氧输送监测对机械通气的重症患者有时是非常必要的。

7. 重症患者接受机械通气治疗的主要准备工作和基本步骤有哪些?

对于准备接受机械通气的患者，应按以下步骤作准备工作：

（1）首先明确患者是否具有机械通气的指征。

（2）如具有机械通气指征，那么就要判断患者是否具有机械通气的相对禁忌证并进行必要处理。

（3）根据病情确定患者需要控制呼吸或是辅助呼吸。对于呼吸完全停止或虽存在自主呼吸，但自主呼吸不能维持氧合者，应采用控制通气，主要包括容量控制通气和压力控制通气以及高频通气等；对于存在自主呼吸，但通气量不足或氧合部分障碍的患者，可采用辅助通气，视病情不同，可分别采用同步间歇指令通气、同步间歇指令通气＋压力支持通气、容量支持通气、分钟指令通气、压力支持通气、持续气道内正压等。

（4）确定机械通气的每分通气量。一般情况下，按 $8\sim10$ ml/kg 计算预设潮气量和每分通气量，动脉血二氧化碳分压维持在 40 mmHg 左右。但每分通气量的设置应考虑到患者肺部疾病情况。严重 ARDS 患者，为防止气压伤，应降低每分通气量，允许动脉血二氧化碳分压高于 40 mmHg（允许性高碳酸血症）。慢性阻塞性肺疾病患者，每分通气量亦应降低，但目的是为了防止肺大疱破裂而引起气胸；另外，患者的代谢情况也影响每分通气量的调整，术后高代谢患者，二氧化碳生成量较大，需适当增加每分通气量，而低温体外循环术后患者，复温阶段的代谢率很低，应降低每分通气量，不过，复温后代谢率又可能高于正常，则需将每分通气量调高。

(5) 根据预设的每分通气量和患者情况,设置呼吸频率、潮气量和吸呼比。部分呼吸机还需调整吸气流速和气流模式。

(6) 确定呼气末正压(PEEP)水平,外科术后患者具有急性肺损伤的危险因素,应常规加用低水平 PEEP。严重低氧血症患者,应根据病情,采用适当水平的 PEEP。PEEP 的调节原则是从小到大,逐步增加,每次增加 $2\sim3$ cm H_2O,以避免干扰循环。

(7) 调节触发灵敏度,根据患者病情决定是否需要患者触发。对于需要触发呼吸的患者,一般将触发灵敏度设置在 2 cm H_2O 或 2 L/分。

(8) 确定吸入氧浓度,初始机械通气时,由于患者氧合情况不明,设置 100% 纯氧,一旦确定患者动脉血氧饱和度在可接受的范围,应尽快降低吸入氧浓度,并根据动脉血氧分压,调整吸入氧浓度。吸入氧浓度不宜超过 50%～60%。

(9) 设定气道压力、每分通气量、吸入氧浓度的报警限,气道峰值压力的报警上限应维持在气道峰值压力之上 $5\sim10$ cm H_2O,但一般不应高于 $35\sim45$ cm H_2O。每分通气量的报警范围应设置在预设水平±15%范围内。吸入氧浓度的报警范围应设置在预设水平±5%的范围内。

(10) 检查湿化器是否加水、是否打开,温度是否适当设置。

(11) 将呼吸机与模拟肺连接,检查呼吸机是否正常工作,管道是否漏气。

完成以上设置和准备后,才可将呼吸机与患者相连,而且与患者连接后,应密切注意患者呼吸情况和呼吸机监测指标,并综合动脉血气随时调节呼吸机参数。

8. 呼吸机的潮气量如何设置?

潮气量的设定是机械通气时首先要考虑的问题。容量控制通气时,潮气量设置的目标是保证足够的通气,并使患者较为舒适。成人潮气量一般为 $5\sim15$ ml/kg,$8\sim10$ ml/kg 是最常用的范围。潮气量大小的设定应考虑以下因素:胸肺顺应性、气道阻力、呼吸机管道的可压缩容积、氧合状态、通气功能和发生气压伤的危险性。气压伤等呼吸机相关的损伤是机械通气应用不当引起的,潮气量设置过程中,为防止发生气压伤,一般要求气道平台压力不超过 30 cm H_2O。对于压力控制通气,潮气量的大小主要决定于预设的压力水平、吸气时间、患者的吸气力量及气道阻力和弹性阻力。一般情况下,潮气量水平亦不应高于 8~10 ml/kg。

9. 呼吸机的机械通气频率如何设置?

设定呼吸机的机械通气频率应考虑通气模式、潮气量、死腔率、代谢率、动脉血二氧化碳分压目标水平和患者自主呼吸能力等因素。对于成人,机械通气频率可设置到 8~20 次/分钟。机械通气 15~30 分钟后,应根据动脉血氧分压、二氧化碳分压和 pH 值,进一步调整机械通气频率。另外,机械通气频率的设置不宜过快,以避免肺内气体闭陷、产生内源性呼吸末正压(PEEP)。一旦产生内源性 PEEP,将影响肺通气/血流比值,增加患者呼吸功,并使气压伤的危险性增加。

10. 呼吸机的吸呼比应如何设置?

机械通气时,呼吸机吸呼比的设定应考虑机械通气对患者血流动力学的影响、氧合状态、自主呼吸水平等因素。存在自主呼吸的患者,呼吸机辅助呼吸时,呼吸机送气应与患者吸气相配合,以保证两者同步,一般吸气需要 0.8~1.2 秒,吸呼比为 1:2~1:1.5。对于控制通气的患者,一般吸气时间较长、吸呼比较高,可提高平均气道压力,改善氧合,但延长吸气时间,应注意监测患者血流动力学的改变。吸气时间过长,患者不易耐受,往往需要使用镇静剂,甚至肌松剂。而且,呼气时间过短可导致内源性呼气末正压,加重对循环的干扰,临床应用中需注意。

11. 呼吸机的吸入氧浓度如何设置?

机械通气时,呼吸机吸入氧浓度的设置一般取决于动脉氧分压的目标水平、呼气末正压(PEEP)水平、平均气道压力和患者血流动力学状态。由于吸入高浓度氧可产生氧中毒性肺损伤,一般要求吸入氧浓度低于 50%~60%。但是,在吸入氧浓度的选择上,不但应考虑到高浓度氧的肺损伤作用,还应考虑气道和肺泡压力过高对肺的损伤作用。对于氧合严重障碍的患者,应在充分镇静肌松、采用适当水平PEEP 的前提下,设置吸入氧浓度,使动脉血氧饱和度＞88％～90％。

12. 呼吸机的触发灵敏度如何设置?

目前,呼吸机吸气触发机制有压力触发和流量触发两种。由于呼吸机和人工气道可产生附加阻力,为减少患者的额外做功,应将触发灵敏度设置在较为敏感的水平上。一般情况下,压力触发的触发灵敏度设置在 $-0.5～-1.5$ cm H_2O,而流量触发的灵敏度设置在 $1～3$ L/分钟。临床研究显示,与压力触发相比,采用流量触发能够进一步降低患者的呼吸功,患者更为舒适。值得注意的是,触发灵敏度设置过于敏感时,气道内微小的压力和流量改变即可引起误触发,反而令患者不适。

13. 呼吸机如何设置呼气末正压?

应用呼气末正压(PEEP)的主要目的是增加肺容积、提高平均气道压力、改善氧合。另外,PEEP 还能抵销内源性 PEEP,降低内源性PEEP 引起的吸气触发功。但是 PEEP 可导致胸腔内压升高,导致静脉回流减少、左心前负荷降低。PEEP 水平的设置理论上应选择最佳PEEP,即获得最大氧输送的 PEEP 水平,临床应用较为困难。对于ARDS 患者,PEEP 水平的选择应结合吸入氧浓度、吸气时间、动脉氧分压水平及目标水平、氧输送水平等因素综合考虑。肺力学监测(压力-容积环)的开展,使 PEEP 选择有据可依。一般认为,在急性肺损伤早期,PEEP 水平应略高于肺压力-容积环低位转折点的压力水平。对于胸部或上腹部手术患者,术后机械通气时采用 $3～5$ cm H_2O 的PEEP,有助于防止术后肺不张和低氧血症。

14. 呼吸机如何监测和设置气道压力?

呼吸机通过不同部位监测气道压力,其根本目的是监测肺泡内压力。常见的测压部位有呼吸机内、Y 管处和隆突。测压部位离肺泡越远,测定压力与肺泡压力的差异就可能越大。当患者吸气触发时,呼吸机内压力、Y 管压力、隆突压力和肺泡压力依次降低,而当呼吸机送气时,呼吸机内压力、Y 管压力、隆突压力和肺泡压力依次升高。只有当气流流速为零时,各个部位的压力才趋于相同。多数呼吸机的测压部位在呼吸机内,部分呼吸机的测压部位在 Y 管处。

呼吸机对气道压力的监测包括:

(1)峰值压力 峰值压力是呼吸机送气过程中的最高压力。容量控制通气时,峰值压力的高低取决于肺顺应性、气道阻力、潮气量、峰值流速和气流模式。肺顺应性和气道阻力类似的情况下,峰值流速越高,峰值压力越高。一般来说,其他参数相同的情况下,采用加速气流时的峰值压力比其他气流模式高。压力控制通气时,气道峰值压力水平与预设压力水平接近。但是,由于压力控制为减速气流,吸气早期为达到预设压力水平,呼吸机提供的气体流速很高,气道压力可能略高于预设水平 $1\sim3$ cm H_2O。

(2)平台压力 平台压力为吸气末屏气(吸气和呼气阀均关闭,气流为零)时的气道压力,与肺泡峰值压力较为接近。压力控制通气时,预设压力即为平台压力。

(3)平均压力 平均压力为整个呼吸周期的平均气道压力,可间接反映平均肺泡压力。由于呼气阻力多高于吸气阻力,平均气道压力往往低于肺泡平均压。

(4)呼气末压力 呼气末压力为呼气即将结束时的压力。呼气末正压(PEEP)为零时,等于大气压,而应用 PEEP 时,呼气末压力相当于 PEEP。

15. 容量控制/辅助通气有何特点?

大多数呼吸机均具有容量控制/辅助通气模式。使用该模式时,患者的每一次呼吸均被呼吸机支持,患者呼吸频率可高于设置的机械通气频率。应用容量控制/辅助通气模式需设置以下参数:潮气量、吸气流速、气流模式、触发灵敏度、机械通气频率等。吸气向呼气的切换为时间切换(或容量切换)。该模式的优点为既具有控制通气安全性的特点,又使呼吸机与患者呼吸同步,支持患者的每一次呼吸。

当然,容量控制/辅助通气也具有不少不足:① 由于峰值流速不足、触发灵敏度低,使患者额外做功,总呼吸功增加,在自主呼吸较强的患者尤为突出;② 清醒、非镇静患者往往不能耐受,需用镇静剂使患者与呼吸机协调同步;③ 常发生过度通气和呼吸性碱中毒;④ 慢性阻塞性肺疾病患者应用容量控制/辅助通气模式不当,有可能使肺内气体闭陷加重;⑤ 当同时有压力限制时,患者气道阻力增加、自主呼吸加强或人机对抗时,潮气量就难以保证。

16. 同步间歇指令通气有何特点?

同步间歇指令通气是呼吸机强制指令通气与患者自主呼吸相结合的通气模式,大多数呼吸机均具有该通气模式。呼吸机强制指令通气的送气方式与容量控制/辅助通气类似,一般在触发窗内如患者有吸气触发,则按预设的潮气量、气体流速、吸气时间给患者送气;如在触发窗内患者无吸气触发,则在该指令通气周期结束后,呼吸机按预设的条件强制送气。在触发窗外患者吸气触发,呼吸机不予支持,则这次呼吸为自主呼吸。

同步间歇指令通气模式需设置下列参数:指令通气的潮气量、吸气流速/吸气时间、频率及触发灵敏度。同步间歇指令通气的主要优点包括:① 既保证指令通气,又使患者不同程度地通过自主呼吸做功;② 通过调节同步间歇指令通气频率,既可减少患者做功,也可增加患者做功;③ 同步间歇指令通气是常用的撤机手段。

当然,同步间歇指令通气也存在不少不足:① 与容量控制/辅助通气类似,常常引起过度通气和呼吸性碱中毒;② 由于按需阀反应较迟钝、呼吸机管道阻力及气体流速不能满足患者吸入需要等因素,患者往往需要额外做功,使呼吸功明显增加;③ 慢性阻塞性肺疾病患者应用同步间歇指令通气时,可能使肺内气体闭陷加重。

17. 压力控制通气有何特点?

压力控制通气模式是一种预设压力、时间切换的控制通气模式。使用该模式时,患者的每一次呼吸均被呼吸机支持,患者呼吸频率可高于设置的机械通气频率。应用压力控制通气模式需设置以下参数:压力控制水平、触发灵敏度、机械通气频率、吸气时间或吸呼比等参数。吸气向呼气切换为时间切换。

该模式具有以下优点：① 具有控制通气安全性的特点；② 气流模式为减速气流，吸气早期流速较高，有助于使塌陷肺泡复张，同时该气流模式也较符合患者的生理需要。

当然，压力控制通气也具有不少不足：① 潮气量不稳定是应用压力控制通气最需注意的问题，潮气量不仅与压力控制通气压力水平有关，还与肺顺应性、气道阻力等因素有关，因此，应持续监测潮气量；② 清醒、非镇静的患者往往不能耐受，需用镇静剂使患者与呼吸机同步；③ 易发生过度通气和呼吸性碱中毒。

18. 压力支持通气有何特点？

压力支持通气是一种预设压力、流速切换的辅助通气模式，对患者的每一次呼吸均给予支持。吸气向呼气的切换为流速切换，大多数呼吸机是在吸入流速降低到峰值流速的 $20\%\sim25\%$ 时切换到呼气。压力支持通气既可作为自主呼吸较稳定患者的一种辅助通气模式，也可作为一种撤机手段。压力支持通气需设置的呼吸机参数包括预设压力水平和触发灵敏度。部分呼吸机还可设置吸气时的压力上升速度。

压力支持通气具有下列优点：① 呼吸主要由患者自己控制，人机对抗比同步间歇指令通气和控制或辅助通气少，患者较为舒适；② 压力支持通气水平越高，呼吸机做功越多，患者做功就越少，随着压力支持通气支持水平的增加，潮气量逐渐增加，而呼吸频率逐渐降低，因此，可根据患者的潮气量和呼吸频率来选择压力支持通气的支持水平；③ 应用 $5\sim12\ cm\ H_2O$ 的压力支持通气时，呼吸机做功可完全克服气管插管和按需阀的附加阻力，减少患者做功；④ 通过调节压力支持通气支持水平，患者可完全不做功，也可逐渐增加做功水平，有利于呼吸肌的锻炼；⑤ 压力支持通气有助于撤机困难的患者尽早撤机。

压力支持通气最大的缺陷是潮气量不固定，影响因素多。潮气量不仅与压力支持通气压力水平有关，还与肺顺应性、气道阻力、患者吸气力量、人机协调性等因素有关。因此，对于呼吸功能不稳定的患者，应持续监测潮气量。为保证患者的安全，应设置后备通气（back-up）。

19. 持续气道内正压有何特点？

持续气道内正压指通过按需阀或持续气流，在气道内形成持续正压，以增加肺容积、改善氧合。持续气道内正压通气完全靠患者自主呼吸，因此，应用持续气道内正压通气的患者必须具有正常的呼吸驱动功能。持续气道内正压通气可通过两种系统实施：

（1）按需阀系统　大多数呼吸机通过按需阀和呼气末正压（PEEP）实现持续气道内正压通气。按需阀为压力触发或流量触发。该系统的优点是呼吸机的监测系统能够对持续气道内正压通气进行监测，但其缺点十分突出，由于患者需要打开按需阀，呼吸功明显增加。

（2）持续高流量系统　该系统为独立的持续气道内正压通气装置，通过持续的高流量气流，在系统内形成正压。该系统明显降低患者呼吸功，但往往缺乏监测。

使用持续气道内正压通气时需要设置的参数包括：按需阀系统需设置压力水平和触发灵敏度，持续高流量系统需设置气流阈值和基础气流。持续气道内正压通气的优点为增加肺容积、促进塌陷的肺泡复张、减少呼吸功、改善氧合，也能抵销内源性 PEEP 或动态肺过度充气。值得注意的是，持续高流量系统可减少患者呼吸功，而按需阀系统有可能增加呼吸功。

持续气道内正压通气也有其不足：① 持续气道内正压通气压力水平过高，可引起肺过度充气和呼气功增加；② 当患者存在肺过度充气时，如患者不耐受，则可明显增加吸气功；③ 如使用按需阀系统，PEEP 阀的气流阻力高，则增加呼气做功。

20. 何谓气道压力释放通气？

气道压力释放通气是 Down 等 1987 年对持续气道内正压通气系统进行改进而形成的通气模式，由持续气道内正压通气系统中呼气端增加一压力释放阀构成。通过周期性的短暂终止持续气道内正压通气而增加肺泡通气量。气道压力释放通气时，肺泡通气量由压力释放时的释放容积和气道压力释放通气频率决定。释放容积量由压力释放水平、肺顺应性和气道阻力决定。气道压力释放通气既可以是控制通气，也可是自主呼吸。气道压力释放通气具有以下优点：① 较长时间保持较高的气道压力，有助于保持肺泡开放；② 压力释放时间短或呼气时间短，使顺应性低的肺泡易于保持充张状态（通过内源性呼气末正压），防止其塌陷；③ 可保留自主呼吸，减少对镇静剂和肌松剂的需要；④ 气道压力接近平均气道压力，变化幅度小，有助于减少气压伤；⑤ 保留了自主呼吸，气道压力释放后通气压力水平可降低，减少对肺循环的影响。

21. 何谓气道双相正压通气？

气道双相正压通气是对气道压力释放通气改进而形成的、可保留自主呼吸的压力控制通气模式，是一种定时改变持续气道内正压水平的持续气道内正压通气系统。可调节吸气、呼气时间（T_{high}、T_{low}）和高压、低压水平（P_{high}、P_{low}）。高水平持续气道内正压通气使肺扩张，持续气道内正压通气的压力梯度、肺顺应性、气道阻力及转换频率决定肺泡通气量。在无自主呼吸情况下，气道双相正压通气实际上就是压力控制通气，但有自主呼吸时，自主呼吸可在高、低两个水平持续气道内正压通气上进行。Sydow 等对中重度的急性呼吸窘迫综合征（ARDS）患者进行研究，患者在容量控制通气条件下，吸入氧浓度100％、呼气末正压 5 cm H_2O、吸呼比1∶2时，肺泡-动脉氧分压差均＞300 mmHg，观察容量控制反比通气和气道双相正压通气对呼吸及循环的影响，结果显示气道双相正压通气组在通气 8 小时后，患者肺泡-动脉氧分压差和肺内分流显著改善。机械通气 24 小时后，气道双相正压通气组患者平均气道压力明显降低，全身氧输送略有升高。气道双相正压通气的优越性显而易见。

气道双相正压通气具有以下优点：① 平均气道压力低，可防止气压伤发生；② 通过保持不同水平的持续气道内正压通气，能更有效地促进塌陷肺泡复张，改善氧合；③ 由于双向压力和吸呼比可随意调整，具有更大的使用范围；④ 可保留自主呼吸，对循环干扰较小，并能减少肌松剂和镇静剂使用。

22. 何谓神经电活动辅助通气，有何特点？

神经电活动辅助通气（neural adjusted ventilatory assist，NAVA）

是一种全新的通气模式,其工作原理是通过监测膈肌电活动,感知患者的实际通气需要,并提供合适的通气支持。神经电活动辅助通气的工作流程可以描述为对膈肌电活动信号的感知、传输和反馈的过程。在实施神经电活动辅助通气之前,必须在合适的位置安放探测膈肌电极导管,收集患者膈肌电活动信号,并通过传感器将信号传送至安装有神经电活动辅助通气相应软件的呼吸机,呼吸机在感知到这些信号以后,根据预设的触发范围和支持水平,给予通气支持。整个机械通气周期的启动,是直接基于患者的呼吸中枢驱动,也就是患者本身实际的通气需要,而不是传统意义上的流速或压力的改变。从理论上讲,神经电活动辅助通气可以保证呼吸机对患者合理通气水平的支持,最大限度地提高人机协调性。

与传统的机械通气比较,神经电活动辅助通气的工作原理发生了根本性变化,无需设置压力、流量触发以及压力、容量支持水平等参数,取而代之的是膈肌电触发(Edi trigger)和神经电活动辅助通气支持水平。当患者的膈肌电活动强度达到预设的触发水平时,就启动一次通气,此时呼吸机根据预设的神经电活动辅助通气支持水平给予压力驱动。整个呼吸过程的维持和转换均由患者控制,实际获得的潮气量视患者呼吸驱动的大小而定。

(三) 疾病特异性的机械通气模式选择

23. 急性心肌梗死患者接受机械通气治疗应注意哪些问题?

急性心肌梗死或心绞痛患者存在心肌氧供与氧需失衡,氧供不能满足心肌氧需,导致心肌缺血缺氧。急性心肌梗死患者接受机械通气,往往发生人机对抗或不能耐受气管插管,导致全身氧耗增加,加重心肌缺氧。因此,对于急性心肌梗死或严重心绞痛患者,机械通气时应采取适当通气模式,减少呼吸功,并给予适当镇静剂,使患者处于安静状态,避免加重心肌缺血。

24. 机械通气对严重心衰患者有何影响? 应注意哪些问题?

对于严重心衰患者,机械通气产生的胸内正压可引起静脉回流减少,降低右心前负荷;但正压通气可通过增加肺容积和减少肺内分流,提高动脉氧分压。特别值得注意的是,机械通气对心衰患者和心功能正常者心排出量的影响不同。心功能正常者,由于正压通气引起静脉回流减少,左心前负荷降低,而导致心排出量降低;而心衰患者接受机械通气时,胸腔内正压压迫扩张的心室,同时导致主动脉跨壁压降低,结果降低了左室壁张力和左心后负荷,最终可能导致心排出量增加。

鉴于机械通气对心衰患者的影响,严重心衰患者接受机械通气时应注意以下原则:① 严重心衰导致严重低氧血症者,应尽早开始机械通气,以改善和纠正低氧血症,减少心脏前负荷;② 尽可能通过血流动力学监测,指导机械通气的调整和容量负荷及后负荷的调整;③ 采用适当的通气模式,并应用镇静剂,减少呼吸功和全身氧耗,降低心脏负担。

25. 慢性阻塞性肺疾病患者接受机械通气治疗应注意哪些原则?

慢性阻塞性肺疾病(COPD)的主要病理生理特点是气道狭窄和阻塞,表现为呼气性呼吸困难和肺过度充气。针对 COPD 的病理生理特点和临床特征,机械通气应注意下列原则:

(1) 通气模式的选择 目前尚无临床研究说明 COPD 使用何种通气模式更为优越,临床医师应选择自己较熟悉的呼吸机,使用较了解的通气模式,一般常采用容量控制通气或同步间歇指令通气。

(2) 延长呼气时间 减少呼气末肺容积和内源性呼气末正压(PEEP),防止过度肺充气引起的血流动力学干扰。

(3) 提高吸气峰值流速 可降低呼气末肺容积和内源性 PEEP,防止肺过度充气。当然,吸气峰值流速过高可引起气道峰值压力和平台压力升高,有可能增加气压伤的危险性。一般要求吸气平台压力不高于 $35 \sim 40$ cm H_2O。

(4) 监测和抵销内源性 PEEP 通过呼吸机压力表或呼吸功能监测仪,监测内源性 PEEP。根据内源性 PEEP 水平,应用适当水平的外源性 PEEP(内源性 PEEP 的 80%),以抵销内源性 PEEP,改善过度肺充气。当然,外源性 PEEP 过高,又有可能加重过度肺充气。

（5）降低每分通气量 为防止肺过度充气,应适当降低每分通气量,必要时可允许动脉血二氧化碳分压高于正常（允许性高碳酸血症）,但动脉血 pH 应高于 7.20。对于 COPD 患者,需结合平时非发作期的动脉血二氧化碳分压水平决定机械通气的每分通气量,而不应以正常动脉血二氧化碳分压为目标。

（6）镇静与肌松 COPD 和哮喘患者,机械通气往往与患者出现人机不同步,即出现人机对抗。此时可考虑使用镇静剂,以降低患者主动呼气效应,缓解主动呼气引起的气道闭陷。同时,镇静可减少机体二氧化碳生成量,降低通气负担。当然,COPD 患者使用镇静剂和肌松剂,应注意某些肌松剂可能诱发和加重哮喘发作,而且影响患者的撤机。

26. 支气管胸膜瘘患者接受机械通气应注意哪些原则?

支气管胸膜瘘的发生率并不高,但对呼吸功能影响较大。机械通气期间发生支气管胸膜瘘,则需要调整和改变机械通气的设置。导致支气管胸膜瘘的常见原因包括:肺或气道的创伤性损伤,如创伤、手术或中心静脉置管引起的损伤;弥漫性肺部疾病的并发症,如 ARDS、卡氏肺囊虫病引起的肺损伤。

一旦发生支气管胸膜瘘,将对机体产生不良影响,造成患侧肺不张或通气不足,健侧肺过度通气或通气不足,严重影响肺气体交换,也易导致胸腔感染的扩散。另外,支气管胸膜瘘的发生,往往使患者机械通气时间延长。只有部分支气管胸膜瘘患者需要手术修复,如支气管瘘的结扎和坏死性肺炎的切除,而大多数患者主要依赖原发病的改善。因此,支气管胸膜瘘患者接受机械通气,不仅要纠正气体交换障碍,还必须考虑到对支气管胸膜瘘的影响。

支气管胸膜瘘患者接受机械通气须注意以下原则:

（1）保证充分的气体交换 机械通气应当保证非受累区充分膨胀,维持充足的气体交换。过去认为,压力控制通气是较理想的维持通气量的模式。但目前认为,与其他通气模式相比,压力控制通气并无明显优势。

（2）漏气量较大的支气管胸膜瘘的处理 当支气管胸膜瘘漏气量较大时,要求呼吸机必须能够提供较大的潮气量和较高的吸气流速。

（3）促进支气管胸膜瘘愈合　首先，在维持足够通气的条件下采用较小的潮气量；其次，维持足够通气的前提下调节通气模式和设置，使峰值气道压力和平台压力保持较低水平。可采用允许性高碳酸血症，以降低吸气压力和容积；呼气末正压水平应保持较低水平。

（4）特殊通气模式的应用　在漏气量过大，机械通气不能维持健侧肺通气的情况下，可考虑采用分肺通气或高频通气。

（5）胸腔闭式引流　支气管胸膜瘘患者接受机械通气必须放置胸腔闭式引流，防止发生张力性气胸，对闭式引流的观察将有助于判断漏气量的变化。

27. 颅脑外伤术后或颅脑出血患者实施机械通气治疗应注意哪些问题？

颅脑外伤术后或颅脑出血患者接受机械通气时，为降低颅内压，以往常规应用较大的每分通气量，造成控制性过度通气，使动脉血二氧化碳分压维持在 $25\sim30$ mmHg 之间，使脑血管处于轻度收缩状态，以达到降低颅内压的目的。但是，目前认为并非所有脑部创伤患者均需要实施控制性过度通气，甚至控制性过度通气可能是有害的，其原因包括：

（1）过度通气导致脑血管痉挛，加重脑缺氧。

（2）对于颅内压正常的脑部创伤患者，不必采用控制性过度通气，应保持正常的动脉血二氧化碳水平。

（3）过分强调过度通气，就必然增加每分通气量，结果可能导致胸腔内压升高，颅内静脉回流受阻，反而降低脑灌注压，使脑灌注量降低，加重脑缺血缺氧。

颅脑外伤术后或颅脑出血患者接受机械通气时，应注意以下原则：

（1）颅内压正常的患者没有必要采用控制性过度通气，动脉血二氧化碳分压维持在正常水平。

（2）严重颅内高压患者，特别是出现脑疝者可暂时性采用控制性过度通气，使动脉血二氧化碳分压保持在 $25\sim30$ mmHg。如果有颅内压监测，应根据颅内压的变化，调整每分通气量。

（3）采用控制性过度通气的患者，颅内高压改善后，应逐渐降低每分通气量(至少 24～48 小时),使动脉血二氧化碳分压逐渐恢复正常。应避免每分通气量和动脉血二氧化碳分压的快速改变。

28. 神经肌肉性疾病导致呼吸衰竭的患者机械通气应注意哪些问题?

易导致呼吸衰竭的神经肌肉性疾病主要包括颈椎损伤、吉兰-巴雷(格林-巴利)综合征、重症肌无力等疾病,其特点是通气功能衰竭,但具有正常的中枢呼吸驱动,换气功能也基本正常。也就是说,呼吸衰竭主要是呼吸肌无力的后果。除通气功能衰竭外,呼吸肌无力对患者还具有不少危害。首先,肺不能充分膨胀,易发生肺不张;其次,咳嗽反射和黏膜清洁功能受损,使患者易发生肺部感染。因此,这类患者接受机械通气时,不但要保证通气和肺充分膨胀,还要加强呼吸道管理。

应用机械通气时须注意下列原则:

(1) 采用较大的潮气量 由于这类患者发生气压伤的危险性比狭窄性或阻塞性肺疾病患者要低,而且潮气量较大时,患者才比较舒适,因此,往往采用 12～15 ml/kg 的潮气量及较高的吸气峰值流速,以缓解患者的呼吸困难,使患者较为舒适。

(2) 应用呼气末正压(PEEP) 为防止肺不张,往往应用 5～10 cm H_2O 的 PEEP。

(3) 通气模式 控制呼吸和辅助呼吸的选择,主要根据患者自主呼吸力量来决定。例如高位截瘫(C_1、C_2 损伤)患者多需应用控制呼吸,而恢复期患者或有自主呼吸者,采用辅助呼吸更为舒适、合理。

(四) 外科术后并发呼吸功能不全及机械通气治疗

29. 外科术后患者呼吸功能有哪些改变? 有何临床意义?

外科术后患者呼吸功能异常发生率很高(其中腹部外科术后肺功能异常的发生率为 22%),是最常见的术后并发症之一,而且也是术后患者死亡的重要原因。Pasteuer 在 1910 年报道了腹部手术后患者发生肺不张。到 1933 年,Beecher 等第一次认识到开腹术后发生呼吸衰竭的主要原因是肺容积降低。目前认为在术后肺容量降低中,功能残气量降低最为重要,其临床后果是发生低氧血症和肺不张等并发症。近年来,尽管对术后肺功能异常认识和处理明显进步,但其发生和病死率依然很高。

外科术后患者许多因素均能导致呼吸功能改变,主要包括:① 麻醉药物(吸入和静脉麻醉药)、气管插管、机械通气等;② 手术类型、切口、操作方式和体位等;③ 患者年龄、麻醉 ASA 分级及既往健康情况等(尤其是呼吸功能疾患)。

外科术后呼吸功能的改变主要表现为以下几个方面。

(1) 呼吸中枢调节的改变 呼吸中枢调节的改变直接影响术后呼吸功能,主要表现为肺泡低通气。呼吸中枢改变早期主要受麻醉药物和方法影响,而后期则主要受阿片类镇痛药影响。

正常情况下,呼吸中枢根据中枢和外周化学感受器获得的动脉血氧分压、二氧化碳分压和 pH 值调节呼吸频率和通气量。临床和动物实验中发现,麻醉药物不仅明显减少肺泡通气,而且使呼吸中枢对缺氧和高碳酸血症的反应明显降低。亚麻醉量的吸入性麻醉就能使呼吸中枢对酸中毒的反应性降低 50%以上。因此,术后麻醉药物的残余效应直接影响肺泡通气量和呼吸中枢的敏感性。

阿片类镇痛药抑制呼吸中枢对缺氧和高碳酸血症的反应,减少肺泡通气,导致二氧化碳潴留,同时可导致呼吸方式改变,抑制周期性叹息样呼吸,促进肺不张发生。吗啡对呼吸的抑制可持续至少 7 小时。因此,术后阿片类镇静药的残余效应能引起呼吸功能异常。

麻醉、肌松、镇静药物的残余效应,使术后近期一段时间内易出现低通气倾向,而舌根后坠、气道分泌物潴留及声门水肿等上呼吸道梗阻因素常加重通气不足,使患者容易发生意外。低通气问题主要发生在术后 12 小时内,基本为术后恢复时须注意的问题。

(2) 肺机械特征的改变 全麻及胸腹部手术后肺机械特征改变主要是限制性肺功能改变。表现为功能残气量和肺活量明显降低,潮气量降低,最大吸气和呼气流速降低,呼吸浅快和死腔通气量增加。术后潮气量可降至术前的 50%~60%,而功能残气量一般降至术前的 70%~80%。潮气量下降先于功能残气量下降,功能残气量下降程度较前者轻,但功能残气量降低被认为最有意义。有研究报道胆囊切除术后2小时,患者用力肺活量降低到术前的 45%±23%,术后24小时为术前的 56%±13%。Craig 报道上腹部术后功能残气量降低到术前的 70%,并持续大约1周。

功能残气量降低可能与下列因素有关:① 吸气和呼气肌活动改变,特别是吸气肌张力消失,同时肺弹性回缩力增加,使呼吸系统顺应性降低;② 小气道关闭引起气体闭陷和不张;③ 腹压增高使膈肌向头侧移位;④ 胸廓横切面积减少,胸腹血容量增加。另外,麻醉期间及术后吸入纯氧或高浓度氧,可发生吸收性肺不张,亦可引起功能残气量降低。

(3) 气体交换的改变 全麻及胸腹部手术后常发生严重气体交换障碍,主要表现为低氧血症,一般分为两个阶段。第一阶段是麻醉和手术结束即刻产生的早期低氧血症,可持续至术后2小时。主要与麻醉残余效应引起肺泡低通气、弥散性缺氧、肺内分流等有关,也与心排出量下降、寒战所致氧耗增加有关。Knill 等报道 0.1 MAC 的氨氟醚、异氟醚就能明显抑制呼吸中枢对低氧的反应。术后麻醉药物的残留量足以达到该水平,使低氧血症恶化。一般认为术前无肺功能异常又无全麻并发症的小手术,气体交换异常在术后2小时可恢复正常。第二阶段是持续存在的后期低氧血症,可持续两周仍不完全恢复。主要与心肺功能异常有关,也与手术类型有关。如胸部和上腹部手术者,低氧血症特别严重。当然,Craig 认为后期低氧也与阿片类镇痛药有关。另外,腹胀、卧床等因素影响患者呼吸能力,促进肺不张、感染的发生,也使后期低氧血症加重。如伴动脉血二氧化碳分压升高,提示呼吸肌储备能力耗竭。

30. 麻醉能够导致哪些术后气体交换障碍?

(1) 顺应性降低 麻醉诱导及全麻均可导致肺和胸廓的压力容积曲线向右下移动,斜率变小,即顺应性明显降低,其中肺顺应性降低更显著。胸廓与膈肌运动和位置改变,肌松剂引起膈肌下部运动幅度降低,功能残气量降低,均使肺顺应性下降,同时,胸廓完整性破坏、膈肌上升,使下肺形成高于大气压的胸腔内压,产生负跨肺压,引起小气道狭窄或关闭,亦使顺应性降低,其净效应是受累区通气降低,通气/血流比例降低。

(2)通气/血流比例失调 通气血流比例失调是导致气体交换障碍、低氧血症的根本原因。麻醉药物抑制代偿性缺氧性肺血管收缩,使血流向肺下垂区域分布增加,使下垂部位容易发生不张、水肿,高龄伴有肺疾患者尤为严重,而机械通气引起肺上部肺泡跨壁压增加,使非依赖区肺血管灌注减少,最终导致通气分布于肺上部,下垂部位通气明显低于上部,血流分布却趋于下垂部,引起严重的通气/血流比例失调,表现为低氧血症。

31. 外科术后呼吸功能改变的主要病理生理机制是什么?

术后呼吸功能改变的后果主要表现为低氧血症、肺不张和高碳酸血症,严重者可发生呼吸衰竭,其病理生理机制主要与以下 3 方面有关。

(1)肺泡通气量减少 肺泡通气由呼吸中枢控制,受内、外源刺激影响。内在因素包括动脉血氧分压、二氧化碳分压、pH 及电解质(钙、钾、镁离子和磷酸盐浓度)等。神经肌肉结构的改变也影响肺泡通气量。肺容积降低刺激肺牵张感受器,引起呼吸频率和潮气量改变,可见于多种肺部疾病,其中以 ARDS 最突出。挥发性麻醉剂、镇痛药等引起呼吸抑制的药物,肌松剂、刺激性或毒性药物的吸入等是导致肺泡通气减少的外源性因素。

(2)肺不张(气道关闭和气体闭陷) 麻醉和手术后功能残气量下降,使功能残气量小于闭合气量,肺下垂部小气道关闭导致肺不张,是引起低氧血症的重要原因。

术后麻醉药残留、腹胀、外科包扎等造成功能残气量降低,同时麻醉造成的肺间质水肿、弹性回缩力增加,也使功能残气量降低。当功能残气量低于闭合气量时,肺远端小气道闭陷发生肺不张,导致通气/血流比例失调和真性分流增加,其后果是低氧血症。当然,高龄、肥胖、平卧等是肺不张的高危因素。青年人闭合气量近于残气量,老年人肺弹性降低,气道闭合在较高容积时发生,65 岁者闭合气量可超过功能残气量。由于仰卧位功能残气量比直立位减少 20%,而闭合气量不变,故平均 44 岁健康人卧位闭合气量与功能残气量几乎相等,大于 44 岁闭合气量高于功能残气量。因此,高龄和平卧等常导致功能残气量低于闭合气量,使患者易并发肺不张。

(3) 间质性肺水肿　麻醉、机械通气等因素使小气道闭陷和肺不张,可引起肺毛细血管通透性增加和肺泡表面活性物质减少,促进肺间质水肿发生。另外,酸性胃内容物的误吸、全身严重感染、过量输液、充血性心衰等亦可导致血管内液向间质移动,加重间质水肿,严重时可导致肺泡水肿。

间质及肺泡水肿均可导致肺泡表面张力增加,肺顺应性降低,压力容积曲线向右下移动,同时水肿引起的通气/血流比例失调及真性分流可导致低氧血症恶化。

32. 外科术后发生低通气有哪些防治措施?

麻醉术后呼吸功能异常以限制性肺容积改变和低通气为常见表现。可采取多种手段,预防其发生。

术后低通气的防治措施如下:

(1) 麻醉镇痛药物的拮抗剂　术后发生呼吸抑制引起低通气,如怀疑是阿片类镇痛药物的影响,可试用短效阿片类镇痛药物的拮抗剂纳洛酮 0.2~0.4 mg。如果呼吸抑制症状改善,可反复多次使用。如纳洛酮无效,应行呼吸机辅助通气。

(2) 肌松剂的拮抗剂　肌松剂残余效应是术后低通气的原因之一。通过外周神经刺激器(4 个成串刺激)观察受刺激肌肉收缩情况,可判断肌松剂作用。如考虑其残余作用与低通气有关,可静脉注射抗胆碱酯酶药新斯的明 1 mg,但新斯的明有降低心率、使分泌物增加的缺点。当然,肌松剂残余效应导致的呼吸抑制也可采用呼吸机短期支持。

(3) 术后辅助呼吸　由于麻醉药物的残余效应常导致患者意识状态波动很大,有些麻醉药物会引起患者术后烦躁,加之手术创伤、疼痛的打击,常使患者在术后 12 小时内不能获得满意休息。对于循环呼吸很脆弱的患者,术后早期的低氧血症和肺不张常常是不能耐受的。因此,提倡在术后早期给予呼吸机支持和充分镇痛镇静,一般为术后

6～12 小时。以利于麻醉恢复,改善功能残气量降低和肺不张,防止肺间质水肿,纠正低氧血症,帮助患者渡过危险期。

33. 外科术后的肺不张与低氧血症有哪些防治措施?

功能残气量降低是术后肺功能改变的主要特点,也是导致肺不张和低氧血症的主要原因。因此,恢复足够的功能残气量是防治术后肺功能异常最重要的治疗目的。

(1)镇痛 疼痛引起的肌肉紧张和对活动、咳嗽逃避影响术后肺功能的恢复。镇痛有利于患者活动、咳嗽,并避免单一的呼吸方式,一定程度上具有防止呼吸并发症的作用。但吗啡、度冷丁等镇痛药物,特别是过量使用时,常导致意识淡漠、中枢抑制、抑制叹息等后果,反而增加并发症。因此,应注意镇痛药物的类型、剂量和应用方法,以防得不偿失,一般要求镇痛药既充分止痛,又不影响意识状态和咳嗽反射。

许多研究评价了镇痛方法、剂量等对呼吸功能的影响。术后静脉或肌肉使用阿片类药物镇痛与硬膜外镇痛相比,后者效果更好。有人采用硬膜外镇痛和局麻,与静脉吗啡镇痛者相比,患者第一秒用力呼气量恢复早,用力肺活量和呼气峰值流速高。有人随机比较硬膜外导管麻醉、术后镇痛与全麻、术后静脉镇痛两组患者的呼衰发生率和气管插管时间,结果前者明显优于后者。从镇痛效果来看,硬膜外镇痛优于静脉镇痛,但技术较复杂,有呼吸抑制的危险,不宜常规使用。

(2)手术方式 改进手术方式是防止术后肺功能异常的手段之一。开腹手术横切口比正中垂直切口对术后肺功能的损害小,而胸部及腹部双切口行食管切除术的患者术后肺功能异常程度比行胸腹联合切口者要重。开腹和腹腔镜胆囊切除术比较,术后均发生肺容积降低和气体交换异常,但腹腔镜手术组肺功能异常明显轻,而且恢复快。

(3)呼吸治疗 深呼吸器是扩张肺的最常用方法。美国大约有95%的医院采用深呼吸器防治术后肺不张。理论上它能够使患者吸气至肺总量位,促进塌陷的肺泡复张、防止肺不张,但临床研究结果并不优于间歇气道正压呼吸。持续气道内正压用于急性肺水肿治疗已有 40 年历史,目前应用范围更广泛。持续气道内正压通过增加功能残气量、改善通气/血流比例失调防治肺不张、间质水肿、改善低氧血症,它具有不需气管插管和间断实施的优点,而且设备简单。但采用持续气道内正压通气要求患者呼吸中枢功能正常,具有自主呼吸能力,而且持续气道内正压通气提供的高速气流应满足患者吸气的需要。压力支持通气是一种辅助呼吸模式,对患者每次自主吸气均给予支持,使气道压力达到预置水平。通过调整支持压力,改变患者呼吸肌做功水平,可使呼吸功完全由呼吸机完成,亦可部分由呼吸机完成,能防治术后低通气及肺不张。但压力支持通气时患者必须有自主呼吸触发呼吸机,而且如压力支持通气支持水平过低,患者需克服的呼吸功过高,则对患者亦不利。对于已拔除气管插管的患者,间断间歇正压呼吸可防止肺泡萎陷、增加肺泡通气,防止肺不张等并发症。此外,鼓励患者早活动、下床、翻身、咳嗽、深呼吸,并及时给予拍背及体位引流,对防治肺不张及肺部感染等并发症有积极作用。

(五) 机械通气的并发症与防治

34. 呼吸机气道压力高压报警的常见原因有哪些?

为防止气道压力过高,呼吸机常常装备有多个压力感受器和报警装置。在吸气过程中,如气道压力高于预置的高压报警限,则会触发高压报警,同时呼吸机立即停止送气,其后果是患者获得气体量减少。频繁的高压报警,应寻找原因,及时处理。引起高压报警的常见原因有以下3方面。

(1) 气道阻力升高 ① 呼吸机相关因素:呼吸机吸气管路积水堵塞、管路扭曲;② 气管插管或气管切开导管相关因素:气管插管或切开管管径过细、分泌物潴留引起导管管腔狭窄或堵塞、气囊疝出堵塞导管开口处、气管插管插入右侧主支气管;③ 患者相关因素:气管内新生物、狭窄或异物堵塞,气道内分泌物潴留堵塞,支气管痉挛或哮喘发作。

(2) 肺和胸廓的顺应性降低 顺应性指单位压力引起的肺容积改变。顺应性降低亦可引起气道压力升高。常见于心源性肺水肿、ARDS、动态肺过度充气(主要见于产生较高内源性呼气末正压的疾病或情况,如哮喘持续状态、反比通气等)和肺炎进行性加重。机械通气患者肺不张时,其余的肺组织过度膨胀,可引起顺应性降低。胸部手术或创伤后使用胸带固定,可使胸廓扩张受限,亦可引起顺应性降低。

(3)胸腔内压迫　许多原因可导致胸腔内压力升高、导致气道压力升高,其中气胸是最严重的,有可能威胁患者生命。气胸可能是气压伤的结果,即肺泡气体漏入胸腔,也可能与胸心外科手术、颈静脉或锁骨下静脉穿刺操作、胸腔穿刺引流、经支气管镜肺活检等手术或操作有关。一旦发生,需立即处理。

除了气胸外,急性胸腔积液、血胸等也可压迫肺脏,引起气道压力升高。此外,腹胀、肠梗阻、胃胀气及大量腹水对膈肌的压迫,亦可引起气道压力升高。

35. 机械通气患者发生气胸的常见原因有哪些?

张力性气胸是机械通气患者最严重的并发症之一,如不紧急处理,可能危及患者生命。其常见原因主要包括:

(1)气压伤的后果　机械通气应用不当或顺应性明显降低时,肺泡跨壁压过高,肺泡过度膨胀,导致肺泡破裂,气体漏入纵隔或胸腔。常见于重度 ARDS。

(2)肺大疱破裂　慢性阻塞性肺疾病患者实施机械通气时,由于小气道狭窄,阻力较大。吸气时呼吸机通过正压将气体送入肺泡及肺大疱,呼气时肺大疱内的气体不易呼出,导致肺大疱内空气闭陷、跨壁压升高,超过肺大疱的耐受极限时,肺大疱破裂,引起气胸。

(3)创伤或创伤性胸部操作　多发性创伤引起胸部损伤、纤维支气管镜活检或胸腔穿刺引起肺损伤,均可引起气胸。另外,机械通气患者,特别是使用呼气末正压者,吸气末及呼气末肺容积增大,实施颈内静脉或锁骨下静脉穿刺置管时,易损伤胸膜和肺脏,引起气胸。总之,由于机械通气时,吸气期肺泡内持续保持正压状态,一旦发生气胸,多为张力性气胸,常常威胁患者生命,因此,快速诊断、及时处理就显得非常重要。

36. 机械通气患者并发气胸时有哪些表现?应如何处理?

发生气胸的机械通气患者,临床表现多样。可仅有胸部 X 线改变而无症状,也可有机械通气监测异常,严重者可表现为循环衰竭,甚至心脏停搏。机械通气患者一旦发生气胸,特别是张力性气胸,可能具有以下临床特点:

(1)临床症状 气道压力突然升高或进行性升高;出现低血压或循环衰竭;患者突然烦躁、呼吸窘迫,常常出现人机对抗。

(2)体征 气管向健侧偏移,颈静脉充盈,患侧胸部叩诊呈鼓音,听诊呼吸音减弱或消失,血压降低。

(3)胸部X线特点 一侧胸腔容积增加;一侧胸腔或部分肺叶的放射密度降低;肋膈角变钝。

(4)以下患者尤其容易发生气胸 ① 潮气量较大(>12 ml/kg),对于急性肺损伤或慢性阻塞性肺疾病患者尤为危险;② 使用较高水平的呼气末正压;③ 峰值气道压力过高(>50～60 cm H_2O);④ ARDS,特别是晚期(2～3周);⑤ 严重的慢性阻塞性肺疾病;⑥ 肺部感染合并ARDS。

机械通气患者一旦发生气胸,特别是张力性胸腔,需紧急处理。最常用的紧急处理方法为:用一大针头,在患侧锁骨中线第二肋间穿刺,使气胸与外界交通,此举可立即改善张力性气胸导致的胸腔内高压力状态。之后,应放置胸腔引流管。

37. 机械通气患者发生肺不张的常见原因有哪些?如何处理?

机械通气患者发生肺不张的常见原因包括:① 通气量严重不足;② 气管插管过深,插入右主支气管,导致左肺无通气而发生萎陷;③ 气道分泌物潴留,而咳嗽反射又减弱或消失,患者极易发生肺不张;④ 肺部感染导致肺不张;⑤ 吸入纯氧时间过长,导致吸收性肺不张;⑥ 发生气胸,导致患侧肺压缩性不张。

机械通气患者发生肺不张的防治措施:① 监测和调整通气量;② 应用叹息通气,防止肺萎陷;③ 气道抽吸后,用简易呼吸囊以较大的潮气量鼓肺3～5次;④ 避免长时间吸入氧浓度过高气体;⑤ 检查气管插管的位置,避免插入过深;⑥ 加强呼吸道抽吸、湿化等管理;⑦ 加强胸部物理治疗,翻身、拍背、体位引流。

38. 何谓人机对抗？常见原因有哪些？

机械通气患者与呼吸机对抗，即患者呼吸与呼吸机不同步，称为人机对抗，这是常见的临床问题。

造成患者与呼吸机对抗的原因较多，归纳起来主要包括以下几个方面。

（1）呼吸机相关因素　呼吸机相关因素是人机对抗最常见的原因，约占人机对抗的1/3。具体因素主要包括：① 呼吸机发生故障，不能正常工作；② 呼吸机或空气压缩机电源中断；③ 氧气源压力不足或中断；④ 呼吸机模式设置不当；⑤ 呼吸机触发灵敏度调节不当或失灵，导致触发困难，或触发过度灵敏而反复触发；⑥ 呼吸机管道连接错误，或湿化罐连接到呼气管路中；⑦ 管道积水过多；⑧ 管道漏气或脱落等。

（2）气管插管或气管切开管相关因素　① 气管插管插入右侧主支气管，导致右肺过度充气，而左肺发生萎陷；② 气管插管或气管切开管气囊漏气，或气囊疝出而堵塞插管开口；③ 气管插管或切开管被分泌物堵塞；④ 气管插管脱出到咽部，或气管切开管脱出到气管外皮下组织。

（3）患者本身的因素　① 机械通气时患者咳嗽引起气流对抗；② 气道分泌物潴留、支气管痉挛等导致气道阻力增加；③ 发生肺不张、肺水肿；④ 发生动态肺过度膨胀或产生高水平的内源性呼气末正压；⑤ 发生气胸或张力性气胸；⑥ 体位改变引起腹肌和胸肌顺应性改变，使吸气压力增加；⑦ 镇痛或镇静不足，患者烦躁而引起人机对抗；⑧ 患者代谢率增加，耗氧量和二氧化碳生成量增加，原先设定的通气量不能满足患者需要。

39. 机械通气患者与呼吸机对抗的常见表现有哪些？

机械通气患者与呼吸机对抗的常见表现包括：

（1）患者呼吸与呼吸机不同步　患者自主呼气，而呼吸机送气，结果导致气道压力升高，常常超过气道压力报警上限，引起呼吸机报警；若呼吸机送气过程中患者出现自主吸气，可使气道压力明显降低,若达不到气道压力的报警下限,则亦引起气道低压报警;若呼吸机进入呼气周期,但患者出现自主吸气,结果患者无空气吸入,即发生"空气饥饿",患者往往表现为烦躁。气道压力表上可表现为指针摆动明显。

(2)潮气量波动　潮气量突然很小或很大,很不稳定。

(3)呼出气二氧化碳监测　呼出气二氧化碳波形不稳定、不规则、有切迹。严重不协调时,可出现冰山样改变。

(4)情绪改变　清醒患者往往出现烦躁、躁动、焦虑,不耐受机械通气或气管插管,严重者可出现呼吸频速、肋间肌等呼吸辅助肌参与呼吸动作、胸部与腹部出现矛盾运动、心动过速,甚至出现低血压和心律失常。

40. 人机同步性怎么进行临床评估?

床旁呼吸波形的监测是识别人机不同步的重要方法。尽管有经验的临床医师可通过患者生理学指标、情绪或行为的异常变化发现人机不同步的存在,但评估的特异性不强,且不能明确人机不同步的具体类型和原因。通过呼吸机的压力-时间及流速-时间波形的不匹配,可能发现一些临床表现并不明显的人机不同步。例如在流速-时间波形上观察到吸气流速,而相应压力时间波形上没有压力的上升提示可能存在无效触发,紧邻的双峰的吸气流速波形提示可能双触发,没有相应压力下降直接出现的吸气流速波形可能提示误触发。如果结合相应食管内压的变化,上述人机不同步的表现会更加明显,还可能发现触发延迟及吸呼气转换不同步的情况。但食管内压监测的临床应用并不普遍。

依据呼吸波形评估人机不同步受到临床医师知识及经验的限制。近期研究显示,临床医师依据呼吸波形变化实时评估人机不同步的敏感性仅为22%,专家报告人机不同步的敏感性提高到63%[8]。这提示,根据床旁呼吸波形评估人机不同步的现状不容乐观,仍有赖于临床医师技能的不断提高。

经食管膈肌电活动监测是识别隐匿性人机不同步有效的手段。床旁呼吸波形监测并不能提示隐匿性人机不同步,即使在患者平静呼吸且呼吸波形完美的情况下,也可能存在呼吸机通气与患者呼吸中枢驱动不同步的现象,特别是吸呼气转换与神经呼气在时相上的不同步,往往难以通过呼吸波形识别。膈肌电活动反映呼吸中枢对膈肌的驱动,通过膈肌电位与流速或压力波形时相的对比,任何形式的人机不同步形均无所遁形[9]。通过膈肌电位波幅(反应呼吸驱动的强度)与呼吸机支持压力变化的对比,可以评估呼吸支持力度是否与呼吸中枢驱动同步。因此,床旁经食管膈肌电活动监测是评估人机不同步最有效的手段,即使在传统通气模式下,监测膈肌电位对于人机同步的评估及呼吸机设置的调整仍具有积极意义。

41. 发生严重的人机对抗时,应如何进行紧急处理?

机械通气是重症患者重要的呼吸支持治疗措施,目的在于改善患者通气和氧合,减少呼吸氧耗。如患者自主呼吸与机械通气不协调或发生对抗,则往往不但不能减少患者呼吸做功,反而使呼吸氧耗增加,也加重循环负担,有可能使缺氧和二氧化碳潴留恶化,甚至导致休克和窒息。因此,及时发现患者自主呼吸与机械通气不协调或对抗的表现,采取适当的措施使之协调,对于保证机械通气治疗的成功具有重要意义。

当机械通气患者发生严重的人机对抗时,特别是患者出现剧烈烦躁、呼吸困难、氧饱和度降低,甚至出现血压降低时,应立即处理。紧急处理步骤如下:① 立即脱开呼吸机;② 利用简易呼吸囊给予患者人工辅助呼吸,吸入气体应当为纯氧;③ 进行快速的体格检查,特别是心肺功能检查;④ 注意生命体征监测指标的改变;⑤ 如果患者生命垂危,则立即处理可能的原因,如气道梗阻或张力性气胸;⑥ 如果患者情况改善,则就有关原因逐项分析,并针对病因处理。

42. 机械通气患者发生通气不足的原因有哪些?

通气不足是机械通气的常见并发症,其常见原因包括:① 气管插管或气管切开管气囊充气不足或漏气,引起气囊封闭不严;或呼吸机管道连接不紧,从而导致患者实际吸入的潮气量降低;② 呼吸机潮气量设定水平过低或呼吸机故障,致送气量减少;③ 高热、严重感染、创伤或手术应激等因素,使机体代谢率明显增加,二氧化碳生成增加,但潮气量和每分通气量未相应提高;④ 同步间歇指令通气和持续气道内正压通气时,患者病情加重,自主呼吸浅,每分通气量降低,而呼吸机支持水平未相应提高;⑤ 压力支持通气或压力控制通气时,胸肺顺应性降低、气道阻力增加、气道分泌物潴留、呼吸机管道积水或扭曲等可导致潮气量降低;⑥ 严重的人机对抗,影响通气功能。

43. 机械通气患者发生通气不足有哪些表现?如何处理?

通气不足可导致二氧化碳潴留,引起患者头痛、外周血管扩张、出汗、意识淡漠,严重者可呈现昏迷。严重通气不足还可能引起低氧血症。胸廓运动幅度较小,胸部听诊双肺呼吸音明显降低。动脉血气显示二氧化碳分压升高、pH 降低、碳酸氢根代偿性升高。

一旦发现患者通气不足,应立即寻找原因,并针对病因进行处理。

44. 机械通气患者发生过度通气的常见原因有哪些?如何处理?

通气过度或呼吸性碱中毒也是机械通气常见的并发症之一。主要原因包括:① 控制通气时,每分通气量设置过高;② 容量辅助/控制通气时,自主呼吸频率过快;③ 在体外循环后低温、体温不升、镇静和肌松、甲状腺功能减低、阿迪森病等情况下,患者代谢率很低,此时按常规设置每分通气量,往往会导致过度通气;④ 同步间歇指令通气或压力支持通气时,遇患者病情改善、自主呼吸增强、气道阻力减低或顺应性改善时,均可导致每分通气量增加。

过度通气的患者出现兴奋、谵妄、震颤、肌肉痉挛等神经系统兴奋症状,严重时可出现昏迷。动脉血气显示二氧化碳分压明显降低,pH 值升高,碳酸氢根代偿性降低。

机械通气患者一旦发生过度通气,应根据动脉血气分析结果,调整每分通气量和辅助呼吸水平。降低每分通气量后,如动脉二氧化碳分压仍然很低,则可延长气管导管,增加无效腔。对于中枢性通气过度患者,可给予镇静剂,以抑制自主呼吸。

45. 应用镇静剂与肌松剂治疗机械通气患者可能出现哪些并发症?

当机械通气患者不耐受气管插管、人机对抗明显或自主呼吸效应明显加重氧合障碍时,常应用镇静剂和肌松剂,使患者较舒适、能够与呼吸机协调同步或完全抑制患者自主呼吸。但镇静剂和肌松剂的应用也会带来不少问题,这些问题包括:

(1)镇静剂的应用可导致血管扩张和心排出量降低,导致血压降低、心率加快。

(2)肌松剂使患者处于肌肉松弛状态,如患者处于清醒状态,将会非常恐惧,因此,应用肌松剂时,必须首先给予镇静治疗,使患者处于充分的镇静状态,禁止单用肌松剂。

(3)某些肌松剂可引起组织胺释放,诱发或加重支气管痉挛或哮喘,因此,对于哮喘患者应选用组织胺释放作用较弱的肌松剂。

(4)由于膈肌的神经末梢与肌肉纤维的比例是3∶1,而四肢骨骼肌的神经的比例为1∶1,因此,应用肌松剂时,四肢骨骼肌首先被松弛,而膈肌最后松弛。临床上应注意观察四肢活动,判断肌松剂的效果。

(5)应用镇静剂和肌松剂后,完全抑制了患者活动,也抑制了咳嗽反射,使气道分泌物易发生潴留而导致肺不张和肺部感染。

(6)肌松剂对呼吸肌的抑制易导致呼吸肌的废用和萎缩,引起呼吸机依赖。

(7)应用镇静剂和肌松剂的患者,通气完全依赖呼吸机,一旦发生呼吸机管道与气管插管脱开或呼吸机发生故障,患者将处于完全无通气的"窒息"状态,如不能及时发现和处理,将威胁患者生命。因此,对于应用镇静剂和肌松剂的患者,必须重点护理。

46. 机械通气对患者的精神状态有何影响?

精神紧张在机械通气患者中极为常见,主要与睡眠差、疼痛、恐惧、交流困难有关,也与对呼吸治疗的恐惧、对治疗的无知及呼吸道管理造成的强烈刺激有关。因此,对于精神紧张的机械通气患者,应做耐心细致的说明工作,每次吸痰时,应先给患者说明其必要性和不适感。必要时,可应用镇静剂和抗焦虑药物。

(六) 呼吸机相关性肺损伤

47. 何谓呼吸机相关性肺损伤? 有哪些临床表现?

呼吸机相关性肺损伤(ventilator-associated lung injury)是机械通气最严重的并发症之一。所谓呼吸机相关性肺损伤指机械通气对正常肺组织的损伤或使已损伤的肺组织损伤加重,主要包括气压伤、肺水肿、系统性气体栓塞等,发生率为 5%～15%,其中以气压伤最为常见。

(1) 气压伤   所谓气压伤是指患者由于呼吸机治疗,导致肺泡气体进入肺泡以外的部位。临床表现可因程度不同表现为肺间质气肿、气胸、皮下气肿、心包积气、张力性肺大疱等。

国内气压伤报道很少,此与诊断困难有关。呼吸机治疗的重症患者不能搬动,只能做床边 X 线胸片,而采取仰卧位摄片,胸腔内气体多位于前胸部而不能反映出。CT 对于明确诊断很有价值,但患者情况往往不允许做 CT 检查。

(2) 肺水肿   指由于机械通气导致的非心源性肺水肿或使已存在的肺水肿加重,这种情况与原发病导致的急性肺损伤难于区别。机械通气吸气相引起肺泡扩张,导致较大的牵拉肺泡毛细血管的纵向张力,使毛细血管内皮细胞及上皮细胞损伤,通透性增加,富含蛋白的血浆成分漏出,导致肺水肿。

(3) 系统性气体栓塞   气体通过损伤的肺泡壁进入疏松的支气管血管鞘内,如果鞘内血管因炎症或剪切力而损伤,鞘内气体借助较高压力即可进入肺静脉,导致组织器官的广泛栓塞,即系统性气体栓塞。临床上可表现为不明原因的多个器官的功能损害或衰竭,诊断十分困难。

48. 呼吸机相关性肺损伤的发生与哪些机械通气因素有关?

肺泡容积或肺泡的跨壁压力是导致呼吸机相关性肺损伤最重要

的因素。从本质上说,气压伤实际上是容积伤。气道平均压力最接近肺泡压力,一定程度上反映肺泡容积。气道峰值压力、呼气末正压(PEEP)水平尽管也很重要,但主要通过影响肺泡跨壁压、肺泡容积发挥作用。

(1)气道峰值压力 正常情况下,肺泡上皮细胞之间通过紧密连接保持上皮细胞的屏障作用,防止气体从肺泡漏向间质、液体从间质向肺泡腔内漏出。当气道峰值压力过高,使跨肺压力过高时,上皮细胞断裂,导致肺泡气进入间质,形成间质气肿。当气道峰值压力 >35 cm H_2O 时,肺泡上皮细胞将出现损伤,而且随肺总容积增加而加重。

高气道峰值压力同时更易引起内皮细胞及基底膜破坏,使毛细血管通透性明显增加。Parker 等通过研究机械通气的狗,发现气道压力高于 42 cm H_2O 时,肺毛细血管内皮细胞的通透性系数明显增高。通过电镜发现内皮细胞、上皮细胞断裂明显;而气道峰值压力较低时,断裂不明显。

因此,高气道峰值压力可能通过损伤肺泡上皮细胞和毛细血管内皮细胞等,而引发间质气肿、肺水肿等。

(2)潮气量 潮气量过高比气道峰压高更易引起气压伤。肺泡容积过高是导致呼吸机相关性肺损伤的本质原因。气道峰压过高通过影响肺泡容积发挥作用。

(3)PEEP 适当水平的 PEEP 可防止呼气期肺泡塌陷,消除或减轻肺单位再开放所产生的剪切力,防止呼吸机相关性肺损伤发生。当然,PEEP 水平不适当或过高,特别是同时伴有高潮气量或高气道峰值压力时,可增加发生肺损伤的机会,其本质同样是高 PEEP 使肺泡过度膨胀。

(4)平均气道压力 平均气道压力越高,肺毛细血管通透性增加、上皮细胞损伤越明显,呼吸机相关性肺损伤越重。这是由于平均气道压力反映肺泡压力,间接反映肺泡容积,因此,平均气道压力是反映呼吸机相关性肺损伤发生可能性的重要指标。

49. 哪些疾患的患者在接受机械通气时易发生呼吸机相关性肺损伤?

呼吸机相关性肺损伤的发生不仅与机械通气有关,也与患者肺病理损害有关。

(1) 肺和胸壁发育不良　这类情况可引起肺、胸廓顺应性降低或增加,机械通气时易发生呼吸机相关性肺损伤。儿童胸廓顺应性较成人高,亦易发生肺损伤,值得注意。

(2) 表面活性物质不足或缺乏　表面活性物质不足的肺单位通气时,肺泡上皮、内皮通透性明显增加,是发生呼吸机相关性肺损伤的易感因素。

(3) 肺组织损害性改变　① 坏死性肺炎或吸入性肺炎:坏死性肺炎导致肺组织坏死,机械通气时易导致呼吸机相关性肺损伤。气道峰值压力<30 cm H_2O 时,气压伤发生率仍为89%。吸入性肺炎合并肺组织坏死者,气压伤发生率高达50%。而非坏死性肺炎患者,气压伤发生率仅4%。② ARDS:ARDS病理改变与呼吸机相关性肺损伤难于区分。但 ARDS 患者气道峰值压力>40 cm H_2O 通气30小时,88%发生肺间质气肿;气道峰值压力>70 cm H_2O 时,77%发生气胸。③ 慢性阻塞性肺疾病,特别是合并哮喘:由于慢性阻塞性肺疾病合并哮喘患者气道阻力高,为保证足够的潮气量,气道压力常很高;同时气道狭窄和痉挛导致呼气末有气体闭陷,即存在内源性呼气末正压,使肺泡压力增高,容积过大,导致呼吸机相关性肺损伤。

50. 呼吸机相关性肺损伤对重症患者的预后有何影响?

由于机械通气的患者病情多较危重,影响其预后的因素很多,评价呼吸机相关性肺损伤(气压伤)对患者预后的影响较困难。一般来说,间质气肿及纵隔气肿等气压伤对肺功能影响较小,但它是肺损伤严重和治疗疗效差的一个危险信号,往往预示患者预后凶险。当然发生气胸和气管胸膜瘘病死率高达67%,气管胸膜瘘者,每次呼吸漏气量>500 ml,病死率为100%。张力性气胸、张力性心包积气如未能及时诊断、处理,病死率也极高。因此,发生气压伤的患者病死率高,而气压伤是原发病及肺部损害恶化的预警信号。

51. 如何预防机械通气患者发生呼吸机相关性肺损伤?

预防呼吸机相关性肺损伤的发生,决定了机械通气策略需要相应做出调整。

（1）限制平台压或小潮气量通气策略　呼吸机相关性肺损伤高危患者(特别是严重 ARDS)应限制气道平台压力,可防止肺泡容积及跨壁压过高,降低呼吸机相关性肺损伤的发生。

临床判断肺泡跨壁压或肺泡容积的指标有：① 肺泡跨壁压。气道平台压力(肺泡压力)减去胸腔内压力即为肺泡跨壁压,与肺泡容积直接相关。肺泡跨壁压>35 cm H_2O 极易导致气压伤,调整呼吸机气道平台压应以此为上限。② 压力-容积环。吸气相早期的低位转折点反映塌陷肺单位开始复张,可产生剪切力,引起气压伤;而吸气相后期顺应性降低的转折点反映吸气末容积过大,易导致气压伤。潮气量、气道平台压力及呼气末正压(PEEP)的调整应以取消吸气低位转折点、同时不出现吸气末转折点为目标。

若常规潮气量通气时气道平台压力不能控制在 35 cm H_2O 以下,则应降低潮气量,允许动脉血二氧化碳分压高于正常,出现一定程度的高碳酸血症(动脉血二氧化碳分压<100～120 mmHg),这种通气方式称为允许性高碳酸血症(permissive hypercapnic ventilation)。

采用允许性高碳酸血症时应注意：① 保持动脉血 pH>7.20。如动脉血 pH<7.20,应输入 5％碳酸氢钠纠正;② 为减少二氧化碳生成,可使用肌松、镇静、低温等手段;③ 采用气管内吹气以促进二氧化碳排除,可使动脉血二氧化碳分压降低 5～10 mmHg;④ 可结合使用体外膜肺、体外二氧化碳清除、血管内膜氧合等手段。

允许性高碳酸血症的缺点为：① 高碳酸血症可引起许多不良反应,如脑血管扩张,导致脑水肿及颅内压升高;外周血管扩张、心肌收缩力降低,当血容量不足时导致血压下降;严重酸中毒影响细胞功能等;② 清醒患者多不能耐受允许性高碳酸血症,需要使用镇静剂、肌松剂等。

允许性高碳酸血症禁忌证包括颅内高压和严重的心功能不全等。

（2）压力控制通气　与传统的容量控制模式相比,压力控制、时间切换的通气模式可以有效地控制气道峰压和气道平均压力(气道平均压力能间接反映肺泡跨壁压),并保证足够的肺泡通气量。因此,压力控制通气更有利于肺保护。

（3）最佳 PEEP　适当水平的 PEEP 对防止肺泡塌陷、保持肺泡膨胀状态十分重要。当 PEEP 水平不足时，部分肺泡在呼气期间歇塌陷，吸气期再开放产生的剪切力是导致呼吸机相关性肺损伤的重要原因。因此，PEEP 水平的调节不应单纯以气体交换改善为目的，应以最大程度地减少肺泡塌陷、最多肺单位保持膨胀状态为目标。当 PEEP 过高时，可引起肺过度膨胀，顺应性降低，增加呼吸机相关性肺损伤的发生机会。寻找达到上述目标的最佳 PEEP 显得非常重要。

尽管限制潮气量、限制气道压力是防治呼吸机相关性肺损伤的基本原则，但不同阶段肺损伤的特点要求随时调整呼吸治疗方式。如 ARDS 早期，由于肺水肿、肺泡萎陷，如 PEEP 过低，每个呼吸周期肺泡均发生萎陷和再复张，则复张产生的剪切力极易导致肺损伤；ARDS 后期，水肿消退，肺间质结构重建及炎症导致间质结构不均一损害，高潮气量及高气道峰值压力易导致肺大疱等肺损伤。高水平 PEEP 常常是无效的，而且可能是引起气道峰值压力过高的原因，应尽可能降低其水平。

总之，呼吸治疗不应简单地套用一般的治疗原则，应强调呼吸治疗的个体化，以患者肺损伤的病理生理改变为基础，结合呼吸治疗原则，调整呼吸治疗模式。

（七）机械通气期间的床边呼吸功能监测

52. 机械通气患者应监测哪些通气功能指标？

（1）潮气量　潮气量是患者每次呼吸所吸入的气体量。潮气量监测分为吸气潮气量和呼气潮气量，多数呼吸机可直接监测，也可通过呼吸功能监测仪进行监测。

潮气量反映患者通气功能，而吸气潮气量与呼气潮气量的差异可反映呼吸机及气管插管是否漏气。

（2）每分通气量　每分通气量是患者每分钟呼吸所吸入的气体量，为潮气量和呼吸频率的乘积。正常值范围为 6～8 L/分钟。可通过呼吸机直接监测，也可通过床边呼吸功能监测仪监测。每分通气量的监测可反映患者通气功能，并指导呼吸机调整。

（3）呼吸频率　呼吸频率是指患者每分钟的呼吸次数。正常值为

12~20 次/分。呼吸机可直接监测呼吸频率,也可通过监护仪以阻抗法监测呼吸频率,另外,床边呼吸功能监测仪可直接监测呼吸频率。呼吸频率反映患者通气功能及呼吸中枢的兴奋性。

(4)呼气末二氧化碳 呼气末二氧化碳分压监测属于无创监测方法,能够反映患者通气功能及循环功能和肺血流情况。

目前的床边呼气末二氧化碳监测均采用红外线法。根据红外感受器位置不同,分为主流式和旁流式:主流式二氧化碳感受器直接连接于气管导管与 Y 管连接处;而旁流式二氧化碳感受器位于主机内,通过采样管将气体样本送入红外感受器中。

呼气末二氧化碳分压的正常范围是 35~45 mmHg。呼出气二氧化碳监测不但需监测呼气末二氧化碳分压,还需监测二氧化碳波形及其趋势图。

监测重症患者呼出气二氧化碳及呼气末二氧化碳分压能够反映术后患者通气功能、确定气管插管位置,及时发现呼吸机故障、调整呼吸机参数指导撤机、监测体内二氧化碳的生成量、了解肺泡无效腔和肺血流情况并评价患者循环情况。

(5)动脉血二氧化碳 通过动脉血气分析测定动脉血二氧化碳分压,正常值为 35~45 mmHg。动脉血二氧化碳分压可反映患者通气功能状态,并可评价和指导机械通气模式的选择和调整。

(6)死腔率 死腔率是患者死腔通气量占潮气量的百分比。正常值<0.3。死腔率可通过呼吸功能监测仪直接监测,也可通过计算获得。常常通过监测呼出气平均二氧化碳分压和动脉血二氧化碳分压来计算死腔率。

死腔率的监测有助于评价死腔对术后患者通气功能的影响,并寻找死腔增加的原因。

53. 机械通气患者应监测哪些氧合及换气功能指标?

(1)动脉氧分压 该指标反映肺换气功能。动脉氧分压的正常值是标准条件下,即在海平面、平静条件下,吸空气时,高于 90 mmHg。动脉血氧分压可通过动脉血气分析获得。动脉血氧分压的监测可指导术后患者的氧疗和呼吸道管理,也是呼吸机模式和吸入氧浓度调整的重要依据。

（2）经皮血氧饱和度　经皮血氧饱和度监测是一种无创性连续动脉氧饱和度监测方法,该方法根据氧合血红蛋白与还原血红蛋白在两个不同波长的光吸收作用不同,而且两个波长的光吸收作用都有一个脉搏波部分,利用可见光和红外光的吸收光量不同推算出经皮血氧饱和度。正常值＞94％。

持续经皮血氧饱和度监测有助于及时发现重症患者出现的低氧血症,指导重症患者机械通气的模式和吸入氧浓度的调整。

（3）吸入氧分压与吸入氧浓度　吸入氧分压与吸入氧浓度是指吸入气中的氧分压或浓度。呼吸机可直接监测吸入气氧浓度,也可通过氧监测仪监测。

吸入氧分压可根据吸入氧浓度推算。吸入氧分压＝吸入氧浓度×(大气压－水蒸气压)。常用的吸入氧浓度为21％～40％。

监测吸入氧浓度的主要目的是保证呼吸机吸入氧浓度的准确性,一方面防止氧浓度过高引起氧中毒,同时可避免氧浓度过低,引起重症患者缺氧。

（4）肺内分流　肺内分流是指心排血量中不经过肺毛细血管直接进入体循环的血流。肺内分流速可根据肺毛细血管氧含量和动脉血氧含量差值与肺毛细血管氧含量和混合静脉氧含量差值之比计算。正常值为3％～5％。

肺内分流反映肺内通气与血流灌注比例,并能指导机械通气模式的调整。

54. 机械通气患者应监测的呼吸力学参数有哪些? 有何临床意义?

（1）气道压力　呼吸机通过不同部位监测气道压力,其根本目的是监测肺泡内压力。常见的测压部位有呼吸机内、Y管处和隆突。测压部位离肺泡越远,测定压力与肺泡压力的差异就可能越大。

气道压力的监测项目包括: ① 峰值压力,即呼吸机送气过程中的最高压力,一般不宜超过35～40 cm H_2O;② 平台压力,为吸气末屏气(吸气和呼气阀均关闭,气流为零)时的气道压力,与肺泡峰值压力较为接近;③ 平均压力,为整个呼吸周期的平均气道压力,可间接反映平均肺泡压力;④ 呼气末压力,为呼气即将结束时的压力,等于大气压或呼气末正压;⑤ 内源性呼气末正压,是患者自身因素或机械通气应用不当引起的,在呼气末肺泡内产生一定程度的正压。

(2) 气道阻力 气道阻力是气体在气道内活动所产生的摩擦阻力,为气道压力差与气体流速的比值。机械通气时,患者的气道阻力为患者气道阻力和气管导管、呼吸机管道阻力的总和。气道阻力可根据呼吸机监测参数(气道峰值压力、吸气平台压力和吸气流速)计算,也可由床边呼吸监测仪直接测定。正常值为 $3\sim7$ cm $H_2O \cdot s/L$。

评价术后患者气道阻力,有助于指导撤机和呼吸治疗,并能够对支气管扩张药物的疗效进行客观评价。

(3) 肺顺应性 肺顺应性指单位压力改变所引起相应肺容积的改变,反映肺组织的弹性。肺顺应性分为动态顺应性和静态顺应性。肺动态和静态顺应性均可由床边呼吸功能监测仪直接测定,也可通过呼吸机监测参数计算。动态顺应性正常值为 0.2 L/cm H_2O。

肺顺应性监测可评价重症患者肺组织弹性,评价和指导机械通气模式的调整和呼气末正压的应用。

55. 机械通气患者呼吸肌功能如何评估?

可通过以下指标评估机械通气患者呼吸肌功能:

(1) 最大吸气压和最大呼气压 最大吸气压和最大呼气压是患者平静呼吸几次后,最大吸气或呼气时的气道压力。为反映全部吸气肌和呼气肌强度的指标。

最大吸气压正常值男性为 130 ± 32 cm H_2O,女性为 98 ± 25 cm H_2O;最大呼气压正常值男性为 230 ± 47 cm H_2O,女性为 165 ± 29 cm H_2O。

可利用床边呼吸功能监测仪直接测定,也可利用呼吸机的吸气和呼气保持键,测定最大吸气压和最大呼气压。患者吸气时,按住呼吸机吸气保持键,同时要求患者做最大吸气努力,气道压力下降的最大水平,即为最大吸气压;患者呼气时,按住呼气保持键,同时要求患者做最大呼气努力,气道压力下降的最大水平,即为最大呼气压。

最大吸气压的监测有助于评价患者吸气肌功能和指导患者撤机。最大吸气压降低提示吸气肌功能减弱,见于神经肌肉疾病及慢性阻塞性肺疾病等。最大呼气压的监测可评价患者呼气肌功能及咳嗽、排痰能力。

(2) 跨膈压　跨膈压为腹内压与胸内压之差,反映膈肌收缩强度。经鼻腔插入双气囊胃管,远端气囊至于胃内,测定胃内压力,相当于腹腔内压,近端气囊置于食管下 1/3 处,测定食管内压,相当于胸腔内压,两者之差为跨膈压。最大跨膈压的正常值为 $90\sim215$ cm H_2O。

跨膈压的监测可评价膈肌的收缩功能,指导机械通气患者撤机,最大跨膈压明显降低提示膈肌疲劳。

56. 何谓呼吸阻力?

呼吸运动需要克服阻力。呼吸阻力分为弹性阻力和非弹性阻力。测量呼吸阻力可以判断气道病变的严重性。

(1) 弹性阻力　弹性组织在外力作用下发生变形时,有对抗变形和复位的能力,称为弹性阻力。肺和胸廓都具有弹性,在呼吸运动时产生弹性阻力。平静呼吸时,肺和胸廓的弹性阻力占呼吸阻力的70%。测量弹性阻力时需达到静态(或近似静态)状态,即在呼吸过程中暂时阻断气流,使肺的弹性回缩力成为唯一的阻力。

(2) 非弹性阻力　非弹性阻力包括气道阻力、惯性阻力和组织的黏滞阻力。气道阻力来自气流经过呼吸道时气体分子之间、气体分子与气道壁之间的摩擦。惯性阻力是气流在发动、变速、转向时,因气流和组织惯性产生的阻止气流运动的力。呼吸频率较慢时,气流流速缓慢,可以忽略。组织的黏滞阻力来自呼吸时组织相对移位产生的摩擦。非弹性阻力是在气体流动时产生的,又称动态阻力,占呼吸阻力的30%。

57. 何谓顺应性? 呼吸系统的顺应性如何测定?

顺应性指单位压力改变时引起的容积改变,单位是 L/cm H_2O 或 L/kPa。弹性阻力可以用顺应性来衡量。弹性阻力大,不易扩张,顺应性小;反之则弹性阻力小,顺应性大。因此,弹性阻力与顺应性呈反比。呼吸系统的顺应性是呼吸力学的一个重要部分,可分为肺顺应性、胸壁顺应性和总顺应性。

（1）肺顺应性＝肺容积的改变/跨肺压的改变　跨肺压是肺泡压和胸内压之差。肺泡压指肺泡内的压力。在静态、声门开放、呼吸道通畅时,肺泡压等于气道开放的压力。胸内压指胸膜腔内的压力。

（2）胸壁顺应性＝胸腔容积的改变/跨胸壁压的改变　跨胸壁压是胸内压与大气压之差。胸廓顺应性可因肥胖、胸廓畸形、胸膜增厚和膈肌抬高而降低。

（3）总顺应性＝总胸腔容积的改变/（肺泡压－大气压）　总顺应性、肺顺应性和胸壁顺应性三者之间的关系为：1/总顺应性＝1/肺顺应性＋1/胸壁顺应性。总顺应性综合反映了肺和胸壁的弹性。在肺实质病变时,静态总顺应性主要反映肺的弹性,它是研究呼吸力学的重要指标。

58. 静态和动态顺应性有何不同?

静态顺应性指在呼吸周期中,气流暂时阻断时测得的肺顺应性;动态顺应性则指在呼吸周期中,气流未阻断时测得的肺顺应性。前者相当于肺组织的弹性,后者还受气道阻力的影响。

动态顺应性＝潮气量/（吸气峰值压－呼气末正压）

静态顺应性＝潮气量/（平台压－呼气末正压）

59. 何谓肺的时间常数? 有何临床意义?

肺的时间常数是气道阻力与顺应性的乘积,反映了肺泡充满气体和排空所需要的时间,是重要的肺力学参数。以相同的压力给肺泡充气,在相同时间内时间常数大的肺泡进气量少,因为吸气时间短,肺泡不能充分扩张。

肺是由大小不同的肺泡组成的,各部分肺泡的顺应性和阻力不尽相同,因此肺各部分的时间常数也不一致,这是肺泡通气不均匀的原因之一,也是动态和静态顺应性不同的基础。

60. 如何根据床边呼吸波形监测判断人机同步性?

机械通气时,监测呼吸波形有助于判断患者与呼吸机的同步性。

（1）流速-时间波形　容量控制通气时,吸气或呼气波形出现锯齿状,提示呼吸回路中有分泌物或积水。压力控制通气时,到达峰值吸气流速过快,提示患者有不适和吸气终止过早。呼气时如果出现自主呼吸,会干扰呼气流速的波形。自主呼吸很弱时,它仅使呼气流速波形发生偏移;当它大到足以改变气流方向时,那么新的呼吸周期则开始了。

（2）压力-时间波形　容量控制通气时,峰值吸气压出现波动和有自主呼吸触发,提示患者和呼吸机之间不同步。压力控制通气时,吸气压力如不能达到呼吸机设定的压力水平,提示呼吸回路漏气。压力出现波动,提示患者有自主呼吸,波动的程度反映了自主呼吸的强弱。如到达设定吸气压力的速度过慢,提示流速不足,反之提示流速过高。

（3）容积-时间波形　吸气开始时,波形突然回到基线提示呼吸回路漏气。

（4）流速-容积环　环开放提示呼吸回路漏气。自主呼吸时,波形出现锯齿状提示有分泌物。

（八）呼吸压力-容积曲线监测

61. 肺压力-容积曲线有何特点?

肺压力-容积曲线又称呼吸系统的顺应性曲线,反映了呼吸系统的力学特征,常指呼吸系统的总顺应性曲线。监测肺压力-容积曲线,有助于机械通气的患者选择最佳呼气末正压和潮气量。在重症肺部疾病患者,尤其在急性肺损伤或 ARDS 的患者,监测肺压力-容积曲线具有重要的临床意义。

肺压力-容积曲线的吸气支和呼气支形成一个环,吸气支呈 S 形。曲线上气道压力为零时对应的容积是呼吸系统的静息容积,主要是对抗肺和胸壁弹性阻力。正常情况下,它相当于平静呼气末的肺容积,即功能残气量。在部分机械通气和自主呼吸患者,呼气末的压力无法降至零,此时的呼气末肺容积与功能残气量不同,称为呼气末肺容积。正常的肺完全复张大约需要 $30\sim35$ cm H_2O 的压力,因此,一般认为压力高于 $30\sim35$ cm H_2O 可能会导致肺泡过度膨胀,损伤肺组织。

肺压力-容积曲线具有低位和高位转折点。

低位转折点是肺压力-容积曲线吸气支的低肺容积处出现的一个转折点,表示肺泡开始开放时对应的压力和容积。正常人的肺压力-容积曲线低位转折点低于功能残气量,功能残气量以上部分为直线。肺压力-容积曲线的起点(或呼气的终点)是影响低位转折点的主要因素。当呼气末存在气体滞留时,呼气末肺容积或压力增加,低位转折点消失。

高位转折点是肺压力-容积曲线吸气支在接近肺总容积的高肺容积处出现转折,提示部分肺泡和(或)胸壁过度膨胀。某些疾病(如ARDS)易出现高位转折点。

62. 如何应用采点法描记肺静态压力-容积曲线?

采点法描记静态肺压力-容积曲线,即吸气至不同的肺容积时闭合气道,记录对应的压力,然后以压力为横坐标,容积为纵坐标,每一组压力和容积对应一个点,连接不同的点获得静态肺压力-容积曲线。常用的采点法有大注射器法、阻塞法和呼吸机法。

(1) 大注射器法 采用一个 $1.5\sim2$ L 带刻度的大注射器和压力传感器。让患者平静呼气,此时呼气末对应的肺容积为功能残气量,假设此时的气道压力为零,吸入的气体量由 50 ml 逐渐增加至 200 ml,每次吸气末暂停 $1\sim5$ 秒,记录相应的容积和压力,直至气道压力达到 $40\sim50$ cm H_2O 或容积为 25 ml/kg。呼气时采用同样的方法记录相应的容积和压力。连接压力和容积点获得静态曲线。

大注射器法通常需要 $60\sim70$ 秒,操作繁琐,而且注射器内被压缩的气体进入胸腔后,会出现温度和湿度的改变、氧耗增加和二氧化碳产生增加等。此外,测定功能残气量需要脱机,部分患者由于严重低氧血症难以实施。因此,肺压力-容积曲线的形状可能会受到影响。

(2) 阻塞法 最早是用来测量气道阻力的方法。在机械通气患者,这方法也可以用来描记静态肺压力-容积曲线。方法为用一个可以连续闭合气道的活塞,每隔 $8\sim10$ 个呼吸周期将患者与呼吸机脱开,在吸气末阻塞气道,记录阻塞前的平台压和相应的容积,分析几个呼吸周期,得到静态肺压力-容积曲线。同时还可以测出气道阻力。但阻塞法需要额外的设备,临床应用受到限制。

(3) 呼吸机法　吸气流量恒定时,在不同的吸气容积时闭合气道,记录相应的容积和压力,这种方法称为呼吸机法。具体方法为测量前先标准肺容积状态,确保没有漏气的情况下,采用容量控制通气,每次送气前用呼气末暂停法测量内源性呼气末正压,保证吸气末的容积和压力稳定,然后通过改变吸气时间(或呼吸频率)送入不同容积的气体。吸气末闭合气道后,记录相应的压力,解除闭合后,从呼吸机的监视屏可读出相应的容积,连接不同的压力和容积点,得到静态肺压力-容积曲线的吸气支。用同样的方法,可获得曲线的呼气支。

呼吸机法无需脱机,不影响气体交换,操作简便省时,但需要使用呼吸机的两个控制按钮和频率设置,同时还要监测压力和容积。因此,操作人员在描记曲线前需要训练,最好是两个人同时操作。

63. 如何连续描记静态压力-容积曲线?

(1) 体积描记仪法　体积描记仪法是采用特定的标尺在体外测量胸腔容积,评估患者的呼吸力学,与注射器法非常相似。由于肌松时患者的胸廓固定,仅需测量单圈胸围。利用人体体积描记仪可以监测连续的静态肺压力-容积曲线,但需要特殊的仪器,且准确性差。

(2) 低流速法　低流速法是采用非常缓慢的流速描记连续的肺压力-容积曲线,简便省时。低流速法描记的肺压力-容积曲线与采点法相似,并具高度的可重复性,而且曲线的起始部分更清楚。部分患者在高肺容积处略有不同,可能与肺损伤的不均一性有关,但此时肺容积常高于潮气量范围,临床意义不大。

低流速法的优点:① 用现代的呼吸机可以完成;② 不需要脱机,呼吸机的报警和监测功能可以保持不变;③ 能合理评估气道阻力,测量气道压力和肺泡压力;④ 描记肺压力-容积曲线吸气支时不受湿度、温度和因时间过短造成容积减少等干扰;⑤ 利用低流速法可描绘不同呼吸参数设置和呼气末正压水平时的肺压力-容积曲线。

描记静态压力-容积曲线时应注意以下问题:① 描记曲线时,患者通常需要充分镇静和肌松。② 描记曲线之前,应标准肺容积史——

记录曲线前让患者深吸气,或用简易呼吸囊实施几次鼓肺,并去除记录的第一条肺压力-容积曲线。③ 随着病情的变化,肺压力-容积曲线也会发生改变,应动态监测肺压力-容积曲线。④ 某些患者,如慢性阻塞性肺病或肥胖患者,气道压力会突然增加,提示存在内源性呼气末正压。有时内源性呼气末正压不易识别,可能会把它看作一个转折点。

64. 肺静态压力-容积曲线的低位和高位转折点如何确定?

肺压力-容积曲线转折点的确定没有金标准,易受观察者的主观干扰。目前常用的方法有以下几种:

(1) 目测法 沿着肺压力-容积曲线低位和高位转折点之间的线性部分做一条直线,目测曲线开始偏离直线的第一个点作为转折点,但这一方法误差较大。

(2) 顺应性法 肺压力-容积曲线低位和高位转折点之间的线性部分顺应性最好,低位转折点以下和高位转折点以上部分顺应性降低。描记肺压力-容积曲线,计算肺顺应性,当顺应性增加了 20% 或开始比最大顺应性降低 20% 时,提示曲线出现转折点。

(3) 双向回归法 利用有关计算机软件,对肺压力-容积曲线上的每个点分别向前向后做双向直线回归,每组数据都得到两条回归线,两个回归系数乘积最大的那一组数据对应的点即为转折点。

65. 监测压力-容积曲线有何临床意义?

(1) 选择最佳呼气末正压(PEEP) 压力-容积曲线的低位转折点对选择最佳 PEEP 水平有重要意义。PEEP 应接近低位转折点对应的压力,但 PEEP 水平过高,会导致肺泡过度膨胀,引起气压伤。目前认为最佳 PEEP 为高于低位转折点 2~3 cm H_2O 对应的压力。

由于 ARDS 的肺损伤高度不均一性,病变不同的肺组织,需要不同的 PEEP,肺压力-容积曲线的低位转折点不能反映不同开放压共存时的多个"转折点",而应把它看作平均开放压。Gattinoni 等用 CT 观察了 ARDS 患者不同区域的肺对 PEEP 的反映。研究发现,PEEP 高于低位转折点时,可复张区塌陷的肺泡迅速减少,开放压从非重力依赖区到重力依赖区逐渐增加,重力依赖区的开放压要远高于肺压力-容积曲线的低位转折点。因此,最佳 PEEP 与肺压力-容积曲线低位转折点的关系还有待进一步探讨。

(2) 选择潮气量　肺压力-容积曲线出现高位转折点是肺泡过度膨胀的标志。因此,高位转折点对应的容积可作为潮气量的高限。正常人肺压力-容积曲线高位转折点约位于 85%～90% 的肺总容积处,ARDS 患者由于其特殊的病理生理特点,更易出现高位转折点。Roupie 研究了 42 例急性呼吸衰竭或 ARDS 患者,通过目测或自动曲线定位,判断是否存在高位转折点。结果显示,常规潮气量通气时,仅 ARDS 患者出现高位转折点,高位转折点处的平均压力为 26 cm H_2O。可见,ARDS 患者采用肺保护性通气策略是十分必要的,但气道平台压低于 35 cm H_2O 并不能作为防止气压伤的界限,应根据每一个患者的肺压力-容积曲线来调节呼吸机参数,避免曲线出现高位转折点。

(3) 判断 ARDS 患者的病程　ARDS 患者静态肺压力-容积曲线的形状、滞后现象与其病程有关。发病最初 1～3 天,肺压力-容积曲线吸气支存在低位转折点,顺应性轻度降低,呼气支顺应性正常,曲线出现滞后;第 3～5 天,肺泡广泛水肿和塌陷,部分肺泡腔内出现透明膜,曲线呼气支顺应性降低,滞后更明显;疾病晚期(2 周或更长),肺泡间质内纤维组织增生,透明膜弥散分布于全肺,此时肺顺应性显著降低,肺压力-容积曲线低位转折点和滞后现象消失。因此,根据肺压力-容积曲线的形状,可以判断 ARDS 患者的病程。

总之,肺压力-容积曲线监测简单、无创,较容易获得,诊断的准确性可通过患者对治疗的反应迅速得到证实。可指导 PEEP 水平和潮气量的设置。

(九) 内源性呼气末正压的监测与临床意义

66. 何谓内源性呼气末正压? 如何利用呼吸机的波形监测判断?

内源性呼气末正压(PEEP)是指呼气末由于气体陷闭在肺泡内而

产生的正压。产生的原因有两方面,一是机械通气参数设置不当,呼气时间过短;二是气道阻力及肺顺应性的改变,使呼气流速减慢,同时气道受压后狭窄、陷闭,如慢性阻塞性肺疾病和哮喘。因此,当呼吸机参数设置正常时,出现内源性 PEEP 可用于筛选阻塞性肺部疾病患者。监测内源性 PEEP 最好采用食管气囊导管,但临床应用较困难。容量控制时,流速-时间波形为床边监测内源性 PEEP 提供了帮助。

(1)流速-时间波形 正常人从呼气开始到呼气至功能残气量不超过 2 秒,呼气末流速接近零。当呼气时有持续的气流存在,呼气末气流不能降至零时,提示存在内源性 PEEP。同时,呼气流速峰值提前,但不随时间呈指数下降。

(2)压力-时间波形 ① 存在内源性 PEEP 伴有动态过度膨胀时,呼气末压力-时间波形不能回到基线,或高于设置的外源性 PEEP 水平;② 存在内源性 PEEP 但不伴动态过度膨胀,呼气末压力可以回到基线;③ 如果增加外源性 PEEP 不能使气道峰值压或平台压同步增加,也提示存在内源性 PEEP。内源性 PEEP 可以通过呼气末暂停时对应的压力来测量。

67. 有哪些原因可导致内源性呼气末正压?

呼气末肺容积处于功能残气位时,肺组织弹性回缩压与胸廓弹性回缩压相等,肺泡内压等于大气压。存在呼气流速受限等原因时,呼气末肺容积高于功能残气量,产生内源性呼气末正压(PEEPi)。一般认为,PEEPi 的产生与以下机制有关。

(1)气道阻力增加 气道阻力明显增高是引起 PEEPi 的重要原因之一。气道阻力增加可减慢肺泡气体排空的速度,呼气末肺容积达到功能残气量所需呼气时间延长,结果产生呼气不完全。在这种情况下,呼气末气体流速未减小至零、呼气末肺容积没有达到功能残气量即开始下一次吸气,患者呼气末肺容积稳定在高于功能残气量水平,产生 PEEPi。气道阻力除患者气道和肺组织阻力外,还包括气管插管、呼吸机管道、呼吸回路和附加装置产生的阻力。上述任一环节阻力升高均可产生 PEEPi。尤其在管道压缩、扭曲和分泌物堵塞的情况下,气道阻力增加更为明显,从而更容易产生 PEEPi。

(2) 呼吸系统顺应性降低　呼吸系统的顺应性降低也可产生 PEEPi。呼吸系统顺应性降低,肺组织弹性回缩能力增加,使呼气驱动压降低,呼气流速减慢,产生 PEEPi。这种情况主要见于肺水肿和 ARDS 患者。通常由顺应性降低产生的 PEEPi 水平较低,如同时合并气道阻力增高,易于产生高水平 PEEPi。

(3) 呼气流速受限　呼气流速受限是慢性阻塞性肺疾病(COPD)患者产生 PEEPi 的主要原因。COPD 患者除支气管黏膜炎症反应产生的分泌物堵塞和气道痉挛增加气道阻力产生 PEEPi 外,肺实质破坏,使支撑小气道的肺泡间隔毁损,同时严重肺过度膨胀使整个呼气过程中胸膜腔内为正压,呼气过程中失去支撑的小气道逐步被压缩,气道阻力随之逐渐增加,导致呼气流速受限,也参与产生 PEEPi。严重 COPD 患者,呼气尚未结束气道已完全闭合,引起气体陷闭,形成 PEEPi。

(4) 机械通气模式和参数设置　控制通气时产生 PEEPi 最常见的情况是反比通气。通常,反比通气模式用于容量控制通气不能维持满意动脉血氧分压的低氧血症和呼吸衰竭患者。反比通气时,吸气时间延长而呼气时间缩短,容易产生呼气不完全而导致 PEEPi。

此外,控制通气时为提高氧合而设置吸气末暂停(通常<0.4 秒)是导致 PEEPi 的另一个原因。呼吸频率恒定情况下,吸气末暂停虽然使吸气时间延长,有利于改善患者氧合,但同时使呼气时间缩短,并且吸气暂停期间肺组织的弹性回缩压降低,导致呼气驱动压降低,呼气流速减慢,产生 PEEPi。

辅助通气(如间歇指令控制通气)时,除患者呼吸系统顺应性降低和气道阻力增加产生 PEEPi 以外,当出现人机对抗时,患者无规律、不稳定的吸气可突然触发呼吸机送气,使呼气提前中止,产生 PEEPi。采用压力支持通气时,对于浅快呼吸患者,由于呼气时间缩短,同样可产生呼气不完全而导致 PEEPi。

68. 内源性呼气末正压对机体有哪些影响?

(1) 对血流动力学的影响　内源性呼气末正压(PEEPi)对患者血流动力学可能产生明显影响。首先,PEEPi 使肺泡压和胸腔内压增高,阻碍心脏充盈,降低心脏前负荷,使心排出量降低;其次,高水平PEEPi可导致严重心律失常;第三,忽略PEEPi的作用,解释血流动力学结果时会产生偏差,可导致对患者容量状态的错误判断。

(2)对机械通气患者气压伤的影响 气压伤是机械通气的严重并发症。PEEPi可阻止呼气末肺泡萎陷,减少不同膨胀程度的肺单位之间的剪切力,防止或减轻气压伤;但是PEEPi合并常规水平潮气量(10～15 ml/kg)通气,使通气过程在肺容积-压力曲线吸气支的高位转折点水平进行,终末呼吸性支气管和肺泡容易发生过度膨胀和断裂,产生气压伤。因此,为避免气压伤,存在PEEPi时,应采用小潮气量通气。

(3)对呼吸系统顺应性测定的影响 忽略PEEPi测定呼吸系统静态顺应性会产生错误的测定结果。呼吸系统静态顺应性通常通过以下公式来计算:

$$Cst,rs = V_T/(Pplat - PEEP)$$

存在PEEPi时,计算公式变为:

$$Cst,rs = V_T/(Pplat - PEEP - PEEPi)$$

其中Cst,rs为呼吸系统静态顺应性,V_T指呼气潮气量,Pplat是通过吸气末气道闭合方法测定的气道平台压。研究表明,若不考虑PEEPi,慢性阻塞性肺疾病和急性呼吸衰竭患者的呼吸系统静态顺应性将比实际值低30%～100%。呼吸系统静态顺应性错误测定影响对患者病情进展和转归的正确评价,同时不能准确设定机械通气所需呼气末正压水平。目前使用的配备有微处理器的呼吸机显示屏上测定的呼吸系统静态顺应性没有考虑PEEPi,因此这个结果是不准确的。

(4)PEEPi对辅助通气和脱机拔管患者呼吸功的影响 PEEPi对辅助通气和脱机拔管的急性呼吸衰竭患者呼吸功产生明显影响。辅助通气时,压力和流量触发一般设置在较低水平,呼吸过程中呼吸功主要由呼吸机完成,患者的呼吸肌做功很少,通常忽略不计。产生PEEPi时,PEEPi增加吸气前负荷,患者必须通过吸气肌收缩抵消PEEPi,产生肺泡和大气压的压差,才能触发呼吸机送气,因此患者呼吸肌做功明显增加,PEEPi 水平较高时,甚至可产生不可逆的呼吸肌衰竭,导致患者脱机拔管延迟甚至难以脱机。存在 PEEPi 时,患者吸气触发呼吸机送气的计算公式为:

$$Pappl(t) = PEEPi + [V_T(t)/Cdyn] + [R_{TOT} \cdot V_1(t)]$$

其中 Pappl 为触发呼吸机送气所需总压力,V_T 为潮气量,Cdyn 为动态呼吸系统顺应性,R_{TOT} 为总气流阻力,V_1 为吸气开始瞬间的气体流速。

69. 静态和动态内源性呼气末正压有何不同? 如何测定?

内源性呼气末正压(PEEPi)分为静态 PEEPi 和动态 PEEPi。不同肺单位的时间常数存在差异,气道和肺实质病变患者产生的 PEEPi 在不同肺单位之间的分布不均一,表现为时间常数高而呼气流速慢的肺单位高于时间常数低而呼气流速快的肺单位。静态 PEEPi 为呼气末气道平台压,反映时间常数不均一的肺单位通过呼气末暂停达到平衡状态时的压力,动态 PEEPi 为吸气开始前气道压力,反映时间常数较短的肺单位 PEEPi 水平,此时,时间常数较长的肺单位仍在排空,由此可见动态 PEEPi 低于静态 PEEPi。

常用的测定静态 PEEPi 的方法主要有呼气末气道闭合法,测定动态 PEEPi 的方法主要有持续记录气体流速和气道压力法以及食管气囊法。

(1) 静态 PEEPi 测定方法 呼气末气道闭合法的步骤如下:通过按下呼气末暂停键闭合气道,测定气道平台压获得 PEEPi。由于气道闭合后需要 1~5 秒才能使不同时间常数的肺单位之间达到平衡,以测定气道平台压,因此临床上需要 1~5 秒的闭合时间测定 PEEPi。临床上可应用呼气末暂停键测定 PEEPi。

(2) 动态 PEEPi 测定方法

持续记录气体流速和气道压力法:这是一种间接测定 PEEPi 的方法,该方法通过同步记录气体流速和气道压力测定 PEEPi。气体流速由呼气转变为吸气时对应的气道压力即为 PEEPi,反映吸气开始前患者或呼吸机需要克服以触发气体流动的压力。该方法同时可用于持续监测 PEEPi,如呼吸机设置模式或参数改变或采用舒张支气管治疗情况下连续监测 PEEPi 的变化。而且,对于没有呼气末暂停键的呼吸机,持续记录气体流速和气道压力是评估 PEEPi 快速简便的唯一方法。

食管气囊法:食管气囊方法也是测定自主呼吸患者 PEEPi 和肺力学特征的重要方法。这种方法将与压力传感器连接的食管气囊导管在压力波形导引下,放置于食管中、下 1/3 处,同时监测气体流速、肺容积和食管压力的变化。呼气末气体流速突然改变方向时,测定相应食管压力,该压力为 PEEPi。这种方法测定的 PEEPi 为动态 PEEPi,与持续记录气体流速和食管压的测定结果一致,明显低于静态 PEEPi。

食管气囊方法已经用于监测重症患者和稳定的慢性阻塞性肺疾病患者 PEEPi,只要呼气末患者呼吸肌处于肌松状态,测定结果即准确可靠。如果呼气过程中呼气肌肉收缩,则吸气早期食管内压的降低是呼气肌松弛而不是吸气肌收缩的结果。

70. 如何缓解或消除内源性呼气末正压?

(1) 延长呼气时间　① 设置机械通气参数时,在满足气体交换的基础上,适当延长呼气时间。例如通过降低呼吸频率(15 次/分钟减少到 12～10 次/分钟)、缩短吸气时间、提高吸气流速等延长呼气时间。② 为加快呼气流速,采用与患者气管配套的内径尽可能大的气管插管,经常吸痰并清洁气管插管和呼吸机管道,防止分泌物聚集在管腔内使气流阻力增高而降低呼气流速。③ 气道阻力严重升高的患者,呼气流速极其缓慢,需要约 20 秒的呼气时间才可使呼气完全,机械通气中不适于设置如此长的呼气时间,呼气时间延长到 3 秒而内源性呼气末正压(PEEPi)降低不明显,此时必须联合应用其他方法。

(2) 降低通气需求　① 调整营养支持方案,减轻二氧化碳对呼吸中枢的刺激,降低患者通气需求。因此,临床治疗中应防止过度营养支持和(或)摄入过多碳水化合物,以减少二氧化碳的生成,降低通气需求,缓解或消除 PEEPi。② 尽可能缩短气管插管近端与呼吸机管道 Y 管间的距离,减少死腔通气,降低通气需求。③ 调整机械通气模式,改善患者与呼吸机之间的协调性和同步性,缓解患者的通气需求,降低 PEEPi。如将某一慢性阻塞性肺疾病患者的通气模式由间歇指令控制通气改为压力限制通气后,呼吸频率减少,PEEPi 降低,PEEPi 过高引起的心血管系统的并发症也随之消失。

(3) 药物治疗　支气管扩张剂对于降低或消除患者 PEEPi 也具有重要作用。该药物不仅能松弛支气管平滑肌、降低气道阻力、加快呼气流速,而且改善膈肌纤维的长度-张力效应,增强患者吸气肌收缩力,最终使 PEEPi 降低或消除。应用支气管扩张剂时,其疗效与给药方式有关,例如,albuterol 雾化吸入可以明显降低气道阻力,比小剂量吸入(总量相同)疗效好。

静脉类麻醉剂不仅具有麻醉效应,而且能松弛支气管平滑肌。重症哮喘危及生命时,需要及时降低 PEEPi。支气管扩张剂不能够迅速逆转严重的气道痉挛和阻塞,应用静脉类麻醉剂合用高丁常规剂量的支气管扩张剂,可使患者处于深度镇静状态,同时明显舒张支气管平滑肌,降低 PEEPi。

糖皮质激素可抑制支气管黏膜炎症反应、降低气道反应性,减少支气管腔内分泌物,扩张气道,消除或降低 PEEPi。

(4) 应用外源性呼气末正压(PEEP)　外源性 PEEP 可支撑气道,缓解呼气流速受限,防止气道闭合和气体陷闭,降低或消除 PEEPi。但 PEEP 疗效与其设置水平相关。研究表明,产生 PEEPi 时,所应设置的 PEEP 水平为 80%～90% 的静态 PEEPi。临床上,可通过测定静态 PEEPi 来设定 PEEP。另外,还可逐步增加 PEEP 水平,直至应用 PEEP 后的呼气末肺容积稍低于 PEEPi 对应的呼气末肺容积为止,来确定 PEEP 水平。应用 PEEP 后,总 PEEP 水平低于 PEEPi,气道峰值压较应用 PEEP 前降低,有利于患者的肺保护;而且呼气过程中气道处于开放状态,呼气末肺容积逐渐降低,PEEPi 逐步降低。需强调的是,临床治疗中随 PEEPi 的降低,需不断依据 PEEPi 及时调整 PEEP 水平。

当患者没有呼气流速受限时,应用 PEEP 会增加肺过度膨胀的程度,并加重其不良影响。

(十) 呼吸功监测及其临床意义

71. 何谓呼吸功？由哪几部分构成？

呼吸功是指呼吸肌克服阻力(肺及胸廓的弹性回缩力、气道阻力、组织阻力)维持通气量所做的功。正常人平静呼吸时,吸气过程是主动、耗能的;呼气过程是依靠肺和胸廓的弹性回缩力,使扩张的肺回归到功能残气量位,是被动、无能耗的过程。因此,呼吸肌仅在吸气时做功。正常呼吸功为 $0.4\sim0.6\,J/L$,占全身氧耗量的 $1\%\sim2\%$。气道阻力增加、肺及胸廓顺应性降低时,呼吸功可增加 50 倍。如重度 ARDS 患者,呼吸氧耗可占机体总氧耗的 50%。因此,对于呼吸功能异常的重症患者,监测呼吸功具有重要意义。

患者呼吸功主要由以下几部分构成。

(1) 吸气功　① 顺应性功或弹性阻力功:克服肺及胸廓弹性回缩力所做的功为顺应性功。肺容积处于功能残气量位时,肺的弹性回缩力与胸廓弹性回缩力大小相等、方向相反。肺容积越大,顺应性越小,则弹性回缩力越大。肺扩张时,必须克服其弹性回缩力做功。在平静吸气时,胸廓弹性回缩力是向外的,与肺弹性回缩力方向相反,不需做功。当肺容积过高时,胸廓产生向内的弹性回缩力,扩张胸廓就需克服其弹性回缩力做功。平静呼吸时,顺应性功是构成呼吸功的主要部分。顺应性功可通过胸腔内压力变化与肺容积改变的乘积计算出。② 气道阻力功:克服气道阻力所做的功为气道阻力功。气道阻力功为吸气时克服气道阻力使气体进入肺内所做的功。对于平静呼吸的正常人,气道阻力功为呼吸功的第二个重要组成部分。但在气道阻力增高、气流速度过快时,气道阻力功成为呼吸功的主要部分。③ 组织阻力功:组织阻力功是指吸气时克服肺和胸廓的黏滞力所做的功。在呼吸功中占的比重最小。但在肺纤维化等疾病情况下,组织阻力明显增大。

(2) 呼气功　平静呼吸时,呼气过程被动、不耗能,呼吸肌不做功。当气道阻力、组织阻力明显增加及深呼吸时,呼气过程需呼吸肌参与而做功,有时甚至超过吸气功;呼气肌主动收缩亦可使呼气功增加。

72. 以压力-容积环评价呼吸功有何局限性？

以压力-容积(P-V)环评价呼吸功有明显的局限性,其表现为:

(1)无容积改变就无呼吸功　无肺容积改变,P-V环上就不能计算出呼吸功。当气道明显阻塞、高水平内源性呼气末正压等情况时,吸气早期尽管呼吸肌剧烈收缩,有大量能量消耗,但所引起的容积改变很小,P-V环计算的呼吸功亦很小。理论上只有当呼吸肌后负荷及收缩效率恒定时,P-V环才能准确反映呼吸功。

(2)压力测定部位　由于气道不同部位压力不同,测压部位直接影响呼吸功计算。一般认为越靠近肺部测压,其P-V环越能反映呼吸功。胸腔内压(通过食管气囊压力)是较准确的压力测定部位,但它不能准确反映胸壁弹力功。隆突压力(气管插管远端压力)是另一个较准确的测压部位,较易监测,但同样不能准确反映胸壁弹力功。多数呼吸机测Y管压力及呼气管道压力,用以监测呼吸功最为简单。但气管插管导致明显的压力降,Y管压力不能反映肺内压力改变,特别是不能反映克服气管插管阻力所做的功。

73. 如何根据临床表现判断患者呼吸功增加？

临床评价:清醒患者呼吸功明显增高时,往往出现呼吸困难,呼吸频速,血压升高,出汗,肋间肌收缩及呼吸辅助肌收缩等。

呼吸肌运动:膈肌疲劳可表现为胸腹矛盾运动,膈肌电图表现为高频与低频波比率改变。已脱机的患者如出现膈肌疲劳,提示呼吸功>8~10 J/分钟。

74. 何谓口腔闭合压力？能反映呼吸功吗？

口腔闭合压力($P_{0.1}$)指气道关闭时,吸气0.1秒时的口腔压力或胸腔内压力,又称口腔闭合压。测胸腔内压力较气道压力更为敏感准确,它与膈神经及膈肌电图的改变呈线性相关,反映呼吸中枢的兴奋性。正常值:2~4 cm H_2O,$P_{0.1}$>6 cm H_2O时脱机困难。

口腔闭合压力增高的原因与呼吸肌机械负荷过重、呼吸中枢代偿性活动增强有关,也与呼吸肌功能未完全恢复有关,产生一定收缩力需较大的中枢驱动。

75. 呼吸机做功、患者呼吸功、器械附加功和生理呼吸功有何不同？

呼吸机做功指机械通气或辅助通气时，呼吸机输送潮气量至患者肺内所做的功，反映机械通气对患者的支持程度。呼吸机做功＝吸气时平均气道压力×潮气量。床边呼吸功能监测仪可直接监测呼吸机做功。

患者呼吸功是指自主呼吸或机械通气时，患者呼吸肌收缩将一定量的气体送入肺内所做的功。反映患者的呼吸负荷。计算或测定方法为食管内压与气流流速改变的积分，再加上胸壁所做的功。床边呼吸功能监测仪可直接计算患者呼吸功。

器械附加功为患者呼吸功的一部分，是患者克服气管插管、呼吸机管道及阀门阻力所做的功。器械附加功是气道隆突压力与气流流速改变的积分。床边呼吸功能监测仪可直接计算器械附加功。

患者生理呼吸功是指患者克服自身气道阻力和弹性阻力所做的功。生理呼吸功为患者总呼吸功去除器械附加功的剩余部分，能够估计和评价患者撤机拔管后的呼吸负荷。床边呼吸功能监测仪可直接计算生理呼吸功。生理呼吸功正常值为＜0.75 J/L。

76. 导致重症患者呼吸功增加的常见病理因素有哪些？

患者肺部自身病理因素是重症患者呼吸功增加的最主要原因，包括以下因素。

（1）气道阻力增高　慢性阻塞性肺部疾病（COPD）、哮喘、气道分泌物贮留，气道痉挛等。

（2）肺胸廓顺应性降低　肺纤维化、肺部感染、肺水肿、气胸、胸廓畸形等。

（3）内源性呼气末正压　指呼气末由于气体闭陷在肺泡内产生的正压。形成机制包括：① 呼吸机参数调节不当，呼气时间过短，呼气尚未结束，下一次吸气已开始，造成肺内气体闭陷；② 气道阻力增加，呼气流速减慢，同时狭窄的气道在呼气时易塌陷。见于慢性阻塞性肺疾病、哮喘等。

77. 有哪些呼吸机相关因素导致危重病人呼吸功明显增加？

除了患者肺部自身病理因素可能导致呼吸功增加外，呼吸机相关因素也可导致危重病人呼吸功增加。

（1）呼吸机回路的阻力过高　见于管道扭曲，管道内积水，细菌过滤器堵塞。不同呼吸机管路、湿化器及细菌过滤器具有不同阻力，正常时对呼吸功影响不大，但当管理不当，导致管道内积水、管道扭曲、细菌过滤器堵塞等情况时，管路阻力明显增加，可引起呼吸功明显增加。

（2）持续气道内正压系统　持续气道内正压治疗时，如气道压力有明显降低，说明患者呼吸功增加。气道压力降低的原因见于：① 吸气流速不足是主要原因；② 系统阻力过高或按需活瓣灵敏度低，吸气需克服其阻力。

（3）呼吸机触发机制及压力或流量测定部位　气管插管及连接管阻力较大，气流经过插管有明显压力降。当隆突压力已下降达到触发水平时，Y 管处压力仅有轻度下降或无明显下降。患者为触发按需活瓣，必须使气道压力降低，达到触发水平。因此，隆突压力下降触发吸气消耗呼吸功较小，以 Y 管或呼气管道压力降低触发吸气，同样触发灵敏度则做功较多。流量触发比压力触发灵敏，采用流量触发有可能进一步减少呼吸功。

78. 哪些气管插管因素与机械通气病人呼吸功增加有关？

机械通气患者气管插管及连接管的阻力是气道总阻力的重要构成部分。气管插管阻力与其内径 4 次方（层流）或 5 次方（湍流）呈反比，与气体流速和气管插管长度呈正比，亦受弯度影响。气管切开管较短，但弯曲度较大，也同样增加阻力。

研究表明：① 气管插管内径越小，气流阻力越大；流速为 30 L/分时，6 号、8.5 号气管插管的阻力分别为每秒 12 cm H_2O/L 和 3 cm H_2O/L；② 气管插管内径不变时，气体流速越高，气流阻力越大；③ 气管插管内径、气流速相同时，在体气管插管的气流阻力明显高于体外测定值。气流速 50 L/分时,8 号气管插管的气流阻力为每秒 4.8 cm H_2O/L;当流速为 80 L/分时,阻力为每秒 6.3 cm H_2O/L。而体外测定结果分别为每秒 3.3 cm H_2O/L 和每秒 5.3 cm H_2O/L。这可能与在体气管插管较弯曲、腔内分泌物附着、气流由层流转为湍流等有关。与经口插管相比,经鼻插管具有较长、弯曲度大、分泌物引流困难等缺点,阻力增加更为明显。

79. 监测呼吸功对机械通气患者有何意义?

监测呼吸功的意义:① 选择和评价呼吸支持模式。② 调整机械通气的支持水平。③ 指导患者脱机。④ 评价气管插管、呼吸机等对呼吸功的影响,寻找呼吸功增加的原因。

患者呼吸功的正常值是 0.3~0.6 J/L,<0.75 J/L,脱机多能成功;>0.75 J/L,可导致呼吸肌疲劳;介于 0.85~1.15 J/L,是典型的运动负荷增加;>1.25 J/L 是严重呼吸肌疲劳的高负荷状态。

80. 对于患者自身肺部病理损害引起的呼吸功增加,应采取哪些对策?

针对不同病因,可采取以下不同的措施:① 减轻气道阻塞。减轻气道阻塞是减少呼吸功的重要措施。手段包括支气管扩张药改善气道痉挛、及时清除气道分泌物和改善气管黏膜水肿。② 去除内源性呼气末正压(PEEPi)。PEEPi 明显增加呼吸功,应积极处理。措施包括支气管扩张剂改善气道痉挛;减少每分通气量,延长呼气时间,减少肺内气体闭陷;调整外源性呼气末正压对抗 PEEPi。③ 改善肺及胸壁顺应性降低。肺及胸廓顺应性降低增加呼吸功,应注意改善降低顺应性的因素。可采取的措施包括改善腹胀、胸带约束过紧等降低胸廓顺应性的因素;及时引流胸腔内积气、积液;调整呼气末正压水平,使肺顺应性处于最佳水平。④ 增加呼吸肌血流量。安静时膈肌血流量占心排出量 3%,能满足膈肌运动需要。休克时膈肌血管扩张使血流量高达 20%,仍不能满足膈肌运动需要,并使其他器官缺血加重。应积极纠正休克,同时应辅助通气,减少呼吸功,降低呼吸肌对血流的需要量。

81. 降低器械附加功的主要措施有哪些？

器械附加功是患者克服气管插管、呼吸机管道及阀门阻力所做的功。气管插管及连接管的阻力是气道总阻力的重要构成部分。有时气管插管及连接管阻力过高以至于需要辅助通气，减轻患者呼吸负荷。因此，临床上应注意：① 气管插管内径尽可能大，长度尽可能短。但内径>8.0 mm 并无优点，反而增加声门、气管损伤的机会，插管也困难。② 防止气管插管扭曲。③ 防止分泌物在管腔内附着，导致内径减小、甚至堵塞。④ 连接管尽可能短，并不应是直角。⑤ 患者病情较差时，如气管插管阻力过高，应给予适当水平的呼吸支持，克服气管插管阻力，减少患者呼吸负荷。

呼吸机及持续气道内正压系统的阻力也是器械附加功的重要构成部分。减少持续气道内正压系统阻力可采取以下措施：① 使用低阻、高流速（高于患者每分通气量 2～3 倍）的按需持续气道内正压系统；② 带有高顺应性贮气囊的持续供气系统，以满足患者最大吸气流速。

对于呼吸机管道，应加强呼吸机管路、湿化器、细菌过滤器的管理，保持呼吸管路的低阻状态。对于呼吸机触发机制及压力或流量测定部位，为减少呼吸功，可采取以下措施：① 测压部位靠近肺，最好测隆突压力；② 提高触发灵敏度；③ 使用按需活瓣较灵敏的呼吸机；④ 压力传感器应靠近患者，以减少气体压力传递时间，减少气流滞后。

82. 如何根据呼吸功监测指导机械通气呼吸模式的调整？

重症患者机械通气的目标是既防止支持过度导致呼吸肌废用性萎缩，又防止支持不足导致呼吸肌疲劳，呼吸氧耗增加。为此，较为合理的设想是正常水平的呼吸功（0.5 J/L）应由患者呼吸肌完成，而疾病导致的呼吸功增加及呼吸机系统、气管插管等导致的呼吸功应通过适当水平的辅助呼吸由呼吸机克服。

（1）辅助/控制通气和同步间歇指令通气　控制通气能减少患者呼吸功，但过度支持能导致呼吸肌废用性萎缩。当然管道阻力、吸气早期流量不足等可增加呼吸功及患者不适感。同步间歇指令通气时，指令通气频率越高,呼吸机做功越多,患者做功越少,因此,可通过调整指令通气频率,调整患者做功水平。

(2)压力支持 压力支持是最常用的一种通气方式,其潮气量由预设压力支持水平和患者呼吸力量共同决定。通过调整压力支持水平,可改变呼吸机做功比例,呼吸功可完全由呼吸机完成,也可大部分由患者完成。因此,压力支持是脱机的最好模式之一,能防止呼吸机过度支持和呼吸肌废用,是实现机械通气目标的最佳方式之一。

(十一) 呼吸机的撤离

83. 何为机械通气患者的撤机过程?

当需要呼吸机支持的病因被去除,患者恢复自主呼吸能力时,及时撤离呼吸机对于患者恢复和减少并发症同样十分重要。目前,缺乏对脱机的系统认识一直是临床医生面临的难题,脱机指标带有相当的盲目性和危险性,过早脱机会加重呼吸负担,导致呼吸肌疲劳及再次呼吸衰竭,而延迟脱机可能导致呼吸机依赖和产生多种并发症。

所谓撤机过程(也称脱机)是指逐渐降低机械通气水平,逐步恢复患者自主呼吸,最终脱离呼吸机的过程。目前对脱机的理解并不是过去那种严格意义的脱机,即患者完全脱离呼吸机,而是把降低呼吸机支持条件到完全脱机拔管的全部过程理解为脱机。这种认识更符合脱机的病理生理过程。

当然,临床上要指出明确的脱机开始时间就比较困难。过去只有辅助/控制模式,脱机只是简单的停止辅助/控制通气,改为 T 管,脱机开始时间是很明确的。近 10 余年来,压力支持通气、同步间歇指令通气等辅助呼吸模式出现,使呼吸治疗和脱机都可采用辅助呼吸模式,确定脱机开始时间十分困难。理论上可以认为需要呼吸治疗的原发病得到基本控制后,辅助呼吸即可认为是脱机过程,但没有生理或临床指标作为界限。

84. 怎样对困难脱机定义与分层?

当患者首次自主呼吸测试试验未通过或患者脱机拔管后 48 小时

需再插管即定义为脱机失败。根据脱机困难程度及脱机所需时间将脱机的患者分为简单脱机、困难脱机和延长脱机 3 类[10]：简单脱机指患者顺利通过首次自主呼吸测试并成功脱机拔管，约占所有脱机患者的 69%；困难脱机指至多行 3 次自主呼吸测试或距离首次自主呼吸测试 7 天内成功脱机拔管的患者；延长脱机指至少行 3 次自主呼吸测试或距首次自主呼吸测试超过 7 天成功脱机拔管的患者。通过对脱机患者的分类，对临床医师判断患者的预后，及早采取措施解除导致脱机失败的病因有一定的帮助。

85. 困难脱机的 ABCDE 临床对策

对于困难脱机的患者，首先应该寻找导致脱机困难的因素，并尽可能的将可逆性因素逆转。2010 年 Heunks 等发表综述将困难脱机的因素归结为 ABCDE 等 5 个步骤，以便于记忆及处理[11]。A（airway/lung）：气道和肺；B（brain）：脑；C（cardiac）心脏；D（diaphragm）膈肌；E(endocrine)内分泌。具体处理流程见表 10-1。

表 10-1 困难脱机的 ABCDE 处理原则

A：气道/肺		
	阻　　力	顺　应　性	气体交换
评估	流速-时间曲线，吸气屏气计算气道阻力	吸气/呼屏气计算呼吸系统顺应性	肺泡-动脉氧分压差
处理	沙丁胺醇，激素流速-时间曲线，吸气屏气计算气道阻力	影像学检查，处理胸腹水、肺不张等可逆因素	
	内源性呼气末正压压力支持通气模式下提高呼气触发灵敏度应用支气管扩张剂	利尿剂物理疗法	
进一步评估	自主呼吸实验过程中诊断性支气管镜检查		
进一步处理		胸腔穿刺术	
补救性评估		心脏超声	
补救性措施		心内分流术	

续　表

	B：脑		C：心血管
	谵　妄	其他认知功能障碍	
评估		筛查：抑郁、焦虑、睡眠	自主呼吸实验前及结束后：导联心电图、中心静脉血氧饱和度、超声心动图
处理	使患者重新适应 氟哌啶醇	抗焦虑药 行为疗法 睡眠期间避免声、光刺激	降低荷、正性肌力药 如果心肌缺血：β受体阻断剂、最适血红蛋白含量
D：膈肌			
评估	最大吸气压		系统的体格检查（其他神经肌肉病变）
处理	早期膈肌活动		早日活动
进一步评估	膈肌英冠检查、超声口腔闭合压力		神经科医生检查膈肌电图、神经传导速率
进一步处理	减少镇痛药和安眠药的使用		
补救性评估	膈神经传导速率 食管电极导管监测膈肌电图跨膈压		肌肉活检
补救性措施	抗氧化剂（维生素 C 和维生素 E） 吸气肌肉功能锻炼		
进一步评估		求助于神经心理学家治疗抑郁及焦虑	肺动脉漂浮导管
进一步处理			降低荷、正性肌力药
补救性评估			脑钠肽
补救性措施	右美托咪定		左西孟旦、波生坦
E：内分泌			
	内　分　泌		代　谢
评估			电解质 血气 间接的热量测量法
处理			提供足够的能量摄入
进一步评估	250 μg 促肾上腺皮质激素注射前后的血浆皮质醇水平 血浆甲状腺素浓度		

86. 哪些因素影响重症患者呼吸肌的做功能力？

影响患者呼吸肌的做功能力的因素包括：

(1) 呼吸中枢的兴奋性　呼吸中枢兴奋性降低，即呼吸中枢的传出冲动减少，导致呼吸肌做功能力下降。主要见于颅脑损伤引起的延髓呼吸中枢损害、高位脊髓损伤、膈神经损伤、吉兰-巴雷综合征等神经系统损害以及慢性阻塞性肺病导致的高二氧化碳抑制呼吸中枢等。在脱机困难中，呼吸中枢兴奋性降低是较少见的原因。

(2) 呼吸肌收缩功能　呼吸肌收缩功能包括收缩强度和持久力，是决定患者是否能够脱机的主要因素。呼吸肌收缩功能降低主要见于肌肉疾病(重症肌无力、周期性麻痹等)、休克导致呼吸肌血供下降、严重营养不良、呼吸机过度支持导致的呼吸肌废用性萎缩、各种原因引起呼吸肌负荷过高导致呼吸肌疲劳、酸碱及电解质紊乱(酸中毒、低血钾等)及药物(肌松剂)对呼吸肌功能的抑制。

在治疗上应积极治疗原发病、纠正休克及酸碱平衡电解质紊乱、早期积极营养支持，同时应把握呼吸支持的水平，防止呼吸肌废用性萎缩。

87. 哪些因素可导致重症患者呼吸负荷明显增加？

呼吸肌负荷增加是导致脱机困难最常见的原因。主要见于以下几个原因：

(1) 呼吸系统本身因素导致的呼吸负荷增加　气道阻力增加、肺及胸廓顺应性降低及内源性呼气末正压是增加呼吸负荷的常见原因，可明显增加呼吸功。积极治疗原发性肺损害，改善肺的机械特征是十分重要的。

(2) 气管插管或气管切开管及连接管的阻力过高　气管插管内径过细、插管腔内分泌物粘附或堵塞、插管过长及弯度过大均明显增加阻力，使呼吸肌需额外克服这部分阻力做功。6.5 mm 气管插管的阻力与正常气道阻力大致相等，而克服气管插管阻力所需的额外做功大约为正常呼吸功的 20%～30%。这一点须引起临床重视。

(3) 呼吸机及持续气道内正压系统的阻力过高　呼吸机阻力主要

由管道阻力和按需活瓣灵敏度决定,正常情况下很低,但管理不当引起管道积水、管道扭曲、过滤器堵塞时,阻力明显增加。持续气道内正压系统气体流速不能满足患者吸气需要时,可引起患者呼吸功增加。加强呼吸机管理、使用高流量持续气道内正压系统可减少器械阻力。

88. 哪些指标可反映机械通气患者的呼吸中枢兴奋性?

反映呼吸中枢兴奋性的指标包括:

(1)平均吸气流速 平均吸气流速是较好反映呼吸驱动的指标,但受肺机械特征影响较大,限制了其应用。

(2)口腔闭合压力($P_{0.1}$) 口腔闭合压力为气道关闭时,吸气 0.1 秒钟时的口腔压力或胸腔内压力。测胸腔内压力较气道压力更为准确,它不受气道阻力等机械因素的影响,但受呼吸肌收缩功能的影响,口腔闭合压力与膈神经及膈肌肌电图的改变呈线性相关,是反映呼吸中枢兴奋性的常用手段。正常值为 $2\sim4$ cm H_2O。口腔闭合压力增高见于:① 呼吸肌机械负荷过重,呼吸中枢代偿性活动增强;② 呼吸肌功能未完全恢复,产生一定收缩力需较大的中枢驱动。当口腔闭合压力>6 cm H_2O 时,脱机困难。

89. 哪些指标可反映机械通气患者的呼吸肌功能?

反映呼吸肌功能的指标包括呼吸肌收缩强度指标和呼吸肌持久力指标。

呼吸肌收缩强度指标包括:

(1)最大吸气负压 是反映呼吸肌力量的指标,为最大吸气时,胸腔内或气道内压力的变化。正常值为>20 cm H_2O。最大吸气压低于 20 cm H_2O 说明呼吸肌收缩储备力下降,呼吸肌疲劳。大多数机械通气的患者最大吸气压低于 $40\sim50$ cm H_2O,甚至其中一部分患者是呼吸机依赖者,因此,最大吸气压很难作为评价呼吸肌功能的可靠指标。

(2)肺活量 也是反映呼吸肌力量的指标,但测定肺活量需要患者的合作,这在重症医学科的重症患者常常难以做到。

反映呼吸肌持久力指标包括:

(1)机械力储备 每分通气量/最大每分通气量和潮气量/肺活量

是反映呼吸肌功能储备的指标,用于评价和指导脱机、拔管。正常值均<50%。

(2)膈肌肌电图 膈肌电图高频波(50～100 Hz)与低频波(0～25 Hz)的比率是非特异性的反映呼吸肌疲劳的敏感指标。该方法需电极插入膈肌,为有创性,而非创伤性的体表膈肌电图可靠性差。

反映膈肌效能的指标为:

(1)神经机械效能 可反映膈肌的收缩效能。呼吸中枢发放冲动至膈神经,膈肌产生电兴奋后,通过电-机械耦连使膈肌收缩,胸腔内压下降。随着膈肌电活动的增加胸腔内负压也不断增加。但就不同患者而言,由于膈肌收缩能力不同,胸腔内负压随膈肌电活动增加的程度也不同,如能同时监测膈肌电活动及其产生的胸腔内压变化,计算单位膈肌电活动所产生胸腔内压即为神经机械效能(neuro-mechanical efficiency, NME),可反映膈肌收缩效能。神经机械效能的测定是在呼气屏气的情况下,计算吸气时气道压力下降与对应的膈肌电活动比值,神经机械效能=压力下降/膈肌电活动。

(2)神经通气效能 反映呼吸中枢驱动下,膈肌产生通气的效能。在同一患者中,随着膈肌电活动增加,潮气量也明显增加。与正常人相比,慢性阻塞性肺疾病及脊髓前角灰质炎病人产生相同潮气量时的膈肌电活动明显增高。反之,就不同患者而言,由于其神经传导、膈肌功能及呼吸负荷不同,潮气量随膈肌电活动增加的程度也不同,潮气量与膈肌电活动密切相关。如能同时监测膈肌电活动及其产生潮气量,用潮气量除以膈肌电活动是神经通气效能最为简便的计算方法,当然比较神经机械效能更为准确的方法,是在确定的膈肌电活动下比较其产生潮气量的大小。神经机械效能的床边测定也非常简便。在没有额外呼吸支持的情况下(如持续气道内正压通气模式),同时记录膈肌电活动极其产生潮气量的大小,计算单位膈肌电活动产生的潮气量变化即可,神经机械效能=潮气量/膈肌电活动。其他指标:平均吸气压力、吸气时间占整个呼吸周期的百分比($Ti/Ttot$)、平均吸气压力与最大吸气压力的百分比($P/Pmax$)、压力-时间指数($PTI = P/Pmax \times Ti/Ttot$)可用于判断呼吸肌的持久力。研究认为,当压力时间指数=0.40 时,膈肌最大吸气压力百分比>40%或压力时间指数>0.15

提示患者无力克服呼吸负荷,不能脱机。在临床上作为脱机的指标,需进一步研究和评价。

上述反映呼吸肌收缩强度和持久力的指标虽然有一定的临床价值,但采集资料常常很困难,在重症患者中使用往往受限。

90. 如何评价成比例辅助通气在机械通气撤机中的应用?

比例辅助通气是采用正反馈原理,由呼吸机将患者吸气努力按预设比例放大的一种辅助通气模式。比例辅助通气可应用于撤机过程,当患者具备了撤机基本条件后,可逐步降低比例辅助通气辅助比例以增加患者做功比例,直至撤机。目前比例辅助通气辅助比例降至何种程度是撤机的合适标准尚无定论,有学者主张在患者具备撤机的基本条件后可先将比例辅助通气辅助比例设为 70%,并根据患者呼吸及各项生理指标情况每 1~2 小时降低辅助比例 10%~20%,指导辅助比例降至 10%~20% 或呼气末正压 ≤5 cm H₂O 时可考虑拔除气管插管。

由于比例辅助通气通气原理的特殊性,比例辅助通气与其他常用的撤机模式(如压力支持通气、同步间歇指令通气)相比,具有一定的优势[7]:① 比例辅助通气通气时,呼吸机与患者呼吸中枢的同步性更好。研究证实,压力支持通气及同步间歇正压通气通气时的呼气不同步往往导致无效触发或双触发等现象,呼吸频率明显受呼气不同步的影响。而比例辅助通气通气时,由于神经性吸气的结束即链接呼吸机送气的结束,不会出现呼气不同步现象,人机协调性更好,对及时撤机有利。② 比例辅助通气通气呼吸机适应患者通气需求的能力更好。由于比例辅助通气是将患者呼吸努力放大的正反馈系统,因此,能随着患者呼吸努力的变化而改变支持的力度,能更好地适应患者通气需求的变化。研究证实,压力支持通气及比例辅助通气通气过程中,当束缚患者胸腹部致呼吸阻力增加,或急性二氧化碳潴留导致呼吸需求增加时,虽然此时压力支持通气通气患者呼吸肌做功明显高于比例辅助通气,但压力支持通气模式潮气量明显下降,主要通过增加呼吸频率来保证分钟通气量,而比例辅助通气模式潮气量下降及呼吸频率增加不明显。证实了与压力支持通气相比,比例辅助通气能更好的适应患者通气需求的变化。③ 镇静剂的用量减少。比例辅助通气患者舒适度高,人机对抗减少[5],也同时降低了因人机对抗导致的镇静剂用量。不适当的镇静往往导致撤机的延误,因此镇静剂的用量减少对及时撤机有利。④ 比例辅助通气可提高睡眠质量,良好的睡眠质量对撤机过程至关重要。睡眠时呼吸中枢兴奋性下降,呼吸频率的维持很大程度上依靠动脉血二氧化碳分压水平。如呼吸支持过度,可能会导致动脉血二氧化碳分压水平下降,患者呼吸中枢得不到有效刺激,导致呼吸暂停,待动脉血二氧化碳分压上升后才出现呼吸触发,并如此往复形成周期性呼吸暂停。睡眠中呼吸暂停可导致动脉血氧分压下降及睡眠中断,睡眠质量下降。研究显示,在压力支持通气及辅助控制模式通气时,患者夜间均会出现周期性呼吸暂停,而比例辅助通气时则无此现象。因此,理论上比例辅助通气应该是优于同步间歇指令正压通气及压力支持通气的一种撤机模式,但仍需要随机对照实验的证实。

91. 如何评价 Smart care 在呼吸机撤机中的地位?

Smart care 是一种由机算计控制的自动化撤机系统。呼吸机可通过监测的潮气量、自主呼吸频率及呼气末二氧化碳分压水平自动尝试降低压力支持水平,直至压力支持水平降低到一定程度后患者呼吸仍稳定,呼吸机自动提示临床医师考虑撤机。近期的临床研究显示,150例患者随机分成传统撤机组(临床医师根据经验撤机)、撤机方案组和Smart care 撤机组,结果显示,与传统撤机组比较,Smart care 撤机组和撤机方案组能明显降低患者的机械通气时间、撤机时间(患者具备撤机条件到真正撤机的时间)、重症医学科住院时间及呼吸机相关性肺炎的发生率,但再插管率及住院病死率无显著差异。Lellouche 等进行的多中心随机对照研究也显示,与应用本地方的传统撤机方案比较,Smart care 指导撤机能明显降低机械通气时间、撤机时间及重症医学科住院时间,同时再插管、气管切开及机械通气时间超过 14 或 21天等并发症无显著差异。均提示 Smart care 可能是一种更有效且安全的撤机方式。此外,由于 Smart care 撤机过程由呼吸机自行控制,大大减轻了撤机过程中医生繁琐的工作,并使撤机步骤更加客观和程序化,是撤机方法的一大进步。

值得注意的是,Smart care 撤机过程仅依靠监测的呼吸参数来指导撤机,对患者其他脏器及全身情况缺乏全面的判断。因此,即使呼吸机提示撤机,最后是否撤机的决定也应由临床医师结合患者其他情况做出综合判断,不能完全依赖呼吸机,Smart care 起到的作用主要是提醒临床医师患者的呼吸功能已达到撤机标准。

92. 机械通气的患者符合哪些条件后应考虑进入撤机程序?

导致机械通气的病因好转或去除后应开始进行撤机的筛查试验,筛查试验包括客观和主观评估两部分(表 10-2),具体内容包括下列 4 项:

表 10-2 撤机常用的筛查标准

标　　准	说　　　明
客观的测量结果	足够的氧合(动脉氧分压≥60 mmHg 且吸入氧浓度≤0.4;呼气末正压≤5~10 cm H_2O);氧合指数≥150~300 mmHg
	稳定的循环功能(心率≤140 次/分,血压稳定);不需(或小剂量)血管活性药
	无高热
	没有明显呼吸性酸中毒
	血红蛋白≥80~100 g/L
	神志清楚 (可唤醒,哥拉斯格昏迷评分≥13 分)
	稳定的代谢状态(如可接受的电解质水平)
主观的临床评估	疾病处于恢复期;医师认为可撤机;具有有效咳嗽能力

(1)导致机械通气的病因好转或去除;

(2)氧合指数>150~200 mmHg;呼气末正压≤5~8 cm H_2O;吸入氧浓度≤40%~50%;动脉血 pH≥7.25;慢性阻塞性肺疾病患者动脉血 pH>7.30,动脉血氧分压>50 mmHg,吸入氧浓度<0.35;

(3)血流动力学稳定,没有心肌缺血动态变化,临床上没有显著的低血压,不需要血管活性药治疗或只需要小剂量血管活性药物如多巴胺或多巴酚丁胺每分钟<5~10 $\mu g/kg$;

(4)有自主呼吸的能力。

医师的经验影响撤机的过程及结果,临床常发生过早撤机或延迟撤机,增加再插管率。可接受的再插管率应该在 5％～15％之间。再插管使患者的院内获得性肺炎增加 8 倍,死亡风险增加 6～12 倍,而不必要延长机械通气可增加患者感染和其他并发症的风险,因此,尽早开始呼吸机撤机的筛查试验就显得很有必要。

93. 何谓自主呼吸试验？如何实施？

自主呼吸试验(spontaneous breathing trial,SBT)是临床上判断患者自主呼吸功能的有效方法。其基本方法是短期降低呼吸机支持水平或断开呼吸机后,观察患者自主呼吸情况及各项生理指标的变化,以对患者的自主呼吸能力做出判断,并为撤机提供参考。大量研究证实,SBT 可为临床判断患者能否成功撤机提供信息,能耐受 SBT 的患者撤机成功率高,可考虑撤机。Esteban 等对 546 名患者研究显示,有84％耐受 SBT 的患者撤机成功。其他研究也证实了能耐受 SBT 的患者撤机成功率在 96％到 77％之间[12]。此外,SBT 的实施非常安全,目前尚无数据显示 SBT 可直接导致任何的不良后果。因此,具备撤机条件的患者均应进行 SBT。

SBT 的实施可采用以下 3 种方式：① T 管,直接断开呼吸机,并通过 T 管吸氧;② 低水平持续气道内正压,将呼吸机调整至持续气道内正压模式,压力一般设为 5 cm H_2O;③ 低水平的压力支持通气：将呼吸机调整至压力支持通气模式,支持压力一般设为 5～7 cm H_2O。目前研究显示,采用上述 3 种方法进行 SBT 的效果基本一致,临床医师可结合患者具体情况选用 SBT 的方式。

94. 如何评估自主呼吸试验？

符合筛查标准的患者并不一定能够成功的撤机,因此,需要对患者自主呼吸的能力做出进一步的判断,即自主呼吸试验(SBT)。目前较准确的预测撤机的方法是三分钟 SBT,包括三分钟 T 管试验和持续气道内正压/压力支持通气试验。实施三分钟 SBT 时,应在患者床旁密切观察患者的生命体征,当患者出现超出下列指标时,应终止 SBT,转为机械通气：① 呼吸频率/潮气量(呼吸浅快指数)<105;② 呼吸频率>8 或<35 次/分钟;③ 自主呼吸潮气量>4 ml/kg;④ 心率应<140 次/分

或变化<20%,无新发的心律失常;⑤ 动脉血氧饱和度>90%。

三分钟 SBT 通过后,继续自主呼吸 30～120 分钟,如患者能够耐受可以确定撤机成功,可准备拔除气管插管。据文献报道,观察 30 分钟与 120 分钟的拔管成功率无差异,在 SBT 阶段进行监测评估,可以得到最有用的撤机信息以帮助临床决策。研究发现,通过 SBT 30～120 分钟的患者至少有 77% 可以成功撤机[13,14]。导致 SBT 失败的原因有多种,须注意的是气管插管引起的不适或持续气道内正压通气自动供气阀不敏感/触发不良等医源性因素。

95. 通过自主呼吸试验的患者是否就能立即拔除气管插管?

通过自主呼吸试验的患者并不意味着就能成功拔除气管插管,决定拔除气管插管前还必须做气道的评估[15]。拔管失败的原因与撤机失败的原因不同。上气道梗阻或患者气道保护能力差、气道分泌物清除能力不足,常常是拔管失败的原因。

(1)气道通畅程度的评价 机械通气时,把气管插管的气囊放气,可以用来评估上气道的开放程度(气囊漏气试验)。出现拔管后喘鸣的患者,可以使用类固醇和(或)肾上腺素,也可用无创通气和(或)氦氧混合气治疗,而不需重新插管。如果患者气囊漏气量较低,也可在拔管前 24 小时使用类固醇和(或)肾上腺素预防拔管后喘鸣。还应注意,气囊漏气量变低可能是由于分泌物在气管插管周围结痂形成外皮所致而非上气道水肿狭窄。在气囊漏气量低的患者拔管时,应将再插管的设备(包括气管切开设备)准备好。

(2)气道保护能力的评价 患者的气道保护能力对拔管成功是至关重要的。对患者的气道评估包括吸痰时咳嗽的力度、有无过多的分泌物和需要吸痰的频率(吸痰频率应>2 小时/次或更长)。在神经肌肉病变和脊髓损伤的患者中,咳嗽时的峰流速>160 L/分钟,预示可以拔管。

96. 自主呼吸试验失败的机械通气患者,应如何处理?

自主呼吸试验(SBT)失败后应立即寻找原因。包括镇痛、镇静剂是否合理应用、血容量是否过多或不足、是否需要支气管扩张剂和存在心肌缺血等。

当 SBT 失败的原因纠正后每日进行一次 SBT，没有必要一天内多次反复进行 SBT。呼吸系统异常很少在数小时内恢复，一天内频繁的 SBT 对患者没有帮助。研究表明，SBT 失败的原因常是呼吸系统机械力学的异常，而这些异常不能迅速恢复。

SBT 失败后，机械通气应选择恒定的支持水平，以保证患者的呼吸肌充分休息，这可以大大缩短训练的时间。所以在 SBT 失败后的 24 小时，应该让肌肉休息、舒适（包括使用镇静剂）和避免并发症，而不是积极地降低通气支持的水平。

因此，若 SBT 失败，应给予充分的通气支持以缓解呼吸肌疲劳，并查找原因。

97. 何谓长期机械通气？应采取何种机械通气撤机策略？

除非有明确的不可逆疾病的证据（例如，高位脊髓损伤或晚期的肌萎缩性脊髓侧索硬化），撤机失败 3 个月，为长期机械通气（permanent mechanical ventilation，PMV）[11]。

在 20 世纪 80 年代以前，这类患者长期在重症医学科中治疗，消耗了大量资源。对于长期机械通气患者，重症医学科不是适宜的治疗场所，应在医院内或医院外建立专门的撤机康复病房。部分长期机械通气的患者通过有计划的锻炼仍有撤机的希望，不能撤机的患者应制定终身的机械通气方案。

长期机械通气的患者很少采用每日自主呼吸试验，常使用辅助通气模式并逐步降低呼吸机条件以锻炼患者的呼吸肌。通常大约在通气支持条件降低到一半时，患者可转换到自主呼吸试验步骤。撤机锻炼的过程中，医务人员应留在患者身边，给予心理支持，并避免不必要的肌肉疲劳。

总的来说，长期机械通气患者应采用逐步降低机械通气水平和逐步延长自主呼吸时间的撤机策略。

98. 什么是序贯机械通气？

机械通气患者撤机后常常需要无创通气进行序贯机械通气的辅

助。序贯机械通气的目的主要在于缩短有创通气时间并辅助呼吸功能进一步恢复。无创、有创通气的根本区别在于呼吸机与患者的连接方式不同,无创通气以口/鼻面罩和患者相连,而有创通气需建立有创人工气道(气管插管或气管切开)。无创通气的应用使序贯通气的实施具有可操作性,并已经成功应用于一些类型的急性呼吸衰竭。随机对照的研究结果表明,慢性阻塞性肺病以及慢性呼吸衰竭基础上急性加剧的患者中,无创通气能显著缩短有创机械通气时间,减少并发症和死亡率。但是撤机失败导致的再插管延长插管时间,或者增加死亡率,通常这个过程并不能在应用无创通气后改善。因此,应慎重客观评估有创通气转变为无创通气的时机和指征。应用无创通气的患者一旦出现不能耐受或者病情反复应及时再插管[16]。

(周 锋 张翔宇 刘 玲 邱海波)

参考文献

1. Slutsky AS. Consensus conference on mechanical ventilation. Intensive Care Med, 1994, 20: 150 - 162.

2. Tobin MJ. Advances in mechanical ventilation. N Engl J Med, 2001, 344: 1986 - 1996.

3. Pierson DJ. Indications for mechanical ventilation in adults with acute respiratory failure. Respir Care, 2002, 47: 249 - 262.

4. Dellinger RP, Carlet JM, Masur H, et al. Surviving sepsis campaign guidelines for management of severe sepsis and septic shock. Intensive Care Med, 2004, 30: 536 - 555.

5. Sevransky JE, Levy MM, Marini JJ. Mechanical ventilation in sepsis-induced acute lung injury/acute respiratory distress syndrome: An evidence-based review. Crit Care Med, 2004, 32: s548 - s553.

6. Villar J, Kacmarek RM, Perez-Mendez L, et al. A high positive end-expiratory pressure, low tidal volume ventilatory strategy improves outcome in persistent acute respiratory distress syndrome: a randomized, controlled trial. Crit Care Med, 2006, 34: 1311 - 1318.

7. Tassaux D, Dalmas E, Gratadour P, et al. Patient-ventilator interactions during

partial ventilatory support : a preliminary study comparing the effects of adaptive support ventilation with synchronized intermittent mandatory ventilation plus inspiratory pressure support. Crit Care Med, 2002, 30: 801 - 807.

8. Kondili E, Akoumianaki E, Alexopoulou C, et al. Identifying and relieving asynchrony during mechanical ventilation. Expert Rev Respir Med. 2009; 3: 231 - 243.

9. Piquilloud L, Vignaux L, Bialais E, et al. Neurally adjusted ventilatory assist improves patient-ventilator interaction. Intensive Care Med. 2011; 37: 263 - 271.

10. Boles JM, Bion J, Connors A, et al. Weaning from mechanical ventilation. Eur Respir J, 2007, 29(5): 1033 - 1056.

11. Heunks LM, Hoeven JG. Clinical review: the ABC of weaning failure — a structured approach. Critical Care, 2010, 14: 245.

12. Esteban A, Alia I, Gordo F, et al. Extubation outcome after spontaneous breathing trials with T-Tube or pressure support ventilation. Am J Respir Crit Care Med, 1997, 156: 459 - 465.

13. Vallverdu I, Tobin MJ, Subiran M, et al. Clinical characteristics, respiratory functional parameters, and outcome of a two-hour T-piece trial in patients weaning from mechanical ventilation. Am J Respir Crit Care Med, 1998, 158: 1855 - 1862.

14. Macintyre NR, Cook DJ, Ely EW, et al. Evidence-based guidelines for weaning and discontinuing ventilatory support. Chest, 2001, 120: 375s - 395s.

15. Perren A, Domenighetti G, Mauri S, et al. Protocol-directed weaning from mechanical ventilation: clinical outcome in patients randomized for a 30-min or 120-min trial with pressure support ventilation. Intensive Care Med, 2002, 28: 1058 - 1063.

16. Epstein, S. K. and C. G. Durbin, Jr. Should a patient be extubated and placed on noninvasive ventilation after failing a spontaneous breathing trial? Respiratory care, 2010, 55(2): 198 - 206; discussion 207 - 208.

ICU

第十一章

急性肾衰竭

一、前沿学术综述

急性肾衰竭（acute renal failure，ARF）是严重威胁重症患者生命的常见疾病。流行病学调查显示，重症医学科中急性肾衰竭的患病率高达31%～78%。对需要肾脏替代治疗的重症患者的研究也显示，在疾病严重程度类似的情况下，伴有急性肾衰竭患者的死亡风险增高4倍。急性肾衰竭成为影响和决定重症患者预后的关键性因素之一。加强重症医学科中急性肾衰竭的早期诊断、积极防治、逆转急性肾衰竭的发生发展，对改善重症患者的预后至关重要。

1. 急性肾衰竭的早期诊断与分级标准

早期诊断是防治急性肾衰竭的关键。目前，急性肾衰竭已受到临床广泛的重视，诊断标准多达30多个，治疗措施也取得长足进步，但尚缺乏统一的诊断标准，尤其缺乏早期诊断标准。例如以需要肾脏替代治疗作为诊断标准，这类患者的肾衰竭实际上已达到终末阶段，使早期治疗无从谈起，造成治疗延误。

诊断标准不统一不但造成诊断和治疗的延误，且造成流行病学研究结果不具可比性。文献报道，重症医学科中急性肾衰竭的患病率为1%～31%，而病死率也从19%到83%不等。诊断标准中肾功能损害程度与病死率明显相关，若以轻度肾功能损害为标准，则病死率明显降低，而以严重肾功能损害为标准，则病死率明显增加。

因此，急性肾衰竭理想的诊断标准应既能实现急性肾衰竭早期诊断，又能准确反映其严重程度，并在临床能够易于理解和施行。同时，对急性肾衰竭应进行不同阶段的动态观察与诊治。早期诊断有助于早期防治,是降低急性肾衰竭重症患者病死率的关键,但对急性肾衰竭终末阶段的研究和观察同样是重要的,如肾脏替代性治疗的疗效评估、终末期肾衰竭对其他器官的影响与治疗,这也是目前存在众多不同诊断标准的原因之一。

目前诸多的诊断标准具有以下特点:① 常用溶质清除能力间接反映肾功能,如血肌酐浓度;② 用单位时间的尿量反映肾功能的急剧恶化,通常以 24 小时尿量＜400～500 ml,或每小时尿量＜0.5 ml/kg持续 24 小时为诊断标准;③ 对既往有肾脏损害病史者,采取不同标准。这些特点对于建立新的诊断标准仍具有借鉴意义。

鉴于急性肾衰竭诊断标准中存在的诸多问题,由危重病和肾脏病专家组成的急性透析质量控制倡议组织(acute dialysis quality initiative group,ADQI)在 2004 年第二次国际共识会议中,提出了急性肾衰竭的共识性分层诊断标准(表 11-1)[1],该标准试图涵盖从存在急性肾损伤危险性开始,到急性肾损伤的最严重阶段——肾衰竭的全过程,包括急性肾损伤危险(risk,R)、急性肾损伤(injury,I)、急性肾衰竭(failure,F)三个阶段,同时这一标准也包括了肾功能丧失(loss,L)和终末期肾功能丧失(end-stage kidney disease,E)两个终末肾损害阶段,将这 5 个层次的英文第一个字母连在一起,即 RIFLE,因此,该急性肾损伤的分层诊断标准也称为 RIFLE 分层标准。

表 11-1　急性肾功能损伤的 RIFLE 分层诊断标准

分　　级	肾小球滤过率标准	尿 量 标 准
急性肾损伤危险	血清肌酐升高 1.5 倍	＜0.5 ml/kg,持续 6 小时
急性肾损伤	血清肌酐升高 2 倍	＜0.5 ml/kg,持续 12 小时
急性肾衰竭	血清肌酐升高 3 倍,或血清肌酐≥4 mg/dl 伴血清肌酐急性上升＞0.5 mg/dl	＜0.3 ml/kg,持续 24 小时,或 12 小时无尿
肾功能丧失	肾功能完全丧失超过 4 周	
终末期肾功能丧失	肾功能完全丧失超过 3 个月	

RIFLE 分层诊断标准首先解决了急性肾衰竭的早期诊断问题,使临床早期诊断成为可能。该标准同时也包含了急性肾损害最严重的

阶段——急性肾衰竭的诊断,并对终末期的肾功能丧失进行了定义。

当然,RIFLE分层诊断标准的价值,还取决于其对急性肾损害的分层是否能够准确反映重症患者的预后。研究发现若以RIFLE标准对重症患者进行预后评估,67%的重症患者发生急性肾损害,其中急性肾损伤危险、急性肾损伤和急性肾衰竭分别占12%、27%和28%。未合并急性肾功能损害的患者病死率仅5.5%,而发生急性肾功能损害者病死率明显增加,根据RIFLE标准对肾损害程度进行分层,急性肾损伤危险、急性肾损伤和急性肾衰竭的病死率依次显著增加,分别为8.8%、11.4%和26.3%。可见,RIFLE分层标准能够有效反映重症患者的预后,且有助于急性肾损害的早期诊断,值得在重症患者中推广应用。

自RIFLE诊断标准发表至今,全球已有超过55万人使用了该标准,引用该标准的原始文献超过17万篇,已达到对急性肾损伤诊断标准化的目的。

随着RIFLE标准的广泛使用,其缺陷也逐渐暴露出来,引起人们的关注:RIFLE标准忽视了肌酐和尿量的轻微改变,然而近年来越来越多的研究认为肌酐值升高150%过于保守,轻微肌酐值变化对预后也有极大的影响。基于这些原因,2005年9月急性肾损伤网络(acute kidney injury network, AKIN)专家组在阿姆斯特丹召开会议对RIFLE标准进行了讨论和修正,并于2007年发布了新的标准(AKIN标准)。根据该标准,将急性肾损伤定义为:不超过3个月的肾脏功能或结构方面的异常,包括血、尿、组织检测或影像学方面的肾损伤标志物的异常,其诊断要点为:肾功能突然减退,患者在48小时内血清肌酐升高绝对值$\geqslant$26.4 μmol/L(0.3 mg/dl);或血清肌酐值较基线升高$\geqslant$50%;或每小时尿量<0.5 ml/kg、时间超过6小时。具体分级标准见表11-2。

与RIFLE诊断标准相比较,AKIN诊断标准做了5个方面的修改:① 保留了RIFLE诊断标准的3个急性期变化,但取消了R、I和F分期名称,改为数字分期,1、2、3期基本对应于RIFLE的R、I和F分期;② 取消了肾小球率过滤变化标准,单纯采用肌酐标准;③ 在1期诊断标准中增加了血清肌酐绝对值升高$\geqslant$26.4 μmol/L(0.3 mg/dl),

表 11－2　急性肾功能损伤的 AKIN 分层诊断标准

分期	血肌酐（Scr）	尿　量
1 期	Scr 绝对值升高≥26.4 μmol/L；或相对升高，Scr 较基础值升高 50％以上	每小时尿量＜0.5 ml/kg，时间＞6 小时
2 期	Scr 相对升高，Scr 较基础值升高 200％～300％以上	每小时尿量＜0.5 ml/kg，时间＞12 小时
3 期	Scr 相对升高，Scr 较基础值升高 300％以上；或绝对值≥353.6 μmol/L 且急性升高≥44.2 μmol/L 以上	每小时少尿，尿量＜0.3 ml/kg，时间＞24 小时；或无尿，时间＞12 小时

肌酐变化值更小，可能提高了诊断的敏感性；④ 将所有接受肾脏替代治疗的患者划分为急性肾损伤 3 期，相当于 RIFLE 标准的衰竭期（failure）；⑤ 取消了 RIFLE 诊断标准中判断预后分级的两个分期（L 期和 E 期）。

　　AKIN 标准将诊断时限限制在 48 小时以内，强调了血肌酐的动态变化，这样改动是考虑可能会带来以下好处：① 排除了肾功长期缓慢改变带来的误诊；② 采用肌酐绝对值变化作为诊断标准，肌酐变化值更小，同时避免了基础值无法确定所带来的诊断困难，为临床上急性肾损伤的早期诊断和干预提供了可能性；③ 对于造成肌酐和尿量短期急剧改变的可早期纠正的"可逆性"病因，如容量不足或尿路梗阻，提供了充足的复苏和纠正时间，有助于提供更准确的诊断。

　　基于现有的关于 RIFLE 和 AKIN 诊断标准的比较研究，还无法得出 AKIN 标准优于 RIFLE 标准的结论[2]，仍需大规模的前瞻性研究评估不同分层标准对急性肾衰竭的早期诊断价值及预后价值。

2. 重症医学科中急性肾衰竭的早期防治

　　鉴于急性肾衰竭是导致重症患者预后凶险的重要原因，重症医学科的重症患者是急性肾衰竭的高危人群，早期预防急性肾衰竭显得十分重要。针对重症医学科中导致急性肾衰竭的常见原因，采取目标导向性的预防策略，有可能降低急性肾衰竭的患病率。

　　（1）严重感染导致的急性肾衰竭　严重感染和感染性休克是导致

急性肾衰竭的常见原因。严重感染者中有9%～40%的患者最终发生急性肾衰竭,感染的严重程度明显影响急性肾衰竭发生率,反之,发生急性肾衰竭也进一步增加严重感染患者的病死率。Bagshaw等对33 375名全身感染患者调查发现,42.1%的患者并发急性肾损伤;全身感染所致的急性肾损伤往往病情更重,住重症医学科时间更长,死亡率更高[3]。严重感染的患者并发急性肾衰竭的病死率高达70%,明显高于其他原因所致急性肾衰竭的病死率。可见早期防治严重感染导致的急性肾衰竭,对于最终改善严重感染的预后具有重要临床价值。

缺血和炎症性损伤是严重感染导致急性肾衰竭的主要机制。内毒素诱发的复杂炎症和免疫网络反应等多个方面,参与了感染性急性肾损伤的发病,并可能成为其主要机制。有研究证实,感染性急性肾损伤的肾脏局部会释放TNF-α等炎症因子,并引起肾小管细胞凋亡[4]。上世纪90年代以来,针对控制炎症反应的炎性细胞因子单克隆抗体或阻断剂的研究一度给严重感染的治疗和急性肾衰竭的预防带来希望,然而,不仅单克隆抗体价格昂贵,且所有的临床研究均以失败告终,看来试图单纯阻断少数炎性介质来控制复杂的炎症反应网络,进而控制严重感染、预防急性肾衰竭的目标目前仍难以实现。积极纠正严重感染的低血容量状态,逆转肾脏缺血,成为急性肾衰竭防治的希望。

严重感染时肾脏低灌注是导致急性肾衰竭的重要原因,早期强化的目标性血流动力学管理是纠正肾脏低灌注的有效途径。Rivers等学者在严重感染或感染性休克发生6小时内,通过积极液体复苏使中心静脉压达到8～12 mmHg(1 mmHg=0.133 kPa),以纠正有效循环血容量不足,若平均动脉压仍低于65 mmHg,则加用血管活性药物,恢复有效组织灌注。监测每小时尿量,使每小时尿量>0.5 ml/kg。同时监测中心静脉血氧饱和度或混合静脉血氧饱和度,若中心静脉血氧饱和度<70%,补充红细胞悬液,使血细胞比容>30%,以此重建和维持氧需与氧供的平衡。若6小时内实现早期目标导向治疗,严重感染的病死率可从46.5%降至30.5%,且急性肾衰竭的发生率也明显降低[5]。早期有效的改善肾脏灌注成为预防严重感染患者发生急性肾衰竭的有效途径。至于早期液体复苏中液体种类对急性肾衰竭发生的影响,目前尚无确切的证据说明胶体溶液和晶体溶液孰优孰劣,但是就恢复有效循环血量的速度和效率而言,胶体溶液明显优于晶体溶液。

近年来,不同血管活性药物在急性肾衰竭防治中的地位备受关注。以往认为,多巴胺具有选择性肾血管扩张和增加尿量的作用,肾脏剂量(小剂量)的多巴胺长期在临床上被广泛用于急性肾衰竭的防治。但大量的研究表明,每分钟 3~5 μg/kg 多巴胺对肾脏血管并无血管扩张作用,甚至有轻度的缩血管作用;小剂量多巴胺增加尿量与其轻度抑制近曲小管钠的重吸收有关,并不增加肌酐清除率;小剂量多巴胺既不能预防重症患者发生急性肾衰竭,对病死率也无影响;另外,多巴胺也存在明显不良作用,除引起心动过速外,还对垂体前叶激素具有抑制作用,抑制 T 细胞功能,抑制呼吸中枢兴奋性,并可减少肠道灌注。总的来讲,小剂量多巴胺并无肾脏保护作用,临床上不应常规应用。

去甲肾上腺素越来越多地应用于感染性休克的治疗,其有可能对急性肾衰竭具有预防作用。在正常人和动物中,去甲肾上腺素明显减少肾血流量和尿量,但在严重感染的情况下,去甲肾上腺素能够明显改善感染性休克患者的肾小球滤过率,并增加尿量。前瞻性研究显示,去甲肾上腺素组的病死率明显低于多巴胺组,但目前尚缺乏去甲肾上腺素对感染性休克急性肾衰竭预防效应的直接依据。

血管加压素一般用于大剂量常规升压药无效的顽固性感染性休克。最近的研究显示,血管加压素对肾脏可能具有保护作用。肾小球滤过率主要由入球小动脉和出球小动脉的压力差决定,血管加压素收缩出球小动脉更明显,使肾小球滤过压明显增加,进而增加肾小球滤过率和尿量,发挥肾保护作用。已有小样本临床研究显示,血管加压素能够预防感染性休克患者发生急性肾衰竭,并明显优于其他血管活性药物,但仍需要多中心的随机对照研究进一步证实。

(2)药物导致的急性肾衰竭 具有肾毒性药物易于引起或加重肾功能损害,如氨基糖苷类、万古霉素和两性霉素 B 等常用药物。避免应用肾毒性药物或采用更为合理的用药方法,有可能预防急性肾衰竭的发生。

重症患者应用氨基糖苷类药物导致肾功能损害的发生率高达10％。氨基糖苷类药物主要通过肾小球滤过,在肾小管中部分被重吸收,并积聚在小管上皮细胞溶酶体中,其肾损害主要与溶酶体破坏和肾小管上皮细胞膜损伤导致小管细胞坏死有关。氨基糖苷类药物是否导致肾损害,不仅与肾小管中药物浓度与作用时间有关,还与治疗疗程、既往是否具有肾损害病史有关。

(3) 造影剂导致的急性肾衰竭 影像学诊断应用的造影剂或增强剂可诱导急性肾衰竭,占医院获得性急性肾衰竭的10％。尽管肾功能正常者应用造影剂后急性肾损害的发生率很低,但已有轻度肾损害者应用造影剂后急性肾损害的发生率可达5％,而已有明显肾功能损害或糖尿病者,应用造影剂后急性肾损害的发生率可高达50％。可见,基础肾功能状态也是决定造影后是否发生急性肾损害的重要因素。

总之,重症患者一旦发生急性肾衰竭,预后凶险,应用 RIFLE 及AKIN 标准有助于实现急性肾损伤的早期诊断和治疗,并利于对高危患者采取积极措施,预防急性肾衰竭的发生,有可能最终改善重症患者的预后。

二、临 床 问 题

(一) 急性肾衰竭的病因与临床特征

1. 重症患者发生急性肾衰竭的危险因素有哪些?

一般认为,低血压/休克、充血性心衰、全身性感染、糖尿病、氨基糖苷类抗生素应用、造影剂应用、高胆红素血症、机械通气、外科大手术、肾移植等因素是发生急性肾衰竭的独立危险因素。

(1) 全身性感染 全身性感染是急性肾衰竭患病最重要的独立危险因素。Brivet 的研究显示急性肾衰竭的主要患病因素中,48％为全身性感染。不但院内感染与急性肾衰竭的发病有关,社区获得性感染也与急性肾衰竭患病密切相关。Rayner 报道了 239 例社区获得性全身性感染患者,其中有 24% 的患者血清肌酐浓度升高 1 倍以上。

(2) 肾毒性药物的应用　肾毒性药物的应用也是重要的独立危险因素。肾毒性药物引起的急性肾衰竭约占各种病因的 35%。肾毒性药物很多,不同的肾毒性药物具有不同的肾损伤机制——① 高张力性损害:葡聚糖、甘露醇等可导致肾脏发生高张性损伤;② 缺血性损害:利尿剂、血管紧张素转换酶抑制剂、降压药等导致血容量不足和血压降低,使肾脏灌注减少而导致肾脏损害;③ 肾小管毒性损害:氨基糖苷类药物、万古霉素、两性霉素 B、放射造影剂、重金属等对肾小管具有直接损害作用,Ⅳ型免疫球蛋白、葡聚糖、麦芽糖、蔗糖、甘露醇等可导致肾小管肿胀;④ 肾血管内皮细胞损害:环胞素 A、丝裂霉素 C、可卡因、雌激素、奎宁等药物可导致肾脏毛细血管内皮细胞损伤;⑤ 入/出球小动脉舒缩异常:非甾体抗炎药、放射造影剂、两性霉素 B 等可导致入球小动脉痉挛,降低肾小球滤过率。血管紧张素转换酶抑制剂、血管紧张素 Ⅱ 受体拮抗剂等药物可导致出球小动脉扩张,降低肾小球滤过率;⑥ 结晶尿:磺胺药物、无环鸟苷、蛋白酶抑制剂等药物可在肾小管内结晶,导致肾小管功能损害;⑦ 肾小球损害:金制剂、青霉胺、非甾体抗炎药等可直接损伤肾小球;⑧ 间质性肾炎:多种药物可导致间质性肾炎;⑨ 色素性肾小管功能损害:肌红蛋白尿和血红蛋白尿可导致肾小管损害。

(3) 重大手术　重大手术也是急性肾衰竭患病的高危因素之一。Liano 报道的 748 例急性肾衰竭患者中,有 27% 为术后患者。研究显示心脏术后患者急性肾衰竭患病率为 0.4%～7.5%,而非心脏大手术患者的急性肾衰竭患病率为 0.6%。心脏术后的肾功能障碍是影响患者生存的独立因素,其比值是无肾功能障碍的 7.9 倍,因此重大手术患者应特别注意急性肾衰竭的早期预防和治疗。

重大手术后患者易发生急性肾衰竭的原因,主要与下列因素有关:① 患者具有糖尿病、高血压、血管性疾病、充血性心衰等慢性疾病,导致患者肾脏功能贮备降低,基础肾小球滤过率下降;② 麻醉和手术应激导致肾小球入球小动脉收缩,肾小球滤过率降低;③ 术后并发全身性感染、休克、心衰等并发症,或应用肾毒性药物,或二次手术,构成对肾脏的二次打击,极易导致急性肾衰竭。

2. 急性肾衰竭的主要病因分型有哪几类?

急性肾衰竭的病因复杂,根据致病因素在肾脏直接作用的部位,可分为肾前性因素、肾性因素和肾后性因素。

(1) 肾前性急性肾衰竭 主要与血容量不足和心脏泵功能明显降低导致肾脏灌注不足有关,在急性肾衰竭中最为常见,占 30%～60%。反映了当前重症患者治疗中,对容量状态或肾脏灌注缺乏足够的重视,或对容量估计严重不足。肾前性肾衰是医院获得性肾衰的主要原因之一。

各种肾前性因素引起血管内有效循环血量减少,肾脏灌注量减少,肾小球滤过率降低,并使肾小管内压力低于正常;流经肾小管的原尿减少,速度减慢,因此尿素氮、水及钠的重吸收相对增加,从而引起血尿素氮升高,尿量减少及尿比重增高的现象,称为肾前性氮质血症。因肾小管对钠的重吸收相对增加,使尿钠排出减少,钠排泄比例明显降低、肾衰竭指数降低(<1 mmol/L),因尿少、尿素氮重吸收相对增加,出现尿素氮和血肌酐浓度不成比例的增高(即球-管间不平衡现象),血尿素氮可高达 37.5 mmol/L(100 mg/dl)以上,而血肌酐则仅稍高于正常,尿与血的肌酐比例明显升高。

引起肾前性急性肾衰竭的原因常常包括:① 低血容量,由于严重外伤、烧伤、挤压综合征、大出血、外科手术、脱水、胰腺炎、呕吐、腹泻或大量应用利尿剂所致;② 有效血容量减少,由于肾病综合征、肝衰竭、全身性感染、休克、应用血管扩张剂或麻醉药所致;③ 心输出量减少,由于心源性休克、心肌梗死、严重心律紊乱、充血性心功能衰竭、心包填塞及急性肺梗死所致;④ 肾血管阻塞,由于肾静脉或肾动脉栓塞,或动脉粥样变所致;⑤ 肾血管的自身调节紊乱,由于前列腺素抑制剂、血管紧张素转化酶抑制剂、环孢菌素 A 的作用所致。

(2) 肾性急性肾衰竭 肾性急性肾衰竭是肾实质疾患所致,或由于肾前性病因未能及时解除而发生肾实质病变,占急性肾衰竭的 20%～40%。在考虑急性肾衰竭的肾性因素时,应考虑到肾脏的各个解剖结构是否发生病变,不但应考虑到肾血管、肾小球的病变,还应注意肾间质和肾小管等解剖结构的病变。当然,需要注意的是,尽管急性肾脏血管病变(如动脉栓塞、血管炎、血栓形成等)、肾小球病变(如肾小球肾炎等)、间质性病变(如过敏性间质性肾炎等)均是急性肾衰竭的病因之一,但急性肾衰竭、特别是医院获得性急性肾衰竭最重要的病因仍然是急性肾小管损伤。急性肾小管坏死往往与肾脏缺血和肾毒性药物的应用有关。

归纳起来,急性肾性肾衰的病因主要包括:① 肾小管疾患,为急性肾衰竭的主要病因,其中以急性肾小管坏死最为常见,肾缺血、肾中毒(药物、造影剂、重金属、有机溶剂、蛇毒、中草药)及高钙血症等均可引起肾小管损伤,导致急性肾衰竭;② 肾小球疾患,多数患者表现为少尿型肾衰竭,占 87.5%,非少尿型占 14.3%;③ 急性肾间质性疾患,主要因严重感染、全身性感染及药物过敏或由于淋巴瘤、白血病或肉瘤病变侵及肾间质所致;④ 肾脏血管疾病,肾脏的小血管炎或大血管疾患;⑤ 慢性肾脏疾病急性恶化,某些诱因致使病情急剧恶化,肾功能急骤减退也可导致急性肾衰竭。

(3) 肾后性急性肾衰竭　各种原因引起的急性尿路梗阻(如腔内阻塞或外部压迫等),导致急性肾衰竭,归结为肾后性急性肾衰竭,临床上较为少见,占急性肾衰竭的 1%~10%。如诊断和治疗及时,这类肾衰竭往往可恢复。

肾以下尿路梗阻使梗阻上方的压力增高,甚至发生肾盂积水,肾实质受压使肾功能急剧下降。肾后性急性肾衰竭可见于:① 结石、肿瘤、血块、坏死肾组织或前列腺增生所致的尿路梗阻;② 肿瘤蔓延、转移或腹膜后纤维化所致的粘连、压迫输尿管而引起梗阻。

3. 急性肾衰竭少尿期有哪些临床特征?

急性肾小管坏死病因不一,起始表现也不同,一般起病较急骤,全身症状明显。根据临床表现和病程的共同规律,一般分为少尿期、多尿期和恢复期 3 期。少尿期的临床特征主要包括:

(1) 尿量减少　尿量骤减或逐渐减少,每日尿量持续少于 400 ml 者为少尿,少于 100 ml 者为无尿。急性肾小球坏死患者罕见完全无尿,持续无尿者预后极差。由于致病原因不同,病情轻重不一,少尿持续时间不一致,一般为 $1\sim2$ 周,但可短至数小时或长达 3 个月以上。一般认为肾中毒者持续时间短,而缺血性者持续时间较长。若少尿持续 4 周以上应重新考虑急性肾小管坏死的诊断,有可能存在肾皮质坏死、原有肾疾患或肾乳头坏死等。

非少尿型急性肾小管坏死,指患者在氮质血症期每日尿量持续在 500 ml 以上,甚至 $1\,000\sim2\,000$ ml。非少尿型的发病率近年有增加趋势,高达 $30\%\sim60\%$。

(2)进行性氮质血症 由于肾小球滤过率降低引起少尿或无尿,致使排出氮质和其他代谢物质减少,血浆肌酐和尿素氮升高,其升高速度与体内蛋白分解状态有关。在无并发症且治疗恰当的病例,每日血尿素氮上升速度较慢,为 $3.6\sim7.1$ mmol/L $(10\sim20$ mg/dl),血浆肌酐浓度上升仅为 $44.2\sim88.4$ $\mu mol/L$ $(0.5\sim1.0$ mg/dl)。但在高分解状态时,如伴广泛组织创伤、全身性感染等,每日尿素氮可升高 $10.1\sim17.9$ mmol/L $(30\sim50$ mg/dl),肌酐每日升高 176.8 $\mu mol/L$ $(2$ mg/dl)或以上。促进蛋白分解的因素尚有热量供给不足、肌肉坏死、血肿、胃肠道出血、感染、发热、应用糖皮质激素等。

(3)水、电解质紊乱和酸碱平衡紊乱 包括水中毒、高钾血症、代谢性酸中毒、低钙血症、高磷血症、低钠血症和低氯血症等。

水过多:见于水分控制不严,摄入量或补液量过多,失水量如呕吐、出汗、伤口渗液量等估计不准确以及液体补充时忽略计算内生水。随少尿期延长,易发生水过多,表现为稀释性低钠血症、软组织水肿、体重增加、高血压、急性心功能衰竭和脑水肿等。

高钾血症:① 由于尿液排钾减少,如同时体内存在高分解状态,导致细胞内钾离子释放入血;② 挤压时肌肉坏死、血肿和感染等或酸中毒时细胞内钾转移至细胞外,有时可在几小时内发生严重高钾血症;③ 静脉内滴注大剂量的青霉素钾盐(每 100 万单位青霉素钾盐 1.6 mmol);④ 大量库存血(库存 10 天血液每升含钾可达 22 mmol);⑤ 摄入含钾较多食物或饮料,均可引起或加重高钾血症。无并发症者每日血钾上升不到 0.5 mmol/L。高钾血症有时隐匿,可无特征性临床表现,或仅出现恶心、呕吐、手麻、心率减慢,直到后期出现室内、房室传导阻滞或心脏停搏。高钾对心肌毒性作用尚受体内钠、钙浓度和酸碱平衡的影响,当同时存在低钠、低钙血症或酸中毒时,高钾血症临床表现较显著,且易诱发各种心律失常。值得一提的是,血清钾浓度与心电图之间可存在不一致现象。高钾血症是常见的死因之一,早期透析可预防其发生。

代谢性酸中毒:正常人每日固定酸性代谢产物为 50～100 mmol。急性肾衰竭时,由于酸性代谢产物排出减少,肾小管泌酸能力和保存 HCO_3^- 能力下降等原因,致使每日血浆 HCO_3^- 浓度下降 1～2 mmol/L;在高分解状态时降低更多、更快。内源性固定酸大部分来自蛋白分解,少部分来自糖和脂肪氧化。HCO_3^- 和其他有机阴离子均释放和堆积在体液中,导致本病患者阴离子间隙增高。酸中毒可降低心室颤动阈值。高钾血症、严重酸中毒和低钙低钠是急性肾衰竭的严重状况,在已接受透析治疗的病例较少见,但对严重肌肉组织坏死病例,特别是深部肌肉坏死者仍应警惕。

低钙血症、高磷血症:少尿 2 天后即可发生低钙血症。由于常同时伴有酸中毒,使细胞外液离子钙增多,故多不发生低钙常见的临床表现。高磷血症较常见,但罕见明显升高。

低钠血症和低氯血症:两者多同时存在,低钠血症主要是由于水过多所致稀释性低钠血症。严重低钠血症时,血浆渗透浓度降低,导致水分向细胞内渗透,出现细胞水肿,表现为急性水中毒和脑水肿症状,并进一步加重酸中毒。低氯血症除稀释性外,尚可因呕吐、腹泻等加重,可出现腹胀或呼吸表浅、抽搐等代谢性碱中毒表现。

(4)心血管系统表现 主要包括高血压、心功能衰竭等。

高血压:除肾缺血、肾素分泌增多因素外,水过多引起容量负荷过多可加重高血压。急性肾小管坏死早期高血压不多见,但若持续少尿,约 1/3 患者发生轻、中度高血压,血压一般在 140～180/90～100 mmHg,有时可更高,甚至出现高血压脑病,伴有妊娠者尤易发生。

心功能衰竭:主要为液体潴留引起,但高血压、严重心律失常和酸中毒等为影响因素。早年发生率较高,在采取严格控制水分和早期透析等措施后发生率已明显下降。

心律失常:除高钾血症引起窦性停搏、窦房传导阻滞、不同程度房室传导阻滞和束支传导阻滞、室性心动过速、心室颤动外,尚可因病毒感染和洋地黄应用等而引起室性早搏等心律失常的发生。

心包炎：早年发生率为18%，采取早期透析后降至1%。多表现为心包摩擦音和胸痛，罕见大量心包积液。

4. 急性肾衰竭多尿期和恢复期有何特点？

进行性尿量增多是肾功能恢复的一个标志，每日尿量可成倍增加。一般认为，24小时尿量增加到400 ml以上，提示急性肾衰竭进入多尿期。进入多尿期后，肾功能并不立即恢复，存在高分解代谢的患者血浆肌酐和尿素氮仍上升，当肾小球滤过率明显增加时，血氮质逐渐下降。多尿期早期仍可发生高钾血症，多尿期后期易发生低钾血症。另外，此期仍易发生感染、心血管并发症和上消化道出血等并发症。多尿期持续时间多为1～3周或更长。

恢复期患者自我症状缓解，血尿素氮和肌酐接近正常，尿量逐渐恢复正常。除少数外，肾小球滤过功能多在3～12个月内恢复正常，但部分病例肾小管浓缩功能不全可持续1年以上。若肾功能持久不恢复，提示肾脏遗留永久性损害。

(二) 急性肾衰竭的临床诊断

5. 急性肾衰竭的临床诊断思路是什么？

急性肾衰竭的早期诊断对重症患者十分重要。要做到对急性肾衰竭迅速诊断，应首先排除肾前性和肾后性因素，然后确定肾脏本身的原因。一般可采用以下"四步法"进行急性肾衰竭的诊断。

第一步：了解既往病史和现病史，进行体格检查，导尿（特别是无尿患者），做尿液分析。

第二步：

(1) 分析尿液检查结果（表11-3）；

(2) 评价尿路情况，排除尿路梗阻。可采用B超等检查手段；

(3) 如需进一步了解患者血管内容量状态和心脏功能状态，可通过有创动脉压监测、中心静脉压监测、肺动脉漂浮导管监测及超声心动图（特别是食管超声）检查，对患者容量状态和心功能状态进行评价；

（4）如考虑肾小球肾病或血液系统恶性肿瘤，则应进一步进行血液学检查；

（5）如考虑肾脏血管病变，应通过同位素扫描、超声多普勒或血管造影，对肾血管情况进行评价。

表11-3　肾前性氮质血症与急性肾衰竭（急性肾小管坏死）的尿液分析比较

	肾前性氮质血症	急性肾小管坏死
尿比重	>1.020	<1.016
尿渗透压（mOsm/L）	>500	<350
尿/血渗透压	>1.3	<1.1
尿钠（mmol/L）	<20	>20
钠排泄分数（FE Na，%）*	<1	>2
肾衰指数（mmol/L）**	<1	>1
尿/血肌酐	>40	<20
自由水清除率（ml/小时）	<-20	>-1
尿酸排泄分数（FE uric acid，%）	<7	>15
锂排泄分数（FE lithium，%）	<7	>20
尿常规	正常	尿蛋白+～++，可见颗粒管型，坏死的上皮细胞及红、白细胞

* 钠排泄分数＝（尿钠×血肌酐）/（血钠×尿肌酐）×100%；
** 肾衰指数＝尿钠×血肌酐/尿肌酐。

第三步：根据急性肾衰竭病因，确定初步治疗方案。包括血容量补充、正性肌力药物的应用、解除尿路梗阻等措施。

第四步：为进一步明确诊断，可行肾脏活检，并根据初步诊断，采取经验性治疗。

一般情况下，通过"四步法"诊断步骤中的第一步，可初步明确急性肾衰竭的病因。通过了解现病史和既往史，可明确患者是否应用肾毒性药物、是否应用放射造影剂、是否有血容量不足、低血压等肾脏缺血因素、是否有大手术等肾脏损害的危险因素。

明确患者的容量状态，早期纠正低血容量状态或低心排状态，具有重要的价值。对于肾前性氮质血症患者,早期纠正肾脏的低灌注状态,可逆转氮质血症,防止急性肾衰竭发生。即使对于急性肾衰竭的患者,积极纠正低灌注状态,也有利于防止肾脏功能的进一步恶化,促进肾功能早期恢复。详细的体格检查,结合有关病史,往往可以得到患者容量状态的证据。

当患者容量状态判断较为困难时,放置肺动脉漂浮导管,监测心输出量、肺动脉嵌顿压和中心静脉压,可较准确地评价患者的容量状态和心脏功能状态,同时,可指导容量复苏/正性肌力药物等治疗措施的调整。在容量复苏或应用正性肌力药物时,应同时观察尿量和尿液分析的变化。

尿液分析是急性肾衰竭的重要诊断手段。肾前性和肾后性氮质血症患者的尿液检查往往是正常的。尿液镜检中发现大量的色素颗粒管型或上皮细胞管型,常提示肾缺血或肾毒性药物引起的急性肾衰竭。

显微镜下如发现血色素,而且与红细胞不成比例,提示患者的急性肾衰竭与横纹肌溶解或溶血引起的色素尿有关。

当患者有明显的蛋白尿、血尿,尿液检查中发现大量的红细胞管型,提示急性肾衰竭与急性肾小球肾炎或血管炎有关。

尿液出现大量白细胞管型,见于急性肾盂肾炎、间质性肾炎或肾小球肾炎。

尿液沉渣 Hansel 染色发现嗜酸性粒细胞,则为嗜酸性粒细胞尿,急性肾衰竭并非是肾小管损害的结果。

当患者无发热、皮疹、外周血嗜酸性粒细胞增加等全身性过敏反应表现时,应首先考虑嗜酸性粒细胞尿与药物引起的间质性肾炎有关。

对于动脉造影后出现急性肾衰竭的患者或存在周围血管病变的急性肾衰竭患者,如发现嗜酸性粒细胞尿,提示急性肾衰竭与动脉栓塞性肾血管病变有关。

尿比重、渗透压、尿钠浓度及钠排泄分数等尿液指标是诊断和评价急性肾衰竭的重要指标(表 11-3)。肾前性氮质血症导致少尿的患者,往往具有正常的肾小管功能,而急性肾衰竭患者的肾小管功能明显受损,肾小管对溶质和水的重吸收功能明显减低,由此可通过尿液诊断指标对急性肾衰竭与肾前性氮质血症进行鉴别。

当然,尿液诊断指标并不是完全可靠的。尿液中电解质的结果受许多因素的影响。病情不同、治疗干预不同,尿液电解质就可能出现不同的结果。对于接受利尿剂治疗的患者,葡萄糖、尿酸、放射造影剂等可导致碳酸氢钠尿和渗透性利尿。而对于原发性肾上腺皮质功能不全的患者,容量不足引起肾前性氮质血症时,尽管患者存在血容量不足,尿钠排泄分数仍然明显升高。另外,由于慢性肾脏功能不全或间质性肾炎患者肾小管对钠的重吸收功能降低,当容量不足引起肾前性氮质血症时,尿钠的排泄仍然很多。还需注意的是,尿钠和尿钠排泄分数降低也并非肯定是肾前性氮质血症。全身性感染、放射造影剂、横纹肌溶解等原因导致的间质性肾损害,早期肾小管就具有正常功能。这应引起重症医学科医师的高度重视,以免延误诊断和治疗。在尿路梗阻、急性肾小球肾炎、急性间质性肾炎等情况下,尿液诊断指标的结果往往也是不可靠的。

6. 何谓肾小球滤过率?

肾小球滤过率即在单位时间内(分钟)从双肾滤过的血浆的毫升数,为测定肾小球滤过功能的重要指标。实际上当某种存在于血中的溶质,如果能从肾小球滤过,肾小管内不被重吸收也不分泌,此时肾小球滤过率=尿液中溶质浓度×单位时间尿量/血浆溶质浓度。在这种情况下的肾小球滤过率就是每分钟有多少毫升血中的溶质被肾小球清除。

可见,用于评价肾小球滤过率的溶质应具备以下条件: ① 能够从肾小球滤过;② 溶质不被肾小管吸收;③ 肾小管也不分泌或排泄该溶质。

7. 何为菊粉清除率? 有何意义?

菊粉是一种不带电荷的果糖聚合物,分子量 5 200 道尔顿,无毒,不参与任何化学反应。可从静脉注入人体,不与血浆蛋白结合,主要分布于细胞外液。清除方式是只从肾小球滤过而不被肾小管重吸收或分泌,在体内既不能合成亦不能分解。可见,菊粉符合测定肾小球滤过率的要求,菊粉清除率可以准确反映肾小球滤过功能,是测定肾小球滤过率的"金标准"。

测定方法:患者于清晨空腹,静脉滴注 10％的菊粉溶液,同时放置导尿管。到血浆中菊粉的浓度稳定在 10 mg/L 水平,每分钟尿量稳定后,测尿中的菊粉浓度,代入公式:菊粉清除率＝尿菊粉浓度×单位时间尿量/血浆菊粉浓度,就是患者的肾小球滤过率。菊粉清除率虽然精确,但测定时程序繁杂,不适于临床应用。

8. 为什么肌酐清除率可以评价肾功能？有何临床意义？

肌酐清除率是评价肾脏功能最常用的方法,但在临床应用时,必须了解其生理代谢情况及其与肾脏功能的关系,才有可能对肾脏功能做出合理的评价。

(1)肌酐的代谢与生理 肌酐是人体内肌酸的代谢产物,肌酸量与肌肉量成正比。正常情况下,机体以比较稳定的速度产生肌酐,并释放入血液循环。再由血液循环带到肾脏,从尿中排出到体外。正常人肌酐的排泄主要通过肾小球的滤过作用,原尿中的肌酐不被肾小管重吸收,而且,正常情况下肾小管几乎不分泌肌酐。当然,正常情况下人体内的肌酐来源包括内生肌酐(体内肌酸分解而来)和外生肌酐(来自摄入的鱼、肉类食物),由于外源性肌酐不足以影响清晨空腹时的血肌酐测定,所以空腹时血肌酐水平是比较稳定的。正常人每日肌酐的产生量和排出量是相等的。

肌酐的分子量为 113 道尔顿,不被肾脏代谢,不与蛋白质结合,可以自由通过肾小球,不被肾小管重吸收,在血肌酐无异常增高时亦不为肾小管分泌,所以可用肌酐清除率代替菊粉清除率检测肾小球滤过率。

(2)肌酐清除率的测定方法 肌酐主要从肾小球滤过,但亦有时从肾小管排泌,故肌酐清除率并非十分理想的代表肾小球滤过率的指标,它高于肾小球滤过率的实际值,尤其在肾功能减退时。但检测方便,目前仍较广泛地应用来表示肾小球滤过率。

常规方法:以往的做法是素食 3 天后,收集 24 小时的全部尿液,在收集尿液结束时取血,测血、尿中肌酐浓度,然后计算肌酐清除率。因收集 24 小时尿液较麻烦,全天血肌酐水平也有波动,在同一个人测多次肌酐清除率的结果,其误差可达 25%,而且,少量外源性肌酐不影响次日清晨空腹血肌酐浓度。因此,目前多采取测清晨空腹血及取血前后共 4 小时全部尿量进行肌酐清除率测定,以减少误差,而且测量前不必素食。正常值为:80~120 ml/分。

Cockcroft 推算法:1976 年 Cockcroft 和 Gault 提出以血肌酐值推算肌酐清除率的公式(性别不同,公式略有不同),但此公式对老年人、儿童及肥胖者不适用。

$$男性肌酐清除率(ml/分) = \frac{(140-年龄)\times 体重(kg)}{72\times 血肌酐(mg/dl)}$$

$$女性肌酐清除率(ml/分) = \frac{(140-年龄)\times 体重(kg)}{85\times 血肌酐(mg/dl)}$$

1991 年 Giovannetti 和 Barsotti 报道以菊粉清除率为标准评价肌酐清除率,包括肾功能正常及慢性肾衰竭者在内,其结果发现肌酐清除率的敏感性不比菊粉清除率差。而 Desanto 等亦以菊粉清除率为标准,将测定的肌酐清除率和用 Cockcroft 公式计算出的肌酐清除率进行比较,他们认为计算的肌酐清除率较实际测定的肌酐清除率更能真实反映肾小球滤过率。

西咪替丁改良法:1996 年 Zaitzman 等提出西咪替丁改良法测定肌酐清除率,主要利用西咪替丁竞争性强烈抑制肾小管对肌酐的分泌,使尿中肌酐完全来源于肾小球滤过,从而改善肌酐清除率作为肾小球滤过率标志的可靠性——口服西咪替丁 800 mg,收集服药后 45 分钟内的尿液,同时在尿液收集结束时采血,测定尿液和血浆中肌酐浓度,计算肌酐清除率。

Zaitzman 的研究显示西咪替丁改良法测定的肌酐清除率与[125]I-碘酞酸盐测定的肾小球滤过率(与菊粉清除率测定方法类似)比较,两者比值 1.12±0.02。如不使用西咪替丁,则比值为 1.33±0.08。西咪替丁改良法测定的肌酐清除率能够较准确的反映肾小球滤过率。

由于口服西咪替丁的生物利用度为 60%,口服后 30 分钟血浆浓度达到峰值,半衰期为 2 小时,因此,在口服西咪替丁 800 mg 后的 3 小时内均可较准确地测定肌酐清除率。

西咪替丁改良法不但适用于肾脏功能轻度降低的重症患者,还特别适用于肾小球滤过率显著降低的急性肾衰竭患者。

9. 为什么要监测血肌酐?有何临床意义?

血肌酐浓度是反映肾脏肾小球滤过率的常用指标之一。正常情况之下,体内肌酐产生的速度约为 1 mg/分。肌酐只从肾小球滤过并以同样速度清除。当肾小球滤过功能下降时,血肌酐即可上升。但研究证实,只有当肾小球滤过率下降到正常 1/3 时,血肌酐才明显上升,所以血肌酐测定并非敏感的测定肾小球过滤功能的指标。只有在肾功能不全失代偿时,血肌酐值才升高。

血肌酐的正常值应<1.5 mg/dl(133 μmol/L)。

性别、肌肉容积均在正常值范围内影响血肌酐的数值。当肌肉萎缩性病变的患者肌肉代谢减少时,血肌酐的浓度亦可稍低。

10. 血尿素氮异常能否说明患者肾功能异常?

血尿素氮也是反映肾小球滤过率的常用指标之一。血中尿素氮是人体蛋白质代谢的终末产物。尿素的生成量取决于饮食中的蛋白质的摄入量,组织蛋白质的分解代谢及肝功能的情况。血液中的尿素全部从肾小球滤过,正常情况下 30%~40%被肾小管重吸收,肾小管亦可排泌少量的尿素,严重的肾衰竭时排泌量增加。血中的尿素氮的测定虽可以反映肾小球的滤过功能,但肾小球的滤过功能必须下降到正常的 1/2 以上时,尿素氮才会升高。故尿素氮的测定并非敏感的反映肾小球的滤过功能的指标。血尿素氮的正常值为 8~21 mg/dl(2.9~7.5 mmol/L),其血液水平受多种因素的影响,如感染、高热、脱水、消化道出血、进食高蛋白饮食等均可影响血中尿素氮。血中尿素氮的上升不一定是肾小球的滤过功能受损的结果,临床上必须认真分析原因,鉴别真正导致血尿素氮上升的病因。

11. 血尿素氮/肌酐的临床意义如何?

肾功能正常时,血尿素氮/肌酐通常为 10。当血尿素氮>25 mg/dl

(8.9 mmol/L)时即可诊断为氮质血症。当发生氮质血症且尿素氮/肌酐增高时,常说明此氮质血症是由于肾前因素引起(即由于各种原因引起的肾血流量的下降)。当氮质血症同时伴尿素氮/肌酐下降时,多为肾脏本身的实质性疾病引起所致,所以这一比值有助于鉴别氮质血症是由于肾前性因素还是肾性的因素引起。

12. 血 β_2 微球蛋白能够反映肾小球滤过功能吗?

β_2 微球蛋白是体内有核细胞,包括淋巴细胞、血小板、多形核白细胞产生的一种小分子球蛋白。其分子量为 11 800 道尔顿,广泛存在于血浆、尿、脑脊液、唾液及初乳中,正常人血中的 β_2 微球蛋白浓度很低,平均约为 1.5 mg/dl。正常情况下可以自由通过肾小球,然后在近端肾小管内几乎全部被重吸收,当肾小球滤过功能下降时,血中的 β_2 微球蛋白水平上升,所以血 β_2 微球蛋白是反映肾小球滤过功能一个极好指标,与年龄无关,但当体内有炎症或肿瘤时,血中 β_2 微球蛋白增高,应注意鉴别。

13. 蛋白质负荷试验能够反映肾脏储备功能吗?

正常肾脏在无特殊情况时,并未发挥其最大的滤过功能。国内1990 年报告正常青年男性于清晨做肌酐清除率监测后按体重顿服0.8 g/kg 鸡蛋清蛋白,以后再做肌酐清除率,结果进食蛋白后的肌酐清除率较空腹肌酐清除率增加 41.4%,而在中老年健康人测得的结果只增加了 6.7%,与国外报道结果近似,这说明青年健康人肾脏具有储备功能。青年肾脏病患者肌酐清除率正常者,蛋白质负荷后肌酐清除率也只上升了 9.9%~14.3%。这些结果说明肌酐清除率正常者,蛋白质负荷后如肌酐清除率上升不明显,则提示患者的肾脏储备功能有所下降。

14. 如何评价近端肾小管功能?

(1) 肾小管最大重吸收量的测定 通过肾小管葡萄糖最大重吸收量(TmG)来反映肾小管最大重吸收量。正常人血中葡萄糖从肾小球全部滤过后,在近曲小管主动的全部重吸收。随着血中葡萄糖浓度增加,原尿中葡萄糖浓度超过肾小管对葡萄糖的最大吸收极限时,尿中将有葡萄糖排出。正常人的 TmG 为 340.0 ± 18.2 mg/分。此种方法可以反映近曲小管的重吸收功能。正常人的尿糖是阴性的,当血糖在 $160\sim180$ mg/dl($8.9\sim10$ mmol/L)时,可以出现尿糖。如血糖正常、糖耐量试验正常而尿糖阳性,称为肾性糖尿,提示近端肾小管重吸收功能减退。由于其测定方法比较繁琐,目前临床上已不经常采用。

(2)肾小管最大排泄量测定 肾小管最大排泄量通过肾小管对氨马尿酸最大排泄量(TmPAH)来反映。血液中的对氨马尿酸可经肾小球滤过并由肾小管排泄,在肾小管内不被重吸收。当血液中的对氨马尿酸的浓度达到一定高度时,从肾小管排泄对氨马尿酸的绝对值已达最高峰,即使血中的浓度再增高,其排泄量亦不能再增加,此即为肾小管对氨马尿酸排泄极量,用此量减去肾小球滤过量(以菊粉清除率测得),则可得到肾小管排泄对氨马尿酸的最大数值。

TmPAH 成人正常值为 $60\sim90$ mg/分。因该测定方法繁琐,临床上不常采用。

(3)尿氨基酸测定 血中氨基酸经肾小球滤过,在近端肾小管内绝大部分被重吸收。如在同样饮食的情况下,患者尿中的氨基酸排出异常增多,则考虑为近端肾小管重吸收功能减退。此方法可以用氨基酸分析仪做尿中各种氨基酸的定量检查。

(4)尿中溶菌酶及 β_2 微球蛋白的测定 溶菌酶的分子量在 $14\,000\sim17\,000$ 道尔顿,β_2 微球蛋白的分子量为 $11\,800$ 道尔顿,二者均为小分子量的蛋白质,均可经肾小球自由滤过,并且它们的绝大部分都在近端肾小管被重吸收,所以在尿中的含量甚微。正常人尿内的溶菌酶 <3 $\mu g/ml$,尿 β_2 微球蛋白 <0.2 $\mu g/ml$。如果血中的含量正常,而尿中的含量增多,则说明近端肾小管的重吸收功能受损。

15. 远端肾小管功能如何评价?

远端肾小管、髓袢和集合管共同组成了远端肾单位,其作用是保持机体的内环境相对稳定,并且在决定最终尿液的质和量方面,起了非常重要的作用。临床上通常应用以下方法检查远端肾小管功能。

(1)尿比重 尿比重反映单位容积的尿中溶质的质量,它既受溶质克分子浓度影响,又受溶质克分子量影响。因此,蛋白质、糖、矿物质、造影剂都可使尿比重升高。蛋白对比重的影响是 10 g/L 尿可增加比重 0.003,糖对比重的影响是 10 g/L 尿可增加尿比重 0.004。

正常人 24 小时总尿比重为 1.015~1.030。单次最高与最低尿比重之差应>0.008,而且必须有一次尿比重>1.018。如果患者的尿比重持续在 1.010 左右,称为固定低比重尿,说明肾小管浓缩功能极差,尿比重的测定方法极为简单易行,但应注意的是尿内的糖、蛋白质均可影响尿比重。

(2)尿浓缩稀释试验 尿浓缩试验是观察机体在缺水的情况下远端肾小管浓缩水的能力。实施方法简单且较为敏感,通过准确测量尿比重就可以了解远端肾小管的浓缩功能。具体方法是:试验前日晚 6 时饭后禁食禁饮,睡前排尿,夜尿也弃去。试验日晨 6、7、8 点各留尿 1 次,正常人此 3 次尿的标本中至少有 1 次尿比重在 1.026 以上(老年人可能在 1.020),如果尿比重<1.020 则表示肾浓缩功能差,实际上是反映了远端肾小管的功能。尿的稀释功能的测定亦反映远端肾小管的功能,但因需要在较短的时间内大量饮水,可引起不良反应、甚至发生水中毒,又受肾外因素影响较多,故不够敏感,临床上目前已经很少采用。

(3)尿渗透压的测定 尿渗透压是反映单位容积尿中溶质分子和离子的颗粒数。单位为 mOsm/(kg·H_2O),它仅与溶质克分子浓度相关,并不受溶质分子量的影响。最常采用冰点下降法,以 mmol/kg·H_2O 为单位来表示尿糖 10 g/L 可使渗透压增加 60 mmol/(kg·H_2O),而蛋白对渗透压影响较小。正常情况下 24 小时尿渗透压与尿比重的关系是:渗透压 40 mmol/(kg·H_2O)=比重 0.001。

成人普通膳食时每日从尿中排出 600~700 mOsm 的溶质,因此,24 小时尿量为 1 000 ml 时,尿渗透压约 600 mOsm/(kg·H_2O)。24 小时尿量为 1 500 ml 时,尿渗透压约 400 mOsm/(kg·H_2O)。总之,尿渗透压均应高于血渗透压。在禁食水 8 小时后的晨尿渗透压应>700~800 mOsm/(kg·H_2O)。尿中的蛋白质含量对渗透压的影响较小,但尿糖却可以使尿的渗透压明显增加。

(4)无溶质水清除率(自由水清除率) 自由水清除率是单位时间

(1分钟或1小时)从血浆中清除到尿中不含溶质的水量。正常人由于排出的均为含有溶质的浓缩尿,所以无溶质水清除率为负值。正常人在禁水8小时后晨尿无溶质水清除率是$-25 \sim -120$ ml/小时。无溶质水清除率可用于了解远端肾小管浓缩功能状态。在急性肾小管坏死的患者,无溶质水清除率常为正值。在其恢复过程中,可以作为追踪观察了解肾小管恢复情况的指标,也可用作发现移植肾早期排异的监测项目。

16. 肾血流量如何测定? 有何临床意义?

肾血流量或肾血浆流量是指单位时间内流经肾脏的血浆量。整个肾脏血流量在肾皮质是$4 \sim 6$ ml/(g·分),在肾髓质外层是1 ml/g·分,肾乳头为$0.1 \sim 0.4$ ml/(g·分)。肾脏的氧需并不很高,主要集中于近曲小管和亨氏袢的升支粗段。监测肾脏血流量有助于了解肾脏的灌注情况,但临床上很少应用。

(1)染料稀释法 应用 Indocyanine 等染料注入肾动脉,然后从肾静脉内取样,计算肾脏血流量。但肾动脉、静脉内插管可能会影响肾脏血流量。

(2)动脉造影及肾静脉造影 当急性肾衰竭是由血管意外引起时,必要时可应用动脉或静脉造影,观察肾脏动脉或静脉血流情况。该方法一般作为诊断,不能用作监测肾血流。

(3)热稀释法 经股静脉向肾静脉插入带热敏电阻的导管,导管头端置于肾静脉,可反复测定肾脏血流量。

(4)超声多普勒法 无创伤性的超声多普勒可用来评价肾动脉和肾静脉的开放性,但超声多普勒不能精确评价肾血流,其临床应用受到限制。

17. 影响血肌酐浓度的因素有哪些? 有何临床价值?

血肌酐和肌酐清除率是反映急性肾脏改变,特别是肾小球滤过率的重要临床指标。但急性肾衰竭时,许多因素影响血肌酐和肌酐清除率的结果,导致检验结果与肾功能改变并不同步。因此,正确评价血肌酐和肌酐清除率,对急性肾衰竭的早期诊断和防治具有重要意义。

血肌酐浓度由机体肌酐的生成量、分布容量及排泄量 3 方面的因素决定。

(1) 肌酐生成明显增加　急性肾衰竭时肌酐生成明显增加,主要包括以下来源:① 机体处于高分解状态,蛋白分解,内源性肌酐生成明显增加;② 患者营养支持,摄入蛋白类食物或静脉营养输注氨基酸等,使外源性肌酐生成增加;③ 合并感染的患者,感染加重机体高分解状态和负氮平衡,亦增加内源性肌酐的生成。机体肌酐生成增加,往往导致血肌酐浓度增加。

(2) 肌酐分布容积增加　急性肾衰竭导致机体水钠潴留,细胞外液增加,使肌酐的分布容积增加,结果导致血肌酐浓度降低。因此,分布容积增加时,血肌酐浓度正常,并不意味着肾脏具有正常的滤过功能,往往会掩盖肾脏功能的降低。

(3) 肌酐的排泄　正常情况下肾小管对肌酐不吸收,也很少分泌排泄,但在急性肾衰竭肾小球滤过率降低的情况下,肾小管分泌排泄肌酐明显增加,而且肾小球滤过率降低越明显、血肌酐浓度越高,肾小管分泌越多。当肾小球滤过率降低到 15 ml/分以下时,尿肌酐中有 50％以上的肌酐并非是肾小球滤过的,而是由肾小管分泌排泄的。也就是说,测定获得的肌酐清除率比实际肾小球滤过率要高得多(50％～100％)。

18. 急性肾衰竭时血肌酐改变与肾小球滤过率的关系如何?有何临床意义?

虽然血肌酐和肌酐清除率与肾小球滤过率的改变是不同步的,但两者之间还是有规律可循。

(1) 血肌酐改变与肾小球滤过率的关系　① 急性肾衰竭早期:首先肾小球滤过率迅速降低,并可能达到一个低水平的稳态,而血肌酐浓度缓慢升高。血肌酐升高的速度不仅与肾小球滤过率有关,还与肌酐的生成量及肌酐的分布容量有关。② 急性肾衰竭中期:肌酐的生成速度接近肌酐的排泄速度,处于平衡状态,血肌酐浓度不再上升。③ 急性肾衰竭恢复期:肾小球滤过率在较短时间内恢复到一个稳定的水平上,但血肌酐浓度缓慢降低。

由此可见,血肌酐浓度的改变与肾小球滤过率的改变总是不同步的,而且血肌酐浓度的改变总是滞后于肾小球滤过率的改变。

(2)临床意义 肌酐生成与排泄处于非平衡状态时,血肌酐浓度无法反映患者的肾小球滤过率。在急性肾损害早期,血浆肌酐的缓慢升高,并不意味着肾脏功能的进行性恶化,仅能提示肌酐生成与排泄尚未达到平衡。而在急性肾衰竭恢复期,血肌酐的缓慢降低也不表示肾脏功能的逐渐恢复,仍然仅提示肌酐生成与排泄尚未达到平衡。可见,血肌酐与肾小球滤过率并非呈线性关系,肾小球滤过率是血肌酐升高速度、基础肌酐浓度、肌酐的分布容积及肌酐排泄速度的复杂函数。

在急性肾损害早期(1～2 天内),患者肾小球滤过率急剧降低,但临床上仅表现为血肌酐的轻微改变。当患者存在营养不良或限制营养支持时,血肌酐的升高速度会更为缓慢。这一结果提示以血肌酐作为急性肾衰竭的诊断依据,则会明显延误诊断,进而可能延误治疗。

只有当肌酐的生成和排泄处于平衡状态时,血肌酐浓度才能反映肾脏功能损害的程度。但一般来说,急性肾损害一周后,肌酐的生成和排泄才可能达到平衡。

总之,以血肌酐和肌酐清除率评价急性肾衰竭肾脏功能的改变,存在不少问题。应积极探索准确、可靠的早期肾脏功能评价指标,以指导急性肾衰竭的早期诊断和防治。

(三) 急性肾衰竭的预防与治疗

19. 如何预防肾毒性损害?

在医院获得性急性肾衰竭中,至少有 25％与一种或多种肾毒性损害有关。因此,避免肾毒性损害是医院获得性急性肾衰竭最重要的预防策略。防止肾毒性损害主要包括以下措施。

(1)避免使用具有明确肾毒性的药物 感染患者的抗生素选择,应尽可能避免使用具有明确肾脏毒性作用的氨基糖苷类抗生素。术后患者应用非甾体抗炎药的肾毒性并不高,但必须牢记的是,这类药物具有明显的收缩肾血管作用,可能引起肾脏损害,特别是对于全身性感染、心脏衰竭、肝硬化、肾病、血容量不足和低蛋白血症的重症患者,肾脏损害可能非常突出。

(2) 药物的正确使用方法和适当剂量　许多药物肾毒性与剂量或血药浓度直接相关,采用正确使用方法和适当的剂量,是降低药物肾毒性的重要手段。氨基糖苷类抗生素、两性霉素 B、放射造影剂等药物的剂量与肾毒性直接相关。严格、仔细的限制放射造影剂的剂量,是防止造影剂相关肾损害的最佳手段。氨基糖苷类抗生素的肾毒性与药物的谷浓度有关,而抗菌活性与药物峰值浓度有关,因此,氨基糖苷类抗生素的用药方法从以往的一日多次给药,改为一日 1 次给药,既可提高峰值浓度使抗菌作用增强,同时又使药物谷浓度降低,使药物的肾毒性降低。动物实验和临床研究均已证实这一效果。

(3) 改善肾毒性药物的剂型　改变某些药物的剂型,可明显降低其肾脏毒性作用。放射造影剂和两性霉素 B 均具有强烈的肾毒性,如将放射造影剂改造为非离子性造影剂、将两性霉素 B 改造成两性霉素 B 脂质体后,两药的肾损害作用均明显降低。

(4) 增加细胞外液容量和尿量　由于放射造影剂、两性霉素 B、磺胺等药物易在肾小管内结晶,堵塞肾小管而损害肾功能。应用该类药物时,应特别注意适当增加细胞外容量,增加尿量,避免药物在肾小管内结晶而引起的肾损害。

(5) 建立防止肾毒性损害的临床预警系统　建立防止肾毒性损害的临床预警系统也是防止肾毒性损害的重要手段。利用现代信息管理网络系统,将电子病历、实验室数据库、药物数据库联系在一起,建立肾毒性损害的临床预警系统。当患者的血清肌酐浓度有轻度升高或医师开出具有明显肾毒性药物时,系统将会报警,提醒临床医师给予充分的重视。

20. 抗菌药物导致的急性肾功能损害如何预防?

重症患者应用氨基糖苷类药物导致肾功能损害的发生率高达 10%。氨基糖苷类药物主要通过肾小球滤过,在肾小管中部分被重吸收,并积聚在小管上皮细胞溶酶体中,其肾损害主要与溶酶体破坏和小管上皮细胞膜损伤,导致小管细胞坏死有关。氨基糖苷类药物是否导致肾损害,不仅与肾小管中药物浓度与作用时间有关,还与治疗疗程、既往是否具有肾损害病史有关。

为降低肾毒性、预防急性肾衰竭的发生,氨基糖苷类药物的应用可遵循下列原则。

(1)延长给药间隔,降低药物谷浓度 氨基糖苷类药物是浓度依赖性抗菌药物,疗效主要与药物的峰浓度有关,而肾毒性主要与谷浓度有关。将药物的给药间隔延长,并不影响疗效,但有可能降低肾毒性。Olsen 等[6]的前瞻性观察了等剂量的妥布霉素不同给药间隔对重症医学科危重病患者肾脏功能的影响,与一日多次给药相比,每日一次给药组肾小管功能损伤明显减轻。对于肾功能正常的患者应用氨基糖苷类药物的荟萃分析显示,将一日 3 次给药改为一日 1 次给药,急性肾损害的发生率降低 13%。也有研究显示,一日 1 次给药的急性肾损害发生率可降低 50%(40%对比 20%)。根据重症患者的肾功能情况,尽可能的将氨基糖苷类药物的给药间隔延长,有可能预防急性肾衰竭的发生。

(2)适当缩短疗程 氨基糖苷类药物疗程<5 天很少发生急性肾损害。临床研究显示,作为联合用药之一的氨基糖苷类药物,疗程>5 天与 5 天相比,疗效并不会进一步改善,故在美国胸科学会和感染病学会(ATS/IDSA)医院获得性肺炎治疗指南中,明确推荐氨基糖苷类药物应用 5 天后可停用。

(3)碱化尿液 存在肾损害高危因素的患者,应用氨基糖苷类药物时,可用碳酸氢钠碱化尿液,减少肾小管对药物的吸收。

(4)监测血药浓度 有条件的情况下,监测氨基糖苷类药物的峰、谷浓度,以调整用药剂量。

另外,万古霉素也可导致急性肾功能损害,2011 年美国感染病学会指南推荐在治疗严重耐甲氧西林的金黄色葡萄球菌感染时,万古霉素的血药谷浓度应维持在 $15\sim20\ \mu g/ml$[6]。但最近亦有研究发现,当万古霉素血药浓度>15 $\mu g/ml$ 时,肾功能损害发生的几率增加 3 倍[7]。因此,重症患者应用万古霉素时,应监测血药浓度,同时需密切监测与评估患者肾功能。

21. 如何预防造影剂诱导急性肾损害？

造影剂诱导急性肾损害的机制包括：① 造影剂在肾小管浓缩（常常浓缩 100 倍）引起渗透性利尿，通过管球平衡反馈导致肾小球滤过率明显降低，高渗性造影剂的刺激效应明显强于低渗或等渗造影剂；② 造影剂刺激肾小球毛细血管痉挛，导致组织细胞缺氧；③ 造影剂诱导氧化应激性损伤，导致肾间质损伤，高渗性、离子型造影剂的肾损害发生率更高。

造影剂诱导急性肾损害应当积极预防，目前认为有效的措施包括：

（1）积极水化，促进造影剂的排泄　应用造影前后积极补充等渗生理盐水，一般在注射造影剂前静脉输注生理盐水 250～500 ml，之后 12～24 小时给予 1～2 L 生理盐水。积极的水化可使冠状动脉造影患者的急性肾损害发生率从 2% 降至 0.7%。

（2）碱化尿液　造影剂在酸性环境下易离子化，导致肾小管损伤。造影前 1 小时静脉输注碳酸氢钠 2 ml/kg，之后 6 小时每小时给予 1 ml/kg，可使重症患者急性肾损害的发生率从 13.6% 显著降至 1.7%。

（3）预防性应用 N-乙酰半胱氨酸[8]　可预防造影剂造成的氧化应激性肾损伤。造影前静注 N-乙酰半胱氨酸 600～1 200 mg，造影后 2 天给予 600～1 200 mg 口服，2 次/天，可使血流动力学不稳定的重症患者造影后急性肾损害的发生率明显降低，且 N-乙酰半胱氨酸对急性肾损害的预防效应具有剂量依赖性。N-乙酰半胱氨酸适用于大量补充生理盐水或使用碳酸氢钠受限的重症患者。

对于已存在明显肾功能损害的重症患者，造影后立即做一次血液滤过，也能够显著的预防急性肾衰竭的发生。

22. 围手术期急性肾衰竭的预防应注意哪些问题？

重大手术是急性肾衰竭的重要的危险因素，围手术期采取积极措施，有可能达到预防急性肾衰竭发生的目的（表 11-4）。

表 11-4 医院获得性急性肾衰竭的预防策略

预 防 策 略

1. 降低院内感染的危险性
(1) 血管内导管和腔内导管的限制使用或尽早拔除
(2) 根据细菌培养和药敏结果,应用适当抗生素,而且在感染控制后,尽早停用
(3) 通过抬高头部位置、注意胃内容物的潴留量、限制使用镇静催眠药物等措施,以避免发生误吸性肺炎
2. 防止肾毒性
(1) 避免使用具有明确肾毒性的药物
(2) 注意药物的正确使用方法和适当剂量
(3) 改善肾毒性药物的剂型
(4) 增加细胞外液容量和尿量
(5) 建立防止肾毒性损害的临床预警系统
3. 药物性的预防措施
(1) 补充细胞外容量
(2) 应用肾血管扩张剂
(3) 应用钙离子拮抗剂
(4) 应用生长因子
4. 围手术期的积极预防
(1) 术前及术后使患者血流动力学处于较理想的状态
(2) 增加氧输送

（1）术前及术后使患者血流动力学处于理想状态 围手术期肾脏灌注减少是导致术后发生急性肾衰竭的重要原因,防止围手术期肾脏灌注降低,对预防肾衰具有重要意义。由于肾脏的灌注与全身血流动力学状态直接相关,围手术期使患者血流动力学处于理想状态,就有可能防止肾脏低灌注引起的缺血。若在患者实施大血管手术前,先放置肺动脉漂浮导管,监测患者的血流动力学参数,通过补充液体、血浆和全血,使患者处于较理想的血流动力学状态,手术后,同样根据监测结果,指导循环容量的管理,则术后急性肾衰竭患病率和病死率均明显降低。说明围手术期使患者血流动力学处于理想状态,有可能避免肾脏低灌注和缺血,达到防止急性肾衰竭发生的目的。

（2）增加氧输送 氧输送主要由心脏泵功能（心输出量）、动脉血氧饱和度和血红蛋白浓度 3 个因素决定,是了解和改善全身组织氧供的重要指标。提高氧输送是重症患者治疗的重要目标。通过增加氧输送,可能达到改善组织灌注,纠正组织缺氧的目的。在急性肾衰竭

的防治中,围手术期,特别是手术后,通过提高氧输送,有可能达到避免肾灌注减少和肾脏缺血缺氧,防止急性肾衰竭的目的。目前探讨增加氧输送对急性肾衰竭的预防作用的临床研究结果并不一致。因此,增加氧输送对急性肾衰竭的预防作用仍需进一步研究探索。

23. 利尿剂与甘露醇在急性肾衰竭防治中有何地位?

呋塞米是一种袢利尿剂,并具有轻度血管扩张作用,是急性肾衰竭治疗中最常用的利尿剂。

近年来认为,呋塞米在急性肾衰竭治疗中主要具有以下作用:① 降低髓袢升支粗段的代谢,使之氧耗降低,避免上皮细胞损伤加重;② 冲刷肾小管,清除管型和结晶等肾小管腔内阻塞物,保持肾小管通畅;③ 降低肾小管中血红蛋白、肌红蛋白的浓度,防止蛋白阻塞肾小管;④ 促进少尿型肾衰转变为多尿型肾衰。当然,肾衰由少尿型转变为多尿型后,液体管理和治疗较为容易,但并不改变肾衰的病程。

大剂量应用呋塞米有明显副作用,主要表现为耳毒性,但也有呋塞米加重造影剂相关急性肾衰竭的报道。另外,也有报道无尿患者反复大剂量应用呋塞米,导致容量负荷增加,引起肺水肿。

呋塞米的使用剂量应逐步增加。初始剂量 20 mg,1 小时后无效,可静脉推注呋塞米 40 mg。1 小时后如仍无效,则静脉注射呋塞米 200 mg,每小时 1 次,连用 3 次。尿量仍无明显增加,则可改为呋塞米持续静脉泵入,剂量为 1~4 mg/分,可持续使用 2~3 天。

甘露醇不但具有渗透性利尿作用,还具有清除细胞外氧自由基的作用。在肾移植中,甘露醇作为移植肾的保护剂。甘露醇在急性肾衰竭的防治中应用并不广泛。在挤压综合征引起肌红蛋白尿性急性肾衰竭中,早期应用甘露醇对急性肾衰竭具有治疗作用。其他病因引起的急性肾衰竭中,甘露醇无治疗作用。对于造影剂引起的急性肾衰竭,应用甘露醇反而加重急性肾衰竭。因此,甘露醇在急性肾衰竭的救治中不应常规应用。

24. 肾脏剂量的多巴胺在急性肾衰竭的防治中还有地位吗?

一般认为,多巴胺具有选择性肾血管扩张和增加尿量的作用,肾脏剂量的多巴胺(小剂量多巴胺)在临床上被广泛用于急性肾衰竭的防治,但多巴胺上述作用缺乏充分的临床和实验研究证据。研究认为1 μg/(kg·分)多巴胺具有肾脏血管扩张作用,而常规应用的剂量为3~5 μg/(kg·分),主要表现为缩血管作用,并无血管扩张作用。在安慰剂对照的临床试验中,多巴胺并不能降低急性肾衰竭患者的病死率,而且也不能使透析时间缩短。虽然小剂量多巴胺能够增加患者的尿量,但并不增加肌酐清除率。

对于肾前性肾脏功能损害患者,小剂量多巴胺可通过正性肌力作用,增加心脏输出量,使肾脏灌注部分改善。但是,对这类患者应特别注意有效循环血量不足对肾脏灌注的影响,低灌注状态应及时纠正。否则,应用多巴胺早期或许尿量有所增加,但因有效循环血量和肾脏灌注不足,可导致肾脏损害进一步恶化。

临床研究显示对于肾脏功能轻度受损的重症患者(肌酐清除率70~80 ml/分),多巴酚丁胺并不增加患者尿量,但明显增加肌酐清除率,而多巴胺增加尿量,并不增加肌酐清除率,提示多巴酚丁胺能够改善肾脏灌注,而多巴胺仅具有利尿作用。

多巴胺和多巴酚丁胺具有正性肌力作用,通过增加感染性休克和心衰患者的心输出量,改善器官组织灌注,其中肾脏的灌注也可部分改善。但是需注意以下问题:

(1)正性肌力药物结合液体复苏,将氧输送提高到超常水平(supernormal),并不能改善全身性感染及多器官功能障碍综合征患者的预后,提示多巴胺与多巴酚丁胺提高心输出量并不一定能够改善急性肾衰竭患者的预后。

(2)多巴胺的剂量过高将会导致肾脏血管痉挛,使肾脏灌注减少,进一步加重肾缺血和肾损伤。

总之,肾脏剂量的多巴胺并不能改善肾脏灌注。多数学者对多巴胺的肾脏保护作用持怀疑或否定观点。因此,在急性肾衰竭的防治中,肾脏剂量的多巴胺不应常规使用。

25. 心房利钠肽在急性肾衰竭治疗中可否改善预后?

心房利钠肽(atrial natriuretic peptide, ANP)是近年来治疗急性

肾衰竭有一定疗效的药物,主要作用包括:① 扩张入球小动脉、收缩出球小动脉,使肾小球滤过率增加;② 抑制肾小管对钠的重吸收,总的效应表现为尿量增加。

在动物实验中,ANP 能够明显改善缺血性和肾毒性因素引起的急性肾衰竭,甚至在肾脏缺血和肾毒性损害 2 天内用药,也能改善急性肾衰竭。临床研究初步显示 ANP 对急性肾衰竭有明显疗效。包括 53 例急性肾衰竭患者的一个开放性研究显示,应用 ANP 后,患者肾小球滤过率提高 1 倍,而需要透析治疗的患者减少了 50%。一项多中心随机对照双盲临床试验纳入 504 例急性肾衰竭的重症患者,结果显示 ANP 对 21 天的患者生存率、病死率和血浆肌酐水平无明显影响,ANP 治疗组患者 21 天生存率为 43%,对照组为 45%。但对其中 120 例少尿型急性肾衰竭患者进行亚组分析发现,ANP 治疗组(60 例)患者 21 天生存率为 27%,而对照组(60 例)为 8%（$P=0.008$）。可见,ANP 能够明显降低少尿型急性肾衰竭患者病死率。另外,有报道认为 ANP 能够将少尿型急性肾衰竭转变为非少尿型急性肾衰竭,ANP 能够减轻肾脏的缺血再灌注损伤[8],这可能是 ANP 改善急性肾衰竭患者预后的原因。

总之,ANP 可能是能够改善急性肾衰竭预后,并能将少尿型肾衰转变为多尿型肾衰的有效药物之一,值得临床医师重视。ANP 具体使用方法是 $0.2\ \mu g/(kg \cdot 分)$ 持续静脉泵入,至少连续使用 24 小时,并根据疗效进行调整。

26. 胰岛素样生长因子-1 是否可用于急性肾衰竭的治疗?

胰岛素样生长因子(Insulin-like Growth Factor, IGF)-1 也是近年来治疗急性肾衰竭的试验性药物之一。IGF-1 在发育的肾脏中具有极高的浓度,其主要作用是刺激细胞增殖和分化。理论上,IGF-1 能够促进急性肾衰竭后的损伤细胞功能修复。

在急性肾脏损害的动物模型中,肾脏损伤后 24 小时给予 IGF-1,动物的肾脏损害明显改善。在狗肾移植模型中,IGF-1 能够明显防止肾移植后的肾脏损害。最近的研究发现,大鼠动物模型中刺激 IGF-1 生成,亦可减少肾脏缺血再灌注损伤[9]。提示 IGF-1 可能能够改善急性肾衰竭患者的预后。但进一步的临床研究并未发现对手术、创伤、低血压、全身性感染等原因导致的急性肾衰竭患者的肾功能、需要透析的比例以及病死率有明显改善作用。目前 IGF-1 在急性肾衰竭的治疗仍未进入临床，仍需进一步的研究探讨其机制，评价临床疗效。

27. 发生急性肾衰竭的重症患者代谢有何异常？

近年来，通过临床和实验研究，人们对重症患者的能量代谢和蛋白质代谢有了较为深入的认识。急性肾衰竭合并多器官功能障碍综合征的患者不但具有一般重症患者的应激代谢反应，还具有其特殊的改变，例如，液体过负荷、肺水肿、代谢性酸中毒、电解质紊乱等。急性肾衰竭的代谢改变主要表现为以下几方面：

(1) 内分泌状态的改变 急性应激状态下的内分泌改变主要表现为胰岛素释放增加，同时胰高血糖素、儿茶酚胺、皮质醇等胰岛素拮抗激素释放明显增加，结果导致以血糖增高为主要表现的"胰岛素抵抗状态"，这是急性应激患者的主要代谢改变。急性应激状态下，还常常出现低 T3 综合征和睾酮水平降低，但胰岛素样生长因子(IGF)常常升高。急性肾衰竭引起的机体应激状态亦可引起上述改变，但急性肾衰竭本身对大多数激素的改变无明显影响。

(2) 能量代谢 应激使重症患者的能量代谢明显增加，常常成为"高代谢状态"，但这种"高代谢状态"常常被过高的估计。近年来，通过代谢车在床边常规开展能量代谢测定以来，发现处于应激状态的重症患者的能量消耗，仅比预计的静息能量消耗高 20%～30%。

单纯急性肾衰竭患者的能量消耗与正常健康人类似。但对于合并多器官功能障碍综合征的患者或处于应激状态的患者，其能量消耗较预计的静息能量消耗高 15%～20%。另外，间歇性血液透析可使代谢率增加 15%～30%。

当然，对于严重程度类似的重症患者，合并急性肾衰竭者的能量消耗要略低于非急性肾衰竭患者，其原因主要与急性肾衰竭导致肾脏的能量消耗减少有关(正常肾脏占体重的 0.5%，占全身能耗的 10%)。

(3) 糖代谢 高血糖是最常见的代谢改变，是应激导致胰岛素抵抗的后果。从另一角度来看,血糖增加实际上是机体代偿机制的一部分,保证依赖于血糖浓度的组织代谢需要,如巨噬细胞、内皮细胞、免疫和炎症细胞等。

生理条件下,血糖升高导致胰岛素释放增加,使骨骼肌和脂肪组织对糖的摄取和利用增加。但在胰岛素抵抗状态下,骨骼肌和脂肪组织无法利用糖,而且还需分解氨基酸合成糖。

急性肾衰竭患者糖的氧化利用能力明显降低,糖代谢仅占全身代谢需要的 23%,而正常健康人可达 39%,慢性肾衰竭患者也可达到 36%。

(4) 脂肪代谢 应激及急性肾衰竭状态下,患者三酰甘油及含三酰甘油的脂蛋白的血浆浓度升高,而胆固醇,尤其高密度脂蛋白-胆固醇浓度正常或降低。血浆三酰甘油浓度增加与极低密度脂蛋白浓度增加有关,主要与肝脏合成增加及外周脂蛋白脂酶和肝三酰甘油酶的活性降低(约 50%)导致脂肪分解与清除率下降有关,即患者对脂肪的廓清能力降低。

尽管脂蛋白脂酶活性降低,但急性肾衰竭患者对外源性脂肪能够很好地代谢利用,加上脂肪具有较低呼吸商,因此,脂肪依然是急性肾衰竭患者的主要能量来源。

(5) 蛋白代谢 应激状态及急性肾衰竭时,蛋白代谢受到很大影响。一方面,蛋白质分解代谢明显增强而合成下降;另一方面,蛋白质的代谢转换明显增加,主要表现为蛋白在器官之间转换和器官内的不同蛋白的转换,如骨骼肌蛋白分解增加,肝脏利用氨基酸合成炎症蛋白。氨基酸动力学研究也表明,骨骼肌内支链氨基酸分解增强,亦有研究认为,代谢性酸中毒可诱导肌肉蛋白溶解酶的基因转录(器官内不同蛋白的转换)。另外,代谢性酸中毒及透析治疗本身均可加剧净蛋白分解,最终导致氮丢失增加和负氮平衡。

导致急性肾衰竭的蛋白高分解状态的原因主要包括:① 应激导致的激素状态改变,特别是胰岛素抵抗状态;② 酸中毒激活蛋白代谢酶。

(6) 微量元素和维生素的代谢 由于肾功能障碍,使机体对水分、尿素氮、肌酐及钾、镁、磷等排泄困难而造成水中毒、氮质潴留,高钾、高镁、高磷血症及代谢性酸中毒,机体内环境紊乱。

间歇性或持续性肾脏替代治疗可导致机体的许多营养成分、微量元素和维生素的丢失。硒和维生素 E 等抗氧化剂水平的降低,使机体处于低抗氧化状态。肾脏羟化酶活性降低,导致维生素 D_3 浓度降低。

28. 肾脏替代治疗对急性肾衰竭患者代谢有影响吗?

(1)透析器/血滤器滤过膜对代谢的影响　血液透析器/血滤器滤过膜的生物相容性对机体的影响已受到广泛重视。对于生物相容性差的滤过膜,当血液通过滤器时,不但可激活补体,还可激活粒细胞和血小板,合成和释放细胞因子、蛋白酶等炎症性介质,可使急性肾衰竭的高分解状态进一步恶化。因此,选用生物相容性较好的滤过膜,实施肾脏替代治疗,具有明显的临床价值。

(2)肾脏替代治疗对营养物质的清除　实施肾脏替代治疗时,滤器不但清除尿酸、肌酐等代谢产物,同时也能清除葡萄糖、氨基酸等营养物质,因此,急性肾衰竭患者实施肾脏替代治疗时,应考虑到营养物质的清除问题。营养物质的浓度越高,被清除的量可能就越多。当然,营养物质的清除量不仅与血浆中营养物质的浓度有关,还与滤器的通透性有关。血液透析时,透析器孔径较小,主要通过弥散机制,清除小分子物质;相反,血液滤过或血液滤过透析时,血滤器孔径较大,主要通过对流机制,可清除较大分子量的溶质。因此,需根据肾脏替代治疗手段的不同,分析对营养物质的清除作用。

① 对葡萄糖的清除　葡萄糖的分子量较小,可自由通过透析器膜和血滤器膜,因此,血液透析和血液滤过时,葡萄糖的丢失是类似的,为 25~50 g/天。但是血液透析滤过时,葡萄糖的丢失量可能更多,需予补充。

② 对脂肪的清除　由于脂肪在循环中仅以脂蛋白的形式存在,或以与清蛋白结合形式(脂肪酸)存在,脂蛋白颗粒或清蛋白的分子量较大,均无法通过透析器或血滤器膜,因此,肾脏替代治疗时,不考虑脂肪的丢失。

③ 对氨基酸的清除　氨基酸的分子量较小,血液透析和血液滤过均能清除氨基酸。当使用高流量血液滤过时,氨基酸的丢失尤为显

著。对于血滤期间接受静脉营养的患者,静脉营养中大约 10% 的氨基酸可能经血液滤过丢失。

29. 急性肾衰竭患者实施营养代谢支持治疗应如何选择营养途径?

肠道功能基本正常的急性肾衰竭患者,应尽早开始胃肠营养支持,而对于无法利用肠道的患者,应在休克纠正后,立即给予肠外营养支持。

肠内营养支持应使用要素营养液,如爱伦多、能全力、安素等,能量密度为 4.184 kJ/ml。对于重症患者,可肠道内补充特殊的氨基酸-谷氨酰胺,以促进和改善肠道黏膜绒毛的功能。

对于肠道功能障碍的患者,可采用肠外营养,而对于肠道功能部分受限的患者,可采取肠外营养为主,辅以少量的肠内营养。即使是很少量的肠内营养液,也有助于刺激肠道蠕动,增加肠黏膜血流,改善肠内菌群和黏膜绒毛的功能。

30. 急性肾衰竭患者实施营养代谢支持治疗的注意事项

(1)营养液的热量 不同疾病状态的能量消耗量不同,间接测能仪可使能量供给达到较理想水平及实现个体化,一般可在 104.6～125.5 kJ/(kg·天),但有学者推荐此类患者能量供给在 75% 静息能量消耗量即可。亦有认为,对透析患者可按 125.5～146.4 kJ/(kg·天)补充能量。

(2)非蛋白热量 糖、脂双能源可提供非蛋白质热量。临床研究显示,肾功能减退时,机体对外源性脂肪的清除率并未降低,表明对其有较好的耐受力。中长链脂肪乳剂血浆清除快,对糖代谢干扰小,但在其他方面并未显示出更大的优势。此外,血滤或透析同时输注脂肪乳剂,对于滤膜及透析效果并无影响。

肾移植术后患者,由于创伤与大剂量糖皮质激素应用,使葡萄糖耐量下降,血糖升高,甚至出现继发性糖尿病,故应适当限制碳水化合物摄入量。此外,糖皮质激素与环孢素 A 的作用可使血脂、尤其胆固醇升高。输注 ω-3 聚不饱和脂肪酸有降低炎症反应、提高移植物存活率作用。

由于肾衰竭时合并水潴留,须限制液体入量,而 $20\%\sim30\%$ 的脂肪乳剂具有小体积提供高能量的优点,尤其是对于非透析的不能耐受较大容量肠外营养液的急性肾衰竭患者,可提高其能量的补充量。脂肪乳剂的热量补充量可达非蛋白热量补充量的 $40\%\sim50\%$。

鉴于肾衰时脂肪清除能力下降,在输注脂肪乳剂时应常规进行血脂代谢方面的监测。

(3)氮的供给 在肾衰竭及应激状态下,机体对蛋白质的需要量也是增加的,但由于肾脏排泄障碍限制了蛋白的补充。目前认为,增加氮源的补充量有助于减少体内蛋白质分解及改善肾功能,特别是对于接受血透与血滤的患者蛋白质摄入 $>1.2\ \mathrm{g/(kg\cdot 天)}$ 才可达到氮平衡状态,但具体应根据代谢情况而定。对于未进行透析或血滤的患者应限制蛋白的入量,以免加重氮质血症。

在氮源的选择上,普遍认为宜以补充必需氨基酸为主以及酮类似物等。因为内源性的氮可由酮类似物经转氨作用合成非必需氨基酸而减少体内氮的积蓄。近年来亦有研究认为,输注氨基酸液中必需氨基酸与非必需氨基酸的组分对于肾衰竭的预后并无明显影响。

此外,氨基酸、葡萄糖、维生素与微量元素均可通过透析膜而部分滤出。持续血液滤过时氨基酸丢失明显,无糖透析时有少量葡萄糖丢失,而使用含糖透析液时,有 $35\%\sim40\%$ 的葡萄糖被吸收入体内。脂肪与整蛋白不被滤出,维生素与微量元素的丢失量尚不清楚。所以,应根据透析的具体情况,确定提供的营养素种类及用量。

(4)电解质、微量元素和维生素的补充 应注意在补充能量及胰岛素、纠正酸中毒后,可使钠、钾、镁、磷向细胞内转运而使血浆浓度降低。肾衰竭使调节钙磷代谢的维生素 D 在肾脏的活化过程受影响,从而影响体内的钙磷代谢,引起骨钙丢失,故应注意钙与维生素 D 的补充。尤其肾移植术后,糖皮质激素的应用使钙的吸收减少、排出增加,有人认为此类患者每日钙的入量应达 $800\sim1200\ \mathrm{mg}$。因此,急性肾衰竭患者营养支持中,水、电解质与酸碱平衡的监测是非常重要的。

(5)营养液的容量 补充高浓度的葡萄糖液、氨基酸液与脂肪乳剂,从而减少营养液的总量,以免加重水中毒。

31. 早期请肾脏科会诊在重症病人急性肾衰竭治疗中有何作用？

临床流行病学调查显示，肾脏科医师的早期会诊和协助处理，能够明显改善急性肾衰竭患者的预后。最近的研究亦证实，重症医学科急性肾衰竭患者中，高达 62.3％的患者肾脏科会诊被延迟或超过 48 小时，而延迟会诊导致患者的重症医学科病死率明显增高（未延迟会诊组 65.4％，延迟会诊组 88.2％，P＜0.001）[10]。可见，早期邀请肾脏科会诊有助于改善急性肾衰竭患者的预后。

肾脏科会诊的延迟往往与临床医师对急性肾衰竭的认识不足有关。当患者血清肌酐浓度未达到 4.5 mg/dl 或尿量高于 400 ml 时，往往会认为患者肾功能基本正常。较低的血肌酐浓度可能与容量负荷过高引起血浆肌酐稀释及严重营养不良引起肌酐生成减少有关。但这一问题在重症医学科可获得较好的解决。重症医学科医师往往将急性肾衰竭看作是多器官功能障碍综合征的一部分，根据多器官功能障碍综合征的诊断标准，血清肌酐浓度高于 2 mg/dl 就被认为发生肾衰，就会引起重症医学科医师的高度重视，而给予积极处理。

32. 急性肾衰竭进入多尿期治疗上应注意哪些问题？

（1）早期　治疗原则为防止补液过多，注意适当补充电解质。

虽然尿量逐渐增多，但患者体内仍处于水中毒的高峰。大量排尿，水分来自于过剩的细胞外液。如果大量补液，势必造成循环负担过重，引起心功能不全、肺水肿，甚至脑水肿。必须防止补液过快、过多，更不可尿多少，补多少。原则上，补液按少尿期处理。当尿量＞2 000 ml/d 时，补液量＝尿量的 1/3～1/2＋显性丢失。

如尿量增加不明显，不要立即停止使用多巴胺、呋塞米等药物。

多尿早期血尿素氮仍进行性升高，酸中毒也继续加重，并持续 3～4 天，应补充足够热量，减少蛋白摄入，给予蛋白合成激素，尽量缩短多尿早期的持续时间，使血尿素氮尽快下降。

由于氮质血症加重，仍可并发严重感染、消化道出血等并发症。如果发生消化道出血，应补充新鲜血，使血细胞比容达到 25％左右、血红蛋白>60 g/L。

由于大量利尿,应严密监测血电解质的变化,注意适当补充电解质。

(2) 中期 治疗原则为适当补液,防止水电解质大量丢失。

此期尿量明显增加,可达 4 000～5 000 ml/天以上,甚至>10 000 ml。补液量应根据监测指标,大约为尿量的 2/3。以后随尿量减少,逐渐使入量等于出量。

电解质补充非常重要。主要根据临床生化监测结果补充,临床生化监测有时需要 4～6 小时进行 1 次。原则上每 1 000 ml 尿量,可补充钾 2～3 g、补钠 3～5 g,并同时注意补充钙、镁、维生素等。

随着氮质血症的减轻,临床症状逐渐好转,消化道功能开始恢复,加之尿量增多;应尽早开始口服补充水电解质及热量,逐渐减少肠外营养。但仍需供给足够热量,以利于尿素氮下降,防止感染。

(3) 后期 治疗原则为保持水平衡。

随着饮食恢复,应增加饮水,适当控制静脉入量。减少肠外营养,增加胃肠的热量摄入。

恢复期无需特殊治疗,应避免使用肾毒性药物。如必须使用,应根据血浆肌酐清除率适当调整药物使用剂量及给药时间。每 1～2 个月复查肾功能 1 次,持续 1 年以上。

(邱晓华 邱海波)

参考文献

1. Bellomo R, Ronco C, Kellum JA, et al. The ADQI workgroup: Acute renal failure — definition, outcome measures, animal models, fluid therapy and information technology needs: the Second International Consensus Conference of the Acute Dialysis Quality Initiative (ADQI). Group. Crit Care. 2004, 8: R204 - R212.

2. Bagshaw SM, George C, Bellomo R. A comparison of the RIFLE and AKIN criteria for acute kidney injury in criticallyill patients. Nephrol Dial Transplant, 2008, 23 (5): 1569 - 1574.

3. Bagshaw SM, George C, Bellomo R; ANZICS Database Management Committee. Early acute kidney injury and sepsis: a multicentre evaluation. Crit Care. 2008, 12 (2): R47.

4. Lerolle N, Nochy D, Guerot E, et al. Histopathology of septic shock induced acute kidney injury: Apoptosis and leukocytic infiltration. Intensive Care Med. 2010, 36: 471.

5. Rivers E, Nguyen B, Havstad S, et al. Early-directed therapy in the treatment of severe sepsis and septic shock. N Engl J Med, 2001, 345: 1368 - 1377.

6. Liu C; Bayer A; Cosgrove SE, et al. Clinical practice guidelines by the infectious diseases society of america forthe treatment of methicillin-resistant Staphylococcus aureus infections in adultsand children. Clin Infect Dis. 2011, 52(3): e18 - 55.

7. Bosso JA, Nappi J, Rudisill C, et al. Relationship between Vancomycin Trough Concentrations and Nephrotoxicity: a Prospective Multicenter Trial Antimicrob. Agents Chemother. 2011, 55(12): 5475.

8. Koga H, Hagiwara S, Kusaka J, et al. Human Atrial Natriuretic Peptide Attenuates Renal Ischemia-Reperfusion Injury. J Surg Res. 2010.

9. Harada N, Zhao J, Kurihara H, Nakagata N, Okajima K. Stimulation of Fc gammaRI on primary sensory neurons increases insulin-likegrowth factor-I production, thereby reducing reperfusion-induced renal injury in mice. J Immunol. 2010. 185(2): 1303 - 1310.

10. Ponce D, Zorzenon CP, dos SNY, Balbi AL. Early nephrology consultation can have an impact on outcome of acute kidneyinjury patients. Nephrol Dial Transplant. 2011. 26(10): 3202 - 3206.

第十二章

血液净化与肾脏替代治疗

一、前沿学术综述

血液净化治疗起源于血液透析,伴随机械和电子技术的进展,血液净化治疗方式也逐渐拓展,应用范围不断扩大。临床上将利用净化装置通过体外循环方式清除体内代谢产物、异常血浆成分以及蓄积在体内的药物或毒物,以纠正机体内环境紊乱的一组治疗技术,统称为血液净化或肾脏替代治疗(renal replacement therapy, RRT)技术。

根据血液净化方式不同可分为:血液透析、血液滤过、血液灌流、血浆置换、免疫吸附等。腹膜透析虽然没有经过体外循环,但从广义上讲,也应属于在血液净化疗法之内。根据血液净化时间不同可分为:间断血液净化和连续性肾脏替代治疗(continuous renal replacement therapy, CRRT)。

血液净化治疗不仅广泛应用于急性肾衰竭(acute renal failure)合并心血管功能不全、脑水肿、高分解代谢状态、严重的全身水肿等,而且,目前临床已广泛用于治疗重症感染、ARDS、急性重症胰腺炎等非肾脏疾病。但血液净化的治疗效果受临床实施的多种因素影响,包括治疗的时机、剂量及模式等,目前并没有统一的肾脏替代治疗标准,不同的疾病状态需采用个体化的治疗策略。

1. 肾脏替代治疗的治疗时机

在合适的时机开始肾脏替代治疗,能够更好地发挥其调节容量、纠正酸碱及电解质紊乱、改善氮质血症等优势。目前临床肾脏替代治疗时机的定义仍多参考危险、损伤、衰竭、丧失终末期肾脏疾病评分、急性肾损伤网络标准,根据血尿素氮、肌酐及尿量进行判断。近期的研究[1,2]也在探讨人中性粒细胞明胶酶相关脂质运载蛋白(NGAL)、胱蛋白酶抑制剂 C(CyC)、N-乙酰-β-D 氨基葡糖苷酶(NAG)、肾损伤分子-1(KIM-1)、α1 微球蛋白等生物学标记物与肾脏替代治疗的相关性,但目前肾损伤相关生物学标记物在连续肾脏替代治疗时机选择中的作用的相关研究结论不完全一致,仍未能有效地用于临床连续肾脏替代治疗时机的判定。

在急性肾损伤(acute kidney injury,AKI)患者中,Carl 等[3]对 130 例急性肾损伤合并重症感染的患者按照尿素氮水平是否大于 100 mg/dl 行肾脏替代治疗,结果表明早期行肾脏替代治疗(平均尿素氮 66 mg/dl)比晚期治疗(平均尿素氮 137 mg/dl)能够明显降低患者的 14 天、28 天、365 天的病死率。新近的 Meta 分析纳入 15 项研究[4],结果表明在伴有急性肾损伤的重症患者中,与晚期肾脏替代治疗相比,早期肾脏替代治疗组或者 28 天病死率显著降低。由此可见,对需行肾脏替代治疗的急性肾损伤患者,早期开始肾脏替代治疗可能可以更有效改善患者预后。

但并非所有合并急性肾损伤的重症患者均能从肾脏替代治疗中获益。不加选择开始肾脏替代治疗可能并不能达到理想的治疗效果。Elseviers 等[5]研究发现,在 1 303 例合并急性肾损伤的重症患者中,行连续肾脏替代治疗患者比采用常规治疗组(无连续肾脏替代治疗)的病死率更高,经过病情严重程度校正、不同疾病亚组分析,结果仍表明连续肾脏替代治疗是重症急性肾损伤患者病死率的独立危险因素。提示合并急性肾损伤重症患者的临床治疗中需慎重把握实施肾脏替代治疗的时机。此外,在慢性肾衰竭患者过早地进行连续肾脏替代治疗或维持性血液透析治疗,可能并不能减轻患者病情,且造成医疗资源浪费、增加患者及社会经济负担。

可见,对肾脏替代治疗指征把握及首次开始时机目前仍缺乏统一的标准。目前推荐在急性肾损伤患者出现明显的并发症前,尽早开始肾脏替代治疗,血尿素氮、尿量等指标可以作为开始肾脏替代治疗的参考,但尚缺乏统一的、理想的血清学标准或临床标准,仍需要进一步研究探索。

2. 肾脏替代治疗的治疗剂量

肾脏替代治疗主要通过对体内溶质及溶剂的清除发挥其治疗作用,因此肾脏替代治疗的治疗剂量即溶质和溶剂的清除剂量对其治疗效果会产生直接的影响。过低的治疗剂量可能导致肾脏替代治疗效果不佳,延误病情;而剂量设置过大一方面可能造成体内有益物质丢失过多,另一方面也明显增加临床工作量和治疗费用。因此,临床治疗中需根据患者病情需要设置合适的肾脏替代治疗治疗剂量。

近年来的研究不断探讨合并急性肾损伤的重症患者肾脏替代治疗的合适治疗剂量。近期两项大规模研究,即 ATN[6] 和 RENAL[7] 的研究结果均显示较大剂量肾脏替代治疗与常规剂量相比(ATN：每小时 35 ml/kg 对比每小时 20 ml/kg;RENAL：每小时 40 ml/kg 对比每小时 25 ml/kg),并不能改善急性肾损伤患者的预后。最近的一项纳入 12 项研究、3 999 例患者的 Meta 分析[8]结果也表明,无论是在所有的急性肾损伤患者,还是在重症感染患者中,高剂量肾脏替代治疗组(≥每小时 30 ml/kg)与低剂量肾脏替代治疗组(<每小时 30 ml/kg)患者的病死率无统计学差异。基于既往的研究,目前认为每小时 20～45 ml/kg 范围内的肾脏替代治疗治疗剂量对急性肾损伤患者的预后并无明显影响。

通过清除炎症因子、调节内环境等机制,肾脏替代治疗在重症感染及感染性休克的治疗中发挥重要作用。既往观点认为,在重症感染及感染性休克患者中,需要高流量血液滤过,可能更有效地清除炎症因子,改善患者预后,因此一般建议每小时 35 ml/kg 以上的超滤率,但理想的重症感染肾脏替代治疗剂量仍在进一步探索。Zhang 等[9]在重症感染合并急性肾损伤的患者中采用每小时 50 ml/kg 及 85 ml/kg 超滤率进行肾脏替代治疗,结果发现两组患者的 28、90 天病死率均无明显差异。已完成的 IVORIE 研究(结果尚未正式发表)同样提示每小时 70 ml/kg 的治疗剂量并不能比 35 ml/kg 改善感染性休克合并急性肾损伤患者预后,且患者血管活性药物需求量、氧合及住院时间等两组间均无显著差异,而高剂量治疗组患者的血磷、维生素 C 等丢失更多。因此,目前尚无明确证据更高的肾脏替代治疗治疗剂量能更有效,现仍建议在重症感染及感染性休克患者中选择每小时 35～45 ml/kg

的剂量,更高的治疗剂量并不常规推荐。

在其他疾病的治疗中,肾脏替代治疗治疗剂量需根据临床实际的治疗目标决定。对于横纹肌溶解患者,由于肌肉破坏释放大量肌红蛋白,可能进一步导致急性肾功能损害,行肾脏替代治疗的目标在于清除血液内肌红蛋白,此时应选择高流量血液滤过,应选择较高的治疗剂量,并根据监测的血肌红蛋白、肌酸激酶及肾功能情况进行调整;在常规治疗无效的心衰患者中,肾脏替代治疗为调节容量,此时可采用缓慢持续超滤等模式,设置较低的治疗剂量进行缓慢容量调整。一般认为,心力衰竭患者行肾脏替代治疗的超滤速度≤500 ml/每小时,血流速≤40 ml/分,持续的时间应在 8 小时以上。此外,在严重电解质紊乱、高热、中毒等其他非肾性肾脏替代治疗适用患者中,也均需根据肾脏替代治疗的作用、临床需要调整的目标及速度确定最终的肾脏替代治疗治疗剂量,并动态评估患者的病情变化,对肾脏替代治疗的治疗剂量也进行动态调整。

3. 肾脏替代治疗的治疗模式

肾脏替代治疗有缓慢持续超滤、持续静脉-静脉血液滤过、持续静脉-静脉血液透析、血液灌流等多种模式,不同模式治疗疾病的机制并不相同,因此应根据治疗目的,选择合适的肾脏替代治疗模式。此外,选择持续模式或间断模式(intermittent renal replacement therapy, IRRT)方面,对不同的疾病人群,适用的范围也并不一致。

应根据患者的疾病类型及治疗目标选择不同的连续肾脏替代治疗治疗模式。在急性肾损伤或慢性肾衰竭患者中,若仅需改善氮质血症、纠正酸碱及电解质紊乱,由于清除的均为中小分子物质,选择血液透析效率更高,疗效更确切。在重症感染、急性胰腺炎或横纹肌溶解患者中,为清除炎症因子、肌红蛋白等中大分子量溶质,应选择血液滤过模式,同时配合合适的治疗剂量。而在肾衰竭合并水负荷过重或顽固性心衰需调节容量的患者,连续肾脏替代治疗选择超滤模式可以达到清除体内过多水分的治疗目标。处理中毒的患者时,根据毒物的性质不同,可以选择血液灌流、血浆置换等模式进行治疗。在重症患者的处理中,由于病情较复杂,也常常需要进行多种模式连续肾脏替代治疗的联合,如血液滤过联合血液透析、血液灌流联合血液透析等。

在肾脏替代治疗持续的时间选择方面,亦即采用持续或间断的模式,临床也一直在探讨。近期的大量研究结果表明,在采用连续肾脏替代治疗和间歇肾脏替代治疗的患者中,患者病死率、重症医学科住院时间、肾功能恢复情况等均无明显差异。连续肾脏替代治疗较间歇肾脏替代治疗能更好地维持血流动力学稳定、减少血管活性药物的应用,更有效地调节水及电解质的稳定,但同时也会带来营养物质丢失增多、感染几率增加、花费较高等不良影响,因此目前并不推荐所有需行肾脏替代治疗的患者均采用连续肾脏替代治疗模式[9]。此外,亦有学者采用持续低效透析(sustained low-efficiency dialysis,SLED)治疗急性肾衰竭,发现持续低效透析既具备连续肾脏替代治疗缓慢持续、对患者血流动力学影响小的优势,也易于操作、减少了治疗费用,并且能够改善患者的预后,可能是介于连续肾脏替代治疗与间歇肾脏替代治疗之间的一种选择[10]。

随着认识的深入和技术的进步,也逐渐出现新的肾脏替代治疗治疗模式,如近年来的研究证实多黏菌素B血液灌流能够降低重症感染患者的血清内毒素水平、降低患者病死率。分子吸附再循环系统(molecular adsorbents recycling system,MARS)、持续性血浆滤过吸附(continuous plasma filtration adsorption,CPFA)也逐步应用于临床,被证实可能改善患者的预后。但相关的研究病例数较少及研究人群的异质性等因素,对于一些新治疗模式的疗效仍存在争议,仍需要进一步的临床研究。

二、临 床 问 题

(一)血液滤过的基本原理与实施

1. 何谓血液滤过?

自从1967年,Henderson等开始研究血液滤过,并逐步应用于临床,1977年联邦德国医生 Kramer 首次将连续动-静脉血液滤过(continuous arterio-venous hemofiltration, CAVH)用于治疗急性肾衰竭合并水潴留患者。近10多年来,随着认识的逐步深入,血液滤过在危重患者中得到了越来越广泛的应用。

血液滤过是血液通过滤器时,大部分体内的水分、电解质、中小分子物质通过滤过膜被除去,然后补充相似体积的与细胞外液成分相似的电解质溶液(称置换液),从而达到排出体内废物和过多水分的目的。

近年来为提高疗效,满足不同病情需要又衍生出多种改良型血液滤过系列。

(1) 连续动-静脉血液滤过 指将动脉血液引入一小型、高效、低阻滤器,依靠人体自身动-静脉压力差作为循环动力,清除体内潴留水分及部分代谢产物,并将已经净化的血液经静脉输回体内,这一连续不断进行的血液净化过程为连续动-静脉血液滤过。其工作原理为超滤,是通过滤器膜两侧压力差来清除水分和部分溶质的。

(2) 连续动-静脉血液滤过透析(continuous arterio-venous hemodiafiltration, CAVHD) 由于连续动-静脉血液滤过对小分子尿毒物质的清除较差,清除氮质代谢产物不多,故在此基础上又发展出连续动-静脉血液滤过透析。连续动-静脉血液滤过透析是在连续动-静脉血液滤过的基础上实施的超滤和透析,它通过滤器膜两侧的压力差及浓度梯度达到清除水分和溶质的目的,从而可以清除过多的水分,又能清除一定的氮质代谢产物,保持机体内环境的稳定。

(3) 连续静脉-静脉血液滤过(continuous veno-venous hemofiltration, CVVH) 是在连续动脉-静脉血液滤过原理的基础上借助单针双腔管建立单静脉通道,外加血泵驱动血液维持一定的血流量而建立起来的一种持续性血液滤过疗法,它简化了连续动脉-静脉血液滤过的技术,明显减少了血管通路上的并发症。连续静脉-静脉血液滤过使用血泵可使血流量达到 $80\sim250$ ml/分。

(4) 连续静脉-静脉血液滤过透析(continuous veno-venous hemodiafiltration, CVVHD) 原理基本与连续动-静脉血液滤过透析相同,但血管通路的建立则与连续静脉-静脉血液滤过一样,其可避免动静脉短路引起的血液分流,不仅可以更完善地清除患者体内过多的水分和氮质代谢产物,而且还可以使血管通路的并发症明显减少。

2. 血液滤过的主要原理是什么?

血液滤过是模拟正常肾小球的滤过作用原理,以对流为基础的血液净化技术。血循环用或不用血泵,将血液通过高通透性膜制成的滤器,跨膜压由患者的平均动脉压加滤液侧负压,驱使水分经滤过膜进入滤液,溶质以等渗性对流转运和水一起穿过透析膜。再通过输液装置,在滤器前或后,补充与细胞外液成分相似的电解质溶液(置换液)以防容量缺失,达到血液净化目的。

溶质的传递方式基本上有两大类形式,即弥散和对流,血液滤过主要是模拟正常肾小球的滤过功能,即主要是通过对流的方式来清除水与溶质的。这与血液透析的溶质传递方式不同,血液透析主要是通过弥散作用来清除溶质。由于血液滤过滤器的通透性较高,不同分子量物质的清除率基本相似。而血液透析的清除率与分子量的大小成反比,与膜的筛系数无明显关系。血液滤过对中分子物质的清除优于血液透析。而血液透析对于小分子物质的清除较好。

血滤器一般由高通透性的聚砜膜、聚丙烯膜、聚丙烯酸甲脂组成,超滤率>30 ml/kPa·h^{-1}·m^{-2}。在连续静脉-静脉血液滤过时的溶质清除(CL)的计算法为:CL=超滤率(QF)×筛系数(Sc)。超滤液中溶质(含尿素)浓度与血浆相近,即Sc=1。因此,如QF平均为10 ml/分,尿素清除率也为10 ml/分。

3. 血液滤过时影响水和溶质清除的主要因素有哪些?

血液滤过时影响水和溶质清除的因素如下。

(1)滤器性能及流体力学特征　滤器性能首先取决于膜材料,但与滤器长短、口径、几何图形也有关。刚性管道两端的压力降＝血液黏度×n×血流量/(π×管道半径^4)。连续动脉-静脉血液滤过时,动脉压为驱动力。当动脉压较低时,减少管道与滤器阻力对维持有效超滤至关重要。选择一个粗口径、短血路和中空纤维内径较粗的短滤器,可产生一个低阻力、高血流量。12.5 cm的滤器较20 cm的滤器阻力下降$40\%\sim60\%$,即使在低血压时仍能超滤。

（2）滤器内压力梯度　滤器内静水压与血液侧压及滤液侧负压液共同影响超滤。可调控部分是滤液收集器与滤器之间的距离，为高度差每增加 1 cm 产生 0.09 kPa（0.7 mmHg）负压，通常滤液收集器低于床边 20～40 cm，必要时加用吸引器或负压泵来调节。目前许多血滤机再滤液侧装有可调节正压或负压的泵，来调节滤器内外的压力梯度。滤器内胶体渗透压与血浆蛋白有关。

（3）血液黏滞度、血流量与超滤　若血细胞比容＞0.45，则超滤率降低，血流量在 90～250 ml/分时，血流量与超滤率明显相关。

4. 血液滤过的适应证有哪些？

血液滤过的适应证主要包括：

（1）高血容量性心功能不全、急性肺水肿。

（2）严重酸碱及电解质紊乱：① 代谢性酸中毒；② 代谢性碱中毒；③ 高钠或低钠血症；④ 高钾血症。

（3）药物中毒，尤其是多种药物的复合中毒。

（4）急、慢性肾衰竭有以下情况时：① 低血压或血液透析时循环不稳定；② 血流动力学不稳定；③ 需要实施全静脉营养；④ 伴有多器官功能衰竭。

（5）尿毒症性心包炎、皮肤瘙痒、周围神经病变等。病变与中分子毒素有关，可采用血液滤过清除中分子毒素。

（6）肝性脑病、肝肾综合征。

（7）感染性休克。

（8）ARDS。

（9）多器官功能衰竭

5. 血液滤过的常见并发症有哪些？

（1）导管相关的并发症　穿刺部位出血、血肿；穿刺引起气胸、血气胸；导管相关感染；导管异位。

（2）血液滤过器及管道相关的并发症　滤器内漏血，与滤器中空纤维中压力过高有关；滤器和管道内血栓堵塞，与血滤管路扭曲、导管贴壁或未应用肝素抗凝有关；泵管破裂，与泵管使用时间过长有关。

（3）与抗凝相关的并发症 肝素用量过大引起全身多个部位出血；滤器内凝血；血小板降低。

（4）全身并发症 超滤液过多，置换液补充不足，导致血容量不足和低血压；补液不当引起酸碱平衡失调及电解质紊乱；长期血液滤过的患者还应注意激素丢失引起的内分泌系统紊乱。

6. 与间断血液透析及腹膜透析比较，连续肾脏替代治疗有何优点？

在重症患者治疗中，与间断血液透析及腹膜透析治疗比较（表12-1），持续血液滤过等连续肾脏替代治疗措施在治疗急性肾衰、多器官功能衰竭中有突出的优点。

表 12-1 连续肾脏替代治疗与血液透析、腹膜透析的比较

	血液透析	腹膜透析	连续肾脏替代治疗
血流动力学的稳定性	-	+	++
水的清除	++	+	+++
代酸的纠正	++	+	+++
肠内和肠外营养支持	-		++
溶质清除率			
小分子（MW<500 道尔顿）	++	+	+++
大分子（MW>500 道尔顿）	-	+	+++
血管通路的并发症	+	++	+
对抗凝的需要	+	-	+
复杂性	+++	+	++

7. 与间断血液透析比较，为什么实施连续肾脏替代治疗时血液动力学更稳定？

间歇性血液透析和连续肾脏替代治疗临床上的主要差别是对危重患者的血液动力学影响。间歇性血液透析治疗容易导致危重患者血压降低，主要原因包括：

（1）血液透析迅速清除水和溶质，使血容量迅速降低，但交感神经

缺乏正常反应。

(2) 透析器生物相容性差,导致粒细胞激活和细胞因子释放。

(3) 溶质和水分,特别是小分子溶质被迅速清除,导致细胞外液的晶体渗透压迅速降低,细胞外液向细胞内移动,结果导致细胞外液,特别是血管内容量的降低。

(4) 血液透析的体外血流速度较快,对循环影响较大。原有严重心功能不全、休克或严重低氧血症患者不能耐受间歇性血液透析,甚至加重病情。

Mauritz 报道的一项回顾性研究显示,163 例腹腔感染的急性肾衰竭患者接受血液透析治疗时,透析期间有 31.9%(52 例)的患者发生严重的低血压。为纠正低血压而大量输液,结果透析后的容量负荷比透析前还高。由此可见,对于血流动力学不甚稳定的危重患者,采用血液透析治疗是不合适的。

应用连续肾脏替代治疗时,危重患者的血流动力学相对比较稳定,主要与以下因素有关:① 血液滤过为持续性超滤,对水和溶质的清除速度较慢,对血容量影响较小;② 细胞外液晶体渗透压降低较缓,细胞外液容量变化也较小;③ 血滤器的生物相容性较好;④ 血液滤过的体外血流速度较慢,对患者循环影响较小。可见,连续肾脏替代治疗对危重患者循环的干扰较小,更适合于血流动力学不甚稳定的危重患者。

8. 连续肾脏替代治疗与间断血液透析对中分子物质的清除效率有何不同?

血液透析所采用的透析器膜的孔径较小,1 000～2 000 道尔顿以下的溶质分子能够自由通透,而且血液透析是通过弥散的原理清除溶质,因此,血液透析几乎无法清除中分子物质。

连续肾脏替代治疗的滤器膜通透性较高,一般低于 4 万～5 万道尔顿的溶质可被滤出。连续肾脏替代治疗主要通过对流清除溶质,对中分子量物质清除明显高于弥散的清除效率。

近年来非常重视 β_2 微球蛋白的清除,它不但可以导致淀粉样变等骨关节病变,还可用血浆 β_2 微球蛋白水平评价透析的充分性。使用高通量膜进行连续肾脏替代治疗，β_2 微球蛋白下降率可达 $40\%\sim60\%$，而低通量间歇性血液透析几乎不能清除 β_2 微球蛋白。

9. 连续肾脏替代治疗与间断血液透析对炎症介质的清除有何不同？

由于血液透析器通透性较小，一般不能清除炎症介质，而透析器的生物不相容性反而可刺激补体激活和粒细胞释放炎症介质。

研究证实，连续肾脏替代治疗能清除某些炎症介质，可作为一种免疫调节措施。通过高通量膜行连续肾脏替代治疗可以清除更多的白细胞介素-1、胃抑制多肽、血小板活化因子和几种补体成分，而酮仿膜刺激单核细胞释放的细胞因子和活化的补体对肾脏有害。有研究显示，血液滤过可以从全身炎症反应综合征患者中清除白细胞介素-1β、白细胞介素-8、补体 C3a 和 C5a。在全身炎症反应综合征患者超滤液中含有混合性介质，能够刺激中性粒细胞和单核细胞产生肿瘤坏死因子 α，还可抑制淋巴细胞合成白细胞介素-2 和白细胞介素-6。淋巴细胞抑制介质可能是前列腺素 E_2，分子量<600 道尔顿。近来的资料表明，花生四烯酸衍生物可能出现在超滤液中。

临床研究发现，用纤维素膜透析炎症介质明显活化，使全身性感染患者病死率增加，用合成膜进行血液滤过可以从患者血浆中清除各种介质，有重要临床意义。近来用等容血液滤过能改善全身性感染动物多器官功能障碍综合征预后和提高严重急性肾衰竭患者存活率，从而支持上述观点。

全身性感染和全身性感染导致的多器官功能障碍综合征中，内毒素是一个非常重要的致病因素，许多试图清除内毒素的研究临床效果均不佳，日本学者提出的在纤维素膜内固定多黏菌素 B 吸附内毒素，临床广泛应用于清除患者血液中内毒素，取得明显效果。内毒素被吸附后，全身血管阻力下降，高动力循环状态改善，氧摄取率增加，血浆乳酸盐水平下降，说明组织氧代谢改善。

10. 连续肾脏替代治疗如何建立血管通路？

（1）持续静-静脉血液滤过血管通路的建立　目前多使用单针双

腔静脉导管作为连续肾脏替代治疗的血管通路,这类导管常由聚亚胺酯材料制成。置管选择的部位包括锁骨下静脉、颈内静脉、股静脉,选择的原则是最大限度地减少感染、减少血栓形成、减少置管难度且不影响机体功能。为了避免导管相关的血栓形成和后期发生的血管狭窄,在成年人尽可能地不用锁骨下静脉作为血管通路;在新生儿及幼小儿童尽可能不用股静脉作为血管通路。要减少穿刺的并发症及提高成功率,中心静脉置管时最好采用超声引导,穿刺置管应当由有专长人员实施。标准导管是动脉孔(在后)与静脉孔(在前)间相距 $2\sim$ $3\ cm$,血液再循环量不高于 10%,因此,使用单针双腔导管可能引起血流再循环而降低清除率,特别是当血流量达到 $200\ ml/$分以上时。高容量血液滤过治疗时置换液量大,要求血流量达到 $300\ ml/$分以上,为保证血流量,建议使用新型 Niagara 导管。

(2) 持续动-静脉血液滤过血管通路的建立 建立股动脉—静脉通路,将血液滤器置入动静脉环路,依靠动—静脉压差,使血流通过滤器进行滤过,实施持续动-静脉血液滤过。一般情况下是用特制的扩张性导管做股动脉穿刺,血压正常时血流量可达 $90\sim120\ ml/$分。静脉回路可用股静脉或其他中心静脉,但静脉回路用内瘘针做体表浅静脉穿刺,持续动-静脉血液滤过的血管通路要求有足够的血流量,以建立一定的跨膜压,保证超滤量及滤器内不凝血。原则上持续动-静脉血液滤过的血流量在 $20\sim90\ ml/$分的范围内为最好,血管通路建立的部位,导管的内径与长度等均与血流量有较大的关系。

11. 何谓置换液? 如何配置?

血液滤过滤液中溶质的浓度几乎与血浆相等,当超滤率为 $10\sim$ $20\ ml/$分时,需补充与细胞外液相似的液体,称"置换液"。置换液有商品化的制剂或以复方林格液为主自己配置的置换液。补充量计算方法:置换液量(ml/小时)=同期超滤液量-补液量+其他途径的液体丢失量(尿、引流、皮肤蒸发、呼吸等)。

目前国内尚无商品化置换液,临床上可依据需要自行配制。原则上置换液电解质的成分应接近于血浆成分,根据患者的个体病情调节置换液成分。推荐用以下配方的置换液(表 12 - 2)

表 12 - 2　置换液的简易配方 *

配方	1		2		3	
	复方林格液	2 000 ml	复方林格液	2 000 ml	生理盐水	2 000 ml
	蒸馏水	1 000 ml	蒸馏水	500 ml	蒸馏水	500 ml
	5%碳酸氢钠	250 ml	5%碳酸氢钠	125 ml	5%碳酸氢钠	125 ml
	25%硫酸镁	1 ml	25%硫酸镁	1 ml	25%硫酸镁	1 ml

离子浓度(mEq/L)

Na^+	135	138	146
Cl^-	95	118	117
HCO_3^-	46	28	28
K^+	2.5	3	
Ca^{++}	3.6	3.6	
Mg^{++}	1.3	1.58	1.58
SO_4^-	1.3	1.58	1.58
总渗透压	282	292	293

* 碳酸氢钠应在使用前加入,或单独输入,以避免与钙、镁形成沉淀。

　　对于低蛋白血症患者,可考虑补充一定量的白蛋白或新鲜血浆。另外有人提出,每 2~4 L 滤液中,有 2.7~3.0 g 的氨基酸丢失,因此在治疗结束前也可以适当补充氨基酸。

12. 乳酸盐与碳酸盐置换液有何不同?

　　尽管乳酸盐置换液对急性肾衰竭合并多器官功能障碍综合征患者代谢和血流动力学参数具有不利影响,包括增加蛋白分解,减少 ATP 产生等。但除了部分重症肝衰竭或乳酸酸中毒患者,仍可采用乳酸盐置换液。

　　碳酸氢盐置换液是最符合生理的置换液,急性肾衰竭合并多器官功能障碍综合征及高容量持续静-静脉血液滤过时应采用碳酸氢盐置换液,显然不宜用乳酸盐置换液,但在临床应用中应注意几个问题:商品化碳酸氢盐置换液由两部分组成,其中碳酸氢钠溶液应贮存于特制的包装袋内以免挥发,临用前将两者混和,切不可单独输入其中一部分;HCO_3^- 水平应高于间歇血液透析使用的 32~34 mol/L,推荐量为

35 mmol/L,以便更好地控制酸中毒;置换液中不含有磷酸盐,连续肾脏替代治疗时可清除磷酸盐,应注意及时补充。前瞻性随机对照研究发现,分别采用碳酸氢盐置换液及乳酸置换液进行持续静-静脉血液滤过,碳酸氢盐置换液能更好地纠正酸中毒并降低心血管事件的发生。

13. 连续肾脏替代治疗如何实施前稀释和后稀释?

根据置换液的补充途径分为前或后稀释。在滤器前的动脉管道中输入,即前稀释法,其优点是可以降低血液黏滞度,从而使滤器内不易发生凝血,肝素的使用量相对减少,可控制静脉端的胶体渗透压不致过高,但其要求置换液的使用量较大,滤过液中的溶质浓度低于血浆,当每天超滤量低于 10 L 时,前稀释影响超滤效果。另外一种方法是在滤器后的静脉管道中输入置换液,即后稀释法,此种方法可节省置换液的用量,滤过液中溶质的浓度几乎与血浆相同,但在血细胞比容>45%时不宜采用,否则容易发生凝血。临床上一般应根据患者的具体情况选择补液途径和置换液的输入量。

置换液的输注量由液体出入平衡决定,每小时输注量确定后,由输液泵均匀输注。

14. 连续肾脏替代治疗不同滤过膜有何特点?

聚丙烯腈膜(Polyacrylo nitrile, PAN)、聚酰胺膜(Plyamide, PA)、聚砜膜(Polysulofone, PS)和聚甲基丙烯酸酯膜(Polymethyl methylacrylated, PMMA)的生物相容性较好,体外研究已证明它们引起的炎症反应(对补体及外周白细胞激活)较小,对炎性介质的吸附性能更好。

有关透析膜对急性肾衰竭预后影响的研究不多,而且研究的样本量均较小,无法得到较肯定的结论。荟萃分析显示,应用合成膜及铜仿膜患者存活率分别为 62%、55%($P=0.03$),肾功能恢复率分别为 53%、50%($P=0.18$)。合成膜较传统的赛璐璐膜(铜仿膜)更有利于改善急性肾衰竭患者的预后。所以专家建议合成膜更适用于急性肾衰竭的肾替代治疗。

选择滤过膜时还应考虑膜的吸附功能。目前认为急性肾衰竭合并多器官功能障碍综合征时清除败血症的炎症介质可能有治疗作用。高通量膜对很多炎症介质的筛选系数均很低,如肿瘤坏死因子(TNF-α)三聚体为 0.01~0.09,可溶性 TNF 受体为 0,白介素-8 为 0.05~0.09,血小板活化因子为 0~0.30,通过对流难于有效清除,需采用吸附。AN69 膜全层中的聚合链均与血液接触,加上甲代烯丙基磺酸盐的强负荷,具有很强的吸附性。AN69 膜截留分子质量为 35~40 千道尔顿。因此,在连续肾脏替代治疗时使用 AN69 膜可同时发挥弥散、对流与吸附作用。在利用吸附机制时必须同时应用超滤,并需 12~24 小时更换滤器,过长时间地使用可能降低膜的清除效率及其生物吸附性能。

15. 连续肾脏替代治疗时如何选择抗凝剂?

为了保证血液滤过过程中有效的溶质清除率及滤器足够的使用寿命,抗凝是必需的。连续肾脏替代治疗过程中抗凝方法的选择应当根据病人的特征、医生的经验、监测的难易、药物的配制(包括置换液的配制)决定。现有的抗凝方法包括全身性抗凝、体外局部抗凝与无抗凝剂等,所用的抗凝剂有标准肝素、低分子肝素、直接的血栓素抑制剂(hirudin,argatroban)、枸橼酸。至于该将何种抗凝剂作为首选制剂用于连续肾脏替代治疗,目前无法达成共识。全身性凝血障碍的高危患者、已有出血及显著凝血功能障碍者需要行连续肾脏替代治疗,如何选择合适抗凝剂是非常重要的。对具有高危出血倾向的患者,肝素抗凝与出血事件和病死率显著相关,可以采用不用抗凝剂或局部枸橼酸抗凝。枸橼酸抗凝不仅出血发生率低,滤器使用时间延长,而且能降低肝素抗凝所致的血小板减少症。

虽然有多种抗凝剂可供选择(表 12-3),但临床上最常用的抗凝物质是肝素,可根据不同的病情适当选择使用。

表 12-3　连续肾脏替代治疗的抗凝药物选择及用法

抗 凝 剂	作 用 机 制	剂 量	抗 凝 监 测
肝素	通过抗凝血酶Ⅲ,抑制凝血酶、Ⅸa、Ⅹa、Ⅺa、Ⅻa活性、	负荷量:2 000 U 维持量:每小时 5~15 U/kg	部分凝血活酶时间

抗 凝 剂	作 用 机 制	剂 量	抗 凝 监 测
低分子肝素	抑制 Xa 活性	维持量：每小时＜ 2.5 U/kg	抗 Xa 活性
前 列 环 素 (PGI$_2$)	抑制血小板聚集	每分钟 4～10 ng/kg	ADP 刺激性血小板 聚集试验
PGI$_2$类似物	抑制血小板聚集（相当 于 PGI$_2$的 20％活性）	每分钟 25～35 ng/kg	ADP 刺激性血小板 聚集试验
蛋白酶抑制剂	抑制凝血酶、Xa、XⅡa的 活性，并抑制血小板聚 集功能	每小时 0.1 mg/kg	部分凝血活酶时间
枸橼酸钠	钙离子结合剂	4％枸橼酸钠 170 ml/ 小时	钙离子浓度 部分凝血活酶时间

16. 连续肾脏替代治疗常用的抗凝方法有哪些？

（1）全身肝素抗凝法　肝素抗凝仍是连续肾脏替代治疗中最常用的抗凝方法，常用剂量为首次剂量 20 U/kg，维持量为每小时 5 U～15 U/kg 或 500 U/小时，大部分患者可获得满意的抗凝效果。优点是使用方便，易于操作，过量时可用鱼精蛋白迅速中和；缺点是出血发生率高，药代动力学多变，血小板减少等。

（2）局部肝素化法　滤器动脉端输入肝素，静脉端输入鱼精蛋白，保持滤器中部分凝血活酶时间（APTT）在 130 秒左右。治疗中需分别从肝素后动脉端、鱼精蛋白后静脉端及肝素前动脉端抽血监测凝血酶原时间及部分凝血活酶时间。每 100 U 肝素需鱼精蛋白 0.6～2 mg 中和，鱼精蛋白需要量可应用中和试验调整，随个体和治疗时间的变化而变化。优点是对全身凝血状态影响较小；缺点是操作复杂，技术要求高，可能出现过敏反应和肝素反跳。

（3）低分子肝素法　低分子肝素是一类新型抗凝药物，抗 Xa 因子的作用强于抗 Ⅱa。有较强的抗血栓作用，而抗凝血作用较弱，具有出血危险性小、生物利用度高及使用方便等优点，是一种理想的抗凝剂。低分子肝素（抗 Xa 活性）首剂静脉注射 15 U～20 U/kg，维持剂量每小时 7.5 U～10 U/kg 静脉泵入。依据抗 Ⅹa 因子水平调整剂量,而监测部分凝血活酶时间对调整低分子肝素剂量无帮助。低分子肝素的缺点是用鱼精蛋白不能充分中和,监测手段较复杂。

(4)无肝素抗凝法 在高危出血及出凝血机制障碍的患者可采用无肝素抗凝法行连续肾脏替代治疗。无肝素连续肾脏替代治疗最好采用生物相容性好的滤器。首先用含肝素 5 000 U/L 的生理盐水预充滤器和体外循环通路,浸泡 10～15 分钟,连续肾脏替代治疗前用生理盐水冲洗滤器及血路;血流量保持在 200～300 ml/分,每 15～30 分钟用 100～200 ml 生理盐水冲洗滤器,适当增加超滤去除额外冲洗液;应用前稀释方法补充置换液。对于高危出血及出凝血机制障碍的患者使用无肝素抗凝技术不失为一种安全的选择,缺点是易出现容量超负荷及滤器堵塞。

(5)前列腺素抗凝法 前列腺素通过阻止血小板粘附和聚集功能而发挥抗凝作用,已在常规透析中成功应用。有人认为其比肝素抗凝法更安全,半衰期极短(2 分钟)。但停用 2 小时后仍有抗血小板活性且无中和制剂,剂量调整需依靠血小板聚集试验,特别是有比较高的剂量依赖性低血压发生率,这些缺点限制了其在连续肾脏替代治疗中的应用。

(6)局部枸橼酸盐抗凝法 本法在常规透析中已显示出很多优越性,但该技术的顺利进行需以强大的弥散作用清除枸橼酸钙作为基础。推荐从动脉端输入枸橼酸钠(速度为血流量的 3%～7%),从静脉端用氯化钙中和。为了避免代谢性碱中毒和高钠血症,须同时使用低钠(117 mmol/L)、无碱基及无钙透析液。该技术优点是具有较高的尿素清除率和滤器有效使用时间长,缺点是代谢性碱中毒发生率高,需监测游离钙、血气等。

17. 连续肾脏替代治疗时应用肝素抗凝的具体方法和注意事项有哪些?

(1)常规肝素抗凝法 肝素用量个体变动较大。参考用法建议为首剂量 1 000～3 000 U 或 20 U/kg 于动脉管路,以后持续注入每小时 5～15 U/kg。每 4 小时检测一次部分凝血活酶时间(APTT)。部分凝血活酶时间延长达到正常值的两倍,可获得充分的抗凝效果。

(2) 存在潜在出血的抗凝　完整的血管通路,可控制的潜在出血部位(表面伤口、引流好伤口、易控制的血肿),推荐用肝素作为预防血栓栓塞并发症和作为急性肾衰竭高凝治疗量。首剂 15～25 U/kg,继续持续泵入每小时 10 U/kg,调整剂量使部分凝血活酶时间比正常值延长 15 秒。

(3) 出血倾向明显患者的抗凝　有易出血倾向,尤其是多发创伤、外科手术后,首剂 5～10 U/kg,继续持续泵入每小时 5～10 U/kg。调整剂量使部分凝血活酶时间达到正常值便可。

凝血机能异常,血小板<$10×10^9$/L,且部分凝血活酶时间延长,可用前稀释法,不必应用肝素。

肝素等抗凝剂应使用注射器泵均匀输入,输注部位应在血滤器前,以保证滤器及管路内不发生凝血。

需要监测肝素使用的并发症。最常见的是出血。据报道,持续静脉-静脉血液滤过中与肝素相关的出血发生率为 5%～30% 不等。若血小板计数下降,还应警惕肝素引起的血小板减少。

18. 实施连续肾脏替代治疗时,如何进行抗凝监测?

应包括对滤器使用寿命、抗凝效果及并发症的监测。为了滤器使用寿命尽可能长,并且达到有效的清除疗效、又不使滤过膜对血细胞有破坏作用,应早期认识到滤器功能下降,比如:连续 3 小时滤出液减少 150～200 ml/小时,除外血流动力学变化的影响因素,提示滤器或管道将要堵塞。也可以每 12 小时检测滤出液/血尿素氮浓度比值,若低于 0.7,应考虑更换滤器及管道,否则,滤出效果将显著降低,并且副作用将更加突出。

实验监测主要有滤器后的部分凝血活酶时间(APTT)、外周血血小板记数,也有用活化的凝血时间等。比较而言,APTT 因监测值精确,且与肝素用量出血并发症相关性强,故较广泛应用,但其测定需要离心、且在血浆内测定,不能很好地反映肝素对全身血小板及白细胞的副作用,并且因为商品试剂差异对肝素敏感不同,有人指出,APTT 作为监测肝素的标准方法需要个体试剂标准化。活化的凝血时间较为简便,床边测定速度快,但测量值范围太宽,与肝素用量相关性低于部分凝血活酶时间,故而推荐结合监测部分凝血活酶时间和活化的凝血时间。需要指出的是,因为个体对肝素作用的差异很大,监测肝素血液浓度是没有意义的。

枸橼酸抗凝后监测指标包括滤器后和血清中的离子钙水平测定,并应依此水平调整枸橼酸用量、钙的补充,同时应当监测患者的酸碱平衡指标;低分子肝素抗凝的监测指标主要是抗 Xa 因子活性。

滤器凝血征象的判断:① 滤液尿素值/血尿素值<0.7(正常1.0),表示滤液与血液溶质不完全平衡,提示滤器内凝血。② 最大超滤<100 ml/小时,表示凝血,应更换滤器。③ 滤器前压力过高,引起管道搏动。

19. 实施连续肾脏替代治疗时,怎样进行液体平衡的管理?

(1) 液体平衡的计算　血液滤过时,患者的液体平衡应将所有的入量和所有的出量考虑在内。一般来说,每小时入量包括同期输注的置换液量、静脉输液量等(病情较轻的患者应包括口服的液体量);每小时出量包括同期超滤液量和其他途径的液体丢失量(尿量、引流量、皮肤蒸发和呼吸等)。

每小时的液体平衡＝同期入量－同期出量。结果为正值为正平衡,即入量超过出量;结果为负值则为负平衡,即入量少于出量。

血液滤过等连续肾脏替代治疗期间,一般每小时计算一次液体平衡,以免患者血容量出现异常波动。

(2) 液体平衡的估计　当患者接受血液滤过等连续肾脏替代治疗时,必须明确患者的容量状态,确定液体平衡的方向和程度,即液体应正平衡还是负平衡,如采用负平衡,则需明确每小时负平衡的量。由此可见,确定患者的容量状态及治疗目的是十分必要的。

患者容量状态首先可通过患者的病史、症状、体征等判断,如有困难,则应放置中心静脉导管或 Swan-Ganz 肺动脉导管,以监测中心静脉压、肺动脉压、肺动脉嵌顿压、心输出量等指标,明确患者的容量状态。当患者处于低血容量状态时,血液滤过时应保持适度的正平衡。

当患者血管内容量低、而第三间隙有大量液体聚集时,为减轻第三间隙的液体积聚,并提高血管内容量,则可在补充白蛋白、血浆等胶体溶液的同时,在血压和组织灌注能够维持稳定的基础上,设定血滤期间的液体平衡为零平衡或负平衡。

(3) 液体平衡的仪器管理 当使用 Prisma 等新型床边血滤机时,医师只需设置平衡量和超滤液量等参数,机器的自动液体平衡装置则能自动调节置换液的速率,达到临床治疗要求。操作极为简便。

如只有简易血泵和输液泵,也可以较好地控制血滤的出入量。具体做法是:首先控制置换液的输注速度,由 1～2 个输液泵控制(置换液泵);其次控制超滤液的滤出速度,血滤器的超滤液引流管连接 1～2 个输液泵(超滤液泵),通过输液泵控制超滤液的滤出速度;第三,控制静脉输液的速度,营养液等静脉输液均通过输液泵静脉输入(静脉输液泵),以控制输注速度;最后,可计算液体平衡,液体平衡＝(置换液泵量＋静脉输液泵量)－(超滤液泵量＋其他出量)。

通过以上方法,可做到血滤期间准确、有效的液体平衡管理,使危重患者连续肾脏替代治疗更为安全。

20. 影响血液滤过超滤的因素有哪些? 有何临床意义?

影响超滤率的关键是滤过压(跨膜压),其次为血流量。在持续静脉-静脉血液滤过中影响跨膜压的因素如下。

(1) 滤液侧负压 是产生超滤的主要因素之一,负压的大小取决于滤过器与滤液收集袋之间的垂直距离:负压＝高度(cm)×0.74 mmHg。因此,滤液收集袋的位置通常低于滤器 20～40 cm。若在滤液侧加一负压吸引器,则可以提高超滤率。但应注意负压不可太高,以防滤膜破裂。

(2) 静水压 滤器内的静水压与血流速度有关,血流速度越高,滤器内的静水压越高,而静水压越高,超滤量越大。持续动-静脉血液滤过时,静水压主要与平均动脉压有关。

(3) 胶体渗透压 血浆胶体渗透压是跨膜压的反作用力,胶体渗透压越高,跨膜压便越低。当胶体渗透压等于滤液侧负压和静水压时,超滤便停止进行。胶体渗透压受血浆蛋白浓度的影响。

(4) 血液黏度 血液黏度决定于血浆蛋白浓度及血细胞比容,当血细胞比容＞45％时,超滤率可降低。

此外,还有一些其他的因素,如血液通道的长度,静脉侧的阻力,滤器等均可以影响超滤的速度。一般在治疗的初期,超滤的速度为 10 ml/分以上,低于 5 ml/分则应注意患者的血压,管道有无扭曲,滤器有无破膜漏血,滤液收集袋的位置是否合适等。

21. 连续肾脏替代治疗和间歇血液透析对急性肾衰竭预后有无不同影响?

从理论上讲,连续肾脏替代治疗血流动力学相对稳定,应用生物相容性高的膜材,有利于肾功能恢复;间歇血液透析过程中易反复发生低血压,导致肾脏灌注压下降,促进肾小管细胞坏死或阻碍原有坏死肾小管细胞修复,透析膜生物相容性差也影响肾功能恢复,因此,以连续肾脏替代治疗重症患者急性肾衰竭可能优于间歇血液透析。但 Vinsonneau 等[11]进行的 21 个重症医学科、360 例患者的多中心研究结果发现,在合并急性肾衰竭的重症患者中,随机进行连续肾脏替代治疗或间歇血液透析治疗,两组的病死率无明显差异(连续肾脏替代治疗组 33％,间歇血液透析组 32％)。近期的 Meta 分析[12]同样提示,连续肾脏替代治疗并不能比间歇血液透析更好地改善患者的肾功能或降低病死率。因此,目前并无充分的证据表明在急性肾衰竭的患者中,连续肾脏替代治疗比间歇血液透析更能改善预后。

22. 连续肾脏替代治疗在急性肾衰竭中的应用指征是什么?

目前,连续肾脏替代治疗复杂性急性肾衰竭患者的适应证及最佳时机,尚无统一标准,大多数学者基本出发点是当内科治疗失败,患者出现尿毒症或水电解质失衡时,才开始给予连续肾脏替代治疗,这种标准对于病情相对稳定或单纯性急性肾衰竭可能是合理的,但对于重症医学科复杂性急性肾衰竭患者是十分危险的。

一般认为重症急性肾衰竭患者应采用连续肾脏替代治疗。鉴于重症急性肾衰竭患者达到传统透析指征后开始透析预后更差,所以重症急性肾衰竭患者应当在传统透析指征出现之前就要开始连续肾脏替代治疗。重症脑外伤、脑外伤手术病人和急性肝衰竭病人发生急性肾衰竭时常伴有脑水肿,间歇血液透析治疗有致命性的危险。比如间歇血液透析易导致失衡综合征,脑水肿加重,颅内压升高,脑血流灌注压下降,甚至发生脑疝和死亡。因此,对于有脑水肿或具有脑水肿高危因素的患者,间歇血液透析是绝对禁忌证。而连续肾脏替代治疗则可以维持脑灌注压,不会引起颅内压升高,患者能够耐受连续肾脏替代治疗,因此,可以应用连续肾脏替代治疗来救治这类患者。

决定开始连续肾脏替代治疗的标准是依据患者临床病情(如其他器官的损害情况),而不是依据生理指标是否达到尿毒症水平。决定是否开始连续肾脏替代治疗时,水负荷比氮质血症更重要,否则,如果患者发展到多器官功能障碍综合征阶段,则治疗已晚,代价大,病死率高。早期或预防性连续肾脏替代治疗能更好地控制水电解质酸碱平衡,促进肾功能恢复,改善复杂性急性肾衰竭的预后。

目前认为,连续肾脏替代治疗具体指征分为肾脏替代治疗及器官支持治疗两部分。

(1) 肾脏替代治疗指征　① 急诊治疗指征——高钾血症,酸中毒,肺水肿;② 尿毒症并发症;③ 控制溶质水平;④ 清除液体;⑤ 调节酸碱和电解质平衡

(2) 多器官支持治疗指征　① 营养支持;② 急性心衰时清除液体;③ 心肺旁路时清除液体与炎症介质;④ 脓毒症时调节细胞因子平衡,重建机体免疫内稳状态;⑤ ARDS 时纠正呼吸性酸中毒,清除水分与炎症介质;⑥ 多器官功能障碍综合征时的液体平衡;⑦ 挤压综合征时清除内源性毒性物质;⑧ 肿瘤溶解综合征时清除尿酸和磷。

23. 肾脏替代治疗的充分性如何判断?

肾脏替代治疗的充分性反映了替代治疗对代谢产物的清除效率和血浆中代谢产物降低的程度。美国透析研究协作组(NCDS)提出将尿素氮作为衡量透析充分与否的小分子溶质清除指标。近年来,将 β_2 微球蛋白的清除作为大分子溶质清除是否充分的指标。

首先计算透析前后的血浆尿素氮比值(R),R=透析后血尿素氮/透析前血尿素氮,反映尿素清除效果;其次计算尿素下降比值(urea reduction ratio, URR),URR=1-R。URR 越高,说明血尿素氮清除越

多,透析效果越好。最后,计算尿素清除指数(KT/V),其中 K 为尿素氮清除率、T 为透析时间、V 为尿素的分布容积。可根据经验公式计算 KT/V=1.18×[-ln(R)]。

当 KT/V<0.8(R>0.5)时,患者并发症多,而且病死率高。KT/V=1.0(R<0.42)为一般可接受的最低 KT/V 和 R 标准。目前认为,KT/V=1.2～1.3,才表明透析充分。可见,监测连续肾脏替代治疗的充分性很有必要。但目前对于连续肾脏替代治疗的充分性尚缺乏可靠的评价手段。

24. 如何选择肾替代手段治疗严重感染及其导致的急性肾衰竭?

严重感染致急性肾衰竭者有 58%～70%需肾替代治疗,伴急性肾衰竭者病死率为 53%～73%,采用何种方式降低病死率与恢复肾功能是当前研究的重点。

病原菌侵入机体后,大量的促炎因子和抗炎因子释放,进而导致全身炎症反应失衡在感染的发生发展过程中发挥着重要作用。因此有效地清除炎症因子和毒素,进而调节全身炎症状态,可能能够改善重症患者的病情。常见的炎症因子如白介素-1β、白介素-6、白介素-8、肿瘤坏死因子-α 等多为中大分子物质,主要通过吸附及对流的原理进行清除;而脂多糖、肿瘤坏死因子-α 多聚体等分子量更高,仅能通过吸附进行清除,因此可以采用血液滤过、血浆吸附、血液灌流等模式治疗重症感染患者。

血液滤过通过对流的方式清除溶质,对中分子量的炎症因子清除效果较好。Ronco 等[13]研究发现,在急性肾衰竭的患者中,持续血液滤过治疗剂量从每小时 25 ml/kg 增加至 35 ml/kg 时,患者存活率从 41%明显上升至 57%,而治疗剂量再增加至每小时 45 ml/kg 时,患者存活率并未出现明显改善(58%);而对感染患者进行亚组分析显示,持续血液滤过治疗剂量从每小时 25 ml/kg 增加至每小时 35 ml/kg 时,患者存活率分别为 25%、18%,而治疗剂量再增加至每小时 45 ml/kg 时,患者存活率明显升高至 47%。可见在重症感染的治疗中,连续肾脏替代治疗的治疗剂量与常规肾脏疾病的治疗剂量有所区别,高流量血液滤过更适用于重症感染的治疗。但进一步的研究并未发现更高的连续肾脏替代治疗的治疗剂量能进一步改善重症感染合并急性肾衰竭患者的预后。

25. 如何评价连续肾脏替代治疗在严重感染清除炎症介质的地位?

应用连续肾脏替代治疗清除循环中的炎症介质,近 30 年来进行了大量的实验研究与临床探索,陆续提出了一些假说,深化了我们对严重感染发病机理的认识,发展了一些新的连续肾脏替代治疗技术,并进行了有益的尝试。

由于严重感染病人基础病、自身防御机制受损和免疫失调程度不同,治疗时间各异,目前还没有快速测定细胞因子的方法,无法判断炎症反应的时期,难以适时地应用特异性清除方法,无法进行前瞻性对照研究,因此很难判断临床疗效。特别是以后的研究认为,促炎症介质与抗炎症介质之间形成复杂的网络,细胞因子生成失控,连续肾脏替代治疗的目的是将失控的过高的各细胞因子控制在适当水平,即Ronco 等提出的高峰浓度假说。

滤过膜的孔径不是均匀一致的,截留分子量是指平均膜孔直径滤出的溶质分子量,一些分子量大于截留分子量的溶质仍能被少数大于平均膜孔直径的膜孔滤出,提高血液滤过的容量和增加更换滤器的频率可增加大分子溶质的清除。大量的动物及临床研究结果均提示,在严重感染模型或患者中,连续肾脏替代治疗能够明显降低白介素-1β、白介素-6、白介素-8、肿瘤坏死因子-α 等炎症因子水平,但患者的预后并未得到有效的改善。可能与炎症反应时大量促炎和抑炎因子形成复杂的网络关系,单纯清除某一种或几种炎症因子无法彻底逆转严重感染的进程有关。因此,常规流量的连续肾脏替代治疗无效时,可试用高流量血液滤过进一步增加治疗剂量治疗严重感染和感染性休克。

26. 在什么情况下,可考虑终止连续肾脏替代治疗?

与所有治疗类似,当临床重症患者开始肾脏替代治疗时,需要考虑在何时终止该治疗。一方面肾脏替代治疗存在有益物质丢失、凝血功能异常等并发症;另一方面,患者或医疗保险经济负担增加、患者生活质量降低,因此在患者病情好转、条件许可时也应尽早撤离肾脏替代治疗。Uchino 等[14]对 23 个国家的 54 家重症医学科的1 006 例连续肾脏替代治疗的急性肾损伤患者进行前瞻性观察性研究,发现患者尿量增加、代谢紊乱纠正、容量负荷过多改善、尿素氮或血肌酐水平下降及血流动力学稳定等均是临床考虑停止连续肾脏替代治疗的指征。统计学分析发现,尿量明显增加、血肌酐下降是预测肾脏替代治疗能够成功撤离的指征。在无利尿剂干预情况下 24 小时尿量>400 ml 或在利尿剂干预下 24 小时尿量>2 300 ml 的患者中,约 80% 能够成功撤离连续肾脏替代治疗。此外,研究也发现,成功撤离肾脏替代治疗的患者比不能成功撤离肾脏替代治疗患者的病死率明显下降,重症医学科时间及住院时间显著缩短。因此,选择更好的时机撤离肾脏替代治疗尤为重要。但目前对肾脏替代治疗撤离时机的资料仍十分缺乏,临床更多的是在需要行肾脏替代治疗的原发疾病得到控制,肾脏功能逐步恢复,患者病情明显改善时按照经验选择肾脏替代治疗撤离时机,但标准并不统一。尿量、血肌酐水平可以作为急性肾损伤患者肾脏替代治疗撤离的敏感参考指标。而其他疾病的肾脏替代治疗的撤离时机仍需要大规模的随机对照研究证实。

27. 连续肾脏替代治疗有哪些新技术? 有何临床意义?

经典的连续肾脏替代治疗技术在重症患者的代谢和体液平衡控制中发挥了重要作用,也能清除一些细胞因子,但血浆细胞因子的浓度并未显著下降,可能与治疗剂量的选择、滤器的筛选系数以及滤过率降低、膜的吸附作用饱和、溶质的对流转运较为有限有关。近来有学者报道,将不同血液净化方式联合应用,取得一定的临床疗效。

血液灌流＋血液透析(hemoperfusion hemodialysis, HPHD)既能够通过血液灌流吸附各种特异和非特异性毒素,又能解决水、电解质及酸碱平衡的问题。但其缺陷为吸附能力在 4 小时达到饱和,清除能力下降。

持续性血浆滤过吸附(continuous plasma filtration adsorption, CPFA)将血液引出体外后,先用血浆分离器分离血浆,血浆经树脂和活性炭吸附后再与血细胞混合,进行血液滤过。持续性血浆滤过吸附综合了血浆吸附和血液滤过的优势,能够有效清除炎症介质,成为重症感染治疗的有效措施之一。

高容量血液滤过(high-volume hemofiltration,HVHF)也是近几年出现的新技术。高容量血液滤过显著加大了置换液输入量及单位时间血流量,使大、中分子炎症介质的对流和吸附清除均增加,下调炎症反应,对于阻止甚至逆转多器官功能障碍综合征进程,以及改善相应的临床症状均有明显效果。

多黏菌素 B 血液灌流(direct hemoperfusion with polymyxin B-immobilized fiber column,DHP-PMX)通过将多黏菌素 B 固定到聚苯乙烯纤维中,行血液灌流治疗重症感染患者,能够有效地清除患者体内的内毒素水平,调节全身炎症反应状态,进而改善患者的血流动力学、氧合,降低患者病死率。多黏菌素 B 血液灌流既发挥了多黏菌素 B 特异性结合内毒素的特性,又避免了药物的不良反应,Cruz 等[15]在腹腔重症感染的患者中应用多黏菌素 B 血液灌流治疗后,患者 28 天病死率为 32%,而对照组为 53%($P<0.05$),并且治疗组患者的血流动力学改善更明显,对血管活性药物依赖程度降低,序贯器官衰竭评分降低。因此,在重症感染,尤其是革兰阴性杆菌感染的治疗中,多黏菌素 B 血液灌流可能发挥重要作用。

由于不同血液净化方式均有其独特的清除特点,故不同方式的联合应用可能是血液净化治疗发展的必然趋势。

28. 何谓血浆滤过吸附?有何临床意义?

不少炎症介质难以通过连续肾脏替代治疗的滤过膜,即使采用高容量血液滤过也不可能清除肿瘤坏死因子和白细胞介素-10 等大分子的介质。要清除这些介质,只有用吸附手段。现有的吸附剂如树脂或活性炭,用生物相容性好的物质包被,提高了生物相容性,但对吸附性能影响较大。用多聚体包被活性炭后,被吸附溶质的最大分子量从21 500 道尔顿降至 3 500 道尔顿。

联合血浆滤过吸附(CPFA)是将血液引出体外后,先用血浆分离器分离血浆,血浆经不包被的树脂和活性炭吸附,吸附后的血浆再与血细胞混合进行血液透析滤过。

一次通过吸附剂后血液中肿瘤坏死因子与白介素-10被100％吸附。联合血浆滤过吸附治疗后病人单核细胞在无刺激和脂多糖刺激下生成肿瘤坏死因子α量随治疗时间延长而增加,治疗后最高($P=0.009$),表明免疫麻痹现象改善。一项前瞻性临床研究[16]表明,与单独持续静-静脉血液滤过相比,联合血浆滤过吸附治疗后严重感染性休克患者的平均动脉压显著升高($P=0.001$),去甲肾上腺素用量明显减少($P=0.003$)。Formica等[17]亦发现联合血浆滤过吸附不仅能够降低重症感染患者血肿瘤坏死因子及白介素-10水平,而且改善患者血流动力学状态,提高患者生存率。由此可见,联合血浆滤过吸附可能通过有效清除炎症介质而成为治疗感染性休克的有效手段。

29. 连续肾脏替代治疗时药物代谢及药效的影响因素有哪些?

连续肾脏替代治疗发挥有效治疗作用的同时,对药物也起到清除作用。因此,在连续肾脏替代治疗的同时也要保证药物治疗的有效性与安全性。连续肾脏替代治疗时影响病人药物代谢及药效的因素有药物因素、病人因素、滤器及血液净化的方式和相关参数。

(1)药物因素 ①分子量:在连续肾脏替代治疗过程中由于采用合成膜滤器,且采用对流转运的原理,其药物清除率接近于血浆药物的非蛋白结合率。通常分子量<500道尔顿的小分子在传统血透可有效清除,分子量1 000～5 000道尔顿者连续肾脏替代治疗可有效清除。②尿液中药物原型清除比率:主要以原型形式经肾脏排泄的药物,在开始连续肾脏替代治疗后总体清除率可能较连续肾脏替代治疗前有较为明显的增加,而主要以非肾脏途径排泄的药物其总体清除率则在连续肾脏替代治疗前后可能无明显变化。③药物分布容积:该容积过大则可能在特定组织或器官中蓄积。连续肾脏替代治疗由于治疗时间的延长,可为组织与血管间药物转移提供时间,因而可显著影响该类药物的总体清除效率。④血浆蛋白结合率:血浆蛋白结合率的高低,影响药物在体内的分布和转运速度、作用强度及清除速率。血浆蛋白结合率高的药物,由于药物-蛋白结合的复合物分子量多>

50 000 道尔顿,因此无论传统血透还是连续肾脏替代治疗,其清除效率均较差。

（2）病人因素　① 病人残余肾功能：较为准确地评价连续肾脏替代治疗对病人总体清除率的影响；② 病人容量状况；③ 其他脏器功能状态,尤其肝功能状态对于药物的清除、蛋白结合、分布容积均有影响。

（3）滤器对药物清除的影响　滤器影响连续肾脏替代治疗药物清除的主要因素为超滤率、滤器的筛选系数。

（4）血液净化的方式及相关参数　血液净化方式（如持续静-静脉血液滤过、持续静-静脉血液透析、持续静-静脉血液滤过透析等）不同,药物清除率不同。取决于透析液或血滤置换液的流量、超滤率及血流量的大小。持续静-静脉血液滤过、持续静-静脉血液滤过透析药物清除率优于持续静-静脉血液透析。

以上多种因素共同影响连续肾脏替代治疗时药物代谢及药效,因此,连续肾脏替代治疗时药物代谢是一个非常复杂的过程。

（二）血液透析基本原理和实施

30. 血液透析基本原理是什么？与血液滤过有何不同？

血液透析（hemodialysis）疗法是根据膜平衡的原理,将患者血液通过半透膜与含一定成分的透析液相接触,两侧可透过半透膜的分子（如水,电解质和中小分子物质）做跨膜移动,达到动态平衡,从而使血液中的代谢产物,如尿素、肌酐、胍类等中分子物质和过多的电解质,通过半透膜弥散到透析液中,而透析液中的物质如 HCO_3^- 和醋酸盐等也可以弥散到血液中,从而清除体内有害物质,补充体内所需物质的治疗过程。

血液透析中的溶质运转方式有两种：① 弥散,即溶质从高浓度处向低浓度处运动。溶质运动的动力来自其本身无规则的热运动,即布朗运动。影响弥散运动的因素包括溶液浓度梯度、溶质分子量和半透膜的阻力。② 超滤,即液体在压力梯度作用下通过半透膜的运动。当膜的一侧液面压力大于另一侧时,在膜的两侧产生流动压差（跨膜压),使小分子从加压一侧向不加压的一侧做跨膜移动,小分子溶质以原溶液相同浓度随水分子一起通过半透膜而被清除,大分子溶质保持不变。超滤动力来自静水压及渗透压。

血液滤过主要是通过对流原理清除溶质,清除中、小分子能力相等;血液透析主要是通过弥散原理清除溶质,清除率与分子量成反比,对小分子的清除优于中分子。血液滤过对中分子的清除优于血液透析。

31. 急性肾衰竭实施血液透析的指征和禁忌证有哪些?

(1) 急性肾衰竭实施血液透析的指征　具有以下临床症状:① 无尿 2 天或少尿 3 天;② 每天体重增加 2.0 kg 以上;③ 浮肿、肺水肿、胸水;④ 恶心、呕吐;⑤ 出血倾向;⑥ 神经、精神症状。或实验室检查达到以下指标:① 血清肌酐 >8 mg/dl;② 血清尿素氮 >80 mg/dl;③ 血清钾 >6.0 mmol/L;④ 血清 $HCO_3^- < 15$ mmol/L;⑤ 血清尿素氮每天上升 >30 mg/dl,血清钾每天上升 >1.0 mmol/L。

(2) 血液透析的相对禁忌证　① 休克或低血压;② 严重出血倾向;③ 心功能不全或严重心律失常不能耐受体外循环;④ 恶性肿瘤晚期;⑤ 脑血管意外;⑥ 未控制的严重糖尿病;⑦ 精神失常及不合作患者。

32. 血液透析治疗中暂时性和永久性血管通路有何不同?

暂时性血管通路是指在短时间内能够建立起来并能立即使用的血管通路,一般能维持数小时乃至数月以满足患者在短期内实施血液净化的治疗。适用于:急性肾衰竭达到透析指征者;进行血浆置换,血液灌流,免疫吸附,持续动静脉血滤等治疗;腹膜透析患者因透析管阻塞或隧道感染,需要拔管或植入新管期间;慢性肾衰竭患者在内瘘成熟前有紧急透析指征者或者血透患者因内瘘闭塞需要重新做瘘者。

常用建立血管通路的方法有:① 直接动、静脉穿刺法(即直接穿刺外周动脉和静脉,在有困难或紧急情况时也可以经皮做深动、静脉穿刺插管。② 中心静脉经皮穿刺插管,利用双腔或三腔静脉导管经皮做中心静脉穿刺插管也可满足双针透析治疗的需要,在抗凝治疗的条件下可以较长时间的保留,是目前建立暂时性血管通路的主要和首选方法。其选择途径一般是经锁骨下静脉,经颈内静脉,经股静脉实施经皮插管。临床上我们最常选用的是经皮颈内静脉插管。③ 动—静脉外瘘,又称为 Quiton-scribner 分流,上世纪 60 年代初期曾是透析患者的主要血管通路,近年由于中心静脉经皮插管的广泛应用,且保留时间较长,加之动静脉外瘘本身又有一定的缺点(如患者行动不便,容易感染等),已有被取代的趋势,在某些中心静脉插管有困难的医院还在继续使用。

永久性血管通路是指在血液透析中能够使用数月以至数年的血管通路,适用于维持性血液透析患者,主要包括直接动—静脉内瘘和移植血管的动—静脉内瘘,少部分为中心静脉插管长期留置和不用穿刺针的"T"形管式血管通路。

33. 血液透析治疗中永久性血管通路应注意哪些并发症?

永久性血管通路是长期血透患者的生命线,保护好血管通路,延长使用是一个非常重要的问题。为此我们必须了解有关永久性血管通路的一些并发症。

(1)直接动—静脉内瘘

血栓形成:早期动、静脉的血栓形成是在手术后 24 小时内,主要原因是吻合口血管祥成角,吻合中损伤血管内膜导致吻合口水肿或吻合口过小,动、静脉外膜剥离不干净,动、静脉痉挛,患者血液高凝状态及低血压等。处理方法是早期发现,立即再次手术,正确的手术操作,术后全身抗凝治疗,肢体保温,维持正常血压等。后期血栓形成常见于过早使用尚未成熟的动—静脉内瘘,穿刺和压迫止血不当,使用促凝药物(如促红细胞生成素、环孢霉素 A 等),及患者发生血压下降的情况。防治办法是严格掌握内瘘的首次使用时间(一般在 3～4 周),避免在同一部位反复穿刺,及时减少促红细胞生成素的用量,防止出现低血压状态等。

出血:常发生于术后 24 小时内,多由于抗凝药物过量,吻合针距过大缝合线脱结及患者血压增高等所致。所以应适当注意抗凝药物的使用剂量,必要时应再次手术缝合,丝线打结应连续在 7 个以上。

假性血管瘤：主要是由于静脉血管局部扩张引起,常常提示内瘘血管不全性狭窄或局部血管壁损伤。原则上不需要处理,血管造影有助于明确血管病变的位置及大小,如有感染或破裂,应立即手术。

血流量不足：常见于静脉发育不良,曾经接受反复输液或静脉化疗以及静脉分支多的患者。处理包括鼓励患者加强术后的肢体活动,若无效则可再次手术用移植血管代替不良的血管。

感染：除手术因未严格无菌操作而发生切口感染外,内瘘穿刺部位很少发生感染,如果内瘘血管出现感染或全身性感染,应及时使用敏感的抗生素,必要时切除感染的病灶,关闭内瘘。

动—静脉分流量过大导致的心脏负荷过重：常见于心功能不全的老年患者,如果吻合口≤4 mm,对心脏的影响较小,所以病情严重的患者需再次手术缩小吻合口。

（2）移植血管的动—静脉内瘘　栓塞和感染是移植血管的主要并发症,移植血管的栓塞发生率远远高于直接动—静脉内瘘;自体和异体血管的栓塞发生率远高于人工血管。另外,与移植血管的材料的生物相容性、术前处理、血管吻合技术等有关。移植血管感染的发生率也较直接动—静脉内瘘高,治疗较为困难,除需要使用大量的抗生素外,有相当一部分的患者还需要切除移植的血管。移植血管的感染主要与穿刺有关,故穿刺时应严格无菌操作。

34. 什么是血液透析首次使用综合征？如何处理和预防？

首次使用综合征是使用新透析器产生的一组症候群,有过敏型（A型）和非特异型（B型）（表12-4）。

表12-4　血液透析首次使用综合征的类型

	A　　型	B　　型
发生率	5/10万透析次	3~5/100透析次
发病	透析开始20~30分钟,通常在前5分钟	透析开始后60分钟内
原因	2/3患者血清IgE抗体滴度增高,补体活化	不明
表现	呼吸困难,烧灼,热感,荨麻疹,流涕,流泪,腹部痉挛	背痛或胸痛

续　表

	A　　型	B　　型
处理	停止透析,不回血,用肾上腺素,抗组织胺药或激素	继续透析,无特殊处理
预防	预冲透析器,复用透析器,用γ射线消毒的透析器	复用透析器

（1）A 型反应　在透析开始几分钟内即可以发生,轻者仅表现为瘙痒、荨麻疹、咳嗽、流泪、腹痛或腹泻等。重者可出现呼吸困难、心跳骤停,甚至死亡。发生原因尚不清,可能与过敏有关。处理:对严重反应者应立即停止透析,丢弃透析器和管道内的血液。必要时应用抗组胺药、激素或肾上腺素进行治疗及抢救。

（2）B 型反应　在透析开始几分钟到 1 小时发生,发生原因不清,主要表现为胸背痛,应注意与心绞痛鉴别。处理:主要包括吸氧及对症处置,一般不必停止透析。

透析前应用生理盐水彻底冲洗透析器可以减少此类情况发生。

35. 何谓血液透析的失衡综合征? 怎样处理和预防?

失衡综合征是指在透析中、后期或结束后不久发生的与透析有关的以神经系统症状为主的症候群。临床表现为:恶心、呕吐、不安、头痛、惊厥、意识障碍及昏迷。病因较多,主要是由于透析时血中尿素氮比脑脊液中下降的快,血脑之间产生渗透压差,使水进入脑细胞,引起脑水肿。也有人认为透析后酸中毒纠正,血红蛋白与氧的亲和力增加,导致脑缺氧也是原因之一。

预防和处理措施包括:① 最好在血浆尿素氮不超过 23.6 mmol/L即开始透析;② 首次透析采用低效透析器,时间不超过 3 小时,逐渐过渡;③ 适当提高透析液中钠浓度,静点甘露醇及 50％葡萄糖是预防失衡综合征的有效方法;④ 已经发生失衡综合征时,轻者要缩短透析时间,重者立即停止透析,给予对症处置。对轻症患者给予静脉滴注高张溶液、镇静剂,重者应终止透析,静脉滴注甘露醇,静脉注射地西泮（安定）;对昏迷者要注意呼吸道通畅。

（三）腹膜透析的应用

36. 何谓腹膜透析？其基本原理是什么？

腹膜透析（peritonealdialysis，PD，以下简称腹透）自 1923 年由 Ganter 首先用于临床以来，由于其操作简单、实用有效、价格低廉、不必全身肝素化、不需特殊设备、不需专门训练人员和安全等许多优点，已成为治疗急性或慢性肾衰竭和某些药物中毒的有效措施。腹膜透析方法随透析液交换周期的不同，分为连续循环腹透，间歇性腹透和不卧床持续性腹膜透析。临床上治疗慢性肾不全以持续性腹膜透析使用最为广泛。

腹膜是具有透析功能的生物半透膜，不仅有良好的渗透和扩散作用，还有吸收和分泌功能。成人的腹膜面积为 $2.0\sim2.2\ m^2$，较两侧肾脏的肾小球滤过总面积（约 $1.5\ m^2$）和一般的血液透析膜面积（$0.8\sim1.0\ m^2$）为大。根据多南凡平衡原理，在半透膜两侧的溶质浓度不等时，则高浓度一侧的溶质，如其分子量较小，可通过半透膜向低浓度的一侧弥散，而水分子则向渗透压高的一侧渗透，最后达到半透膜两侧的平衡。大分子物质如大分子蛋白、血细胞等则不能通过。根据这种原理，将透析液灌入腹膜腔后，血浆中的小分子物质，如浓度高于透析液者，就会弥散入透析液内；而透析液中浓度高的物质，则可从透析液内进入组织液和血浆内；若透析液的渗透压高于血浆，则血浆中过多的水分便渗透至透析液内。因而做腹透时，通过向腹腔内反复灌入和放出透析液，就可使潴留体内的代谢产物得到清除，水和电解质得到平衡而达到治疗的目的。腹透过程中，溶质通过弥散和超滤进行运转：① 弥散是溶质从高浓度处向低浓度处的运动，是腹膜清除废物的主要机制。腹透是弥散作用在腹膜表面毛细血管内血流与腹腔内腹透液之间进行。腹透液与血液之间的浓度梯度，溶质分子量及腹膜阻力影响弥散的效率。② 超滤是液体在压力梯度作用下通过半透膜的运动。超滤是水分和可渗透性溶质一起通过腹膜。超滤作用由透析液与血液之间渗透压梯度决定，是透析清除水分的重要机理。

37. 慢性肾衰竭时,与血液透析相比哪些患者更适合应用腹膜透析?

腹膜透析指征与血液透析相同,但与血液透析相比,以下患者更适合于腹膜透析:① >65 岁的老年人;② 原有心血管疾病或心血管系统不稳定的患者;③ 糖尿病患者;④ 有明显出血倾向患者;⑤ 反复血管造瘘失败患者;⑥ 儿童。

38. 腹膜透析应用禁忌证有哪些?

腹膜透析在几乎所有的临床条件下都能够应用,但有时选择血液透析更为适宜。

(1) 绝对禁忌证 ① 腹腔感染或肿瘤等所致腹腔广泛粘连或纤维化;② 腹壁广泛感染、严重烧伤或皮肤病。

(2) 相对禁忌证 ① 腹部手术后 3 天内,腹腔留置引流管;② 腹腔局限性炎性病灶;③ 腹腔内容严重减小,如高度肠梗阻、晚期妊娠、腹腔巨大肿瘤等;④ 严重呼吸功能不全;⑤ 精神病患者或不合作者;⑥ 长期蛋白质及热量摄入不足者;⑦ 疝气、腰椎间盘突出。

39. 腹膜透析充分性的标准有哪些?

目前认为达到透析充分性的标准除了达到足够的尿素氮、肌酐清除率外,还应达到以下各项指标:① 除小分子溶质的清除外,还应达到较大分子的清除;② 达到足够的超滤,维持水、电解质平衡;③ 纠正代谢性酸中毒;④ 控制钙、磷代谢的平衡及维持甲状旁腺素正常水平;⑤ 理想的营养标准及抗感染能力;⑥ 理想的血压、血脂控制及控制心血管病的发生;⑦ 改善贫血达理想水平。

40. 解决腹膜透析患者低蛋白血症的主要措施有哪些?

解决低蛋白血症的主要措施是:① 充分透析。研究表明,蛋白分解代谢率与尿素清除指数呈高度相关性。即增加透析剂量可使蛋白质摄取率增加,无论是血液透析或腹膜透析,都必须充分透析。② 加强肠外营养,尤其是老年人因消化机能减退,活动量小,代谢下降,给予肠外营养应该是有效的手段。③ 补充足够热量,减少蛋白的分解代谢。④ 增加运动量,改善消化功能。⑤ 鼓励进食。

41. 腹膜透析治疗急性肾衰竭有何利弊?

腹膜透析(简称腹透)作为一种肾替代治疗方法用于急性肾衰竭的治疗,有其独特的优点:首先,腹透设备及操作简单,安全且易于实施。与连续肾脏替代治疗相比,腹透不需要特殊的设备及血管通路。如果临床上预计肾衰竭病程短,可不需要置入带克夫的 Tenckhoff 导管。这样可以在床边通过穿刺法置入无克夫的临时腹透管,半小时后就可进行透析;如果估计其肾功能恢复所需的时间较长,需置入带克夫的 Tenckhoff 导管,其腹透交换操作可以通过机器进行,也可以通过人工进行。腹透不需要抗凝,可以避免与血管通路相关的一些问题。对于有出血倾向、手术后急性肾衰竭、外伤及颅内出血等对抗凝有禁忌的患者尤其适用。由于其连续性,可以在较长的时间内清除水分,单位时间内清除的液体量少,保证清除效果的同时有较好的血流动力学稳定性,较少发生低血压,从而减少低血压对肾脏的进一步损害,适合于治疗血液动力学不稳定或无法建立血管通路的病人。由于腹透能够持续地纠正酸中毒和电解质紊乱,逐步去除氮质潴留,因此较少引起失衡综合征。

但是腹透也存在一些技术上的不足。腹腔内有病变或近期有腹部大手术史的急性肾衰竭患者,腹透就不合适;腹腔压力增高后,横膈上抬,影响肺的通气量,对于有急性肺损伤或 ARDS 的患者会干扰肺的呼吸交换;腹透时,蛋白质从腹透液中丢失则会进一步加重危重患者的营养不良。

另一方面,腹透虽然操作简单,但技术上的要求并不低。不熟悉腹透的医务人员就难以取得治疗的成功。腹透是依靠患者自身的腹膜进行透析,如果腹膜受损,就无法进行。腹透如果操作不当,容易发生腹膜炎、导管相关并发症(如漂管、堵管、渗漏等),进而严重影响透析质量,甚至导致透析失败。不熟悉这项技术时采用腹透,其过程中出现并发症就会相对较多。

此外,腹透具有缓慢、持续透析的特点,对于威胁生命的高钾血症或严重的心功能衰竭等需要立即清除血钾和水分时,腹透也不易快速奏效;对于一些高分解代谢,需要清除较多容量和溶质的急性肾衰竭患者来说,腹透效果不如近年迅速发展的连续肾脏替代治疗技术。重症急性肾衰竭中连续肾脏替代治疗可能优于腹透。

42. 腹膜透析治疗的常用方法及其在重症患者急性肾衰竭治疗中的地位如何?

用于急性肾衰竭的腹膜透析(腹透)治疗方法有 4 种:

(1) 急性间歇性腹透(acute intermittent peritoneal dialysis, AIPD) 交换次数多,留腹时间短。通常每次灌入 2~3 L 透析液,留腹半小时左右,每小时腹透液 2~3 L。多使用透析机器进行交换。

(2) 持续平衡腹透(continuous equilibrated peritoneal dialysis, CEPD) 与治疗慢性肾衰竭的持续非卧床腹透相似,根据需要清除的液体量和氮质潴留的情况决定透析的剂量,一般每天大约交换 4 次,每次留腹 4~6 小时,可以用机器进行交换,也可以人工进行。

(3) 潮式腹透(tidal peritoneal dialysis, TPD) 开始在患者腹腔内灌入一定量的透析液量(如 3 L),以后每次引流出部分液体,而在腹腔内存留 1.0~1.5 L 液体,又再灌入部分的液体。用这种潮式方法,每次灌入和引出的液体量仅相当于腹腔容量的一半,以缩短交换时间,提高总的溶质清除率。

上世纪 60 年代以来,大量研究观察不同腹透方式治疗急性肾衰竭的有效性,大多数研究都显示腹透能够较好地清除体内毒素和水分,维持体内平衡。2002 年有研究比较了潮式透析和持续平衡腹透,结果显示在轻、中度高分解代谢的急性肾衰竭患者中均可采用这两种方法,而潮式透析的患者溶质清除更多。

(4) 持续流动腹透(continuous flow peritoneal dialysis, CFPD) 这项新技术要求置入两根特殊设计的腹透管或一根特殊的双腔管,其中一条用于灌入腹透液,一条用于腹透液的引出。无菌的腹透液在体外净化或再生,并以 200~300 ml/分连续再循环滚动。一般的腹透尽管膜面积大,且腹膜血流下行,但对大多数急性肾衰竭清除率仍嫌不够,其原因是透析液在腹腔内留置时间长以及注入和排出透析液的过程浪费透析的时间;而持续流动腹膜透析,由于腹腔内保留较大容量(2~3 L)的透析液,并通过腹透液的连续注入和引出持续再循环,流量可达 200~300 ml/分;另外,透析液体外净化速率超过跨腹膜的溶质清除率,有利于保持腹腔内的溶质最低浓度、维持腹膜两侧的高浓度梯度差以达到最大程度的溶质转运清除,因此其跨膜溶质清除高于一般腹膜透析,而且引流及注入持续循环,有效利用了所有的时间。可见,持续流动腹膜透析作为一种新技术与既往简易的腹透已有了很大不同。但临床还存在一些机械问题及感染问题,试验还在进行,技术仍有待完善。

随着连续肾脏替代治疗技术的日益成熟和广泛开展,对于存在高分解代谢的急性肾衰竭患者,医院具备条件进行连续肾脏替代治疗或血液透析时,腹透的使用已越来越少。但在非高分解代谢及多器官功能障碍综合征患者,以及没有条件开展血液透析的单位,腹透仍然是治疗急性肾衰竭,帮助患者渡过危险期的一种有效治疗方法。

43. 腹膜透析应注意哪些并发症?

(1)插管合并症 伤口出血,腹腔少量出血,内脏穿孔,轻度肠梗阻,透析液外漏,隧道内透析管扭曲,透析液引流不畅,透析管堵塞,透析管移位等。

(2)腹膜炎 是持续非卧床腹膜透析中最为常见的并发症,包括细菌性、真菌性、结核性、化学性、嗜酸细胞性腹膜炎。感染多来自于透析管道,偶尔来自血液、肠壁和女性生殖系统。

(3)营养缺失综合征 持续非卧床腹膜透析患者均有不同程度的蛋白质、氨基酸及水溶性维生素的丢失,故可以引起低蛋白血症、营养不良、水肿和抵抗力低下,临床表现为全身不适、虚弱、食欲不振、嗜睡,严重时昏迷和抽搐。所以腹透患者必须注意加强营养摄入,蛋白不低于每天 0.75~1.0 g/kg。并要经常补充维生素。

(4)水、电解质紊乱 透析液负平衡可以使水分进入血管内,增加血容量,发生肺水肿、脑水肿时可用高渗透析液加以脱水。长期应用高渗透析液脱水过多,可使血容量减少,发生低血压,可输注生理盐水或血浆加以纠正。

（5）高血糖、高脂血症与肥胖　连续使用高渗透析液时,由于葡萄糖的吸收可使血糖升高,如果利用和处理糖的能力不佳(如糖尿病),可造成血糖过高(500 mg/dl 以上),甚至发生高渗性非酮症昏迷。另外,由于患者长期自腹腔吸收大量的葡萄糖,可使体重增加、血脂升高。

（6）肺部感染　发生率为 25%,由于横膈抬高及患者长期卧床,影响肺的换气功能而发生肺不张、肺炎、支气管炎及胸腔积液。

（7）腹痛　腹膜炎、腹部过度膨胀、高渗葡萄糖的刺激、透析液 pH 配制不当或温度太低以及透析管位置不当或位移等均可引起腹痛。

（8）腹胀　主要是由于不适应所致,在早期可以产生腹胀。另外,肠蠕动减少、肠腔积气也可以引起腹胀。

（9）其他　部分患者在输入或排出透析液时可以发生心动过缓、低血压、呼吸困难等迷走神经反射症状。腰痛、肠粘连、痔疮加重、疝气等均为少见并发症。腹透很少发生失衡综合征。

44. 何谓肾衰竭一体化治疗?

肾衰竭一体化疗法是目前国际上对终末期肾衰竭病人的一种治疗方法。即对肾衰竭病人根据病情变化,适时选择血液净化治疗方式和肾移植达到有效保护病人残余肾功能、降低并发症、提高患者生活质量、延长患者生存期的目的。目前主张,肾衰竭进入血液净化时机时,应首选腹膜透析;当病人残存肾功能丧失后,腹膜透析不足以维持时转为其他血液净化治疗方式,而后接受肾移植。

（四）血液灌流

45. 何谓血液灌流? 有何临床意义?

血液灌流(hemoperfusion,HP)是将患者的血液从体内引出进行体外循环,利用体外循环灌流器中吸附剂的吸附作用清除外源性和内源性毒物、药物以及代谢产物等,从而达到净化血液的目的。血液灌流是目前临床上一种非常有效的血液净化治疗手段,尤其在治疗药物和毒物中毒方面,占有非常重要的地位,是重症中毒患者首选的血液净化方法。影响这种疗法的核心部分就是吸附材料,最常用的吸附材料是活性炭和树脂。

目前,血液灌流技术已可用于急性药物和毒物中毒、肝性脑病、感染性疾病、系统性红斑狼疮、甲状腺危象等疾病的治疗。

46. 急性药物和毒物中毒时,血液灌流的应用指征是什么?

应用指征:① 血药浓度已达或超过致死剂量;② 药物和毒物有继续吸收可能;③ 严重中毒导致呼吸衰竭、心力衰竭、低血压等;④ 伴有严重肝脏、肾脏功能不全导致药物排泄功能降低;⑤ 能够产生代谢障碍和(或)延迟效应的毒物中毒(如甲醇、百草枯)。

47. 急性毒物中毒时,应选择何种血液净化方式?

血液透析是通过溶质弥散来清除毒物或药物,故仅适用于水溶性、不与蛋白或血浆其他成分结合的物质,对中、大分子量的物质无效。而对大分子量、脂溶性、易于蛋白结合的药物或毒物,血液灌流的清除效果明显优于血液透析,这也是在抢救严重药物和毒物中毒时首选血液灌流的主要原因。对有肾功能不全的中毒患者,二者可以联合应用。

血液灌流可以与血液透析、血浆置换和连续肾脏替代治疗联合应用,治疗急性药物和毒物中毒。联合应用血液净化治疗时,应根据患者病情、治疗目的、药物和毒物类型合理选用。

48. 为什么巴比妥等脂溶性高的药物或毒物在血液灌流后有反跳现象?

脂溶性高的药物或毒物进入人体后主要分布在脂肪组织,血液灌流后血中浓度下降,患者病情好转。但在灌流进行几小时或一天后,由于脂肪组织中的药物或毒物不断释放入血,血中浓度又重新升高,导致病情再次加重。因此,对于脂溶性高的药物或毒物中毒应在灌流后,严密观察病情变化,必要时可连续灌流 2~3 次或联用其他血液净化方式。

49. 如何把握血液灌流的时机和时间？

一般认为，药物或毒物中毒 3 小时内行血液灌流治疗，疗效最佳，此时中毒药物或毒物浓度一般已达高峰。12 小时后再行治疗效果较差。血液灌流每次 2～3 小时为宜，超过此时间，吸附剂已达到饱和，若需要继续行血液灌流治疗应更换灌流器，以达到最佳治疗效果。

50. 急性药物和毒物中毒时，应用血液灌流可以代替其他治疗措施吗？

急性药物和毒物中毒时，一般急救措施，不得因行血液灌流治疗而放松。彻底洗胃、输液、利尿和使用特异性拮抗药物可以提高抢救成功率，减少反跳及再吸收、缩短疗程、降低费用。综合治疗与血液灌流同时进行，是提高存活率的关键措施。

（五）血浆置换

51. 何谓血浆置换？基本原理是什么？

血浆置换法是一种近代血液净化疗法。1914 年 Abel 首先提出把血抽出沉淀后，去掉血浆再把红细胞和相应的电解质输回体内。由于受到技术和安全的限制，直至上世纪 60 年代才出现间断性血浆分离机，70 年代末出现膜式血浆分离装置。现代技术不仅可以分离出全血浆，而且可以选择性分离出血浆中某一种成分。随着设备的发展和更新，目前可用血浆置换疗法治疗的疾病已达 200 多种。血浆置换治疗疾病的主要机理是排除体内致病因子。已知有很多疾病的致病因子是不能用药物抑制和排出的。

血浆置换法可以通过分离出全部或部分病理血浆，连同致病因子一并弃去，将细胞成分输回体内，这不但清除了血浆中的病理性物质，减轻其对机体的病理损害，同时还有助于血浆因子（补体、凝血因子和调理素因子）功能的恢复，以及调节免疫系统功能，如细胞免疫功能和网状内皮细胞吞噬功能的恢复以及肿瘤封闭因子减少等。但是应当提出的是,血浆置换疗法仅是比药物更有效和迅速地去除致病因子,不是病因治疗,故不能忽视病因治疗。

52. 血浆置换的血浆分离方法有哪些?

血浆置换法包含了分离和置换两种含义,血浆分离是血浆置换法的基础。血浆分离有离心法和膜式分离两种,而根据血浆中病因物质的精细分离程度又可分为选择性和非选择性。

(1)离心式血浆分离法　上世纪 60 年代后开始应用密闭式血浆分离装置,用血浆分离机将血液引入钟状离心杯内,利用离心作用将比重轻的血浆留在杯的上方,比重重的细胞成分停留在杯的下方,从而使血浆分离出来。这种方法不仅分离血浆,也可以根据血液中各种成分比重差异调整不同的离心速度,分离出不同的血液成分。

(2)膜式血浆分离　1978 年膜式血浆分离器开始应用于临床,现代膜式血浆分离器由通透性高、生物相容性好的高分子材料膜制成。血液通过中空纤维滤器,利用不同膜孔径的滤过器可将不同分子量的物质分离出(孔径 $0.1~\mu m$,可清除 $500\sim5\,000$ 道尔顿的物质;$0.2~\mu m$ 可清除 6 万道尔顿的物质;$0.4~\mu m$ 可清除 300 万道尔顿的物质;$0.6~\mu m$ 清除 600 万道尔顿的物质)。因此既可进行非选择性血浆分离,又可选择性血浆分离。

53. 血浆置换的适应证有哪些?

血浆交换的适应证包括:急进性肾小球肾炎;IgA 肾病;重症肌无力及其危象;狼疮性肾炎;硬皮病;类风湿性关节炎;溶血性尿毒症;肝性脑病;药物中毒;甲状腺功能亢进危象;血栓性血小板减少性紫癜;高黏滞综合征;妊娠中产生 Rh 溶血;黑色素瘤;结肠癌;肺出血肾炎综合征;系统性红斑狼疮;急性多发性神经根炎;风湿病;自身免疫性溶血性贫血;冷巨球蛋白血症;雷诺综合征;肾移植后急性排异;天疱疮;抗基底膜肾炎。

血浆置换疗法不是病因治疗,仅是迅速减少致病因子,从而减轻组织的损害,所以必须进行积极的病因治疗。

54. 血浆置换时应注意哪些不良反应?

血浆置换的严重不良作用不多,病死率在 1/5 000～3/1 万。常见的不良反应有——① 低血容量/低血压:主要是由于有效循环血容量减少,血浆蛋白减少,胶体渗透压下降,血管水分移至组织间隙或血管迷走神经反应。处理:减慢血浆分离速度,补充血容量。② 高血容量,心功能不全:常见于快速输入 20% 白蛋白,使血浆胶体渗透压上升,水分由组织间隙至血管内而引起高血容量。处理:输入 4% 白蛋白。③ 低血钙:主要是由于应用枸橼酸抗凝所导致。处理:改用肝素抗凝。④ 心律失常:多由于电解质紊乱或心功能不全所致。处理:使用抗心律失常药物,控制电解质紊乱。⑤ 发热反应:发生率为 1%～18%。处理:使用激素及抗热原药物。⑥ 感染:因输入大量血浆可造成肝炎。⑦ 血栓:置换液含抗凝血酶Ⅲ因子少。处理:使用含 ATⅢ的新鲜血浆。⑧ 出血:由于血小板或凝血因子丢失,消耗所致。⑨ 过敏反应:发生率 0～12%。处理:使用激素或抗组织胺药物。⑩ 溶血:膜分离时跨膜压过大可引起红细胞机械损伤。处理:应熟练掌握操作技术。

(王洪亮 于凯江 邱海波)

参考文献

1. Cruz DN, Geus HR, Bagshaw SM. Biomarker Strategies to Predict Need for Renal Replacement Therapy in Acute Kidney Injury. Seminars in Dialysis. 2011, 24(2): 124 - 131.

2. Royakkers AAN, Korevaar JC, Suijilen JDE, et al. Serum and urine cystatin C are poor biomarkers for acute kidney injury and renal replacement therapy. Intensive Care Med. 2011, 37: 493 - 501.

3. Carl DE, Grossman C, Behnke M, et al. Effect of timing of dialysis on mortality in critically ill, septic patients with acute renal failure. Hemodialysis International. 2010, 14: 11 - 17.

4. Karvellas CJ, Farhat MR, Sajjad I, et al. A comparison of early versus late

initiation of renal replacement therapy in critically ill patients with acute kidney injury: a systematic review and meta-analysis. Critical Care. 2011, 15: R72.

5. Elseviers MM, Lins RL, Niepen PV, et al. Renal replacement therapy is an independent risk factor for mortality in critically ill patients with acute kidney injury. Critical Care 2010. 14: R221.

6. Palevsky PM, Zhang JH, O'Connor TZ, et al. Intensity of renal Support in critically ill patients with acute kidney injury. N Engl J Med. 2008, 359: 7 - 20.

7. Bellomo R, Cass A, Cole L, et al. Intensity of Continuous Renal-Replacement Therapy in Critically Ill Patients. N Engl J Med. 2009, 361: 1627 - 1638.

8. Wert RV, Friedrich JO, Scales DC, et al. High-dose renal replacement therapy for acute kidney injury: Systematic review and meta-analysis. Crit Care Med. 2010, 38 (5): 1360 - 1369.

9. Ping Zhang, Yi Yang, Rong Lv, et al. Effect of the intensity of continuous renal replacement therapy in patients with sepsis and acute kidney injury: single-center randomized clinical trial. Nephrol Dial Transplant. 2011, 0: 1 - 6.

10. Wu VC, Wang CH, Wang WJ, et al. Sustained low-efficiency dialysis versus continuous veno-venous hemofiltration for postsurgical acute renal failure. Am J Sur. 2010, 199: 466 - 476.

11. Vinsonneau C, Camus C, Combes A, et al. Continuous venovenous haemodiafiltration versus intermittent haemodialysis for acute renal failure in patients with multiple-organ dysfunction syndrome: a multicentre randomised trial. Lancet. 2006, 368: 379 - 385.

12. Bagshaw SM, Berthiaume LR, Delaney A, et al. Continuous versus intermittent renal replacement therapy for critically ill patients with acute kidney injury: A meta-analysis. Crit Care Med. 2008, 36(2): 610 - 617.

13. Ronco C, Bellomo R, Homel P, et al. Effects of different doses in continuous veno-venous haemofiltration on outcomes of acute renal failure: a prospective randomised trial. Lancet. 2000, 356(1): 26 - 30.

14. Uchino S, Bellomo R, Morimatsu H, et al. Discontinuation of continuous renal replacement therapy: A post hoc analysis of a prospective multicenter observational study. Crit Care Med. 2009. 37(9): 2576 - 2582.

15. Cruz DN, Antonelli M, Fumagalli R, et al. Early Use of Polymyxin B Hemoperfusion in Abdominal Septic Shock: The EUPHAS Randomized Controlled Trial. JAMA. 2009. 301(23): 2445 - 2452.

16. Ronco C, Brendolan A, Lonnemann G, et al. A pilot study of coupled plasma

filtration with adsorption in septic shock. Crit Care Med. 2002. 30: 1250 – 1255.

17. Formica M, Olivieri C, Livigni S, et al. Hemodynamic response to coupled plasmafiltration adsorption in human septic shock. Crit Care Med. 2003. 29: 703 – 708.

第十三章

急性肝衰竭

一、前沿学术综述

急性肝衰竭(acute liver failure,ALF)是由于药物、感染、中毒等各种因素导致的急性肝细胞坏死或肝细胞器功能严重障碍导致的临床综合征。常发生于正常个体,表现为肝功能的迅速恶化,并导致精神异常及凝血障碍。在我国,约90%的患者是由于急性重型肝炎所致,在欧美国家,多数因药物中毒所致,仍有部分病例原因尚不清楚[1,2]。ALF的自然急性肝衰竭多数发生于年轻人,具有较高发病率和病死率,如果不接受肝移植,其生存率不超过15%。

尽管不同原因导致的急性肝衰竭具有一定异质性,但由于肝细胞急性坏死引起的疾病过程具有共同的临床表现。经过几十年的研究,目前仍无对所有急性肝衰竭患者确实有效的药物或治疗方法,多数急性肝衰竭患者均伴有不同程度循环系统紊乱,因此可能影响全身或局部血液动力学的药物引起众多学者的兴趣,其中前列腺素在一些研究中显示出良好前景,但也有研究认为临床价值不大。N-乙酰-半胱氨酸对脓毒性休克患者具有改善肝脏血流和功能的作用,但是当前的证据也不支持对所有急性肝衰竭患者治疗有效,仍需进一步研究[3~5]。

目前对于急性肝衰竭的治疗仍是在针对病因治疗的同时加强监测和支持,但目前尚无大规模随机对照临床研究结果,仍然缺乏标准化重症监测及治疗方案。一般认为对于肝损伤尚无凝血功能明显异常和脑病的患者可收住内科病区,出现意识状态改变时需立即转入重症医学科,保持患者出入量平衡、有效控制颅内压、纠正凝血紊乱、维持血液动力学稳定和代谢参数正常;监测及防治感染、消化道出血;保证各种营养合理供给。动态监测凝血指标、血常规、生化指标(包括血糖、转氨酶和胆红素等)、动脉血气分析等。严密的器官监测及支持对改善急性肝衰竭患者预后十分重要。

肝脏支持系统的应用对维持患者生命,帮助其渡过难关,以争取时间寻找供肝进行肝移植,或是创造条件使肝脏功能得以自身恢复,起到十分重要的桥梁作用[6,7]。早期肝脏支持系统主要以解毒功能为主,如血液灌流、血液透析/滤过等。用树脂、活性炭等材料进行血液灌流,可有效吸附肝衰竭患者血液中的毒性物质,是早期人工肝支持的常用方法。但由于这些吸附材料与血液生物相容性较差,临床应用副反应大。最近采用活性炭微囊化技术、改良血浆灌流等,避免了活性炭与血细胞直接接触,从而减少了不良反应。但由于吸附材料本身选择性较差,在去除患者体内毒性物质的同时,也吸附了一些机体有用的物质,故虽可显著改善重型肝炎等肝衰竭患者的肝性脑病症状,但病死率并未明显下降。目前主要利用其解毒尤其是吸附胆红素的作用与其他人工肝联合使用或用于治疗重型肝炎。国外最近推出一种新型吸附剂型血液治疗系统(Biologic-DT),采用精制粉末炭、阳离子交换剂、大分子溶剂等组成混合悬液状吸附剂,具有较强的毒物吸附作用,能有效地治疗药物中毒引起的肝衰竭。应用目前通用的聚丙烯腈膜进行血液透析,能有效地去除尿素、肌酐及无机磷酸盐等小分子物质,但对中、大分子物质清除率较低,故仅用于急性肝衰竭同时伴肾衰竭的治疗。新近采用新型膜材料三醋酸纤维膜及聚甲基丙烯酸甲醋膜制成空心纤维血液透析滤过器,其效率为聚丙烯腈膜的 3 倍,有研究发现能使爆发性肝炎患者意识恢复率达到 90%,并改善存活率[8,9]。

近年来,生物型人工肝技术取得了长足的进步,与机械性人工肝单纯清除体内毒素不同,生物人工肝不仅能通过对毒素的代谢转化清除毒素,而且能合成生物活性物质如凝血因子等参与机体功能活动,并调节体内血糖等代谢活动。由于目前生物人工肝技术尚不成熟,故一般与机械性人工肝联合使用,以达到更全面的肝脏功能的支持作用[10,11]。生物人工肝技术的心脏部位是生物反应器,它由许多条中空纤维毛细管构成,患者的血浆经此流过被保温、氧合和分离,在毛细管外有许多肝细胞,或是单独存在或是与胶原的微载体小粒结合在一起。肝细胞来源最好是用人的肝细胞,但人肝细胞难培养,其表型常不稳定,很快失去肝特征性基因表达。因此目前的技术主要使用其他种系的肝细胞,比如猪肝细胞,其优点是易于低温保存,避免因长时间细胞培养带来的昂贵成本和受污染的风险。最早应用猪肝细胞依赖的生物人工肝技术是 1996 年由 Demetrious 及其同事们一起研制成功的,并将此技术用于 12 例急性肝衰竭患者,持续治疗 21~96 小时,其中 11 例患者Ⅳ级肝性脑病有好转,颅内压及大脑灌注压明显改善,血氨、胆红素下降,成功过渡至接受肝移植,但其凝血酶原时间未有改善。

欧美的一些研究机构也进行了一系列多中心随机对照试验[11~13],其中用生物人工肝治疗 10 例急性肝衰竭,患者经过治疗后血清胆红素水平下降,血氨改变不明显,颅内压及意识水平有明显改善,尤其在因扑热息痛所致肝损伤的患者中更为明显,但蛋白质合成功能无改善,5 例患者血小板、纤维蛋白原减少,产生出血的并发症,个别患者发生短暂的血液动力学不稳定。尽管如此,最后所有患者都过渡到肝移植,有 8 例肝移植患者存活达 18 个月,生物人工肝组存活＞30 天者为 71%,对照组为 62%。去除肝移植接受时间等影响因素,显示了用生物人工肝治疗后病死率降低 47%($P=0.03$)。另一个依赖肝胚胎细胞的体外肝支持系统是由 Sussman 及其同事研制的,共治疗 24 例急性肝衰竭患者,没有引起凝血异常或血流动力学不稳定。体外肝支持系统组经 6 小时治疗后血氨、血清胆红素水平下降,半乳糖清除率改善,生长激素水平升高,但存活率未有改善。

迄今为止,国际上已有多种不同的肝脏支持系统处于实验及临床研究阶段,尚未得到肯定的临床疗效证据。不过,研究发现,当进行异位或部分肝移植手术时,原来部分肝细胞可以恢复功能,但是恢复过程需要数周或数月的时间,在这段时间需要肝脏替代装置来维持功能,也就是说从长远来看,肝脏支持系统是需要的,它提供了一种肝脏功能替代的有效方法,在一定程度上纠正代谢紊乱、毒素堆积进一步损伤肝细胞的恶性循环,保护了濒临死亡的肝细胞,促进剩余肝脏细胞的再生,并降低体内内毒素及炎性因子水平,改善器官功能,提高急性肝衰竭患者的存活率,并为肝脏移植提供时机,成为治疗急性肝脏功能衰竭的最有效的手段。

对于肝细胞无法大量再生的患者,肝移植是目前唯一有效的治疗措施。重视查找和处理急性肝衰竭的病因对提高存活率也很有帮助。据报道,急性肝衰竭患者移植后的短期存活率高达80%～90%,不过只有29%的急性肝衰竭患者进行了移植手术,列入等待肝移植名单的患者中有10%～40%在等待肝源期间死亡。活体肝移植可以一定程度缓解肝源不足,但其开展也受到各个方面的限制。尽管肝脏移植已经取得了显著的临床疗效,但该领域仍有许多问题有待解决,目前研究的主要方向在于理想、充足供体的供应、保存方法的改进、异种器官移植的可行性、免疫抑制技术的改进等,深入探讨有效肝脏支持或其他顺利过渡到肝移植的方法以及对于急性肝衰竭准确预后评分系统,仍是未来研究的主要方向。

二、临 床 问 题

(一)急性肝衰竭的病因与临床特征

1. 急性肝衰竭的病因有哪些?

引起急性肝衰竭的病因复杂。不同地区病因不尽相同,明确病因有助于诊断和判断预后,不同病因所致肝衰竭在表现、预后、疗效等方面不尽一致,欧美国家以药物(如乙酰氨基酚)损伤为主;我国则以病毒(主要是乙型肝炎病毒)感染引起的急性肝衰竭较为多见。

(1)嗜肝病毒感染 在我国,急性肝衰竭85%～95%为病毒感染所致,所有嗜肝病毒都能引起急性肝衰竭。常见的肝炎病毒如乙型肝炎病毒、丙型肝炎病毒及丁型肝炎病毒引起的急性肝衰竭相对较多,甲型肝炎病毒、戊型肝炎病毒引起者相对较少,非肝炎病毒以巨细胞病毒、EB病毒及单纯疱疹病毒引起的肝炎较常见[14,15]。急性病毒性肝炎发生急性肝衰竭者少于1%。

(2)损肝药物 损肝药物种类繁多,药源性急性肝衰竭的发生率有增高趋势,占急性肝衰竭的 2.9%[16,17]。引起急性肝衰竭的药物主要包括抗结核药(对氨基水杨酸、异烟肼、利福平、吡嗪酰胺)、大剂量四环素、对乙酰氨基酚、非甾体类抗炎药等。据报道,对乙酰氨基酚过量是英国急性肝衰竭的主要病因;印度 4.5% 的急性肝衰竭由抗结核药引起;日本 25% 的特发性急性肝衰竭系服用乙胖苯哒嗪(Ecarazine)所致。对乙酰氨基酚中毒患者中有 69% 符合诊断标准(每天对乙酰氨基酚用量>4 g),83% 的患者符合血清对乙酰氨基酚水平诊断标准,92% 的患者转氨酶水平≥3 500 IU/L,41% 的患者有自杀倾向,55% 的患者为无意服药过量(多次服药、有疼痛症状而没有自杀倾向),与麻醉镇痛药联用导致急性肝衰竭的患者占 38%。应注意虽然患者按处方服药仍有可能中毒。

(3) 毒物中毒　种类也很多,如毒蕈、四氯化碳、磷等。美国和法国报道,每年都有业余蘑菇采集者因毒蕈中毒引起急性肝衰竭而死亡[18~20],这类毒素最常见的毒蘑菇是鳞柄白毒鹅膏(amanita virosa)和条纹毒鹅膏(amanita phalloides),前者也被称为"致命小天使(destroying angel)",后者被称为"死亡菌盖(death cap)",一般难以对其进行毒素的血样检测,根据有食用菌类史并在数小时或一天内出现消化道症状(如恶心、呕吐、腹泻、腹痛等)可以予以诊断。

(4) 代谢异常　如肝豆状核变性、Reye 综合征、妊娠期脂肪肝等均可导致急性肝衰竭。当初次妊娠晚期出现子痫或先兆子痫症状且血清转氨酶中度或明显增高,应考虑急性肝衰竭。Reye 综合征为遗传性代谢疾病,以脂肪代谢紊乱为主,肝豆状核变性在少数青少年患者常以急性肝衰竭为首发症状,伴有血清铜离子显著增高,并出现血管内溶血。

(5) 急性缺血性损害　肝脏血流急剧减少并且不能及时纠正可导致急性肝衰竭,常见于低血容量性休克、心肌梗死、心包填塞、肺栓塞、严重心律失常所致的急性心力衰竭等。药物诱导的低血压或低灌注常见于长效烟酸、可卡因及去氧麻黄碱的应用。转氨酶常显著升高,并同时出现肾功能不全和肌肉坏死等,心力衰竭及其他导致缺血原因的及时纠正有助于改善急性肝衰竭的预后,很少需要肝脏移植。

(6) 血管因素　导致急性肝衰竭的血管因素性疾病主要包括门静脉栓塞，Budd-Chiari综合征（肝静脉栓塞），静脉闭塞性疾病以及缺血性肝炎等。

(7) 其他　重症感染、转移性肝癌、自身免疫性肝炎、过高温及过低温等因素可导致急性肝衰竭。肝脏移植后也常由于移植物急性排异或肝动脉血栓形成导致急性肝衰竭，部分肝叶切除超过70%～80%，也可发生急性肝衰竭。

2. 导致严重肝障碍的常见药物有哪些?

许多药物均可引起急性肝脏损伤，在明确可能导致急性肝衰竭的药物之前，应仔细列出所有近期使用的药物，包括用药时间及剂量。但除了对乙酰氨基酚外，剂量相关性肝损害较为少见，特异体质的药物性肝损害大多发生在用药后最初6月内。应警惕有些草药和保健品也可导致肝损。一旦怀疑药物性肝脏损害，应立即停用该药。

可导致特异体质患者发生肝脏损害引起急性肝衰竭的药物主要包括抗生素、非类固醇类抗炎药、抗惊厥药等：

(1) 抗微生物类药物　异烟肼、氨苯砜、去羟肌苷、依法韦仑、酮康唑、氧氟沙星、吡嗪酰胺。

(2) 抗肿瘤药物　环磷酰胺、依托波苷。

(3) 镇静及麻醉用药　苯妥英钠、氟烷、丙戊酸、烟酸、丙米嗪、托卡朋、喹硫平、萘法唑酮、异氟烷、苯异丙胺。

(4) 心血管系统用药　他汀类药物、胺碘酮、赖诺普利、拉贝洛尔、甲基多巴。

(5) 内分泌用药　丙硫氧嘧啶、二甲双胍、氟他胺、曲格列酮。

(6) 抗乙醇中毒药　双硫仑。

(7) 免疫调节剂　吉姆单抗。

(8) 非甾体类抗炎药　别嘌呤醇、双氯酚酸。

(9) 合用增强肝毒性药物　阿莫西林-克拉维酸钾、甲氧苄啶-磺胺甲基异噁唑。

(10) 利福平-异烟肼　部分中草药也可引起肝损害，主要包括卡法根(麻醉椒)、黄芩、薄荷油、千里光、天芥菜、西门肺草、白屈菜、小槲树、立浪草、紫草、印度麻、狗舌草、大树蓟胶。

3. 如何诊断及评估急性肝衰竭？

对临床症状和实验室指标提示中到重度急性肝炎的患者，应立即进行凝血酶原时间的检测并对其精神状态的细微改变进行详细评估。如果凝血酶原时间延长 4～6 秒或更多(INR≥1.5)，并伴随有神志改变，则急性肝衰竭的诊断成立并应该立即收住院治疗。急性肝衰竭患者病情进展迅速，意识状态随时可能会加重，应尽早转入重症医学科，密切监测。

(1)病史采集　仔细追问有无服用药物、毒物史及可能暴露于病毒感染的危险因素，如果患者已出现严重脑病，应通过家属或其他途径尽可能获得全面的病史。

(2)体格检查　仔细评估患者的意识状态并注意其是否具有慢性肝脏疾病的体征，多数患者会出现黄疸但也有的不明显，有的患者可伴有右上腹触痛，触摸不到肝脏或叩诊肝脏浊音界减小可能预示着由于大块肝坏死引起的肝脏容积减少。肝大可见于病毒型肝炎早期、大量渗出、充血性心力衰竭或布-加氏综合征。急性肝衰竭患者应该缺乏肝硬化的病史和体征，若存在肝硬化病史和体征多提示存在潜在慢性肝病，其处理与急性肝衰竭有显著差异。

(3)实验室检查：包括病因学和评价急性肝衰竭严重程度的指标，监测凝血参数、常规生化指标(特别是血糖，因为患者很可能出现严重低血糖)、动脉血气分析、血细胞计数、血型、对乙酰氨基酚浓度及病毒性肝炎(主要是甲、乙型)血清标记、提示 Wilson 病的指标及自身抗体(抗核抗体及抗平滑肌抗体)，另外，育龄女性患者还应该进行妊娠试验。血氨水平(最好是动脉血)的测定对肝性脑病的诊断具有一定帮助。如果怀疑自身免疫性肝病、肿瘤继发转移肝脏、淋巴瘤或单纯疱疹病毒性肝炎，应进行肝活检术。

评估病情的同时应做出下述决定：是否转入重症医学科病房；是否转入肝移植病区以及何时列入等待肝移植名单。没有肝移植病区的医疗单位尽早咨询并联系移植机构。

一些预后指标有可能提示患者具有尽早进行移植的必要性。如对乙酰氨基酚中毒引起的急性肝衰竭患者,如动脉血 pH<7.3 则应立即考虑转入移植中心并列入移植名单;伴有意识改变的患者通常应收住重症医学科病房,Ⅰ度或Ⅱ度肝性脑病患者应计划转入移植中心,因为脑病可迅速加重,一旦发展至Ⅲ度或Ⅳ度肝性脑病,患者转运风险增加甚至无法转运,所以早期转运患者很重要。尽早进行移植评估,迅速制定治疗计划,并告知患者家属有关疾病预后凶险性,共同参与决策,制定治疗方案。

4. 急性肝衰竭有哪些临床特征?

(1)全身症状 体质极度虚弱、全身情况极差、高度乏力、发热等。

(2)消化道症状及体征 恶心、呕吐、腹胀、顽固性呃逆、肠麻痹;浓茶色尿、黄疸进行性加重;肝功能异常,肝脏进行性缩小、转氨酶明显增高、胆酶分离等。

(3)凝血机制异常 几乎见于所有的病例,出血部位发生在口腔、鼻、消化道、颅内,往往发展至 DIC。

(4)肝性脑病 肝性脑病是指肝病进行性发展,肝功能严重减退,毒性代谢产物在血循环内堆积所引起意识障碍、智能损害、神经肌肉功能障碍等。神经精神症状是急性肝衰竭最突出的症状之一。

(5)肝臭 由于含硫氨基酸在肠道经细菌分解生成硫醇,当肝衰竭时不能经肝脏代谢而从呼气中呼出产生的气味。

(6)肝肾综合征 尿量减少,低尿钠、高渗尿;急性肾小管坏死可出现高尿钠、等渗尿,尿化验可见蛋白尿、白细胞、红细胞、管型尿。血中肌酐及尿素氮升高。

(7)心脏及循环系统改变 心悸、气短、胸闷、顽固性低血压及休克。

(8)呼吸衰竭 可出现肺水肿,呼吸衰竭以Ⅰ型呼衰为主。

(9)电解质紊乱及酸碱失衡 早期低钾常见,后期有高钠血症、低钠血症、低氯血症、低镁血症、低钙血症、低磷血症。常见低钾低氯性碱中毒,肝性脑病时可出现呼吸性碱中毒,低血压及肾功能不全时可出现代谢性酸中毒。

（10）感染 常见感染为原发性腹膜炎、胆系感染、肠道、呼吸道及泌尿系感染。

此外,尚有 40％的病例可发生低血糖,部分患者表现为不同程度的脑水肿,还可见门脉高压、腹水、胰腺损害及营养不良等临床表现。

5. 有哪些辅助检查可以帮助诊断急性肝衰竭?

（1）全血细胞计数 血小板计数减少;病毒性肝衰竭可有白细胞减少,合并感染时白细胞可以升高。

（2）血清酶学 丙氨酸转氨酶（ALT）、天冬氨酸转氨酶（AST）升高,疾病高峰期可见两种酶正常或降低同时伴有胆红素水平升高,ALT＞1 000 U/L,疾病后期可见酶学水平降低。

（3）凝血酶原时间及凝血酶原活动度 凝血酶原时间延长超过3.5秒,凝血酶原活动度＜40％、血纤维蛋白原降低,该指标为检测肝脏合成功能的敏感性指标,凝血酶原时间延长受维生素 K 的不足、DIC、凝血因子消耗性疾病等原因的影响。

（4）血清胆红素及胆汁酸 胆红素水平迅速升高,早期以直接胆红素为主,随后直接胆红素及间接胆红素双向增高,早期胆汁酸水平也常明显升高。

（5）胆碱酯酶 胆碱酯酶明显降低,提示预后不佳。

（6）血糖 一般低于 3.9 mmol/L,一部分患者昏迷与低血糖相关。

（7）血清总胆固醇 常有胆固醇水平的降低,当低于1.56 mmol/L时预后差。

（8）血氨和血支链氨基酸/芳香族氨基酸比例失调 血氨升高和血支链氨基酸/芳香族氨基酸比例由 3～5 下降至＜1,提示存在肝性脑病。

（9）血乳酸水平升高 损伤组织灌注后乳酸代谢产物水平升高,肝脏清除能力下降,阴离子间隙升高。

（10）血肌酐水平升高 标志着肝肾综合征的出现及合并肾衰竭。

（11）水、电解质及酸碱平衡　约 50％的患者存在水、电解质紊乱,主要为低钾、低钠,还可以见到低镁和低钙;患者可发生代谢性碱中毒及代谢性酸中毒,但呼吸性酸中毒少见。

（12）动脉血气　如低氧血症常提示肝肺综合征、ARDS 及合并肺炎。

（13）血培养　血培养阳性时提示可能合并细菌感染或真菌感染。

（14）血铜　血铜升高提示 Wilson 病。

（15）病毒血清学　提示可能存在不同病毒的感染,但丙型肝炎病毒感染的患者在感染后前几周内病毒学检测也可以是阴性。

（16）血药浓度检测　急性肝衰竭时一些在肝内代谢的药物其血药浓度可能持续较高,血药浓度的检测还可以提示是否存在和药物中毒相关的肝脏损害。

（17）肝脏超声、CT 及 MRI　影像学检查可以提示有无肝脏缩小及其程度、肝血管病变、肝原发肿瘤及转移癌的诊断、腹水的判定;判定脑、心肺及腹腔脏器的情况及有无合并症出现。

（18）心电图　进行心脏功能的动态监测,及时发现心律失常及低钾等心电图改变。

6. 如何评估急性肝衰竭患者的预后?

急性肝衰竭患者除了出现肝性脑病外还可能出现其他各种并发症如脑水肿、肾衰竭、低血糖、代谢性酸中毒、脓毒血症、凝血功能障碍及多器官功能衰竭等,这些严重并发症的出现将直接影响预后,应尽早收治重症医学科进行器官功能支持治疗,维持内环境稳定,并在恰当的时候接受肝移植手术。

迄今为止可改善预后的唯一治疗方法是肝脏移植手术,可使一年存活率从移植前的 15％提高至移植后的 80％以上,但是还没有确切的长期存活率报道。危重症监护的发展和具有更良性结局病因的增多趋势也可能是生存率提高的原因之一。

急性肝衰竭患者的预后较难准确预测,美国一项研究报道 308 例急性肝衰竭患者成活率为 67％,135 例已经列入移植候选人名单的患者,66％例患者最终接受了移植手术,22％例患者在等待供体过程中死亡,12％例未接受移植手术康复[5]。也有调查表明等待肝移植名单上 40％的患者在移植前死亡。

由于病因的多样性,目前尚无来源于大量患者资料的预后评分系统,传统的英国皇家学院医院(King's College Hospital)评分标准是应用最多的急性肝衰竭预后评估标准[21],一些验证实验评价其阳性预测值从低于 70％到几乎 100％,阴性预测值范围在 25％～94％,一般认为此预测标准特异度较好,但敏感性较低。病毒性肝炎相关的急性肝衰竭并发肝性脑病时凝血因子 V 降低预测死亡的阳性预测值为82％,阴性预测值为 98％,随后验证对乙酰氨基酚和非对乙酰氨基酚引起的肝衰竭预测效果不如英国皇家学院医院评分标准。

在 Bailey 等人的 Meta 分析中,对于对乙酰氨基酚中毒性肝衰竭患者比较了各种预后标准,包括英国皇家学院医院评分标准、血肌酐升高、肝性脑病、凝血酶原时间延长的不同组合、因子 V 水平、急性生理慢性健康评估系统(APACHE)Ⅱ、糖蛋白 C 结合球蛋白、维生素 D结合蛋白,分析发现英国皇家学院医院评分标准和 pH＜7.30 有较好的特异性,两者敏感度分别为 69％和 57％,但是同时使用这两个标准仍会漏掉最终需要肝移植的患者。另一项研究发现入院时 APACHEⅡ评分＞15 分特异性为 92％敏感性为 81％(与英国皇家学院医院评分标准相比),但这只是在少数患者中得到验证[22～25]。

先前曾有人用年龄和发病至出现脑病时间作为预测急性肝衰竭预后的指标,多中心研究中这些参数并不影响结局,如果不接受肝移植,Ⅲ度或Ⅳ度肝性脑病患者比Ⅰ度或Ⅱ度肝性脑病患者生存可能性小,影响预后的最显著因素为病因,对乙酰氨基酚、甲型肝炎病毒感染、妊娠相关性、休克肝等原因引起的急性肝衰竭存活率≥50％,而其他原因存活率为＜25％。其他预后指标有全身炎症反应综合征的程度、甲胎蛋白(AFP)水平、因子Ⅷ/Ⅴ、细胞因子水平、肾上腺机能不全等具有不同评价结果,但仍需大量实验验证其可靠性。MELD 评分广泛评估慢性肝脏疾病的预后,但不推荐用于急性肝衰竭。

当前的预后评分系统均不能充分预测急性肝衰竭疾病转归和确定肝移植候选资格,故尚无可推荐用于急性肝衰竭预后判断的模型。

常用于预测急性肝衰竭预后不良的指标见表 13-1。

表 13-1　急性肝衰竭死亡预测的相关指标

类　　别	相　关　指　标
病因	非特异体质药物损伤
	急性乙型肝炎、其他非甲型肝炎
	自身免疫性肝炎
	Wilson 病
	Budd-Chiari 综合征
	病因不明
入室时昏迷程度	Ⅲ度/Ⅳ度
英国皇家学院医院评分标准:	
(1) 对乙酰氨基酚中毒急性肝衰竭	充分容量复苏后 pH 仍<7.30,(不论脑病程度)或凝血酶原时间>100 秒(INR=6.5)+血肌酐>300 μmol/L (3.4 mg/dl)(Ⅲ/Ⅳ度脑病)
(2) 非对乙酰氨基酚中毒急性肝衰竭	凝血酶原时间>100 秒(不论脑病程度)或下列任何 3 项(不论脑病程度): ① 药物中毒或不明原因;② 年龄<10 岁或>40 岁;③ 黄疸到昏迷时间>7 天;④ 凝血酶原时间>50 秒(INR≥3.5);⑤ 总胆红素>300 μmol/L (17.5 mg/dl)

7. 如何理解急性肝衰竭?

急性肝衰竭一般是指既往无肝病者肝功能受损后短时间内出现严重的凝血障碍和肝性脑病。

1969 年 Trey 等提出爆发性肝衰竭(fulminant hepatic failure, FHF),是指诊断肝病 8 周内发生肝性脑病,既往无肝脏病史。1986 年 Bernuan 提议把黄疸出现 2 周内发生肝性脑病的急性肝衰竭称为爆发性肝衰竭,而把黄疸出现 2 周至 12 周内发生的肝衰竭称为亚爆发性肝衰竭(subfulminant liver failure)。

最近 Grady 等主张将急性肝衰竭分为 3 类——

(1) 超急性肝衰竭型:黄疸出现 1 周内发生肝性脑病。该型脑水肿发生率高,存活率也高。多见年轻人。

（2）急性肝衰竭型：黄疸出现 1～4 周发生肝性脑病。脑水肿发生率较高,但存活率低。

（3）亚急性肝衰竭型：黄疸持续 4 周后发生肝性脑病,多见老年人。脑水肿发生率低,以腹水多见,病死率高。

该分类对原位肝移植适应证的确定是有意义的。后两类是肝移植的适应证。

然而这些曾经用于描述急性肝衰竭的名词均不够全面,用于区分病程长短的名词并不比病因有更好的预后判断价值。例如,超急性的病例预后可能更好,但这只是因为大多数超急性的病例是由于对乙酰氨基酚中毒造成的。近年来急性肝衰竭最被广泛认可的定义为：预先不存在肝硬化的患者出现凝血异常（通常 INR≥1.5）、不同程度的意识改变（肝性脑病）,并且疾病持续时间少于 26 周。Wilson 病患者、垂直获得性 HBV 感染者或自身免疫性肝炎的患者尽管存在肝硬化的可能,但如果被诊断的时间少于 26 周,也可包括在急性肝衰竭之内。该定义系由美国肝脏病学会（The American Association for the Study of Liver Diseases）于 2005 年提出[26]。美国肝脏病学会还规定,如为母婴传播乙型肝炎或自身免疫性肝炎,尽管有肝硬化可能,只要本次起病＜26 周,仍可诊断急性肝衰竭。此外,慢性乙型肝炎的再活化所致急性肝衰竭亦可纳入,这是因为此时导致肝衰竭的原因是急性发病和肝坏死为主,因此认为,急性肝衰竭应发生于"正常个体",应理解为原有肝病处于相对静止阶段。据此,HBV 无症状携带者和慢性乙型肝炎发生肝炎突发或再活化、慢性乙型肝炎基础上发生 HDV 重叠感染所致肝衰竭均可列入急性肝衰竭。

8. 急性肝衰竭及肝性脑病的主要临床表现有哪些?

急性肝衰竭起病急,进展快,早期症状缺乏特异性,可能仅有恶心、呕吐、腹痛、脱水等表现。随后可出现黄疸、凝血功能障碍、酸中毒或碱中毒、低血糖和昏迷等。精神活动障碍与凝血酶原时间延长是急性肝衰竭的特征。根据意识改变的程度可将肝性脑病分为四级（表 13 - 2）。

表 13－2　肝性脑病分级

主　要　症　状	存活率
Ⅰ级：精神活动迟钝、性格行为改变，意识恍惚	70％
Ⅱ级：定向力障碍，行为失常（精神错乱、欣快）或嗜睡，可能有扑翼样震颤	60％
Ⅲ级：明显意识不清，语无伦次，嗜睡但是外界声音能唤醒	40％
Ⅳ级：昏迷，对疼痛刺激无反应，去皮质状态或大脑僵直	20％

（二）急性肝衰竭的防治

9. 如何防治肝性脑病引起的颅内压增高？

脑水肿和颅内压增高一直被认为是急性肝衰竭最危险的并发症，发展至颞叶沟回疝则很快危及患者生命，其病理机制尚未完全明了，可能与脑血管自动调节机制紊乱导致脑灌注增加、脑内渗透压改变、炎症反应等多种因素相关。

颅内压增高的临床征兆有：① 收缩期高血压（持续性或阵发性）；② 心动过缓；③ 肌张力增高，角弓反张，去脑样姿势；④ 瞳孔异常（对光反射迟钝或消失）；⑤ 脑干型呼吸，呼吸暂停。脑水肿与颅压升高的发生和肝性脑病严重程度相关，Ⅰ～Ⅱ度肝性脑病很少有脑水肿，发展至Ⅲ度和Ⅳ度则脑水肿危险性分别增加到 25％～35％和 65％～75％[27]，不同程度脑病可采取不同防治方法。

（1）Ⅰ～Ⅱ度肝性脑病　Ⅰ度肝性脑病患者可在内科病房安静环境下接受有经验的护理，尽量减少激惹和刺激，仔细观察患者意识状态，如进展为Ⅱ度脑病则应立即转入重症医学科，同时行头颅 CT 检查除外颅内出血引起的意识改变，此时应尽量避免使用镇静剂，如患者过度躁动可给予小剂量短效安定类药物。

（2）Ⅲ～Ⅳ度肝性脑病　如肝性脑病进展至Ⅲ或Ⅳ度，应抬高患者头部30°，并进行气管内插管以维持气道通畅，若需要应用镇静剂，可考虑给予小剂量异丙酚，此药可能减低脑血流量，应密切监测患者血液动力学参数、肾功能、血糖、电解质和酸碱平衡及颅内压水平，患者床头抬高 30° 是为了尽量减少刺激、用力或类似 Valsalva 样动作而增加颅内压,在给予气管吸痰时建议气道滴入利多卡因。

(3)乳果糖 近来认为血氨增高与脑水肿有关,给动物输入氨可造成脑水肿,人体内动脉血氨超过 200 μg/dl 与脑疝形成有很强的相关性,以及之前治疗肝硬化患者肝性脑病的经验,推荐急性肝衰竭患者给予肠内使用乳果糖降低血氨水平治疗和预防脑水肿进一步加重。美国急性肝衰竭研究学组(USALFSG)临床回顾比较了两组急性肝衰竭患者,发现乳果糖治疗组生存时间稍长,但脑病严重程度和疾病最终结局无显著差异[28]。急性肝衰竭患者使用乳果糖唯一不利方面在于有些患者会加重腹部胀气,为以后肝移植手术增加难度。

(4)控制癫痫发作 癫痫发作是颅压增高及可能发展为肝性脑病的征象,应该使用苯妥英钠和低剂量的苯二氮䓬类药物处理,其他任何镇静剂均不推荐使用。癫痫发作可急剧增高颅内压并引起大脑缺氧进一步加重脑水肿。一些专家提倡在有不明显癫痫时预防使用苯妥英钠,一个小样本随机对照试验显示急性肝衰竭患者预防应用苯妥英钠对整体存活率无影响,但尸检结果脑水肿有显著减轻。最近一项临床试验结果提示预防癫痫对脑水肿和病死率均无影响,对于预防使用苯妥英钠,仍需进一步验证[29~32],因此目前尚不推荐预防使用苯妥英钠。

10. 急性肝衰竭患者有必要进行颅内压监测吗?

急性肝衰竭患者是否需颅内压监测一直是一个有争议的问题,调查结果显示美国有半数以上中心使用颅内压监测,否则不能早期发现脑水肿,颅压增高的临床征象有高血压、心动过缓、呼吸不规则三联征,这些表现并不是每个患者都有,并且一些其他神经系统改变如瞳孔扩大、去大脑僵直只有在颅压增高程度很明显时才会出现。CT 并不能很好反映脑水肿特别是在早期,其他监测手段(如经颅多普勒、近红外线分光法)尚未证实能有效反映颅内压的临床价值。

监测的目的是早期发现颅内压升高,及时处理,保障脑灌注压,减少脑疝形成可能,维持神经系统功能,争取肝脏功能恢复或肝移植的机会。对于列入等待肝移植的患者应行颅内压监测,因为血液动力学改变可以引起脑压力参数的剧烈波动,许多中心都认为难治性颅压升高和脑灌注压下降都是移植禁忌证。有文献报道颅内压监测可以安全地提供有效的信息，甚至能延长生存时间，但尚无对照试验显示对整体生存率有益。美国一项 262 名肝移植患者的研究结果显示，使用有创颅压监测的主要并发症是局部感染和出血，3.8%的患者使用硬脑膜外颅压检测后出现并发症(其中 1 例发生致死性出血)，认为使用硬脑膜下或脑实质内感应装置会增加并发症的发生，积极纠正凝血紊乱包括使用重组活性Ⅶ因子可能为使用颅内压监测装置增加机会。

11. 急性肝衰竭患者颅压升高的治疗措施有哪些?

颅内压监测中最重要的参数是颅内压和脑灌注压，颅内压应维持在 20~25 mmHg，脑灌注压维持在 50~60 mmHg，对神经系统预后有帮助，因此治疗的目的在于降低颅内压，并提高循环血压维持脑灌注压在 50~60 mmHg 水平。

(1) 甘露醇　颅内压监测出现神经体征(如去大脑状态、瞳孔异常等症状)提示颅内压升高，应使用渗透性利尿剂，有对照试验结果显示急性肝衰竭患者静脉使用甘露醇对改善脑水肿有短期效果并可以提高生存率，因此推荐急性肝衰竭颅压升高患者使用负荷剂量 0.5~1 g/kg 的甘露醇，如血清渗透压未超过 320 mosm/L 可以重复 1~2 次，对于有肾功能损害的患者可能会产生容量负荷过重，从而需要增加透析治疗，过多使用甘露醇也会产生高渗透压和高钠血症，所以对于肾功能损害的患者不建议预防使用甘露醇。

(2) 过度通气　过度通气降低动脉血二氧化碳分压至 25~30 mmHg 可以通过血管收缩降低脑血流，从而快速降低颅内压，但其作用维持时间很短。一项随机对照试验结果提示，急性肝衰竭患者连续过度通气可以延迟脑疝出现时间，但对脑水肿和患者生存率并无影响。过度通气引起的脑血管收缩也有加重脑缺氧促进脑水肿的可能，因此认为预防性过度通气并无益处。如果输注甘露醇仍不能降低危及生命的颅压升高，可以暂时实施过度通气预防脑疝形成，但是不建议常规使用过度通气。

(3) 高张钠　最近一项对伴严重肝性脑病的急性肝衰竭患者的对照试验显示，使用高张盐水使血钠维持在 145~155 mmol/L，可以降低颅内压，但对生存率无明显影响。预防使用高张钠是否能通过改善颅内压升高而改善预后,仍需大样本试验确证。

（4）巴比妥类药物　当严重颅压升高对其他治疗方法无反应时,使用巴比妥类药物（如硫喷妥钠或戊巴比妥）可以降低颅内压,但需要同时监测并维持足够的平均动脉压。

（5）皮质类固醇　皮质类固醇激素常用于脑肿瘤和中枢神经系统感染引起的颅内压增高,但对于急性肝衰竭引起的颅内压增高,随机对照试验结果显示对改善脑水肿和生存率均无作用。

（6）低温疗法　使体温降低至 $32\sim34℃$ 可能会缓解急性肝衰竭患者的颅内压增高。动物实验显示,低温阻止颅压进一步增高的机制可能与减少脑血管充血、影响脑内氨和糖代谢有关,少数临床实验结果显示低温疗法对急性肝衰竭患者有益,但缺乏随机对照设计。体温过低可增加感染率、凝血紊乱、心律失常等危险,应予以重视。

12. 如何对急性肝衰竭患者进行常规治疗及器官支持?

急性肝衰竭的临床过程为进行性多器官功能衰竭,除中毒引起者可用解毒药外,其余情况均无特效疗法。治疗目标是生命支持,期望肝功能恢复或有条件时进行肝移植。急性肝衰竭患者需要加强防治的主要并发症及对策见表 13-3。

表 13-3　急性肝衰竭患者需要加强防治的主要并发症及对策

脑水肿/颅内高压并发症	临　床　对　策
Ⅰ/Ⅱ度脑病:	考虑转入移植中心并列入肝脏移植名单 头颅 CT 除外其他原因引起的意识改变,对脑水肿程度判断帮助不大 避免刺激,尽量避免使用镇静剂 密切监测和及时治疗感染,预防性抗感染用药可能有帮助 乳果糖可能有好处
Ⅲ/Ⅳ度脑病	继续以上治疗策略 气管插管（必要时应用镇静剂） 床头抬高 可放置颅内压监测装置 迅速终止癫痫发作,是否需要预防尚无定论 甘露醇用于颅内压显著升高或有脑疝迹象时 过度通气具有短期疗效,脑疝时可用

续　表

脑水肿/颅内 高压并发症	临　床　对　策
感染	及时准确应用抗生素,预防用药可能有益,但尚未证实
凝血紊乱	常规皮下注射维生素 K5～10 mg 新鲜冰冻血浆(FFP)用于侵入性操作或活动性出血时 血小板:用于侵入性操作或血小板<10×10^9/L 时 重组活化Ⅶ因子用于侵入性操作时 应用 H_2 受体阻滞剂或质子泵抑制剂预防应激性溃疡
血流动力学紊 乱/肾衰竭	置入肺动脉漂浮导管 容量复苏 应用血管活性药(多巴胺、去甲肾上腺素)维持平均动脉压 避免应用肾毒性药物 持续血液滤过的应用 N-乙酰半胱氨酸(NAC)、前列腺素疗效有待确定 血管加压素弊大于利
代谢紊乱	密切监测血糖、钠、钾、镁、磷等 尽量肠内营养或肠外营养支持

(1)一般措施　密切观察患者精神状态、血压、尿量。常规给予 H_2 受体拮抗剂以预防应激性溃疡。皮质类固醇、肝素、胰岛素、胰高血糖素无明显效果。抗病毒药未被用于治疗急性肝衰竭,近期有报告可试用拉米夫定治疗急性肝衰竭者。

(2)肝性脑病和脑水肿　详见上节。

(3)感染问题　所有急性肝衰竭患者均有感染细菌、真菌甚至脓毒症的风险,可能导致肝移植不能进行或术后恢复困难。可考虑预防性使用抗生素和抗真菌药物以降低感染发生率,但是没有证据提示抗菌治疗对疾病的最终结局有改善。部分(30％以上)并发感染者无典型临床征兆(如发热、白细胞增多等),意识状态改变经常预示着感染的发生,所以应提高警觉。应定期拍 X 线胸片,取痰、血、尿进行细菌和真菌培养以密切监测感染的发生,早期发现感染并给予积极治疗是改善预后的关键。

(4)凝血功能障碍　急性肝衰竭患者几乎都有凝血功能障碍,并发出血的风险很高。由于凝血因子合成能力降低,同时凝血因子和血小板消耗增多,因此血小板常在 $10\times10^9/L$ 以下。预防性应用新鲜冰冻血浆并不能改善预后,只有在明显出血、准备外科手术、侵入性检查或凝血严重紊乱(如 INR>7)时才用新鲜冰冻血浆或其他特殊凝血因子浓缩物。血小板少于 $10\times10^9/L$ 者,可能需要输血小板。输血还存在着风险,补充血浆(尤其是库存血浆而非新鲜冰冷血浆)对凝血改善的价值有限,且可使血容量增加而加重颅内高压。

(5) 消化道出血 消化道出血是急性肝衰竭常见的并发症,一项多中心调查发现机械通气>48 小时、凝血异常是导致重症医学科患者胃肠道出血的独立危险因素,其他危险因素包括肝衰竭、肾衰竭、脓毒血症等,因此,急性肝衰竭是消化道出血的高危情况。

预防性应用 H_2 受体拮抗剂和硫糖铝,可显著降低上消化道出血的发生率。与硫糖铝比较,H_2 受体阻断剂在防止出血方面可能更加有效,但需经进一步的证明;硫糖铝可作为二线预防性用药。一般推荐急性肝衰竭患者应接受 H_2 受体阻断剂或质子泵抑制剂(或用硫糖铝作为二线用药)治疗,以预防因应激性溃疡导致的酸相关性胃肠道出血。

(6) 血液动力学紊乱/肾衰竭 急性肝衰竭患者血液动力学紊乱的机制尚未完全阐明。由于常同时伴有颅内高压和肾脏功能不全,因此及时纠正血液动力学紊乱显得尤为重要,但也具有一定难度,急性肝衰竭患者血液动力学紊乱的病理生理很多方面类似肝硬化肝肾综合征患者,此时对于肾脏的保护十分重要。入院时患者就可能出现血管内容量不足甚至需要液体复苏,其原因包括意识状态障碍导致饮食摄入减少、液体向血管外间隙渗出、消化道出血等。患者通常还会伴有血管阻力下降,液体复苏后血流动力学仍不稳定者应考虑插入肺动脉漂浮导管,加强监测、指导治疗,液体复苏以胶体为主(如白蛋白等),适当补充葡萄糖维持血糖在 $80\sim110$ mg/dl 范围内。

充分补液和抗感染治疗后血压仍不能纠正应该使用血管活性药(如肾上腺素或去甲肾上腺素和多巴胺),维持平均动脉压在 $50\sim60$ mmHg 以上,以保证肾脏灌注。

急性肝衰竭患者常由于脱水、肝肾综合征、急性肾小管坏死或对乙酰氨基酚及其他药物的直接损害导致急性肾衰竭,增加病死率,因此应尽一切努力保护肾脏,包括维持血液动力学稳定、避免使用诸如氨基糖苷类和非甾体类抗炎药等具有肾损害药物、早期发现并积极控制感染,如需要透析应优先选择持续性肾脏替代治疗,随机对照试验表明持续治疗比间断治疗对心血管系统、脑灌注压稳定更为有益。静脉使用血管造影剂具有诱导肾功能损害的作用,应慎重使用。前列腺素和 N-乙酰半胱氨酸(N-acetylcysteine, NAC)对维持血液动力学稳定保护肾脏方面的作用,目前仍有争议。特利加压素和垂体加压素能有效治疗肝硬化肝肾综合征,但最近小样本研究认为即便是很小剂量的特利加压素也可引起脑血流增加,并且可能加重颅内高压,因此,不推荐血管加压素用于急性肝衰竭患者。

(7)代谢紊乱 急性肝衰竭患者常见的代谢紊乱包括低血糖、代谢性酸中毒、代谢性碱中毒及电解质紊乱,治疗基础疾病是纠正代谢紊乱的关键,急性肝衰竭伴肝性脑病的患者出现低血糖时症状隐匿,易漏诊,应加强监测,并适当补充葡萄糖,大量补糖会导致肝脏脂肪化,加重肝脏负担。低磷、低镁、低钾血症也较为常见,应定时监测、及时补充。对乙酰胺基酚中毒时常出现代谢性酸中毒,pH$<$7.3 时,死亡高达 90%,非扑热息痛引起的急性肝衰竭多为碱中毒,可能与肝脏合成尿素障碍有关。

(8)营养支持 营养支持十分重要,应早期给予患者肠内营养,不应该严格限制蛋白摄入,大多数患者 60 g 蛋白/天比较合理,支链氨基酸并不优于其他肠内制剂,无法实施肠内营养时可采取静脉营养,但后者可增加感染发生几率(特别是真菌感染),肠内外营养还可以减少危重症患者应激性溃疡引起的消化道出血。

13. 肝脏移植有什么适应证及禁忌证?

肝移植(orthotopic liver transplantation, OLT)是目前治疗急性肝衰竭最有效的方法,其 1 年生存率可达 80%。但掌握肝移植的时机是困难的。移植前肝病越重,手术病死率越高。因此,肝移植患者选择非常重要,目前通常采用英国 O'Grady(1989 年)的伦敦标准[33](表13-4)。

表 13-4 爆发性肝衰竭肝移植指征

Ⅰ. 非对乙酰胺基酚中毒组	Ⅱ. 对乙酰胺基酚中毒组
1. 无论脑病程度,凝血酶原时间＞100 秒 2. 无论脑病如何,符合下列 3 项者 (1) 年龄＜10 岁或＞40 岁 (2) 非甲非乙型肝炎、氟烷及其他药物性肝炎 (3) 黄疸发生至出现Ⅲ度脑病＞7 天 (4) 凝血酶原时间＞50 秒 (5) 总胆红素＞300 μmol/L	1. 不论脑病程度如何,动脉血 pH＜7.3 2. 脑病Ⅲ～Ⅳ度,凝血酶原时间＞100 秒,血清肌酐＞300 μmol/L

出血、肾衰竭、高胆红素血症和脑水肿是影响移植预后的重要因素。败血症是移植术后主要死亡原因。顽固性颅内高压、脓毒血症、永久性脑损害、低血压、ARDS 应作为肝移植绝对禁忌证。

14. 什么是人工肝支持系统?

人工肝支持系统(artifical liver surpport system,ALSS)是指通过体外机械、理化或生物性装置暂时辅助或替代衰竭肝脏功能的治疗方式,及时有效的功能支持将为肝细胞恢复或肝脏移植争取时机。

1950 年,Merrill 首先将血液透析应用于肝衰竭的治疗。1956 年,Sorrention 证明新鲜肝组织匀浆能代谢酮体、巴比妥和氨,首次提出"人工肝"的概念,同年日本杉浦光雄等人研制出了简单的人工肝脏。1958 年,Kimoto 首次应用人工肝救治了 1 例肝硬化肝性脑病患者。他将 4 条狗的肝与交叉血透器并联,与离子交换树脂串联,方法繁琐。上世纪 70 年代,血液净化技术推动了非生物人工肝的发展。80 年代开始,随着肝细胞分离、培养技术的日趋成熟,掀起了生物人工肝的研究高潮,对肝细胞培养、功能维持、生物反应器的设计等进行了广泛深入的研究。

理想的替代装置应包括解毒、代谢和合成等肝脏所有主要功能。迄今,世界各地已经研制出各种不同的肝支持系统,但均未得到肯定有效的证据。按照人工肝组成及性质一般可分为两大类:

(1) 非生物人工肝支持系统 该系统大多以解毒为主,部分兼有补充生物活性物质作用,主要包括血液透析(hemodialysis)、血液滤过

(hemofiltration)、血液灌流(hemoperfusion)、血浆置换(plasma exchange)、分子吸附再循环系统(molecular adsorbents recycling system，MARS)等。能通过透析、过滤及吸附等方法净化血液，排除肝衰竭患者血液中过多的毒性产物，包括氨、细胞因子(如 TNFα、IL-6)、酚、脂肪酸及内毒素等，有效地改善患者术前的内环境紊乱，降低胆红素，纠正水、电解质紊乱。合理的人工肝支持治疗可明显改善患者的意识状态，有效地减低血氨水平。

(2) 生物人工肝支持系统　该系统利用外源性的具有部分或全部肝细胞生物活性的细胞作为生物反应细胞，在体外或体内替代部分或全部肝脏功能。与非生物人工肝单纯清除体内毒素不同，生物人工肝不仅能通过对毒素的代谢转化清除毒素，而且能合成生物活性物质如葡萄糖、凝血因子、白蛋白等血浆蛋白参与机体功能活动，并调节体内血糖等代谢活动。由于目前生物人工肝技术尚不成熟，故一般与非生物人工肝联合使用，以达到更全面的肝脏支持作用。初期临床对照试验报告显示这种人工肝支持系统对临床结局无改善作用。最近的一个多中心临床试验发现采用猪肝细胞为基础的生物型人工肝治疗的急性肝衰竭患者组短期存活率有提高，但是还需要进一步的研究来证实这一结果[34,35]。

15. 如何评价血液滤过在急性肝衰竭中的治疗作用?

血液滤过是模拟正常肾小球的滤过作用，将血液通过高通透性膜制成的滤器，通过跨膜压使水分经滤过膜进入滤液，然后补充与细胞外液相似的电解质溶液，达到排除体内废物和过多水分的目的。1907年，Bechhold 就提出模仿肾脏滤过功能清除人体过量的水分和溶质。1928年 Brull 设计了简易超滤器并用狗进行了初步实验。1947年，Malinow 等首次用人工肾进行超滤实验。1955年 Alwall 应用单纯超滤治疗水肿。1967年 Henderson 等报道用多种渗透膜清除过多液体并补充置换液。1973年血液滤过技术正式用于临床。1977年在赫尔辛基召开的第14届欧洲透析移植协会大会上报道了该技术在肝病方面的应用。1979年 Denis 等治疗10例急性肝衰竭伴IV度肝性脑病，平均治疗92小时,50%存活。

由于急性肝衰竭时患者迅速出现肝性脑病、黄疸、凝血障碍、内环境紊乱、循环、呼吸衰竭,肾衰竭等并发症,可以直接导致患者死亡,有效及时的血液滤过有利于清除体内毒素、改善意识、清除体内多余水分,改善组织水肿、缓慢纠正低钠血症,以免引起渗透性脱髓鞘综合征,维持电解质及酸碱平衡、营养支持,提供代谢底物、循环支持,保证组织灌注,赢得时机,等待肝脏恢复或进行肝移植手术。

肝移植由于手术时间较长、术中的无肝期、排斥反应、感染等原因,术后的并发症种类很多,包括原发性移植肝功能障碍、术后出血、凝血功能障碍、门静脉栓塞、下腔静脉梗阻、胆漏、胆道梗阻、高胆红素血症以及各种类型的内科并发症如心肺功能不全、水电解质平衡紊乱及肾衰竭等。此时可以通过血液滤过有效地改善肝移植术后早期患者的生理紊乱状况。移植术后出现急性排斥反应时,移植肝受到破坏,功能低下,在使用免疫抑制疗法的同时行血液滤过联合其他人工肝支持系统治疗,去除抗原及免疫复合物,帮助渡过排斥反应期,有利于移植肝功能的恢复。

16. 如何评价血浆置换在急性肝衰竭治疗中的作用?

1914 年 Abel 首次提出,将患者血液抽出,沉淀后去除血浆,剩余成分回输患者。由于技术和安全性的限制,未受到重视。1959 年,Waldenstrom 将血浆置换应用于临床。20 世纪 60 年代出现间断性血浆分离机。早期常用的血浆分离方法是封闭的离心式血浆分离器,1978 年出现了膜式血浆分离装置,用高分子聚合物制成的空心纤维型或平板型滤器,膜孔可准许血浆滤过,但能阻挡所有的细胞成分,使血浆置换在技术上更加简化和实用。

常用的方法是将患者的血液抽出来,分离血浆和细胞成分,弃去血浆,而把细胞成分以及所补充白蛋白、血浆及平衡液等回输体内,以达到清除致病介质的治疗目的。目前,随着技术的不断进步,可选择性分离出某一类或某一种血浆成分从而能够选择性或特异性地清除致病介质,进一步提高了疗效,节省新鲜血浆和白蛋白,减少并发症的发生。

血浆置换的缺点是潜在的感染(目前检测手段未能发现的致病

原、HIV 等)、过敏、枸橼酸盐中毒等。由于需要反复实施血浆置换以清除有害物质,所需血浆量较大、成本高、血制品使用风险增加。

血浆置换是目前较为成熟的肝脏替代疗法,尽管各种生物型和非生物型人工肝技术快速发展,但血浆置换仍是目前肝衰竭患者的主要和基本人工肝治疗方法。

17. 如何评价分子吸附再循环系统在急性肝衰竭治疗中的作用?

分子吸附循环系统(MARS)基本构想最先由 Stange 等于 1993 年设计,它由一种可以结合白蛋白的高通量聚砜膜滤器及其他循环系统组成。现在使用的分子吸附循环系统主要由血液循环系统、白蛋白循环再生系统和透析循环系统三部分组成。使用时,血液循环系统是将血液从患者体内引出,经过特制的透析器,透析器内中空纤维管一侧为含有毒素的血液,另外一侧为白蛋白透析液,它们通过特制的中空纤维膜结构交换物质,从而达到解毒作用。分子吸附循环系统透析膜只有普通膜厚度的 1/100 至 1/500,膜的总面积超过 2 m²,该膜的特殊性在于可以有效清除血液里一些与白蛋白结合的大分子毒素物质。白蛋白循环再生系统主要是通过对透析液一侧的白蛋白溶液进行透析、吸附,从而恢复白蛋白的功能。透析循环系统是常规的透析装置,可以由常规的透析机完成,主要作用是透析掉白蛋白溶液中的小分子量的毒性物质。

在行分子吸附循环过程中,小分子量的毒素也可以被透析清除。Stange 等采用分子吸附循环系统进行了清除地西泮类物质的实验研究,他们将 200 μg 地西泮物质加入 1 L 人体血浆中,以常规的碳酸氢盐血液透析作为对照组,血浆流量 150 ml/分,透析液流量 1 000 ml/小时。结果分子吸附循环系统的地西泮物质清除率为 50%,而对照组仅为 7%。一项应用分子吸附循环系统的临床试验中,13 例患者经分子吸附循环系统治疗,9 例存活,患者的肝功能有所改善,肝性脑病的严重程度亦下降。针对酒精性肝硬化所致的肝衰竭的临床研究中,分子吸附循环系统可使患者的病情得以稳定。该组 26 例患者,治疗前的血清胆红素≥256.5 μmol/L,肝性脑病Ⅱ度以上,其中 10 例患者存在肝肾综合征,19 例伴有系统性炎性综合征、脓毒症和继发并发症。经分子吸附循环系统治疗后,患者的血清胆红素、胆酸和肝性脑病的等级均显著下降,肝脏合成作用(胆碱酯酶、凝血酶原时间)、肾功能异常和血压异常也有所改善,有 13 例患者未行肝移植而病愈出院。

　　大量的研究表明,分子吸附循环系统不仅可以有效清除体内小分子量的毒性物质,而且也可以清除机体内与白蛋白结合的大分子毒素,大大改善了肝功能状态。实验证明这一方法能有效去除非结合胆红素、游离脂肪酸、芳香族氨基酸及具高蛋白结合率的药物等。而一些具有生理活性的大分子蛋白质如白蛋白、α_1糖蛋白、α_1抗胰蛋白酶、α巨球蛋白、转铁蛋白等则不受影响。Novelliet 等用分子吸附循环系统治疗了 39 例急性肝衰竭的患者,结果显示血胆红素由 24.4 mg/dl 降至 15.7 mg/dl,血氨由 263.8 μmol/L 降至 175.5 μmol/L。大多数患者经分子吸附循坏系统治疗后,血液动力学和神经症状改善,尤其是中毒性肝衰竭的治疗结果令人鼓舞。另外,还发现肝性脑病及脑水肿改善,但平均动脉压和肌酸没有明显变化。有个别报道运用分子吸附循环系统治疗肝窦状核变性所致的急性肝衰竭,血铜明显下降。分子吸附循环系统治疗的唯一并发症是血小板减少。

(顾　勤)

参考文献

1. Hoofnagle JH, Carithers RL, Sapiro C, Ascher N. Fulminant hepatic failure: summary of a workshop. HEPATOLOGY 1995;21:240-252.

2. Ostapowicz GA, Fontana RJ, Schiodt FV, Larson A, Davern TJ, Han SH, et al. Results of a prospective study of acute liver failure at 17 tertiary care centers in the United States. Ann Intern Med 2002;137:947-954.

3. Sato RL, Wong JJ, Sumida SM, Marn RY, Enoki NR, Yamamoto LG. Efficacy of superactivated charcoal administration late (3 hours) after acetaminophen overdose. Am J Emerg Med 2003;21:189-191.

4. Sterling RK, Luketic VA, Sanyal AJ, Shiffman ML. Treatment of fulminant hepatic failure with intravenous prostaglandin El. Liver Transpl Surg 1998;4:424-

431.

5. Walsh TS, Hopton P, Philips BJ, Mackenzie SJ, Lee A. The effect of N - acetylcysteine on oxygen transport and uptake in patients with fulminant hepatic failure. HEPATOLOGY 1998;27: 1332 - 1340.

6. Kjaergard LL, Liu J, Als-Nielsen B, et al. Artificial and bioartificial support systems for acute and acute-on-chronic liver failure: a systematic review. JAMA, 2003,289: 217 - 222.

7. Stevens C, Busuttil RW, Han S, et al. An interim analysis of a phase Ⅱ/Ⅲ prospective randomized multicenter controlled trial of the HepatAssist Bioartificial Liver Support System for the treatment of fulminant hepatic failure [abstract]. Hepatology. 2001;34: 299A.

8. Benson K, Hartz AJ. A comparison of observational studies and randomized, controlled trials. N Engl J Med. 2000;342: 1878 - 1886.

9. Concato J, Shah N, Horwitz RI. Randomized, controlled trials, observational studies, and the hierarchy of research designs. N Engl J Med. 2000;342: 1887 - 1892.

10. Jiang YS, Chen YM, Yao JL, et al. Evaluation of the therapeutic effect of artificial liver support system on severe viral hepatitis. Chin J Intern Med. 2000; 39: 115 - 117.

11. Mitzner SR, Stange J, Klammt S, et al. Extracorporeal detoxification using the molecular adsorbent recirculating system for critically ill patients with liver failure. J Am Soc Nephrol. 2001;12(suppl 17): S75 - S82.

12. He JQ, Chen CY, Deng JT, et al. Clinical study on the treatment of fatal hepatitis with artificial liver support system. Chin Crit Care Med. 2000;12: 105 - 108.

13. Heemann U, Treichel U, Loock J, et al. Albumin dialysis in cirrhosis with superimposed acute liver injury: a prospective, controlled study. Hepatology. 2002; 36: 949 - 958.

14. Schiodt FV, Davern TA, Shakil O, McGuire B, Samuel G, Lee WM. Viral hepatitis-related acute liver failure. Am J Gastroenterol 2003;98: 448 - 453.

15. Khuroo MS, Kamili S. Aetiology and prognostic factors in acute liver failure in India. J Viral Hepatol 2003;10: 224 - 231.

16. Lee WM. Drug-Induced Hepatotoxicity. N Engl J Med 2003;349: 474 - 485.

17. Vale JA, Proudfoot AT. Paracetamol (acetaminophen) poisoning. Lancet 1995; 346: 547 - 552.

18. Rengstorff DS, Osorio RW, Bonacini M. Recovery from severe hepatitis caused by

mushroom poisoning without liver transplantation. Clinical Gastroenterology and HEPATOLOGY 2003;1: 392 - 396.

19. Enjalbert F, Rapior S, Nouguier-Soule J, Guillon S, Amouroux N, Cabot C. Treatment of amatoxin poisoning: 20-year retrospective analysis. J Toxicol Clin Toxicol 2002: 40: 715 - 757.

20. Broussard CN, Aggarwal A, Lacey SR, Post AB, Gra mlich T, Henderson M, et al. Mushroom poisoning—from diarrhea to liver transplantation. Am J Gastroenterol 2001;96: 3195 - 3198.

21. O'Grady JG, Alexander GJM, Hayllar KM, Williams R. Early indicators of prognosis in fulminant hepatic failure. Gastroenterology 1989;97: 439 - 455.

22. Bailey B, Amre DK, Gaudreault P. Fulminant hepatic failure secondary to acetaminophen poisoning: A systematic review and meta-analysis of prognostic criteria determining the need for liver transplantation. Crit Care Med 2003; 31: 299 - 305.

23. Nagaki M, Iwai H, Naiki T, Ohnishi H, Muto Y, Moriwaki H. High levels of serum interleukin-10 and tumor necrosis factor-a are associated with fatality in fulminant hepatitis. J Infect Dis 2000;182: 1103 - 1108.

24. Davern TJ, Polson J, Lalani E, Lee WM and the US ALF Study Group. Serum phosphate levels as a predictor of clinical outcome in acetaminopheninduced acute liver failure. HEPATOLOGY 2003, AASLD meeting abstract.

25. Harry R, Auzinger G, Wendon J. The clinical importance of adrenal insufficiency in acute hepatic dysfunction. HEPATOLOGY 2002;36: 395 - 402.

26. Polson J, Lee WM. American Association for the Study of Liver Disease. (AASLD) Position Paper: The Management of Acute Liver Failure. Hepatology. 2005, 41: 1179 - 1197.

27. Vaquero J, Chung C, Cahill ME, Blei AT. Pathogenesis of hepatic encephalopathy in acute liver failure. Semin Liver Disease 2003;23: 259 - 269.

28. Alba L, Hay JE, Angulo P, Lee WM. Lactulose therapy in acute liver failure. J Hepatol 2002;36: 33A.

29. Wijkicks EFM, Nyberg SL. Propofol to control intracranial pressure in fulminant hepatic failure. Transplant Proc 2002;34: 1220 - 1222.

30. Ellis AJ, Wendon JA, Williams R. Subclinical seizure activity and prophylactic phenytoin infusion in acute liver failure: a controlled clinical trial. HEPATOLOGY 2000;32: 536 - 541.

31. Bhatia V, Batra Y, Acharya SK. Prophylactic phenytoin does not improve cerebral

edema or survival in acute liver failure — a controlled clinical trial. J Hepatol 2004；
41：89 – 96.

32. Vaquero J, Fontana R, Lee W, Blei AT. Outcome of intracranial pressure monitoring in acute liver failure（ALF）［Abstract］. HEPATOLOGY 2004；40 （Suppl 1）：212A.

33. O'Grady JG, Schalm SW, Williams R. Acute liver failure: Redefining the syndromes. Lancet 1993；342：273 – 275.

34. Demetriou AA, Brown RS Jr, Busuttil RW, Fair J, McGuire BM, Rosenthal P, et al. Prospective, randomized, multicenter, controlled trial of a bioartificial liver in treating acute liver failure. Ann Surg 2004；239：660 – 667.

35. Kjaergard LL, Liu J, Adils-Neilsen B, Gluud C. Artificial and bioartificial liver support systems for acute and acute-on-chronic liver failure. JAMA 2003；289：217 – 222.

第十四章

肝移植围手术期管理

一、前沿学术综述

自 1963 年在人体成功地完成了世界第一例肝脏移植到现在,全球接受肝移植患者已达 6 万例,最长生存达 29 年。我国肝移植事业虽然起步较晚,但发展较快。1977 年我国仅有 2 家单位共完成 2 例肝移植手术(不包括港澳台地区),而到 2005 年底,据中华器官移植杂志和全国肝移植协作组统计,我国肝移植累计完成例数已经超过 8 000 例,仅 2005 年一年就施行了约 3 000 例。肝移植作为目前治疗终末期肝病的唯一有效手段已被社会各界所接受。在经历了两次发展高潮以后,我国肝移植正逐步进入平稳发展期,这一阶段不再是单纯追求例数的增加,而是从提高术后长期存活率等多个层次提出更高的要求。

术前(Child-Turcotte-Pugh,Child 评分)和(Unite Network for Organ Sharing,美国纽约器官分级)分级曾经被广泛地用于供肝的合理分配,但该类分级所包含的等级较少,同一等级内可能会有大量患者,所以有时较难决定谁更需优先手术。2002 年 2 月美国纽约器官分级将终末期肝病模型(Model for End-stage Liver Disease)作为成人肝移植的新标准。Onaca 等[1]根据移植前的评分将患者分为<15、15~24、>25 分 3 个层面,发现术后 3、6、12、18 及 24 个月生存率与终末期肝病模型评分有明显关系,分值越高患者移植后生存率越低。美国梅奥医学中心(Mayo Medical Center)的 Patrick 认为[2],终末期肝病模型评分>24 或终末期肝病模型评分>18 伴有全身炎症反应综合征是慢性肝脏疾病急性加重致肝衰竭患者肝移植后死亡的高风险因素。因此移植前行终末期肝病模型评分对预测肝移植术后患者生存率有一定的意义。

Douglas 等[3]指出,终末期肝病模型评分<21 时,终末期肝病模型评分、低钠血症和持续性的腹水均是患者早期死亡率的预测因子,当终末期肝病模型评分>21 分时,仅仅终末期肝病模型分级本身是患者预后预测因子。众多研究[4~6]表明,水和钠潴留是终末期肝病严重程度的决定因子和预后预测因子。血清钠值是对于终末期肝病患者待肝期间预后的良好预测指标。最近有学者指出,在部分伴有持续腹水、低钠血症(血清钠<135 mmol/L)的患者中,虽然终末期肝病模型评分较低,却有较高的移植前死亡率。并且随着低钠血症的进一步恶化,死亡危险度逐渐增加[3]。因此提出了终末期肝病模型- Na 的概念。将血清钠应用于对终末期肝病患者预后评估的研究较多,其中来自我国台湾省的 Teh-la Huo 等[7]提出了"终末期肝病模型评分/血清钠比率指数",即"MESO 指数"将终末期肝病模型评分/血清钠值用于评估肝硬化患者的预后。作者认为,终末期肝病模型评分/血清钠比率指数,可以预测肝硬化患者的近期和远期预后。但是,终末期肝病模型评分/血清钠比率指数本身具有分布范围狭窄的特点,故其在实际应用过程中具有一定的局限性。

随着肝移植例数的逐年增加,供体不足的问题已成为制约肝移植发展的瓶颈之一。肝移植手术的适应证逐步扩大,肝源则日益紧张,移植学家们为肝源的有效利用及新肝源的开拓也尝试了多种新移植术式,扩展供肝来源的方式也越来越多。这其中包括通过外科技术的进步而开展活体肝移植及劈离式肝移植、通过中国捐献体系的建立从而使供肝捐献数量增多、以及扩大标准供肝即边缘供肝的使用。

1989 年 Strong 等[8]利用成人左外侧叶肝对一个胆道闭锁的患儿成功实施了世界首例活体肝移植,1994 年 Yamaoka 等[9]成功开展了首例成人活体右半肝移植。进入 21 世纪,活体部分肝移植在全球范围内得到迅猛发展。依据中国肝移植注册系统统计数据,2007 和2008 年活体移植例数达到峰值,每年均达到 400 例以上,各占全年移植例数的 19%或以上。截止 2010 年 6 月,国内共完成 1483 例活体肝移植,活体肝移植技术也随之日趋成熟。虽然活体肝移植能够取得良好的效果,但仍需重视活体肝移植受者的并发症。研究表明,胆道并发症是活体肝移植最常见的并发症,发生率为 15%～30%,其中胆漏是最常见的并发症。肝动脉栓塞以及腹腔感染的发生率均高于尸体肝移植,而熟练的技术能够在很大程度上减少并发症的发生[10]。

自体肝移植已有 20 余年历史,但开展很少。德国 Pichlmayer 教授于 1988 年最早实施自体肝移植[11],随后 Hannoun 等对该技术进行了改进和简化。自体移植是目前肝脏外科难度系数最高、最需多学科共同协作的一种外科技术,中国 2005～2007 年间仅开展 8 例。

多米诺肝移植是一种针对家族性淀粉样多发性神经病(familial amyloidotic polyneuropathy,FAP)的手术术式。原位肝移植 1990 年被用于治疗 FAP,并成为目前治疗该病的唯一方法。来自西班牙 1999/2009 肝移植统计网的数据显示,多米诺肝移植后的生存率稍高于尸体肝移植和活体肝移植。中国自 2006 年开展第 1 例多米诺肝移植,目前开展很少。

劈离式肝移植最早由 Pichelmayr 和 Bismuth 提出,并逐渐在世界各大移植中心开展。劈离式肝移植最常应用于一个成人受者和儿童,目前也越来越多应用于成人之间。随着劈离式肝移植技术的进步和手术医生水平的提高,采用劈离式肝移植的术后生存率不断提高,术后发生血管和胆道并发症的风险也在可接受的范围内[12]。Yersiz 等[13]研究发现,该机构 1991/2005 间进行的 110 例劈离式肝移植,受体存活率、移植物存活率与全肝移植相当。来自英国的 King's College Hospital 在 1994～2000 年为 80 例儿童实施劈离式肝移植。随访研究表明:术后 1、3 年受者生存率分别为 93.5% 和 88.1%,移植物存活率为 89.7% 和 86.1%。而肝血管并发症及胆道并发症发生率分别仅为 7.5% 和 8.7%,与全肝移植相当[14]。目前,劈离式肝移植在欧洲和澳洲开展较多,并逐渐扩展到双成人受者的肝移植,开展处于上升趋势。而国内 2002 年开展第一例劈离式肝移植,截止到 2009 年,仅进行 72 例[15]。

辅助性肝移植能帮助急性肝衰竭的患者稳妥地渡过肝衰竭期,待受体原肝(native liver,NL)肝细胞再生和肝功能恢复正常后可停用免疫抑制剂。辅助性肝移植的常用术式主要有 3 类,其中,辅助性部分原位肝移植(auxiliary partial orthotopic liver transplantation)现在已经成为肝移植的标准术式。该方法将原左半肝或右半肝切除,再植入劈裂的部分供肝于原位。随着手术方式的改进和上述各种技术问题的解决,辅助性肝移植的适应证将不断扩大,与原位肝移植互为补充。

心死亡供体近几年也开始有所增加。心脏死亡器官捐献(donation after cardiac death)始于美国。1995年Pittsburgh和Madison的医疗团队首先报道了心脏死亡器官捐献移植案例[16, 17]。2009年11月底,中国红十字会总会在北京召开了心脏死亡器官捐献试点工作研讨会,会上决定制定心脏死亡器官捐献工作指南。随后,全国人体器官捐献试点工作正式开展。天津、浙江、广东等11个省市成为首批试点地区。截至2012年2月29日,通过人体器官捐献试点工作渠道,我国大陆实现心脏死亡器官捐献共196例,捐献大器官511个(其中肝脏161个、肾脏342个、心脏5个、肺3个)。

国外资料显示,应用心脏死亡器官捐献供体能够增加8%的移植数量,甚至能够达到25%[18]。既往文献报道心脏死亡器官捐献供体原发性移植物失功的发生率高达12%,胆道并发症的发生率高达60%[19]。而近来报道显示心脏死亡器官捐献供体并发症的发生率并不高于其他类别的供体。通过可控的程序性撤除生命支持所获得的心脏死亡器官捐献供体,其1年的患者和移植物存活率可高达100%,3年存活率分别为89.5%和68.4%,5年存活率分别为89.5%和63.2%[20]。

在原位肝移植术后开始阶段,较典型的血流动力学状态是高心排出量、低体循环阻力及高氧输送状态,少有完全正常的血流动力学状态。如果患者早期不出现高血流动力学状态,常常病死率较高。血容量过多、右房压过高易导致肝淤血,对供肝造成损害。在2011年6月于西班牙举行的第17届国际肝移植学会(International Liver Transplantation Society)上,有专家认为在移植部分供肝时监测受者血流动力学是很有必要的[2]。为避免开通血流即刻出现过高的灌注压,在处理时需考虑受者原始肝脏的门静脉压、临时性门腔静脉分流时的门静脉血流数据,有效的入肝血流调节有利于减小部分移植肝的体积。

关于移植术后感染方面,参加此次会议的法国巴黎第11大学

（Université Paris Ⅺ）Faouzi Saliba 教授则指出，感染是肝移植后受者死亡的主要原因，其中革兰阳性菌感染占 69.1%，侵袭性真菌感染也不少见。巨细胞病毒感染使移植后 1 年受者病死率增加。一些移植中心还出现了较多的耐药菌株，如抗甲氧西林金黄色葡萄球菌、抗万古霉素肠球菌。出现耐药菌的风险因素包括抗生素使用史、反复住院、有创操作、二次移植和胆道并发症等。加强控制感染的措施包括对受者和环境进行微生物监测、对机会性感染进行预防和给予抢先治疗等。

另外一个常见并发症是代谢综合征。近年发生率呈逐渐上升的趋势，其中丙型病毒性肝炎和非酒精性脂肪肝病是重要的危险因素。移植后代谢综合征与移植后心血管疾病、终末期肾病、进展性丙型病毒性肝炎和恶性肿瘤的发生相关。防治措施包括监测血脂、血压和控制慢性肾病，以及进行减肥手术。

在免疫抑制剂的进展方面。免疫抑制剂的使用更加规范化，关于移植后免疫耐受的研究一直都是移植学专家们热衷的领域。一项关于可控性耐受在儿童和成人肝移植中的诊断和预测价值的研究发现，至少 13 个外周血中的基因组能预测成人和儿童可控性耐受的表型，其中在儿童中的预测更好。

此外，对术后如何预防乙型肝炎和丙型肝炎的复发以及肿瘤的复发也一直受到关注。乙型肝炎免疫球蛋白联合核苷类抗病毒药物，可以使移植术后乙型肝炎的复发和乙型肝炎变异问题得到部分解决，但对丙型肝炎的复发和移植肝内肝外肿瘤复发尚未找到满意的解决方法，也是尚待解决的难题。

另外，影像学在肝移植围手术期发挥越来越重要的作用，尤其是准确的供体影像学评估是开展活体肝移植的先决条件，也应进一步强化其在围手术期处理中的地位。

总之，随着新的移植术式的不断发展，以及供肝肝源多途径的扩展，肝移植患者的围手术期管理显得更为重要。更应该从供肝的获取、保存、植入以及术后管理等各个环节采取有效的措施，最大程度减少各种并发症的发生。

二、临床问题

（一）肝脏移植围手术期器官功能障碍

1. 如何判断移植肝的活力？什么是原发性移植肝无功能？如何诊断？

移植手术完成后，植入新肝功能能否恢复及恢复时间是人们最为关心的问题。通常情况下，肝功能在 72～96 小时内迅速改善至正常或接近正常水平[21]。

移植肝无活力的判断有以下几点：① 早期出现肝脏功能衰竭表现，钾离子浓度明显增高，代谢性酸中毒，急性低血糖，持续加重的凝血机制障碍，如术中留置 T 管，则胆汁呈水样或明显减少或消失，但目前由于手术方式的改进，T 管已经基本不常规留置；② 如为急性排斥，则表现为手术 5～7 天以后发热、食欲不振、腹部钝痛、精神症状、腹水、肝功能异常、血胆红素升高、凝血机制障碍等，急性排斥反应应通过移植肝活检证实；③ 多普勒超声检查确认肝血流状态，如有异常应行肝动脉造影、经 T 管胆管造影、腹部 CT 等检查确诊。

移植肝无活力的常见原因包括：① 原发性移植肝无功能，多系缺血损伤，供肝冷、热缺血时间过长，肝脏感染（细胞或病毒）或药物损害等多因素所致；② 技术因素引起术后出血、血管吻合口的栓塞、肝动脉血栓形成或胆道梗阻等；③ 出现严重的排斥反应。

原发性移植肝无功能（primary liver graft nonfunction）一般指移植肝脏血流恢复后即可发生的无明确病因导致的移植肝的功能衰竭，需要紧急行再移植术，否则受体死亡则不可避免。其他病因不明的术后早期肝功能不良定义为初期的移植肝功能不良（initial poor function）。美国纽约器官分级为了更好的进行移植器官的分配，提出了以下诊断标准（表 14-1），并将发病时间延长到术后 10 天，可供参考。

美国 Johns Hopkins 提出初期移植肝功能不良的 5 个诊断标准：① 转氨酶升高，提示持续加重的肝损害；② 大量补充新鲜冰冻血浆，

表 14-1 美国纽约器官分级原发性移植肝无功能诊断标准(成人)

时间 ≤10 天
门冬氨酸氨基转移酶(AST)≥5 000 U/L 且
凝血酶原时间国际比值(INR)≥3.0 或
酸中毒(pH≤7.3)或乳酸盐浓度≥正常 2 倍

但国际标准化凝血酶原时间仍持续升高,提示肝脏合成功能恶化;③ 胆汁分泌量减少且稀薄;④ 血氨升高,提示肝脏代谢功能无法恢复;⑤ 彩色超声多普勒发现移植肝血流缓慢。在初期移植肝功能不良的基础上,若术后 3 天上述情况无改善,则原发性移植肝无功能的发生往往不可避免[22, 23]。

此外,活体肝移植术后出现的小肝综合征(small-for-size syndrome)也被认为是一种特殊类型的原发性移植肝无功能。

2. 肝移植患者血流动力学有何特点?

肝移植患者有着自身的特殊性:① 大部分患者循环动力学变化特征是高排低阻,同时有门脉高压,使门脉系统毛细血管床的滤过压增加,加上存在一定程度肝功能不全,使得血浆白蛋白的合成减少,血浆胶体渗透压降低;另外,体内醛固酮和抗利尿激素的代谢降低,体液经过再分布,第三间隙液增加,而体内液体总量实际不足[24];② 肝移植术中无肝期、新肝期对循环的干预,血流动力学存在不同的变化;③ 术中及术后大剂量激素的使用引起水钠潴留,如果输液过量可能会加重机体各脏器的水肿。

Manthous 等[25]对术后患者的研究证实,术后 3 天内实现一天或以上的负平衡,生存率明显高于正平衡组。在肝移植术后肺部并发症方面,有研究认为持久的肺水肿是导致肺炎的高危因素,而且大量输液是发生肺水肿的主要原因,其发生机制与毛细血管渗漏所致毛细血管壁损伤、通透性增加、血浆蛋白漏出是一致的。

一般外科手术后 36～72 小时毛细血管壁通透性逐渐恢复正常,液体治疗中正平衡转为负平衡。而肝移植患者术后需要使用一段时间的激素,特别在术后几天内,激素用量较大,引起水钠潴留,负平衡出现时间将被推迟,所以术后早期应当限制补液并应用利尿药以利于术后早期液体负平衡的实现。

3. 肝脏移植术后患者的液体管理具体是如何实施的?

判断液体复苏的标准以血流动力学稳定为基础,以纠正氧代谢紊乱和防止多器官功能障碍综合征为目的。

表 14-2 为肝移植术后患者疾病严重程度分类表。此表中,依据高血流动力学状况、低钠血症、营养不良、门肺高压和心功能不全的存在与否及严重程度将患者分为 4 类。尽管此分类并未在临床试验中得以检验,但它确实帮助临床医师大致评估肝移植术后者状况并据此给予重症监护治疗。例如Ⅰ类患者通常对液体治疗的反应近于正常,较Ⅱ类患者需要较少的液体补充。而Ⅱ类患者因慢性肝脏疾病更严重,会通过腹腔引流丢失更多的腹水和蛋白,需要更积极的纠正体液和蛋白损失的相应治疗。Ⅲ类和Ⅳ类患者则产生大量的腹水,并伴有一定程度的肾衰竭,对此类患者纠正其少尿和低血压的治疗,比Ⅰ类和Ⅱ类患者更需谨慎。水和电解质补充需严密监测以防钠盐和水补充过度,防止分别造成中央脑桥脱髓鞘和心肺损害。患者可承受一定程度的低钠血症,以防血管内液体负荷过多,损害本已脆弱的心肺系统[26~28]。

表 14-2　肝移植术后患者疾病严重程度分类

分级	高血流动力循环状态(心排量增加)	低血钠	营养不良(低白蛋白血症)	门肺高压	心脏功能不全(术前超声心动图,多巴酚丁胺应激超声心动图检测)
Ⅰ	－	－	－	－	－
Ⅱ	＋	＋/－	＋/－	－	－
Ⅲ	＋＋	＋＋	＋＋	－	－
Ⅳ	＋＋	＋＋	＋＋	＋	＋

肝移植术后早期(24~36 小时),由于术中血容量的丢失、大量的第三间隙体液丢失及早期的腹腔引流出大量液体,术后常表现出有效循环血容量明显减少,其监测的方法除了常用的中心静脉压及肺动脉

嵌顿压为指标外,还有每搏量变异度(stroke volume variation)以及被动抬腿试验(passive leg raising, PLR)。每搏量变异度是评估患者血容量状态的敏感指标,也是判断机体对液体治疗反应性的重要指标[29],可预测循环系统对液体负荷反应性[30]。患者低血容量时每搏量变异度值明显增大,每搏量变异度>10%时提示血容量不足;每搏量变异度<10%时予容量负荷后很难出现心输出量增加,应避免输入过多液体。每搏量变异度、心输出量、心指数、中心静脉压等均用于血容量的判断,其中每搏量变异度与血容量变化的相关性最好[31]。通过对每搏量变异度值分析可预测心血管系统对液体负荷反应的效果,判断其容量状态,对指导血流动力学调控具有较大价值[32]。如中心静脉压<6 cm H_2O 或每搏量变异度>10%、被动抬腿试验阳性,同时合并有少尿、血压和(或)心率波动较大时则提示血容量严重不足或出血,必须密切观察患者的腹腔引流量、腹围、血细胞比容和血流动力学情况,并采取相应措施。如为出血应立即探查止血;如为术后低血容量应给予扩容治疗。术后早期24～36小时内,纠正患者低血容量状态应以输注胶体为主。

另外,彩色多普勒血流显像(colour doppler flow imaging)对术后血流动力学的监测及并发症的早期诊断和鉴别诊断也能提供重要的依据。彩色多普勒血流显像对血流的监测具有较高的敏感性及特异性,特别是门静脉血流量的定量分析、肝动脉频谱形态、阻力指数等在预测肝移植术的预后方面具有重要的价值。

在维持循环方面,腹腔出血是术后48小时内低血压的常见原因。术后应早期迅速补充术中、术后失血(血细胞比容<30%),维持血流动力学稳定在最佳状态。对于循环稳定的患者,肺动脉嵌顿压(或中心静脉压)低、提示容量不足时,应选用胶体液(白蛋白或新鲜血、新鲜冰冻血浆)扩容。在循环、容量皆稳定时(通常24～36小时后),使用最小量的晶体液保持静脉通道开放。在24～36小时后,第三间隙体液逐渐减少,补液过程中应避免液体负荷过重,中心静脉压不宜过度升高(<12 cm H_2O),容量正常时出现低血压,可使用钙剂(特别是在血钙低的情况下)和肾上腺素。早期注意应避免使用 α 受体兴奋剂。

在补液量方面,与普通手术后患者一样,肝移植患者术后的补液也必须遵循补液的基本原则,按生理需要量、额外损失量和累计损失量 3 个方面计算,应注意的是必须考虑到第三间隙体液的进行性丢失。肝移植患者多属择期手术,术前已有充分准备,累计损失量除术中损失外几乎为零。生理需要量和额外损失量的补充还必须考虑患者的心血管系统、肾脏功能及肝功能的恢复状况。

术后 48 小时内应密切观察腹腔引流管的引流量及管道的通畅与否,以防止腹腔内积血,并且还应该注意有无消化道出血的症状与体征。发生术后出血时应考虑患者术前有无凝血系统的功能障碍及纠正的程度,其次应考虑手术创伤的大小、术中是否彻底止血以及术中出血量的多少,并且与供肝复流后的肝功能好坏也有密切关系。

补液的类型应根据患者的具体情况而定,白蛋白与小分子羟乙基淀粉在生理影响较小的情况下能有效增加血浆胶体渗透压扩充血容量;新鲜冰冻血浆可扩充血容量及补充凝血因子;全血或单纯红细胞可纠正患者的失血以维持血细胞比容在 30%;输入晶体液可维持生理需要量及补充第三间隙丢失的液体;一定量的胶体可扩充血容量并维持机体的胶体渗透压。补液过程中,应注意保证水、电解质和酸碱的平衡,尤其是纠正钾的异常和代谢性碱中毒。

4. 如何评价 24 小时乳酸清除率对肝移植术后患者预后的影响?

既往的研究已经证明,血乳酸可以作为判断肝移植患者预后的有效指标[33]。但在临床仍发现血乳酸监测的缺陷:基础血乳酸值与部分患者的预后关系不密切,特别是肝移植患者,手术创伤大、时间长,新移植的肝脏不能迅速产生功能,术后的血乳酸值不能准确反映患者病情的严重程度。可见单纯血乳酸水平尚不能充分反映患者术后的状态,因此提出了血乳酸清除率的概念[34]:

$$24 \text{ 小时血乳酸清除率} = \frac{(\text{入重症医学科血乳酸值} - 24 \text{ 小时后血乳酸值})/}{\text{入重症医学科血乳酸值} \times 100\%}$$

血乳酸清除率可作为评估预后的重要指标,在临床实践中也发现血乳酸清除率能更好判断严重感染患者预后[35]。血乳酸得不到有效清除,说明其组织细胞灌注和氧合未得到改善,病情进展恶化,极易发展成多器官功能不全综合征,患者病死率升高;反之,如果临床抢救治疗得当,组织灌注和氧合得以迅速好转恢复,组织细胞内乳酸浓度下降,乳酸清除率升高,则病情好转。这种方法避免了以单纯的血乳酸水平来判断患者的疾病状态和预后,又能够动态观察血乳酸的变化[34]。

研究结果证实了肝移植早期并发症的发生与 24 小时血乳酸清除率关系密切,通过受试者工作曲线下面积分析来确定肝移植患者发生早期并发症时乳酸清除率的阈值,以及敏感性和特异性,研究结果显示阈值为 34.5% 时,受试者工作曲线下面积达 0.951,其敏感性和特异性分别为 95.3% 和 86%,因此,当早期血乳酸清除率<34.5%可以很好预测肝移植早期并发症的发生[11]。

5. 肝脏移植术后机体代谢有何变化?

原位肝移植患者转入重症医学科时,多呈低体温(33～35℃)和高血糖状态,低温可能导致室性心率失常和凝血机制障碍。早期(术后24～48 小时)须限制糖的输入,通常在血糖高于 10 mmol/L 时使用胰岛素控制血糖,并根据血糖监测结果调整用量,于第一个 24 小时将血糖降至满意水平,维持于 6～8 mmol/L。约 60% 原位肝移植患者术后转入重症医学科时存在低血钾,血钾低于 4.0 mmol/L 即开始补钾治疗。对于高钾患者应限制补钾,必要时给予胰岛素和钙剂。

6. 肝脏移植术后呼吸功能的改变有何特点?

肝移植是上腹部的大手术,由于手术直接在膈下操作,手术时间长,术中分离肝脏及肝癌周围淋巴清扫时对膈肌的直接损伤、术后局部渗血、出血等刺激膈肌;切口疼痛及术后镇静、镇痛,以及术后发生的肺水肿、肺部感染、肺不张、胸腔积液等并发症,这些因素均对呼吸功能产生影响。加上术前部分患者已经存在低氧血症,故肝移植术后患者易发生术后呼吸功能不全。因此,机械通气是肝移植患者术后重症医学科的标准支持治疗。

然而,由于肝移植受者多身体状况衰弱,对血流动力学变化耐受力差,术中患者下腔静脉及门静脉阻断的无肝期内需输入较多液体,以至恢复肝循环后中心静脉液体负荷突然剧烈增加,从而极易引起肺水肿。另外,血流阻断时血管床内淤血及缺血再灌注时移植肝产生的炎性介质,也是导致术后肺动脉压力增高以及肺血管床通透性改变的重要因素[36]。即使在应用静脉-静脉转流的肝移植患者,也会因为转流过程中补体激活而导致肺损伤及肺间质水肿[37],加之患者术前已存在的广泛肺内分流及肝移植术后肺顺应性严重下降而导致的广泛肺泡萎陷,使术后呼吸衰竭在普通机械通气模式时常难以纠正,因此,人工通气时多采用呼气末正压促进肺氧合。

7. 肝脏移植术后呼吸功能管理有何特点?

原位肝移植术后早期肺水肿及胸膜腔积液的常见原因是液体负荷量过大,通过严密的液体管理可将这类危险降到最低水平。值得注意的是,在术后24~36小时循环血容量通常有一个从较低转为逐渐升高的过程,需严密监测中心静脉压并使之维持在6~10 cm H_2O。在灌注良好的情况下,只要中心静脉压>10 cm H_2O,就可采用限制液体及利尿措施。ARDS是较严重的并发症,发生率较低(1%~4%),低氧血症是ARDS的主要表现。低氧输送是术后多种并发症发生的主要诱因,引起全身重要脏器氧供需失衡,器官功能障碍,最后导致多器官功能衰竭。

术后早期呼吸机辅助呼吸时间视患者呼吸能力而定,一般手术后12~36小时内停机拔除气管插管。但是术中失血量多(>3 000~5 000 ml)、术前已存在呼吸功能不全、肝肺综合征、术后供肝衰竭者,应延长辅助呼吸时间。

8. 肝脏移植术后如何设定呼气末正压?

高水平的呼气末正压(PEEP)虽可使肺容量增加,但可引起静脉回流受阻及横膈下移,导致心输出量减少和中心静脉压升高。但是,由呼气末正压引起的肝血流量的减少却无法通过补充血容量恢复体循环血流动力学来纠正[38]。因此,在应用PEEP过程中,应在满足基本氧分压需要的同时尽量降低PEEP值,以减少对心输出量的影响,而最大程度地维持血流动力学稳定,消除对肝血流量的影响。

文献报道,10 cm H_2O 的呼气末正压虽然可使肝血流量有相当程度减少,但对系统血流动力学及移植肝代谢无明显影响[39],当呼气末正压超过 15 cm H_2O 后,动脉血氧分压并无明显提高,反而出现了明显的中心静脉压及门静脉血液流速变化,表现为中心静脉压增高,门静脉血液流速减慢。因此,使用过高的呼气末正压是危险的,特别是对于肺顺应性很差的患者而言。

因此,肝移植术后患者宜用 4 cm H_2O 左右的低水平预防性呼气末正压,以防止肺泡膨胀不全,但不应高于 15 cm H_2O,以免影响血流动力学,特别是影响肝脏氧供需平衡。

9. 肝脏移植术后机械通气的撤机指征有哪些?

当一般情况改善、生命体征稳定,并达下列标准时可考虑终止机械通气: ① 患者完全清醒;② 咳嗽及呕吐反射正常;③ 气体交换正常;④ 气道峰压<20 cm H_2O;⑤ 胸部 X 线片正常。

一旦停机拔管,即应开始胸部理疗,包括鼓励咳嗽和深呼吸、呼吸功能锻炼。如患者出现呼吸功能短时间内不能改善,呼吸机暂不宜撤离的情况,应加强气管管理,防止呼吸机相关性肺炎的发生。

10. 肝脏移植术后如何防治肾功能损害?

肝脏移植术后常并发肾脏功能不全,临床上可以表现为轻度的血肌酐和尿素氮增高,也可以表现为少尿(少于每小时 0.5 ml/kg)或者无尿。其发生可能与术前存在肝肾综合征、手术中出血较多、无肝期阻断下腔静脉以及多种药物的损害有关。因此保护肾功能、预防肾功能损害比肾功能损害后的治疗更为重要。首先要避免过量液体负荷对肾脏的不利影响,严格控制液体的出入量,在维持满意的肺动脉嵌顿压的同时,以尽可能少的液体维持组织灌注,避免血压的大幅度波动。

术后需密切关注尿量的变化,一旦发现每小时尿量有所减少,如可排除由于有效血容量不足引起的肾前性少尿,就应高度警惕肾功能的损害。对于术前肾功能正常且手术过程平稳无较大血流动力学改变的患者,这种少尿常为自限性的,一般只需对症处理,少尿症状可在2～3天后消失。肾功能损害导致尿量减少时,尿量的维持可以采用利尿剂利尿治疗,如适量的袢利尿剂等,一般可以从小剂量开始,如果没有反应可以考虑成倍地加大剂量。另外,特利加压素可选择性地收缩内脏和皮肤的血管,并扩张肾小球动脉,增加肾小球灌注,改善肾脏微循环,有效治疗肝肾综合征所致的少尿。对于顽固的少尿或无尿,可予以甘露醇联合呋塞米(速尿),有时可有效改善尿量。但甘露醇对肾脏有一定的毒性作用,且输注速度快,使用时需权衡利弊,不宜滥用,尤其对年老体弱、心功能不全者更须小心谨慎。如果治疗后尿量仍无明显增加,则应限制液体的输入,量出为入。限制液体后,应调整其他药物的剂量,并尽可能减少肾毒性药物的使用,必要时可考虑透析治疗。肝移植术后肾功能不全进行透析治疗可延长患者生存时间,但对改善其预后作用不明显。可能因为肝移植术后肾衰竭出现少尿或无尿才行透析治疗的时机已偏晚。肝移植术后肾功能不全行血液透析的时机和指征仍需进一步探讨。

11. 肝脏移植术后如何进行凝血功能的管理?

多数准备接受肝移植的患者存在凝血功能障碍,如无活动性出血,术前可暂不处理。

术后早期亦可出现凝血功能障碍,主要是因为:原发肝脏疾病及移植肝的功能不全致凝血因子合成不足,严重的手术创伤和移植排斥反应致凝血物质聚集性消耗及纤溶亢进,肝脏缺血灌注损伤产生类肝素样物质和酸性代谢产物影响血管的收缩功能和凝血机制,外源性的促凝和抗凝物质输入等。肝移植术后常见血小板减少,主要是由于血小板在创伤处和移植肝中被消耗、在脾脏被清除。

凝血酶原时间、部分凝血活酶时间如延长至2倍正常值,应予纠正。严重的持续的凝血功能障碍,通常提示移植肝原发性无功能或原发性移植肝功能不全。术后腹腔内出血,有时量很大但仅表现为血细胞比容下降和腹围增加,需密切检测血红蛋白、血细胞比容、血压、心率、引流液的质和量,行超声检查有助诊断腹腔内出血。如血红蛋白经积极输血仍无法纠正,或循环不稳定、腹腔内大量积血时,需在抗休克的同时剖腹探查,控制出血,清理血块。Budd-Chiarri综合征存在高凝状态,肝移植术后应适当使用抗凝剂以防止血栓再形成。

预防凝血功能障碍主要有以下几个方面:

(1)止血药物的应用 若无腹腔广泛渗血,无需应用止血药物。如果肝功能基本恢复,经肠内或肠外途径补充维生素K可纠正已延长的凝血时间。若部分凝血活酶时间明显延长、纤维蛋白原<2 g/L并有出血时,可给予补充凝血酶原复合物与纤维蛋白原。

(2)血小板的应用 对术后血小板的合适维持范围一直存在争议。一般情况要求血小板在$(20\sim30)\times10^9$/L以上。无明显出血倾向如腹腔出血和静脉、胃肠道、泌尿道出血等则无需输注血小板。但应小心控制血压,自发性颅内出血的危险随血小板减少而增加,考虑有脑出血危险时酌情输注血小板。如果输入无效,须静脉应用人体丙种球蛋白(5 g/天持续2天)以减少血小板的破坏。

(3)新鲜全血或新鲜冷冻血浆的应用 若凝血酶原时间延长超过18秒或INR比值超过1.8并伴有出血时,可酌情使用新鲜全血或新鲜冷冻血浆。当凝血机制正常时,提高血浆蛋白以补充纯白蛋白为主(10~30 g/天),慎用大量新鲜血浆。

(4)疏通微循环药物 在凝血机制正常、临床上无明显出血的情况下,可使用10%低分子右旋糖酐250~500 ml/天,前列腺素每分钟E120 ng/kg,复方丹参注射液20 ml/天,控制血细胞比容在30%以下。

(5)抗凝药物的应用 当血液处于高凝状态(血小板计数>300×10^9/L,血细胞比容>44%)时,可应用肝素50 U/kg每8小时皮下注射1次,或潘生丁100~150 mg/天,分2~3次口服。根据血小板、凝血功能的监测进行调整。

12. 肝脏移植术神经系统障碍主要表现有哪些?如何进行防治及处理?

近10年来文献报道,肝移植术后中枢神经系统并发症总发生率为7%~47%[40~42],其中弥漫性脑病发生率为3.2%~21.1%,脑中央髓鞘溶解症为0.4%~3.8%,脑出血和脑梗死分别为0.3%~

6.5% 和 0.4%~2.5%,癫痫为 0.8%~7.2%,中枢神经系统感染为 0.4%~1.6%,锥体外系病变为 1.7%~4.3%。

肝移植术后神经系统病变的预后取决于对病情的判断和及时正确的处理。弥漫性脑病在治疗上必须强调综合治疗,包括积极的纠正全身代谢紊乱、有效控制感染、合理的使用免疫抑制药物等。在控制术后高渗透压、高血钠方面,单纯的限制钠摄入往往起效缓慢。连续肾脏替代治疗可以有效合理地降低过高的渗透压和血钠,维持水电解质的平衡,并可同时清除体内的毒素和代谢废物,值得推荐。与免疫抑制药物毒性有关的患者,可以减少或暂时停用这些药物。同时,免疫抑制药物之间的转换也有利于改善症状[43, 44]。

对癫痫的治疗因其多有明确的病因,针对病因的治疗更为重要。同时,应使用抗癫痫药,以避免再发。但必须明确,大多数抗癫痫药物会干扰细胞色素 p450 系统而影响免疫抑制药物的血中浓度,此时应严密监测血药浓度并适当调整免疫抑制药物的用量。随着病因的消除和全身状态的改善,多不需要抗癫痫药物持续治疗。

脑血管意外特别是脑出血的治疗更强调预防的重要性,应及早纠正凝血功能,一旦发病则预后较差。脑梗死的预后远好于脑出血,在临床处理中应区别对待。

脑中央髓鞘溶解症的预后与临床表现严重程度、原发病及影像学结果均无关。脑中央髓鞘溶解症患者如果没有出现并发症并能及时处理,就有生存的希望。治疗的关键在于积极防治其他并发症,如长期卧床导致的感染,并给以神经营养和康复训练。

中枢神经系统感染一旦发生,预后多较差,提高对本病的认识并预防性使用抗生素有利于防治该病的发生。

13. 肝脏移植术有哪些胃肠道并发症? 如何管理?

原位肝移植术后早期胃肠道较为严重的并发症是消化道出血,常见的原因是应激性胃炎、十二指肠溃疡、鼻胃管黏膜损害。所有原位肝移植术后早期患者应常规使用预防应激性溃疡药物。自发性小肠穿孔较少见,其原因常为大剂量的糖皮质激素、手术中电灼伤、肠道真菌损害。小儿患者应注意肠套叠的可能性。巨细胞病毒感染在术后早期1～2周较少见(多见于6～8周),但常表现为弥漫性出血性溃疡,肠道内应用抗真菌药物是最好的预防真菌感染的方法。

此外,肝移植术中需要阻断肝门,易发生肠组织缺血、缺氧,氧自由基增多,导致再灌注损伤[45]。由于肝门部的血流被阻断,肠道内毒素增加,对肠黏膜有直接损伤作用的肿瘤坏死因子-α增加,导致内毒素血症发生及免疫屏障受损,从而使肠道菌群失调的发生成为可能。而术后免疫抑制方案的调整、患者免疫状态的改变、抗生素的使用、肠外营养的治疗及各种术后并发症的发生也可能会在一定程度上造成肠道菌群失调,促进细菌移位的发生,使病情进展。

14. 肝移植术后患者营养代谢有哪些特点?

尽管肝脏移植解决了肝脏代谢的紊乱,但肝移植患者术前多伴营养不良,术后又处于严重应激后的高分解代谢状态,积极的营养支持仍然非常必要。手术后应激反应及大量糖皮质激素的使用导致高糖血症更为明显,糖的利用减少。但过多的脂肪供给可导致脂肪廓清障碍,机体免疫抑制及网状内皮系统对内毒素清除障碍。因此,营养支持时须加强代谢及肝功能监测。

肝移植术后早期电解质紊乱较常见,胃液引流、胆汁引流和腹腔引流使电解质丢失增加,大量使用利尿剂使血钾、磷、镁迅速下降,大量血制品输入、激素、环孢素和FK506可导致高血钾和其他电解质紊乱(如高钠),环孢素还可加重镁和磷的丢失,另外移植术后患者食欲改善重新使血钾、磷、镁进一步下降,必须严密监测血清电解质的浓度。

15. 肝移植术后营养支持的原则是什么?

多数研究表明,积极的营养支持有助于改善肝移植术后氮平衡,减少重症医学科停留时间、减少医院消费、减少移植后感染的发生,尤对于接受肝移植的儿童,营养支持应更为积极,术后立即营养支持有助于患儿更为容易地脱离呼吸机,减少感染的发生,加快伤口愈合[46]。

肝移植术后代谢率增高,实测基础代谢率约是H-B公式估算的1.2～1.3倍,故移植术后应激状态及正处恢复期肝功能,热量提供可从每天83.7～104.6 kJ/kg开始,糖脂比6:4或5:5。由于常伴高糖血症及可能出现的脂肪廓清障碍,须严密监测血糖及血脂的代谢,且因移植术后补液容量的限制,宜适当提高补充的营养底物密度。

肝移植成功后,血浆支链氨基酸/芳香族氨基酸比例在趋于正常,此时如无明显应激、氮质血症或肝性脑病,补充平衡氨基酸液或是强化支链氨基酸的复方氨基酸液,对于病情无明显影响。蛋白质供给量每天 $1\sim1.5\,g/kg$。此外,必须严密监测血清电解质的浓度,并根据检验结果及时纠正肝移植术后的电解质紊乱。

肠内营养是肝脏移植术后的最佳营养途径,对合并营养不良的肝移植患者,推荐术中置入空肠营养管,术后数小时即可低速泵入等渗的肠内营养制剂。能口服摄食时,肠内营养逐渐减量,至术后 $5\sim7$ 天,过渡到正常经口摄食。

不能接受肠内营养的患者,术后立即给予肠外营养可使营养不良患者重症医学科停留时间缩短、氮平衡改善。但比较此类患者应用高支链氨基酸与平衡氨基酸对预后的改善方面并未显示出优势。不伴有营养不良且术后几天内很快进食者可以不给肠外营养,术后 $3\sim4$ 天开始流质饮食,逐渐过渡至普通饮食。

(二) 肝移植围手术期感染

16. 肝移植术后患者的感染有何特点?

细菌是肝移植术后严重感染的主要病原体,发生率是 $35\%\sim70\%$,多发生在移植后 2 周内。由于肝移植手术较其他移植手术复杂,术程较长,且术中无肝期需阻断下腔静脉易造成肠道菌群易位,如果受者原发病为重型肝炎,则术前全身情况差,多合并营养不良、存在原发性腹膜炎和中毒性鼓肠,肠道屏障功能受损,使得术后更容易发生细菌感染。感染常发部位是腹腔和胆道、手术伤口、肺以及伴有或不伴有尿道感染的血液感染[46]。

肝移植受者较其他器官移植受者更易发生真菌感染,深部真菌病可达 50%,以白色念珠菌感染最常见,其次为曲霉菌感染。有研究报道,肝移植患者术后真菌感染的发生率为 38%,其中白色念珠菌感染占 71%,球拟酵母菌感染占 20%,曲霉菌感染占 11%。在尸体解剖中,肝移植发生率为 25%,以曲霉菌感染最常见,占 70.6%;其次为念珠菌感染,占 25.5%。真菌感染的高危因素包括:营养不良,术前已反复、长期使用多种广谱抗生素、脾功能亢进导致白细胞计数减少、低丙种球蛋白血症、氮质血症等。80%的真菌感染发生在移植后第 1 个月,90%发生在移植后前 2 个月。曲霉菌感染的发生时间稍晚于念珠菌感染,50%的感染发生在移植后 38 天内。肝移植术后发生真菌感染的受者死亡率非常高,达 25%~69%,曲霉菌感染更高达 80%~100%[47]。

腹腔感染是肝移植受者较为独特的感染方式。与其他器官移植相比,肝移植的手术时间更长,手术操作更复杂,出血量更大,而其特殊的手术方式如 Roux-en-Y 胆肠吻合术也是引起腹腔感染的潜在因素。

移植肝肝脓肿大多与手术操作有关,如胆道梗阻和肝动脉血栓,脓肿可以是单发或多发。肝脓肿可表现为发热和白细胞计数升高。常见的病原体包括肠道杆菌、肠球菌、厌氧菌。超声或 CT 可协助诊断。治疗方法为引流和静脉用抗生素,如果感染来源于胆道则应该纠正胆道的异常。在动脉血栓形成的病例中,感染症状可用抗生素控制。

胆道感染除与手术操作有关外,危险因素尚包括胆道梗阻和胆道放射性检查后引起的胆管炎,如胆管造影或逆行胰胆管造影。胆道梗阻的患者可周期性发生胆管炎,部分病例在行胆管扩张术后可以缓解,但其他的患者往往需要手术解除阻塞。胆道感染的诊断有一定困难,因为许多患者不表现典型的发热、腹痛和黄疸三联征,临床上很难和肝脏排斥反应相鉴别。如果出现菌血症或胆管周围组织活检显示有中性粒细胞聚集的胆管周围炎则可以诊断。当怀疑发生胆管炎时,治疗方面应选用针对革兰阴性肠道杆菌和厌氧菌的抗生素。行胆管造影和逆行胰胆管造影后,由于会发生胆管炎和菌血症,所以应该预防性使用抗生素。

腹膜炎常伴随其他的腹腔感染,比如腹腔脓肿、胆管炎、胆汁漏及腹腔器官破裂等。胆汁性腹膜炎发生在 T 引流管拔除后,患者对胆汁性腹膜炎的耐受性较好,常可以自行恢复,但有时持续的胆汁漏引起的化学性腹膜炎会引起二次感染。最常见的病原体是肠球菌和需氧的肠道革兰阴性杆菌,而葡萄球菌较少见。确诊腹膜炎后,治疗方法包括持续使用抗生素,脓肿穿刺引流和纠正胆汁漏等。

对于需要经常性进行腹腔内操作以及腹腔手术时间较长的患者,腹腔脓肿是常见的感染。仅有 1/3 的腹腔脓肿伴有菌血症。好发部位是肝脏周围,而脾脏周围、结肠周围、盆腔也可见脓肿发生。大多数发生脓肿的患者在过去 30 天内有移植或腹腔手术史。1/3 的脓肿是多发性的,虽然厌氧菌和革兰阴性肠道细菌是主要致病菌,但凝固酶阳性或阴性的葡萄球菌也可引起感染。一般可以用放射学检查,如CT 和超声来给脓肿定位,有时只有通过开腹手术才能发现脓肿。治疗方法是穿刺引流以及应用针对病原菌的抗生素。在多数病例中,患者会有发热,但也有一些脓肿患者,尤其是念珠菌引起的脓肿没有明显的发热。

17. 导致肝脏移植术后患者发生感染的危险因素有哪些?

感染性并发症是肝移植患者术后其他各种并发症和病死率增加的主要原因之一,临床肝移植感染性并发症的有效预防与治疗极为重要。2005 年,中华医学会外科学分会根据迄今为止的国内外临床总结,制定了应用抗感染药物防治外科感染的指导意见《临床肝移植细菌感染的预防与治疗》,指出呼吸道、腹部(胆道)及血液是最为常见的感染部位,主要由于终末期肝脏疾病患者的长期卧床、呼吸道分泌物清除困难、手术后机械通气时间延长、胆道缺血性损害、腹腔出血以及外源性(导管)污染等原因所致。肝移植围手术期感染的常见原因如下。

(1) 手术前因素 肝移植患者原发肝脏疾病以及由此而产生的全身病理生理状况是固有的危险因素。如终末期肝脏疾病肝性脑病导致的术前气管插管使用呼吸机或坠积性肺炎病史、大量腹水(或自发性细菌性腹膜炎)病史、移植前进行的缓解手术等,均增加了手术后感染的机会,且致病菌通常具有多重耐药性。另外,长期营养不良也是儿童感染发生的诱因之一。

年龄是另一个重要的易感因素,肝移植患者免疫状态与感染表现的严重程度均与年龄密切相关,如儿童对呼吸道合胞病毒、副流感病毒、凝固酶阴性的葡萄球菌等病原体引起的严重感染,症状往往很轻,而成人则表现较为明显的临床症状。

在手术前因素中也必须考虑供体相关感染,肝移植受体患者直接暴露在供体可能存在的活动性或潜在性感染面前,如供体细菌、真菌或巨细胞病毒、艾滋病病毒和肝炎感染等。

(2)手术中因素　肝移植手术某些特殊性操作可能是手术后感染性并发症的诱因,如 Roux-en-Y 胆总管空肠吻合术以及胆总管吻合＋T 管引流;手术时间延长(>8 小时);术中大量出血(>5 000 ml),术中手术野的污染等。这些因素均明确增加手术后感染性并发症的发生率[48]。

(3)手术后因素　肝移植技术性问题、免疫抑制药物、动(静)脉导管和各种引流管的放置以及手术后医院内的暴露过程,是手术后主要的四大危险因素。

肝动脉栓塞虽然较少见,却是最严重的引起感染的肝移植技术性问题,可以导致肝内缺血区域坏死,继而发展为肝脓肿与严重感染[49];其次是胆道感染,可继发于供肝冷(热)缺血时间过长、肝动脉栓塞以及手术技术性问题[50]。

免疫抑制药物是肝移植手术后受体感染性并发症最重要的危险因素。应用免疫抑制药物不仅在于控制排斥反应,同时应减少全身免疫功能损害和手术后并发症的发生率和病死率。与环孢霉素比较,FK506 导致的感染发生率相似,但副作用和并发症的发生率以及病死率有明显的改善[51]。急性排斥反应的大剂量免疫抑制药物冲击治疗,增加外源性感染和自身潜在感染的发病率。特别是使用 OKT3 治疗类固醇难以控制的急性排斥时,感染的程度与发生率均较常规免疫抑制药物治疗严重。

手术后,各种不同部位导管的使用也是导致感染的一个重要原因。中心静脉导管、Swan-Ganz 肺动脉漂浮导管是术后发生严重感染的常见原因,同样,尿道感染和呼吸道感染(肺炎)与导尿管、气管插管的延长使用有关。

肝移植受体特别是老年人和儿童的手术后医院内空气暴露、接触、输血、输液以及用具等是导致常见病原体感染的一个重要原因,常见的有细菌(革兰阳性球菌)、真菌和病毒(乙型肝炎病毒、丙型肝炎病毒、巨细胞病毒),部分严重感染可致死。

18. 肝移植术后感染时间有何特性?

Fishman 和 Rubin[52] 曾总结了各类感染发生的时间先后特点,即术后感染谱随时间的不同而变化。这种对感染在时间特点上的划分也有利于制定行之有效的移植术后感染预防方案。该"感染时刻表"将移植术后划分为 3 个阶段:移植术后第 1 个月、第 2~6 个月以及手术 6 个月之后。不同阶段感染的特点不同。

(1)移植术后第 1 个月往往是感染发生率最高的时间,根据受体的感染情况可分成 3 种类型:① 病原体与接受相同时限重症监护的其他术后患者类似,为院内感染。95%的感染病原菌为细菌和真菌,患者可以表现为胆源性脓毒血症、肺炎、泌尿道和伤口感染。细菌仍然是移植术后早期最常见的病原菌。据报道,肝移植术后细菌感染高危因素包括急性排斥反应,重症医学科住院时间较长,术前合并急性肝衰竭等[53]。② 受体在术前的潜伏性感染,只是未被发现,移植后感染有所加重。③ 移植物携带细菌、真菌、寄生虫以及病毒造成的感染。临床 95%以上的感染属于第一种类型。另外,在这段时间内,尽管免疫系统被严重抑制,但机会性感染并不多见,提示免疫抑制药物的持续应用时间是一个重要的感染相关因子。

(2)移植术后第 2 至第 6 个月,患者主要面临机会性感染的危险,绝大多数由巨细胞病毒和卡氏肺囊虫引起。部分可由术后第 1 个月发生的感染迁延或术后因技术、解剖并发症引起[54]。

(3)移植术 6 个月之后,感染的类型主要取决于移植物的功能和制定的免疫抑制方案,80%以上的移植患者拥有功能良好的移植物且免疫抑制剂维持在最低水平,此类患者的感染并发症少,主要是肺部感染。大约 10%的移植患者有慢性病毒感染。此类感染危害较大,可以引起移植物失功,如埃-巴(Epstein-Barr Virus,EBV)病毒甚至可引起致命的移植后淋巴增生紊乱,乙型或丙型肝炎再感染引起病毒性肝炎和肝癌的复发。尚有另外 10%的患者由于急、慢性排异反应而强化免疫抑制,则更容易面临危及生命的机会性感染[55]。

19. 肝移植术后的机会性感染、二重感染和混合感染各有什么特点?

实体器官移植后有 7%～32%的受者会出现巨细胞病毒感染相关问题[56,57]。结核的发生率根据所在地区传染性不同,发生率为1%～15%不等,其他像肺囊虫、弓形虫、诺卡菌属、李司忒菌属感染也并不少见。免疫抑制方案对机会性感染的发生率也有影响。对于术后正在使用环孢素、甲基强的松龙和 FK506 免疫抑制的患者,如果血清学阳性,其发展成为有症状感染即巨细胞病毒病的可能性为 10%,如果使用 OKT3,那么发展成巨细胞病毒病的可能性则>50%。

免疫低下和广谱抗生素的广泛应用是造成二重感染明显增多的原因,而肝移植受者比其他器官移植受者更易发生真菌感染,发生率是 20%～42%,一旦发生其病死率高达 25%～69%。念珠菌仍然是真菌感染中的主要致病菌,导致念珠菌感染发生的高危因素有血肌酐升高、手术时间过长、再次移植或者手术时念珠菌侵入。具有以上 4 种诱因的受者中有 2/3 的发生了侵入性真菌感染。其他的危险因素有术前或术后使用固醇类药物,长期使用广谱抗生素和巨细胞病毒感染。肝移植受者有 1.5%发生侵袭性曲霉菌感染,其感染后死亡率更高达 80%～100%。发生时间稍晚于念珠菌感染,50%的感染发生在移植后 38 天内。新生隐球菌是位列第三的常见病原菌[58]。

由于越来越多的移植受者接受预防性抗真菌治疗,因此新出现的耐药真菌(或对抗真菌药物敏感性下降的菌种)感染也日渐增多。新出现的真菌病原体有球孢子菌、毛霉菌、组织胞浆菌和其他霉菌。球孢子菌感染的移植受者容易出现播散性感染,常见感染部位包括皮肤、骨、关节、中枢神经系统、淋巴结、脾脏和泌尿生殖系统[59]。免疫受损患者多有肺外表现且预后较差,其感染多发生在移植术后 1 年内[60]。毛霉菌病是一种新出现的危及免疫受损患者生命的严重感染,在原位肝移植、肾移植和心脏移植中均有报道。毛霉菌感染进展很快,虽经治疗,仍然会导致死亡。目前国内较少有对组织胞浆菌感染的报道,免疫功能正常者吸入该菌孢子可导致亚临床感染,然而移植患者可发生严重的播散性感染,感染高峰期为术后 18 个月内[61]。

20. 肝脏移植围手术期的抗感染药物应用原则是什么?

术前、术中及术后预防性应用抗感染药物,宜选择肝、肾损害与负担较轻的药物,多用头孢类或青霉素类(加酶抑制剂型)。慎用氨基糖苷类、磺胺类、大环内酯类。

术后早期,在无明确临床感染证据与感染危险因素的情况下,预防性使用抗感染药物时间是术后 3~5 天。

21. 肝脏移植围手术期的感染危险因素与可能的致病菌有何关系?

根据术前、术中及术后危险因素不同,肝移植患者感染的致病菌也有所不同(表 14 - 3)。

表 14 - 3　肝脏移植围手术期的感染危险因素与可能的致病菌

危 险 因 素		术后可能出现致病菌
术前	呼吸道感染(肺炎)+广谱抗生素治疗	革兰阴性杆菌(ESBL)、耐甲氧西林金黄色葡萄球菌、真菌
	其他局部(脏器)感染	革兰阴性杆菌(肠杆菌属)
	>60 岁	革兰阴性杆菌(肠杆菌属)、革兰阴性球菌、真菌
	使用糖皮质激素>5 天	革兰阴性杆菌(肠杆菌属)、真菌
	中重度低蛋白血症	革兰阴性杆菌、假单胞菌、真菌
	糖尿病	
	肾功能不全	革兰阴性杆菌、革兰阳性球菌、
	使用广谱抗生素>1 周	
术中	胆总管空肠吻合	
	手术时间>8 小时	革兰阴性杆菌(肠杆菌属)
	出血>8 000 ml	厌氧菌
	术中污染	

危　险　因　素		术后可能出现致病菌
术后	延迟呼吸机使用＞72小时	革兰阴性杆菌(肠杆菌属)
	肺动脉漂浮导管或/和中心静脉置管＞7天	革兰阳性球菌 革兰阴性杆菌、真菌
	留置导尿管＞7天	革兰阴性杆菌、革兰阳性球菌、真菌
	使用广谱抗生素＞1周	革兰阴性杆菌、耐甲氧西林金黄色葡萄球菌、肠球菌、假单胞菌、真菌
	胆瘘	
	血液净化治疗	革兰阴性杆菌、革兰阳性球菌、真菌

22. 肝移植围手术期的感染预防策略有哪些?

根据术前、术中及术后危险因素(表14-3),有无感染情况、出现感染的部位及感染程度,推荐下列抗感染药物预防感染方案。

如肝移植受体无表14-3中列出的各项感染性并发症危险因素,手术当天术前使用一次抗感染药物,术中4～6小时加用一次(如术前使用头孢曲松,术中不必加用),预防性使用时间是术后3～5天,抗感染药物可选用氨苄青霉素、氧哌嗪青霉素、三代头孢(头孢曲松或头孢他啶)其中之一。

如肝移植受体出现表14-3中列出的非感染性危险因素一项以上,手术当天术前使用一次抗感染药物,术中4～6小时加用一次,预防性使用时间是术后1周以内。抗感染药物可选用四代头孢(头孢吡肟)、加酶抑制剂药物(如梭苄青霉素＋克拉维酸、氧哌嗪青霉素＋他唑巴坦、头孢哌酮＋舒巴坦中的一种)。此外,需加用抗真菌药物氟康唑。

如肝移植受体出现表14-3中列出的危险因素中的感染性合并症,手术前延续抗感染药物治疗,术中4～6小时加用一次,术后根据感染有无进一步加重决定使用抗感染药物时间。此类患者宜在术前及时明确病原微生物及药物敏感实验结果,以利于准确选用抗感染药物。经验性抗感染药物可选用四代头孢(头孢吡肟)、加酶抑制剂抗感染药物(如梭苄青霉素＋克拉维酸、氧哌嗪青霉素＋他唑巴坦、头孢哌酮＋舒巴坦中的一种)。此外,需加用抗真菌药物。

23. 肝移植术后如何应用经验性抗感染药物?

经验应用抗感染药物宜选择对肝、肾损害较轻的药物,一般选青霉素类或头孢菌素类(慎用氨基糖苷类、大环内酯类)。

如肝移植受体无表 14-3 所列出的各项危险因素,经验性预防感染药物可选用氨苄西林、哌拉西林、三代头孢(头孢曲松、头孢他啶等)。手术当天术前 30 分钟静脉滴注一次抗感染药物。如手术时间延长,术中每 3~4 小时加用一次。预防性使用时间是术后 3~5 天。

如肝移植受体出现表 14-3 中所列出的危险因素一项以上,经验性预防感染药物可选用加酶抑制剂的抗生素(如氨苄西林＋克拉维酸、哌拉西林＋他唑巴坦、头孢哌酮＋舒巴坦)、四代头孢(头孢吡肟-马斯平),须加用抗真菌药物(氟康唑)。手术当天术前使用一次抗感染药物,术中每 3~4 小时加用一次,预防性使用时间是术后 3~5 天。

如肝移植受体出现表 14-3 中所列出的危险因素中的感染性并发症,经验性预防感染药物可选用加酶抑制剂的抗感染药物(如替卡西林＋克拉维酸、哌拉西林十他唑巴坦、头孢哌酮＋舒巴坦)或四代头孢(头孢吡肟-马斯平)。须加用抗真菌药物(氟康唑)。手术前应使用抗菌药物进行有效控制。手术开始前使用一次抗感染药物,术中每 3~4 小时加用一次,术后根据感染是否得到控制决定使用抗感染药物的时间。此类患者宜在术前及时明确病原微生物及药物敏感试验结果,以利于手术后准确选用抗感染药物。

24. 肝移植术后真菌感染的预防策略有哪些?

肝移植术后真菌感染防治重点应放在提高早期诊断率,发现更有效、毒性更低的药物方面。肝移植术后应常规做痰培养,预防性应用抗真菌药物。有研究表明,氟康唑预防移植后念珠菌感染安全、有效。而曲霉、隐球菌防治措施尚未明确。预防性应用氟康唑(口服 100 mg/天×28 天)可明显减少真菌集落形成和浅表真菌病,深部真菌感染亦有下降趋势。在此剂量下无肝毒性发生,未出现与环孢素相互作用引起的不良反应[62]。

肝移植术后接受透析治疗的患者中,深部其他真菌和曲霉菌感染发生率(分别为 36% 和 14%)明显高于无需透析患者(7% 和 2%)。预防性应用两性霉脂质体后,接受透析治疗的肝移植患者深部真菌病发生率自 36%(8/22 例)降为 0(0/11 例),但病死率无降低。

对具有下列两种以上危险因素的肝移植患者,美国感染性疾病协会推荐预防应用抗真菌药(氟康唑或两性霉素 B)——危险因素包括再移植、肌酐水平>2.0 mg/dl、胆管空肠吻合术、应用>40 U 的血制品及移植后 3 天内真菌集落形成。

(三) 肝脏移植术后重症医学科的监测与治疗

25. 肝脏移植术后在重症医学科应重点监测哪些内容?

肝移植手术后,患者转入重症医学科时,一般带有气管插管、漂浮导管及动脉测压导管。进入重症医学科病房后,负责接收患者的重症医学科医生和护士应当迅速连接好各种监测通道,并详细阅读麻醉单和手术记录,了解手术经过和麻醉方式,术中的详细情况(包括术中出血量、液体出入量、血流动力学参数、免疫抑制药的应用方案及术中发生的其他情况),并对患者的生命体征和各脏器功能做好评估、监测和管理。重症医学科内管理内容包括血流动力学、供肝功能、凝血功能、呼吸、神经、血液常规及生化、代谢、腹腔引流、免疫抑制剂用法、用量和浓度、感染情况等。

(1) 血流动力学监测　术前及术后早期常规保留有创动脉压监测及 Swan-Ganz 肺动脉漂浮导管监测,目前新开展的监测手段还有脉波指示剂连续心排血量和微截流技术,通过监测平均动脉压、心排血量指数、心脏每搏射血指数、血管外肺水、肺血管阻力、外周血管阻力、左心室收缩功指数、氧输送等血流动力学及氧动力学等指标,对了解术前心功能储备、心脏前后负荷变化、判断术后是否存在心肌功能抑制及程度、全身氧输送及利用状况意义较大,也对术后多器官功能衰竭的发生率的评估具有特别重要的意义。

(2) 供肝功能　术后有意义的供肝功能良好的指标有:患者神志

清楚、各项肝功能指标正常、术前代谢性酸中毒(如果存在)纠正、凝血功能稳定和改善、体循环阻力稳定或逐步升高。目前肝移植常规均不留置 T 管,如因特殊原因有 T 管留置,则 24～48 小时内 T 管应引出金黄色胆汁。

(3)凝血功能监测　凝血因子的测定反映供肝的合成功能。术毕转入重症医学科应立即监测的凝血功能指标是凝血酶原时间、部分凝血活酶时间、血小板、全血细胞计数、D-D 二聚体和纤维蛋白降解产物。

(4)出入量监测　有效循环血容量及每小时出入量、腹腔引流量监测,了解腹腔内液体丢失及有无持续性出血情况,术后第三间隙血容量丢失较常见,计量时应予以考虑。

(5)神经系统　包括知觉水平、脑神经反射及感觉功能,除此以外还应检测意识状态、定向力、瞳孔、生理反射和病理反射的变化。这些监测对于确定患者是否存在有爆发性肝衰竭极其重要。

(6)呼吸系统　包括动脉血气分析、经皮氧饱和度、呼吸频率等监测。动脉血气分析显得尤其重要。持续经皮氧饱和度监测对评估呼吸功能变化也很有价值,但是必须注意末梢循环差、严重黄疸或血管内染料对经皮氧饱和度测定的干扰。在呼吸机上可以检测到呼吸频率、气道压力的峰值和每分钟通气量。自主呼吸的出现是患者从麻醉状态开始复苏以及脑干功能良好的证据。气道压力增加提示肺顺应性降低,常见于术后肺间质水肿或胸腔积液。有时也可以由于腹腔张力过高影响膈肌活动所致。每分钟通气量增加提示通气死腔增加和二氧化碳产生增加,死腔增加可能的原因是肺梗死或低血容量;二氧化碳增加可以是复温的结果,而二氧化碳减少常发生于移植肝无功能、肝动脉血栓形成、超急性排斥引起的肝脏梗死等情况。

(7)肾功能监测　肾功能通过尿量、血浆尿素氮、肌酐、血肌酐清除率的监测来判定。术后肾功能影响因素要注意到 3 个方面:低有效循环血容量、CsA 或 FK506 毒性作用以及术前存在的肾功能不全。

(8)腹部情况　各引流管内容物每 24 小时统计一次,若引流量偏多,每小时计量一次,并监测血红蛋白的变化情况。术后第一天常规行床边彩色多普勒超声检查,观察有无胸腔积液、腹腔积液、肝脏大小、胆管情况,行多普勒超声检查观察肝动脉和门静脉的血流情况,术后1周内可复查肝脏彩超,之后视具体情况选择性行彩色多普勒超声检查。

（蔡常洁　管向东）

参考文献

1. Onaca NN, Levy MF, Sanchez EQ, et al. A correlation between the pretransplantation MELD score and mortality in the first two years after liver transplantation. Liver Transpl, 2003, 9：117-123.

2. 谢琴芬,徐骁.第17届国际肝移植学会年会纪要.中华移植杂志(电子版).2011, 5(3)：247-249.

3. Douglas DM, Abouass Ia, Habib A, et al. Persistent ascites and low serum sodium identify patients with cirrhosis and low MELD scores who are at high risk for early death. Hepatology, 2004, 40：802-810.

4. Biggins SW, Rodriguez HJ, Bacchetti P, et al. Serum sodium predicts mortality in patients listed for liver transplantation, Hepatology, 2005, 41：32-39.

5. Shear L, Kleinerman J, Gabuzda GJ. Renal failure in patients with cirrhosis of the liver Clinical and pathological characteristics. Am J Med, 1965, 39：184-198.

6. Cai C-J, Chen H-A, Lu M-Q, et al. Model for en-stage liver disease-sodium predicts prognosis in patients with chronic sever hepatitis B. Chi J Med, 2008, 121(20)：2065-2069.

7. Huo T-I, Wang Y-W, Yang Y-Y, et al. Model for end-stage liver disease score to serum sodium ratio index as a prognostic predictor and its correlation with portal pressure in patients with liver cirrhosis. Liver Int, 2007, 27：498-506.

8. Strong RW, Lynch SV, Ong TH, et al. Successful liver transplantation from a living donor to her son. N Engl J Med. 1990, 322：1505-1507.

9. Yamaoka Y, Washida M, Honda K, et al. Liver transplantation using a right lobe graft from a living related donor. Transplantation, 1994, 57：1127-1130.

10. Shiffman ML, Brown RS, Olthoff KM, et al. Living donor liver transplantation：summary of a conference at The National Institutes of Health. Liver Transpl, 2002, 8：174：188.

11. Oldhafer KJ, Lang H, Schlitt HJ, et al. Long-term experience after ex situ liver

surgery. Surgery, 2000, 5,127(5): 520 - 527.

12. Suh KS, Lee HW, Shin WY, et al. Split Liver Transplantation. The Journal of the Korean Society for Transplantation. 2007,21(1): 135 - 139.

13. Yersiz H, Cameron AM, Carmody I, et al. Split Liver Transplantation. Transplant Proc. 2006,38(2): 602 - 603.

14. Deshpande RR, Bowles MJ, Vilca-Melendez H, et al. Results of Split Liver Transplantation in Children. Ann surg. 2002, 8: 248 - 253.

15. CLTR. 2009 年中国肝移植年度科学报告[R].

16. Casavilla A, Ramirez C, Shapiro R, et al. Experience with liver and kidney allografts from non-heart-beating donors. Transplant Proc, 1995,27(5): 2898.

17. D'Alessandro AM, Hoffmann RM, Knechtle SJ, et al. Successful extrarenal transplantation from non-heart-beating donors. Transplantation, 1995, 59 (7): 977 - 982.

18. Foley DP, Fernandez LA, Leverson G, et al. Donation after cardiac death: the University of Wisconsin experience with liver transplantation. Ann Surg, 2005,242: 724 - 731.

19. Nguyen JH, Bonatti H, Dickson RC, et al. Long-term outcomes of donation after cardica death liver allografts from a single center. Clin Transplant, 2009,23: 168 - 173.

20. Detry O, Seydel B, Delbouille MH, et al. Liver transplant donation after cardiac death: experience at the University of Liege. Transplant Proc, 2009, 41: 582 - 584.

21. 管向东,黄洁夫,陈秉学等. 原位肝移植术后早期管理体会. 新医学,1997,10: 214 - 216.

22. Uemura T, Randall HB, Sanchez EQ. Liver retransplantation for primary nonfunction: analysis of a 20-year single-center experience. Liver Transpl, 2007, 13(2): 227 - 233.

23. Rull R, Vidal O, Momblan D, et al. Evaluation of potential liver donors: limits imposed by donor variables in liver transplantation. Liver Transpl, 2003, 9: 389 - 393.

24. Tassani P, Schad H, Winkler C, et al. Capillary leak syndrome after cardiopulmonary bypass in elective, uncomplicated coronary artery bypass grafting operations: does it exist? J Thorac Cardiovasc Surg, 2002,123(4): 735 - 741.

25. Manthous CA, Amoatent Y, et al. Negative fluid balance as predictor of mortality. Chest, 2000, 120: 1424 - 1425.

26. Therapondos G, Flapan AD, Plevris JN and Hayes PC. Cardiac morbidity and mortality related to orthotopic liver transplantation. Liver Transplantation，2004；10(12)：1441-1453.

27. McGilvrary ID, Greig PD, Critical care of the liver transplantation patient：an update. Current Opinion in Critical Care，2002，8：178-182.

28. Wiklund RA. Preoperative preparation if patients with advanced liver disease. Crit Care Med，2004；32(4 suppl.)：S106-115.

29. Cannesson M, Musard H, Desebbe O, et al. The ability of stroke volume variations obtained with Vigileo/Flo Trac system to monitor fluid responsiveness in mechanically ventilated patients. Anesth Analg. 2009,108 (2)：13-517.

30. 姚尚龙,尚游.每搏输出量变异度-功能性血流动力学监测的重要指标.中华生物医学工程杂志,2008,14(4)：241-243.

31. 王合梅,贾慧群,雍芳芳,等.每搏量变异度与患者血容量变化的相关性.中华麻醉学杂志,2010,30(7)：914-916.

32. Zimmermann M, Feibicke T, Keyl C, et al. Accuracy of stroke volume variation compared with pleth variability index to predict fluid responsiveness in mechanically ventilated patients undergoing major surgery. Eur J Anaesthesiol，2010，27(6)：555-561.

33. 管向东,陈规划,黄文起,等.原位肝移植术后早期超正常化氧输送对患者预后影响的研究.中国实用外科杂志,2001,11：321-322.

34. 吴健锋,管向东,陈娟,等.24h乳酸清除率预测肝移植早期发生并发症临床价值研究.中国实用外科杂志,2011,32(4)：325-327.

35. 徐向东,吴健锋,管向东,等.早期乳酸清除率评估外科严重脓毒症预后的临床价值研究.中国实用外科杂志,2007,27(12)：969-970.

36. Tomasdottir H, Bengtson JP, Bengtsson A. Neutrophil and macrophage actviation and anaphylatoxin formation in orthotopic liver transplantation without the use of veno-venous bypass. Acta Anaeasthesiol. Scand，1996，40：250-255.

37. Segal H, Sheikh S, Kallis P, et al. Complement activation during major surgery：the effect of extracorporeal circuits and high dose aprotinin. J Cardiothorac Vasc Anesth，1998,12：542-547.

38. Arvidsson D, Almquist P, Haglund U. Effects of positive end expiratory pressure on splanchnic circulation and function in experimental perionitis. Arch Surg，1991，126：631-636.

39. Clause GK, Peter K, Bruno S, et al. Effects of positive end-expiratory pressure on hemodynamics and indocyanine green kinetics inpatients after orthotopic liver

transplantation. Crit Care Med, 2000, 28: 1760 - 1765.

40. Ghaus N, Bohlega S, Rezeig M. Neurological complications in liver transplantation. J Neurol, 2001, 248: 1042 - 1048.

41. Araz C, Pirat A, Torgay A, et al. Early postoperative complications of pediatric liver transplantation: experience at one center. Transplant Proc, 2004, 36: 214 - 217.

42. 蔡常洁, 陆敏强, 安玉玲, 等. 肝移植术后并发桥脑中央髓鞘溶解症的诊断和治疗. 南方医科大学学报, 2007, 27(6): 849 - 851.

43. Mueller AR, Platz KP, Bechstein WO, et al. Neurotoxicity after orthotropic liver transplantation. Transplantation, 1994, 58 (2): 155 - 170.

44. Jain A, Brody D, Hamad D, et al. Conversion to neoral for neurotoxicity after primary adult liver transplantation under tacrolimus. Transplantation, 2000, 69(1): 172 - 176.

45. 蔡常洁, 陆敏强, 李敏如, 等. 重型肝炎患者肝移植术后细菌感染的防治. 中华普通外科杂志, 2006, 21(11): 804 - 806.

46. 蔡常洁. 外科危重患者代谢改变及其对临床营养的指导. 中国实用外科杂志, 2012, 32(2): 125 - 127.

47. 蔡常洁, 陈规划, 管向东, 等. 肝移植术后细菌感染的流行病学分析. 中国实用外科杂志, 2003, 23: 163 - 164.

48. Rubin RH. The direct and indirect effects of infection in liver transplantation: pathogenesis, impact, and clinical management. Curr Clin Top Infect Dis, 2002, 22: 125 - 154.

49. Tachopoulou OA, Vogt DP, Henderson JM, et al. Hepatic abscess after liver transplantation: 1990 - 2000. Transplantation, 2003, 75: 79 - 83.

50. Koivusalo A, Isoniemi H, Salmela K, et al. Biliary complications in 100 adult liver transplantations: a retrospective clinical study. Transpl Int, 1994, 7 (Suppl 1): S119 - S120.

51. Alessiani M, Kusne S, Martin FM, et al. Infection with FK506 immunosuppression: preliminary results with primary therapy. Transplant Proc, 1990, 22: 44 - 46.

52. Fishman JA, Rubin RH. Infection in organ-transplant recipients. N Engl J Med, 1998, 338: 1741 - 1751.

53. Blair JE, Kusne S. Bacterial, mycobacterial, and protozoal infections after liver transplantation part Ⅰ. Liver Transplant, 2005, 11: 1452 - 1459.

54. Rubin RH, Young LS. Clinical approach to infection in the compromised host. New York: Kluwer Academic/Plenum, 2002: 573 - 679.

55. Liu X, Ling Z, Li L, et al. Invasive fungal infections in liver transplantation. Int J

Infect Dis，2011，15：e298 - 304.

56. Hoppe CA，Marroni R，Bressane L，et al. Risk factors associated with cytomegalovirus infection in orthotopic liver transplant patients. Transplant Proc，2006,38：1922 - 1923.

57. 蔡常洁，陆敏强，杨扬，等.肝移植术后巨细胞病毒性肺炎的临床特点和治疗方法. 中华器官移植杂志,2006,27(6)：361 - 363.

58. Sanchez A，Larsen R. Fungal infections in solid organ transplantation. Curr Opin Organ Transplant，2007，12：579 - 584.

59. Blair JE. Coccidioidomycosis in liver transplant transplantation. Liver Transpl，2006，12：31 - 39.

60. Sachdev MS，Blair JE，Mulligan DC，Kusne S. Coccidioidomycosis masked by symptoms of end-stage lever disease in transplant candidates. Transplant Inf Dis，2007，9：153 - 155.

61. Oh YS，Lisker-Melman M，Korenblat KM，et al. Disseminated histoplasmosis in a liver transplant recipient. Liver Transplant，2006，12：677 - 681.

62. 蔡常洁,李敏如,陆敏强,等.肝移植术后真菌感染的防治新策略.中国实用外科杂志,2007,27(1)：78 - 80.

第十五章

重症急性胰腺炎

一、前沿学术综述

重症急性胰腺炎的全病程大体可以分为 3 期[1]（并非所有患者都有 3 期病程）——① 急性反应期：自发病至 2 周，以全身炎症反应为特征，主要矛盾是全身炎症反应综合征（systemic inflammatory response syndrome，SIRS），常伴有休克、ARDS、急性肾衰竭和胰性脑病等主要并发症；② 全身感染期：2 周至 2 个月，以胰腺或胰周坏死感染为特征，局部的感染极易发展为脓毒症（sepsis），甚至多器官功能障碍；或双重感染为其主要临床表现；③ 残余感染期：时间为 2～3 个月以后，主要临床表现为全身营养不良，存在后腹膜或腹腔内残腔，常常由于引流不畅，导致窦道经久不愈，伴有消化道瘘。如果重症急性胰腺炎的局部炎症得到有效控制，局部坏死组织没有感染，病程可不进入感染期，而在 2 周左右直接转入恢复期。

1. 重症急性胰腺炎严重程度评估

重症急性胰腺炎病情的变化迅速，预后凶险，单凭临床经验有时难以正确估计，严重度的评估有利于了解病情，以指导临床治疗，因而具有十分重要的临床意义。急性胰腺炎严重度估计包括 3 个方面：全身评分系统、局部估计以及多器官功能不全评分系统，有学者曾经研究过血清标记物，希望用 C 反应蛋白、中性粒细胞弹力蛋白酶和胰蛋白酶激活肽等单项生化指标评估严重度，但目前都无法作为临床应用的可靠指标。

（1）全身评分系统

Ranson 评分　20 世纪 70 年代初，Ranson[2] 提出的评分被认为是急性胰腺炎严重度估计指标的里程碑。当时采用腹腔灌洗治疗胰腺炎,然而哪些胰腺炎患者需要灌洗治疗呢? Ranson 评分就在此背景条件下产生,该评分系统包括入院时的 5 项临床指标和入院 48 小时的 6 项临床指标,合计 11 分。当评分在 3 分以上时,即为重症胰腺炎,需要做灌洗治疗。同时发现胰腺炎患者的 Ranson 评分与病死率有明显的关系:3 分以下的病死率为 0.9%,3~4 分为 16%,5~6 分为 40%,6 分以上为 100%。

　　Imrie 评分　为在 Ranson 评分的基础上改良而成。入院 48 小时评分包括白细胞计数、血糖、血尿素氮、动脉氧分压、血钙、肝功能等 8 项指标,其特点是包含了血浆白蛋白浓度。该评分在英国应用较广。Ranson 评分和 Imrie 评分根据都是患者入院 24 或 48 小时内的病情,不能动态估计严重度,而且评分未包括患者以往的身体状况(例如对于一个原有门静脉高压的患者受到急性胰腺炎的打击,其预后与正常人发生急性胰腺炎有明显的差别)。

　　APACHEⅡ评分　1985 年,Knaus 对最初提出的 APACHE 评分进行修改,称为 APACHEⅡ评分。该评分采用 12 个急性生理指数,结合年龄因素、慢性健康评分和 Glasgow 昏迷评分,共 15 项。由于APACHEⅡ评分也能对急性胰腺炎的严重度进行临床评估,在 1992年美国亚特兰大举行的急性胰腺炎国际会议上[3],将 Ranson 评分在3 分或 3 分以上,或 APACHEⅡ评分在 8 分或 8 分以上规定为重症胰腺炎。会议指出,Ranson 评分在发病 48 小时后不能应用(此处发病48 小时等同于入院 48 小时,是假设患者发病后立即入院),而APACHEⅡ评分能在急性胰腺炎病程的任何时间内应用。会议还指出,在患者入院以及采用任何治疗方法时进行严重度评分,以便于不同医院和部门之间、国内和国际间比较临床资料,是学术交流的必备临床资料。

　　(2)局部严重度估计　所有的全身评分系统都仅针对疾病严重度,不具备对急性胰腺炎的特异性,因而研究人员又从胰腺病变的局部来研究对急性胰腺炎严重度的估计。

　　手术切除胰腺坏死组织称重　Beger 采用称重手术切除胰腺坏死组织的方法估计胰腺坏死的程度,坏死面积 3 cm×5 cm,切除的坏死组织少于 50 g 时,胰腺坏死为 30%;坏死面积 5 cm×8 cm,切除的坏死组织少于 120 g,胰腺坏死为 50%;大面积暗红色坏死组织,仅残留少许有生命力的黄色组织,坏死组织的重量超过 120 g,为次全胰坏死;无健康组织存在,坏死组织超过 190 g,为全胰腺坏死。但该方法只适用于手术患者,而且不能动态观察病情的变化。

根据腹腔渗液的量和颜色　Mcmahon 根据腹腔渗液的量和颜色来表示急性胰腺炎病变的严重度。凡符合下列 3 个标准中任何 1 项即为重症胰腺炎:① 抽吸游离腹腔渗液的量超过 10 ml(5 年后 Mcmahon 将抽出的液体量改为 20 ml);② 腹腔渗液为深紫红色,无论其量的多少;③ 用 1 L 生理盐水灌洗腹腔后,仍抽吸到较深颜色的液体。该判断标准的缺点是只能在入院时采用,不能动态观察病情,对颜色的判断有主观差异,只能判别轻重型,因此目前已很少应用。

胰腺称重和抽吸腹水的观察都不是理想的估计急性胰腺炎严重度的方法。

CT 评分　20 世纪 80 年代中期,CT 的临床应用已相当成熟,动态的增强 CT 扫描已经是临床诊断胰腺炎有无坏死和坏死程度的金标准,Balthazar[4] 的评分系统包括了胰腺和胰外的病变,定量较为准确,评分方法简单易掌握。由于 CT 检查是非创伤性的,可以动态观察、多次检查,观察胰腺病变是恶化还是改善,所以在局部估计的方法中具有独特的优点。在众多的 CT 检查评分中,Balthazar 的 CT 评分系统在全世界范围影响较广,已广泛地应用于科研和临床工作中。

(3) 多器官功能障碍的评价　全身评分系统和局部估计对急性胰腺炎严重度的评分和预测,不能代替对伴发多器官功能障碍综合征(MODS)及其病死率的评估和预测,APACHE Ⅱ 评分中的慢性健康状况虽然涉及器官系统功能衰竭或免疫功能障碍,急性生理指标中包括部分脏器功能指标,如血肌酐、心率、Glasgow 昏迷评分等,但也未能代表完整的器官功能。唯有多器官功能障碍综合征的评分系统能全面估测器官功能的变化。关于器官功能衰竭的评分系统非常多,如急性器官功能衰竭(acute organ system failure, ADSF)评分、多器官功能衰竭评分等都是针对终末期患者所制定,不适合早期重症胰腺炎的器官功能评估。重症胰腺炎的患者往往在发生多器官功能衰竭前先出现多器官功能障碍综合征,因此目前多采用 Marshall[5] 的多器官功能障碍综合征评分系统评估器官功能。

由于重症胰腺炎患者既存在局部病变,又有全身病变和(或)伴器官功能损伤,重症急性胰腺炎的评估应结合全身、局部和多器官功能评估,目前通常分别采用 APACHE Ⅱ 评分、Balthazar 的 CT 评分和 Marshall 的评分系统,这样可以获得良好的病情判断和预后评估。

(4)急性胰腺炎预后预测评分(the pancreatitis outcome prediction score,POP 评分) 该评分指标包括年龄、平均动脉压、氧合指数、动脉血 pH 值、血清尿素氮和血钙浓度。2007 年提出来,但至今没有被广泛采用。

2. 重症急性胰腺炎早期病理生理特点

(1)SIRS 重症急性胰腺炎通常是以局部非感染性炎症开始,在数分钟到数小时内就可能出现全身炎症反应,并逐渐影响全身多个器官的功能。炎症反应期从病程开始到 7～10 天临床表现为发热、心动过速、白细胞增多等症状,甚至发展为多器官功能障碍综合征。病情虽然危重,但在现代重症医学科内可争取较高的生存率。

(2)血流动力学改变 急性重症胰腺炎时的循环功能改变以血液分布异常为特点[6],循环容量不仅因为局部渗出、腹水、呕吐等原因而绝对不足,而且,由于血管的异常扩张导致相对不足。可以表现为心动过速、少尿、休克等。这时应首先根据临床表现密切注意循环容量的改变,应及时进行血流动力学监测,可以有效地指导早期治疗中的容量复苏及整个治疗过程中的精细容量调节。

急性重症胰腺炎时心脏可出现明显的损伤,重症胰腺炎可见骤然死亡病例,尸检时发现心脏有明显的损害,如心肌梗死、心内膜炎或传导系统损害。急性胰腺炎对心血管的损害,原因尚不甚明了。现今认为系胰酶进入血循环,引起冠状动脉痉挛,胰蛋白酶及多肽类物质直接损害心肌;胰腺炎性渗出液积于腹膜后,刺激腹腔神经丛,反射性广泛性血管痉挛等因素所导致。有人认为系胰腺内含有心肌抑制因子,其根据是将胰腺做成匀浆注入动脉体内可抑制心肌用氧。亦有人提出在急性胰腺炎时释放某种物质,使心肌传导系统兴奋而致心律紊乱,以至心室纤维颤动。

重症急性胰腺炎和创伤对心肌的影响不同。创伤后机体的即刻反应是心肌收缩力增强。已经证实在创伤后的即刻阶段心室射血分数大于恢复期。重症急性胰腺炎往往与感染的情况相似,在重症急性胰腺炎情况下,心室射血分数明显下降。尽管内源性儿茶酚胺增多,但心肌收缩力并不增加,提示心肌 β 受体功能减弱。与创伤相比,重症急性胰腺炎早期需要更高的前负荷。重症急性胰腺炎患者经过早期容量复苏后,体循环阻力往往是降低的。这是由于炎性介质的作用使周围血管异常扩张,血液重新分布所致。这是重症急性胰腺炎出现顽固性低血压的主要原因。

(3) 呼吸功能变化　重症急性胰腺炎是 ARDS 的强烈诱因,患者在早期所表现的过度通气往往被忽视。但随之而来的常是 ARDS 的典型临床过程。随着病程的延续,可在 ARDS 基础上出现肺部感染,甚至成为主要的感染源,对重症胰腺炎时呼吸系统的监测主要是炎症反应期对 ARDS 发生发展的监测和感染期对 ARDS 继续恶化及合并肺部感染的监测。在重症急性胰腺炎初期,患者可表现为轻度呼吸频率加快,多无明显呼吸困难,听诊两肺多清晰,无啰音。血气检查仅表现为过度通气,动脉二氧化碳分压下降,动脉氧分压在正常范围。这段时间可维持 3～5 天,如果观察不仔细则极易漏诊。之后,低碳酸血症逐渐加重并发生低氧血症,提高吸入氧浓度,动脉氧分压不能提高到相应水平,呼吸困难逐渐加重,可出现紫绀,听诊双肺啰音开始增多,胸部 X 线片表现为双肺弥漫性、对称性密度增高,以间质水肿为主。有时由于肺部合并感染,可使胸部 X 线表现不典型。此时已经表现出明显的 ARDS,需用机械通气方能维持动脉氧分压在正常范围。如果病情进一步恶化,肺部感染加重,可出现大片肺实变、肺不张,低氧血症与高碳酸血症并存,患者出现昏迷、混合性酸中毒等。

对于重症急性胰腺炎合并 ARDS 的患者可以采取呼吸动力学监测。呼吸动力学监测是根据物理学的原理,采用物理学的参数对呼吸器官的功能进行监测,其监测指标主要包括容积、压力、阻力、顺应性和呼吸做功等项指标。目前,临床上已经可以同步、连续地测量上述有关指标的变化。如描记压力-容量曲线不仅可以及时了解病情的演进，还可以反馈性指导临床治疗，目前较多用于对机械通气过程的监测。这些指标与血液动力学指标相结合会给治疗带来更大的帮助。

3. 重症急性胰腺炎的临床表现

急性胰腺炎的病理变化的不同阶段，其全身反应亦不一样。同时由于发病时间、机体的状况亦可表现有较大的差异。概括的表现是：轻型胰腺炎主要症状为腹痛、恶心、呕吐、发热，而重症急性胰腺炎的症状除上述情况外，又因胰腺有出血、坏死和自溶，还可出现休克、高热、黄疸、腹胀以至肠麻痹、腹膜刺激征以及皮下出现淤血斑等。

（1）腹痛　为最早出现的症状，往往在暴饮暴食或极度疲劳之后发生，多为突然发作，位于上腹正中或偏左。疼痛为持续性进行性加重、似刀割样。疼痛向背部、胁肋部放射。剧烈的腹痛多系胰腺水肿或炎性渗出压迫、刺激腹腔神经丛引起。若为出血坏死性胰腺炎，发病后短暂时间内即为全腹痛，急剧腹胀，有向腹内打气感，同时很快即出现轻重不等的休克。

（2）恶心、呕吐　为炎性因子刺激迷走神经的表现，发作频繁，起初呕吐物为进入食物或胆汁样物，在病情进行性加重（或发展为出血坏死性胰腺炎）时，患者很快即进入肠麻痹，则吐出物为粪样。

（3）黄疸　急性水肿型胰腺炎出现得较少，约占 1/4。而在急性出血性胰腺炎则出现得较多。黄疸的出现多由于：① 同时存在胆管结石嵌顿；② 胆总管开口水肿、痉挛；③ 肿大的胰头压迫胆总管下端；④ 因病情重笃、腹腔严重感染而造成肝功能损害。

（4）脱水　急性胰腺炎的脱水主要因肠麻痹、呕吐所致，这是轻型的原因。而重型胰腺炎在短短的时间内即可出现严重的脱水及电解质紊乱，主要原因是因后腹膜炎症刺激，可有数千毫升液体渗入后腹膜间隙，似无形丢失。出血坏死型胰腺炎，发病后数小时至数十小时即可呈现严重的脱水现象，无尿或少尿。

由于胰腺大量炎性渗出，以至胰腺的坏死和局限性脓肿等，可出现不同程度的体温升高。若为轻型胰腺炎一般体温在 39℃ 以内，3～5

天即可下降;重型胰腺炎则体温常在 39～40℃,常出现谵妄,持续数周不退,并常常提示合并脓毒症。

少数出血坏死性胰腺炎,胰液以至坏死溶解的组织沿组织间隙可达到皮下,并溶解皮下脂肪而使毛细血管破裂出血,导致局部皮肤呈青紫色,有的可融成大片状,可在腰部前下腹壁出现(Grey-Turner征),亦可在脐周出现(Cullen征)。

(5) 腹腔高压   腹胀和腹膜后渗液可导致腹腔高压,严重者可导致腹腔间隔室综合征。腹腔高压可带来一系列的病理生理变化,包括高气道阻力、低氧血症及高碳酸血症;回心血量及心输出量的减少、低血压;少尿、无尿;颅内压明显升高;器官灌注压明显降低、肝动脉血流减少、肠道灌注下降等。

胰腺的位置深在腹膜后,一般的轻型水肿型胰腺炎在上腹部深处有压痛,少数前腹壁有明显压痛,而重症急性胰腺炎,由于其大量的胰腺溶解、坏死、出血则前、后腹膜均被累及,全腹出现肌紧张、压痛、全腹胀气,并可有大量炎性腹水,可出现移动性浊音,肠鸣音消失,并且出现麻痹性肠梗阻。

由于渗出液的炎性刺激,可出现胸腔反应性胸水。临床以左侧多见,可引起同侧的肺不张,出现呼吸困难。

大量的坏死组织积聚于小网膜囊内,在上腹可以看到一隆起性包块,触之有压痛,往往包块的边界不清。少数患者腹部的压痛等体征不明显,但仍然有高烧、白细胞增高以至经常性出现"部分性肠梗阻"的表现,从而在腹腔或盆腔形成局限性脓肿,此时应做 B 超检查和肛门指检。

4. 重症急性胰腺炎的治疗

目前国内外趋于一致的策略概括为:在重症急性胰腺炎的早期,采取以脏器功能支持为中心的非手术治疗,无菌性坏死尽量采取非手术治疗,出现坏死感染后采用手术治疗[1]。

(1) 非手术治疗   重症急性胰腺炎起病初期应在重症医学科内监护治疗,原则是补充体液、维持水电解质平衡、能量支持、防止局部及全身并发症的出现。监测内容包括生命体征、动脉血氧饱和度、尿量/

小时、水电解质、肌肝、尿素氮、血常规、动脉血气、X线胸片。早期处理包括，液体复苏、氧疗、禁食、止痛，H_2受体拮抗剂、胃肠减压等，重点在于器官功能的维护；特殊治疗包括抑酶制剂、抗胰腺分泌药、血小板活化因子拮抗剂（如 Leipafant）、预防性使用抗生素（在抗生素使用上，推荐有胰腺坏死者使用碳青霉烯类）。早期防治 ARDS、急性肾衰竭、休克、DIC、代谢性脑病等并发症。

除此之外，目前世界各地在重症急性胰腺炎的非手术治疗方面都进行了多项探索，包括持续血液滤过[7,8]、腹腔灌洗等，但其作用尚待进一步研究证实。

（2）微创治疗　当前重症急性胰腺炎的微创治疗方法包括辅助治疗的微创化和针对重症急性胰腺炎局部并发症的微创治疗，前者包括胆道引流微创化等，后者包括假性囊肿穿刺引流、胰周脓肿穿刺引流和胰腺坏死感染的微创治疗等，近年来最大的热点和进展在于胰腺坏死感染的微创治疗。

重症急性胰腺炎微创治疗实践开始较早，现大多已成熟，并广泛应用于临床。主要包括：① 胆道引流，经皮胆囊穿刺置管引流、内镜下鼻胆管置管引流和内镜下鼻胆管置管引流加乳头肌切开术，目前这些技术可以替代绝大多数的急诊开腹胆道引流；② 空肠喂养管的放置，目前可以在内镜、X线或无线电等引导下放置鼻空肠管，也可以在内镜引导下经皮穿刺放置空肠喂养管，这些技术同样可以替代绝大多数的开腹空肠造口术；③ 腹腔积液的引流，B超或 CT 引导下经皮穿刺引流腹腔积液，引流效果通常较好。然而，有学者不主张积极穿刺引流，主要是考虑其有自行吸收的机会及穿刺引流潜在的污染可能，也有学者主张应积极引流，因为积液较多可造成腹腔高压、并有致炎作用及潜在的感染风险，但目前仍缺乏更多的循证医学依据。

对于重症急性胰腺炎合并胰周脓肿的微创治疗，主要采用超声或 CT 引导下经皮穿刺置管引流和内镜引流，临床效果较为肯定，大部分指南都予以推荐。

对于重症急性胰腺炎合并胰腺坏死感染的微创治疗，既往认为感染的胰腺坏死组织是手术引流的绝对适应证，但自 1998 年 Freeny PC

等首次在 CT 引导下经皮穿刺置管引流用于治疗感染的胰腺坏死组织以来,微创技术目前已广泛应用于治疗感染的胰腺坏死组织。近年来聚焦的热点在于经皮穿刺置管引流适应证的选择、内镜技术的发展以及各种引流技术的有效结合。我们的实践表明,感染的胰腺坏死组织 CT 密度平均值和 CT 范围值均为经皮穿刺置管引流治疗胰腺坏死组织感染的影响因素,其值越大,失败的风险性越高,不适合选择经皮穿刺置管引流;反之则建议首先选择经皮穿刺置管引流。与此同时,内镜技术的发展也明显提高了感染的胰腺坏死组织的引流效果。Seifert H 等采用内镜下经胃腔直接引流感染的胰腺坏死组织,Belle S 等则在内镜下通过置入自身扩张的金属支架引流坏死组织。近年来更重要的进展在于将穿刺引流技术和内镜技术有效结合引流感染的坏死组织。Raraty MG 等也同样报道了将穿刺引流技术和内镜技术有效结合引流感染的坏死组织的临床效果。

南京军区南京总医院从 2010 年开始发展了经皮穿刺持续负压冲洗引流结合内镜辅助坏死组织清除术,获得较好的疗效。从 2008 年至今,南京军区南京总医院重症急性胰腺炎合并坏死感染病人开腹手术的比例从 2007 年的 100% 下降到了 2011 年的 21%,越来越多的重症急性胰腺炎病人避免了开腹手术。

(3) 手术治疗　包括两种:① 胰腺坏死组织清除术,采用钝性或用吸引法将坏死组织清除,在胰床、小网膜囊、双侧结肠后等部位放置引流,持续性局部灌洗引流。从临床资料来看,胰腺坏死组织清除术的手术有较为合理、简便易行、损伤性小、并发症少、病死率低等优越性。② 腹部开放填塞,其方法是打开小网膜囊后充分游离胰腺,并清除坏死组织,于暴露的横结肠系膜、大血管上、胃后壁上盖以非粘性多孔纱布保护,再用生理盐水纱布堵塞。腹壁可以疏松缝合;亦可采用"三明治式"技术,将聚丙烯网片覆盖于暴露的内脏或网膜上,再缝于切口双侧筋膜边缘,外覆透明手术粘贴巾,吸引管置于两层之间;每次换药时去掉粘贴巾,切开网膜片入腹,手术结束时缝合网片,外覆透明粘贴巾,又恢复了"三明治式"结构。以上两种方法各有其利弊。亦有人提出若干种关腹方法,原则是要简单,便于再次换药,防止混合感染。

二、临　床　问　题

（一）临床特征与诊断

1. Ranson 评分和 APACHEⅡ评分对评价急性胰腺炎有何利弊？

Ranson 评分是急性胰腺炎常用的评分系统，但要 48 小时后才能建立，一些指标受治疗等因素影响，不能重复应用。主要是用于酒精性胰腺炎，对胆源性的敏感性和特异性不佳。

APACHEⅡ评分的优点是不但有急性指标和年龄参数，还有慢性健康评分，其次是不受入院后的时间限制，可反复评估严重度，能在急性胰腺炎病程的任何时间内应用。评分降低表示病情好转，评分增加表示病情恶化，评分越高，病情越严重，因而达到动态观察、监测疾病过程的目的。但该评分非急性胰腺炎的特异评分。

2. 如何对重症急性胰腺炎患者进行 CT 评分？

表 15-1 对照 CT 根据胰腺炎症分级和胰腺坏死范围的两方面进行评分，所得积分评定 3 级严重度：Ⅰ级，0～3 分；Ⅱ级，4～6 分；Ⅲ级，7～10 分。有研究表明，低于 2 分者无死亡，7～10 分的病死率为 17%，高于 7 分可以做手术治疗；A、B 级无并发症，C、D、E 级时脓肿发生率为 34.6%，D 级病死率为 83%，E 级病死率为 17.4%。提示 CT 评分对急性重症胰腺炎的预后和并发症的发生具有较好的预测价值。

表 15-1　Balthazar 的 CT 评分系统

急性胰腺炎分级	评分	胰腺坏死范围	评分
A：胰腺正常	0	无坏死	0
B：胰腺扩大	1	1/3 坏死	2
C：胰腺及周围脂肪水肿	2	1/2 坏死	4
D：一区液体积聚	3	>1/2 坏死	6
E：二区或多区液体积聚	4		

3. 如何对重症急性胰腺炎患者进行多脏器功能障碍评分？

多器官功能障碍（MODS）评分系统用 6 个器官系统的简单生理指标来反映器官功能（表 15-2），这些器官是肺、肾、肝、心血管、血液学和神经系统。肺、肾、肝功能分别用吸入氧浓度和动脉血氧浓度的比值、血肌酐浓度、血胆红素浓度来表示，心血管系统用心率、中心静脉压与平均动脉压的比值表示，血小板浓度表示血液系统功能，Glasgow 昏迷评分评价神经系统功能。每个器官系统分为 5 个等级，分别为 0、1、2、3、4 分，正常为 0 分，异常有 4 个等级，器官系统功能异常的最高评分为 24 分。MODS 评分系统可正确反映重症医学科危重患者、包括重症胰腺炎患者的病死率，反映出器官功能的改善或恶化，以指导临床治疗措施。评分在 9～12 分的患者病死率为 25%；13～16 分和 17～20 分的病死率分别为 50%、75%；评分高于 20 分的病死率为 100%。

表 15-2 MODS 评分系统*

器官系统	评 分				
	0	1	2	3	4
呼吸（氧合指数，mmHg）	>300	226～300	151～225	76～150	≤75
肾脏（血肌酐，μmol/L）	≤100	101～200	201～350	351～500	>500
肝脏（血胆红素，μmol/L）	≤20	21～60	61～120	121～240	>240
心血管（PAR）	≤10.0	10.1～15	15.1～20.0	20.1～30.0	>30.0
血小板计数（10^9/L）	>120	81～120	51～80	21～50	≤20
Glasgow 昏迷评分	15	13～14	10～12	7～9	≤6

*氧合指数的计算，不考虑是否应用呼吸机和呼气末正压水平；血清肌酐不考虑是否接受血液透析治疗；压力调整的心率＝心率×（中心静脉压/平均动脉压）。

（二）治疗原则

4. 胰腺炎患者收入重症医学科治疗的指征是什么？

根据重症急性胰腺炎患者的管理指南（critical care medicine 2004，

32：2524 - 2536）建议,重症急性胰腺炎应按照常规的入住标准收住重症医学科。另外,对于老年、肥胖、需要持续容量复苏和有实质胰腺坏死的患者,因其病情迅速恶化的风险高,必须考虑在过渡病房或重症医学科治疗（level5,D 级）。

建议（1）：危重的急性胰腺炎患者由重症医学科专家领导的多专业小组来治疗,小组人员含消化内镜、内镜下逆行胰胆管造影术技能的内科医师、外科医师和介入放射科医师组成。

建议（2）：不管胰腺炎患者在什么病房治疗,都须严密观察病情。临床监测生命体征,评价容量（物理检查、尿量和酸碱情况）、肺功能（如低氧血症）和肾脏功能等。

建议（3）：疾病特异评分和病情严重度评分,有助于判断出现并发症风险的高低,但不能替代连续的临床评估（level5,D 级）。

5. 重症急性胰腺炎患者早期的液体复苏有哪些特殊性?

充分的组织氧供是重症急性胰腺炎患者多器官功能障碍综合征（MODS）防治的重要环节。在治疗中,要注意早期液体复苏、维护组织供氧、防治休克和 MODS。在重症急性胰腺炎早期,胰腺坏死出血,造成有效容量快速丢失,同时毛细血管通透性明显增加,造成"毛细血管渗漏",大量液体自血管内向组织间隙转移,有效循环血量急剧减少,组织水肿。不充足的液体复苏往往导致早期器官功能障碍,及时纠正低血容量和低氧血症有助于维护氧输送,在中心静脉压或肺动脉嵌顿压指导下进行扩容治疗,适当增加胶体的补充,避免或减轻因组织低灌注所致脏器功能的损害。初期液体复苏达到末梢循环恢复,尿量充足,呼吸、心率和血压平稳后,要继续密切监测这些参数的变化。在重症急性胰腺炎早期,血管内皮通透性增加所致间质水肿、毛细血管渗漏等,会给液体复苏增加难度。因此,重症急性胰腺炎的液体复苏治疗往往有以下特殊注意事项：

（1）早期液体需求量大,病情越重患者液体缺失越多,补液量就越大。

（2）由于患者往往存在腹腔高压,导致中心静脉压和（或）肺动脉嵌顿压测量数值偏高,不认识到这一点,往往因这些测量数值误导治疗,中心静脉压和肺动脉嵌顿压则逐渐升高,已不能准确反映血管内容积状况。在这种情况下,如果根据中心静脉压和肺动脉嵌顿压的升高及心输出量的下降而快速利尿,会加重病情。此时,左室舒张末期容积指数是反映血管内容积状态的最佳指标,如不能监测,应结合患者的腹腔压力、尿量、心率、血压等综合判断。动态中心静脉压或肺动脉嵌顿压测量数值往往更有意义,必要时做补液试验观察中心静脉压或肺动脉嵌顿压的变化,对临床判断更有帮助。

(3) 补充过多晶体液往往加重组织水肿、肺水肿,加重低氧血症、肠道水肿,加重腹腔高压和肠道功能障碍。因此,在液体复苏早期可以晶体为主,但后期应增加胶体比例,达到 1∶1～2。

6. 重症急性胰腺炎患者腹腔高压会造成哪些不良影响?

腹内高压在一定程度上反映重症急性胰腺炎患者的病情严重程度,因此在监护治疗中,要注意腹内压的监测。一方面,腹内压的进行性升高预示腹部情况未得到有效控制;另一方面,腹内高压还会引起或加重脏器功能障碍,最常受累的是心、肺和肾脏,还可以引起肝、肠道和大脑的功能障碍或紊乱。腹腔高压不利的病理生理学影响如下。

(1) 胃肠道　是对腹腔内压力升高最敏感、受腹内高压及腹腔间隔室综合征影响最早的器官。当腹腔内压力达 10 mmHg 时,小肠黏膜血流灌注减少 17%;腹腔内压力达 20 mmHg 时,血流灌注减少36%;腹腔内压力达 40 mmHg 时,血流灌注减少 67%,而此时肠系膜上动脉血流减少 69%。当腹腔内压力＞20 mmHg 时,肠道通透性显著增加,门静脉血内毒素含量可显著升高,肠道细菌可易位至肠系膜淋巴结及肝脏。腹腔内压力增高可使肠壁淋巴回流明显下降,组织间隙水肿和肠壁毛细血管压力增加,使内脏水肿进一步加剧,从而进一步加重腹腔内压力,导致恶性循环,以致胃肠血流灌注减少,组织缺血,肠黏膜屏障受损,发生细菌易位。

(2) 肺脏　胸腔内压力亦随着腹腔内压力的升高而成比例地升高。合并腹内高压或腹腔间隔室综合征的患者在腹腔减压后,动脉氧分压与吸入氧浓度之比值急剧回升,其肺静态顺应性和潮气量也随之提高,动脉氧分压及血乳酸浓度均回落。腹腔内压力急剧升高造成的呼吸功能障碍主要表现为高通气阻力、低氧血症及高碳酸血症,其直接原因是机械性压迫。

(3)心血管系统 腹内高压和腹腔间隔室综合征对心血管的直接影响表现在回心血量及心输出量的减少,当腹腔内压力达 10 mmHg 时即可发生。

(4)肾脏 腹腔间隔室综合征可导致肾功能障碍,主要表现为少尿或无尿、氮质血症。当腹腔内压力升高至 15～20 mmHg 时出现少尿,达 30 mmHg 时即出现无尿。此时给予液体复苏,心输出量恢复正常,但肾血流灌注及肾小球滤过率均不能恢复正常,应用多巴胺及利尿剂也没有明显效果,只有进行腹腔减压术和肾包膜切除术才有效。如果未能注意到腹腔内压力升高对肾功能的影响并及时进行腹部减压处理,常可导致不可逆转的肾衰竭。

(5)中枢神经系统 研究发现,在腹部放置水囊导致腹腔内压力显著升高后,患者的中心静脉压和胸腔内压快速升高,颅内压明显升高达 3～4 mmHg,此时肺顺应性下降而平均动脉压升高,这样可以保证在颅内压升高情况下的脑灌注压(cerebral perfusion pressure)维持稳定,从而对颅脑外伤患者起到保护作用。腹腔间隔室综合征时颅内压和脑灌注压的变化与心肺功能变化无关,而与胸腔内压升高及中心静脉压升高导致的脑静脉血回流障碍有关。此外,还与腰静脉丛血流降低致脑脊液压力升高及脑血流量增加有关。

(6)肝脏 腹内高压时由于心输出量下降,肝动脉血流减少;肝脏血流减少导致肝线粒体功能障碍,能量物质产生减少,乳酸清除率下降,因而血清乳酸浓度可作为反映腹内高压或腹腔间隔室综合征的严重程度及液体复苏的疗效。

(7)机体炎症介质 腹腔内压力急剧升高后与单纯休克相比机体应激反应加重,导致全身炎症反应进一步加剧,炎症介质大量释放是导致腹腔间隔室综合征后多器官功能障碍的重要原因。包括白介素-1、白介素-6、肿瘤坏死因子等浓度明显升高,肺组织中中性粒细胞浸润和炎症细胞丙二醛和髓过氧化物酶活性均明显增加,从而加重肺组织损伤。

腹内高压和腹腔间隔室综合征是继发或加重脏器功能障碍的重要因素,可加重胰腺炎造成的组织缺氧,脏器功能损害,致使多脏器功能障碍综合征难以逆转。腹内高压出现呼吸频率增快,气道峰压增高,心排量下降或少尿时,可诊断为腹腔间隔室综合征。在加强监护治疗中,一定要严密监测腹内压的变化,以及由此导致的脏器功能障碍,并做积极有效的处理。

7. 重症急性胰腺炎患者如何监测腹内压?

尽管目前有多种多样的监测方法,如直接穿刺腹腔测压,经胃、膀胱、子宫或下腔静脉等间接压力测定。实验表明,经胃、膀胱或下腔静脉测定的压力与直接测定结果具有较高的相关性。但是当前在世界范围内最为普遍应用的、最简单和重复性最好的依然是膀胱压测定。

(1) 胃内压　胃内压(intragastric pressure)测定指在胃内容物排空后,经鼻胃管或胃造瘘管向胃内注入 50～100 ml 生理盐水,连接至压力计或传感器,以腋中线为零点进行测量。虽然在动物实验中胃内压与直接测定的腹腔内压力相关性不是很好,胃蠕动、鼻胃管刺激和胃内气体难以完全排空等因素都会影响到测量结果的准确性,但人体实验结果发现,胃内压与膀胱压和直接测定的腹内压是相关的。

(2) 下腔静脉压　通过股静脉插管至下腔静脉并连接压力传感器测量下腔静脉压(inferior vena cava pressure)。动物实验表明,通过股静脉插管测定的下腔静脉压和膀胱压(urinary bladder pressure)与直接测定的腹内压有很高的相关性。但考虑到其侵袭性以及有静脉血栓形成、容易污染而导致血行感染等危险,临床应用受到一定的限制。

(3) 膀胱压　测定膀胱压最早是由 Kron 等在 1984 年提出并推广应用的。就膀胱压测定而言,文献报告的测量方法差异同样很大,对结果产生重要的影响,世界腹腔间隔室综合征协会(WSACS)建议的膀胱压监测的标准方法为:完全平卧位、腹肌无收缩情况下,以腋中线水平为零点,膀胱内注入最多 25 ml 生理盐水,在呼气末读数,并以mmHg 表示。具体方法是经尿道膀胱插管(Foley 导管),排空膀胱后充入无菌生理盐水进行测量。膀胱压与直接测定的腹腔内压力在很大范围内(70 mmHg)高度相关。由于该方法具有无创、简便易行、相关性好等特点,被认为是间接测定腹腔内压力的"金标准"。通过膀胱压进行腹腔内压力的测定,也是目前临床上最常用的方法。Sanchez等对77例随机抽取的住院患者通过测定膀胱压的方法测定腹腔内压力,结果显示正常平均腹腔内压力为 6.5 mmHg(范围 0.2 ～ 16.2 mmHg)。一般测定膀胱压为间歇性,目前也可采用膀胱造瘘插管后,以导管连接于床旁传感器进行膀胱压持续测量,以连续监测腹腔内压力。

(4) 经直肠测压　也有研究经直肠测压监测腹腔内压力的变化者,但其准确性和相关性较差。

8. 重症急性胰腺炎合并腹腔间隔室综合征有哪些类型？应如何处理？

国内有学者将重症胰腺炎后腹内高压或腹腔间隔室综合征分为由胃肠道功能障碍引起的Ⅰ型腹内高压或腹腔间隔室综合征(胃肠型)和腹膜后渗出或积液引起的Ⅱ型腹内高压或腹腔间隔室综合征(腹膜后型)。

Ⅰ型腹内高压或腹腔间隔室综合征主要由重症胰腺炎引起胃肠道功能障碍、胃肠高度胀气、肠壁水肿以及腹腔内渗液等因素引起,多发生在起病1～3日,临床表现为高度腹胀,叩诊呈鼓音,肠鸣音消失,但腹壁水肿不明显,皮下或脐周出血少见,双侧腰肋区无明显肿胀或水肿。Ⅰ型腹内高压或腹腔间隔室综合征对邻近脏器功能的影响主要表现为对呼吸功能的干涉影响,继而引起循环及其他脏器的改变。患者因限制性呼吸功能障碍而出现呼吸频率明显增快,动脉血氧饱和度显著下降,心率增加,但血压变化不明显,尤其是肾功能影响较Ⅱ型小,可以不出现无尿或明显少尿。相对于Ⅱ型腹内高压/腹腔间隔室综合征,Ⅰ型腹内高压或腹腔间隔室综合征患者膀胱压呈轻中度升高。CT上Ⅰ型腹内高压或腹腔间隔室综合征除腹腔间隔室综合征之共同特征,如腹腔膨隆、腹腔纵径/横径≥0.8外,还表现为胃肠道大量积气积液,后腹膜渗出、积液较少,腹膜后前后径/腹腔前后径比值较小,肾静脉、下腔静脉受压不明显等。Ⅰ型腹内高压或腹腔间隔室综合征对纠正水电解质及酸碱紊乱、胃肠减压、导泻等治疗措施较敏感,通过以上手段的综合处理往往可以在短期内使病情明显改善。

Ⅱ型腹内高压或腹腔间隔室综合征主要由腹腔后大量组织坏死、渗出等因素引起,临床以腰肋部大量水肿、皮下出血、少尿、无尿以及循环变化为特征,而对胃肠道和呼吸系统的影响相对较小。腹部叩诊往往呈实音,胃肠蠕动可以存在,动脉血氧饱和度下降不明显。相比Ⅰ型腹腔间隔室综合征,Ⅱ型腹腔间隔室综合征患者膀胱压多较高,可能是膀胱压对腹膜后压力变化反映更准确。CT显示腹膜后大量坏死组织或液体积聚,游离腹腔变小,腹膜后前后径/腹腔前后径比值较大,下腔静脉、肾静脉受压明显。

Ⅱ型腹内高压或腹腔间隔室综合征又可分为早发型和迟发型,早发型多见于发病3周以内,以胰周以及腹膜后大量组织坏死和致密性渗出为主,而迟发型多见于3周以上,以腹膜后大量积液为主。对于Ⅱ型腹内高压/腹腔间隔室综合征,早期可采取抗炎、纠正水电解质及酸碱紊乱等措施;当腹内高压发展至腹腔间隔室综合征时,则需要积极的手术减压。但早发型腹腔间隔室综合征由于坏死组织难以清除彻底,手术后多发生感染、出血以及肠瘘等并发症,患者术后恢复慢,部分患者需要多次手术;而迟发型腹腔间隔室综合征由于坏死组织与健康组织分界清楚,术中易清除彻底,术后并发症少,恢复过程短,因而效果更为满意。

腹腔间隔室综合征早期通过手术充分清除游离腹腔、网膜囊及腹膜后间隙积存的炎性渗液,即起到减容的作用。此外,应在重症医学科内进行器官功能支持治疗,如机械通气和血滤等治疗。

9. 预防重症急性胰腺炎继发感染的措施有哪些?

预防和监测感染是重症急性胰腺炎治疗的重要环节。因为一旦感染失控,则可以引起或加重多器官功能障碍。患者渡过急性反应期后,面临的问题是全身感染的威胁,因此合理地防治感染也是加强监护治疗中的重要环节。预防措施包括以下3个方面:① 早期肠内营养,目前有多个随机对照的临床研究提示,早期肠内营养可以显著降低感染发生率;② 预防性抗生素应用,目前临床研究结果并不一致,多数研究认为预防抗生素应用可以降低感染发生率,但也有研究表明,预防抗生素与空白对照相比,并不能降低胰腺坏死感染的发生率;③ 预防静脉导管感染和呼吸机相关性肺炎。

抗生素的应用分两个阶段,第一阶段经验用药,第二阶段针对性用药。但在经验治疗期就要定期采集标本做细菌和真菌培养,根据药敏试验选择敏感的抗生素。真菌感染的防治应强调预防性用药,根据临床可疑症状,如不明原因的高热、精神状态改变、出血等,在两处或两处以上部位找到相同的真菌病原菌就可以做出深部真菌感染的诊断,要立即应用抗真菌药物治疗,不应等待血培养阳性,以免延误治疗时机。

近年来特别强调静脉导管和动脉导管的定期更换,只要疑有导管感染的任何表现,都要及时拔除,并做细菌和真菌培养。

胰腺坏死感染的诊断要结合临床和增强 CT 扫描,以动态监测坏死病灶的演变,了解有无坏死感染的迹象。出现脓毒综合征或不能解释的循环失代偿,要怀疑坏死感染。在有充足的转运设施的保证下,对循环不稳定的危重患者做 CT 扫描和手术治疗常常是可行的。不要因为病情危重,就放弃行 CT 扫描和手术治疗的考虑。

10. 重症急性胰腺炎不同阶段的代谢特点和营养支持策略是什么?

(1)急性反应期 本阶段重症急性胰腺炎患者往往存在严重的代谢紊乱,其特点是高代谢、高分解,高血糖、高血脂、低蛋白血症、低钙和低镁等,由于代谢激素的紊乱和炎症介质的作用,机体对外源性营养物耐受不良。在发病初期,最突出的矛盾是高血糖、高血脂和迅速出现的低蛋白血症,因此本阶段营养支持的重点是处理高血糖、高血脂、低蛋白血症以及低钙和低镁血症等代谢紊乱。在此阶段必须清楚地认识到:重症急性胰腺炎患者存在的高代谢高分解几乎是不可避免的,只有当患者进入恢复期,营养状况才可能恢复,因此,试图在此阶段让患者获得正氮平衡,或从根本上改善患者的营养状况是不可能的,也是有害的。

急性期营养支持的目标是纠正代谢紊乱,尽可能将蛋白质的丢失减少到合适水平,既不因为营养物不足造成机体额外的分解,也不因为不合理的营养支持给呼吸循环系统和肝脏增加不适当的负荷。如果无禁忌证,可早期肠内营养。如肠内营养无法实施则给予肠外营养。该期总热量摄入在 1.0～1.1 倍静息能量消耗或每天 83.7 kJ/kg 左右,氮量每天 0.2～0.24 g/kg,对无高脂血症的患者可应用脂肪乳剂,如果脂肪廓清良好,糖/脂比例可达到 5:5。随着胃肠功能的逐步恢复,腹胀减轻,可在内镜或 X 线引导下将鼻空肠营养管放置到 Treitz 韧带下方,逐步恢复肠内营养。

(2)感染期　本阶段重症急性胰腺患者依然存在严重代谢紊乱,其最突出的特点是高代谢、高分解,持续负氮平衡,肌肉脂肪严重消耗,低蛋白血症更加严重,尤其在多次手术后可迅速出现严重的营养不良。高血糖、高血脂、低血钙虽然存在,但比急性反应期通常要轻。与此同时,患者合并不同程度脏器功能不全。

本期总热量摄入应在 1.2 倍基础代谢率,或每天 104.6～125.5 kJ/kg,氮量每天 0.2～0.24 g/kg,如果脂肪廓清良好,糖:脂可达到 5:5。营养途径应尽可能以肠内营养为主,尽早建立空肠营养入路。

(3)残余感染期　营养代谢的特点是营养不良,但逐步恢复到正氮平衡,机体对外源性营养物耐受良好,患者各器官系统功能的恢复与营养状况的恢复息息相关,而在恢复营养状况的过程中,所提供营养物质必须超过机体消耗的营养物质,才能获得能量和氮量正平衡,而此时,由于脏器功能有所恢复,各系统对提高营养所增加的负荷也能逐渐耐受。因此,本阶段营养支持的重点是增加营养摄入,从而获得正氮平衡。

本期总热量摄入应在 1.5～2.0 倍基础代谢率或每天 125.5～146.6 kJ/kg,氮量每天 0.24～0.48 g/kg,糖:脂比例可达到6:4。营养途径以肠内营养为主,并最终过渡到经口饮食。仅当肠瘘存在,肠内营养无法实施时考虑用肠外营养[9]。

11. 重症急性胰腺炎患者何时可以实施肠内营养?

重症急性胰腺炎通常可在发病 24～48 内即可开始早期肠内营养。开始肠内营养的指征为:血流动力学稳定;腹腔压力不超过 20 mmHg;具备空肠营养通道[9]。

12. 如何实施重症急性胰腺炎患者的肠内营养?

目前有多种方法可以将喂养管放置到 Treitz 韧带下方,包括内镜、X 线引导下、床旁无线电引导下和徒手盲放等。鼻空肠营养管放置成功后,应使用肠内营养输注泵调节输注速度,通常从 10 ml/小时开始,逐渐增加输注速度。通常先应用预消化肠内营养配方、之后切换成标准肠内营养配方,并逐步提高输注总量。只有当经过积极尝试仍无法实施肠内营养时才考虑肠外营养。

对于需要胃肠减压的患者可同时放置鼻空肠管和鼻胃管分别进行胃肠减压和肠内营养。近年来发展的内镜下经皮空肠造口技术,操作简便、安全,可以同时进行胃肠减压和肠内营养。

(李维勤)

参考文献

1. 中华医学会外科学会胰腺学组. 重症急性胰腺炎诊断治疗指南. 中华外科杂志. 2007,45(11):727-729

2. Brisinda G,Vanella S,Crocco A,Mazzari A,Tomaiuolo P,Santullo F,Grossi U, Crucitti A. Severe acute pancreatitis:advances and insights in assessment of severity and management. Eur J Gastroenterol Hepatol. 2011,23(7):541-551.

3. Talukdar R,Swaroop Vege S. Early management of severe acute pancreatitis. Curr Gastroenterol Rep. 2011,13(2):123-130.

4. Pandol SJ,Saluja AK,Imrie CW,et al. Acute pancreatitis:bench to the bedside. Gastroenterology. 2007,132(3):1127-1151.

5. Anand N, Park JH, Wu BU. Modern management of acute pancreatitis. Gastroenterol Clin North Am. 2012,41(1):1-8.

6. Grant JP. Nutritional support in acute and chronic pancreatitis. Surg Clin North Am. 2011,91(4):805-820.

7. Zerem E,Imamovic G,Omerovic S,et al. Percutaneous treatment for symptomatic pancreatic pseudocysts:Long-term results in a single center. Eur J Intern Med. 2010,21(5):393-397.

8. Tong Z, Li W, Yu W, et al. Percutaneous Catheter Drainage for Infective

Pancreatic Necrosis: Is It Always the First Choice for All Patients? Pancreas. 2011.

9. Raraty MG, Halloran CM, Dodd S, et al. Minimal access retroperitoneal pancreatic necrosectomy: improvement in morbidity and mortality with a less invasive approach. Ann Surg. 2010,251(5): 787 - 793.

第十六章

血 栓 性 疾 病

一、前沿学术综述

1. 静脉血栓栓塞症诊治的历史回顾与诊治现状

　　静脉血栓栓塞症（venous thromboembolism，VTE）是危及人们健康的常见疾病。对血栓和肺血栓栓塞的临床描述最早见于 18 世纪，1858 年德国病理学家 Rudolph Virchow 提出静脉血栓形成的三大机制：血液淤滞、血液高凝和血管壁损伤，迄今仍是指导临床工作的经典理论。治疗上，血栓切除术或者静脉结扎术是当时为数不多的手段。上世纪 30 年代静脉血栓栓塞症的治疗出现转机，1937 年，Crafoord 首次报道肝素可预防静脉血栓栓塞症，1938 年 Murray 报道肝素用于静脉血栓栓塞症的治疗，1960 年 Barritt 与 Jordan 发表了肝素治疗肺血栓栓塞症（pulmonary thromboembolism，PTE）的对照研究，静脉滴注肝素加口服维生素 K 拮抗剂组的病死率和复发率仅为 0 和 2%，而对照组分别为 26% 和 52%，自此抗凝治疗成为静脉血栓栓塞症的标准疗法。1973 年和 1974 年尿激酶与链激酶治疗肺血栓栓塞症的临床对照研究相继发表，为肺血栓栓塞症的治疗提供了更多的选择。诊断方面，20 世纪 60 年代后，血管造影、肺核素通气/灌注显像以及超声影像等的应用提高了静脉血栓栓塞症的检出率和确诊率，血管造影迄今仍是静脉血栓栓塞症诊断的金标准。1990 年肺血栓栓塞诊断的前瞻性调查（PIOPED）报道肺核素通气/灌注显像并不是肺血栓栓塞症理想的诊断工具，77% 的患者由于显像结果与临床诊断的不同而仍然需要行有创的肺血管造影。近 20 年来 MRI 和螺旋 CT 血管造影技术以及血清标志物检查的出现则使静脉血栓栓塞症、尤其是肺血栓栓塞症的诊断水平出现了革命性的改变,血清标志物 D-D 二聚体成为静脉血栓栓塞症筛查的常规指标,螺旋 CT 血管造影技术已取代传统的血管造影技术成为临床确诊静脉血栓栓塞症的一线选择。2006 年 PIOPED Ⅱ 发表,重点评价了多层 CT(MDCT,4～16 排)肺血管造影联合盆腔和股静脉 CT 造影在肺血栓栓塞症诊断中的价值。研究提示肺血管造影诊断肺血栓栓塞症的特异性为 96%,敏感性为 83%;肺血管造影-股静脉 CT 造影诊断的特异性为 95%,敏感性为 90%,从而证实肺血管造影和肺血管造影-股静脉 CT 造影诊断肺血栓栓塞症的价值优于传统的肺通气/灌注显像。随着多层(16～128 排)螺旋 CT 的发展和普及,此检查已成为肺血栓栓塞症诊断策略的核心。2010 年 PIOPED Ⅲ 完成,对增强的 MRI 肺动脉造影和静脉造影诊断肺血栓栓塞症的价值也做了评价,极大地丰富了当代肺血栓栓塞症的诊断手段。

急性静脉血栓栓塞症的抗凝治疗,除普通肝素外,低分子量肝素的出现给血栓栓塞性疾病的治疗带来了巨大变革。随着低分子肝素在各种血栓性疾病的大规模临床研究证据的不断积累,在许多领域低分子肝素已经或即将取代普通肝素。2004 年美国胸科医师协会(ACCP)第 7 次抗凝与溶栓会议指南中,低分子肝素在各适应证中的推荐等级明显提高[1],可以说血栓栓塞疾病的防治迎来了低分子肝素时代。2008 年 6 月该指南的第 8 版颁布,代表了国际抗凝与溶栓的最新进展和总结。同时,新一代的抗凝药物——直接凝血酶抑制剂如达比加群(dabigatran),口服的凝血因子 Ⅹa 抑制剂利伐沙班(rivaroxaban)、阿哌沙班(apixaban),同样具有选择性抑制凝血因子 Ⅹa 活性的磺达肝癸钠(fondaparinux)及其超甲基化衍生物依达肝素(idraparinux)或生物素化依达肝素(biotinylated idraparinux)等新型抗栓药物也开始广泛应用于临床。溶栓治疗方面,第二代溶栓药物——重组组织型纤溶酶原激活物(rt-PA)的疗效明显优于尿激酶和链激酶作用。新型溶栓剂还包括组织型纤溶酶原激活物变异体(reteplase,r-PA)、重组单链尿激酶纤维蛋白溶酶原激活剂(rscu-PA)等,具有溶栓效果更快、无免疫原性等特点。除抗凝与溶栓药物之外,静脉血栓栓塞症的治疗手段还包括下腔静脉滤器、肺动脉血栓切除术和介入取栓术。慢性血栓栓塞性肺动脉高压(chronicity thromboembolic pulmonary hypertension)则可以选择药物保守治疗、肺动脉血栓切除术或肺移植。由此可见,当代静脉血栓栓塞症的诊断、治疗已形成完整的体系,静脉血栓栓塞症的检出率大大提高,病死率降低或生存质量改善(表 16-1)[2]。

表 16-1 静脉血栓栓塞症预防与治疗的历史回顾

治疗手段	首例报道(年)	首次临床对照研究(年)
预防		
肝素(UFH)	Crafoord(1937)	无
口服抗凝剂	Allen(1947)	Sevit,Gallagher(1959)
小剂量肝素皮下注射	Sharnoff(1962)	Kakkar(1972)
低分子肝素皮下注射	Kakkar(1982)	Kakkar,Murray(1985)
阿司匹林	O'Brien(1968)	Medical Research Council(1972)
抗血栓弹力袜	Wilkins(1952)	Allan(1983)
外部气体压缩	Calnan(1970)	Hills(1972)
治疗		
栓子切除术	Trendelenburg(1908)	无
股静脉结扎术	Homans(1934)	无
普通肝素	Murray and Best(1938)	Barritt,Jordan(1960)
口服抗凝剂	Allen(1947)	Duration of anticoagulant Trial Study Group(1995)
下腔静脉结扎术	Collins(1943)	无
尿激酶	Hansen(1961)	UPET(1973)
链激酶	Browse、James(1964)	UPET II期(1974)
组织型纤溶酶原激活物变异体	Bounameaux(1985)	rt-PA trial(1990~1998)
下腔静脉滤器	Mobin-Uddin(1969)	Decousos(1998)
导管栓子取出术	Greenfield(1971)	无
低分子肝素皮下注射治疗深静脉血栓	Holm(1986)	Hull(1992)、Prandoni(1992)
低分子肝素皮下注射治疗肺血栓栓塞症	Thery(1992)	Columbus Investigators(1997)、Simonneau(1997)

在我国,过去传统观念一直认为静脉血栓栓塞症,尤其是肺血栓栓塞症是少见病,因此认识普遍不足。尽管目前尚缺乏全国性的统计资料,但从近年来国内多家单位的联合调查以及肺血栓栓塞症检出率数十倍的增长趋势来看,肺血栓栓塞症绝非少见疾病。因此,需要大力提高对该病的临床警惕性,避免延误诊治。2001 年中华医学会呼吸病学分会颁布了《肺血栓栓塞症的诊断与治疗指南(草案)》,随后国内开展了多项与流行病学、抗凝或溶栓有关的多中心研究,从而有效地提高了国内静脉血栓栓塞症的诊治水平,并为开创具有本国特色的静脉血栓栓塞症诊治方案进行了有益的尝试。

2. 目前存在的问题与前景

临床上对静脉血栓栓塞症关注度如此之高的主要原因,就在于组成静脉血栓栓塞症的深静脉血栓形成(deep venous thrombosis)和肺血栓栓塞症临床表现隐匿或迁延、病情变化急骤,如不能及时诊断和治疗后果严重,随时危及生命。一项 2 388 例普通住院人群的尸检报告显示,院内死亡的患者中,死因为肺血栓栓塞症者约 10%,其中83%有下肢深静脉血栓,但只有 19%的患者生前报告了下肢深静脉血栓症状,仅有 3%的患者进行了相应的检查[3]。尽管当代静脉血栓栓塞症的诊治领域不断有新的研究进展成果出现,但流行病学资料显示,近半个世纪以来,静脉血栓栓塞症的病死率并未明显减少,肺血栓栓塞症的病死率甚至还高于急性心肌梗死;静脉血栓栓塞症的误诊方面也有统计数据显示问题的严重性。这提示医学界需对现有静脉血栓栓塞症诊治模式进行检讨,并继续以前瞻性的大样本研究为基础积极寻找新的诊治方案。

造成静脉血栓栓塞症早期确诊率与治疗率低下而病死率高的原因在于,首先,静脉血栓栓塞症涉及范围广、表现复杂,因基础疾病的不同,易患因素与临床表现也各异,诊断与治疗也各有倾向性,难以全面把握;其次,已知静脉血栓栓塞症的临床表现缺乏特异性,确诊需要依靠辅助检查,尽管目前可供选择的检查设备颇多,但如何将首诊的临床判断与辅助检查有机地结合起来,以及如何根据静脉血栓栓塞症患者的来源,比如门诊、急诊或住院的疑似患者,构建相应的成本-效益比(cost-effctive),获得最佳的诊查策略一直缺乏定论,这些均是有待深入探讨的领域;第三,如何平衡抗凝与溶栓治疗的疗效与出血并发症的风险始终是临床决策的难点。此外,急性肺血栓栓塞症治疗上目前最有争议的领域在于溶栓对象的选择,对血压正常但超声心动图出现右室功能障碍(right ventricular dysfunction)的次大面积肺血栓栓塞症患者是否给予溶栓一直存在争议,这也需要进一步的国际研究和共识。治疗领域有待探讨的问题还包括,外科手术治疗与介入治疗的地位与价值、下腔静脉滤器的评价以及慢性血栓栓塞性肺动脉高压的综合治疗等。

纵观当代静脉血栓栓塞症的诊治现状,从易患因素的筛查及其临床意义到各种诊断手段的评估以及治疗方案的探讨,几乎每一处细节都有值得推敲的疑点或争议。以创伤患者静脉血栓栓塞症的预防为例,美国哈佛大学麻省总院创伤外科主任 Velmahaos[4]认为,文献报道的创伤后静脉血栓栓塞症发生率为 0.5%~45%,相差 90 倍,已经达到了可笑的地步;而已有的研究则充斥着相互矛盾的结论,甚至荟萃分析竟发现不予预防强于预防的证据。由此可见,缺乏高质量的创新研究仍是目前困扰临床决策的首要问题。我们期待这些问题的早日解决,并呼吁国内各级单位加强科研协作,以循证医疗的原则为基础,根据自身特点制定适合本地区的诊治指南,切实有效地提高静脉血栓栓塞症的诊治水平。

二、临 床 问 题

(一) 临床部分

1. 何谓下肢深静脉血栓、肺血栓栓塞症、静脉血栓栓塞症?

首先应该明确何谓"深静脉"? 体循环静脉分深、浅两类,位于深筋膜深面或体腔内者为深静脉,浅静脉则位于皮下浅筋膜内,浅静脉最终均注入深静脉。以下肢静脉为例,下肢静脉有大隐静脉和小隐静脉,大隐静脉起自足背静脉网内侧,在腹股沟韧带附近进入深静脉——股静脉。小隐静脉则在腘窝穿过深筋膜进入腘静脉。

下肢深静脉血栓是指血液在深静脉系统内不正常地凝结,属静脉回流障碍性疾病,血栓形成以下肢多见。来自全身静脉系统的血栓可脱落或游离,并向近端移行,经上、下腔静脉进入右心系统,并最终阻塞肺动脉及其分支,形成以肺循环和呼吸功能障碍为主要表现的临床综合征,是为肺血栓栓塞症。由于下肢深静脉血栓与肺血栓栓塞症存在着极为密切的同源性或相关性,两者在病因、发病情况、治疗和预后等诸多方面具有共同的特性,因此现主张将下肢深静脉血栓与肺血栓栓塞症看作是同一疾病的两种不同临床表现,即所谓的静脉血栓栓塞症。

肺动脉发生栓塞后,若其支配区域的肺组织因血流受阻或中断而发生坏死,则称为肺梗死(pulmonary infarction),多见于原有肺循环异常者或病情严重影响到肺组织的多重氧供者。如果血栓栓子长期、反复脱落至肺动脉内,血栓机化后可形成慢性肺动脉栓塞,并造成血栓栓塞性肺动脉高压(thromboembolic pulmonary hypertension),此期治疗非常棘手,缺乏有效的治疗措施,预后不佳。

此外,临床上还常以肺栓塞(pulmonary embolism)代替上述的肺血栓栓塞症,主要是因为造成肺循环阻塞的栓子中 90% 为血栓栓子,故而两者常混淆。不过应该明确肺栓塞还包括有脂肪栓塞、羊水栓塞、空气栓塞或其他医源性栓子栓塞,因此笼统地将肺栓塞等同于肺血栓栓塞症是不科学的。

2. 静脉血栓栓塞症的易患因素(危险因素)有哪些?

正如 Virchow 所说,凡是能够导致"血液淤滞、血液高凝和血管壁损伤"的病因,理论上都可成为静脉血栓栓塞症的易患因素。一般将静脉血栓栓塞症的易患因素分为先天性和获得性两种,可以说静脉血栓栓塞症是一个由先天性和获得性因素共同作用而导致的复杂疾病(表 16 - 2)[5~7]。

表 16‑2　静脉血栓栓塞症的易患因素

原　发　性	继　发　性
血管壁的改变	血管壁的改变
Kasabach-Merrirt 综合征	静脉炎
半胱氨酸尿症、高半胱氨酸血症	血管炎
血管壁纤溶酶原激活剂(t-PA)释放障碍	大动脉炎综合征、胶原病等
血液性质的改变	盆腔手术
抗凝因子缺乏	外伤
抗凝血酶Ⅲ缺乏症、蛋白‑C缺乏症、	糖尿病
蛋白S缺乏症、抗活性蛋白C综合征	应用抗癌药物
纤溶功能低下	血管造影
低纤溶酶原血症、异常纤溶酶原血症、	血液性质的改变
t‑PA抑制剂增多症	肾病综合征
纤维蛋白原血症	妊娠
异常纤维蛋白原血症	血小板增多症
血流不畅	红细胞增多症
镰形细胞贫血	荷癌状态
	脾切除术后
	口服避孕药
	雌激素替代治疗
	抗磷脂抗体综合征
	血流不畅
	长期卧床
	长时间坐位(经济舱综合征)
	静脉曲张
	肥胖
	淤血性心力衰竭
	医源性
	心导管检查
	中心静脉营养
	起搏器
	血透动静脉瘘
	脑室心房引流

　　静脉血栓栓塞症先天性或原发性易患因素包括：Ⅴ因子 Leiden 变异(factor-Ⅴ Leiden mutation)、蛋白 C 缺乏、蛋白 S 缺乏、G20210A 基因变异、抗凝血酶缺乏、抗磷脂抗体综合征和同型半胱氨酸血症等，常以反复静脉血栓栓塞或所谓的"易栓症(thrombphilia)"为主要临床表现。1993 年报道的凝血因子Ⅴ基因变异打破了既往人们认为先天

性凝血功能异常比较少见的看法——高加索人种中该变异基因携带者的比率高达 3％～7％,在某些遗传性易栓症的家族中,该比率可达20％～60％。据估计该基因变异的杂合子发生血栓的危险性较无基因变异患者增加 5～10 倍,纯合子增至 50～100 倍。由于凝血因子 V基因第 1691 位核苷酸发生 G→A 突变,使翻译水平氨基酸序列的第506 位由精氨酸变为谷氨酰胺,该位点正是活性蛋白 C 裂解的位点,故突变后的凝血因子 V 虽表现出正常的促凝活性,但对活化蛋白C(APC)的分解不敏感,使得凝血活酶复合物稳定性增加,凝血酶产生速率增加导致血液高凝。也有报道认为该基因变异在非洲和亚洲罕见,因此在非高加索人种中凝血因子 V 基因变异不是血栓形成的主要易患因素。对于凝血因子 V 基因变异与其他易患因素的相互作用,以及是否需要对静脉血栓栓塞症患者进行易栓症普查尚在进一步研究之中。

获得性或继发性易患因素则较多,包括高龄、吸烟、肥胖、长途旅行、恶性疾病、血栓性静脉炎、静脉曲张、近期手术、全身性感染、创伤、心肺或神经系统疾病、既往血栓病史、长期制动或卧床、服用避孕药或雌激素等。在获得性易患因素中,外科手术是最值得重视的环节。术后静脉血栓栓塞症的危险性根据手术类型、是否合并其他易患因素可以分为低、中、高三类。对于不易发生血栓形成的择期手术患者,致死性肺血栓栓塞症的发生率仅为万分之一,而对较易发生血栓的下肢矫形手术、全腹或盆腔肿瘤手术,其近端静脉血栓的发生率可达 10％～30％,致死性肺血栓栓塞症的发生率可达 5％(表 16－3、表 16－4)。非手术患者中,患心、肺、脑三大系统的急、慢性疾病以及恶性肿瘤患者属于高危人群,心肌梗死、脑卒中以及重症患者发生下肢深静脉血栓的风险分别为 17％～34％、11％～75％ 和 25％～42％。

以上易患因素可单独或同时存在。在住院条件下,一般 78％的患者暴露于静脉血栓栓塞症的易患因素之下,约 20％的患者可能同时存在多个易患因素。住院患者中 18％～23％会发生静脉血栓栓塞症,易患因素越多,发生静脉血栓栓塞症的概率就越高。

表 16-3　外科手术患者的静脉血栓栓塞症的易患因素

	下肢深静脉血栓(%)		肺血栓栓塞症(%)	
	腓部	近端	临床性	致死性
低危(<40 岁,未合并易患因素的小型手术)	2	0.4	0.2	<0.01
中危(小型手术并合并易患因素;40~60岁,未合并其他易患因素的手术)	10~20	2~4	1~2	0.1~0.4
高危(>60 岁外科手术;40~60 岁、合并易患因素,如既往静脉血栓栓塞症病史、癌症或易栓症者)	20~40	4~8	2~4	0.4~1.0
极高危(合并多种易患因素,例如>40岁、癌症、既往静脉血栓栓塞症病史、髋膝关节成形术、严重创伤、脊柱手术)	40~80	10~20	4~10	0.2~5

表 16-4　静脉血栓栓塞症易患因素的分级

高度风险因素(患病风险高于 10 倍)
　　骨折(髋或下肢)
　　髋关节或膝关节置换术
　　普外大手术
　　严重创伤
　　脊髓手术
中度风险因素(患病风险达 2~9 倍)
　　膝部关节镜手术
　　中心静脉置管
　　化疗
　　充血性心力衰竭或呼吸衰竭
　　应用激素替代治疗
　　恶性疾病
　　口服避孕药
　　致瘫性脑卒中
　　妊娠/分娩后
　　既往静脉血栓栓塞症病史
　　易栓症
低度风险因素(患病风险在 2 倍以下)
　　卧床>3 天

长时间坐位(长途汽车或飞机旅行)

年龄>40岁

腔镜手术(如胆囊切除术)

肥胖

妊娠/分娩前

下肢静脉曲张

3. 静脉血栓栓塞症的发病率是多少,我国静脉血栓栓塞症发病的现状如何?

静脉血栓栓塞症患者中约 2/3 为单纯下肢深静脉血栓者,1/3 合并肺血栓栓塞症。流行病学的资料显示,无论是普通人群还是住院患者,静脉血栓栓塞症的发病率都很高。普通人群中,男女年发病率分别为 1.3‰和 1.1‰。症状性下肢深静脉血栓发病率为 145 例/10 万人,肺血栓栓塞症为 69 例/10 万人。约 1/3 的静脉血栓栓塞症患者在 10 年内可能复发,高发期为首发后的 6~12 个月。目前已知美国每年确诊肺血栓栓塞症 34 万~60 万例,死亡数约 6 万例/年,静脉血栓栓塞症的发病率排在心肌缺血综合征和脑卒中之后,居心血管疾病的第三位。

一项丹麦的 4 881 例外科患者的调查中,尸检证实术后致死性肺血栓栓塞症的发生率为 9%,接受静脉血栓栓塞症预防者和未接受者的病死率分别为 3.5%和 11.2%。在住院未接受抗凝的人群中,10%~26%发生静脉血栓栓塞症,骨科患者中静脉血栓栓塞症的发生率更是高达 40%~60%。一个耐人寻味的现象是尽管外科患者更多地暴露于易患因素之下,75%的致死性肺血栓栓塞症却未发生于外科,尸检进一步证实非外科患者中约有 7.6%的死亡由肺血栓栓塞症引起。

肺血栓栓塞症的发生率随着年龄的增长而增加,18 岁以下青少年的发病率极低,约为(0~0.3)/10 万人,且多集中于有基础疾病的人群中。40 岁后每增加 10 岁静脉血栓栓塞症的发病率翻一番,发病高峰在 70 岁左右,75 岁可达 1%。性别方面,男性略高于女性,男女发病率之比为 1.24∶1。在预后方面,下肢深静脉血栓的预后要好于肺血栓栓塞症,症状性肺血栓栓塞症早亡(early death)的风险比静脉血栓栓塞症高 18 倍。

我国的流行病学资料至今十分有限。分析我国 35 家医疗单位 75 140 例外周血管疾病患者的数据发现,深静脉炎和静脉曲张分别占 11.6% 和 9.6%。上海市第九人民医院 1990 年在华东四省一市进行流行病学调查,发现下肢静脉疾病的发病率为 8.72%,推测我国下肢深静脉血栓及存在后遗症的患者约有 3 000 万例。中国医学科学院阜外心血管病医院连续 900 例尸检资料证实,肺段以上肺血栓栓塞症占心血管疾病的 11.0%。242 例住院肺血管病患者分类调查,肺血栓栓塞症占肺血管病的第一位。从近年来的文献报道来看,国内肺血栓栓塞症的发生率和检出率都呈指数级的增长,进一步说明肺血栓栓塞症并非少见疾病。

4. 症状性下肢深静脉血栓有何临床特点,为何要提倡预评分(pre-test)模式?

多数下肢深静脉血栓患者可无自觉症状或临床表现,但由于可并发致死性肺血栓栓塞症和远期下肢深静脉功能障碍,危害极大,及时发现和治疗都有赖于对疾病的早期发现和正确诊断。下肢深静脉血栓的临床特征如下:

(1) 多存在易患因素,如手术后、创伤、晚期肿瘤、昏迷或长期卧床的患者。

(2) 起病较急,患肢肿胀、发硬、静脉走行区明显疼痛,活动后加重,偶有发热、心率加快。

(3) 血栓部位压痛,沿血管走行区可扪及索状物,血栓远端肢体肿胀,皮肤呈青紫色或暗红色,皮温降低,足背、胫后动脉搏动减弱或消失,或出现静脉性坏疽。血栓延伸至下腔静脉时,双下肢、臀部、下腹和外生殖器均明显水肿。血栓发生在小腿肌肉静脉丛时,Homans 征(直腿伸踝试验)和 Neuhofs 征(压迫腓肠肌试验)阳性。

(4) 后期血栓机化,常遗留静脉功能障碍,出现浅静脉曲张、色素沉着、溃疡、肿胀等,称为下肢深静脉血栓后综合征(postthrombtic syndrome)。

近年来静脉血栓栓塞症诊断方面非常提倡首诊的临床评分模式,也就是在相关实验室检查之前(pre-test),根据体检和病史进行评分,以此判断患者静脉血栓栓塞症的可能性。该方法结合随后进行的超声或 D-二聚体检查可组合成不同的诊断策略,有效排查需要进一步检查与治疗的患者,提高诊断的成本-效益比,非常适合门、急诊和住院患者使用。

目前已有的评分模式中,最常应用的就是 Wells 评分,已有至少14 个研究证实 Wells 评分的可行性。Wells 评分包括下肢深静脉血栓和肺血栓栓塞症两个评分,分别用于两者的临床诊断,下肢深静脉血栓评分参见表 16-5[8,9]。如果评分≥2 分,称为"疑似下肢深静脉血栓",<2 分者称为"非下肢深静脉血栓"。

表 16-5　下肢深静脉血栓临床评估模式表(Wells 评分)

临　床　表　现	评分
癌症活动期(正在治疗,既往 6 个月内化疗或姑息治疗)	1
瘫痪、麻痹或近期下肢石膏固定	1
近期卧床不起>3 天,或继往 12 周内全麻或局麻下施行大手术	1
深静脉走行区局部触痛	1
下肢肿胀	1
病侧小腿周径比对侧>3 cm(胫骨粗隆下 10 cm 测量)	1
病侧下肢凹陷性水肿	1
浅静脉怒张(非静脉曲张)	1
既往下肢深静脉血栓病史	1
存在与下肢深静脉血栓相似的可能诊断	−2

5. 肺血栓栓塞症临床症状与体征有何特点?

肺血栓栓塞症临床症状与体征的特点可以归纳为:① 表现谱广,极度缺乏特异性,从无症状到猝死差异很大,确诊依赖客观检查;② 除原发病的表现外,肺血栓栓塞症患者多数呈合并症状,单独出现的症状体征较少见;③ 症状与疾病严重程度相关性不高,某些肺动脉主干栓塞的患者仅有轻微症状甚至无症状。

一般而言呼吸困难与气促是最常见的症状和体征[10],发生率84%左右,并尤以活动后明显。其他常见的症状依次为:胸膜样胸痛或心绞痛样疼痛、惊恐甚至濒死感、心动过速或心悸、晕厥、咳嗽、咯血。临床上出现所谓"PI 三联征"(呼吸困难、胸痛及咯血)者不足30%。

体征方面除呼吸急促外,心动过速、肺部听诊啰音、肺动脉第二心音亢进、颈静脉怒张、血压变化、紫绀均较常见。肺血栓栓塞症患者的发热多为低热(<38℃),高热多发生于有并发症或大面积栓塞时。

与下肢深静脉血栓相同,近年来肺血栓栓塞症临床诊断方面最重要的进展就是强调临床决策规则(clinical decision rules, CDR)的重要性,并据此发展出多种预评分系统,这对于早期发现高度疑似的肺血栓栓塞症患者具有重要价值。目前最常用的临床决策规则评估系统就是 Wells 和 Geneva 两种肺血栓栓塞症临床评分表(表16-6、表16-7)[9,10];Geneva 评分与 Wells 评分类似,但需要血气分析和胸部 X 线的检查结果。其他亦在临床应用的评分还包括 Miniati 评分、Charlotte 评分和修正 Hyers 评分。多项前瞻性研究已证实预评分的重要性,临床医师如能按照正式的规则在进一步进行相关检验或影像学检查前先行评估的话,后续诊治更有可能依循指南而行,反之,疑似肺血栓栓塞症患者则可能接受不适当的诊治,并影响预后。正因如此,目前的国际下肢深静脉血栓/肺血栓栓塞症指南中均已标明相应预评分标准。

表16-6 Wells 肺血栓栓塞临床评分表

Wells 评分		简化 Wells 评分	
既往下肢深静脉血栓或肺血栓栓塞症病史	1.5	既往下肢深静脉血栓或肺血栓栓塞症病史	1.0
近4周制动或外科手术	1.5	近4周制动或外科手术	1.0
心率>100 次/分	1.5	心率>100 次/分	1.0
咯血	1.0	咯血	1.0
癌症	1.0	癌症	1.0

Wells 评分		简化 Wells 评分	
存在下肢深静脉血栓的症状或体征	3.0	存在下肢深静脉血栓的症状或体征	1.0
有其他诊断,但更可能是肺血栓栓塞症	3.0	有其他诊断,但更可能是肺血栓栓塞症	1.0

Wells 三级评分：<2 分：低危,2~6 分：中危,>6 分：高危
Wells 二层评分：≤4 分：非肺血栓栓塞症,>4 分：疑似肺血栓栓塞症
简化 Wells 评分：≤1 分：非肺血栓栓塞症,>1 分：疑似肺血栓栓塞症

16-7　Geneva 系列肺血栓栓塞临床评分表

Geneva 评分		修正 Geneva 评分		简化 Geneva 评分	
近期手术	3	年龄>65 岁	1	年龄>65 岁	1
既往静脉血栓栓塞症病史	2	既往静脉血栓栓塞症病史	3	既往静脉血栓栓塞症病史	1
心率>100 次/分	1	1 个月内的手术或骨折	2	1 个月内的手术或骨折	1
年龄 60~79 岁	1	活动期癌症	2	活动期癌症	1
年龄≥80 岁	2	心率 75~94 次/分	3	心率 75~94 次/分	1
动脉血二氧化碳分压(mmHg)		心率≥95 次/分	5	心率≥95 次/分	1
<36	2	下肢静脉触痛或单侧水肿	4	下肢静脉触痛或单侧水肿	1
36~38.9	1	单侧腿痛	3	单侧腿痛	1
动脉血氧分压(mmHg)		咯血	2	咯血	1
<49	4				
49~59	3				
>60~71	2				
>71~82	1				
胸部 X 线					
盘状肺不张	1				
膈肌升高	1				

Geneva 三级评分：<5 分：低危,5~8 分：中危,>8 分：高危
修正 Geneva 三级评分：<4 分：低危,4~10 分：中危,>10 分：高危
简化 Geneva 三级评分：<2 分：低危,2~4 分：中危,>4 分：高危

(二) 辅助检查部分

6. 下肢深静脉血栓的辅助检查有哪些,应用价值如何?

可根据患者病情、医院设备、医生经验等做如下选择。

(1) 加压超声成像(compression ultrasonography) 为无创检查,现已成为筛查的首选手段。通过探头压迫观察等技术,可发现 85% 以上的近端下肢静脉血栓,静脉不能被压陷或静脉腔内无血流信号为下肢深静脉血栓的特定征象和诊断依据。其对股静脉血栓的敏感性达97%,特异性 98%。但对腓静脉及其以下血栓或无症状的下肢深静脉血栓敏感性仅 73%。

既往认为,对于临床高度可疑者,如加压超声成像阴性应于 5~7 天后复查。但近年来该说法受到质疑,因研究发现,仅 1%~2% 的患者在复查时发现有近端下肢深静脉血栓,因此成本-效益比并不理想。

(2) 血浆 D-二聚体的测定 用酶联免疫吸附试验检测,敏感性高达 95%~100%,其阴性似然比(negative likehood ratio)为 0.1。因此 D-二聚体阴性的价值远远高于阳性的价值,用于排除诊断更有意义。急性下肢深静脉血栓或肺血栓栓塞症时,D-二聚体多 > 500 μg/L,故常以 D-二聚体<500 μg/L 作为排除诊断的阈值。临床评分模式"低可能性"+D-二聚体阴性,随访 3 个月静脉血栓栓塞症的发生率仅为 0.4%~0.5%,因此这部分患者不必再行加压超声成像检查和抗凝治疗,预后也是安全的。

(3) 放射性核素血管扫描检查(radionuclide venography) 利用核素在下肢深静脉血流或血块中浓度增加,通过扫描而显像,是对下肢深静脉血栓诊断有价值的无创检查。诊断的准确性达 80%~90%,敏感性在 90% 以上,并适用于对造影剂过敏者。

(4) SCT 静脉造影(computed tomo-venography) 螺旋 CT 血管造影技术近年来发展很快,其优点是成像迅速,可在肺血管造影完成后 2~3 分钟内完成下肢静脉横断扫描,同时获得肺血栓栓塞症及下肢深静脉血栓的情况。在进行 CT 肺血管造影的同时不需另外添加造影剂,使下肢静脉、盆腔静脉及下腔静脉迅速显影,因此近年来应用广泛。

（5）静脉造影（venography）　是确定诊断的"金标准"，可显示静脉堵塞的部位、范围、程度及侧支循环和静脉功能状态，其诊断敏感性和特异性接近100％。但其有创性限制了临床推广应用。

（6）阻抗体积描记测定　其原理是在大腿处放置一个袖带，探测充气前后下肢血流量的变化，袖带放气，下肢容量迅速恢复到基线水平被用作是静脉可变性指数。阻抗体积描记测定对无症状下肢深静脉血栓的敏感性差，对有症状的近端下肢深静脉血栓具有很高的敏感性和特异性，且操作简单，费用较低。

（7）磁共振静脉造影　为无创性检查，可同时显示双下肢静脉，并能准确地确定盆腔和下腔静脉的血栓，有潜在的鉴别急、慢性血栓的功能。对有症状的急性下肢深静脉血栓诊断的敏感性和特异性可达90％～100％。磁共振静脉造影在检出盆腔和上肢深静脉血栓方面有优势，对无症状的下肢深静脉血栓具有很好的临床应用前景。

通过不同的检查步骤和检查仪器可制定相应的诊断策略或诊断流程，任何诊断策略的建立都应在兼顾患者利益的前提下，以高成本-效益比为原则。下肢深静脉血栓的诊断策略参见图16-1：基于临床所见和病史首先进行预评分，初步判断患者下肢深静脉血栓的可能性，然后结合D-二聚体结果与下肢超声的组合策略完成诊断并给予治疗。需要强调的是，诊断下肢深静脉血栓时，应同时考虑有无肺血栓栓塞症存在，反之亦然。

7. 肺血栓栓塞症的辅助检查有哪些，有何进展？

肺血栓栓塞症的诊断主要依靠客观的辅助检查，包括动脉血气、心电图、X线胸片、超声心动图、下肢静脉血栓检查、D-二聚体、肺通气/灌注显像、肺动脉造影和螺旋CT、MRI静脉造影等检查，一方面明确肺血栓栓塞症的临床诊断，另一方面在于明确肺血栓栓塞症常见病因下肢深静脉血栓的诊断。现将近年来的各项检查的进展分述如下。

（1）常规检查　大多数肺血栓栓塞症患者血气分析会出现低氧、低碳酸血症和肺泡-动脉血氧分压差增大。通常低氧血症的程度与栓塞的程度相关，但有12％～23％既往无心肺疾病的患者动脉血氧分压

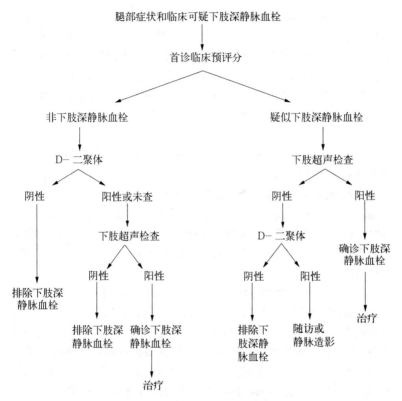

图 16-1   下肢深静脉血栓诊断步骤

在80~100 mmHg之间,如单纯以血气分析作为肺血栓栓塞症的筛选指标会造成诊断假阴性。低氧血症和肺泡-动脉氧分压差改善的程度与肺灌注缺失的恢复相关。

肺血栓栓塞症患者心电图常表现为窦性心动过速或者未见明显异常,右心负荷严重增加时可表现为 $S_I Q_{III} T_{III}$ 形式,心电轴右偏, V_1、V_2 导联 ST 段下移,T 波改变,甚至出现完全性右束支传导阻滞。T 波倒置有助于确定病变程度,特别对于大面积栓塞,其特异性为68%。以上心电图的异常表现也预示患者预后不良,多元回归分析证实上述任何一种心电图变化都是不良预后的独立易患因素。

40%的肺血栓栓塞症患者 X 线胸片常无明显异常,异常表现亦多为非特异性的,与心电图相似,其更多用于排除诊断。X 线胸片常见的特征是:肺动脉增宽,区域性肺血管纹理稀疏、纤细、肺野透亮度增加,膈肌抬高,肺动脉搏动增强,心影扩大和胸膜渗出,肺梗死时出现特征性的楔形阴影。X 线胸片的敏感性和特异性虽不高,但它不失为一种简便快速的诊查手段。必须强调的是,所有疑似肺血栓栓塞症的患者都应该常规进行心电图和 X 线胸片检查。

(2) 生物标志物检查

D-二聚体 D-二聚体是纤溶过程中交联纤维蛋白的降解产物,当出现血栓活化时,D-二聚体常高于正常,因此具有极高的敏感性,适合于术前或急诊下肢深静脉血栓高危患者的筛查。

D-二聚体极易受基础疾患如外伤、妊娠、恶性肿瘤、全身性感染等的干扰,术后患者 D-二聚体几乎都呈阳性,因此对于下肢深静脉血栓的诊断或者鉴别诊断价值不大。80 岁以上的高龄患者特异性较低,不宜使用。

目前主要有 5 种测定 D-二聚体的方法:① 酶联免疫吸附试验的敏感性最高,达 98%,但特异性仅 45%,此法价格较贵且费时;② 快速酶联免疫吸附测定法敏感性和特异性分别为 94% 和 50%,优点是用时短;③ 全血红细胞凝集试验,如商品化的 SimpliRED,敏感性和特异性分别为 85% 和 70%,测定快速,且可在床边测定;④ 浊度计法,敏感性达 95% 以上,测定时间约为两小时;该方法是胶乳凝集试验,其成本低廉,但敏感度过低,不足以用于排除静脉血栓栓塞症,因此对静脉血栓栓塞症的诊断帮助不大;⑤ 基于免疫比浊法的乳胶凝集试验(如 Microlatex 法)可用于定量分析血浆的 D-二聚体浓度。一项多中心研究比较了酶联免疫吸附试验法与 Microlatex 法在门诊和病房测定 D-二聚体,发现两种方法对于门诊患者的敏感性与特异性均高于病房患者(表 16-8)。

大量研究证实,临床评分结合 D-二聚体能够大大提高后者在排除静脉血栓栓塞症诊断方面的价值。930 例的大样本研究发现,SimpliRED 法结合临床评估,D-二聚体的阴性预计值达到 99.5%。D-二聚体还可作为监测静脉血栓栓塞症是否复发的工具。研究发现,接受治疗的静脉血栓栓塞症患者在随访期间应用酶联免疫吸附试验法测定 D-二聚体<250 μg/L 者,2 年静脉血栓栓塞症的复发率仅为 3.7%,而高于 250 μg/L 者为 11.5%。但目前的证据还没有发现 D-二聚体与国际标准化比值具有相关性,因此不能用国际标准比值作为判断抗凝疗效的指标。

表 16-8　门诊与病房两种 D-二聚体测定方法的比较

测定方法	敏感性	特异性	阴性预计值	阳性预计值
		门　诊		
ELISA	95%	51%	99%	15%
Microlatex	90%	48%	98%	14%
		病　房		
ELISA	89%	20%	93%	13%
Microlatex	86%	20%	91%	13%

心肌肌钙蛋白 I 和 T　心肌肌钙蛋白测定近年来逐渐成为评估肺血栓栓塞症预后的热点。作为心肌损伤的特异性标志物,肺血栓栓塞症患者心肌肌钙蛋白 I 和心肌肌钙蛋白 T 的升高意味着右室扩张、微小梗死灶形成和心肌损伤,并与病情程度和预后密切相关。心肌肌钙蛋白 T 阈值为 0.09 μg/L 时,预测院内病死率敏感性为 80%、特异性为 92%、阴性预测值 99%、阳性预测值为 34%。另一项回归分析也同样发现,心肌肌钙蛋白 I 升高组死亡的风险是对照组的 17 倍。

近期的"肺血栓栓塞治疗策略与预后研究-2"就心肌肌钙蛋白 I、心肌肌钙蛋白 T 在评价肺血栓栓塞症预后和危险分级方面进行了探讨[11]。106 例肺血栓栓塞症患者中心肌肌钙蛋白 I 阳性者(≥0.07 μg/L)为 41%,心肌肌钙蛋白 T 阳性者(0.04 μg/L)为 39%,98% 的患者心肌肌钙蛋白 I 和心肌肌钙蛋白 T 在疑诊肺血栓栓塞症的 4 小时内开始升高,超声心动图可见右室功能障碍,且不良预后与其阳性明显相关,心肌肌钙蛋白 I 和心肌肌钙蛋白 T 阴性预计值分别为 92% 和 93%,但由于两者在非肺血栓栓塞症患者中亦有升高,因此其阳性预计值分别为 37% 和 41%。

脑钠肽　脑钠肽是心房利钠肽家族的成员之一,主要由于心房受牵张后分泌增加,既往多用于慢性心力衰竭和急性冠脉综合征的诊断及预后判断。目前已有该指标用于肺血栓栓塞症的报道。73 例患者以脑钠肽前体 500 ng/L 为阈值分为两组。结果发现,脑钠钛前体＞500 ng/L 组的症状、血液动力学和右室功能障碍均比脑钠钛前体＜500 ng/L 组严重。以脑钠钛前体 500 ng/L 为阈值,判断肺血栓栓塞症患者不良预后的敏感性为 95%,特异性为 57%,阴性预计值 97%,阳性预计值 45%[12]。

心肌肌钙蛋白和脑钠肽等心脏特异性标志物对急性肺血栓栓塞症的诊断价值在于发现右心室过度牵张、右室功能障碍的高危肺血栓栓塞症患者,此类患者是否应该给予溶栓是目前肺血栓栓塞症治疗领域的争议所在,较为保守的观点认为该治疗方案目前尚无确切的证据支持,还有待相关的研究和共识性策略出台。

(3) 通气/血流扫描

通气/血流扫描曾是肺血栓栓塞症最为常用的无创性筛查手段,对治疗以及随访均极具价值。根据通气与灌注是否匹配将结果分为 3 类:① 高度可能,征象为至少一个或更多叶段的局部灌注缺损而该部位通气良好或 X 线胸片无异常;② 正常或接近正常;③ 非诊断性异常,其征象介于高度可能与正常之间。一般认为灌注显像正常与肺动脉造影正常具有同等的诊断价值;显像正常的疑似患者不进行抗凝治疗没有严重后果。但目前认为通气/血流扫描在肺血栓栓塞症诊断中的作用很有限。1990 年美国的肺血栓栓塞诊断的前瞻性调查(PIOPED)研究[13]发现,若临床评价与显像结果相符,通气/血流扫描确定或排除肺栓塞的准确率很高。例如临床高可能性＋通气/血流扫描高度可疑者,诊断率达 96%。如两者均为低度可疑,则仅有 4% 的患者为肺血栓栓塞症。但实际上临床评价与显像结果相符的患者仅占患者总数的 1/3,约 2/3 的疑似肺血栓栓塞症患者的确诊依然要靠肺动脉造影。除此之外,通气/血流扫描对肺水肿、右心衰、低血压等心肺储备功能低的患者的应用价值不大,其检查程序和费用也不具备明显的优势,因此临床通气/血流扫描的应用已逐步减少,逐步被更为敏感和快速的 CT 肺血管造影或 MRI 动脉造影所代替。

近期,通气/血流扫描的研究进展是应用新型的核素血栓显像剂——^{99m}Tc 标记的抗人活化血小板单克隆抗体,有助于鉴别新鲜血栓或陈旧血栓,这有助于提高急性肺血栓栓塞症的诊断率。此外,应用核素标记的特异性 D-二聚体抗体,通过单光子发射体层成像技术诊断肺血栓栓塞症和下肢深静脉血栓在动物实验中也已有报道[14],很有可能成为未来核医学诊断肺血栓栓塞症的方向。

(4) 肺动脉造影　尽管肺栓塞的检查手段进展迅猛,肺动脉造影仍旧是肺栓塞诊断的"金标准"。其敏感性约为 98%,特异性为 95%~98%。肺血栓栓塞症的直接征象有肺血管内造影剂充盈缺损,伴或不伴轨道征的血流阻断;间接征象有肺动脉造影剂流动缓慢,局部低灌注,静脉回流延迟等。其潜在的应用优势在于除了能够通过导管直接诊断外,在有条件的医院还可以同时进行下腔静脉滤器植入及局部介入取栓或溶栓。

肺动脉造影作为有创性检查,其应用受到限制。根据 PIOPED 对 1 111 例肺动脉造影的报告,肺动脉造影的准确率为 96%,3% 无诊断意义,0.4% 为假阴性。检查过程中 5 例(0.45%)死亡,9 例(0.81%)发生肾衰、呼吸窘迫、血管损伤、造影剂过敏等较严重的并发症,并以有严重基础疾病的患者多见。由于慢性血栓机化与血管壁融合使造影的对比效果不佳,肺动脉造影对慢性肺动脉高压的陈旧性血栓敏感性差。另一个要考虑的问题是放射科医师阅片的一致性,一般对肺动脉主干栓子的诊断一致性为 98%,而亚段血栓仅为 66%。

总之,肺动脉造影尽管确诊意义最大,但在临床中的应用并不广泛,多用于其他诊察手段无肯定性结论的高度疑似患者。

(5) 螺旋 CT、高分辨率 CT 与 CT 肺血管造影

CT 肺血管造影诊断肺血栓栓塞症的直接征象为造影剂的充盈缺损、完全梗死及轨道征;间接征象为肺总动脉、左或右肺动脉扩张,血管断面细小、截断、肺梗死灶等。单层或多层 CT 肺血管造影为肺血栓栓塞症的诊断提供了无创性的选择,具有直接显示肺血管、扫描速度快、分辨率高和无影像重叠等多种优势,对肺段以上的栓塞有着良好的显示效果,目前已经替代肺动脉造影而成为肺血栓栓塞症的一线检查手段,其应用前景十分看好,单独或与其他诊断方法结合应用,对肺血栓栓塞症的诊断均有很高的临床价值。对螺旋 CT 的异议在于其不

能可靠地显示亚段水平的血栓,敏感性仅为 63%;其次,螺旋 CT 不能提供血液动力学资料。

螺旋 CT 的技术进展　近年来多层螺旋 CT 得到广泛应用,大大缩短了扫描时间,可在一次屏气下行 1 mm 层厚的全肺薄层扫描,对周围肺动脉的观察能力明显增强,提高了肺动脉造影的诊断准确率。2006 年《New England Journal Medicine》刊登了 PIOPED Ⅱ 的研究报告[15]。通过多层 CT 肺血管造影结合 CT 静脉造影(CT 肺血管造影-CT 静脉造影)诊断急性肺血栓栓塞症,结果发现,CT 肺血管造影敏感性为 83%,特异性为 96%,结合临床高/低度可能性,相应的阳性预计值达 96%,中度临床可疑者则为 92%。如果临床可能性评价与 CT 肺血管造影不符,则无诊断意义。CT 肺血管造影-静脉 CT 造影诊断急性肺血栓栓塞症的敏感性为 90%,特异性为 95%,若临床可能性评价与 CT 肺血管造影-静脉 CT 造影不符,则无诊断意义,故而 CT 肺血管造影-静脉 CT 造影较单独的 CT 肺血管造影有更高的诊断敏感性;与临床评估综合应用时,若其可疑度与临床评估相同,则诊断预计值较高,反之可能需要其他的辅助检查。

随着多层螺旋 CT 的技术进步,目前"CT 心脏测量(cardiac CT measurements)"已成为可能,并逐渐成为肺血栓栓塞症影像诊断的热点。研究发现,右心室短轴(RV short axis)或右/左心室直径之比(RV/LV diameter ratio)可作为判断肺血栓栓塞症不良预后的指标,在 CT 四腔室影像中,右/左心室直径比值>1 者诊断右室功能障碍的敏感性为 78%,特异性 100%,阳性预计值 100%;"右心室增大"预计 30 天病死率的敏感性、特异性、阴性预计值与阳性预计值分别为 78.2%、38%、15.6% 和 92.3%。其他的方法还有测量下腔静脉/奇静脉或腔室面积,后者更为精确。也有学者报道肺动脉直径测量、肺动脉栓子负荷指数(pulmonary artery clot load scores)、室间隔左移、下腔静脉造影剂反流等指标,但尚存在争议。

近期,CT 肺血管造影检查产生的辐射暴露已成为热点话题。单次 CT 肺血管造影的照射剂量为 3～5 mSV,相当于接受 1～2 年的日常背景辐射。根据年龄与性别的不同,此暴露剂量相当于导致(38～180)例/10 万肺癌的发生;尤其对年轻妇女而言辐射对乳腺组织的影响不能忽视,该剂量可使乳腺癌的发生率高达 503/10 万。为此,美国放射学协会推荐初诊影像学医师及育龄期妇女要谨慎进行 CT 肺血管造影检查。

未来螺旋 CT 的研究方向将包括:动态肺动脉造影结合加权色彩编码实现肺部大循环和微循环的灌注显像;通过多层螺旋 CT 结合心电图门控技术实现有心功能的动态评价,例如射血分数和右室室壁运动异常。如果以上技术继续发展下去,未来就可能出现螺旋 CT 替代目前已有的超声心动图、肺动脉造影,通过单次螺旋 CT 检查完成诊断和预后风险评估的局面,这无疑将大大优化诊断的成本-效益比。

螺旋 CT 的诊断敏感性与特异性荟萃分析显示,CT 肺血管造影诊断肺血栓栓塞症存在明显的异质性,肺血栓栓塞症的检出率为 19%~79%,敏感性为 88.9%[95%可信区间(CI)82.0%~95.0%],特异性为 94.6%(95%CI 91.3%~98.0%),对外周血栓特异性仅 79%。假阴性率 1.0%~10.7%,若 CT 肺动脉造影和下肢深静脉血栓检查均为阴性,则假阴性率为 1.5%(95%CI 1.0%~1.9%);若 CT 肺动脉造影和下肢深静脉血栓检查均为阴性者,随访发现预后良好,不必抗凝治疗[16]。

2005 年《JAMA》的荟萃分析报道,CT 肺动脉造影阴性结果的阴性预计值达到 99.1%,单层螺旋 CT 阴性结果静脉血栓栓塞症的阴性似然比为 0.08,多层螺旋 CT 为 0.15,CT 肺动脉造影阴性结果对于肺血栓栓塞症死亡的阴性似然比为 0.01,阴性预计值为 99.4%,可见 CT 肺动脉造影阴性患者的预后良好,与标准肺动脉造影并无差别[17]。

与其他诊断手段的比较 早期报道发现,CT 肺动脉造影与通气/血流扫描比较,当扫描结果为高度可疑时,螺旋 CT 的敏感性和特异性分别为 87%和 95%,通气/血流扫描的敏感性和特异性分别为 65%、94%。荟萃分析显示:螺旋 CT 的整体敏感性为 86%,特异性93.7%。通气/血流扫描对临床高度可疑者的敏感性为 39%,特异性97.1%;对于非可疑者的敏感性为 98.3%,而特异性仅 4.8%。结论是 CT 肺动脉造影在排除肺血栓栓塞症方面明显优于通气/血流扫描,但对于高度疑似的患者两者的诊断效力相似。

（6）MRI　MRI 及 MRI 肺动脉造影已开始用于临床研究。早期的研究由于受呼吸的影响，及血流与栓子的对比效果不佳而欠理想。目前通过应用镓增强已能够在单次呼吸时得到高分辨率的影像。与标准肺动脉造影和 MRI 动脉造影比较，MRI 的敏感性 90%，特异性 77%，阳性预计值 86%，阴性预计值 83%。但对亚段栓子敏感性不佳，不能可靠地显示出直径<4 mm 的外周栓子，且阅片者间有较大的差异。MRI 的缺点还包括扫描时间长，肺动、静脉同时显影，呼吸和心动伪影使诊断受到限制。MRI 的优势在于可准确、清晰地分辨急性和慢性下肢深静脉血栓，并对外周深静脉血栓很敏感，可很好地区分下腔静脉和骨盆静脉，避免标准肺动脉造影中造影剂对肾的损害。与螺旋 CT 相比，其对慢性栓塞的诊断效果是一样的；但对急性栓塞，螺旋 CT 的准确性要优于 MRI。通气/血流扫描及临床评价同为高度可疑时，以肺动脉造影为标准，MRI 和螺旋 CT 敏感性分别是 71%、73%，特异性同为 97%。但由于 MRI 价格高，相关的对照研究受到限制，使其临床应用无法像螺旋 CT 那样普及，目前多用于造影剂过敏或潜在肾功能障碍的疑似肺血栓栓塞症的筛查。

2010 年发表的 PIOPED Ⅲ 评价了增强 MRI 肺动脉造影联合静脉造影对肺血栓栓塞症的诊断价值，初步结果显示，与 CT 肺动脉造影相比，MRI 肺动脉造影可获得相同质量的影像学资料：MRI 肺动脉造影诊断肺血栓栓塞症的敏感性为 78%，特异性为 99%；如联合 MRI 静脉造影，则其诊断敏感性可提高到 92%[18]。MRI 肺动脉造影有其优越之处，可降低因射线辐射或造影剂注射引起风险，可获得肺通气血流分布资料，并可有效评价右心功能。但与 CT 相比，MRI 肺动脉造影检查更复杂，技术要求高且稳定性差，在 PIOPED Ⅲ 中，MRI 肺动脉造影扫描图像不佳者占 25%，MRI 肺动脉造影联合 MRI 静脉造影影像技术不合格者占 52%，这些患者由此无法得到明确诊断。另外，由于 MRI 肺动脉造影的检查时间长，重症患者难以接受此项检查。由于上述限制，目前 MRI 肺动脉造影仅推荐用于有经验的中心作为二线检查方法。

（7）超声心动图　超声心动图对近端栓子诊断的敏感性很高，同时又有助于鉴别与肺血栓栓塞症相似的疾病，如心肌梗死、心包炎等。

肺栓塞时超声心动图的主要征象包括右心室扩张、右/左心室直径比值增加、近端肺动脉扩张、三尖瓣反流、右室流出道湍流、下腔静脉增宽等。如超声心动图发现右心负荷过重、室壁运动减弱以及肺动脉高压的征象,高度怀疑肺栓塞。就目前而言,超声心动图及多普勒检查对于病情和疗效的判断非常有价值。

近年来的进展是经食管超声心动图的应用。研究表明,经食管超声心动图检查优于经胸超声,其诊断敏感性为 80.5%,特异性为 97.2%;而经胸超声的敏感性为 56%,特异性为 90%。经食管超声心动图检查多用于肺总动脉或右肺动脉栓子的探查,能较好地显示较大的栓子。经食管超声心动图检查的优势还在于其快速、简便、可在床旁检测,可迅速对患者做出诊断,且可指导溶栓治疗。经食管超声心动图检查的缺点在于它是一种半有创性检查,不适合危重患者,且依赖于操作者的技术,对远端较小的栓子敏感性差。

超声诊断肺血栓栓塞症最常用于右室功能障碍,用以筛查可能需要溶栓的高危患者。研究发现,血压正常但超声心动图出现右室功能障碍的患者病死率达 9.3%,而对照组仅为 0.4%。多数研究以量化的右室运动度减低评价右室功能障碍,但荟萃分析发现目前并无"右室功能障碍"确切统一的超声诊断标准,这造成了研究结论的异质性,也使确认右室功能障碍需要溶栓的说法陷入尴尬的境地。

Kasper 认为,右室扩张或右心室舒张末期直径>30 mm,或者符合以下两项者可以考虑诊断右室功能障碍:① 三尖瓣反流速度>2.8 m/秒;② 三尖瓣反流速度>2.5 m/秒且不伴下腔静脉吸气相塌陷;③ 右肺动脉扩张(>12 mm/m^2);④ 右室室壁增厚>5 mm,⑤ 下腔静脉吸气相塌陷。而 Grifoni 诊断右室功能障碍的标准包括:右室扩张(右室舒张末期直径>30 mm 或舒张末期右/左心室直径比值>1);矛盾性室间隔运动或肺动脉高压,且必须排除右室壁增厚(壁厚>7 mm)。

(8)亚段栓子的临床意义 通气/血流扫描、CT 肺动脉造影、MRI 或经食管超声心动图检查等技术对近端栓子的诊断敏感性相差不大,但对亚段或亚段以下水平的栓子敏感性均较差。过去认为的"金标准"——肺动脉造影在亚段水平的诊断一致性也仅为 66%。有研究表明,肺动脉造影对亚段水平的肺栓塞敏感度仅为 87％,阳性预计值 88％,与螺旋 CT 几乎无显著性差异,这就引出一个重要的问题：亚段血栓的临床意义是什么？

亚段肺血栓栓塞(subsegmental pulmonary embolism)是指位于肺动脉第 4 级分支,相当于肺段动脉与小叶前动脉之间、直径为 1～6 mm 的血栓栓塞,可能还包括更外周的或肺段动脉内的微小血栓。一般情况下,栓子会分裂为 6～8 个碎片,其中至少会有 1 块或更多的碎片大到足以被肺动脉造影或螺旋 CT 发现。单纯的亚段肺血栓栓塞可能并不常见,与典型肺血栓栓塞症相比,也无特异性的临床表现,甚至可能无症状;广泛的亚段肺血栓栓塞还可能造成慢性血栓栓塞性肺动脉高压。目前亚段肺血栓栓塞的诊断主要依赖于客观的辅助检查,尤其是肺动脉造影。已有的资料对亚段肺血栓栓塞的检出率报道差异较大,为 6％～30％。栓塞部位以右肺和下叶多见,其中下叶各基底段为最好发部位。

部分学者认为亚段血栓多来源于腘部以下的深静脉微小血栓,对机体的影响不大,不必抗凝治疗。PIOPED 研究发现,尽管亚段肺血栓栓塞可能会漏诊漏治,但通过 1 年随访,所有未经治疗的造影阴性者中仅有 0.6％出现肺血栓栓塞症症状。对螺旋 CT 的荟萃分析也发现,螺旋 CT 阴性的疑似肺血栓栓塞症患者经过 3 个月随访,静脉血栓栓塞症的发生率仅 1.4％,此结果支持亚段血栓栓塞无重要临床意义的推论。但相反的意见则认为亚段血栓的存在至少会提示以下问题：是否是下肢深静脉血栓或肺内出现大栓子的先兆;对于心肺储备功能低下的患者,微小栓子也可造成显著的血液动力学改变,有可能成为潜在的致死性诱因,或因反复无症状性的栓塞而导致慢性血栓栓塞性肺动脉高压,因此仔细探查和治疗亚段血栓十分重要。尽管目前多数研究支持亚段栓子意义不大的结论,但是个体化的判断与治疗还是必要的。

（9）肺血栓栓塞症的诊断策略　肺血栓栓塞症的生前误诊率高达 70％,其原因与临床医生重视程度不足、肺血栓栓塞症的临床表现无特异性、缺乏敏感的诊断手段或诊断策略有关。许多医生试图结合多种诊察手段,以减少患者负担、提高诊断准确率和诊断成本-效益比,其原则包括评估前述的 Wells 标准,根据静脉血栓栓塞症的可能性大小在之后的诊断流程中尽早采用 D-二聚体结合高敏感性的影像技术(图 16-2)。后者如果为阴性,则不需进一步检查和治疗,因为已有大样本研究发现此类患者出现致死性的肺血栓栓塞症的风险极小。也有研究者考察了 15 种包括通气/血流扫描、下肢超声、螺旋 CT、肺动脉造影和 D-二聚体等方法的肺血栓栓塞症诊查策略,发现 CT 肺动脉造影可以节省成本并增强效果,提示螺旋 CT 在今后诊断中的重要地位。

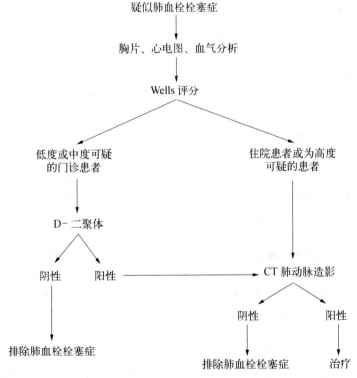

图 16-2 肺血栓栓塞症的诊断步骤

研究发现,通过临床评估,D-二聚体和螺旋 CT 组成的诊断策略具有良好的可操作性,D-二聚体阴性者 3 个月随访出现非致死性静脉血栓栓塞症约 0.5%,CT 肺动脉造影阴性者 3 个月随访静脉血栓栓塞症的发生率为 1.3%,有 7 例(0.5%)患者的死因可能是肺血栓栓塞症。

(三) 治疗部分

8. 下肢深静脉血栓的治疗原则有哪些?

急性期治疗目的在于预防肺血栓栓塞症,减轻血栓后并发症,缓解症状。下肢深静脉血栓的急性期治疗以抗凝或溶栓等非手术疗法为主。

(1) 一般治疗 卧床休息和抬高患肢,避免活动和用力排便,以免引起血栓脱落。须卧床休息 1~2 周。开始下床活动时,须穿弹力袜或用弹力绷带,使用时间因栓塞部位而异:小腿肌肉静脉丛血栓形成使用 1~2 周;腘静脉血栓形成,使用不超过 6 周;髂股静脉血栓形成,可用 3~6 个月。

(2) 抗凝治疗

抗凝原则 抗凝治疗是最基本的治疗手段,适应证包括:① 静脉血栓形成后 1 个月内;② 静脉血栓形成且有肺血栓栓塞症可能时;③ 血栓去除术后。禁忌证为:① 出血;② 流产后;③ 亚急性心内膜炎;④ 溃疡病。常用的药物有普通肝素、低分子肝素和维生素 K 拮抗剂(如华法林等)。

第 8 版国际抗凝与溶栓指南推荐所有无禁忌证的下肢深静脉血栓患者尽早行抗凝治疗并将抗凝治疗作为其他治疗的基础,且强调对于明确诊断或高度怀疑下肢深静脉血栓的患者,不管采用何种抗凝方法需立即实施快速起效的抗凝治疗。抗凝方法包括皮下注射低分子肝素、静脉注射或皮下注射普通肝素、或者是皮下注射磺达肝癸钠(fondaparinux)。当然,上述快速起效抗凝药物中,一般情况下更推荐低分子肝素,除非患者同时合并严重的肾功能不全,才首选普通肝素。如果需要应用维生素 K 拮抗剂,则应该从抗凝治疗的第一天起开始口服,并同其他抗凝药物合用至少 5 天,直到维生素 K 拮抗剂达到目标(国际标准化比值达到 2.0~3.0)方可停用肝素。抗凝治疗究竟该持续多久,目前临床上尚存有很多争议。抗凝治疗当然不是时间越长越好,因为抗凝需要严格监测凝血功能(尤其是口服维生素 K 拮抗剂),否则就容易出现抗凝效果不足或过量导致出血;而非口服药物,如皮下注射低分子肝素,在使用上又相对繁琐。因此,抗凝治疗应该适可而止,使临床患者得以获得最大的获益-风险比[19]。

第 8 版国际抗凝与溶栓指南指出,对于存在暂时或可逆性危险因素的患者(如手术、外伤等导致的卧床,以及血栓位于远端的特发性下肢深静脉血栓患者初次患病),可考虑抗凝 3 个月。对于特发性下肢深静脉血栓患者,可考虑抗凝治疗 6 个月,初次患病可抗凝 3 个月,但 3 月后需要再评估获益-风险比,如获益大则考虑长期抗凝;如为复发则建议长期抗凝。合并肿瘤的下肢深静脉血栓患者,建议长期抗凝,初期 3～6 个月建议皮下注射低分子肝素。

最后,对于所有需要长期抗凝的患者,都应该定期评估获益-风险比。个体情况不同,抗凝时间亦不同。一般来说,如果患者获益大则继续抗凝,风险大则停止抗凝。

对于所有下肢深静脉血栓患者,第 8 版国际抗凝与溶栓指南建议华法林抗凝治疗期间应使国际标准化比值达到 2.0～3.0 的目标区间。对于特发性下肢深静脉血栓患者,严格抗凝治疗 3 个月后,在患者强烈要求减少国际标准化比值监测的前提下,可以考虑降低抗凝强度,将抗凝目标定位为 1.5～1.9。该抗凝治疗范围是否适合于国人,目前尚无定论。部分国内专家提出,亚洲患者凝血功能较欧美国家患者低、更易出血,建议应用低强度抗凝治疗。

抗凝用药 普通肝素的用法:① 静脉注射。先以 5 000 IU(或 80 IU/kg)的负荷剂量静脉推注,继以至少 30 000 IU 或每小时 18 IU/kg 的剂量进行 24 小时维持静脉滴注;每 6 小时复查部分凝血活酶时间,根据部分凝血活酶时间调整剂量,使部分凝血活酶时间在正常对照值的 1.5～2.5 倍范围内。② 皮下注射。直接静脉注射初始负荷量 5 000 IU,然后每 12 小时一次皮下注射,17 500 IU/次(或 250 IU/kg),根据部分凝血活酶时间调整剂量。已有研究证实普通肝素皮下注射要优于静脉注射(详见下文)。③ 间断静推法。可致出血风险更大,未做推荐。

低分子肝素：与普通肝素比较,低分子肝素抗因子 Xa 活性更强,具有较好的抗血栓效果,无需实验室监测。皮下注射,每日 1～2 次,按体重给药;低分子肝素不能通过胎盘屏障,孕妇使用较安全。极度肥胖(体重＞100 kg)、极度消瘦(体重＜40 kg)及肾功能不全者按体重给药的剂量要减少;内生肌酐清除率＜30 ml/分时应慎用。

华法林：主要通过抑制维生素 K 依赖的凝血因子合成而发挥抗凝作用,应用华法林最初的 4～5 天必须与普通肝素重叠使用。一般情况下,首次剂量 5 mg,以后每日剂量根据国际标准化比值调节,当连续两天测定的国际标准化比值达到 2.5(2.0～3.0)或凝血酶原时间延长至 1.5～2.5 倍时,即可停用普通肝素,单独口服华法林治疗。应用华法林必须注意与其他药物相互作用以及含维生素 K 食物的摄入,定期监测国际标准化比值。

(3) 溶栓治疗与介入治疗　下肢深静脉血栓的溶栓治疗可使45％的血栓明显或完全溶解,可最大限度地维护瓣膜的正常功能。2004 年 Cochrane 报道了下肢深静脉血栓溶栓治疗的荟萃分析,12 项研究共计 668 例患者入选,发现无论是早期或后期随访,治疗组的栓子溶解度均优于对照组,腿部溃疡和血栓形成后综合征的发生率明显减少,静脉功能在后期随访中有所改善,但无显著性差异。此外,溶栓组的出血并发症增加,但与对照组比较,早期和晚期病死率并无显著性差异[20]。

第 8 版国际抗凝与溶栓指南推荐,为减少下肢深静脉血栓的急性症状和降低栓塞后病死率,对于部分急性期近端下肢深静脉血栓患者(例如髂股静脉下肢深静脉血栓,症状＜14 天,机体功能状态良好,预期生存时间≥1 年),如出血风险较低,且医院技术水平等条件允许可以进行经静脉导管溶栓、导管下溶栓结合取栓或开放手术取栓,上述操作的作用是减轻急性期症状和降低栓后综合征的发生率。急性下肢深静脉血栓患者,在成功进行经导管溶栓治疗后,建议用球囊血管成形术和支架来纠正潜在的静脉损伤。如技术水平等条件允许,建议药物联合机械溶栓[如碎栓和(或)抽吸血栓],其疗效优于单独经导管溶栓,可缩短治疗时间。急性下肢深静脉血栓在成功进行经导管溶栓治疗后,推荐常规抗凝治疗。指南明确提出,无论是否进行溶栓、取栓,患者抗凝治疗的强度和时间均不变。

髂股静脉的血栓,通过导管将溶栓药物送至血栓局部可获得更理想的效果。对侧支循环建立不佳者,可采用静脉放置支架的方法。为预防肺血栓栓塞症的发生,急性下肢深静脉血栓,尤其是反复发作的肺血栓栓塞症患者均有放置下腔静脉滤器的指征。有抗凝或溶栓禁忌者也可考虑介入治疗,但当出血危险性消失时,应重新考虑抗凝治疗。

第8版国际抗凝与溶栓指南不推荐下肢深静脉血栓患者常规应用腔静脉滤器,建议腔静脉滤器仅用于存在抗凝禁忌且为近端下肢深静脉血栓的患者;对于已置入下腔静脉滤器作为替代抗凝治疗的急性下肢深静脉血栓患者,一旦出血风险解除即应接受传统的抗凝治疗。静脉血栓栓塞症复发率的高低与滤器的置入无相关性。此时,抗凝的目的和作用仍然是阻止血栓蔓延并防止肺血栓栓塞症的发生。

(4) 手术治疗　对未超过48小时的广泛髂股静脉血栓形成伴动脉血供障碍而肢体坏疽者(股青肿),可手术取栓。早期快速摘除急性静脉血栓可防止静脉壁和内膜的损伤,避免发展为血栓后综合征,术后应辅以抗凝治疗。对髂股部的下肢深静脉血栓选择血栓切除术,可使早期和远期的血管再通率达80%,而抗凝治疗仅30%。

(5) 其他疗法　临床常用的祛聚治疗药物包括低分子右旋糖酐、阿司匹林和潘生丁等。但第8版国际抗凝与溶栓指南不再推荐右旋糖酐用于下肢深静脉血栓的治疗。中药可用消栓通脉汤(丹参、川芎、当归、三棱、牛膝、水蛭、土鳖虫、穿山甲)加味。急性下肢深静脉血栓患者在病情允许的情况下尽早活动,有利于减轻疼痛和水肿。抗凝治疗后尽早使用弹力袜或弹力绷带,并使足踝部压力达到 30～40 mmHg,使用时间最少2年;如出现血栓后综合征,治疗时间需更长。出现血栓后综合征的患者,不合并溃疡的轻度水肿建议着弹力袜;重度水肿者可考虑间断充气压迫治疗(intermittent pneumatic compression, IPC);出现静脉性溃疡,除了伤口局部的处理外,建议使用弹力袜或间断充气压迫治疗,还可以考虑应用地奥司明和己酮可可碱等药物治疗。

（6）血栓性浅静脉炎、浅静脉血栓及上肢深静脉血栓的治疗　对于静脉输液所致的血栓性浅静脉炎，第 8 版国际抗凝与溶栓指南建议口服双氯芬酸钠或其他非甾体消炎药，或局部外用双氯芬酸软膏或肝素软膏，疗程 2 周或直到症状缓解，不建议全身抗凝。

对于自发的浅静脉血栓形成的患者，第 8 版国际抗凝与溶栓指南建议抗凝治疗 4 周，可以用低分子肝素、肝素或口服维生素 K 拮抗剂（目标国际标准化比值 2.0～3.0，2C），不建议在抗凝基础上加用非甾体类消炎药。第 8 版国际抗凝与溶栓指南建议上肢深静脉血栓抗凝治疗的方法、强度和时间均可参考下肢深静脉血栓。对于大多数患者，指南反对常规溶栓治疗；对那些症状较重且没有出血风险的患者，推荐可以考虑导管溶栓。指南也不推荐常规经导管或手术取栓、血管成形术等操作，但对于初次患病且抗凝或溶栓治疗无效而症状持续存在的患者可应用以上操作。推荐下肢深静脉血栓再进展或明确存在肺栓塞且存在抗凝禁忌者应用上腔静脉滤器。上肢深静脉血栓常与留置中心静脉导管有关，但如临床需要此导管，不建议取出。如取出中心静脉导管，抗凝时间也应超过 3 个月。

（7）慢性期的治疗　当侧支循环建立缓慢且不足以代偿阻塞静脉的回流功能，引起下肢肿胀、色素沉着、皮炎及溃疡等症状时，可采用手术的方法如大隐静脉移植术等加强侧支循环，改善血液回流障碍。但发病 1 年之内不做任何静脉重建手术。

9. 肺血栓栓塞症的溶栓适应证与禁忌证包括哪些？

溶栓治疗可迅速溶解部分或全部血栓，恢复肺组织再灌注，减小肺动脉阻力，降低肺动脉压，改善右室功能，与普通肝素合用可以减少严重肺血栓栓塞症患者的病死率和复发率。溶栓疗法还可减少肺血栓栓塞症时神经体液反射机制对机体的不利影响，改善预后，提高生活质量。

根据中华医学会呼吸病学分会制定的《肺血栓栓塞症的诊断与治疗指南（草案）》，溶栓治疗主要适用于大面积肺血栓栓塞症，即出现因栓塞所致休克和（或）低血压者；对于次大面积肺血栓栓塞症，即血压正常但超声心动图显示右室功能减退或临床上出现右心功能不全表现者,若无禁忌证也可以进行溶栓;对于血压和右室运动均正常者不推荐溶栓。国内指南的溶栓指征较宽,次大面积血栓是否溶栓目前已有争议,将在后文述及。

溶栓治疗的绝对禁忌证有:活动性出血;近期(14天内)自发性颅内出血。相对禁忌证有:① 2 周内的大手术、分娩、器官活检或无法压迫止血的血管穿刺;② 2 个月内的缺血性中风;③ 10 天内的胃肠道出血;④ 15 天内的严重创伤;⑤ 1 个月内的神经外科或眼科手术;⑥ 难于控制的重度高血压(收缩压>180 mmHg,舒张压>110 mmHg);⑦ 近期曾行心肺复苏;⑧ 血小板计数低于 100×10^9/L;⑨ 妊娠;⑩ 细菌性心内膜炎;⑪ 严重肝肾功能不全;⑫ 糖尿病出血性视网膜病变;⑬ 出血性疾病等。对于大面积肺血栓栓塞症,因其对生命的威胁极大,上述绝对禁忌证亦应被视为相对禁忌证。溶栓治疗宜高度个体化。溶栓的时间窗一般定为 14 天,应尽可能在肺血栓栓塞症确诊的前提下慎重进行。对有溶栓指征患者宜尽早开始溶栓。溶栓治疗的主要并发症为出血。

10. 急性肺血栓栓塞症溶栓决策与易患因素分层的关系是什么?

急性肺血栓栓塞症患者的溶栓决策主要取决于其血液动力学是否稳定。国际肺血栓栓塞症治疗权威、美国麻省总医院的 Goldhaber 教授总结前人的研究发现:先检查患者收缩压是否低于 90 mmHg,溶栓药物或者外科取栓手术应在血管活性药物无效的前提下开始应用。这种"坐以待毙"的治疗程序只能导致休克加重或者多脏器衰竭的发生。近年来,国际肺血栓栓塞症专家组一直强调对急性肺血栓栓塞症患者进行早期危险分层(risk stratification),即根据患者存在的易患因素(基础疾病)、临床表现及辅助检查结果进行危险度评估,尽早发现并治疗最可能从溶栓治疗或外科手术治疗获益的患者。

根据 Goldhaber 教授的意见,表 16-9 所示指征与高风险肺血栓栓塞症密切相关,需要积极地再灌注治疗(如溶栓治疗、介入或手术治疗)。

表 16-9　急性肺血栓栓塞危险分层的相关指征

作者	指征	意义
ICOPER	收缩压＜90 mmHg	90 天病死率 52.4%（对照组 14.7%）
Goldhaber	心电图右室牵张表现：窦性心率＞100 次/分 完全或不完全右束支阻滞 $S_I Q_{III} T_{III}$ $V_{1\sim4}T$ 波倒置	提示右心负荷加重
ICOPER	超声心动图：右室运动度减低 右心游动血栓	30 天生存率 83.7%（对照组 90.6%） 病死率 24%（对照组 8%）
Goldhaber	多层螺旋 CT：舒张末期右/左心室直径比值＞0.9	30 天生存率 15.6%（对照组 7.7%）
生化标注物	心肌肌钙蛋白 I、心肌肌钙蛋白 T、脑钠肽	提示右室牵张,心肌损伤

　　由美国国立卫生研究院主持的一项急性肺血栓栓塞症危险分层研究发现:脉氧仪提示低氧血症＋Daniel 12 导联心电图显示肺动脉高压＋血清肌钙蛋白升高组合为一个方案,则完全可以替代经胸超声心动图,用于次大面积肺血栓栓塞症患者的危险分层。以上 3 个参数不仅代表了已有的诊断右室功能障碍的理论,临床上也较超声心动图更易实施。可见未来的危险度分层可能会有两个趋势:一是多参数的联合评价,其次是超声心动图可能会被脑钠肽或肌钙蛋白取代,以便临床迅速做出溶栓决策。

　　也有学者设定了肺血栓栓塞症的危险分层,其实质为病情分层,因其涉及溶栓治疗,故下表列出,以供参考(表 16-10)。

表 16-10　肺血栓栓塞症病情分级

危险分级	特点	治疗选择
1 级	血液动力学稳定、无右室功能障碍	低分子肝素、普通肝素或磺达肝癸钠抗凝
2 级	血液动力学稳定、有右室功能障碍	抗凝,部分需溶栓

续　表

危险分级	特　点	治疗选择
3级	休克	溶栓,除非有绝对禁忌证
4级	心肺复苏	溶栓

11. 次大面积肺血栓栓塞症是否应该溶栓?

上述危险分层的指征中绝大多数都为血压正常但有右室功能障碍的次大面积或亚大面积肺血栓栓塞症,对此类患者进行溶栓的依据是:① 右室功能障碍是影响预后的独立危险因素;② 溶栓改善右室灌注可能有益于病情;③ 部分研究已证实以上临床受益。但目前为止,对次大面积肺血栓栓塞症的溶栓仍未达成共识。2002 年Konstantinides 等[21]报道了 256 例急性肺血栓栓塞症伴肺动脉高压或右心室劳损患者的溶栓疗效报告。患者分为普通肝素＋安慰剂组(138 例)与普通肝素＋组织型纤溶酶原激活物变异体溶栓组(118 例),试验终点为死亡或治疗升级。治疗升级的定义为:应用血管活性药物提高血压、治疗后仍需溶栓、气管插管、心肺复苏及导管或手术摘除栓子。研究发现,普通肝素＋安慰剂组病死率为 2.2%,普通肝素＋组织型纤溶酶原激活物变异体溶栓组为 3.4%;复发率则分别为3.4%和 2.9%,均无显著性差异,两组患者均未发生致命性出血,但普通肝素＋安慰剂组死亡或治疗升级的风险比溶栓组高近 3 倍。由此,有学者认为次大面积肺血栓栓塞症不伴有血流动力学波动者,溶栓加抗凝可以改善预后,且溶栓治疗较为安全。

但该研究也引起了较多的争议。尽管病死率、复发率在统计学上没有显著性差异,抗凝组的年龄和基础疾病都显著高于溶栓组,因此无法证实溶栓治疗的有效性。因此次大面积或亚大面积肺血栓栓塞症是否需进行溶栓治疗尚需大样本的前瞻性研究。

12. 急性肺血栓栓塞症溶栓治疗荟萃分析的结论是什么?

2004 年的荟萃分析入选 11 项临床对照研究,共 748 例患者,发现由于入选病例数较少,疾病严重度与治疗异质性过大,溶栓与普通肝素抗凝在疗效上未有统计学差异。与普通肝素相比,溶栓治疗后肺血栓栓塞症的复发或死亡有降低趋势(6.7%对比 9.6%;比值比 0.67,95%CI 0.40~1.12),大出血的发生率有增加趋势(9.1%对比 6.1%,比值比 1.42,95%CI 0.81~2.46),但均无统计学差异。小量出血的发生率则显著增加(22.7%对比 10.0%,比值比 2.63,95%CI 1.53~4.54)。

中国 Cochrane 进行的肺血栓栓塞症溶栓治疗的系统综述入选研究 8 项,总计患者 679 例,结论与 2004 年的荟萃分析相似。现有的证据不支持与抗凝相比,溶栓的病死率和复发率降低[22]。因此需要更多的随机对照研究以评价溶栓治疗对于血液动力学稳定/不稳定的患者的效果。

13. 肺血栓栓塞症溶栓的原则是什么,如何监测及防治并发症?

第 8 版国际抗凝与溶栓指南推荐对肺血栓栓塞症患者均进行危险分层评估,大部分患者不建议溶栓治疗。根据患者的临床表现和心功能受损情况进行分层,血流动力学不稳定或者休克患者的病死率高达 58%,血流动力学稳定者则仅为 15%。除非患者大出血并导致严重并发症,对于存在血流动力学不稳定的患者推荐立即溶栓。溶栓延迟可能发生顽固性的心源性休克。无低血压且出血风险较低的高危患者建议溶栓疗法。急性肺血栓栓塞症建议使用周围静脉而非肺动脉插管进行溶栓;建议短期滴注溶栓药物(如 2 小时),而非持续滴注(24 小时)。对高出血风险或者一般状态很差的患者,在有经验医师和完善的设备的基础上,可考虑导管局部溶栓、导管取栓或手术取栓。

常用的溶栓药物有尿激酶、链激酶和组织型纤溶酶原激活物变异体,三者溶栓效果相似,临床上可根据患者选用。rt-PA 对纤维蛋白具有选择性,溶栓作用强且快,半衰期短,减少了出血的不良反应,用药后不会发生过敏反应。而链激酶、尿激酶的特征是溶栓作用较强,但缺乏溶栓特异性,溶解纤维蛋白的同时也降解纤维蛋白原,易导致严重的出血。

① 尿激酶 负荷量 4 400 IU/kg 静脉注射 10 分钟,随后以每小时 2 200 IU/kg 持续静脉滴注 12 小时;另可考虑 2 小时溶栓方案,即 2 万 IU/kg 尿激酶加入生理盐水 100 ml 中持续静脉滴注 2 小时。

② 链激酶 负荷量 25 万 IU 静脉注射 30 分钟,随后以 10 万 IU/小时持续静脉滴注 24 小时。链激酶有抗原性,故用药前须肌肉注射苯海拉明或地塞米松防止过敏反应。

③ rt-PA 50 mg 或 100 mg 加入注射用水中持续静脉滴注 2 小时。

注射尿激酶、链激酶溶栓时勿同时应用普通肝素。溶栓治疗结束后,每 2~4 小时测定一次凝血酶原时间或部分凝血活酶时间,当其低于正常值的 2 倍时,可开始应用普通肝素抗凝。

北京朝阳医院组织的一项多中心随机对照前瞻性研究,研究纳入 246 例肺血栓栓塞症患者,应用不同的溶栓方案,发现尿激酶 12 小时组、尿激酶 2 小时组、组织型纤溶酶原激活物变异体 50 mg 组及组织型纤溶酶原激活物变异体 100 mg 组临床有效率分别为 95.59%、94.34%、98.36% 及 94%。从临床疗效、安全性和经济效益等各方面综合考虑,使用 50 mg 组织型纤溶酶原激活物变异体能获得更高的风险-效益比,因此推荐应用组织型纤溶酶原激活物变异体 50 mg 进行溶栓治疗方案。

溶栓治疗主要的并发症是出血,以颅内出血最为危险,发生率在 0.3%~1.6%,尤易发生于老年人和有潜在出血危险的患者。入院时高舒张压是颅内出血的危险因素,一旦怀疑颅内出血,要立即停止溶栓治疗并请神经科医生会诊。此外,腹膜后血肿也是危险极大的并发症。溶栓后应动态观察临床表现及相关辅助检查,以评估溶栓的疗效及并发症。

14. 肺血栓栓塞症抗凝原则是什么,如何决定疗程?

第 8 版国际抗凝与溶栓指南提出肺血栓栓塞症的抗凝原则,包括对于已证实的肺血栓栓塞症,推荐短期皮下注射低分子肝素、静脉或皮下注射普通肝素,或皮下注射磺达肝癸钠。急性肺血栓栓塞症患者应常规评估溶栓疗效。临床高度怀疑肺栓塞者,推荐在确诊的同时进行抗凝治疗。急性肺血栓栓塞症患者推荐应用低分子肝素、普通肝素或磺达肝癸钠治疗至少 5 天,直至国际标准化比值≥2.0 超过 24 小时;维生素 K 拮抗剂与低分子肝素、普通肝素或磺达肝癸钠一起首日使用,而非推迟启用维生素 K 拮抗剂。肺血栓栓塞症抗凝治疗中,普通肝素、低分子肝素以及维生素 K 拮抗剂的初始治疗原则与下肢深静脉血栓基本相同。

抗凝治疗为肺静脉血栓栓塞症的基本治疗方法,其对已存在的血栓栓塞性疾病无治疗作用,但能有效防止血栓再形成和复发,同时机体的自身纤溶机制可以溶解已形成的血栓。目前临床上应用的抗凝药物主要有普通肝素、低分子肝素和华法林,在治疗初期先用普通肝素或低分子肝素,然后以华法林维持治疗。由于普通肝素和华法林存在着明显的副作用,且药效个体差异较大,需要连续监测,造成治疗的依从性差,目前逐渐被疗效更好、无需监测的新型抗凝药物所取代,如 2004 年第 7 次国际抗凝与溶栓会议制定的指南已推荐应用低分子肝素取代普通肝素(皮下注射或静脉滴注)作为下肢深静脉血栓和肺血栓栓塞症初始治疗的一线用药[1]。

(1) 肺血栓栓塞症的普通肝素抗凝治疗

普通肝素的禁忌证及用法　临床疑诊静脉血栓栓塞症时即可考虑使用普通肝素或低分子肝素进行抗凝治疗。应用普通肝素或低分子肝素前应测定部分凝血活酶时间、凝血酶原时间及血常规(含血小板计数、血红蛋白),观察是否存在抗凝的禁忌证。抗凝治疗的绝对禁忌证包括:① 脑出血、消化系统出血急性期;② 恶性肿瘤;③ 动(静)脉畸形。相对禁忌证包括:① 既往有出血性疾病;② 未控制的高血压(≥180/110 mmHg);③ 2 周内的大手术、创伤、活组织检查;④ 产后;⑤ 严重肝肾功能不全。

普通肝素的推荐用法为首剂予 2 000～5 000 IU 或按 80 IU/kg 静脉注射,继之以每小时 18 IU/kg 持续静脉滴注。开始治疗后的 24 小时内每 4～6 小时测定部分凝血活酶时间,根据部分凝血活酶时间调整剂量,尽快使部分凝血活酶时间达到并维持于正常值的 1.5～2.5 倍。达稳定治疗目标后,每日测定部分凝血活酶时间 1 次。若抗凝不充分将严重影响疗效并可导致血栓的复发率增高。不推荐疗程中仅予静脉推注负荷剂量而无序贯给药,也不推荐不进行抗凝监测而盲目地抗凝治疗。

普通肝素亦可用皮下注射方式给药。推荐初始剂量是 17 500 U,或者根据体重调整的剂量 250 IU/kg,每 12 小时皮下注射 1 次。同时根据部分凝血活酶时间调整普通肝素剂量,使注射后 6～8 小时的部分凝血活酶时间达到治疗目标。

普通肝素抗凝监测 普通肝素治疗常用的监测指标是部分凝血活酶时间。以静脉抗凝为例,监测部分凝血活酶时间的程序如表 16-11。

表 16-11 普通肝素抗凝的监测与调整

部分凝血活酶时间(秒)	剂量调整每小时 IU/kg	其他措施	部分凝血活酶时间测定时间
初始剂量	静推 80 IU/Kg,随后每小时18 IU/kg持续静滴		4～6 小时
部分凝血活酶时间＜35(＜1.2 正常对照)	+4	增加 1 次负荷量,80 IU/kg	6 小时*
部分凝血活酶时间＝35～45 (1.2～1.5 正常对照)	+2	增加 1 次负荷量,40 IU/kg	6 小时
部分凝血活酶时间＝46～70 (1.5～2.3 正常对照)	0	0	6 小时
部分凝血活酶时间＝71～90 (2.3～3.0 正常对照)	-2	0	6 小时
部分凝血活酶时间＞90(＞3.0 正常对照)	-3	停药 1 小时	6 小时

* 在最初 24 小时,每 6 小时测定部分凝血活酶时间。随后可每天晨起测定部分凝血活酶时间 1 次,除非部分凝血活酶时间超标。

应用普通肝素过程中如大出血,出现皮肤淤斑、咯血、血尿或刺穿部位、胃肠道、阴道出血等,应监测血小板计数和其他凝血指标。普通肝素过量导致的出血,通常在停药后凝血功能即恢复,必要时可用硫酸鱼精蛋白对抗,即 1 mg 鱼精蛋白对抗 100 IU 普通肝素。普通肝素还可能引起血小板减少症,在使用普通肝素的第 3～5 天必须复查血小板计数。若需较长时间使用普通肝素,应在第 7～10 天和 14 天复查,血小板减少症很少于普通肝素治疗的 2 周后出现。若出现血小板迅速或持续降低 30％,或血小板计数<$100×10^9$/L,应停用普通肝素。一般在停用普通肝素后 10 天内血小板可逐渐恢复。须注意,血小板减少症可能会伴发静脉血栓栓塞症的进展或复发。当血栓复发的风险很大而又必须停用普通肝素时,可考虑放置下腔静脉滤器,但需警惕滤器处合并腔静脉血栓。

普通肝素与低分子肝素的比较 普通肝素远非理想的抗凝药。普通肝素可与内皮细胞或血浆蛋白中的凝血因子Ⅷ、纤维蛋白酶原等结合,使普通肝素的生物活性下降;且个体之间剂量反应差异较大,甚至可能出现抗药现象。普通肝素与抗凝酶Ⅲ结合而成的复合物无法进入并激活凝血酶原复合物中的 Xa,也无法接近与纤维蛋白结合的凝血酶,或无法到达内皮表面;同时,普通肝素对血小板功能有抑制作用,且影响血管的渗透性。以上特点导致普通肝素的应用受限,低分子肝素由普通肝素解聚分解而成,平均分子量为 4 000～6 000 道尔顿,与普通肝素相比,存在很多优点:① 低分子肝素与血浆蛋白、内皮细胞和巨噬细胞结合较少,使其在较低剂量时就有良好的生物利用度和与剂量无关的廓清机制及较长的半衰期。因此,除肾功能障碍,或体重<50 kg 或>80 kg 的个体之外,低分子肝素监测次数较普通肝素减少。② 低分子肝素的糖基较普通肝素的短,对 Xa 及凝血酶(尤其是 Xa)的抑制作用强于普通肝素。③ 低分子肝素与血小板结合较少,抑制血小板功能弱于普通肝素,且低分子肝素不增加微血管的渗透性,与内皮细胞、血小板、Von-Wllebrand 因子的亲和力低而较少引起出血。④ 低分子肝素与普通肝素在安全性与疗效上相似。荟萃分析发现,低分子肝素与普通肝素在血栓复发率、病死率、出血及血小板减少症等并发症上无统计学差异。⑤ 与口服华法林预防血栓复发相比,每日皮下注射一次低分子肝素效果相似,且出血等副作用较少,提示低分子肝素可用于存在出血风险的高危人群或难以实验室监测的患者。⑥ 低分子肝素无需实验室监测并可皮下注射,故广泛应用于门诊或住院的患者。⑦ 与普通肝素一样,低分子肝素对妊娠妇女也较安全,骨质疏松、血小板减少症的发生率较低,在应用低分子肝素的前

5～7天亦无需监测血小板数量。

尽管低分子肝素存在如此多的优点,但其价格昂贵,且低分子肝素同样无法阻止凝血酶与纤维蛋白原的结合,因而限制了其临床应用。目前低分子肝素的品种较多,其用法用量各异,药效不一。

低分子肝素与普通肝素的局限性促进了新的抗凝药物的研发,包括磺达肝癸钠、水蛭素(hirudin)、因子 Xa 抑制剂、糖蛋白 Ⅱb/Ⅲa 拮抗剂等。这些新药可以不依赖抗凝酶Ⅲ而直接抑制凝血酶或其他促凝物质的活性,使我们对血栓栓塞性疾病的防治有了质的飞跃。

(2)低分子肝素的用法 低分子肝素推荐根据体重给药,不同种低分子肝素的剂量不同,效价也不同,不能互相换算。一般用量为每日 1～2 次,皮下注射。对于大多数病例,按体重给药是有效的,不需监测部分凝血活酶时间和调整剂量,但对过度肥胖者或孕妇宜监测血浆抗 Xa 因子活性(plasma anti-Xa activity)并据以调整剂量,目前上市的低分子肝素用法参见表 16-12。

表 16-12 低分子肝素用法与用量

通 用 名	商 品 名	用量与用法	备 注
Cerpotarin	Mono-Embolex	8 000 IU,每日 2 次,皮下注射	
Dalteparin(达肝素)	Fragmin(法安明)	200 IU/kg,每日 1 次或 100 IU/kg,每日 2 次皮下注射	单次剂量不超过 18 000 IU
Enoxaparin(依诺肝素)	Clexane(克赛)	1 mg/kg 皮下注射,每日 2 次或 1.5 mg/kg 皮下注射每日 1 次	单次剂量不超过 180 mg
Nadroparin(那屈肝素)	Fraxiparin(速碧林)	0.1 ml/10 kg 皮下注射,每日 2 次,连用 10 天	
	Fraxodi	0.1 ml/10 kg 皮下注射,每日 1 次	
Tinzaparin(亭扎肝素)	Innohep	175 IU/kg 皮下注射,每日 1 次	
Reviparin 瑞肝素	Clivarin	87.5 IU/kg 皮下注射,每日 2 次	

（3）抗凝治疗的临床应用报道与进展　对低分子肝素与普通肝素疗效比较的系统综述,纳入 22 项研究共 8867 例患者入选,主要结果见表 16 - 13。研究结论为低分子肝素在静脉血栓栓塞症的初始治疗中比普通肝素更为安全、更有效,病死率、血小板减少症发生率更低。

表 16 - 13　低分子肝素与普通肝素的 Cochrane 图书馆的系统综述

	低分子肝素	普通肝素	比值比([95%CI)
血栓并发症	151/4181(3.6%)	211/3941(5.4%)	0.68(0.55~0.84,18 项研究)
血栓缩小	53%	45%	0.69(0.59~0.81,12 项研究)
致死性出血	41/3500(1.2%)	73/3642(2.0%)	0.57(0.39~0.83,19 项研究)
死亡	187/4193(4.5%)	233/3861(6.0%)	0.76(0.62~0.92,18 项研究)
近端血栓的疗效比较(9 项研究,n=4 451 例,低分子肝素=2 192,普通肝素=2 259)			
血栓并发症	80(3.6%)	143(6.3%)	0.57(0.44~0.75),有显著性差异
致死性出血	18(1.0%)	37(2.1%)	0.50(0.29~0.85),有显著性差异
病死率的比较(9 项研究,n=4 157)			
病死率	70/2 094(3.3%)	110/2 063(5.3%)	0.62(0.46~0.84),有显著性差异

　　另有荟萃分析比较了低分子肝素每日 1 次与每日 2 次的疗法,共 5 项研究1 508例患者入选。结果发现,单次用药血栓复发率和大出血发生率低于每日 2 次用药[比值比分别为 0.82(0.49~1.39)和 0.77(0.40~1.45)],而病死率稍高[比值比 1.14(0.62~2.08)],但两者均无统计学差异。因此,尽管单次用药更易被患者接受,应用时仍需因人而异。

　　Wells 报道了两种低分子肝素(达肝素与亭扎肝素)用于门诊静脉血栓栓塞症的前瞻性研究。患者在接受 5 天低分子肝素治疗的同时开始华法林治疗,之后华法林口服 90 天,研究纳入达肝素组 254 例,亭扎肝素 251 例。两组的血栓复发数分别为 9 例和 10 例,大出血分别为 2 例和 5 例,均无统计学差异,两药的疗效和安全性相似。

　　近年来,具有拮抗凝血因子 Xa 活性的新型抗凝药物磺达肝癸钠问世。该药皮下注射后能发挥其生物活性,体内不代谢,全部经肾脏排出;与低分子肝素一样,用药过程中不需要监测凝血指标。对2 213例患者进行的对照研究(The Matisse 研究)应用 5～10 mg 磺达肝癸钠每日 1 次皮下注射,5 天疗程后华法林治疗 3 个月,发现磺达肝癸钠组与普通肝素组的血栓复发率分别为 3.8%(42/1 103)和 5.0%(56/1 110),大出血发生率分别为 1.3% 和 1.1%,随访 3 个月后两组病死率也相似,分别为 5.2% 和 4.4%。

针对磺达肝癸钠与低分子肝素(依诺肝素)在治疗下肢深静脉血栓方面的疗效比较显示,磺达肝癸钠组与低分子肝素组的血栓复发率分别为 43/1 098(3.9%)和 45/1 107(4.1%),大出血发生率分别为1.1% 和 1.2%;随访 3 个月两组的病死率也相似,分别为 3.8% 和3.0%。两项研究均证实磺达肝癸钠在静脉血栓栓塞症治疗方面的疗效与普通肝素和低分子肝素相似,为静脉血栓栓塞症的治疗提供了新的选择。目前,磺达肝癸钠已被美国 FDA 批准用于静脉血栓栓塞症的初始治疗或骨科矫形手术后静脉血栓栓塞症的预防,Ⅲ期临床试验证实磺达肝癸钠能使髋膝手术后静脉血栓栓塞症的风险下降55%,术后预防用药 1～4 周,通过静脉造影发现能使下肢深静脉血栓发生率由 35% 下降至 1.4%,症状性静脉血栓栓塞症由 2.7% 下降至 0.3%。

依达肝素作为磺达肝癸钠的超甲基化衍生物,与抗凝血酶具有超强的结合力,血浆半衰期达 80 小时,可每周 1 次皮下注射。Ⅱ期临床试验发现,其在治疗近端下肢深静脉血栓的疗效与出血的副作用方面与华法林相近,但该药不能用于肾衰竭患者,且此药同磺达肝癸钠一样不能被鱼精蛋白拮抗,对于此药物引起的大出血,可考虑使用重组Ⅶa 因子。

希美加群(ximelagatran)是凝血酶抑制剂美拉加群(melagatran)的前体,是第一个口服凝血酶抑制剂,目前已在欧洲作为膝髋关节置换术后静脉血栓栓塞症的预防用药而上市,该药对预防静脉血栓栓塞症疗效较好,但其远期意义还不明确。副作用为转氨酶升高。

低分子肝素和磺达肝癸钠良好的药代学特性使其逐步取代普通肝素广泛应用于住院和门诊的静脉血栓栓塞症患者,但普通肝素的研究进展为其应用开拓了新的前景。Kearon 等比较应用普通肝素和低分子肝素治疗急性静脉血栓栓塞症的疗效[23]。研究中应用 333 IU/kg 的负荷量皮下注射普通肝素,继之 250 IU/kg,每日 2 次皮下注射。低分子肝素为达肝素或依诺肝素 100 IU/kg,每日 2 次皮下注射。随后两组均转为华法林口服 3 个月。两组的血栓复发率分别为 3.8% 和 3.4%;治疗 10 天内大出血的发生率分别为 1.1% 和 1.4%。该研究根据体重给药,普通肝素组未监测部分凝血活酶时间,且 72% 为门诊患者;低分子肝素组约 68% 为门诊患者,首次证实按体重皮下给药方式可将普通肝素应用于门诊患者,且其疗效与低分子肝素相当,治疗费用也明显降低。由此看来,部分凝血活酶时间监测可能并非普通肝素治疗所必需,但仍需更多研究支持。

第 8 版国际抗凝与溶栓指南指出,对于急性非大面积肺血栓栓塞症,推荐给予低分子肝素作为初始治疗。而对于急性大面积肺血栓栓塞症患者,由于皮下注射可能影响药物吸收以及患者可能同时进行溶栓治疗,静脉注射普通肝素更被推荐。对于接受低分子肝素治疗的急性肺血栓栓塞症患者,不推荐常规监测抗 Xa 因子水平。对于合并严重肾衰竭的急性肺血栓栓塞症的患者,相比低分子肝素,更推荐应用普通肝素。

15. 怎样确定华法林口服的疗程,如何监测?

可在普通肝素或低分子肝素开始应用后的第 1～3 天加用口服抗凝剂华法林,初始剂量为 3.0～5.0 mg/天。由于华法林需要数天才能发挥全部作用,因此需与普通肝素或低分子肝素重叠 4 天以上,当连续 2 天测定的国际标准化比值达 2.5(2.0～3.0),或凝血酶原时间延长至 1.5～2.5 倍时,可停用普通肝素或低分子肝素,单独口服华法林治疗。以后根据国际标准化比值或凝血酶原时间调节华法林的剂量。在达治疗目标前,应每日测定国际标准化比值,达标后两周每周监测 2～3 次,然后根据国际标准化比值的情况减少监测 1 次数。若长期治疗,每月需测定国际标准化比值并调整华法林剂量。

针对维生素 K 拮抗剂的抗凝强度,第 8 版国际抗凝与溶栓指南建议肺血栓栓塞症患者在治疗期间调整维生素 K 拮抗剂剂量使目标国际标准化比值为 2.5(2.0～3.0)。对不明原因(unprovoked)的肺血栓栓塞症患者,在 3 个月的传统强度的抗凝治疗之后(国际标准化比值2.0～3.0),推荐低强度治疗(国际标准化比值1.5～1.9),不推荐采用高强度维生素 K 拮抗剂治疗(国际标准化比值3.1～4.0)。

根据第 8 版国际抗凝与溶栓指南,抗凝治疗的时间因人而异。对于可逆的肺血栓栓塞症患者,推荐维生素 K 拮抗剂治疗 3 个月;对不明原因肺血栓栓塞症,推荐维生素 K 拮抗剂治疗至少 3 个月(1A),所有患者均需进行长期治疗的风险-获益比评估。如首次发生的静脉血栓栓塞症是肺血栓栓塞症,并能够实施抗凝监测,推荐长期治疗。无症状性的肺血栓栓塞症一经发现,进行与症状性肺血栓栓塞症相同的初始和长期治疗。用药期间应定期评估出血风险、复发风险以及患者的临床表现。由于血栓后综合征多于下肢深静脉血栓两年后出现,可以选择穿戴弹力袜,保持踝部压力为 30～40 mmHg,可使血栓后综合征的发生率减少 50%～60%。

16. 应用维生素 K 拮抗剂华法林治疗的患者应该注意什么?

(1)对华法林代谢有影响的药物及食物 ① 使华法林抗凝作用增强的药物有乙酰水杨酸、苯基丁氮酮、西咪替丁、D860、奎尼丁、丙咪嗪、头孢哌酮、头孢唑林、头孢噻吩、头孢曲松、红霉素、甲硝唑、磺胺类、环丙沙星、氧氟沙星、四环素、氟康唑、伊曲康唑、胺碘酮、普罗帕酮、三环类抗抑郁药、维生素 E、丹参、当归等。② 使华法林抗凝作用减弱的药物有苯妥英钠、苯巴比妥、维生素 K、利福平、安体舒通、卡马西平、硫糖铝、人参、辅酶 Q10、抗甲状腺素药物等。

(2)致畸作用 华法林可透过胎盘,孕期妇女接受华法林治疗可导致胎儿严重的骨骼发育异常,故禁用于妊娠妇女。分娩后母乳中华法林代谢物不具有抗凝作用,可用华法林治疗。尚无证据表明成人或儿童应用华法林会直接影响骨代谢。

(3)出血 华法林剂量过大或国际标准化比值＞3.0 时易发生出血,发生率 6%。轻中度出血者可用维生素 K 拮抗剂治疗。

(4)疗程 华法林疗程一般为 6 个月～1 年,对于存在高易患因素的肺血栓栓塞症,如合并恶性肿瘤或复发性静脉血栓栓塞症,且并发肺心病或肺动脉高压者,需长期或终身抗凝治疗。

17. 肺血栓栓塞症的介入治疗方法有哪些?

(1) 导管取栓术　大块血栓所致肺血栓栓塞症急性期病死率达32%,发病1小时内病死率达11%,故对于大面积肺血栓栓塞症患者,介入治疗是迅速改善呼吸循环障碍的有效方法。介入治疗适应证为:① 急性大面积肺血栓栓塞症;② 存在溶栓禁忌证或经溶栓治疗无效;③ 人工心肺支持禁忌或无法实施。此外,介入治疗的成功还取决于训练有素的治疗队伍。

德国报道了204家医疗中心1001例应用碎栓术治疗大面积肺血栓栓塞症的研究,发现合并右室功能障碍者占1.7%,低血压者占1.3%,心源性休克者占2.9%,循环障碍者占6.8%;且症状愈重,导管治疗的实施率愈高。接受介入检查和治疗的院内病死率为11%,而未能积极检查和治疗者院内病死率达45%,提示急性大面积肺血栓栓塞症采用介入治疗的重要性。发病初期病情危重的肺血栓栓塞症患者,如能渡过急性期则预后较好,早期介入治疗对改善患者病情和维持血流动力学稳定有较大意义。

(2) 下腔静脉滤器置入　置入滤器的目的是预防静脉内的大块栓子脱落和肺血栓栓塞症的复发,其对已经形成的血栓不产生任何治疗作用,接受滤器置入的患者需要尽早充分抗凝。一项研究报道了对永久性滤器置入患者的8年随访结果,发现尽管滤器能够减少肺血栓栓塞症的发生(置入组与非置入组肺血栓栓塞症发生率分别为6.2%对比15.1%,$P=0.008$),但下肢深静脉血栓的发生率却有所增加(35.7%对比27.5%,$P=0.042$),且滤器置入组血栓后综合征以及病死率有升高趋势,但无显著性差异。2006年临时性滤器置入的国际共识颁布[24],认为滤器不适合常规用于静脉血栓栓塞症的治疗,如需置入,首选临时性滤器,且待病因消除后须将滤器取出。

第8版国际抗凝与溶栓指南提出除抗凝治疗外,大多肺血栓栓塞症患者不推荐常规使用腔静脉滤器。存在出血风险而无法使用抗凝剂的急性肺血栓栓塞症患者,推荐放置下腔静脉滤器;已置入下腔静脉滤器替代抗凝治疗急性肺血栓栓塞症患者,一旦出血风险解决,应接受传统的抗凝治疗。

18. 肺血栓栓塞症的外科治疗指征是什么？

急性大面积肺血栓栓塞症经溶栓或导管碎栓术等方法无效时可考虑肺动脉直接取栓术,但此手术风险较大,病死率高。第8版国际抗凝与溶栓指南推荐对某些严重失代偿且因出血无法接受溶栓治疗或病情危急没有充分的时间进行全身溶栓的患者,在条件具备的情况下可施行栓子切除术。

19. 慢性血栓栓塞性肺动脉高压有哪些治疗方法？

急性肺血栓栓塞症发展为慢性血栓栓塞性肺动脉高压者占 $0.1\%\sim3.8\%$ 。慢性血栓栓塞性肺动脉高压为肺动脉内反复栓塞及血栓形成致肺血管阻力增加,表现为血栓栓塞性肺动脉高压及右室功能障碍,发病多隐匿、缓慢。内科多为对症治疗,无特异治疗方法:① 抗凝治疗,防止新血栓的形成和肺血栓栓塞症的再发,遏制肺动脉高压进展,且可能促进血栓溶解再通。常用药物包括华法林等抗凝剂,剂量为 $3.0\sim5.0$ mg/天,根据国际标准化比值调整剂量,疗程至少6个月,停药后若症状加重可继续应用。② 血管扩张剂,用于降低肺动脉压力,临床上可以应用前列腺素 E、一氧化氮、钙离子拮抗剂、酚妥拉明等,也可服用抗血小板聚集药。③ 治疗右心衰,有明显右心衰时应使用强心剂、利尿剂或血管紧张素转换酶抑制剂等。

如病情允许,可考虑外科行肺动脉切开取栓术、肺动脉内膜剥脱术和双侧肺移植术。第8版国际抗凝与溶栓指南提出对所有慢性血栓栓塞性肺动脉高压患者,建议终身服用维生素 K 拮抗剂抗凝,将国际标准化比值控制在 $2.0\sim3.0$ 。部分患者(如中心型)在经验丰富的医疗团队治疗,可考虑行肺动脉血栓内膜剥脱术,术前或术中可考虑置入腔静脉滤器。

20. 静脉血栓栓塞症如何预防？

静脉血栓栓塞症的预防是系统工程,涉及门诊和住院的危险度各不相同的患者,因此选择的预防手段以及疗程各不相同,表 16-14 是根据第 7 次抗凝与溶栓会议的共识建立的静脉血栓栓塞症预防策略。

表 16-14　预防静脉血栓栓塞症的策略

普外科手术	低分子肝素≤3 400 IU/天,或普通肝素 5 000 IU,每 8 小时 1 次
高危患者	低分子肝素>3 400 IU
癌症手术	低分子肝素>3 400 IU,每日 2 次,持续 28 天
神经外科	低分子肝素>3 400 IU 直至出院±弹力袜
开颅手术	低分子肝素>3 400 IU 直至出院±弹力袜,或间断压力装置+出院前静脉超声
髋骨骨折手术	磺达肝癸钠 2.5 mg,术后 4~8 小时给予首剂,第二剂至少 12 小时后给予,之后一天一次,共 5~9 天 低分子肝素>3 400 IU
全髋置换术	低分子肝素>3 400 IU 持续用药到出院后,共 21~28 天 磺达肝癸钠 2.5 mg,术后 4~8 小时给予首剂,第二剂至少 12 小时后给予,之后一天一次,共 5~9 天
全膝置换术	低分子肝素>3 400 IU 磺达肝癸钠 2.5 mg,术后 4~8 小时给予首剂,第二剂至少 12 小时后给予,之后一天一次,共 5~9 天
住院患者	低分子肝素 3 400 IU 普通肝素 5 000 IU,2~3 次/天,皮下注射 重症医学科患者要考虑静脉超声检查

总之,随着现代医疗技术的进步与发展,对静脉血栓栓塞症发病机制的认识也日趋深入,基于循证医学证据的诊断、治疗和预防指南也不断出台,规范性诊治取得了显著进步,患者的存活率和生存质量明显提高。但下肢深静脉血栓和肺血栓栓塞症领域仍然有诸多问题等待进一步的解决,如最佳诊断策略、区域化或个体化诊疗策略的制定、次大面积肺血栓栓塞症溶栓治疗以及特定人群的流行病学和预防策略等都值得关注。相信随着越来越多的证据的出现,静脉血栓栓塞症的诊治水平会进入新的阶段,我们也期望国内学者能早日开展有中国特色的高水平的研究,为切实降低静脉血栓栓塞症的病死率、致残率做出贡献。

（万献尧　黄　伟）

参考文献

1. Buller HR, Agnelli G, Hull RD, et al. Antithrombotic therapy for venous thromboembolic disease: the Seventh ACCP Conference on Antithrombotic and Thrombolytic Therapy. Chest, 2004,126: S401 - S428.

2. Dalen JE. Pulmonary Embolism: What Have We Learned Since Virchow? Treatment and Prevention. Chest, 2002,122: 1801 - 1817.

3. Michota F. Venous thromboembolism epidemiology, Characteristics, and Consequences. Clinc Cornerstone, 2005,7: 8 - 15.

4. Velmahaos G. The current status of thromboprophylaxis after Truma: a story of confusion and uncertainty. Am Surg, 2006,72: 757 - 763.

5. Blann AD, Lip GYH. Venous thromboembolism. BMJ, 2006,332: 215 - 219.

6. Goldhaber SZ. Pulmonary embolism. Lancet, 2004,363: 1295 - 1305.

7. Wheeler A. Venous thromboembolism in medically ill patients identifying risk and strategies for prevention. Clinc Cornerstone, 2005,7: 23 - 31.

8. Wells P. Advances in the diagnosis of venous thromboembolism. J Thromb Thrombolysis, 2006,21: 31 - 40.

9. Motsch J, Walther A, Bock M, et al. Update in the prevention and treatment of deep vein thrombosis and pulmonary embolism. Curr Opin Anaesthesiol, 2006,19: 52 - 58.

10. Moores LK, King CS, Holley AB. Current Approach to the Diagnosis of Acute Nonmassive Pulmonary Embolism. Chest, 2011,140: 509 - 518.

11. Konstantinides S, Geibel A, Olschewski M, et al. Importance of cardiac troponins I and T in risk stratification of patients with acute pulmonary embolism. Circulation, 2002,106: 1263 - 1268.

12. Kucher N, Printzen G, Doernhoefer T, et al. Low pro-brain natriuretic peptide levels predict benign clinical outcome in acute pulmonary embolism. Circulation, 2003,107: 1576 - 1578.

13. PIOPED Investigators. Value of the ventilation/perfusion scan in acute pulmonary embolism. JAMA, 1990,263: 2753 - 2759.

14. Morris TA, Marsh JJ, Chiles PG, et al. Single photon emission computed tomography of pulmonary emboli and venous thrombi using anti-D-dimer. Am J Respir Crit Care Med, 2004,169: 987 - 993.

15. Stein PD, Fowler SE, Goodman LR, et al. Multidetector computed tomography for acute pulmonary embolism. N Engl J Med, 2006,354: 2317 - 2327.

16. Hogg K, Brown G, Dunning J, et al. Diagnosis of pulmonary embolism with CT pulmonary angiography: a systematic review. Emerg Med J, 2006,23: 172-178.

17. Quiroz R, Kucher N, Zou KH, et al. Clinical validity of a negative computed tomography scan in patients with suspected pulmonary embolism: a systematic review. JAMA, 2005,293: 2012-2017.

18. Stein PD, Chenevert TL, Fowler SE, et al. Gadolinium-enhanced magnetic resonance angiography for pulmonary embolism: a multicenter prospective study (PIOPED Ⅲ). Ann Intern Med, 2010,152: 34-43.

19. Kearon C, Kahn SR, Agnelli G, et al. Antithrombotic therapy for venous thromboembolic disease: American College of Chest Physicians Evidence-Based Clinical Practice Guidelines (8th Edition). Chest, 2008,133(6 Suppl): 454S-545S.

20. Watson LI, Armon MP. Thrombolysis for acute deep vein thrombosis. Cochrane Database Syst Rev, 2004,18: CD002783.

21. Konstantinides S, Geibel A, Heusel G, et al. Heparin plus alteplase compared with heparin alone in patients with submassive pulmonary embolism. N Engl J Med, 2002,347: 1143-1150.

22. Dong B, Jirong Y, Liu G, et al. Thrombolytic therapy for pulmonary embolism. Cochrane Database Syst Rev, 2006,19: CD004437.

23. Kearon C, Ginsberg JS, Julian JA, et al. Comparison of fixed-dose weight-adjusted unfractionated heparin and low-molecular-weight heparin for acute treatment of venous thromboembolism. JAMA, 2006,296: 935-942.

24. Kaufman JA, Kinney TB, Streiff MB, et al. Guidelines for the use of retrievable and convertible vena cava filters: report from the Society of Interventional Radiology multidisciplinary consensus conference. J Vasc Interv Radiol, 2006,17: 449-459.

第十七章

心 肺 脑 复 苏

一、前沿学术综述

针对心跳呼吸骤停采取的抢救措施称为心肺复苏（cardiac pulmonary resuscitation，CPR）。随着CPR技术的进步，许多心跳呼吸骤停的患者能够恢复自主呼吸和循环，而脑功能恢复却成为影响预后的严重障碍，进而提出心肺脑复苏（cardiac pulmonary cerebral resuscitation，CPCR）的概念，旨在强调脑保护和脑复苏在抢救心跳呼吸骤停过程中的重要性。目前多数文献中CPR和CPCR是通用的。

现代CPR的基本框架形成于20世纪50年代至60年代，其标志是确立了CPR的四大基本技术，即口对口人工呼吸、胸外心脏按压、体表电除颤和肾上腺素等药物的应用。经过近半个世纪的发展，CPR技术日臻完善。欧美等国家多次召集全球性CPR专题会议，颁布和多次修订各自的心肺复苏标准或《指南》。在此基础上，国际复苏联络委员会（international liaison committee on resuscitation）于2000年颁布了第一部国际性复苏《指南》，即《国际心肺复苏和心血管急救指南2000》。此后，国际复苏联络委员会相继召开一系列会议，不断总结复苏医学领域的研究成果，并对新的临床证据进行科学评估。继2005年《指南》修订后，又于2010年9月和10月相继发表美国心脏病学会（AHA）的《2010 AHA心肺复苏与心血管急救指南》和国际复苏联络委员会的《2010心肺复苏和心血管急症科学及治疗建议的协调意见》[1,2]。新《指南》的主要修订有以下几方面。

1. 复苏顺序

2005年及之前的指南规定成人和儿童进行基本生命支持时，心跳呼吸骤停的复苏顺序为开放气道→急救呼吸→胸外按压,2010 年新《指南》修订,建议复苏顺序改为胸外按压→开放气道→急救呼吸,即由 ABC 改为 CAB。新指南极为强调高质量胸外按压的重要性,从基本生命支持流程中去除看、听和感觉等判断心搏骤停的步骤,主张一旦发现患者无反应和无呼吸(或无正常呼吸),应立即进行快速和有力的胸外按压。鼓励路人施救者无法或不愿意实施口对口急救通气时,也务必提供无通气的胸外按压。若能够提供急救呼吸,则以 30∶2 的按压通气比进行。

但对于专业抢救人员,复苏顺序的选择应根据可能的心脏停跳原因而有所不同。例如,若判定患者为溺水或其他可能的窒息性心脏停跳,则在激活急救反应系统前,先进行 2 次急救呼吸,紧接着按 30∶2 的比例给予 5 个周期(约 2 分钟)的 CPR。而新生儿的停搏更可能是呼吸原因,应该以 ABC 顺序进行复苏,除非已明确为心脏原因导致的心跳骤停。

2. 高级生命支持阶段的监测和治疗

在高级生命支持阶段,2010 指南建议对气管插管的心跳骤停患者进行连续的定量二氧化碳波形图监测,以便证实气管导管的正确位置,监测心肺复苏质量,并辅助及时识别自主循环的恢复。新《指南》对传统高级生命支持流程图进行了简化和修改,新制定的环形抢救流程图更强调高质量 CPR 的重要性[3]。在药物处理时,提出腺苷可用于稳定型无差异节律单一形态 QRS 复合波心动过速的治疗。

3. 心搏骤停后处理

新指南增加了一个心跳骤停后处理(post-cardiac arrest care)独立章节,建议对于心搏骤停后自主循环恢复而入院的患者,应该始终如一贯彻全面、有组织、完整和多学科协作的停搏后处理体系,以最终改善患者的预后。主张针对心跳骤停后综合征的处理应开始于心搏骤停的识别,持续到自主循环恢复,乃至出院及其以后阶段。极为强调多学科合作的综合性系统处理的重要性。

二、临床问题

（一）心跳骤停的判断和心肺复苏基本步骤

1. 心肺复苏包括哪几个阶段？

传统上，心肺复苏包括基本生命支持（basic life support）、高级生命支持（advanced life support）和复苏后处理（post-resuscitation care）3个阶段。

（1）基本生命支持　指心跳骤停发生后就地进行的抢救，基本目的是在尽可能短的时间里进行有效的人工循环和人工呼吸，为心脑提供最低限度的血流灌注和氧供。基本生命支持抢救现场可能在医院内，更多的可能在医院外，故相当多的施救者可能是非专业人员，而且此阶段大多在没有任何设备的情况下进行，即所谓的徒手心肺复苏。

（2）高级生命支持　指由专业医务人员在心跳呼吸停止的现场，或在向医疗单位转送途中进行的抢救。此阶段已有可能借助一些仪器设备和药品实施更有效的抢救，例如进行电击除颤、建立人工气道和人工通气、开通静脉通路和应用复苏药物等。

（3）心跳骤停后处理　2010年指南提出心跳骤停后处理（post-cardiac arrest care）的新概念，更强调多学科合作的有机整合性综合处理的重要性。心跳骤停后处理指自主循环恢复后在重症医学科等实施的进一步治疗措施，主要包括以脑复苏或脑保护为核心的全身支持和治疗。治疗方案中应包括低温疗法、优化的目标指向性血流动力学监测和治疗、呼吸治疗、抽搐/肌阵挛控制、血糖控制，以及针对肺栓塞及急性冠状动脉综合征的多学科处理等。

2. 何谓心跳骤停的存活链？

心跳骤停的存活链（chain of survival）是指抢救心跳骤停的几个关键步骤。只有各步骤紧密衔接，环环相扣，才可能提高存活率。2010

年指南增加了第 5 环。根据最新的描述,院外心跳骤停的存活链是:① 立即识别心跳骤停和激活急救反应系统;② 及早进行胸外按压为重点的心肺复苏;③ 迅速电除颤;④ 有效的进一步生命支持;⑤ 整体化的心跳骤停后处理。

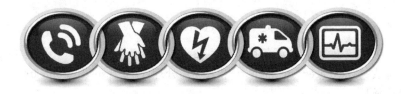

3. 心跳骤停的心电图类型有哪些?

心跳骤停的心电图类型包括心室颤动、无脉搏性室性心动过速、心室停顿和无脉搏电活动(pulseless electrical activity)等几种,依据是否需要进行电击除颤及电击是否能够有效恢复灌注性心律,又分为可电击性心律(shockable rhythms)和非可电击性心律(non-shockable rhythms)两类。

可电击性心律包括心室颤动和无脉搏室性心动过速,其发病率最高,抢救成功率也最高,故受到高度重视。抢救成功的关键在于及早电击除颤和及时有效的心肺复苏。非可电击性心律指心室停顿和无脉搏电活动。无脉搏电活动涵盖一组不同的无脉搏心律:假性电机械分离、心室自主节律、心室逸搏节律及除颤后心室自主节律等,复苏效果普遍极差。处理两组心律失常的主要区别在于前者需要进行电除颤。其他抢救措施包括胸外按压、气道管理和通气、静脉通路建立、应用肾上腺素及纠正可逆性病因等均相同。

4. 心跳骤停的常见原因有哪些?

除心脏本身的病变外,休克、缺氧、严重水电解质平衡和代谢紊乱、中毒和呼吸系统疾病等均可导致心跳骤停,现场抢救时若能及时判断诱发心脏停跳的原因,并及时予以纠正,可能有利于自主循环的恢复。为方便记忆,可按"6H5T"的提示分析停跳原因,见表 17 - 1。

表 17 - 1　心跳骤停的常见原因

6 个 "H"		5 个 "T"	
Hypovolemia	低血容量	Toxins	中毒
Hypoxia	低氧血症	Tamponade (Cardiac)	心脏压塞
Hydrogen ion	酸中毒	Tension pneumothorax	张力性气胸
Hyperkalemia/ Hypokalemia	高钾或低钾血症	Thrombosis (Coronary/Pulmonary)	冠状动脉/肺动脉 栓塞
Hypoglycemia	低血糖	Hypothermia	低体温
Hypothermia	低体温		

5. 如何判断呼吸心跳骤停?

心跳呼吸停止的判断越迅速越好,只需进行患者有无应答反应、有无呼吸及有无心跳三方面的判断。院内急救可能略有区别(如监测下的心跳骤停),但也应避免不必要的延误,如找听诊器听心音、测量血压、连接心电图、检查瞳孔等。

(1)判断患者有无反应　循环停止 10 秒钟,大脑因缺氧而发生昏迷,故意识消失是心跳骤停的首要表现。判断意识消失的方法是拍打或摇动患者,并大声呼唤。

(2)判断有无呼吸　心跳停止者大多呼吸停止,偶尔也可有叹息样或不规则呼吸,部分患者则有明显气道梗阻表现。判断的方法是,用眼睛观察患者胸廓有无隆起的同时,施救者将自己的耳面部靠近患者口鼻,感觉和倾听有无气息。判断时间不应超过 10 秒钟。若不能肯定,应视为呼吸不正常,立即采取复苏措施。

(3)判断有无心跳　徒手判断心跳停止的方法是触觉颈总动脉搏动,首先用示指和中指触摸到甲状软骨,再向外侧滑到甲状旁沟即可。脉搏检查也应在 10 秒钟内完成。

2010 年指南简化了基本生命支持程序,删除了"看、听和感觉"步骤。近年的研究证实,这些检查步骤的敏感性和特异性均不佳,完成这些步骤不但无助于准确判断心跳呼吸骤停,反而耗费时间而延误抢救,故强调对无意识、无呼吸或无正常呼吸(如仅有叹气样呼吸)的成人患者,应迅速激活急救反应系统,即刻进行以胸外按压开始的 CPR。

6. 复苏顺序由 ABC 改为 CAB

即由开放气道→急救呼吸→胸外按压,改变为胸外按压→开放气道→急救呼吸。此修订旨在尽可能缩短停跳至首次胸外按压的时间。因胸外按压可立即实施,而进行急救呼吸前需要调整患者头部位置、密封气道进行口对口人工呼吸,或装配呼吸球囊面罩,均耗费时间而延迟启动心肺复苏(CPR)。开始复苏时立即给予 30 次胸外按压而不是两次通气,可减少首次按压的延迟。

对于专业抢救人员,复苏顺序的选择应根据可能的停跳原因而有所不同。例如,若判定患者为溺水或其他可能的窒息性心脏停跳,则在激活急救反应系统前,先进行 2 次急救呼吸,紧接着按 30∶2 的比例给予 5 个周期(约 2 分钟)的 CPR[4]。而新生儿的停搏更可能是呼吸原因,仍应以 ABC 顺序进行复苏,除非已明确为心脏原因导致的心脏骤停。

7. 胸外心脏按压-人工通气比例的选择

2000 年《指南》曾建议,胸外心脏按压的频率为 100 次/分,按压-人工通气比为 15∶2。可以肯定,由于心肺复苏(CPR)时肺血流量减少,以远低于正常的频率进行通气,便足以维持肺的通气/血流比值。数学计算和动物模型均显示,减少通气次数,以高于 15∶2 的按压-通气比进行 CPR,有可能使肺的通气/血流比更为匹配。对于发病率最高的室颤心跳骤停复苏而言,在停跳后的第一分钟里,进行有效的胸外心脏按压比人工通气更为重要。

近年来的临床研究发现,无论是专业急救人员还是路人所提供的 CPR 均有缺陷,主要表现为胸外按压的频率慢和深度不够,按压的中断过于频繁和时间过长,而同时普遍存在人工通气过度的现象。资料显示,路人给予 2 次急救呼吸所需要的时间长达 14~16 秒,而此时是无心脏按压的。动物实验也提示,频繁和长时间的胸外按压中断极为有害。胸外按压频繁中断和过度通气的结果,是心输出量减少、胸内压升高、冠状动脉灌注压和脑灌注压降低,从而导致复苏成功的可能性显著降低。

为了获得最优化的按压-通气比和尽量减少按压的中断,经过专家充分协商后建议,单人施救时统一采用 30：2 的按压通气比,这一比例适用于从小儿(新生儿除外)到成人的所有心跳骤停患者。对所有非医务人员(路人)进行 CPR 培训时,无论单人或双人施救,均简化为 30：2。考虑到小儿发生心跳骤停更多系窒息原因所致,对婴儿及青春期前儿童患者实施双人 CPR 时,可采用 15：2 比例,这里施救者应当为专业健康工作者和救护员。而对于新生儿,氧合和通气至关重要,故仍保留 3：1 的按压-通气比。

专家鼓励施救人员提高胸外心脏按压的质量,即按压用力和快速,按压放松时让胸壁充分回弹,并尽可能减少按压中断。施救者进行这样的按压几分钟后就可能疲劳,从而按压和胸壁放松的质量下降,故有多名施救者时应尽可能轮换进行(约 2 分钟轮换 1 次,轮换时进行心律检查)。

(二)气道开放和人工呼吸

8. 如何进行徒手开放气道?

心跳骤停后昏迷的患者,舌根、软腭及会厌等口咽软组织松弛后坠,必然导致上呼吸道梗阻。解除上呼吸道梗阻的基本手法有 3 种:仰头法、抬颏法和托颌法。仰头抬颏常常结合使用。

(1)仰头抬颏法 施救者一手置于患者额头,轻轻使其头部后仰,另一手置于其颏下,轻轻抬起使颈部前伸。

(2)托颌法 施救者的示指及其他手指置于下颌角后方,向上和向前用力托起,并利用拇指轻轻向前推动颏部使口张开。

绝大多数口腔软组织导致的气道梗阻,通过以上手法便可解除。效果不佳时,应查找其他导致梗阻的原因。若口腔内可见固体异物,应立即用手指清除。患者若戴有假牙,已经破损或不能恰当固位者,应该取出,但固定良好的完好假牙可保留,以维持口腔的整体外形,便于面罩加压通气时的有效密闭。

9. 怀疑颈椎损伤者如何进行徒手开放气道?

对怀疑存在颈椎损伤(如高处坠落伤、头颈部创伤、浅池跳水受伤等)患者复苏时,应保持患者的头、颈、胸和腰等部位处在自然位置。过度仰头可能加重颈髓损伤。一般仅采用托颌法开放气道,并由助手用手保持头和颈稳定在一条直线的位置。如果气道梗阻危及生命,即使采取正确的托颌法也不能解除时,可略微使头部后仰至气道开放。此时建立通畅呼吸道应该优先于预防潜在颈椎损伤。

10. 如何利用辅助器械进行气道开放?

常用于气道开放的辅助器械分为基本气道设备和高级气道设备两种。

基本气道开放设备指口咽通气道和鼻咽通气道,分别经口和鼻孔放置,深入到咽部,将后坠的舌根等软组织推开,从而解除梗阻。怀疑颅底骨折时,应避免选用鼻咽通气道。

高级气道设备包括气管内导管、食管气管联合导管(combitube)和喉罩(laryngeal mask)3 种。一般认为,气管内导管是心跳骤停时管理气道的最佳方法,后两者也可作为有效的替代措施。但进行气管插管等操作时必须中断胸外按压,应尽可能缩短按压中断时间。为避免在复苏早期有长时间的胸外按压中断,有人主张自主循环恢复后再进行气管内插管。究竟选用何种方法,取决于心跳骤停现场的条件,以及施救者的经验和能力。放置高级气道后不仅能够保障气道开放,尚可连接呼吸机或呼吸囊进行人工通气。此时人工通气可以 8~10 次/分钟的固定频率进行,不考虑通气与按压的比例,也不得中断胸外按压。

11. 如何进行口对口和口对鼻人工呼吸?

口对口人工通气是心肺复苏的基本技术之一。正常人呼出气的氧浓度为 16%~17%,尽管如此,吹入心跳呼吸停止患者的呼吸道,仍可有效缓解严重缺氧。进行口对口通气时,施救者一手捏住患者鼻子,另一手推起患者颏部保持气道开放,眼睛观察胸部运动。平静吸气(不必深吸气)后,用口包住患者口腔向里吹气。吹气时间大约 1秒,观察到胸部隆起即可。有时须采用口对鼻通气做为口对口通气的替代方法,如对口腔严重创伤而不能张开者、口对口通气无法密闭者、或溺水者在水中施救等。唯吹气时应将口唇捏住,其他要求与口对口通气一致。

12. 如何应用气囊-面罩进行人工通气?

院内心肺复苏时一般用气囊-面罩进行人工通气。目前普遍应用的自充式气囊不接氧气时也可提供氧浓度为21％的气体,接氧气后氧浓度可达到45％;若带有储气囊,氧流量为10 L/分钟时,可使吸氧浓度提高到85％。单人进行气囊-面罩通气时,施救者一只手用拇指和示指扣压面罩,中指及其他手指抬起下颌,另一只手捏气囊,技术要求颇高,且容易疲劳。双人操作则容易保障有效的开放气道和通气。无论单人还是双人操作,通气量只需使胸廓隆起即可,频率保持在8～10次/分钟,避免快速和过分用力加压通气。

13. 心肺复苏时呼气末二氧化碳波形监测有何意义?

呼气末二氧化碳系通过串联在气管导管上的二氧化碳探头,描计呼出和吸入气体中的二氧化碳浓度波形。心脏停跳时全身循环停止,组织中的二氧化碳不能被有效清除,呼出气中的二氧化碳水平低下;只有在有效循环灌注前提下(无论是人工循环还是自主循环),才可能在呼出气体中检测出高浓度的二氧化碳。2010《指南》建议,有条件时应对气管插管的心跳骤停患者进行连续呼气末二氧化碳监测。目的在于:① 证实气管导管的正确位置(若导管误插入食管则无二氧化碳排出);② 评估胸外按压的质量(呼气末二氧化碳水平低下提示所进行的胸外按压未能提供充分的组织血流灌注,从而使滞留于组织中的二氧化碳未能被清除出来);③ 判断有效自主循环的恢复(表现为呼气末二氧化碳水平骤然升高)。

(三) 胸外按压和除颤

14. 治疗室颤心跳骤停时,胸外心脏按压和电除颤的顺序是什么?

电除颤是治疗室颤的有效手段已无庸置疑,但对所有室颤者均无例外地首先进行电除颤的做法受到挑战。研究显示,心跳骤停发生至急救人员到达现场并实施首次电除颤的时间,若超过 4～5 分钟或更长时,先进行一段时间的心肺复苏(CPR),然后再进行电除颤,能够提高存活率。但也有 1 项研究显示,先行 CPR 和先电除颤两种做法对于存活率的影响没有统计学差别。最后的协调意见是,目前尚缺乏充分证据建议对所有室颤停跳患者均首先进行 CPR。2005 年指南提出,对于院外室颤或无脉搏的室性心动过速,若急救人员到达时停跳已超过 4～5 分钟,或非急救人员目击下的停跳,可先进行 5 个 30∶2 周期(或大约 2 分钟)的 CPR 再实施电除颤[5]。若同时有多个急救者到达现场,应有一人立即进行 CPR,其他人准备除颤器并及早除颤[6]。

15. 如何进行胸外按压?

胸外按压通过提高胸腔内压力和直接压迫心脏而使血液流动。操作手法正确时,可使收缩(按压)压达到 60～80 mmHg,但舒张压依然低下,平均动脉压极少超过 40 mmHg。尽管如此,按压产生的血流可为心肌和脑组织提供一定水平的血流灌注,对于恢复自主循环和减轻脑缺氧损害至关重要。尤其在心脏停跳倒地时间超过 5 分钟的患者,有效胸外按压可增加电除颤成功的可能性。目前认为,高质量的胸外按压是复苏成功的关键,其要点如下:

(1)按压部位及定位　按压定位在胸骨下半部分的中间。过去曾建议,施救者定位时先用手指触摸到肋弓,滑向剑突,然后向上找到胸骨下段,手法烦琐费时,且无必要。2005 年指南建议直接将手掌置于胸部中央相当于双乳头连线水平即可。2010《指南》简化为"将手掌置于胸部中央"即可。

(2)按压手法　施救者用一只手的掌根置于按压点,另一手掌重叠于其上,手指交叉并翘起;双肘关节与胸骨垂直,利用上身的重力快速下压胸壁。

(3)按压频率和深度　按压必须快速有力,频率至少为 100 次/分钟(2005 年指南规定为接近 100 次/分钟),深度至少为 5 cm(2005 年指南规定为 4～5 cm)。

(4)按压和放松时间　按压放松时间大致相当,放松时手掌不离开胸壁,但必须让胸廓充分回弹。

(5)按压/通气比 单人施救时统一为 30∶2,适于对从小儿(除新生儿外)到成人的所有心脏停跳者进行心肺复苏(CPR)。因小儿停跳多系窒息所致,故专业急救人员对婴儿及青春期前儿童进行双人CPR 时,可采用 15∶2 的按压-通气比;而新生儿 CPR 时,对氧合和通气的要求远远高于胸外按压,应保留 3∶1 按压-通气比。

(6)按压效果评价 不要依赖颈动脉或股动脉搏动来评估按压是否有效。为了保障高质量的胸外按压,除用力和快速按压以外,必须最大限度地减少按压中断的次数和时间。正确的胸外按压极易疲劳,多人施救应尽可能轮换进行,以免影响按压质量。一般约 2 分钟应轮换一次,可利用轮换时间进行心律检查。

16. 何谓单纯胸外按压心肺复苏?

单纯胸外按压心肺复苏(Compression-only CPR)指仅做胸外按压而不给予人工通气的心肺复苏(CPR)。大量调查证实,绝大部分专业医务人员和路人施救者,均不愿意为陌生的心跳骤停患者实施口对口通气。除普遍顾虑传染疾病外,患者口鼻处常常有出血或呕吐物,也必然使施救者产生心理上的障碍。

动物研究显示,在窒息性心脏停跳的最初数分钟内,仅仅进行胸外按压,可能与胸外按压加通气的复苏效果相当。如果气道开放良好,停跳后偶尔的喘气样呼吸和按压造成的胸廓被动运动,也可提供部分气体交换。由于胸外按压所能提供的心输出量低于正常,低分钟通气量可能足以使 CPR 期间的通气/血流灌注比匹配。近年来多个国家的一些观察性研究显示,对成人心跳骤停者施救时,单纯胸外按压的存活率优于无 CPR,但最佳方式仍然是按压加通气 CPR。

综合以上考虑,目前的建议是,鼓励未受过 CPR 训练、或不确定如何进行 CPR 者,可不做人工通气,但务必提供单纯按压的 CPR。专业医务人员在院内施救时,应尽可能采用按压加通气的标准 CPR。当然,若有可能,应充分利用面罩呼吸囊等辅助设备进行良好的人工通气。

17. 如何评价胸前捶击?

心跳骤停后采用胸前捶击的理由是,捶击产生的机械性能量转化为电能,可能足以达到转律作用。目前,尚无前瞻性研究评估此方法的效果。一些病例总结报道胸前捶击可使室颤或无脉搏心动过速转变为灌注性心律,但胸前捶击成功终止心动过速的可能性最大,对室颤则效果不佳。所有报道胸前捶击成功除颤的病例均为心室颤动发生10秒钟以内者。另有报道,胸前捶击可能使心律恶化,如使心动过速加速,或者使心动过速转变为心室颤动、完全性传导阻滞或心室停顿。

目前建议,对于目击下心跳骤停患者,现场不能立即获得除颤器时,可考虑进行一次胸前捶击。这一般见于监测下的心跳骤停。此操作应由经过训练的医务人员进行,方法是用拳头尺侧从 20 cm 高处快速捶击胸骨下半部分,并立即缩回,以产生一次冲击样刺激。

18. 为何要及早电击除颤?

早期除颤是使患者心跳骤停后存活的关键,其理由如下:① 目击下心跳骤停最常见的初始心律是室颤;② 电击除颤是治疗室颤的有效手段;③ 除颤成功的可能性随时间推移而迅速降低(从患者倒地至首次电击的时间每延迟 1 分钟,死亡率增加 7%～10%);④ 若不能及时终止室颤,有可能在数分钟内转变为心室停顿等更加难治的心律失常。

19. 除颤器的类型有哪些?

除颤机理是以一定能量电流瞬间通过心肌,使绝大部分心肌细胞发生同步去极化,从而恢复窦性节律。目前用于心跳骤停抢救的除颤器均为非同步体表除颤器,有手动除颤器和自动体表除颤器(automated external defibrillators,AEDs)两大类,按所输出的除颤电流特征又可分为单相波除颤器和双相波除颤器。双相波除颤是近年来应用日益广泛的技术,其优点是除颤成功率高、除颤电能小,从而造成的心肌损害轻微,有取代单相波除颤的趋势。AEDs 是专门为非急救专业人员设计的一种小型便携式除颤器,适用于公众场所或家庭,近年来也有主张在医院的普通医疗区域广泛配置。AEDs 的使用极为简便,只有 3 个按键,在语音提示下依次按键操作即可,采用粘贴式电极片,可自动进行心电图检测,诊断是否为可电击性心律,以固定的电能进行双相波除颤,并可显示和自动记录心电图波形。

20. 如何进行电击除颤?

(1) 除颤适应证 电除颤治疗的适应证是室颤或无脉搏的室速(可电击性心律)。没有证据表明电除颤对治疗心室停顿等(非可电击性心律)有益,相反,重复电击可能导致心肌损害。目前除颤器一般具有快速监测和诊断功能,以确定是否存在室颤,不必要进行盲目除颤。

(2) 除颤电极 除颤器的电极有手柄式和粘贴式两种,一般手动式除颤器多用手柄式电极,使用前需涂导电胶以减少与胸壁的电阻抗;自动体表除颤器多用粘贴式电极。两个电极并无左右正负之分,常用安放部位有:① 胸骨心尖位(sternal-apical position),是标准安放部位,应用最为广泛,电极置于胸骨右缘第 2 肋间和左第 5 肋间腋中线。② 前后位,电极位置分别为左侧心前区和背部左肩胛骨下角处,一些自动体表除颤器的粘贴式电极常用此位置。③ 左右侧胸壁腋中线处,较少采用。

(3) 除颤剂量(电击能量) 不同除颤仪和除颤波形所需要的电能不同,双相切角指数波用 150 J~200 J,双相直线波用 120 J,单相波初始及后续电击均采用 360 J(先前建议由 200 J、300 J 到 360 J 依次递增)。一般除颤器均在显著位置标明有效除颤电能,不了解所使用设备的有效剂量范围时,首次电击用 200 J,其后选用相同或更大剂量。若电击成功除颤后室颤复发,再次电击采用先前成功除颤的电能进行。

(4) 电击前的心肺复苏 对倒地时间 5 分钟以上的患者,或所有非目击下的心跳骤停患者,均应先进行 2 分钟(5 个 30∶2 周期)的心肺复苏,再进行电除颤。院内停跳一般发生于监测下或目击下,可考虑首先进行电除颤。

(5) 电击次数 对所有室颤或无脉搏的室速电除颤治疗时,均采用单次电击策略。单次电除颤完毕即恢复心肺复苏(CPR),首先进行胸外心脏按压,完成 5 个 30∶2 周期(或大约 2 分钟)的 CPR 后,再停止 CPR 检查循环状况(包括检查心律及脉搏)。

（四）心肺复苏的药物治疗

21. 心肺复苏时如何选择给药途径？

抢救心跳骤停的用药途径有 3 种：静脉途径、骨髓腔途径、气管途径，应优先采用静脉途径。静脉通路难以建立时，考虑采用后两种。

静脉途径又分为外周静脉和中心静脉两种。与外周静脉比较，经中心静脉用药血浆药物峰浓度高，循环时间短。但中心静脉置管操作需要中断心肺复苏（CPR），并且有许多并发症，而外周静脉置管快捷简便，一般作为首选。为了促进药物尽快进入中心循环，经外周静脉用药须在药物注射后推注 20 ml 生理盐水，并抬高肢体 10～20 秒钟。

过去一般认为骨髓腔途径仅适用于无法建立血管通路的儿童患者，现已证明在成人也同样有效。经骨髓腔用药达到足够血浆浓度的时间与中心静脉相当。目前国外已有用于成人骨髓腔穿刺置管的套针上市。此外，骨髓腔途径也可以用于抽取骨髓进行血气分析、检测电解质和血红蛋白浓度等。

部分抢救药物可通过气管给药，但是通过气管给药所达到的血浆药物浓度难以准确预知，最佳用药剂量也不完全明确。已证明 CPR 时气管内应用肾上腺素的剂量是静脉用药剂量的 3～10 倍。故肾上腺素气管内给药时，单次剂量为 3 mg，用至少 10 ml 的注射用水稀释后应用。已经证明，用注射用水稀释较生理盐水吸收更佳。

22. 肾上腺素仍然是心跳骤停的首选缩血管药吗？

肾上腺素作为一种拟交感活性药物，应用于心跳骤停的抢救已有 40 余年，目前仍被推荐作为心跳骤停的标准缩血管药首选使用。其 α 肾上腺能受体活性导致体循环血管收缩，从而提高冠状动脉和脑灌注压，增加心脑血流量，有利于自主循环恢复和保护脑功能；其 β 受体兴奋引起的变力和变时作用，也有可能增加冠状动脉和脑血流量，但同时可增加心肌耗氧、诱发异位室性心律（尤其在酸中毒时）、增加肺动（静）脉分流导致一过性低氧血症等，从而抵消了其益处。

肾上腺素的用法是 1 mg 静脉或骨髓腔内注射,每 3~5 分钟重复 1 次。若静脉通路未能及时建立,可通过气管导管使用肾上腺素,剂量为 2~2.5 mg。一般不推荐大剂量应用肾上腺素,特殊情况下考虑使用更高剂量(如 β 肾上腺受体阻滞剂或钙通道阻滞剂中毒等)。有时自主循环恢复后仍然需要用肾上腺素输注维持血压,应细心调节输注速率,以达到合适的血压水平,剂量过大可能导致心动过速和加重心肌缺血,并可能诱发室颤。对于可卡因或其他拟交感药物中毒导致心跳骤停的患者,使用肾上腺素应谨慎。

23. 怎样评价血管加压素在心肺复苏中的地位?

血管加压素是天然的抗利尿激素,大剂量时刺激血管平滑肌上的 V_1 受体,产生强效缩血管作用。对院外心脏停跳患者血清血管加压素水平测定发现,成功复苏的患者血管加压素水平显著高于未复苏者,由此有人提出血管加压素可用于心跳骤停的抢救。临床和动物实验研究均表明,心跳骤停期间应用血管加压素替代肾上腺素,能够明显改善血流动力学。一些研究还提示应用血管加压素可以提高存活率,但目前没有足够证据支持将血管加压素常规作为心肺复苏的一线药物,或与肾上腺素联合使用。在 1 mg 肾上腺素不能恢复自主循环时,可考虑应用血管加压素 40 U 静脉推注。也可以用血管加压素 40 U 代替首剂肾上腺素使用。血管加压素可能在心室停搏的治疗时更有效果。

24. 胺碘酮在心肺复苏中的作用如何?

胺碘酮是作用于心肌细胞膜的抗心律失常药,通过对钠、钾和钙等离子通道的影响发挥作用。胺碘酮可延长心房和心室的心肌动作电位时程和不应期,延缓房室传导,并对旁路传导发挥类似作用。胺碘酮具有 α 和 β 肾上腺受体阻断活性,可产生轻度负性变力作用,并引起外周血管扩张。与安慰剂和利多卡因比较,胺碘酮应用于 3 次电击后仍持续心室颤动的患者,可提高入院存活率。用于人类或动物心室颤动或血流动力学不稳定的心动过速时,可能改善对电击除颤的反应。但目前的临床资料均为经过 3 次电击除颤,而心室颤动或心动过速持续存在的患者,尚无证据表明采用单次电击除颤策略后如何应用胺碘酮。

胺碘酮可用于对胸外按压、电击除颤和缩血管药等治疗无反应的心室颤动或无脉搏心动过速患者,初始剂量为 300 mg,用 5% 葡萄糖液稀释到 20 ml,静脉或骨髓腔内注射,随后可追加 150 mg。外周静脉注射胺碘酮可引起血栓性静脉炎,应尽可能从中心静脉导管给药。无中心静脉导管时,应选用大的外周静脉,给药后用液体推注。胺碘酮有时可诱发心律失常,尤其在与可能延长 QT 间期的药物同时使用后更易发生。但与其他抗心律失常药比较,相同情况下促进心律失常的发生率更低。其主要的急性副作用为低血压和心动过缓,缓慢静脉推注可预防急性副作用,必要时采取快速输液及正性肌力药等方法纠正。

25. 心肺复苏中推荐应用利多卡因吗?

利多卡因是一种传统的抗心律失常药,通过稳定细胞膜,延长心肌细胞的不应期,降低心室肌的自主节律性,其局部麻醉作用则使心室异位节律活性减弱。

利多卡因抑制去极化的异位节律组织活性,而对正常心肌组织的电活动干预极小,故能够有效抑制与去极化相关的心律失常(如缺血、洋地黄中毒等),而对发生于正常极化细胞的心律失常相对无效(如心房颤动或心房扑动等)。利多卡因还可提高室颤的发生阈值。

利多卡因经过多年临床使用,是一种相对安全的抗心律失常药,但用于心跳骤停的治疗,其短期或长期效果均没有得到证实。近年来的研究发现,利多卡因用于心跳骤停,自主循环恢复率低于胺碘酮,而心室停顿的发生率高于后者,故目前仅推荐在没有胺碘酮时应用利多卡因抢救心跳骤停。顽固性心室颤动或心动过速而无胺碘酮可使用时,可考虑静脉推注利多卡因 100 mg(1~1.5 mg/kg)。若心室颤动或心动过速持续存在,可每隔 5~10 分钟追加 0.5~0.75 mg/kg,第 1 小时的总剂量不超过 3 mg/kg。

利多卡因的毒性反应包括感觉异常、嗜睡、迟钝、肌肉抽搐和痉挛等,如果出现中毒表现,应立即停止输注。利多卡因抑制心肌功能,但是远较胺碘酮为轻,且通常是短暂的,可静脉应用缩血管药予以纠正。利多卡因在低钾血症和低镁血症时效果不佳,应注意及时纠正这些电解质紊乱。

26. 怎样认识静脉补充硫酸镁在心肺复苏中的重要性?

镁是多种酶系统的重要组成部分,尤其在一些与肌肉 ATP 生成有关的酶类。镁离子在神经的化学传递方面也有重要作用,可减少乙酰胆碱释放,降低运动终板的敏感性。低镁血症常常与低钾血症相联系,可能是引起心律失常和心跳骤停的原因。镁缺乏时心肌对洋地黄类药物的摄取增加,并降低细胞 Na^+/K^+-ATP 酶的活性,故低镁血症和低钾血症的患者即使应用治疗剂量的洋地黄,也可能导致中毒。镁缺乏在临床并不少见,除低钾血症外,还常常伴有其他电解质紊乱,如低磷血症、低钠血症和低钙血症等。

已知镁缺乏时补充镁剂是有益的,但心跳骤停时常规使用镁剂的价值没有得到肯定。对院外成人心跳骤停患者的研究,也未证实心肺复苏时常规应用镁剂能够增加自主循环恢复。有一些证据显示,顽固性心室颤动时应用镁剂有益。镁剂使用的指征包括:① 对电击无效的顽固性心室颤动,并可能有低镁血症;② 室性心动过速并可能伴有低镁血症;③ 尖端扭转型室性心动过速;④ 洋地黄中毒。

对电击无效的顽固性心室颤动,静脉推注硫酸镁的初始剂量为 2 g(8 mmol),1～2 分钟注射完毕,10～15 分钟后可酌情重复。镁离子抑制血管平滑肌收缩,引起血管扩张和与剂量相关的低血压,通常时间短暂,对输液和缩血管药等治疗反应良好。

27. 心肺复苏中阿托品的地位如何?

阿托品是 M 型胆碱能受体拮抗剂,可阻断迷走神经对窦房结和房室结的作用,增加窦房结自主节律性,促进房室结传导。曾有应用阿托品后成功治疗心室停顿等的报道,但是新的研究证据显示无脉搏电活动或心室停顿时使用阿托品并无治疗益处,故 2010 年指南已不再建议阿托品常规用于此类患者。

但是,阿托品仍然是有症状性急性心动过缓的一线用药。成人研究表明,静脉注射硫酸阿托品可逆转胆碱能介导的心率过缓,对于有症状的窦性心动过缓、房室结水平的传导阻滞或窦性停搏患者,可有效加快心率、改善症状和体征。治疗心动过缓的建议剂量是静脉注射0.5 mg,可每3~5分钟重复一次,最大剂量为3 mg。急性冠状动脉缺血或心肌梗死时应用阿托品应谨慎,因为心率加快有可能加重心肌缺血和增加梗死面积。以下情形不宜应用阿托品:Ⅱ型Ⅱ度或Ⅲ度房室传导阻滞、Ⅲ度房室传导阻滞新发生宽QRS波患者。此时阻滞部位位于非结性组织(如希氏束或更远的传导组织),对阿托品的乙酰胆碱能逆转作用不会有反应,采用起搏器或β肾上腺能激动剂治疗效果更佳。

28. 心肺复苏中腺苷的地位如何?

腺苷(adenosine)是一种内源性嘌呤核苷酸,可短时间抑制窦房结和房室结传导,并有血管扩张作用。2010年《指南》鉴于其安全性和潜在效果的新证据,推荐用于稳定型无差异节律的单一形态窄QRS波心动过速,或用于等待电转律的不稳定型窄QRS波节律整齐的心动过速,也可用于稳定型节律整齐的单一形态宽QRS波心动过速的治疗与诊断。用法是快速静脉注射6 mg,随即推注20 ml生理盐水,必要时重复静脉注射12 mg。其副作用有低血压、支气管痉挛和胸前不适。哮喘的患者禁忌使用。另外,该药也有诱发快速性心房纤颤的可能性。

29. 心肺复苏中需要补充钙剂吗?

钙离子在心肌细胞收缩机制中有重要作用,但是极少有资料支持心跳骤停后应用钙剂能够提供任何益处。注射钙剂后的高血钙对于缺血心肌和受损脑细胞的恢复反而可能有害。仅在一些特殊情况下需及时补钙:① 高钾血症;② 低钙血症;③ 钙离子通道阻滞剂中毒。初始使用剂量为10%氯化钙10 ml(含钙离子6.8 mmol)静脉推注,必要时可重复。静脉推注过快可减慢心律,导致心律失常,心跳骤停时可加快推注速度。须注意,不宜与碳酸氢钠经同一静脉通路同时补钙。

30. 碳酸氢钠在心肺复苏中需要常规补充吗？

心跳骤停后可出现混合性酸中毒,既有呼吸性因素,又有代谢性因素。恢复酸碱平衡的最有效方法是通过良好的胸外按压以支持组织灌注和心输出量,争取迅速恢复自主循环,同时进行恰当的人工通气。

很少有资料支持心跳骤停期间应用碱剂治疗,反而有证据显示应用碳酸氢钠有许多副作用,其中包括:① 轻度酸中毒可扩张脑血管而增加脑血流,完全纠正组织 pH 反而可能降低脑血流量;② 所产生的二氧化碳能够自由弥散进入心肌和脑细胞,从而导致反常性的细胞内酸中毒、细胞外碱中毒;③ 产生高钠血症和高渗状态;④ 导致氧离解曲线左移,抑制组织的氧释放;⑤ 加重中心静脉酸中毒,可能使同时输入的儿茶酚胺类药物失效;⑥ 对缺血心肌产生负性肌力作用;⑦ HCO_3^- 最终以二氧化碳形式从肺部排除,使患者的通气负荷增加。

综上所述,只有严重代谢性酸中毒时才进行纠酸治疗,而在心跳骤停和胸外心脏按压(尤其院外停跳)期间,或自主循环恢复后阶段,均建议常规应用碳酸氢钠。复苏后动脉血气分析显示 pH<7.1(BE 在 -10 mmol/L 以下)时可考虑应用碳酸氢钠。有以下情况时可考虑积极应用:① 存在危及生命的高钾血症或高血钾引起的心脏停跳;② 原有严重的代谢性酸中毒;③ 三环类抗抑郁药中毒。

应用碳酸氢钠的初始剂量为 1 mmol/kg 静脉滴注,是否需要重复应根据血气分析的结果决定。也不必要完全纠正酸中毒,以免发生医源性碱中毒。高浓度的碳酸氢钠渗漏到皮下可引起严重组织损伤。

碳酸氢钠与钙离子结合可生成碳酸钙,故不应在同一通路中混合输入。

31. 如何评价心肺复苏期间的静脉输液？

若心跳骤停与大量液体丧失导致的低血容量有关,应及时补液以迅速恢复血容量。对正常血容量的心跳骤停患者是否需要常规输液尚无临床研究的资料。实验性心室颤动动物的研究结果既不能支持也不拒绝常规静脉输液。无低血容量存在时,过量输注液体似乎并无益处。复苏期间建立静脉通路的主要目的是用药。除非明确存在低血糖,一般应避免输注含葡萄糖溶液。输注含糖液体容易引起高血糖,从而加重停跳后的神经功能障碍。

(五) 心肺复苏后处理

32. 自主循环恢复后如何进行呼吸支持?

心跳停止时间短暂的患者,可能立即恢复正常脑功能,此类患者自主呼吸功能完善,不需要进行气管插管和机械通气,但短时间内应继续经面罩或鼻导管给氧。对复跳后存在任何程度脑功能障碍的患者,均应进行气管插管,以保障气道通畅及便于机械通气。已插管者应予保留,并检查导管位置是否正确。完全无自主呼吸或自主呼吸恢复不完善者应该实施机械通气。

近年研究显示,自主循环恢复后动脉高氧合状态,非但无益反而可能产生高氧损伤而增加病死率,故目前规定,在维持动脉血氧饱和度≥94%的前提下,尽量下调吸氧浓度。另有研究表明,心跳停止后过度通气可能不利于脑功能恢复。过度通气引起的低碳酸血症,可导致脑血管收缩,降低脑血流量,从而加重脑缺血;另外还可能使气道压力过高,增加内源性呼气末正压,使颅内静脉回流减少、颅内压升高、脑灌注减少。目前尚不能确定复苏后动脉血二氧化碳的目标水平。推荐的做法是通过呼气末二氧化碳监测和血气分析等指标调节机械通气参数,维持动脉血二氧化碳在正常水平(35~40 mmHg)。

口对口或面罩加压通气可造成胃膨胀,从而限制膈肌运动及影响通气,为此可插胃管减压。剧烈咳嗽不但可使颅内压升高,并可能导致一过性低氧血症。对于呛咳反射活跃的患者,应给以充分的镇静。复苏后应该常规拍床旁胸部 X 线片,以便了解气管导管和中心静脉导管的位置、评估是否存在肺水肿,并排除肋骨骨折或气胸等胸外按压并发症。

33. 自主循环恢复后如何进行心血管功能支持?

由于缺血再灌注损害和反复电击除颤的影响,自主循环恢复后可发生一过性的心肌功能障碍（心肌抑顿），导致血流动力学不稳定，表现为血压降低、心输出量减少及心律失常等。可持续数小时，但大多在 24～48 小时内恢复。此外，复苏后阶段血浆促炎性细胞因子水平显著升高，可出现类似于感染导致的全身性炎性反应综合征，表现为血管扩张性低血压，并有可能最终引发多器官功能障碍。有鉴于此，复苏后阶段早期大多需要应用缩血管药维持血压。并参考感染性休克的早期目标指向治疗策略，提供最优化的组织灌注和氧供。

复苏后应该加强血流动力学监测，一般应该进行动（静）脉穿刺置管以便监测有创动脉压和中心静脉压，必要时采用有创性或无创性心输出量检测可能更有帮助。依据监测结果，决定是增加输液量还是采用利尿、强心或扩血管药等措施。

目前尚无确切资料提示应将复苏后血压和血流动力学参数控制在何种水平，但有资料证明，自主循环恢复后最初 2 小时，平均动脉压水平高于 100 mmHg 的患者，与低于 100 mmHg 的患者比较，其神经系统功能恢复更佳。考虑到全脑缺血后可能发生脑水肿，需要更高的脑灌注压才能维持充分的脑血流，适当提高血压水平是合理的，至少不应低于患者平时的血压水平。

心律失常是心跳骤停的常见原因，但是复跳后预防性使用抗心律失常药是否有益尚无定论。短时间内继续应用与自主循环恢复有关的抗心律失常药可能是合理的。同样，考虑到 β 受体阻滞剂在缺血性心脏病中的心脏保护作用，复苏后如果没有禁忌证，可以使用 β 阻滞剂。

34. 如何进行自主循环恢复后的体温管理？

自主循环恢复后的体温管理包括预防性治疗高热和治疗性低温疗法两方面。研究表明，体温在 37℃ 以上均明显影响神经功能的恢复，故复苏后 72 小时内发生的高热均需积极处理。应采用药物或物理降温将体温控制在正常范围。

治疗性轻度低温疗法是指通过主动干预将患者体温控制在 32～34℃ 水平，从而达到改善神经系统功能的恢复和增加存活率的目的。随机对照临床试验证实，对于初始心律为室颤的院外心脏停跳、自主循环复苏后仍处于昏迷状态的成人患者,数分钟或数小时内开始将其体温控制在 32～34℃,持续 12～24 小时可以改善患者预后。还有证据显示,对初始心律为无脉搏电活动/心室停顿、复苏后仍昏迷的成人患者,实施轻度低温也能够改善代谢指标(血乳酸水平及氧摄取等)和神经学功能,而不增加并发症发生率[7]。

(1) 适应证 ① 院外室颤性停跳、恢复自主循环后仍无意识(即对语言指令无反应者)的成人患者;② 院外非可电击性停跳(无脉搏电活动/心室停顿)、复苏后仍昏迷的成人患者;③ 院内任何原因停跳、自主循环恢复后的昏迷患者。

心跳骤停后 48 小时内出现自发轻度低温的昏迷患者(>32℃),无需主动复温。

(2) 目标温度和维持时间 控制中心体温(血液、膀胱、食管、外耳道、直肠或鼻腔等部位测量的温度)在 32～34℃。降温开始时间越早越好,至少持续 12～24 小时。近年来有学者提倡维持至少 72 小时的轻度低温治疗,可能效果更佳。

(3) 降温方法 有体表降温和内在降温两种方法,前者包括使用冰帽或头盔(充气式/水循环)、降温毯(充气式/水循环)、水凝胶包被降温垫、冰袋和冷水浸浴等。利用降温毯、降温头盔或冰袋等进行低温治疗,方法简便无创,但降温效率低,有时甚至无法达到目标体温。内在降温均为有创性方法,可迅速将中心体温精确控制在目标体温,包括体外循环、直肠冷液体灌注、腹腔冷液体灌注、血管内热交换装置和静脉内冷液体输注等方法,其中部分方法需要特殊设备,难以普遍采用。近年来静脉内输注冷液体降温引起广泛关注,多数研究系静脉快速输注一定量的冷却晶体溶液(生理盐水或乳酸林格液)。文献报道,输注 2 L(约 30 ml/kg)冷却到 4℃的晶体溶液后 30 分钟,可以使体温平均下降 1.5℃,是一种安全和简便易行的方法。此法最适合用于低温诱导,需要后续采用其他降温措施才能维持低温水平[8]。

(4) 并发症 低温治疗可能增加感染发病率、心血管功能不稳定、凝血功能障碍、血糖升高及电解质紊乱(低磷血症和低镁血症等),应严密监测并做相应处理。低温过程中容易发生寒战,除充分镇静外,可酌情应用神经肌肉阻滞剂。

（5）复温 低温治疗期结束后应使体温逐渐恢复到正常水平，每小时回升 0.25～0.5℃为宜。复温时切忌出现体温反弹而发生高热。

35. 如何控制抽搐/肌阵挛?

自主循环恢复后的患者常常发生抽搐或肌阵挛，应及时行脑电图检测予以诊断，并予以控制以免加重脑损害。用药方案与其他原因所致癫痫持续状态的抗抽搐方案类似，可酌情使用苯二氮䓬类、苯妥英、丙戊酸钠或巴比妥类等药物。神经肌肉阻滞剂可通过阻断神经肌接头传导而有效终止抽搐和强直性肌阵挛，但对大脑的异常电活动毫无作用，反而产生治疗有效的假象。故主张尽量少用或不用神经肌肉松弛剂控制抽搐/肌阵挛。

36. 如何进行自主循环恢复后的血糖控制?

复苏后高血糖与不良的临床预后之间有显著相关性。有研究显示，成人重症患者应用胰岛素将血糖严格控制在 80～110 mg/dl（4.4～6.1 mmol/L）范围，具有显著降低并发症发生率和住院死亡率等多种益处。但后续的大型多中心随机对照试验发现，强化胰岛素控制血糖的治疗有可能增加低血糖不良事件的发生风险，反而增加病死率。目前还没有专门就心跳骤停后患者的血糖控制进行随机对照的临床研究报道，故尚不能肯定将此类患者血糖控制的目标水平。值得注意的是，复苏后的昏迷患者存在发生低血糖后不容易被及时发现的风险，故主张对于自主循环恢复后的高血糖患者，通过胰岛素输注将血糖控制在＜180 mg/dl（10.0 mmol/L）的水平。

37. 怎样判断心肺复苏是有效的?

心肺复苏术操作是否正确，主要靠平时严格训练，掌握正确的方法，而在急救中判断复苏是否有效，可以根据下列 5 方面进行综合考虑。

（1）瞳孔 复苏有效时，瞳孔由大变小，如瞳孔由小变大、固定，则说明复苏无效。

（2）面色（口唇） 复苏有效时，可见面色由紫绀转为红润；如若变为灰白,则说明复苏无效。

(3) 颈动脉搏动 复苏有效时,每一次心脏按压可以摸到一次搏动,如若停止按压,则搏动亦消失,此时应继续进行心脏按压,如若停止按压后脉搏仍跳动,则说明患者心跳已恢复;按压有效时可测到血压>60/40 mmHg。

(4) 神志 复苏有效时,可见患者有眼球活动,睫脊反射与对光反射出现,甚至手脚开始活动。

(5) 出现自主呼吸 自主呼吸出现并不意味着可以停止人工呼吸,如果自主呼吸微弱,仍应坚持口对口呼吸。

38. 怎么判断植物性状态?

植物性状态是指具有睡眠-觉醒周期,但丧失自我和环境意识,保留部分或全部下丘脑-脑干自主功能的一种临床状态。该状态可以是急(慢)性脑损害恢复过程中的临时表现,也可能是以上损害不能恢复的永久性结局。植物性状态持续 1 个月以上称为持续植物性状态。植物性状态的诊断标准包括:

(1) 没有自我和环境意识的任何表现,不能与他人交流。

(2) 对视觉、听觉、触觉或伤害性刺激,不能发生持续的、可重复的、有目的或自发的行为反应。

(3) 没有语言理解或表达的证据。

(4) 存在具有睡眠觉醒周期的间断觉醒状态。

(5) 下丘脑-脑干自主功能保留充分,足以保障在医疗和护理下生存。

(6) 大小便失禁。

(7) 不同程度地保留脑神经反射(瞳孔对光反射、头-眼反射、角膜反射、前庭-眼反射和呕吐反射)和脊髓反射。

39. 什么是脑死亡?

根据卫生部脑死亡(brain death)判定标准起草小组颁布的脑死亡判定标准(成人)(修订稿),脑死亡是指包括脑干在内的全部脑功能不可逆转的丧失,即死亡。其诊断包括先决条件、临床判定、确认试验和判定时间 4 个方面。

（1）先决条件 ① 昏迷原因明确；② 排除各种原因的可逆性昏迷。

（2）临床判定 ① 深昏迷；② 脑干反射全部消失；③ 无自主呼吸（靠呼吸机维持，自主呼吸激发试验证实无自主呼吸）。以上 3 项必须全部具备。

（3）确认试验 ① 正中神经短潜伏期体感诱发电位显示 N9 和（或）N13 存在，P14、N18 和 N20 消失；② 脑电图显示电静息；③ 经颅多普勒超声显示颅内前循环和后循环呈振荡波、尖小收缩波或血流信号消失。以上 3 项中至少 2 项阳性。

（4）判定时间 临床判定和确认试验结果均符合脑死亡判定标准者可首次判定为脑死亡。首次判定 12 小时后再次复查，结果仍符合脑死亡判定标准者，方可最终确认为脑死亡[9]。

（李建国）

参考文献

1. International Liaison Committee on Resuscitation. 2005 International consensus on cardiopulmonary resuscitation and emergency cardio-vascular care science with treatment recommendations. Circulation，2005，112：Ⅲ－1－Ⅲ－136.

2. 2010 International Consensus on Cardiopulmonary Resuscitation and Emergency Cardiovascular Care Science With Treatment Recommendations. Circulation. 2010，122：S249－S421.

3. American Heart Association. 2010 American Heart Association guidelines for cardiopulmonary resuscitation and emergency cardiovascular care. Circulation，2010，122：S639－S870.

4. Babbs CF，Kern KB. Optimum compression to ventilation ratios in CPR Crit Care Med，2000，28：N190－N192.

5. White RD，Bunch TJ，Hankins DG. Evolution of a community-wide early defibrillation programm experience over 13 years using police/fire personnel and paramedics as responders. Resuscitation，2005，65：279－283.

6. Jacobs IG，Finn JC，Oxer HF，et al. CPR before defibrillation in out-of-hospital

cardiac arrest: a randomized trial. Emerg Med Australas, 2005, 17: 39 – 45.

7. Hypothermia after cardiac arrest study group. Mild therapeutic hypothermia to improve the neurologic outcome after cardiac arrest. N Engl J Med, 2002, 346: 549 – 556.

8. Bernard SA, Gray TW, Buist MD, et al. Treatment of comatose survivors of out-of-hospital cardiac arrest with induced hypothermia. N Engl J Med, 2002, 346: 557 – 563.

9. 卫生部脑死亡判定标准起草小组. 脑死亡判定标准(成人)(修订稿). 中国卒中杂志, 2001, 5: 928 – 1231.

第十八章

多 发 性 创 伤

一、前沿学术综述

创伤是机械致伤因子导致的组织破坏和功能障碍。多发性创伤不是多处外伤简单的相加,而是一种对全身器官功能影响明显、病理生理变化极为显著的创伤症候群,严重时有可能直接威胁生命。目前研究发现,创伤已经成为在全世界范围内致死、致残的主要原因[1]。

由一个致病因素导致两个或两个以上解剖部位同时发生创伤(如头、胸、腹部等),且至少有一个部位的创伤可能威胁生命,这类创伤称为多发性创伤[2]。创伤严重程度评分(ISS)≥16 分者为严重多发性创伤。

复合伤是指两个或者两个以上原因引起的损伤(典型的如原子弹爆炸所致的热烧伤、冲击伤、辐射伤)。多发性创伤应与复合伤、多处伤、联合伤相区别。严重创伤是损害人类生命和健康的三大杀手(心脑血管疾病、肿瘤、创伤)之一。

1. 多发性创伤的流行病学

近年来,随着人类社会活动空间机械化程度的提高,严重的、多部位、多脏器创伤的发生率日趋增高,使得创伤成为当今导致人类死亡的主要原因之一[1],创伤致死者约占全球死亡人数的 7%。据统计,因创伤导致的死亡人数,仅次于心血管病和肿瘤。美国每年死于创伤的人数超过 12 万。和平时期创伤的主要原因乃是交通事故,据联合国卫生组织统计,自世界上第一辆汽车发明开始至今 100 多年以来,因交通事故致死的人数已超过 3 000 万,远远超过二次世界大战死亡的人数。据统计,大城市创伤人数占总外科急诊就诊人数的 40%左右,其中交通事故伤占 50％以上。我国 2001 年发生交通事故 72.4 万件,死亡约 10 万人,伤 52.2 万人,直接经济损失达 28 亿元。上海地区 2001 年交通事故伤的死亡率为 12.5 人/万人,直接经济损失达 2.4 亿元。近年来,虽然经过积极整治和教育,我国交通事故发生和致死率仍高居世界第一位,是欧美国家的 10 余倍。

多发性创伤的流行病学特征包括:① 年龄。青壮年居多,与社会活动和劳动暴露有关。② 性别。男多于女。③ 时间。每年的高温炎热季节是创伤的高发期,每天的 14:00～20:00 时段,事故发生率稍高于其他时段,这可能与疲倦困乏、精神涣散、情绪波动、生物钟紊乱等因素有关。④ 致伤性质。交通事故伤占多发伤的 66.5％,多为机械性损害,致伤能量巨大,其他为施工事故和高空坠落等。⑤ 伤情特点。闭合性损伤居多,各系统损伤发生率依次为运动、神经、呼吸、泌尿生殖和消化系统;以撞击伤、挤压伤、坠落伤、压砸伤为主,而爆炸伤、切割伤、刺扎伤、绞榨伤较少见。⑥ 院前时间。由于我国大部分地区急救体系尚不完善,导致平均院前时间相对较长。⑦ 治疗费用。患者平均住院时间相对较长[3],同时大部分患者需进行生命支持、连续监护、手术干预、并发症处理或功能重建等,因而救治费用巨大。

多发性创伤因为其致残率高(严重创伤达 36.1％),伤后寿命潜在性缩短(years of potential life lost),医治创伤所需的费用高(美国 2004 年用于创伤的费用包括医疗费用,直接经济损失高达 4 000 亿美元),甚至危及生命,已经严重影响社会生产力和社会经济发展。研究显示,许多创伤患者由于身体的残疾、功能障碍和心理原因不能回到原工作岗位和原来的生活状态中[4]。所以,如何预防创伤的发生和提高救治水平是我国乃至全球所面临的艰巨任务[5]。

2. 多发性创伤的病理生理学

多发性创伤患者的病理生理改变取决于患者休克状态出现、逆转、继发微生物感染和最终是否恢复到创伤前的状态。随着各医学学科的发展,对严重多发性创伤患者的病理生理改变及其机制已有了深入的理解。

最初认为多发性创伤的病理生理改变可以分为 3 个阶段:低容量

阶段,高容量阶段和恢复阶段,这3个阶段反映了机体血管和循环容量调节对应激状态的反应,之后逐渐认识到多发性创伤不是简单的对应激的反应过程,而是触发很多复杂的基因分子传导路径,导致炎症反应综合征和抗炎反应综合征,这种炎症反应的本质是机体对损伤和微生物的免疫反应[6]。

(1) 创伤后应激导致神经内分泌系统的改变 创伤患者早期中枢神经系统通过神经内分泌轴的激活而产生一系列反应。疼痛、恐惧、可以通过血脑屏障的代谢产物和脑损伤本身是神经内分泌轴的主要刺激物,通过下丘脑→垂体→肾上腺皮质轴[7],使肾上皮质分泌糖皮质激素增多。糖皮质激素分泌增多对机体抵抗有害刺激起着重要作用,其提高机体抵抗力机制包括:① 促进蛋白分解和糖异生,使应激时肝糖原得到补充,从而将血糖维持在高水平;② 有些激素只有在糖皮质激素存在时才能发挥效应,这被称为糖皮质激素允许作用;③ 稳定溶酶体膜,防止或减轻溶酶体对组织、细胞损害;④ 抑制中性粒细胞的活化,抑制炎症介质和细胞因子的生成,具有抗炎、抗免疫的自稳作用。

创伤患者颈动脉的感受器激活肾素-血管紧张素-醛固酮系统,使血管紧张素Ⅱ、血浆中醛固酮分泌增多。血管紧张素Ⅱ具有收缩血管作用,并能作用于下丘脑摄水中枢引起渴感,而醛固酮能促进水钠的重吸收,二者均可增加有效血容量。

创伤应激导致下丘脑-垂体-肾上腺髓质系统激活,分泌儿茶酚胺和抗利尿激素,表现为血浆去甲肾上腺素、肾上腺素以及抗利尿激素浓度迅速升高,改善心脏的兴奋和外周阻力血管张力,同时增加血管内容量,进而维持重要器官灌注。另外,交感-肾上腺髓质系统的强烈兴奋亦可以参与调控机体对应急的急性反应,介导一系列代谢和心血管代偿机制以克服应激原对机体的威胁或对内环境的干扰。

(2) 创伤后代谢变化 创伤后患者在神经内分泌作用下代谢率明显升高,能量消耗增加,蛋白分解大于合成,呈现明显负氮平衡、低蛋白血症和高糖血症。

创伤后出现高糖血症。交感-肾上腺髓质系统的激活通过α受体抑制胰岛素分泌,通过β受体刺激胰岛高血糖素分泌,使肝糖原和肌糖原转化为葡萄糖,大量释放于血内,出现高糖血症,以增加组织的能源供给。严重创伤导致组织缺氧,使组织内糖代谢乏氧酵解,产生大量乳酸和丙酮酸,出现酸血症,对于休克伤员,乳酸和丙酮酸比值增高可视为休克的严重表现。

创伤后脂肪分解加速,血浆内的游离脂肪酸及脂酶大量增加,出现高脂血症。并且与创伤的严重程度成正比。创伤后伤员禁食,组织代谢所需要的能量 80% 来自脂肪氧化产生的热量,因此体内脂肪消耗增加,体重日渐下降,血浆内非酯化脂肪酸大量增加,即为脂血症,特别是挤压伤、骨折休克或严重烧伤患者等能引起脂血症,脂血症的发生可能与体内血浆渗透压的下降有关,如给以适量的人工胶体和白蛋白,则可以推迟脂血症的出现。

创伤后体内蛋白质加速分解,尿中以尿素为主的尿氮排泄增加,同时排出磷、钙、钾、镁和硫等物质,肌肉蛋白日益过分分解,尿素氮排出也逐渐增多,持续约 1 周后达到高峰。尿氮的排出与伤员的性别、年龄、伤前营养状态、创伤严重程度、渗出量及合并症(如感染程度等)有一定关系。营养状态良好,身体健壮的患者尿氮排出量多。创伤越严重,尿氮排出也越多,如骨折等严重创伤,每日氮的排出量,可达 4~10 g,如持续 2~3 周,伤员则处于"负氮平衡"状态,伤员肌肉萎缩、体重下降。如创面合并感染,渗液增加,更加重氮的丢失。临床实践证明,增加饮食内的蛋白质和碳水化合物的摄入,仅能减轻"负氮平衡"而不能完全纠正。

(3)免疫炎症反应 严重创伤会导致机体出现强烈的免疫炎症反应,出现免疫功能紊乱。反应强度取决于创伤严重程度、疼痛刺激程度、局部和全身炎症介质释放程度、患者年龄、性别、基因等多项因素。

机体先天性免疫系统可以对创伤产生反应,如多形核白细胞、单核细胞、淋巴细胞、自然杀伤细胞的激活、内皮细胞功能障碍和重要脏器实质细胞损伤等,这些反应不仅发生在损伤局部,而且可以在远隔器官,特别是肺部。创伤后机体免疫系统激活,白细胞粘附、迁移,进一步导致内皮细胞损伤和功能障碍,血管通透性增加,从而导致白细胞和巨噬细胞募集和扣押,激活凝血过程、补体系统和前列腺素系统[8],导致全身炎症反应综合征、ARDS 和多器官功能障碍。

创伤后激活一系列信号分子,如抗微生物相关肽(antibacterial peptides)、热休克蛋白(heat-shock proteins)和高迁移率族蛋白－1 (high-mobility group box 1)[9]等,根据刺激物的不同分别称为损伤相关分子模式(damage associate molecular patterns)和病原体相关分子模式(pathogen associated molecular patterns)[10]。这些分子激活下游炎症因子的表达,在炎症反应综合征、感染性休克和多器官功能障碍综合征中均起到重要作用[11],创伤导致炎症反应,全身炎症反应综合征,多器官功能障碍综合征和多器官功能衰竭的机制详见图 18－1。

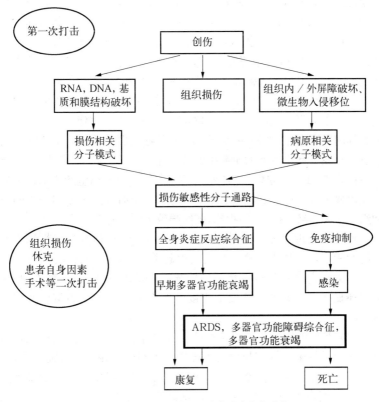

图 18－1 创伤通过分子通路导致炎症反应

创伤刺激多种炎症介质以及相关多肽的释放,如单核细胞、巨噬细胞、T 辅助细胞等可分泌白细胞介素-1、白介素-6、白介素-8、白介素-10 以及肿瘤坏死因子等[12],在创伤患者炎症反应和多器官功能障碍发生过程中起重要作用。肿瘤坏死因子能导致巨噬细胞和自然杀伤细胞凋亡,刺激血栓素 A_2、前列腺素、P 选择素、血小板激活因子和细胞间粘附分子的表达。白介素-1 是严重创伤患者中激活的另一个主要细胞因子,诱导 T 细胞和巨噬细胞活化,产生级联反应,激活多种炎症因子转录和表达。研究显示,白介素-6 可作为创伤患者全身炎症反应综合征的诊断和有效预测并发症发生的指标[13],动物实验发现,阻断白介素-6 至 200 pg/dl 以下则可提高实验动物生存率。白介素-8 是一种趋化因子,在创伤后的合成和分泌能动员淋巴细胞并在损伤区域得到活化。损伤后血浆白介素-8 水平和 ARDS 及多器官功能衰竭发生的风险呈正相关,有研究显示,支气管肺泡灌洗液中白介素-8 浓度和 ARDS 患者的死亡率呈正相关[14]。白介素-10 由淋巴细胞和单核细胞合成,主要作用是抑制单核巨噬细胞系统来源的 TNF-α、白介素-6 和白介素-8 的活性。白介素-10 作用于脂多糖刺激兔肺泡巨噬细胞,能减少参与 ARDS 过程炎性介质的合成。在针对脓毒性腹膜炎动物模型的研究中发现,白介素-10 能提高其生存率,给予抗白介素-10 的抗体能增加死亡率。损伤的内皮细胞产生的前列腺素和血栓素,以及组织胺和缓激肽等能进一步加重内皮细胞功能障碍和组织水肿,导致局部组织损伤,同时导致远隔器官功能障碍[12]。

创伤的病理生理改变还受到多种因素的影响,研究显示性别因素和性激素在创伤患者免疫炎症反应中起了一定作用,有研究发现雄性动物在创伤失血后免疫炎症反应明显强于雌性动物[15]。另外,临床研究还显示创伤患者炎症反应程度和并发症的发生率和患者基因型有关[16]。

(4)严重创伤后免疫功能紊乱 从机体受到创伤开始直到愈合,整个病程的发生发展都与免疫系统功能状态密切相关。研究发现,严重创伤后发生免疫功能紊乱或失调,尤其是 T 淋巴细胞介导的细胞免疫功能受到显著的抑制,使免疫功能防御感染的能力明显减弱,导致机体感染、多器官功能衰竭的易感性增加。

神经内分泌激素对中枢和外周淋巴器的分泌功能和免疫细胞对外源抗原的反应及应答非常重要。下丘脑-垂体-肾上腺轴和下丘脑-垂体-甲状腺轴分泌产物可以直接或间接地影响淋巴细胞和免疫系统的上皮细胞,产生大量激素,如甲状腺素、胰高血糖素、糖皮质激素,导致免疫系统的激活。目前研究认为,创伤后巨噬细胞抗原提呈能力及活性因子分泌水平与应激状态下产生的具有免疫抑制作用的激素和神经肽释放增加有关,如糖皮质激素、促肾上腺皮质激素、雄激素、β内啡肽等。严重创伤后免疫应答存在着性别上的差异,女性比男性更能抵抗休克、创伤和脓毒血症诱导的免疫功能紊乱和器官损伤。

新近研究表明,炎症级联反应的激活在严重创伤后免疫功能紊乱的发生发展中起重要作用。巨噬细胞是炎症介质、活性氮介质、白介素-6、肿瘤坏死因子-α的主要来源,在免疫反应中扮演关键作用,可以上调或下调宿主的防御机制。严重创伤后巨噬细胞过度激活,导致致炎因子的释放大量增加,这在严重创伤后免疫功能紊乱的发生发展中起主要作用。严重创伤引起巨噬细胞功能改变,细胞因子(白介素-1、肿瘤坏死因子-α、白介素-6、转化生长因子-β)和前列腺素 E_2 合成增加,导致机体炎症介质水平显著升高[17]。而巨噬细胞过度激活增加严重创伤后脓毒血症的易感性,因此 Deitch 提出了"二次打击"学说,严重创伤第一次打击主要是引起机体表现为异常反应(如炎症介质释放增加),二次打击(如感染)却可导致多器官功能衰竭和死亡[18]。

T 辅助细胞 1/T 辅助细胞 2 细胞因子在严重创伤后免疫功能紊乱中具有重要作用。T 淋巴细胞是先天性免疫反应的一部分,其功能紊乱是严重创伤后免疫功能紊乱的诱发因素。严重创伤后免疫功能紊乱主要发生在 T 淋巴细胞介导的免疫,导致 T 辅助细胞 1 反应抑制,T 辅助细胞 2 型细胞因子合成增加或不变。严重创伤后全身炎症反应综合征中细胞因子的合成也可能影响 Th 亚群的分布和随后的免疫反应。白介素-12 具有很强的免疫调节特性,包括免疫细胞溶细胞活性的活化以及诱导 T 细胞和自然杀伤细胞合成干扰素-γ,有助于 T 辅助细胞反应,支持细胞介导免疫反应[19]。白介素-12 也能作为致炎细胞因子和免疫调节剂,调节先天性免疫和获得性免疫反应[20]。

(5) 多发性创伤患者易发生多器官功能障碍综合征　创伤早期反应主要是局部组织损伤(骨折、软组织损伤等)、早期直接的器官功能障碍(脑、肺等)以及疼痛等,并激活凝血系统和维持重要器官功能的反应。出血导致的休克,肺损伤导致的低氧、低血容量状态,脑损伤和低体温是早期威胁多发伤患者生命的主要问题。因此,创伤早期应特别关注这几种威胁患者生命的情况。早期准确的伤情评估和分类有助于给患者后续处理提供有益的指导,特别是面对一群多发伤患者的时候更为关键。还需要特别关注特殊人群,如青年人和运动员,其对休克的耐受能力强,可以在出现休克很长时间以后才出现血压的突然下降。

如创伤患者早期休克未能得到逆转,可能激活蛋白酶 C 途径[21],导致创伤性凝血病的发生。全身炎症反应导致的内皮细胞损伤进一步加重凝血功能障碍。约有 1/4 的多发性创伤患者随着创伤性凝血病的发生而出现低体温和酸中毒,这三种被称为死亡三角(lethal triad),是创伤患者死亡的重要原因,故早期控制出血和防止热量丢失是防止死亡三角的关键[22]。

多发性创伤患者各部位的创伤具有不同临床表现。头部创伤导致患者神经系统损害,出现神志改变,致残率和病死率高。面颈部创伤有出血窒息的危险。胸部创伤由于直接的肺损伤可导致创伤性湿肺、血气胸等导致低氧血症、呼吸困难、休克;直接心脏损伤等可导致患者短时间内死亡。腹部实质性脏器出血出现失血性休克,空腹脏器破裂导致腹膜炎。长骨骨折、骨盆骨折、腹膜后血肿患者休克发生率高,低血容量性休克多见。多发性创伤患者后期感染发生率高,多为混合感染。

多发性创伤患者在休克基础上合并感染、手术等二次打击,极易发生多器官功能障碍。多发性创伤患者遭受创伤打击后,激活先天性免疫和炎症反应,导致远隔器官损害,常常累及肺脏而出现急性呼吸衰竭,甚至 ARDS。直接创伤导致肺实质细胞损伤,引起细胞结构和通透性的改变,此外,尚可通过激活补体途径和诱导细胞因子的产生而致肺内皮细胞损伤,微血管内皮细胞表面粘附分子的表达促进白细胞的粘附与聚集,对肺毛细血管、肺泡组织产生毒性作用,导致广泛微血栓形成、微循环障碍,出现肺水肿甚至肺功能不全。同时,内毒素可直接激活单核-巨噬细胞系统,合成、释放多种细胞因子(如肿瘤坏死因子-α、白介素-1等),作用于微血管内皮细胞,进一步加剧肺损害。近年来也有研究发现,胃肠道功能在早期就受损,胃肠道是全身最大的细菌和内毒素库,肠屏障功能受损可引起肠道细菌移位和门静脉内毒素血症,从而激活肝脏单核-巨噬细胞系统,启动全身炎症反应。随着病情进展,常可相继出现肝肾衰竭,而心血管或血液系统衰竭通常是多器官功能障碍综合征的终末表现。

3. 多发性创伤的诊治

(1)多发性创伤的救治模式　在多发性创伤的急诊救治中,需改变常规的诊疗模式,由原来诊断→治疗模式转变为抢救→诊断→治疗模式。详细的诊断和确定性治疗必须是抢救工作获得一定成效后再进行,决不能因诊断而延误抢救时机。伤后 60 分钟是决定患者生死的关键时段,属危重症抢救阶段,被称为抢救的"黄金时间",即"黄金 1小时"。多发性创伤救治应及时而准确地全面估计伤情,有全局、整体观念,及时处理危及患者生命的器官损伤,要突出"快、准、及时、高效"的急救原则。

多发性创伤患者死亡有 3 个高峰期:① 伤后数秒至数分钟内,多因颅脑、高位脊髓、心脏或大血管损伤而立即死亡;② 伤后数分钟至数小时内,多因窒息、呼吸循环功能不全、未能控制的大出血而早期死亡;③ 伤后数天至数周内,因器官功能衰竭或感染等而晚期死亡。因此,完善的院前急救和急救网络系统的快速反应是提高多发性创伤患者生存率的首要条件。

(2)多发性创伤的现场抢救　多发性创伤患者的有效救治须从受伤现场开始,但不可把现场急救的目标定得过高。在救治条件好的城市或郊区,现场急救的任务应限定为:发现危重患者并将其移离险恶环境,进行最初步的紧急处理,如清除阻塞气道的口咽部异物、加压包扎制止外出血、肢体骨折的简单固定、建立静脉通道以便运转途中输液等,以上操作应在 10 分钟内完成。迅速将患者运送到有条件的医疗机构,最好是创伤急救中心。

临床研究证实,在现场进行过多的急救治疗不但可能无益,而且可能是有害的,时间上的任何拖延都会增加死亡发生的风险,影响患者的预后。而在救治条件较差的边远地区,或同一时间有大批患者不可能立即全部转运时,则须就地进行较长时间的救护。

(3) 多发性创伤的急诊抢救　患者送抵医院(急诊室或创伤中心)后,即由接诊医师迅速进行概要的检查。在伴有休克或呼吸功能障碍的危重患者,收集病史及查体应与复苏同步进行,目的是尽快查明危及生命的严重损伤。诊断要求快、准,尽量少搬动,并应在最短时间内明确脑、胸、腹部是否有致命性的损伤。

近年来,多发性创伤的诊断技术虽有进步,但在急诊情况下,仔细、准确和反复的检查仍是判明伤情的重要手段。危重患者的衣服必须全部去除以保证充分暴露,但要注意保暖。首先是查明有无对患者生命构成迫在眉睫的威胁、需要立即处理的伤情,如果有气道阻塞、张力性气胸、开放性气胸等,必须及时解决,否则患者将很快死亡;其次,休克复苏、控制明显的外出血和解除可能导致脑疝发生的颅内高压也是需要完成的紧急任务。

积极的液体疗法恢复有效血容量是复苏的关键环节,但对于严重胸、腹部创伤患者,内出血尚未得到控制之前,并不主张"充分"输液和快速提升血压至正常水平,以免加重出血和血液过度稀释(血红蛋白<70 g/L 或血细胞比容<0.20)。将收缩压暂时维持在满足重要脏器灌注的水平,手术止血后再按需要扩充血容量,可以降低死亡率,延长生存时间,这就是所谓"限制性复苏"。待生命体征初步稳定后,应对患者按系统进行全面检查。必要的辅助检查也应在此时进行,如 X 线摄片、头颅和躯干 CT、腹部 B 超等,但仍以少搬动患者为原则。

(4) 多发性创伤手术时机与方式的选择　严重多发性创伤的处理重点和先后顺序十分重要。应区别轻重缓急,优先处理危及生命的损伤。颅脑、胸、腹部损伤是处理的重点。广泛脑挫裂伤、颅内血肿应迅速开颅减压。同时伴胸腔或腹腔大出血者,开颅应与开胸或开腹同时进行。胸部、腹部同时受伤,可根据严重程度确定先后顺序。胸部重伤者先开胸;腹部伤重者做胸腔闭式引流后先开腹,胸部、腹部伤均很严重时,应同时分别开胸和开腹,尽量避免做胸腹联合切口。不累及大血管的肢体骨折,有条件者可以在颅脑、胸、腹创伤处理后及时手术固定,但若伤情危重,则应待患者病情进一步稳定后再处理。

对于严重创伤患者,应依据损伤控制性手术治疗原则进行救治。特别严重的多发性创伤,常表现为顽固性低体温(<35℃)、顽固性代谢性酸中毒(pH<7.30,血乳酸>5 mmol/L)和凝血障碍(凝血酶原时间或部分凝血活酶时间超过正常的 50%),统称为"死亡三角"。此类患者多不能耐受常规的确定性手术治疗,必须给予特殊的处理,把手术目标局限在控制创伤损害上,根据损伤控制外科(damage control surgery)的原则施行"损伤控制性手术"(damage control operation),目的是挽救生命;主要任务是通过最简单快捷的方法止血(填塞或缝合)和控制污染源(破裂肠管外置、缝合,不做吻合),迅速结束手术,送重症医学科进一步复苏,病情稳定后再行确定性手术[5]。

(5)多发性创伤的后期救治 在多发性创伤救治全过程中,早期是抢救生命、复苏,中期是确定性手术、防治多器官功能衰竭和感染,后期是矫正、治疗各种后遗症和畸形,并康复[2]。此 3 阶段是紧密相连的,救治的每一步骤都要想到下一步可能会出现的问题并予以预防,如休克期复苏要防止灌注不足导致肾衰竭等多脏器功能障碍,因而要快速输液提升血压,防止低血压时间过长;大量输液抗休克又要防止输液过量引起肺水肿、ARDS、脑水肿和腹腔间隔室综合征等。

进行抢救手术前、术中都要注意无菌操作,预防感染,防治 DIC 等。术后定期测定血(尿)电解质变化、血常规、肝肾功能、凝血和纤溶功能,必要时做血培养和可疑感染部位的涂片和培养,根据检查结果,调整输液种类和输液量,必要时改变抗生素的种类和剂量。长期卧床者还须防治深静脉血栓、急性肺栓塞。在不能经口服或口服营养不足时,应静脉补充氨基酸、脂肪乳剂、各种维生素和微量元素。禁食较长时间者,早期应用全胃肠外营养。

严重多发性创伤救治的时效性与整体性两大专科特色是提高创伤救治水平的根本保证[5,23,24],创伤专业化、重症医学科的加强监护和快速、整体化治疗模式可明显提高多发性创伤救治的成功率[25],提高多发性创伤的救治水平。

多发性创伤的诊治要点是先抢救生命,边诊断、边治疗,必须有动态、整体观念,高度重视应激导致的炎症反应和免疫抑制,加强营养支持,预防感染等二次打击,防治器官功能衰竭。另外,建立创伤急救新模式是未来我国多发性创伤救治的必要条件,加强急救复合型人才和创伤专业化人才培养是关键,创立区域化、多功能的创伤治疗中心是未来我国创伤救治的趋势。

二、临床问题

(一)失血性休克的紧急处理和复苏

1. 早期失血性休克有哪些处理原则?何谓治疗的黄金时间?

早期失血性休克的治疗是以救命为主,采取先救治、后诊断或边救治、边检查诊断的方式进行抗休克治疗,其程序是保证呼吸道通畅及保证通气(ventilation)、补液及输血扩充血容量(infusion)、监测心泵功能(pulsation)、紧急控制出血(control bleeding),这 4 个步骤被称为 VIPC 计划。也可将失血性休克的早期救治概括为 ABCD 阶段:首先保持呼吸道通畅(airway)及充分供氧(breath);液体复苏(circulation),保证脏器灌注;紧急控制出血,尽早手术止血或应用介入、微创等手段止血,积极进行脏器功能支持,防治多器官功能障碍(dysfunction)。

多发创伤、骨折、脏器破裂、血管损伤引起的难以控制的大出血,患者多在伤后 1~2 小时内死亡,因此,应抓紧伤后 1 小时的"黄金时间"进行救治,做到迅速、准确、及时而有效。伤后 1 小时的"黄金时间"内,头 10 分钟是决定性的时间,被称为"白金 10 分钟",这段时间内如果患者的出血被控制,并能预防窒息、缺氧的发生,则可避免患者早期死亡。"白金 10 分钟"期间的抢救应以避免发生心脏骤停为目标,为后续的抢救赢得时间。

2. 什么情况下失血性休克需实施限制性液体复苏？有何临床意义？

传统的抢救创伤失血性休克的治疗原则是在处置创伤的同时,尽快、尽早地经静脉大量补充液体进行复苏,其目的是迅速恢复有效循环血量,使生命体征尽可能恢复或接近正常,并维持重要器官的血液灌注。但目前越来越多的报道表明,出血未控制的创伤失血性休克,早期大量液体复苏虽然可以将血压提升上来,但是会带来严重的副作用[26]。因为出血未控制,血液的过度稀释会引起稀释性凝血功能障碍,不易形成新的凝血块或者使已形成的凝血块脱落,易加重出血或引发再出血;血液过度稀释,血红蛋白浓度降低,不利于氧的携带和运送,会减少组织氧供而引起代谢性酸中毒;大量补液会造成肺水肿、肺间质水肿,不利于氧的弥散。因此,提出了限制性液体复苏(limited fluid resuscitation)的概念。

限制性液体复苏适用于有活动性出血的休克患者,尤其适用于胸部和腹部创伤为主的有活动性出血的休克患者。快速的大量补液极有可能使心脏和胸腹部已经凝聚的血块脱落,造成危及生命的再次大出血,丧失手术时机。对肺部挫伤适当限液会减少肺水肿发生和减轻严重程度。如果到达创伤中心的时间比较长,应尽可能简单有效地处理明显的外出血,适当扩容、维持收缩压在 90 mmHg 以上,保证重要脏器灌注,尽早有效止血。但是对于合并颅脑外伤的严重休克患者,当务之急是立即颅脑手术清创,彻底止血、充分减压。但需明确的是,平均动脉压不可降得太低,否则会影响脑的灌注,同时也不可过高,以免加重脑水肿和出血。

限制性液体复苏是近年来研究的一个热点,即在进行手术控制出血前,谨慎实施限制性液体措施,避免血压过高、血液过度稀释,以减少内出血,其目的是寻求一个复苏平衡点,既可以通过液体复苏适当地恢复组织器官的血液灌注,又不至于过多地扰乱机体的代偿机制和内环境。动物实验及临床研究结果表明,限制性液体复苏对于非控制性出血休克效果优于积极复苏(aggressive resuscitation)[27]。但限制性复苏具体控制多高血压、维持多少时间,尚需进一步确证。有学者认为若没有合并颅脑损伤,收缩压可控制在 90 mmHg,若合并颅脑损伤,为保证脑组织有足够血液灌注,收缩压应维持在 100 mmHg 以上。

为了保证脏器灌注,防止器官功能障碍,应尽快采取控制出血的措施,尽量缩短限制性液体复苏的持续时间,有效处理后尽快进行积极的液体复苏。

3. 失血性休克延迟复苏适用于哪些患者?有何临床意义?

传统观点认为,创伤休克应立即进行液体复苏,使用血管活性药物,尽快提升血压。但如今的观点对有活动性出血的创伤失血性休克患者,不主张给予快速大量的液体进行即刻复苏和使用血管活性药物尽快提高血压,而主张在彻底止血前,只给予适量的液体维持机体基本需要,在手术彻底处理后再进行充分的复苏,即所谓的延迟复苏(delayed fluid resuscitation)。过早地使用血管活性药物或输注大量液体提升血压,并不能提高患者的存活率,反而有增加死亡率和并发症的危险[28]。

Bickell 等观察了液体延迟复苏与即刻复苏(immediate resuscitation)治疗 589 例失血性休克患者的疗效,其中延迟复苏 289 例,即刻复苏 309 例,结果表明即刻复苏组和延迟复苏组在术前的血压基本相同,但即刻复苏组平均输液量是延迟复苏组的 7 倍,而延迟复苏组的各项生理指标,如血红蛋白含量、凝血酶原时间、部分凝血活酶时间、动脉血 pH、术后并发症(如急性肾衰竭、ARDS 等)发生率及患者病死率均较优[29]。目前液体延迟复苏策略在失血性休克治疗中的地位越来越受到重视。

对于伴有活动性出血的失血性休克患者可以考虑延迟复苏,但延迟复苏并不是不复苏,应密切观察患者的病情变化,给予适量的液体进行控制性复苏,同时应积极控制出血,尽可能早地予以充分复苏。

4. 早期失血性休克选用什么液体进行复苏?

液体复苏是创伤失血性休克治疗的重要环节,复苏治疗是否及时有效,直接影响患者的最终生存。复苏液体通常分为晶体液和胶体液,晶体液又分为等渗液和高渗盐液,胶体液有白蛋白、血液和血液代用品、右旋糖酐、明胶和羟乙基淀粉等。关于复苏液体的选择近年来一直存在争议。

平衡盐为最常用的复苏液体之一,其电解质成分和渗透压与血浆相仿,输入后还可以补充丧失的功能性细胞外液、降低毛细血管内血黏度、改善微循环灌流,但输入后仅有 25%～30%存留在血管内,大部分液体将转移至细胞内及组织间隙,大量应用时可增加组织水肿,特别是肺水肿的机会。研究表明,等渗晶体尤其是乳酸林格液具有显著的激活免疫反应(主要为中性粒细胞)及诱导细胞损伤作用,使休克患者因炎症反应诱发的晚期并发症发生率增加。因此建议应适量应用等渗晶体液。

高渗晶体液能快速升高血压、增加心排血量、改善循环功能,同时还具有对心、肺功能干扰小和不增加颅内压、用量小等优点。作用机制是通过渗透压的作用吸引水分进入循环而扩充血容量。与等渗晶体液相比,高渗晶体液还具有抑制中性粒细胞引起的免疫反应及细胞损伤较少的特点。其与胶体合用不失为一种较理想的复苏手段。近年来,许多研究者应用 7.5%的高渗 NaCl 和 6%羟乙基淀粉抢救创伤失血性休克患者收到良好效果。

与晶体液比较,人工胶体液如 6%羟乙基淀粉和琥珀酰明胶,具有扩容效果显著及维持时间相对较长的特点,且到达复苏终点所需输入液体量少,但需警惕对患者肾功能和凝血功能的影响。

全血和成分输血是严重失血性休克不可缺少的复苏液体,但有价格昂贵、来源有限或有感染血源性传染病的风险等缺点。

就复苏液体种类而言,晶体还是胶体,晶体液中选择高渗溶液还是低渗溶液,目前尚无统一认识。2004 年发表的 SAFE study 入选了16 个重症医学科的近 7 000 例患者,随机采用 4%白蛋白和生理盐水进行液体复苏,显示两组 28 天病死率、重症医学科及住院时间、机械通气时间、肾脏替代治疗时间均无明显差异。亚组分析显示,对于合并颅脑损伤的创伤患者,白蛋白组的病死率高于生理盐水组(相对危险度为 1.62),其他创伤和非创伤患者两组间无明显差异,但颅脑损伤的两组病例白蛋白组 241 例死亡 59 例,生理盐水组 251 例死亡 38 例,白蛋白组患者病死率风险明显增加[30]。有学者提出以平衡盐液为首选液体,因为无论其电解质成分,还是渗透压均接近正常人的体液,还可以补充丧失的功能性细胞外液。但需注意的是,单独应用晶体溶液对改善血液动力学效果较差,且维持时间短、用量大,故必要时应补充一定量胶体溶液(通常主张晶:胶体为2~3:1)。

(二)多发性创伤的抢救流程和损伤控制外科

5. 多发性创伤的诊断标准是什么?

多发性创伤的诊断标准[23]见表18-1。

表18-1 多发性创伤的诊断标准*

受伤部位	损 伤 脏 器
颅脑损伤	颅内血肿、脑挫裂伤及颅底骨折
颈部损伤	颈椎损伤(不论有无神经损伤)
颜面损伤	开放性骨折,伴大出血
胸部外伤	气胸、血胸、气管和支气管破裂、连枷胸,横膈膜疝、心脏大血管损和纵隔气肿(不论有无肋骨骨折)
腹部损伤	腹腔内脏器损伤
骨盆骨折	伴有后腹膜血肿而致休克
上肢	肩胛骨或长骨骨折
下肢	长骨骨折
软组织损伤	伴有广泛的挫伤,出血

* 表中有2项或2项以上合并存在时,即为多发性创伤;但仅有上肢和下肢骨折合并者,为多发性骨折,不诊断为多发性创伤。

6. 严重多发性创伤应遵循的抢救检查要点是什么?

多发性创伤危重患者到达急诊科后,就诊医生首先应注意患者的神志、面色、呼吸、血压、脉搏、体位、出血、伤肢姿态,有无大小便失禁、衣服撕裂和血迹、呕吐物的性状等情况。这些征象可反映患者的全身情况及有无危及生命的致命伤。尤其应注意患者有无呼吸道梗阻、心跳呼吸骤停、休克、大出血等致命征象。

对危重患者接诊后,应立即脱去衣物,迅速进行全身检查,主要检查呼吸道是否畅通、有否出血、有否休克等。为了不至遗漏重要伤情,建议急诊医生应牢记"CRASH PLAN"以指导检查,以便尽可能达到不漏诊。C＝心脏(cardiac),R＝呼吸(respiration),A＝腹部(abdomen),S＝脊柱脊髓(spine),H＝头颅(head),P＝骨盆(pelvis),L＝四肢(limb),A＝动脉(arteries),N＝神经(nerves)[31]。

实验室检查与特殊检查项目包括:查血型和交叉配血、动脉血气分析、测定血红蛋白含量、血细胞比容、白细胞计数、肝功能、电解质、血糖、血尿素氮和肌酐及尿常规。如患者伤情稳定,可及时行心电图、X线、B超、CT等检查。对伤情不稳定的患者,可进行床旁心电图、床旁X线摄片、床旁B超等检查。

某些隐蔽的深部损伤初期临床表现常不明显。必须反复检查、动态观察。再次检查的重点包括腹膜后十二指肠破裂、胰、肾、部分结肠损伤以及有无延迟性腹内、胸内、颅内出血和迟发的气胸等。

7. 多发性创伤急诊检查的注意事项是什么?

多发性创伤患者到达急诊后应注意:

(1) 发现危重情况如窒息、大出血等,必须立即抢救,不能单纯为了检查而耽误抢救时机。

(2) 检查步骤尽量简捷,询问病史和体格检查可同时进行。检查动作必须谨慎轻巧,切勿因检查而加重损伤。

(3) 重视症状明显的部位,同时应仔细寻找比较隐蔽的损伤(如肋骨骨折合并肝、脾破裂)。

(4) 接收批量伤员时,不可忽视异常安静的病人。因为有窒息、深度休克或昏迷者已不能呼唤呻吟。

(5) 一时难以诊断清楚的损伤,应在对症处理过程中密切观察,可采用B超等无创或微创手段,争取尽早确诊。

8. 何谓VIPC?

严重多发性创伤抢救的程序可归纳为VIPC:

（1）V=ventilation　要求保持呼吸道通畅并充分通气供氧。在处理多发性创伤患者特别是头、颈、胸部伤患者时,首先应保持呼吸道畅。对颅脑外伤者,及时清除口腔血块、呕吐物、痰及分泌物,必要时做气管内插管,用呼吸机进行机械通气。对颌面外伤、颈椎外伤、喉部外伤,应早期行经皮穿刺气管切开套管置入术或气管切开术。

（2）I=infusion　指输液、输血扩充血容量及细胞外液。多发性创伤休克主要的病理变化是有效血容量不足,微循环障碍。因此,在抢救严重多发性创伤患者时,恢复血容量的重要性不亚于纠正缺氧。但 Buris 等提出了延迟(限制性)液体复苏的概念,即对创伤失血性休克,特别是活动性出血患者,不主张快速给予大量的液体复苏,而主张手术彻底止血前,给予少量平衡盐液,维持机体基本需要,手术止血之后再根据血流动力学和氧代谢监测进行复苏[32]。

（3）P=pulsation　指对心泵功能的监测。多发性创伤患者的休克除低血容量休克和创伤性休克外,亦要考虑到心源性休克,特别伴有胸部外伤的多发性创伤,可因心肌挫伤、心脏压塞、心肌梗死或冠状动脉气栓而致心泵衰竭。有时低血容量性休克、创伤性休克和心源性休克可同时存在,故在严重多发性创伤抢救中要监测心电图及必要的血液动力学的变化,如中心静脉压、平均动脉压和心输出量等。

（4）C=control bleeding　是指在多发性创伤抢救中紧急控制明显或隐蔽性出血。多发性创伤应边抢救抗休克、边完善相关检查、明确各处损伤的严重程度,尽早行损伤控制手术,颅脑、胸、腹部创伤是处理的重点,解决危及生命的出血和其他损伤,如颅内高压等,之后进入重症医学科严密监护和防治多器官功能障碍综合征,病情稳定后再行确定性手术,改善损伤脏器功能,以及康复治疗。

9. 何谓损伤控制外科? 有何临床意义?

损伤控制外科(damage control surgery)是近 20 年来创伤外科领域中涌现出来的极有实用价值的外科概念,包括采用简便可行、有效而损伤较小的应急救命手术处理致命性创伤,进一步复苏和计划分期手术处理非致命性创伤的处理模式。"损伤控制"(damage control)一词最早源于美国海军,意思是指一艘轮船承受损害和维持完整性的能力。损伤控制外科的 3 阶段原则为：初始简化手术、复苏和确定性手术。损伤控制外科的目的是救命、控制污染、避免发生多器官功能障碍综合征、为计划确定性手术赢得时机。1983 年，Stone 等对 17 例严重创伤患者采用早期简化手术、复苏和再次确定性手术，结果 12 例存活，而对照组 14 例患者采用常规治疗、详尽手术、关闭腹腔并行引流的患者中仅存活了 1 例[33]。损伤控制外科的合理应用可以降低严重创伤患者的病死率[34]。

损伤控制外科的具体内容包括：① 立即手术，用最简单的方法控制出血和污染；② 重症医学科的加强监护治疗，包括复苏、纠正低温、纠正凝血障碍和酸中毒，呼吸支持，防治多器官功能障碍综合征；③ 当患者病情允许时实施确定性手术[35]。

损伤控制外科最初成功运用于严重腹部创伤的患者，随着外科技术的不断发展和进步，也适用于胸心外科、血管外科、泌尿外科等，需要实施损伤控制外科的适应证为：① 损伤严重，如高能量的腹部钝器伤、多发性腹部穿透伤，合并低血流动力状态（包括低血压、心动过速、心动过缓、精神状态的改变等）、凝血障碍和（或）低体温。② 合并复杂损伤，如重要的腹部血管损伤合并多发内脏损伤、多灶或多腔隙出血并内脏损伤、需要优先处理的多部位严重损伤。③ 其他主要因素，如严重的代谢性酸中毒、动脉血 pH<7.30、低体温<35℃、复苏和手术时间>90 分钟、非出血性原因引起的凝血障碍和大量的输液（红细胞>10 U）。

研究发现，多发性创伤尤其是并发胸、腹部损伤者，伴有股骨干骨折时，宜先做简单的外固定，而将确定性的骨折固定手术（如髓内钉固定等）延至患者全身情况稳定后，可降低术后并发多器官功能障碍综合征的危险性，降低病死率[17]。

（三）重度颅脑外伤的诊断及治疗

10. 颅脑外伤的严重程度分级标准是什么？

颅脑外伤常采用的严重程度分级标准为：

(1) 轻型（指单纯性脑震荡伴有或无颅骨的骨折）　① 昏迷 0～30

分钟;② 仅有轻度头晕、头痛等自觉症状;③ 神经系统和脑脊液检查无明显改变。

(2)中型(指轻度脑挫裂伤伴有或无颅骨骨折及蛛脑膜下腔出血,无脑受压者) ① 昏迷12小时以内;② 有轻度神经系统阳性体征;③ 体温、脉搏、呼吸有轻度变化。

(3)重型(指广泛颅骨骨折,广泛脑挫裂伤及脑干损伤或颅内出血) ① 深昏迷,昏迷12小时以上,意识障碍逐渐加重或出现再昏迷;② 有明显神经系统阳性体征;③ 体温、呼吸、脉搏、血压有明显改变。

(4)特重型(指重型中更重者) ① 严重原发性脑损伤,伤后深昏迷,有去大脑强直或伴有其他部位的脏器伤、休克等;② 已有晚期脑疝表现,包括双瞳散大,生命体征严重紊乱或呼吸已停止。

此外,还可按 Glasgow 昏迷评分(GCS)(表18-2)评价颅脑外伤的严重程度:① 轻型:GCS 评分 13～15 分,伤后昏迷在 30 分钟内;② 中型:GCS 评分 9～12 分,伤后昏迷 30 分钟至 6 小时;③ 重型:GCS 评分 3～8 分,伤后昏迷 6 小时以上,或在伤后 24 小时内病情恶化再次昏迷 6 小时以上者,其中 GCS 评分 3～5 分者可列为特重型。

表 18-2　Glasgow 昏迷评分

睁眼反应		语言反应		运动反应	
自行睁眼	4分	能对答,定向正确	5分	按命令动作	6分
呼之能睁眼	3分	能对答,定向有误	4分	刺痛定位	5分
刺痛能睁眼	2分	胡言乱语不能对答	3分	刺痛肢体回缩	4分
不能睁眼	1分	仅能发音,无言语	2分	刺痛上肢过屈	3分
		不能发音	1分	刺痛四肢过伸	2分
				刺痛肢体无动作	1分

11. 监测颅内压的方法有哪些?有何临床意义?

重度颅脑外伤后颅内压监测指征可根据昏迷程度来判断,Glasgow 昏迷评分法(GCS)≤8 分时需要颅内压监测和重症医学科监护。有潜在病情变化的轻中型颅脑外伤(GCS 评分 9～15 分)、CT 复查有血肿增大但尚不需手术、伤后有休克及低氧血症等有颅内压增高趋势的也是颅内压监测指征。

目前国内对颅内压评估主要靠临床表现、CT、腰穿监测脑脊液压力和颅内压直接测量来判断,而国际上公认的是放置颅内压监测器进行有效监测,根据颅内压监测指导治疗,可能降低严重颅脑外伤患者的病死率,改善预后。

目前常用的监测方法包括[36]:

(1)脑室内导管法 常用一根光纤导管放入脑室内,与床边压力传感器相连,传感器须位于 Monroe 孔(外耳道)水平以此为参考点,导管由三通阀与压力传感器外引流系统相连,可持续监测颅内压。该方法优点是准确,且可以排放脑脊液降低颅内压力,但容易感染。

(2)脑实质内光纤传感器 通过直径 4 mm 中空导管,一条细纤维光缆经颅骨入脑实质内,一般置入脑实质内的非功能区(如右额叶等),经与纤维光缆顶端与压力传感器相连,可随压力变化产生光传导信号,信号经纤维光缆传出可计算颅内压。该方法感染率低,但也有缺点,如排放脑脊液需另置引流导管。

(3)蛛网膜下腔导管 头颅钻孔后放入中空导管,基底部用腰穿针刺破,使脑脊液充满导管,再将压力管道系统与压力传感器相连。该方法优点是感染率低,但误差大,导管容易脱落或破碎屑堵塞,目前国外已不再使用。

(4)硬膜外传感器 置于硬膜表面,通过光学传感器传导压力,由于硬脑膜完整,颅内感染发生率低,但准确性稍差。

以上这些颅内压监测法,都有创伤性,导管易损坏,同时容易引起颅内感染,因此使用需严格无菌,按操作规程操作。

目前国内外尚缺乏理想的非创伤性颅内压监测技术进行正确和连续测量。超声多普勒为非创伤性检测技术,通过超声测定颅底动脉血流速度估计颅内压,当颅内压升高时,可见舒张期血流减慢,收缩期血流峰变陡,搏动指数增高等。当颅内压力达到舒张期血压时,可见舒张期血流消失。还有采用外耳道声阻抗法测定放射声音,以检测鼓膜传导回声来评估颅内压力改变,但因颅内压增加时可导致卵圆窗压力增加,故该技术尚在研究阶段。

12. 动态 CT 检查在重度颅脑外伤诊治中有何临床意义？

部分颅脑外伤患者原发颅脑损伤并不重，但在病程中出现严重的继发性损伤，而伤后 72 小时内是迟发性外伤性脑内血肿形成的高峰（72.4%～93.1%），因此在伤后 72 小时内应密切观察病情变化，如意识、瞳孔、神经系统体征、生命体征等，必要时复查 CT，任何时候的神经系统体征和功能改变均需要立即复查 CT。条件许可的可行动态 CT 扫描检查。

动态 CT 检查可早期发现迟发性血肿，了解脑水肿范围、程度，脑室有无受压等重要情况，有助于非手术治疗过程中或手术后确定疗效、更改治疗方案，以及时处理并发症。

复查 CT 指征包括：① 意识障碍无明显好转甚至逐渐加重；② 血肿清除后一度好转后又逐渐加重；③ 颅内压监测提示颅内压持续增高；④ 神经系统出现新的阳性体征，特别是一侧瞳孔散大、甚至出现急性脑疝征象；⑤ 对冲性脑挫裂伤或者减速性脑损伤，经保守治疗无明显好转甚至逐渐加重。

13. 闭合性重度颅脑外伤的手术治疗原则是什么？

对于幕上 20～30 ml 的血肿、无明显颅内压增高症状或轻微中线移位、脑池或脑室无受压者，可保守治疗；血肿较大或颅内压明显增高者须早期手术。

颅内血肿的手术指征为：① 意识障碍程度逐渐加深；② 颅内压的监测压力超过 270 mmH$_2$O，并呈进行性升高；③ 有局灶性脑损害体征；④ 尚无明显意识障碍或颅内压增高症状，但 CT 检查血肿较大（幕上者＞40 ml，幕下者＞10 ml），或中线结构移位明显（移位＞1 cm）、脑室或脑池受压明显；⑤ 在非手术治疗过程中病情恶化者。

硬脑膜外血肿因不易吸收，故应放宽手术指征。

重度脑挫裂伤合并脑水肿的手术指征为：① 意识障碍进行性加重或已有一侧瞳孔散大的脑疝表现；② CT 检查发现中线结构明显移位、脑室明显受压；③ 在脱水、激素等治疗过程中病情恶化者。

重型颅脑损伤开颅术经过几十年的实践与探索，已经形成一套标准的术式。采用标准大骨瓣开颅术能清除约 95% 单侧幕上颅内血肿，其余 5% 幕上顶后叶、枕叶及颅后窝血肿则需行其他骨瓣开颅术。

14. 重度颅脑外伤综合治疗措施有哪些?

重度颅脑外伤除了严密观察病情、及时有效的手术治疗外，还需要采取以下综合治疗措施。

(1) 改善脑血流、避免脑缺血缺氧　这是维持脑组织正常代谢的基本条件。脑灌注压和脑血流量下降是造成神经组织缺血性损伤的根本原因，尽可能避免任何时候的低血压和低氧状态发生，合适的氧合，适当的液体复苏，维持脑灌注压在 70 mmHg 以上。

(2) 降颅内压治疗　甘露醇为渗透性利尿剂，研究显示间歇给药治疗较持续灌注更有效，有效剂量为 0.25~1 g/kg。应补充适量液体维持正常的血容量。甘露醇与呋塞米(速尿)交替使用效果较好。另外应早期防治脑血管痉挛、改善脑血流量，从病因上加以治疗。伴有肾功能损害者可换用甘油果糖或白蛋白加呋塞米行脱水治疗。但已经有研究显示，大剂量长期使用白蛋白对颅脑外伤患者是有害的[37]，但可常规剂量间断使用。

(3) 亚低温　重型颅脑损伤患者应用亚低温治疗后，颅内压明显下降，疗效明显优于正常体温组。亚低温对重型颅脑损伤保护作用机制有：① 降低脑组织氧耗量，减少乳酸堆积；② 保护血脑屏障，减轻脑水肿；③ 抑制兴奋性氨基酸、自由基及一氧化氮等有害物质释放，减少对脑组织损害；④ 减少钙离子内流，阻断钙对神经元的毒性作用；⑤ 减少脑细胞结构蛋白破坏，促进脑细胞结构和功能修复。

(4) 营养支持疗法　重型颅脑损伤患者全身代谢紊乱，主要表现为基础代谢率升高、能量消耗增加、蛋白质分解利用大于合成，以及负氮平衡状态、低蛋白血症和高糖血症。严重全身代谢紊乱会引起或加重继发性脑损害，从而增加重型颅脑损伤的致残率和病死率。营养补充的途径有胃肠内营养和胃肠外营养。

(5) 激素　糖皮质激素曾广泛应用于重型颅脑损伤患者，近年来大多数临床研究结果令人失望。2004 年英国《柳叶刀》杂志发表关于大剂量糖皮质激素治疗 10 008 例急性颅脑损伤患者的前瞻性、随机、双盲临床对照研究结果,5 007 例急性颅脑损伤患者(Glasgow 昏迷评分<14 分)伤后 8 小时内给予大剂量甲基强的松龙治疗(48 小时甲基强的松龙总剂量 21.2 g),另 5 001 例同样伤情患者给予安慰剂作为对照组,结果表明甲基强的松龙组患者死亡率 21.1%,对照组死亡率为17.9%,可见糖皮质激素显著增加了患者病死率($P=0.000\ 1$),而导致死亡率增加的主要原因是感染和消化道出血[38]。有关常规剂量糖皮质激素治疗急性颅脑创伤患者的疗效争议很大,现尚无确切结论。目前认为,对于颅脑损伤患者,不应该常规使用大剂量糖皮质激素,更不能大量或长期滥用激素[39]。但对气管插管的多发性创伤患者早期应用应激剂量糖皮质激素可以降低院内获得性肺炎的发生率[40]。

(6)钙拮抗剂 严重急性颅脑创伤患者不提倡使用。对于无明显颅内高压的外伤性蛛网膜下腔出血患者,由于大量血液进入蛛网膜下腔以及血液崩解产物的刺激,使脑血管发生痉挛,加重脑损伤,因此可适当使用。早期及时应用钙拮抗剂如尼莫地平,可解除脑血管痉挛、改善脑血流量、减轻继发性脑损伤。对钙离子拮抗剂-尼莫地平(尼莫同)治疗颅脑损伤和外伤性蛛网膜下腔出血的国际多中心研究,为期12 年,共进行了四期前瞻性随机双盲临床对照研究[41]。由于尼莫地平的临床效果差异很大,故国际上已经不把尼莫地平列为治疗急性颅脑损伤和外伤性蛛网膜下腔出血的药物。

(7)神经营养因子 神经生长因子、脑活素等多肽类营养药物的疗效都未行严格随机双盲多中心前瞻性对照研究,尚无法判断。目前发现大多数神经营养因子难以通过血脑屏障,临床使用效果尚不肯定,因此,如何使神经因子通过血脑屏障和研发安全、有效的神经营养药物是当前迫切的研究课题。

(8)催醒治疗 目前世界各国临床医师均常规采用康复训练和药物催醒等综合疗法,期望促使患者早日苏醒。催醒治疗包括:① 高压氧治疗是目前用于长期昏迷患者催醒的方法之一;② 常用催醒药物包括纳洛酮、多巴胺类似物(如左旋多巴)、精神兴奋剂(如盐酸哌醋甲酯)、抗忧郁药(如普罗替林)等;③ 不推荐使用苯妥英钠类药物,以免加重脑损害、加深意识障碍程度,延迟或阻碍意识恢复;④ 交通性脑积水采用外科治疗;⑤ 音乐疗法,尽早让患者听喜爱的音乐及亲人谈话等。

（9）预防多种并发症　应预防肺部感染、营养不良、高热和癫痫等并发症,合理的护理对并发症的防治至关重要。

（四）脊髓损伤

15. 脊髓损伤的病理改变有哪几种类型?

脊髓损伤按损伤的部位和程度可分为以下几种类型。

（1）脊髓震荡　脊髓遭受强烈震荡后立即发生弛缓性瘫痪,表现为损伤平面以下感觉、运动、括约肌功能完全丧失。组织形态学上并无明显病理变化发生,只是暂时的功能抑制,数小时内可恢复。

（2）脊髓挫裂伤　可以是轻度出血和水肿,也可以是脊髓完全挫裂或断裂。后期可出现囊性变、机化及瘢痕的形成。

（3）脊髓受压　由于突入椎管的移位椎体、碎骨块、椎间盘等组织直接压迫脊髓,导致出血、水肿、缺血变性等改变。

（4）马尾神经损伤　第二腰椎以下骨折可产生马尾神经损伤,表现为受伤平面以下出现弛缓性瘫痪。

（5）脊髓休克　较重的脊髓损伤后可立即出现损伤平面以下弛缓性瘫痪,这是失去高级中枢控制的一种病理生理现象,称为脊髓休克。2～4周后根据实质性损害程度不同,发生损伤平面以下不同程度的痉挛性瘫痪,此与脊髓震荡是完全不同的概念。

16. 脊髓损伤有哪些临床特征?

脊髓损伤多合并脊柱损伤,患者表现为局部疼痛、活动障碍、腰背部肌肉痉挛、不能翻身起立。骨折局部可扪及局限性后突畸形。

合并脊髓和神经根损伤时有运动、感觉、反射及括约肌和自主神经功能障碍:① 感觉障碍,损伤平面以下的痛觉、温度觉、触觉及本体觉减弱或消失,根据脊神经运动感觉平面可判断脊髓损伤平面;② 运动障碍,脊髓休克期,脊髓损伤节段以下表现弛缓性瘫痪,反射消失,休克期过后若是脊髓横断伤则出现痉挛性瘫痪,肌张力增高,腱反射亢进,出现髌阵挛和踝阵挛及病理反射;③ 括约肌功能障碍,脊髓休克期表现为尿潴留,系膀胱逼尿肌麻痹形成无张力性膀胱所致;④ 消化系表现,肠蠕动减慢,常出现腹胀、便秘等症状。

脊髓损伤的临床特征与损伤部位有关。

（1）脊髓前部损伤　表现为损伤平面以下的自主运动和痛觉消失。患者的位置觉、振动觉、深压觉甚至浅感觉可保持。

（2）脊髓中央性损伤　在颈髓损伤时多见。表现为上肢运动丧失,但下肢运动功能存在或上肢运动功能丧失明显比下肢严重。损伤平面的腱反射消失而损伤平面以下的腱反射亢进。

（3）脊髓半侧损伤综合征（Brown-Sequard's symdrome）　表现为损伤平面以下的对侧痛温觉消失,同侧的运动功能、位置觉、运动觉和两点辨觉丧失。

（4）脊髓后部损伤　表现为损伤平面以下的深感觉、深压觉、位置觉丧失,而痛温觉和运动功能完全正常。多见于椎板骨折患者。

（5）不完全性脊髓损伤　损伤平面远侧脊髓运动或感觉仍有部分保存时称之为不完全性脊髓损伤。

17. 如何进行脊髓损伤患者神经功能检查?

脊髓神经解剖结构的节段性特点决定了脊髓损伤表现的节段性。脊髓损伤后,在损伤水平以下脊髓的运动、感觉、反射及括约肌和自主神经功能受到不同程度的损害。脊髓损伤水平的确定反映脊髓损伤的严重性,颈椎损伤（$C_1 \sim T_1$）造成四肢瘫,胸腰椎损伤（T_1 以下）造成截瘫。脊髓损伤水平是确定患者康复目标的主要依据。对完全性脊髓损伤患者来说,脊髓损伤水平一旦确定,其康复目标基本确定。对不完全脊髓损伤患者来说,应具体确定脊髓损伤水平以下的肌力评分。脊髓损伤患者需要定期检查和评估神经功能,需要进行感觉、运动和自主神经系统检查。

感觉检查包括：① 浅感觉,痛、温、触觉;② 深感觉,运动觉、位置觉、振动觉;③ 复合感觉,定位觉、两点辨别觉、图形觉。

感觉检查的必查部分是检查身体两侧各自的 28 个皮节的关键点。每个关键点要检查两种感觉,即针刺觉和轻触觉,并按 0＝缺失;1＝障碍（部分障碍或感觉改变,包括感觉过敏）;2＝正常;NT＝无法检 4 个等级分别评定打分。针刺觉检查时常用一次性安全针,轻触觉检查时用棉花。在针刺觉检查时,不能区别钝性和锐性刺激的感觉应评为 0 级。感觉平面评估的检查部位见表 18-3。

表 18-3 感觉平面评估

神 经	感 觉 平 面
C_2	枕骨粗隆
C_3	锁骨上窝
C_4	肩锁关节的顶部
C_5	肘前窝外侧
C_6	拇指近节背侧皮肤
C_7	中指近节背侧皮肤
C_8	小指近节背侧皮肤
T_1	肘前窝内侧
T_2	腋窝顶部
T_3	第 3 肋间
T_4	第 4 肋间(乳线水平)
T_5	第 5 肋间(在 $T_{4\sim6}$ 的中点)
T_6	第 6 肋间(剑突水平)
T_7	第 7 肋间(在 $T_{6\sim8}$ 的中点)
T_8	第 8 肋间(在 $T_{6\sim10}$ 的中点,肋弓平面)
T_9	第 9 肋间(在 $T_{8\sim10}$ 的中点)
T_{10}	第 10 肋间(脐水平)
T_{11}	第 11 肋间(在 $T_{10\sim12}$ 的中点)
T_{12}	腹股沟韧带中点水平(脐与耻骨联合连线中点平面)
L_1	T_{12} 与 L_2 之间的 1/2 处
L_2	大腿前中部
L_3	股骨内髁
L_4	内踝
L_5	第 3 跖趾关节足背侧
S_1	足跟外侧
S_2	腘窝中点
S_3	坐骨结节
$S_{4\sim5}$	肛门周围(作为 1 个平面)
	做肛门指检测试肛门外括约肌

运动系统检查(motor examination)的必查项目为检查身体两侧 10 对肌节关键肌,左右侧各选一块关键肌。检查顺序为从上而下,肌力分为 6 级,分别用 0～5 级来表示:0 级=完全瘫痪;1 级=肌肉可收缩,但不能产生动作;2 级=肢体能在床面上移动,但不能抬起;3 级=肢体能抵抗重力离开床面,但不能抵抗阻力;4 级=肢体能做抗阻力运动,但不完全;5 级=正常肌力。

另外还需要评估肌张力情况,肌张力增高为肌肉松弛状态下的紧张度和被动运动时的阻力增高,可分为:① 痉挛性肌张力增高——上肢屈肌、下肢伸肌,见于上运动神经元病变(锥体束损害);② 强直性肌张力增高——铅管样或齿轮样,见于锥体外系病变。肌张力降低见于下运动神经元损害、小脑、后索、肌病。

脊髓运动平面评估见表 18-4。

表 18-4 运动平面评估

神经节段	支 配 肌 群
$C_{3\sim4}$	膈肌
C_5	肱二头肌等屈肘肌群
C_6	伸腕肌群(桡侧伸腕长和短肌)
C_7	伸肘肌群
C_8	中指屈肌群
T_1	小指外展肌群
L_2	髂腰肌、屈髋肌群
L_3	伸膝肌群(股四头肌)
L_4	踝背屈肌群(胫前肌)
L_5	长伸趾肌群(拇长伸肌)
S_1	腓肠肌等踝跖屈肌群(腓肠肌和比目鱼肌)

除对以上这些肌肉进行两侧检查外,还要检查肛门外括约肌,以肛门指检来评估感觉括约肌收缩,评定分级为存在或缺失(即在患者总表上填有或无)。如果存在肛门括约肌自主收缩,则运动损伤为不完全性。

18. 脊髓损伤如何早期诊断？应做哪些辅助检查？

有严重外伤史,早期急救就应想到是否有脊髓损伤,注意急救和搬运方法,使患者脊柱保持正常生理曲线,防止加重损伤。

如患者局部疼痛,有运动、感觉、反射及括约肌和自主神经功能障碍,即可考虑脊髓损伤,同时根据感觉运动平面判断神经损伤节段。根据临床体征及 X 线、CT、MRI 等辅助检查结果可确诊。

脊髓损伤的辅助检查有 X 线、CT、MRI、体感诱发电位、脊髓造影等检查。

(1) X 线　常规摄脊柱正侧位片、必要时照斜位片。阅片时测量椎体前部和后部的高度与上下邻椎相比较;测量椎弓根间距和椎体宽度;测量棘突间距及椎间盘间隙宽度并与上下邻近椎间隙相比较。测量正侧位上椎弓根高度。X 线片基本可确定骨折部位及类型。

(2) CT　有利于判定移位骨折块侵犯椎管程度和发现突入椎管的骨块、组织或椎间盘。

(3) MRI　对判定脊髓损伤状况极有价值。MRI 可显示脊髓损伤早期的水肿、出血,并可显示脊髓损伤的各种病理变化,脊髓受压、脊髓横断、脊髓不完全性损伤、脊髓萎缩或囊性变等。

(4) 体感诱发电位和运动诱发电位　体感诱发电位是测定躯体感觉系统(以脊髓后索为主)传导功能的检测法。对判定脊髓损伤程度有一定帮助,但只能反映上行传导通路的功能状态。运动诱导电位是于大脑皮层运动区(如手区或脚区)的部位给予磁刺激,激发大脑的运动神经径路而引起的手或脚部肌肉的动作电位,可用于评估脊髓受损程度,反映运动神经径路的功能状态。

(5) 脊髓造影　对陈旧性外伤性椎管狭窄诊断有意义。

19. 脊髓损伤后残损神经功能判断标准是什么？

美国脊髓损伤协会(American Spinal Injury Association, ASIA)与国际脊髓学会 (International Spinal Cord Society, ISCoS)联合制订的国际标准,即为脊髓损伤神经学分类国际标准(International Standards for the Neurological Classification of Spinal Cord Injury, ISNCSCI)

（2006），是评价脊髓损伤患者运动和感觉功能损害的临床标准，分为五级。

A 级　完全性损伤：$S_{4\sim5}$ 节段无感觉和运动功能保留。

B 级　不完全性损伤：在神经平面以下（包括 $S_{4\sim5}$ 节段）保留感觉功能，但无运动功能。

C 级　不完全性损伤：在神经平面以下保留运动功能，且神经平面以下至少一半关键肌肌力＜3 级。

D 级　不完全性损伤：在神经平面以下保留运动功能，且神经平面以下至少一半关键肌肌力≥3 级。

E 级　正常：感觉及运动功能正常。

当一个患者被评为 C 或 D 级时，必须是不完全性伤，即在骶段 $S_{4\sim5}$ 有感觉或运动功能存留。此外，该患者必须具备如下两者之一：① 肛门括约肌有自主收缩；② 运动平面以下有 3 个节段以上有运动功能保留。

另外，美国脊髓损伤协会于 2009 年 1 月发表了自主神经功能评定标准，该标准包括解剖学诊断，一般自主神经功能评定，下尿道、直肠、性功能，尿流动力学评定四部分。

20. 脊柱脊髓损伤患者应怎样搬运和急救？

凡疑有脊柱骨折者，应使患者脊柱保持正常生理曲线。切忌使脊柱做过伸、过屈的搬运动作，应使脊柱在无旋转外力的情况下，3 人用手同时平抬平放至木板上，人少时可用滚动法。

对疑有颈椎损伤的患者，要有专人扶托下颌和枕骨，沿纵轴略加牵引力，使颈部保持中立位，患者置木板上后用沙袋或折好的衣物放在头颈的两侧，防止头部转动，并保持呼吸道通畅。

脊柱脊髓伤有时合并严重的颅脑损伤、胸部或腹部脏器损伤、四肢血管伤，危及患者生命安全时应首先抢救。

明确诊断的脊髓损伤可立即行甲基强的松龙冲击治疗，国外已将激素冲击治疗延伸到院前急救中，以期减轻脊髓的继发性损伤，促进神经功能的恢复。如可能，应争取早期手术减压和恢复脊柱的稳定性；如病情不允许，可待病情稳定后再行减压固定手术。

21. 脊髓损伤激素冲击治疗的指征是什么？剂量如何？

甲基强的松龙是唯一被证实具有减轻急性脊髓损伤继发损伤的糖皮质激素,可改善脊髓血流量,减少脂质过氧化,稳定细胞膜的离子通道,促进钙离子外移,减少细胞内钙超载,提高神经元的兴奋性和传导性,抑制儿茶酚胺的代谢与积聚等。

明确诊断脊髓损伤 8 小时内的患者应立即给予甲基强的松龙

冲击治疗,首先 15～30 mg/kg 于 15 分钟内静脉推注,45 分钟后给予每小时 5.4 mg/kg 持续静脉泵入,在损伤 3 小时以内接受甲基强的松龙治疗时,应维持治疗 24 小时;在损伤后 3～8 小时开始的,如无复杂的内科疾病,应接受甲基强的松龙维持治疗 48 小时[42]。美国 3 次大规模的多中心研究表明,甲基强的松龙可减轻脊髓损伤的继发性损害,促进脊髓神经功能的恢复,并不明显增加感染和消化道出血的发生率。受伤 8 小时后给予甲基强的松龙治疗无明显益处,而并发症有所增加,因此不建议使用。

22. 脊髓损伤治疗措施有哪些？

明确诊断的脊髓损伤可立即行甲基强的松龙冲击治疗。脊髓损伤的功能恢复主要取决于脊髓损伤程度,故及早解除对脊髓的压迫是保证脊髓功能恢复的首要问题。手术治疗是对脊髓损伤患者全面康复治疗的重要部分。手术目的是恢复脊柱正常轴线,恢复椎管内径,直接或间接地解除骨折块或脱位对脊髓神经根的压迫,稳定脊柱(通过内固定加融合),其手术方法包括前路和后路减压＋融合＋内固定术,可根据患者和医师的情况具体选择融合方法和内固定材料。颈椎现多采用前路手术,胸腰椎可采用后路或前路手术。

其他综合疗法包括：① 脱水疗法,应用 20％甘露醇 250 ml,2 次/天,目的是减轻脊髓水肿;② 自由基清除剂,如维生素 E、A、C 及辅酶 Q 等,钙通道阻滞剂、利多卡因等的应用被认为对防止脊髓损伤后的继发损害有一定好处;③ 促进神经功能恢复的药物,如三磷酸胞苷二钠和维生素 B_1、B_6、B_{12} 等;④ 支持疗法,注意维持患者的水和电解质平衡,注意热量、营养和维生素的补充;⑤ 早期康复锻炼。

近年来,随着分子生物学技术及干细胞研究的深入,基因治疗及细胞移植技术在实验室已取得可喜的进展。有学者将神经营养因子(NT-3)基因导入骨髓基质干细胞,通过基因转移和细胞移植从而加强神经生长因子的表达,促进受损神经纤维再生,并且在远端形成更多的突触连接,提高了脊髓损伤修复水平。亦有学者强调早期控制脊髓的炎症反应,减轻脊髓的继发性损害,进而保护脊髓功能。

脊髓损伤尤其是高位脊髓损伤易发生下述并发症:① 呼吸衰竭和呼吸道感染;② 褥疮;③ 泌尿系统感染;④ 自主神经系统功能紊乱如体温失调;⑤ 便秘等。应给予积极防治。

23. 脊髓损伤预后如何?

脊髓损伤的预后与损伤部位及严重程度相关。颈髓如颈1、2完全横断性损伤,患者多因呼吸衰竭立即死亡,如能及时气管插管辅助呼吸,可能挽救生命,但高位截瘫,自主呼吸能力差,并发症多,预后不良;颈3、4、5的损伤由于影响到膈神经,未及时治疗患者也常早期因呼吸衰竭死亡。随着医疗水平和院前急救的发展,送达医院则多能存活,因呼吸功能受到影响,较易出现肺部感染等并发症;下颈髓损伤患者,随着手术及内固定技术、重症医学科监护治疗、综合治疗和康复治疗水平明显提高,早期病死率已明显下降,功能恢复与脊髓损伤程度和病理改变有关。胸腰段脊髓损伤常遗留感觉运动等功能障碍。

脊髓损伤治疗费用高,大多遗留不同程度的功能障碍,患者丧失工作能力,生活质量下降,后续治疗仍需大量费用,给家庭和社会带来沉重的负担。目前仍需积极探索脊髓损伤治疗手段,以求改善脊髓损伤患者的预后。

(五)腹腔间隔室综合征和骨筋膜室综合征

24. 什么是腹腔间隔室综合征?哪些疾病可导致腹腔间隔室综合征?

腹腔间隔室综合征(abdominal compartment syndrome)是指 4~6 小时内 3 次准确的测量腹内压,其最小值≥20 mmHg 和(或)6 小时内两次测量腹腔灌注压<50 mmHg,或腹腔内出现新的脏器功能障碍。

腹内压即腹腔内的压力,正常腹内压为 0～5 mmHg,腹腔灌注压即腹腔内脏器的灌注压＝平均动脉压－腹内压。腹腔内高压(intra-abdominal hypertension)是指 4～6 小时内 3 次准确的测量腹内压其最小值>12 mmHg 和(或)6 小时内两次测量腹腔灌注压<60 mmHg。腹内高压根据腹腔内压力可分为四级:Ⅰ级 12～15 mmHg;Ⅱ级 16～20 mmHg;Ⅲ级 21～25 mmHg;Ⅳ级>25 mmHg。

根据发病原因可分为原发性、继发性腹腔间隔室综合征。原发性腹腔间隔室综合征常常为腹腔或盆腔损伤或手术所致,如严重腹部创伤手术或损伤控制手术、腹膜炎、急性重症胰腺炎、骨盆骨折、腹膜后血肿、肝移植术后等;继发性腹腔间隔室综合征为腹外原因所致的腹内压增高,常见于严重感染、烧伤、毛细血管渗漏、大量液体复苏等。有研究报道,在综合性重症医学科连续收治的 256 例患者中,内科患者、择期手术、急症手术和创伤患者分别占 46.8％、27.9％、16.6％和 8.7％,28 天内 32.1％的患者发生腹腔内高压,4.2％的患者发生腹腔间隔室综合征。

25. 腹腔间隔室综合征的治疗措施有哪些?

腹腔间隔室综合征可引起的严重病理生理改变,包括胃肠道和肝脏血流减少、功能障碍,胸腔容量和肺顺应性下降,回心血量减少,心输出量降低,血压下降,肾脏灌注不足,肾功能不全,颅内血流减少,腹壁血流减少等,病情发展可迅速导致多器官功能障碍综合征,因此一旦确诊须积极处理[22]。

腹腔间隔室综合征的治疗可分为非手术和手术治疗方法[19]。非手术治疗包括积极控制原发病,镇静,半卧位体位,胃肠减压,使用呋塞米(速尿)或白蛋白加呋塞米脱水,应用胃肠动力药物,保持肠道通畅,避免过度复苏,连续肾脏替代治疗等。手术腹腔减压是治疗腹腔高压综合征的有效手段,但手术指征尚存在争议。有学者认为当腹内压>20 mmHg 时即应行手术减压。但也有学者认为外科减压的指征不一定是这些监测指标,只要患者出现明显病理生理损害就应该手术减压。现大多采用开腹手术,延迟闭合伤口或使用各种人工材料暂时关闭伤口,后期手术修复。

26. 什么是骨筋膜室综合征,如何诊断?

骨筋膜室综合征(limb compartment syndrome)指四肢密闭的骨-筋膜室内压力骤然升高,使血流量大幅度减少甚至中断,而导致受累组织坏死的临床综合征[23]。肢体遭受外伤、外界压迫、缺血-再灌注、筋膜室容积减小等损伤后,组织水肿可使筋膜室内的压力升高,首先阻碍毛细血管静脉回流,继而因微小动脉受压引起肌肉和神经缺血性坏死。

受伤肢体局部肿胀是最明显的局部体征:患处疼痛,牵拉患肢和所累及的肌肉时有剧痛;局部张力升高伴有肿胀,并在短时间内不断加重,皮色苍白,不能扪及动脉搏动,感觉异常;晚期患肢出现典型的5P征——疼痛(pain)、感觉异常(paresthesia)、苍白(pallor)、肢体瘫痪(paralysis)和脉搏消失(pulseless)。X线摄片和多普勒检查可以帮助明确病因,骨筋膜室内压力的测定有助于明确病情程度。

如有发生骨筋膜室综合征的原发疾病存在,就要考虑到此疾病发生可能,伤后要密切关注肢体肿胀情况、皮肤颜色、远端血运和感觉运动情况。一旦出现典型的症状和体征,诊断不难。但处理已较困难,关键是早期诊断和早期治疗。正常的骨筋膜间室压力为 0~15 mmHg,当压力达到 20~30 mmHg 时,疼痛和感觉异常会出现,当压力达到 30~40 mmHg 时,如不及时降低室内压,肌肉神经将发生缺血性坏死。此时骨筋膜间室压力尚未到患者的动脉舒张压,因此远端动脉搏动仍然存在,所以不能以远端动脉搏动情况来判断肢体是否已出现严重缺血。最直观的做法是用压力测定仪测定各筋膜室压力。

27. 骨筋膜室综合征如何处理?

骨筋膜室综合征影响预后的关键是诊断和治疗的时机,如能及时做出正确的诊断,早期综合治疗可能避免手术。如病情持续进展,即应尽早及时切开减压治疗。血管源性本征预后较差;不能及时治疗的病例将造成肢体的不可逆损伤残疾,甚至威胁患者的生命。因此,一旦确诊为骨筋膜室综合征,就必须立即行筋膜切开术,同时积极治疗原发病。对将发生骨筋膜室综合征的患肢抬高,并不能增加筋膜间室内的血流。

综合治疗措施包括以下几个方面：① 去除一切增加骨筋膜室压力的因素，如去除石膏、放松绷带等；② 输注高渗液体缓解室内组织水肿，甘露醇为首选，可以有效地减少渗出，促进渗出液的回吸收，从而降低骨筋膜室内压力，甘露醇还是氧自由基的清除剂，可减轻缺血后水肿和肌肉坏死；③ 使用碱性液体，纠正酸中毒和高钾血症；另外，碱化尿液可防治大量肌红蛋白阻塞肾小管，预防肾衰竭；有肾衰竭者应及时行肾脏替代治疗；④ 高压氧有减轻水肿和减少肌肉坏死的作用，其作用机制可能是氧供应增加后使血管收缩，从而降低毛细血管中的压力，减少渗出液和漏出液；文献报道经高压氧处理者，伤口愈合较好，可减少组织坏死；⑤ 并发症的治疗，包括抗感染、神经营养药物、镇痛以及防治高钾、肾衰竭、休克等。

如果患者伤肢持续性疼痛并进行性加重、高度肿胀、骨筋膜室压力增高、患肢被动牵拉引起损伤局部肌肉疼痛剧烈、有一定的神经功能障碍体征，就要警惕病情的变化，及时测定骨筋膜室压力，一般具有上述症状，再加上骨筋膜室室内压力达到 30～40 mmHg 或距动脉舒张压仅 20～30 mmHg，就具备手术指征。手术治疗方法主要为骨筋膜室切开减压术，现在多主张做长切口、多室切开，以达到充分减压的目的。

(六) 胸部创伤

28. 胸部多发性肋骨骨折如何处理？

肋骨参与构成胸廓，起着保护胸腹腔器官的作用，而一旦肋骨损伤即可导致胸廓完整性改变，影响器官功能。肋骨骨折在胸部创伤中很常见，约占 90％，2 根或 2 根以上的肋骨骨折称为多发性肋骨骨折。多发性肋骨骨折由于损伤大、创伤严重、并发症多、复合伤发生率高，导致救治难度加大，已经引起重视。大量研究发现，多发性肋骨骨折多由直接暴力所致，巨大暴力作用于肋骨时可能导致多发性肋骨骨折，而残余暴力则可使肋骨骨折端移位而引发血、气胸、血气胸、胸腹脏器损伤，故肋骨骨折易导致内脏器官损伤，应避免漏诊，尤其多发性肋骨骨折一旦出现则应及时检查和处理。

（1）综合治疗 多发性肋骨骨折一般仅需用肋骨固定带或胸带固定即可,但应积极处理并发症,尤其是危及患者生命的创伤。具体措施包括:① 保持呼吸道通畅;② 开放性气胸需清创缝合,尽快使其转为闭合性,并进行闭式引流;③ 血气胸有呼吸困难者应早期行胸腔闭式引流术;④ 连枷胸或浮动胸壁患者,应选择合适的外固定或内固定方法固定胸壁;⑤ 如出现呼吸困难、低氧血症,应尽早气管插管或气管切开,行机械通气治疗,选择适当的呼气末正压,并间断性肺复张治疗(手法或机械通气),促进膨胀不全的肺复张,以纠正低氧血症;⑥ 经验性应用抗生素,强化气道管理,防止继发性肺部感染。

（2）镇痛 肋骨骨折疼痛剧烈,一般在 24～48 小时内明显,且限制了患者的胸壁活动,可增加患者肺部感染概率、干扰呼吸功能及骨折恢复,影响患者的病情、住院时间及病程和转归。有效地控制疼痛是多发性肋骨骨折治疗的关键之一。目前临床中较多使用镇痛药物干预治疗,也可采用局部封闭、肋间神经阻滞、硬膜外阻滞和镇痛药等方法。近年来,皮下电刺激镇痛用于肋骨骨折也收到良好的镇痛效果。最近 Davies 等[43]报道,持续胸椎旁阻滞镇痛效果与持续硬膜外镇痛效果相仿,且镇痛失败、低血压、呕吐、尿潴留等并发症发生率明显低于后者,该治疗方法已经逐步得到认可。

（3）手术治疗 多发性肋骨骨折出现下列情况时需手术治疗:① 合并胸腔内脏器损伤,属于开胸手术指征,肋骨骨折复位内固定仅作为一种附加手术,这类胸内损伤包括:持续性胸腔出血;经胸腔引流后仍持续性大量漏气、呼吸窘迫;心血管损伤;开放性肋骨骨折;胸腹腔内脏破裂;创伤性膈疝。② 连枷胸或浮动胸壁患者,需行手术治疗,以使肋骨复位内固定、稳定胸壁。在胸部创伤中严重胸壁软化时出现反常呼吸,进一步发展时会出现严重的呼吸功能不全,甚至 ARDS。手术内固定是稳定胸壁、消除反常呼吸的重要环节,也避免了软化区胸壁对深部肺组织的进一步挫伤。固定方法可采用钢丝、克氏针、接骨板及钢板内固定等。

29. 何谓张力性气胸? 如何处理?

张力性气胸是严重的胸部创伤的一种类型,常见于胸部穿透伤或较大而深的肺裂伤、支气管或食管破裂。裂口与胸膜腔以活瓣的形式相通,吸气时活瓣开放,空气进入胸膜腔;呼气时活瓣关闭,气体不能自胸膜腔排除,致胸腔内气体不断增加,压力逐渐增高。伤侧肺萎陷,纵隔移向健侧、严重影响呼吸功能,产生低氧血症。同时由于胸腔内负压消失,纵隔内大血管扭曲,回心静脉血流受阻,心输出量减少,使患者迅速出现呼吸循环衰竭而危及患者生命。

如果胸部创伤的患者出现进行性加重的呼吸困难,一侧呼吸音明显减弱或消失,颈静脉怒张,器官明显移向对侧,应考虑张力性气胸。特别值得注意的是,不应等待胸部 X 线的结果,而应立即行胸腔穿刺或胸腔闭式引流,以免耽误抢救时间。

张力性气胸病情紧急需立即急救,可即刻使用粗针头穿刺胸膜腔减压,并外接单向活瓣装置,如在针尾缚一顶端开口的乳胶手指套,进一步处理应安置胸腔闭式引流并连接负压吸引装置,以利加快气体排出,促进肺复张。

30. 何谓外伤性血胸? 应如何处理?

胸部创伤后引起胸膜腔积血称为外伤性血胸,是胸部创伤的严重并发症之一。胸腔内大出血是胸部创伤早期的主要死亡原因之一,血胸的血液可来自: ① 肺组织裂伤出血;② 肋间血管或胸廓内动脉破损出血;③ 心脏、大血管破裂出血;④ 膈肌破裂同时伴有肝、脾破裂出血。血液又是细菌良好的培养基,一旦感染即容易合并脓胸,需要引起重视。

外伤性血胸主要危害在于急性失血及胸膜腔积血压迫肺组织、使纵隔移位等。出血量、出血速度与症状轻重、病情严重程度密切相关。

治疗原则: ① 非进行性血胸应根据积血量的多少,采用胸腔穿刺或闭式胸腔引流术,并合理使用抗生素预防感染。② 进行性血胸在输血、补液抗休克的同时及时行开胸探查术。③ 凝固性血胸待伤情稳定后尽早手术,清除血块。④ 感染性血胸应给予抗感染,胸腔穿刺、胸腔闭式引流术,必要时早期扩清术排除脓液,并积极全身支持治疗。

31. 严重胸部外伤急诊开胸手术的指征有哪些?

严重胸部创伤是严重创伤患者的重要死亡原因之一,占所有创伤

患者死亡率的 25%～50%,急诊开胸手术是威胁生命的严重胸部创伤
早期救治和复苏的重要治疗手段。现在普遍认为,单纯锐器伤所致的
心脏骤停、心脏损伤、心包填塞、大量空气栓塞以及胸腔内大量出血,
应立即开胸手术。阻断降主动脉、控制膈下大出血,保证心脑灌注也
是急诊开胸的指征[44]。具体适应证、禁忌证见表 18－5。

表 18－5　胸部外伤急诊开胸手术的适应证、禁忌证

适　应　证	禁　忌　证
单纯胸部锐器伤导致的心脏骤停,到达急救中心或创伤中心时还存在肯定的生命活动表现(如瞳孔反射、自主活动和有效的心电图)	严重胸部锐器伤,到达急救中心或创伤中心时已经没有任何的生命活动表现(如瞳孔反射、自主活动和有效的心电图)
胸部创伤后由于胸腔内大出血致持续性低血压,对液体复苏效果不佳	患者在急救中心或创伤中心以外出现的心跳骤停已经历 5 分钟以上的心肺复苏,达到急诊中心或创伤中心时已经没有任何的生命活动表现(如瞳孔反射、自主活动和有效的心电图)
胸部创伤后持续性低血压,有空气栓塞或心包填塞的证据	合并严重颅脑外伤或胸部损伤仅是多部位严重损伤的一部分

32. 创伤相关的心脏骤停患者,开胸心脏胸内复苏的成功率如何?

开胸手术胸内心脏按压复苏成功的关键在于早期的认识、及时诊
断以及迅速积极的干预和治疗。胸部钝器伤心脏骤停患者扩容的同
时应立即急诊开胸手术,进行胸内心脏按摩、解除心包填塞、修补心脏
和大血管损伤、控制胸腔内和外出血。2001 年美国外科医师学院创伤
委员会发表一篇荟萃分析,收录了自 1996 年至 1999 年的 42 篇相关研
究,研究对象为急救中心进行开胸手术治疗的创伤相关的心脏骤停患
者,共 7 000 余例入组。研究结果表明,胸部锐器伤患者开胸手术抢救
的存活率为 11%(4 482 例,存活 500 例)。开胸手术治疗对于即将到
达或发生在急救中心的单纯锐器伤导致的心脏骤停确实能挽救生命,
但对于在院外发生的钝器创伤所致的心脏骤停或合并严重胸外损伤
的患者(如严重颅脑外伤和脊柱外伤),开胸心脏按压并不改变预后。

33. 骨盆骨折的类型有哪些?

骨盆骨折是一种严重外伤,多由暴力直接挤压骨盆所致。骨盆骨折多为高能量创伤,多见于交通事故、塌方、施工事故和火器伤。骨盆骨折常伴有致命性大出血,半数以上伴有合并症或多发性创伤,可以导致创伤性失血性休克及合并损伤盆腔脏器。临床上应尽早稳定骨折,减少骨盆再移位和再损伤,控制出血,稳定血流动力学,缩短抢救复苏期,提高生存率。既往多采用保守治疗,如骨牵引、骨盆悬吊、石膏固定等方法,导致畸形愈合、创伤性关节炎等后遗症的发生率明显升高。近年来,随着对骨盆骨折认识的深入,主张对不稳定性骨盆骨折采取更加积极的治疗方法,如外固定架固定、切开复位内固定等,从而降低病死率和致残率,Simonian 等[45] 报道,创伤早期应用外固定术,致命性失血性休克的复苏成功率从 22% 降到 8%。

骨盆骨折的分类有很多种,以往据部位分为:① 撕脱性骨折;② 骨盆环的孤立性骨折;③ 骨盆环的双骨折或骨折脱位(完整性完全丧失,可能发生环的各种程度变化);④ 骶、尾骨骨折;⑤ 髋臼骨折合并股骨头中心性脱位。目前得到公认的分类有 Tile 和 Young-Burgess 分类系统(见表 18-6 及表 18-7)。Tile 分类依据骨折稳定性、暴力方向和性质将骨盆环损伤分为 A、B、C 三型;依据暴力的传递途径及骨折发生的先后顺序,Young-Burgess 将骨盆骨折分为前后压缩(anterior posterior compression)、侧方压缩(lateral compression)、垂直剪切(vertical shear)和混合性损伤挤压和(或)压缩 4 种。

表 18-6　Tile 分类

类　　　型	伤　　　情
A 稳定性骨折	
A1	不涉及骨盆环的骨折
A2	稳定,骨盆环轻微移位
B 旋转不稳定但垂直稳定的骨折	
B1	开书样骨折(前后压缩)
B2	侧方压缩,同侧骨折

类　　型	伤　　情
B3	侧方压缩,对侧骨折(桶柄形骨折)
C 旋转及垂直均不稳定	
C1	单侧(骶骨骨折或骶髂关节脱位)
C2	双侧
C3	涉及到髋臼骨折

表 18 - 7　Young-Burgess 分类

类　型	一　般　特　征	鉴　别　特　征
侧方压缩	前方横向骨折(耻骨上下支)	伤侧骶骨压缩骨折
侧方压缩	前方横向骨折(耻骨上下支)	髂骨翼半月形骨折
侧方压缩	前方横向骨折(耻骨上下支)	对侧骨折
前后压缩	耻骨联合分离	骶髂关节分离,骶髂关节前后韧带牵拉,但完整
前后压缩	耻骨联合分离或骨盆前环纵向骨折	骶髂关节变宽,骶髂关节前韧带断裂,后韧带完整
前后压缩	耻骨联合分离或骨盆前环纵向骨折	骨盆完全分离,但无纵向移位,骶髂关节分离,髂骨翼和(或)骶骨骨折
垂直剪切	耻骨联合分离或骨盆前环纵向骨折	纵向移位,前后移位,常通过骶髂关节,亦可通过髂骨
混和性损伤	骨盆前环和/或后环纵向和/或横向骨折	与其他类型如侧方压缩/垂直剪切或侧方压缩/前后压缩相混合存在

34. 骨盆骨折应进行哪些影像学检查,有何临床意义?

X 线检查是骨盆骨折诊断和指导治疗的重要依据。X 线检查应包括 3 个标准的骨盆像:① 前后位,能显示骨盆骨折的基本征象;② 入口位;③ 出口位。骨盆位片和出入口斜位片对骨盆前环损伤诊断的相对敏感性为 75%,但对后环的漏诊率却达 47%。

在骨盆骨折的整体显像方面,CT 扫描不如 X 线检查理想,但能较好显示局部微小损伤,相对敏感性为 86%,而联合 X 线诊断相对敏感性可达 96%。近年来,随着影像学技术和设备的发展,多排螺旋 CT、三维重建技术越来越多地应用于骨盆骨折的诊断和治疗方案的确立。特别是螺旋 CT 联合三维重建技术的联合应用可快速、准确、清晰、立体、全面地显示骨折线的走向和骨折端的移位,无须特殊体位,最大限度地减少了患者的痛苦及检查过程中的相关并发症。

MRI 检查可显示骨盆内脏器损伤情况,但检查时间长,临床应用受到一定的限制。旋转数字成像、同位素扫描在骨盆骨折检查中也可以作为选择,但检查影响因素较多,临床应用较少。

骨盆骨折患者在行影像学检查搬运过程中,应注意保持骨盆的稳定性,可采用骨盆兜或大的被单等将骨盆简单外固定,防止在搬运过程中骨折断端活动而加重组织损伤。

35. 骨盆骨折的急救治疗原则是什么?

(1) 评估　快速进行全身评估,确定呼吸道是否通畅,呼吸是否正常,有无合并其他部位的严重致命性创伤,并进行相应的监测和处理。

(2) 补液　开放足够的补液通道,最好建立在上肢或颈部,快速补充血容量,纠正休克,稳定循环功能。骨盆骨折的失血量极大,若经积极大量输血等抢救措施后休克仍未能纠正,可考虑结扎一侧或两侧髂内动脉,或经导管行髂内动脉栓塞术。

(3) 止血　腹腔检查怀疑出血者应及时用外固定器暂时固定骨盆,并紧急开腹探查止血;若腹腔检查未发现出血征象,应行血管造影以便发现出血点,及时进行栓塞止血。若考虑腹膜后血肿,怀疑为静脉或骨折端出血,切勿切开后腹膜,以避免出血难以控制。

(4) 止痛　骨盆骨折常会引起患者剧烈疼痛,因此减少对患者的搬动以及分散其注意力,必要时则给予止痛药物(须在明确无颅脑和胸部外伤后方可给药)。

(5) 开放性伤口的处理　清洁伤口的处理可一期清创缝合,臀部会阴的伤口易被粪便污染,应局部清创引流。

(6) 固定　骨折的整复和固定是控制和预防骨盆出血的重要方法,急诊行外固定支架固定后可减少骨折出血发生,有利于纠正休克。

(7) 转运　全身情况稳定后须对骨盆骨折进行局部固定,对不稳定的骨盆骨折,可暂时用外固定架固定,及时转运至相关治疗机构。

36. 骨盆骨折的局部治疗原则是什么?

骨盆骨折首先进行抢救治疗,遵循生命第一的原则。全身情况稳定后对骨盆骨折进行详细的影像学检查,并对骨折类型、稳定性、移位以及患者状态进行评价,依据骨折类型采取相应的治疗方案。

A 型骨盆骨折:骨盆环稳定,骨折无移位时卧床采用保守治疗。

B 型骨盆骨折:骨盆旋转不稳定,可行闭合复位外固定或切开复位内固定。

C 型骨盆骨折:骨盆旋转和垂直方向均不稳定时一般要根据骨折部位决定。骨折线通过骶髂关节应采用切开复位内固定;骨折线在骶髂关节外通过髂棘或骶骨时,若未合并其他损伤时则采用闭合复位外固定;若复位不满意,则采用切开复位内固定。

外固定方法多指采用外固定架固定,通过髂嵴前半向髂翼内置入直径 5 mm 螺纹钉 4~8 枚,间隔距离 1 cm 以上,通过牵引或手法复位后用外固定支架与两侧的螺纹钉连接,达到外固定的目的。适合于不稳定性骨盆骨折需要进行紧急抢救或转运的患者。

内固定术应在病情稳定后进行,一般在伤后 5~7 天进行,最迟不超过两周,一旦骨折 3 周以上,那么损伤将难以整复。手术方法根据骨折部位、骨折移位情况及骨盆稳定情况进行选择。

复杂 C 型骨盆骨折常伴有盆腔脏器的损伤,如直肠、膀胱、尿道及阴道损伤,亦可合并其他部位的骨折和软组织损伤,因此已经成为创伤骨科的难点,临床可以采用经皮空心拉力螺钉[46]结合外固定架的微创技术,能在一定程度上减少创伤、降低感染概率、降低骨折愈合干扰,且固定牢固。在四川汶川"5.12"特大地震中有相当一部分骨盆骨折患者使用了该新技术,收到很好的疗效。

37. 骨盆骨折的并发症有哪些?

骨盆是全身力量传递的枢纽,血液供应丰富,其内容纳人体重要脏器,解剖结构复杂。骨盆骨折常伴有严重并发症,而且常较骨折本身更为严重。因此,治疗时应先考虑全身情况,优先处理危及生命的并发症。

（1）失血性休克和后腹膜血肿　骨盆各骨主要为松质骨，盆壁肌肉多，临近又有许多动、静脉丛，血液供应丰富，盆腔与后腹膜间隙系疏松结缔组织构成，有巨大腔隙可容纳出血，因此骨折后常可引起广泛出血致失血性休克，其发生率可高达 15%～50%，患者亦可出现腹胀、腹痛、肠鸣音减弱或腹肌紧张等腹膜刺激征的症状。为了与腹腔内出血鉴别，可行诊断性腹腔穿刺，但穿刺不要过深，以免进入腹膜后血肿内，临床必须严密观察，反复检查。

腹膜后血肿是骨盆骨折常见的并发症，巨大腹膜后血肿可蔓延到肾区、膈下或肠系膜，可能继发感染，或者腹腔内压力增高，形成腹腔间室综合征，甚至继发急性肾衰竭。因此，对腹膜后出血者应严密观察，进行输血、输液。若经积极的抗休克治疗无好转，则须立即行介入治疗，选择性栓塞单侧或两侧髂内动脉。一旦出现腹腔间室综合征，则可行开腹减压，有利于肾脏等器官功能的恢复，但不建议手术清除腹膜后血肿，以免出现无法逆转的大出血。

（2）尿道或膀胱损伤　对骨盆骨折的患者应考虑是否存在尿路损伤以及膀胱损伤，前者多见。双侧耻骨支骨折及耻骨联合分离多可引起尿道膜部继发性损伤，患者可出现排尿困难、尿道口溢血等表现。对尿道断裂者宜先放置导尿管，导尿有困难时可行耻骨上膀胱造瘘及尿道会师术，后期再行尿道扩张术以纠正尿道狭窄，而膀胱破裂者则可行耻骨上膀胱造瘘术或修补术。

（3）肠道损伤　骨盆骨折伴有阴部开放性损伤时多可合并直肠损伤，发生率为 1.25%～6%[47]。直肠破裂如发生在腹膜反折以上，可引起弥漫性腹膜炎；如发生在其以下则可发生直肠周围感染，故直肠损伤者应立即行剖腹探查及结肠造瘘，术后应充分引流。

肠嵌顿是骨盆骨折的一种少见并发症[48]。如早期未能发现将造成肠坏死、肠穿孔、严重腹膜感染等严重后果，故对于骨盆骨折后腹胀明显的患者均应保持高度警惕。一经诊断，应急诊行剖腹探查。

（4）神经损伤　多在骶骨骨折时发生，其中腰骶神经干的骶 1 及骶 2 最易受损伤，可出现臀肌、腘绳肌和小腿腓肠肌肌群的肌力减弱，小腿后方及足外侧部分感觉丧失。骶神经损伤严重时可出现跟腱反射消失,但很少出现括约肌功能障碍。目前多认为神经损伤治疗效果不佳,故而采用保守治疗,预后与神经原发损害程度有关。若神经损伤轻微,则预后好,一般 1 年内可望恢复。

(5) 其他少见并发症 股动脉损伤、臀上动脉损伤、腹膜后感染、假性动脉瘤、脂肪栓塞综合征、创伤性膈疝等,发生率低。诊治的关键是保持足够的警惕性,多观察体征变化。

(刘 健 刘松桥)

参考文献

1. Mock C, Quansah R, Krishnan R, Arreola-Risa C, Rivara F. Strengthening the prevention and care of injuries worldwide. Lancet. 2004. 363(9427): 2172 - 2179.

2. 杨自力,吴恒义. 多发伤及其急救. 创伤外科杂志. 2004. 6(1): 75 - 77.

3. 贾健,金鸿宾,王基. 多发伤的特征及其对策探讨. 创伤外科杂志. 2000. 2(1): 23.

4. Holtslag HR, van BEF, Lindeman E, Leenen LP. Determinants of long-term functional consequences after major trauma. J Trauma. 2007. 62(4): 919 - 927.

5. 刘中民. 改善急救模式 提高创伤救治水平. 中华急诊医学杂志. 2002. 12(02): 79 - 80.

6. Keel M, Trentz O. Pathophysiology of polytrauma. Injury. 2005. 36(6): 691 - 709.

7. Hill AG, Hill GL. Metabolic response to severe injury. Br J Surg. 1998. 85(7): 884 - 890.

8. Hietbrink F, Koenderman L, Rijkers G, Leenen L. Trauma: the role of the innate immune system. World J Emerg Surg. 2006. 1: 15.

9. Levy RM, Mollen KP, Prince JM, et al. Systemic inflammation and remote organ injury following trauma require HMGB1. Am J Physiol Regul Integr Comp Physiol. 2007. 293(4): R1538 - 1544.

10. Bianchi ME. DAMPs, PAMPs and alarmins: all we need to know about danger. J Leukoc Biol. 2007. 81(1): 1 - 5.

11. Pugin J. Dear SIRS, the concept of "alarmins" makes a lot of sense. Intensive Care Med. 2008. 34(2): 218 - 221.

12. Lenz A, Franklin GA, Cheadle WG. Systemic inflammation after trauma. Injury. 2007. 38(12): 1336 - 1345.

13. Giannoudis PV, Harwood PJ, Loughenbury P, Van Griensven M, Krettek C, Pape HC. Correlation between IL－6 levels and the systemic inflammatory response score: can an IL－6 cutoff predict a SIRS state. J Trauma. 2008. 65(3): 646－652.

14. DeLong WG Jr, Born CT. Cytokines in patients with polytrauma. Clin Orthop Relat Res. 2004. 42(2): 57－65.

15. Choudhry MA, Bland KI, Chaudry IH. Trauma and immune response — effect of gender differences. Injury. 2007. 38(12): 1382－1391.

16. Bogner V, Kirchhoff C, Baker HV, et al. Gene expression profiles are influenced by ISS, MOF, and clinical outcome in multiple injured patients: a genome-wide comparative analysis. Langenbecks Arch Surg. 2007. 392(3): 255－265.

17. Morley JR, Smith RM, Pape HC, MacDonald DA, Trejdosiewitz LK, Giannoudis PV. Stimulation of the local femoral inflammatory response to fracture and intramedullary reaming: a preliminary study of the source of the second hit phenomenon. J Bone Joint Surg Br. 2008. 90(3): 393－399.

18. Deitch EA, Xu D, Kaise VL. Role of the gut in the development of injury-and shock induced SIRS and MODS: the gut-lymph hypothesis, a review. Front Biosci. 2006. 11: 520－528.

19. Franke A, Lante W, Kollig E, Koeller M, Schinkel C, Markewitz A. Exogenous IL－12 and its effect on TH1/TH2 cell activity after cardiac surgery. Shock. 2009. 32(4): 366－373.

20. Miller AC, Rashid RM, Elamin EM. The "T" in trauma: the helper T-cell response and the role of immunomodulation in trauma and burn patients. J Trauma. 2007. 63(6): 1407－1417.

21. Brohi K, Singh J, Heron M, Coats T. Acute traumatic coagulopathy. J Trauma. 2003. 54(6): 1127－1130.

22. Gebhard F, Huber-Lang M. Polytrauma — pathophysiology and management principles. Langenbecks Arch Surg. 2008. 393(6): 825－831.

23. 曹同瓦. 多发性损伤的急诊处理原则. 中华急诊医学杂志. 2005. 16(10): 86－88.

24. 黎沾良. 多发性创伤的救治策略. 临床外科杂志. 2005. 24(06): 329－330.

25. 邓勇, 韩庆, 白卫东. 创伤急救模式对救治水平的影响. 中华创伤杂志. 2004. 13(11): 46－48.

26. Roy JW, Graham MC, Griffin AM, Gainer JL. A novel fluid resuscitation therapy for hemorrhagic shock. Shock. 1998. 10(3): 213－217.

27. Nolan J. Fluid resuscitation for the trauma patient. Resuscitation. 2001. 48(1): 57－69.

28. Soreide E, Deakin CD. Pre-hospital fluid therapy in the critically injured patient — a clinical update. Injury. 2005. 36(9): 1001-1010.

29. Bickell WH, Wall MJ Jr, Pepe PE, et al. Immediate versus delayed fluid resuscitation for hypotensive patients with penetrating torso injuries. N Engl J Med. 1994. 331(17): 1105-1109.

30. Finfer S, Bellomo R, Boyce N, French J, Myburgh J, Norton R. A comparison of albumin and saline for fluid resuscitation in the intensive care unit. N Engl J Med. 2004. 350(22): 2247-2256.

31. 吴岳嵩. 多发伤的早期处理. 中华创伤杂志. 1997. 5(01): 66-67.

32. Burris D, Rhee P, Kaufmann C, et al. Controlled resuscitation for uncontrolled hemorrhagic shock. J Trauma. 1999. 46(2): 216-223.

33. Stone HH, Strom PR, Mullins RJ. Management of the major coagulopathy with onset during laparotomy. Ann Surg. 1983. 197(5): 532-535.

34. Johnson JW, Gracias VH, Schwab CW, et al. Evolution in damage control for exsanguinating penetrating abdominal injury. J Trauma. 2001. 51(2): 261-269; discussion 269-271.

35. Pape HC, Hildebrand F, Pertschy S, et al. Changes in the management of femoral shaft fractures in polytrauma patients: from early total care to damage control orthopedic surgery. J Trauma. 2002. 53(3): 452-461; discussion 461-462.

36. 徐姜定. 颅内压增高监测及治疗进展. 浙江临床医学. 2003. 6(07): 481-482.

37. Myburgh J, Cooper DJ, Finfer S, et al. Saline or albumin for fluid resuscitation in patients with traumatic brain injury. N Engl J Med. 2007. 357(9): 874-884.

38. Roberts I, Yates D, Sandercock P, et al. Effect of intravenous corticosteroids on death within 14 days in 10008 adults with clinically significant head injury (MRC CRASH trial): randomised placebo-controlled trial. Lancet. 2004. 364(9442): 1321-1328.

39. Edwards P, Arango M, Balica L, et al. Final results of MRC CRASH, a randomised placebo-controlled trial of intravenous corticosteroid in adults with head injury-outcomes at 6 months. Lancet. 2005. 365(9475): 1957-1959.

40. Roquilly A, Mahe PJ, Seguin P, et al. Hydrocortisone therapy for patients with multiple trauma: the randomized controlled HYPOLYTE study. JAMA. 2011. 305(12): 1201-1209.

41. 江基尧. 客观分析颅脑创伤患者国际多中心循证医学研究结论. 中华创伤杂志. 2009. 25(8): 673-674.

42. Bracken MB, Shepard MJ, Holford TR, et al. Administration of methylprednisolone for

24 or 48 hours or tirilazad mesylate for 48 hours in the treatment of acute spinal cord injury. Results of the Third National Acute Spinal Cord Injury Randomized Controlled Trial. National Acute Spinal Cord Injury Study. JAMA. 1997. 277(20): 1597 - 1604.

43. Davies RG, Myles PS, Graham JM. A comparison of the analgesic efficacy and side effects of paravertebral vs epidural blockade for thoraotomy a systematic review and metaanalysis of randomized trials[J]. Br J Anaesth, 2006, 96(4): 418.

44. Hunt PA, Greaves I, Owens WA. Emergency thoracotomy in thoracic trauma-a review. Injury, 2006, 37: 1 - 19

45. Simonian PT, Routt ML J r, Harrington RM, et al. Anterior versus posterior provisional fixation in the unstable pelvis. A biomechanical comparison [J]. Clin Orthop, 1995, (310): 245.

46. 丁浩, 马金忠. 不稳定型骨盆骨折的手术治疗. 中国骨与关节损伤杂志, 2007, 22(1): 50

47. Mason WTM, Khan SN, James CL, et al. Complications of temporary and definitive external fixation of pelvic ring injuries[J]. Injury, 2005, 36(5): 599 - 604.

48. Stubbart JR, Merkley M, Bowel entrapment within pelvic fractures: acase report and review of the lit erature J Orthop Trauma, 1999, 13(2): 145.

第十九章

水电解质紊乱

一、前沿学术综述

　　水是机体含量最多而又重要的组成成分,具有以下重要的生理功能:① 体内一切生化反应进行的场所;② 良好的溶剂,有利于营养物质及代谢产物的运输;③ 维持产热与散热的平衡,对体温调节起重要的作用。

　　水与溶解在其中的物质共称为体液,占体重的百分比因年龄、性别等而异。成年男性体液总量约占体重的 60%,女性因皮下脂肪较丰富,约占体重 50%,老年人约为 45%,新生儿最高,为 75%。体液不仅构成细胞生存的环境,同时也是细胞本身必不可少的成分。体液的组成相对恒定是所有细胞正常活动的前提。

　　细胞膜将体液分隔成细胞内液(约占体液的 2/3)和细胞外液(约 1/3)。细胞外液又分为组织间液(约占体重 15%)、血浆(约占体重 5%)和穿细胞液(约占体重 2%)。绝大多数组织间液能迅速和血管内或细胞内液体进行交换,对于维持机体的水和电解质平衡,发挥巨大的作用,故称为功能性细胞外液。存在于结缔组织、软骨和骨质中的水分虽然也属于细胞外液,但由于与细胞内液的交换十分缓慢,称为非功能性细胞外液,生理情况下临床意义不大。

　　正常人体内组织间液和血浆内水的分布是复杂的,疾病状态下更是如此,如平时含水量极低的部位如腹腔或胸膜腔疾病状态下会表现为水肿(组织间隙容量增加)或液体潴留。一般来说,血管内容量的维持主要依靠以下几方面:① 局限在血管内的大分子物质产生的胶体渗透压;② 淋巴液从组织间隙回流入血管内腔;③ 组织间隙的静水压。相反的因素包括:① 心脏和循环所产生的血管内静水压,促使液体由血管内向组织间隙转移;② 组织间液的胶体渗透压,试图将血管内腔的液体拉出来。血管内容量决定了循环容量是否充分,同样,也影响了维持器官功能所需要的氧、营养和其他物质转运。

体液中的电解质指在体液中离解为带一个或多个电荷的离子,主要包括 K^+、Na^+、Ca^{2+}、Mg^{2+}、Cl^-、HCO_3^-、HPO_4^{2-} 和 SO_4^{2-} 等。细胞内的主要溶质是钾离子和 HPO_4^{2-},细胞外的主要溶质则是钠离子、Cl^- 和 HCO_3^-。钠离子和钾离子沿着浓度梯度借助于细胞膜上的 Na^+-K^+-ATP 泵进行主动运输,维持浓度稳定。电解质的主要功能为:① 维持体液的渗透压平衡和酸碱平衡;② 维持神经、肌肉和心肌细胞的静息电位,并参与其动作电位的形成;③ 参与新陈代谢和生理功能活动。

体液的正常容量和分布、正常渗透压和各种电解质的正常含量,是保证细胞代谢活动正常进行和维持器官功能的必要条件。临床上多种疾病可引起水、电解质紊乱,进而使全身器官系统,特别是心血管、神经系统的功能紊乱。因此,了解水和电解质紊乱的发生机制及其演变规律,对临床防治水、电解质紊乱非常重要。

重症患者病情危重而复杂多变,虽严密监护并频繁地检测血电解质,但电解质紊乱的发生率仍很高[1]。Michael 等报道重症医学科内约 50% 的低钠血症在发病后 24 小时,甚至到 72 小时才被发现和处理。有报道显示,在美国住院患者中高钠血症的发病率为 1%,而重症医学科住院患者的发病率较高——Polderman 等研究发现,在重症医学科内发生高钠血症(重症医学科获得性高钠血症)的患者比例达 5.7%,明显高于普通住院患者。患者一旦发生高钠血症,病情的观察和治疗都十分困难,如果对高钠血症的病因和病情演变缺乏正确的认识,纠正高钠血症的治疗不但无效,还可能恶化病情。

患者若合并高钠血症,其病死率相当高。普通住院患者高钠血症病死率为 10%～60%,而危重病患者急性高钠血症病死率达 42%～75%,远高于重症医学科所有患者的病死率(20%),且高钠血症的病死率与血钠水平直接相关。有研究显示,血钠高于 160 mmol/L 的危重病患者病死率超过 75%,另外,高钠血症的致残率也很高,很多患者遗留永久性神经功能障碍。

有研究显示,高钠血症的发生率和持续时间可以反映该重症医学科的治疗和监护水平。因此对重症医学科内常见可能发生电解质紊乱的患者进行严密监护,早期发现并进行积极合理的治疗是必须的。纠正电解质紊乱需要医生掌握电解质紊乱的病理生理变化,结合自己的经验,并根据患者对治疗的反应实施个体化治疗。

二、临 床 问 题

(一) 水钠代谢

1. 细胞内外阳离子和阴离子的分布相同吗?

体内主要的电解质有 K^+、Na^+、Ca^{++}、Mg^{2+}、Cl^-、HCO_3^-、HPO_3^{2-} 和 SO_4^{2-} 等。细胞外液主要阳离子是 Na^+,主要阴离子是 Cl^- 和 HCO_3^-;细胞内液中主要阳离子是 K^+,主要阴离子是 HPO_3^{2-}。不同部位体液中电解质的组成及各自的浓度并不相同,但在正常情况下,均处于动态平衡,保持相对稳定(表 19 - 1)。

表 19 - 1 体液中主要电解质含量

		血浆 mmol/L	组织间液 mmol/L	细胞内液 mmol/L
阴离子	Cl^-	103	115	2
	HCO_3^-	27	30	8
	HPO_4^{2-}	1	1	70
	SO_4^{2-}	0.5	0.5	
	有机酸		5	
	蛋白质		1	55
阳离子	Na^+	142	145	10
	K^+	4	4	160
	Ca^{2+}	2.5	1.5	极微
	Mg^{2+}	1.5	1	极微

2. 血浆渗透压的主要决定因素有哪些?

渗透压指的是高浓度溶液所具有的吸引和保留水分子的能力,其大小与溶液中所含溶质颗粒数目成正比而与溶质的分子量半径等特性无关。血浆的渗透压主要来自溶解于其中的晶体物质,特别是电解质,另一部分来自于蛋白质。

由晶体物质所形成的渗透压称为晶体渗透压,它的 80% 来自 Na^+ 和 Cl^-,与组织液的晶体渗透压基本相等。由于晶体物质颗粒质量很小,粒子数目比胶体多,故血浆渗透压主要取决于晶体离子,尤其是 Na^+ 浓度。

由蛋白质所形成的渗透压称为胶体渗透压,由于组织液中蛋白质很少,所以血浆的胶体渗透压高于组织液的胶体渗透压。血浆胶体渗透压主要来自白蛋白。血浆胶体渗透压对于维持血管内外的水平衡极为有重要,其正常范围在 $280 \sim 310$ mOsm/kg,低于 280 mOsm/kg 为低渗,高于 310 mOsm/kg 为高渗。

3. 决定组织水肿的重要因素有哪些?

过多的液体在组织间隙或体腔内积聚称为水肿。水肿不是一个独立的疾病,而是与某些疾病相伴随的病理过程。

水肿可发生于局部,称局部水肿,如肺水肿、脑水肿;也可波及全身,称全身性水肿,如充血性心力衰竭时的心性水肿、肾病或肾炎时的肾性水肿、肝脏疾病时的肝性水肿和营养不良时的营养不良性水肿等;另外还有的全身性水肿至今原因不明,称"特发性水肿"。

水肿发生的部位虽然各有差别,但其发生机理是基本相同的。正常情况下,组织间隙液体的量是相对恒定的。这种恒定的维持,是有赖于血管的内外液体和体内外液体交换的平衡。水肿的发生就是由某些疾病引起的这两方面的平衡障碍所造成,由多种原因引起。

水肿的发病机制主要有如下。

(1)血管内外液体交换平衡失调　正常情况下,组织液的产生和回流保持动态平衡,这种平衡主要的影响因素有有效静水压、有效胶体渗透压和淋巴回流等几个因素:① 驱使血管内液体向外滤出的力量是有效静水压,毛细血管内平均静水压为 20 mmHg,组织间隙静水压为—10 mmHg,两者之差为 30 mmHg,即为有效静水压。② 促使液体回流至毛细血管内的力量是有效胶体渗透压,正常人血浆胶体渗透压为 25 mmHg,组织间液的胶体渗透压为 15 mmHg,两者之差10 mmHg 为有效胶体渗透压。③ 促使组织液形成的压力称为有效滤过压,有效滤过压＝(组织间隙胶体渗透压＋毛细血管内静水压)—(毛细血管内胶体渗透压＋组织间隙静水压),正常情况下血管内外液体交换处于动态平衡。④ 淋巴回流,组织液回流剩余的部分须经淋巴系统回流进入血液循环,组织间隙静水压升高时,淋巴液生成速度加快;另外,淋巴管壁的通透性较高,蛋白质易通过,因此,淋巴回流不仅可把略多生成的组织液送回体循环,而且可以把漏出的蛋白质、大分子物质送回体循环。

上述任何因素失调均可使组织液生成增多,形成水肿。引起组织液生成大于回流的因素主要有以下几方面——① 毛细血管血压增高:由于毛细血管血压增高,使液体从毛细血管滤出到组织间隙增多,而又阻碍液体回流入毛细血管,这样就造成组织液积聚过多,当其超过淋巴的回流代偿时,就出现水肿。如心力衰竭时引起的全身性水肿;肝硬变时引起的腹水,以及局部静脉受阻时引起的局部水肿等,基本原因之一,就是毛细血管血压增高。② 血浆胶体渗透压降低:血浆胶体渗透压是使组织液回流到毛细血管的一种力量,当血浆胶体渗透压降低时,组织液生成增多,回流减少,组织间隙液体积聚过多,形成水肿。这种水肿常为全身性的。由于血浆胶体渗透压的高低主要取决于血浆蛋白含量,尤其是白蛋白含量。因为白蛋白量多、分子小、吸水力强、对渗透压影响极大,所以当血浆蛋白总量低于 50 g/L(正常为67～79 g/L)或白蛋白含量低于 25 g/L(正常为 38～48 g/L)时,即可发生水肿。消化道疾病时消化吸收障碍,蛋白质摄取不足;肝功能不全时蛋白质合成减少;肾病综合征时蛋白质丧失过多等,都会引起水肿。③ 毛细血管通透性增加:正常毛细血管壁仅允许水分、晶体物质(如Na^+、葡萄糖等)和少量白蛋白通过。但在病理情况下,通透性增加,会使大量蛋白质漏出到组织液中。结果,一方面血管内液体渗透压降低,另一方面组织液胶体渗透压升高,结果则发生水肿。炎症引起的水肿,就是因毛细血管通透性增加所致。④ 淋巴回流受阻:组织液除了大部分从毛细血管静脉端回流外,少部分还从淋巴管回流入血。当淋巴管阻塞,淋巴回流受阻时,就可使含蛋白质的淋巴液在组织间隙中积聚而引起水肿,称为淋巴水肿。如恶性肿瘤细胞侵入并堵塞淋巴管;临床进行广泛摘除淋巴结的手术;丝虫病时,主要淋巴管道被成虫阻塞等,均可引起淋巴水肿。

(2)体内外液体交换障碍　正常人体主要通过肾的滤过和重吸收来调节水和钠盐的摄入量与排出量的动态平衡,从而保证体液总量和组织间液量相对恒定。正常情况下,通过肾小球滤过的水、钠,99%以上被肾小管重吸收,只有约 1%从尿中排出。若肾小球滤过率和肾小管重吸收率保持这个比例,就不致发生水、钠潴留,称为肾小球-肾小管平衡。任何原因使肾小球滤过率减少而肾小管重吸收率并未减少,或肾小球滤过率没有明显变化而肾小管重吸收明显增强,再或肾小球滤过率减少而肾小管重吸收增强同时出现,都会导致肾小球、肾小管平衡失调,从而引起水、钠排出减少,在体内潴留,成为全身性水肿形成的重要原因。① 肾小球滤过率下降:造成肾小球滤过率下降的原因一是广泛的肾小球病变,如急性肾小球肾炎时,肾小球因内皮细胞肿胀和炎性渗出物堆积而阻碍过滤;慢性肾炎时,因肾单位破坏严重,滤过面积减少而导致肾小球滤过率下降等;二是有效循环血量减少,如心力衰竭、肾病综合征和肝硬变等,均可使有效循环血量减少。由于有效循环血量减少,通过颈动脉窦和主动脉弓压力感受器,反射性地引起肾脏小血管收缩,肾血流量更加减少,造成肾小球滤过率下降。② 肾小管重吸收增强:这是引起水钠潴留全身性水肿的重要环节。造成肾小管重吸收增强的因素是多方面的。如醛固酮和抗利尿素增多,醛固酮由肾上腺皮质球状带分泌,在肝中被破坏,它能促进肾小管(主要是肾远曲小管)对钠的重吸收,因此,当醛固酮增多时,就能引起钠潴留。钠潴留又使血液中晶体渗透压增高,反射性地刺激垂体后叶增加抗利尿素分泌,抗利尿素有促进肾远曲小管和集合管对水重吸收的功能,这样便使过多的水潴留于体内。③ 远曲小管和集合管重吸收增加:远曲小管和集合管重吸收水钠受醛固酮和抗利尿激素等的调节。

4. 细胞外液不足和细胞外液过多的常见原因有哪些？

细胞外液不足的常见原因有：① 剧烈呕吐、腹泻是等张性体液容量不足最常见的原因。② 大面积烧伤、腹膜炎、急性呼吸窘迫综合征及肠道梗阻时使大量体液渗出到第三间隙。③ 急性肾衰竭的多尿期。④ 长期连续使用利尿药。⑤ 肾上腺皮质功能不全如艾迪生病时醛固酮分泌不足等。这些情况均可引起肾脏丢失水分增多。

细胞外液过多的常见原因主要是钠和水成比例潴留在体内，导致细胞外液过多。体液容量过多常见于充血性心衰、肝硬化、肾病综合征、库欣综合征、低蛋白血症以及医源性过量输注生理盐水等。如液体存在血管内则称为高容量状态，液体转移到组织间隙则导致水肿。

5. 有效循环血量减少是否等同于细胞外液不足？

细胞外液不足引起有效循环血量减少最常见，但有效循环血量减少还可伴有细胞外液正常或增加。细胞外液减少由细胞外液体丢失增加或补充不足引起，或两种因素同时存在。失血、呕吐、腹泻或通过皮肤的液体丢失过多（如出汗或烧伤）都可导致细胞外容量迅速减少。因肾性疾病致尿量明显增加后出现失水和失钠、肾上腺功能不全、利尿剂或高血糖症（渗透性利尿）等亦是导致细胞外液不足的常见原因。细胞外液不足还可由于液体补充不足引起，通常见于饮食不当或无法摄入足够水和溶质的患者。

细胞外容量正常的有效循环血量不足是由血管内外液体失衡所引起的。血管内胶体渗透压、静水压和血管的完整性是维持血管内容量稳定的重要因素。血管内胶体渗透压降低、静水压增高促进血管内液体向血管外移位；而炎症反应、感染、休克以及其他重症疾病增加血管通透性，导致血管内容量减少、组织间隙液体增加（如胸膜腔渗出或腹水）。上述均表现为细胞外容量正常的有效循环血量不足。

某些情况下，血管内升高静水压或胶体渗透压降低导致有效循环血量减少，机体作为代偿，继而会使得肾脏重吸收水钠增加，这会导致细胞外总容量增加。如肝硬化伴有低白蛋白血症出现腹水，是门脉高压和胶体渗透压降低共同作用的结果；心衰时静水压增高导致水肿；

而肾病综合征患者由于胶体渗透压严重降低产生水肿等。因此,即使在细胞外容量明显增加的情况下也可出现有效循环血量的明显减少。

6. 低钠血症的临床表现、病因与发病机制是什么?

低钠血症的临床表现是非特异性的。轻度低钠血症(血清钠浓度120～135 mmol/L)主要有味觉减退、肌肉酸痛;中度低钠血症(血清钠浓度115～120 mmol/L)有头痛、个性改变、恶心、呕吐等;重度低钠血症(血清钠浓度低于115 mmol/L)则可出现昏迷、反射消失。导致低钠血症的主要原因有水过量或钠丢失。

(1) 水过量　因水过量引起的低钠血症称为稀释性低钠血症,其特征为机体摄入水总量超过排出水量,以致水分在体内潴留,引起血浆渗透压降低和细胞外液容量增加。常见原因有:① 肾功能不全,肾脏排水能力减低;② 机体摄入水分过多或医源性输入过多液体,尤其是低渗液体;③ 有效循环血量减少或其他非渗透性刺激使抗利尿激素释放,导致低钠血症,这种情况临床上称为抗利尿激素异常分泌综合征。

导致抗利尿激素分泌增多的原因有:① 下丘脑抗利尿激素生成增多,如中枢神经系统功能紊乱(如脑外伤、脑血管意外和脑部肿瘤);内分泌功能紊乱(如甲状腺功能紊乱、艾迪森病);外科术后(特别是心脏术后);② 抗利尿激素病理性分泌过多,见于恶性肿瘤尤其是肺癌;③ 摄入抗利尿激素样药物,如血管加压素、催产素,尤其是和无钠液体一起静脉给药;④ 药物导致抗利尿激素释放增多或抗利尿激素对远端肾小管和集合管的作用增强,如口服降糖药物、三环抗抑郁药物、吗啡、胆碱能药物、抗惊厥药物、前列腺素抑制剂等。

(2) 钠丢失　钠丢失导致的低钠血症称为短缺性低钠血症,其特征为细胞外液容量减少和钠丢失。钠丢失有经肾和肾外两种途径。经肾丢失钠多见于长期应用利尿剂而又低盐饮食者。肾外丢失常随体液丢失而发生,如呕吐、腹泻致大量的钠随消化液排出或肾上腺功能低下。

7. 重型颅脑外伤发生低钠血症的机制是什么?

重型颅脑外伤患者常发生血钠代谢障碍,可以导致低钠血症或高钠血症。重型颅脑外伤引起的低钠血症见于：① 脑性盐耗综合征；② 抗利尿激素分泌不适当综合征；③ 尿崩症、渴感缺失或患者给水过多引起高容量性稀释性低钠血症；④ 过量的利尿剂引起肾脏排钠增加引起的低钠血症。低钠血症的主要表现是由脑水肿颅内压增高引起的神经功能失常。严重的低血钠或血钠水平的急剧下降将加重重型颅脑外伤患者意识障碍程度，使昏迷程度加深。目前认为抗利尿激素分泌不适当综合征和脑性盐耗综合征是重型颅脑外伤患者合并低钠血症的两种常见原因。

抗利尿激素分泌不适当综合征和脑性盐耗综合征的临床表现和生化检查极为相似，它们的主要区别在于细胞外液量的状态和钠代谢的状态。抗利尿激素分泌不适当综合征是因抗利尿激素分泌过多导致水潴留，使细胞外液量正常或稍高，钠代谢为正平衡；而脑性盐耗综合征是因肾脏对钠盐的吸收减少所致，主要特征是细胞外液的减少和钠的负平衡，目前认为脑性盐耗综合征的发生与脑部疾病后血清心房利钠肽、脑利钠肽等利尿钠因子的分泌紊乱及神经因素对肾功能的直接影响有关。两者虽然同为低钠血症，抗利尿激素分泌不适当综合征因水潴留而产生稀释性低钠血症，脑性盐耗综合征则是原发的尿排钠增多致钠盐减少而致的失钠性低钠血症，因此，两者治疗措施完全不同。在不存在低血压的情况下，测量中心静脉压有助于它们之间的鉴别诊断。在无法确诊时可以采用实验性限水治疗，脑性盐耗综合征限水治疗后低钠血症加重而抗利尿激素分泌不适当综合征限水治疗有效。脑性盐耗综合征的根本性治疗是补充容量和恢复钠的正平衡，这与抗利尿激素分泌不适当综合征的限水治疗截然相反。

8. 怎样把握纠正低钠血症的速度？

低钠血症一旦确诊应立即静脉给予等张液体。总的原则是：输注速度应先快后慢，总输入量应分次完成。需要补钠的量由下面的公式计算（1 g 氯化钠中含 Na^+ 17 mmol）。

补钠量（mmol）＝0.6（女性 0.5）×体重（kg）×［血钠正常值（mmol/L）－血钠实测值（mmol/L）］

治疗必须遵守以下原则：首先，注意补钠的速度不宜过快，否则会导致细胞脱水，尤其是中枢神经系统并发症如脑桥中央髓鞘溶解（常发生在快速纠正低钠血症后的 1～6 天），其他的中枢神经系统并发症有痉挛性延髓性麻痹、四肢轻瘫、癫痫和运动障碍等。

急性或严重低钠血症患者以每小时提高血清钠水平 1～2 mmol/L 的速度输注，但血清钠水平升高超过每小时 0.5 mmol/L 的速度仅限于第一个 48 小时内。在开始治疗时可予 3% 的氯化钠溶液以每小时 15～50 ml 的速度输注。慢性或很难估计病程的低钠血症患者血清钠水平提高应控制在每小时 0.5 mmol/L 以内。建议每 24 小时血清钠水平升高应控制在 8～12 mmol/L，治疗时间以 48～96 小时为宜。第一个 48 小时血清钠水平的增高不能超过 20～25 mmol/L。

其次，治疗过程中密切监测血钠，早期应 2～4 小时检测一次血钠水平，直至症状消失，然后 4～8 小时检测一次，直到血清钠恢复至正常水平。

第三，避免发生高钠血症，在治疗过程中应防止血钠超过 145 mmol/L。

对于稀释性低钠血症患者，在控制原发病的同时，应限制饮水并适当利尿[1]。

9. 高钠血症的病因和临床表现有哪些？

高钠血症是指血清钠浓度超过 150 mmol/L，其常见病因如下。

（1）水的丢失超过钠的丢失 机体丢失低渗体液，如在发热、过度换气和暴露于高温环境时经呼吸道和皮肤丢失。另外，严重腹泻、呕吐亦可经胃肠道丢失大量低渗体液。

（2）中枢神经系统疾病 这类疾病可影响抗利尿激素的分泌或其对肾脏的作用，削弱肾脏重吸收水的能力，导致肾脏排水多于排钠。渗透性利尿也会使肾脏失水多于失钠。丢失大量低渗液体后，如不能及时补充，可发生伴有细胞外液容量不足的高钠血症。此外有研究报道，下丘脑损害可导致促肾上腺激素释放激素的异常分泌，并兴奋醛固酮分泌而保钠排钾，使血钠增高。

（3）钠的摄入超过水的摄入 因摄入过多导致的高钠血症较少

见。可见于意外大量口服食盐或海水,医源性因素包括静脉大量输注含钠液体。

高钠血症时细胞外液容量可基本正常,也可伴有细胞外液容量减少,或细胞外液容量增多的情况。

高钠血症可出现在任何年龄阶段,临床症状可能不典型,如乏力、唇舌干燥、皮肤失去弹性、烦躁不安,甚至躁狂、幻觉、谵妄和昏迷,高钠血症导致的脑萎缩可引起脑出血、蛛网膜下腔出血,严重者可致死亡。中枢神经功能异常是高钠血症最主要的临床表现,常与危重患者的症状、体征相重叠,大多数情况不好区分,但血钠浓度是病情严重程度的一个指标,血钠浓度越高、增高越快,上述症状就会越明显,患者病情越重。

10. 重型颅脑外伤时高钠血症的发病原因是什么?

重型颅脑外伤高钠血症发病率高,对脑病理生理影响大,死亡率高达 $42\%\sim75\%$,应予以重视,其发生原因包括:① 严重颅脑外伤患者因使用大剂量脱水药物、高热、大量出汗、气管切开经呼吸道失水明显增加等原因,使液体出量大于入量或过分的液体限制引起低容量性高钠血症;② 因给予过多的高渗盐而引起高容量性高钠血症;③ 下丘脑损伤导致渴觉中枢和(或)渗透压感受器损伤,血浆渗透压的升高不能引起渴感饮水和(或)抗利尿激素(ADH)释放,但抗利尿激素对非渗透压刺激反应正常导致高钠血症;④ 机体处于应激状态,醛固酮分泌增加,导致水钠潴留;⑤ 部分患者血糖常较高,可产生渗透性利尿,加重高钠血症。

11. 如何纠正高钠血症及注意事项?

高钠血症的治疗原则是治疗原发病,防止水继续丢失和纠正低血容量。合适治疗的前提是正确评估高钠血症患者的容量状态,如有效循环血量是否过多?有效循环血量是否不足?应及时了解血钠升高的水平、升高的速度及高钠血症持续的时间。早期一旦发现高血钠,应立即停用一切含钠液体,改输注低渗液体(0.45%或0.225%的氯化钠溶液)或低分子右旋糖苷。水的需要量按下面公式计算:

$$水补充量(ml)=4\times体重(kg)\times[血钠实测值(mmol/L)-$$
$$血钠正常值(mmol/L)]$$

计算所得的补水量不宜在当日一次输入,一般可分在 2～3 天内补给。若病情允许应停用高渗利尿剂。肾功能障碍者必要时可行血液透析治疗。

对有症状的急性高钠血症,可快速予以纠正,快速纠正能改善预后而不增加脑水肿危险,但由于血清钠上升过快,脑细胞尚未适应这种不平衡状态,因此这类患者血清钠水平每小时降低 1～2 mmol/L 是适当的。但在血清钠水平已经下降 20～25 mmol/L 或血清钠水平已经降至 148 mmol/L 以下等情况时应停止快速纠正。

发病时间较长或发病时间不明确时应减慢血清钠下降的速度,以预防惊厥、脑水肿、膨出,甚至脑疝的发生。这些患者血钠浓度下降速度最大不超过每小时 0.5 mmol/L,以每 24 小时下降 10～12 mmol/L 为宜。若患者出现有效循环血量不足或低血压时建议可以用生理盐水、复方氯化钠溶液、乳酸钠林格注射液、低渗液体(0.45% 或 0.225% 的氯化钠溶液)或低分子右旋糖苷扩容,尽快纠正不稳定的血流动力学状况。

治疗过程中密切监测血清钠水平,早期应 2～4 小时检测一次血钠水平,直至症状消失;然后每 4～8 小时检测一次,直到血清钠降低到 145 mmol/L[1]。

(二) 钾的代谢

12. 人体内钾的分布与代谢是怎样的?

钾是生命必需的电解质之一,其生理作用包括维持细胞新陈代谢、调节渗透压和酸碱平衡、保持细胞应激功能等。人体每天摄入大约 100 mmol 的钾,肾脏排泄 90%,剩余的由胃肠道排泄。钾主要储存在细胞内,血清钾仅占机体总钾的 2%,血清钾浓度为 3.5～5.5 mmol/L;细胞内钾占 98%,浓度高达 160 mmol/L。细胞内和细胞外液中钾离子浓度差异巨大,是形成神经肌肉细胞膜静息电位的主要因素。因此,很小的细胞外钾离子浓度异常,即可导致危及生命的并发症。

限制钾细胞内外转移的主要因素为细胞膜上的 Na^+-K^+-ATP 泵,以维持细胞内很高的钾浓度。此泵的活性受下列因素的影响:胰岛素、胰高血糖素、激素、醛固酮、β 肾上腺素兴奋剂、酸-碱平衡紊乱等。

低钾血症是指血清钾浓度低于 3.5 mmol/L,而当血清钾浓度超过 5.5 mmol/L 时称为高钾血症。很多时候血清钾浓度不能真正反映细胞内钾的水平,亦不能代表人体内总钾的多少。因此,低钾血症时并不代表着患者体内总钾的缺失,但临床医生仍然只能依照血清钾水平来决定是否需要补充钾及补钾的剂量。通常估计血清钾每下降 0.3 mmol/L,体内总钾约丢失 100 mmol[1]。

13. 低钾血症的常见病因和临床表现有哪些?

危重病患者病情复杂,治疗措施多,经常会发生低钾血症,常见的低钾血症病因如下。

(1)摄入减少 长期不能进食而又没有静脉补充足够的钾,此时尽管钾摄入减少,但肾脏仍持续排泄钾,从而造成钾丢失。

(2)排出增多 ① 消化道丢失:腹泻、呕吐、持续胃肠减压等导致大量富含钾的消化液丢失,呕吐造成的代谢性碱中毒也可使肾脏排钾增多。② 经肾脏失钾:长期或大量使用排钾利尿剂;急性肾衰竭的多尿期;Ⅰ型肾小管酸中毒时由于远曲小管泌 H^+ 障碍,K^+-Na^+ 交换增多而导致尿钾增多;盐皮质激素过多时肾脏远曲小管和集合管 K^+-Na^+ 交换增多导致钾排除增多;一些药物如顺铂和两性霉素 B 可通过影响肾小管而使肾丢失钾。

(3)钾从细胞外向细胞内转移 ① 碱中毒时 H^+ 从细胞内溢出,相应量的钾转移到细胞内;② 输注葡萄糖和胰岛素,胰岛素促进细胞合成糖原,需要钾参与,细胞外的钾随葡萄糖进入细胞内;③ 甲状腺素周期性麻痹可能与甲状腺素增强 Na^+-K^+-ATP 酶活性,使钾向细胞内转移有关。

低钾血症的临床表现是多样的,最危及生命的症状包括心脏传导系统和神经肌肉系统。轻度低钾血症的心电图表现是 T 波低平或消失，并出现 U 波,严重低钾血症可导致致命性的心律失常如室性心动过速、室性纤颤或猝死[2]。在神经肌肉系统,低钾血症最突出的症状是骨骼肌弛缓性瘫痪和平滑肌失去张力、横纹肌溶解,累及呼吸肌则导致呼吸衰竭。低钾血症也可产生胰岛素抵抗或胰岛素释放受阻,导致明显的糖耐量异常。钾排泄减少导致肾脏的尿浓缩能力下降,出现多尿和低比重尿。

14. 低钾血症的治疗原则及其注意事项是什么?

低钾血症的治疗原则为积极处理原发病,对症处理,补钾,避免高钾血症。

补钾原则为轻度低钾血症,无临床表现者口服补钾,分次给予 $40\sim80$ mmol/天;严重低钾血症患者(胃肠道不能利用、$K^+<2.0$ mmol/L 或有威胁生命的症状)应立即静脉补钾。初始补钾的速度一般认为 $10\sim20$ mmol/小时是比较安全的,有报道认为在监测的条件下,静脉给钾的速度可达 40 mmol/小时。若严重低钾伴威胁生命的临床表现,可在短时间内补钾 $40\sim80$ mmol,但需注意的是:

(1) 应严密监测血 K^+ 水平,补钾 $60\sim80$ mmol 或给予补钾后 $1\sim4$ 小时内应复查血钾水平。

(2) 若补钾的速度超过 10 mmol/小时应持续心电监护,密切观察心电图的变化,严防威胁生命的高钾血症发生。

(3) 在肾功能障碍患者补钾的速度减为肾功能正常患者的 50%。

(4) 一般认为每日补钾量不宜超过 $100\sim200$ mmol,Michael 等报道对于严重低钾患者每日总补钾量可达 $240\sim400$ mmol,但须密切监测血清钾的水平,防止高血钾的发生。

(5) 外周静脉输注高浓度钾会刺激静脉壁,产生疼痛和静脉炎,一般认为经外周静脉补钾浓度不应超过 40 mmol/L。Michael 等建议经外周静脉补钾的钾的浓度不超过 80 mmol/L,超过 120 mmol/L 必须经中心静脉输注。

(6) 用氯化钠溶液稀释含钾液体,不建议用葡萄糖或低分子右旋糖苷[1]。

15. 高钾血症的病因与发病机制有哪些?

高钾血症是由于摄入增加或排出减少,或由于细胞内钾离子向细胞外转移造成的。

(1) 摄入增多 在肾功能正常的情况下,高钾饮食一般不会引起高钾血症,只有在静脉补充钾过多过快,特别是肾功能低下时,才可能引起高钾血症。

(2) 排出减少 是引起高钾血症的主要原因,常见于以下情况: ① 肾衰竭,急性肾衰竭少尿期和慢性肾衰竭的少尿或无尿期,由于肾小球滤过率下降和肾小管排钾功能障碍,可发生高钾血症;② 盐皮质激素缺乏,醛固酮分泌减少或作用减弱时,肾远曲小管和集合管对钾的排泄降低,发生高钾血症,见于艾迪森病、肾上腺皮质激素合成所需要的酶缺乏、使用血管紧张素转换酶抑制剂类药物等情况;③ 原发性肾小管泌钾障碍,见于 IV 型肾小管酸中毒,是由于远曲小管对钾的分泌障碍造成的。

药物:保钾利尿剂抑制远曲小管和集合管对钾的分泌,洋地黄类药物抑制细胞膜 Na^+-K^+-ATP 酶,造成高钾血症。

(3) 细胞内钾离子向细胞外大量转移 可能发生在细胞大量分解、酸中毒、组织缺氧、家族性高钾性周期性麻痹和胰岛素缺乏等情况。

16. 高钾血症典型的临床表现和治疗原则是什么?

高钾血症主要影响心脏和神经肌肉的传导,故典型的临床表现有:严重的心动过缓、房室传导阻滞甚至窦性停搏。轻度高钾血症(5.5～6.0 mmol/L)时心电图表现为 T 波高尖;而血钾继续升高时,PR 间期延长,P 波消失,QRS 波增宽,最终心脏停跳。对于神经肌肉来说,高钾血症的表现与低钾血症非常类似,包括骨骼肌和平滑肌的无力、麻痹。

高钾血症一旦确诊,必须立即治疗。

(1) 促进钾的排泄 应用呋塞米或其他袢利尿剂治疗可以使肾脏发挥最大排钾作用。口服或直肠应用小剂量聚苯乙烯磺酸钠可以排出钾。严重威胁生命的高钾血症(血清钾＞6.5 mmol/L)需要行血液透析治疗。

（2）使钾转移到细胞内 ① 通过钙来改变自律细胞的兴奋性,能够立即保护心脏免受高钾血症对传导系统的损害,一般给予10%葡萄糖酸钙静脉注射。② 10%葡萄糖加入普通胰岛素配成10 μ/L的溶液以250～500 ml/小时速度静脉滴注。③ 输注碳酸氢钠纠正酸中毒。具体药物的剂量、给药途径、起效时间和药物维持时间见表19-2[1]。

表 19-2 高钾血症的药物治疗

药 物	剂 量	给 药 途 径	起效时间	作用维持时间
葡萄糖酸钙	1～2 g	静脉推注 5～10 分钟	1～2 分钟	10～30 分钟
碳酸氢钠	50～100 ml	静脉推注 2～5 分钟	30 分钟	2～6 小时
胰岛素	5～10 U	与 50 ml 50%葡萄糖注射液静脉推注	15～45 分钟	2～6 小时
50%葡萄糖注射液	50 ml	静脉推注 5 分钟以上	30 分钟	2～6 小时
10%葡萄糖注射液	1 000 ml	静脉滴注 1～2 小时	30 分钟	2～6 小时
呋塞米	20～40 mg	静脉推注	5～15 分钟	4～6 小时
沙丁胺醇	10～20 mg	雾化 10 分钟以上	30 分钟	1～2 小时
血透	2～4 小时	—	立即	—

（三）钙磷的代谢

17. 钙磷的代谢途径及其调节机制是什么?

钙和磷是人体内含量最丰富的无机元素。在正常成人,钙约占体重的1.5%,99%的钙和86%的磷以羟磷灰石的形式存在于骨和牙齿当中,其余分布于体液和软组织中,以溶解状态存在。钙和磷的代谢在许多方面是相互联系的,机体从食物中摄取钙和磷、又把它们从尿和粪中排泄,成人每日摄取和排泄量大致相等,处于动态平衡之中。

血钙指血浆中所含的钙,可分为非离子化钙和离子钙。非离子化钙是指与血浆蛋白(主要为白蛋白)结合的钙(约占体内总钙量的50%)及与柠檬酸或其他酸结合的钙(占5%),它们不易透过毛细血管壁;离子化钙(约占体内总钙量的45%)主要为游离钙离子及少量的可溶性钙盐。在血浆中发挥生理作用的主要为游离钙离子,维持着神经肌肉的稳定性。血浆中非离子化钙和离子钙的比例呈动态平衡关系,此平衡受血浆 pH 影响,血液偏酸时,游离钙离子浓度升高;相反,血液偏碱时,蛋白结合钙增多,游离钙离子浓度下降。因此,临床上碱中毒时常伴有抽搐现象,这与血浆中离子化钙水平降低有关。

血浆中钙、磷浓度关系密切,在以 mg/dl 表示时,二者的乘积([Ca]×[P])为 30～40。当此值＞40 时,钙和磷以骨盐形式沉积于骨组织;若其＜35 则妨碍骨的钙化,甚至可使骨盐溶解,影响成骨作用。血钙和血磷含量的相对稳定依赖于钙、磷的吸收与排泄、钙化及脱钙间的相对平衡,而这些平衡又主要受维生素 D_3、甲状旁腺素和降钙素等激素的调节。

血清蛋白浓度正常时,血清钙低于 2.2 mmol/L 称为低钙血症;血清钙大于 2.75 mmol/L 称为高钙血症。

正常人血浆中无机磷的浓度为 0.96～1.62 mmol/L,儿童稍高。血浆中磷的 80%～85% 以 HPO_4^{2-} 形式存在;15%～20% 以 $H_2PO_4^-$ 形式存在,而 PO_4^{3-} 的含量甚微。血清无机磷低于 0.96 mmol/L 时称为低磷血症;血清无机磷高于 1.62 mmol/L 称为高磷血症。

18. 低钙血症的病因、临床表现有哪些? 补钙时的注意事项是什么?

血清钙低于 2.2 mmol/L 称为低钙血症,常由于维生素 D 代谢障碍、甲状旁腺功能减退和钙丢失过多引起。

常见的发病原因和发病机制有:

(1) 维生素 D 代谢障碍　维生素 D 缺乏、肠道吸收障碍、维生素 D 羟化障碍以及维生素 D 分解加快等,均由于维生素 D 不足而引起肠道吸收钙不足,尿钙增多,造成低钙血症。

(2) 甲状旁腺功能减退　甲状旁腺素分泌不足,造成低钙血症。

(3) 其他因素　可见于急性胰腺炎或者输注钙离子螯合剂如磷酸盐,草酸盐和枸橼酸盐等情况。严重全身感染也会造成低钙血症,可能为甲状旁腺-维生素 D 轴功能不足引起[3]。

低钙血症的临床表现为组织兴奋性增高。手足抽搐是最主要的临床表现,轻度低钙血症时可出现 Trousseau 征或 Chvostek 征,另外还会造成 QT 间期延长和室性心动过速,导致心肌收缩力下降,心输出量降低[4]。低钙血症还可以引起支气管痉挛、喉痉挛和呼吸衰竭。

低钙血症的治疗应首先治疗原发病,钙剂的补充取决于低钙的程度,对于轻症病例,口服碳酸钙每天 2～4 g 分 4 次服用即可。治疗严重低钙血症推荐用氯化钙。Michael 等推荐根据低钙血症的严重程度来决定补钙方案(表 19 - 3)[1]。

表 19 - 3　低钙血症的补钙方案

低钙血症的严重程度	补钙药物	立 即 给 予	维 持 量
轻～中度低钙血症,无典型临床表现	葡萄糖酸钙	1～2 g 葡萄糖酸钙静脉推注,超过 30～60 分钟,如需要可每 6 小时重复给药	30～60 分钟静脉补钙 4.56～9.12 mmol,若需要,6 小时后可重复
重度低钙血症,有临床表现	葡萄糖酸钙或氯化钙	1 g 氯化钙或 3 g 的葡萄糖酸钙静脉推注,超过 10 分钟,若需要可以再重复	10 分钟静脉给予钙 13.6 mmol,若需要可重复
重度低钙血症有致命性临床表现	葡萄糖酸钙或氯化钙	不确定	每分钟静脉补钙 0.8～1.5 mmol,监测血钙水平至少每 6 小时一次

补钙时须注意事项:① 静脉补钙最大速度为 1.5 mmol/分钟。② 氯化钙最好从中心静脉给予,以避免外渗和局部组织坏死。③ 1 g 的氯化钙中含钙 13.6 mmol,1 g 葡萄糖酸钙中含钙 4.56 mmol。④ 注意监测血清钙水平,防止出现高钙血症。

19. 高钙血症的病因与发病机制有哪些?

血清钙高于 2.75 mmol/L 称为高钙血症,高钙血症的病因与发病机制为:

(1)骨质溶解增加　甲状旁腺功能亢进,甲状旁腺激素分泌增多,促进破骨细胞活性,使骨钙释放增加;骨转移性恶性肿瘤可直接破坏骨质,使骨钙释放,非骨转移性恶性肿瘤可能是由于肿瘤细胞释放甲状旁腺激素样多肽,具有生物活性而导致骨钙释放。

(2) 肠黏膜吸收钙增加 维生素 D 中毒时,过量的维生素 D 一方面使肠黏膜吸收钙增加,血钙增高;另一方面导致骨组织破骨活跃,骨钙释放,血钙增高[5]。

20. 低磷血症的原因与发病机制有哪些?

低磷血症的原因主要为磷的再分布、摄入减少和排出增加。

(1) 磷的再分布 重症患者大多数低磷血症的原因为胰岛素及葡萄糖的注射或急性过度通气。血磷急剧降低最显著的例子见于糖尿病酮症酸中毒的治疗和再喂养综合征。糖尿病酮症酸中毒与治疗前由溶质利尿造成的细胞外磷丢失有关。注射胰岛素会导致葡萄糖和磷转移入细胞内,产生低磷血症。长期营养不良者,包括酒精中毒者,在肠内外再喂养期间血磷的显著下降反映了由摄入不足而导致的细胞外低磷,并伴有葡萄糖输注后导致其快速移动到细胞内。

呼吸性碱中毒也会引起细胞外磷转移入细胞内。这是由于高 pH 的环境下,糖酵解酶磷酸果糖激酶的活性提高所致。在水杨酸中毒、脓毒症和肝性脑病中所见到的低磷血症可能是继发于过度通气。

(2) 磷摄入减少 磷摄入减少导致低磷血症通常是一个慢性过程,并且主要见于先前存在导致钙磷和维生素 D 摄入减少的基础疾病的重症患者。另外,抑酸药和特定的磷酸盐结合化合物在胃肠道中与磷的结合阻止磷的吸收,也可导致低磷血症,特别是当食物中磷的含量较少时。但大多数食物富含充足的磷,低磷饮食仅见于完全禁食者。

(3) 磷的排出增加 肾小管磷的排出量增加是低磷血症最常见的原因,主要见于亚临床甲状旁腺功能亢进患者。在重症患者中,由于溶质利尿、乙酰唑胺和碳酸酐酶抑制剂的应用,导致经肾磷的排出量增加。代谢性酸中毒使无机磷酸盐释放到细胞外增加,导致肾小管磷的排出量的增加,但是这不是低磷血症的常见原因,因为磷很容易从细胞内的储存中被动员。血液透析对磷的清除相对无效,因此低磷血症通常不是肾替代治疗的并发症。

21. 低磷血症如何防治?

轻中度低磷血症通常无症状。当低磷血症严重时(血磷低于 1.0 mg/dl),患者可感到肌无力。通常骨骼肌和心肌首先受累,可表现为呼吸肌肌力降低,患者可能难以脱离机械通气,或者出现充血性心力衰竭的症状和体征。横纹肌溶解和溶血为严重低磷血症的少见特征。白细胞功能障碍虽不常见,但一旦发生易导致感染。另外可出现血小板功能障碍导致出血。

低磷血症也可产生中枢神经系统功能障碍。临床表现主要包括精神状况的改变、癫痫发作和神经病变。病变可能与低磷血症的直接效应有关,也可能与低磷血症导致的中枢系统氧输送减少有关。

低磷血症可导致氧输送降低、胰岛素抵抗、高氯性酸中毒及其他糖尿病酮症酸中毒并发症。因此,需重视低磷血症的治疗。血磷浓度低于 $1\sim1.5$ mg/dl 时,需要立即处理,尤其是肌无力累及呼吸肌导致呼吸衰竭时。

由于元素磷和磷酸盐的浓度和含量的表示方法不同,对于补磷的推荐用量常常很混乱。在生理 pH 条件下,无机磷酸盐阴离子几乎全部以单价($H_2PO_4^-$)和二价(HPO_4^{2-})的形式存在。磷补充量的计算应该以元素磷的毫克数或磷和磷酸盐的毫摩尔数为基础。一毫摩尔磷酸盐或磷原子与 31 mg 的磷元素相等。

静脉应用的磷酸盐通常是磷酸钠或磷酸钾,适宜浓度为每毫升 93 毫克磷(3 mmol/ml)。磷的输注量很难估计,因为体内总的磷含量由于重新分布可能并没有下降,并且治疗过程中磷酸盐的迅速转移可能使情况缓解或更加严重。因此,在补磷过程中必须密切关注血磷和其他电解质的变化,当磷酸盐以钾盐的形式被输注时尤其应当注意。

严重的低磷血症(血磷低于 1.0 mg/dl),每千克体重补充 $5\sim7$ mg 磷,溶于 1 L 5%葡萄糖溶液中输注,输注时间 $4\sim6$ 小时以上。对于 60 kg 体重的成人,1 L 输液中大约需要 400 mg 磷或 4 ml 磷酸钠或磷酸钾溶液(3 mmol/ml);或 1 L 5%葡萄糖溶液中加入 1 g 磷[10 ml 磷酸钠或磷酸钾溶液(3 mmol/ml)],输注时间 $12\sim24$ 小时以上。较轻的低磷血症时,每千克体重补充 $2\sim4$ mg 磷。口服补液可选择磷酸钾或者磷酸钠与磷酸钾的混合物。

低磷血症的预防很重要。在静脉输注葡萄糖的患者中,需要考虑到磷的补充。接受肠外高营养的成年患者,每天大约需要补充 1 g 磷,或每 1 000 kcal 的能量约补充 12 mmol(372 mg)磷。由于在胰岛素治疗过程中易发生低磷血症,糖尿病酮症酸中毒患者治疗过程中须常规补磷。

22. 高磷血症的原因和发病机制是什么?

高磷血症由磷的排出能力受损或者细胞外磷的补充量增加所致,多见于慢性肾功能不全、磷排出能力下降的患者。重症患者严重的高磷血症则多由于细胞内磷向细胞外转移所致。

(1)磷酸盐排出受损 细胞内含有大量的磷,骨骼中同样储存有大量的磷,但细胞外磷的含量很少。正常细胞循环释放数量稳定的磷进入细胞外隙,再被收回到细胞或骨内,或经肾脏排出。排出受损主要由慢性肾功能不全所致,由于甲状旁腺激素可促进磷酸盐经肾排出,故而甲状旁腺功能减退可降低磷的经肾排出,即使此时肾功能是正常的。

(2)磷的再分布 重症患者发生高磷血症的一个常见的、特有原因为大片组织破坏,导致磷的"再分布"异常,即大量的细胞内磷向细胞外隙转移。重症患者最常见的组织损伤形式是由创伤引起的横纹肌溶解,或者由感染、药物、癫痫发作、代谢所致的其他肌肉损伤。由缺血引起的肠坏死也可导致高磷酸血症。肾功能不全可加重由磷的再分布引起的高磷血症。由于胰岛素和葡萄糖可以促进磷进入细胞内,因此患糖尿病伴胰岛素缺乏者可能更易发生高磷血症。

(3)过度补磷 低磷血症患者过度补磷可能导致高磷血症。导致这种情况出现的因素包括肾功能不全,以及低磷血症的原因被纠正后继续补磷。对于接受完全肠外营养的患者应予以密切监测,因为每升标准溶液可能含有 300~500 mg 磷。灌肠或 X 线检查、结肠镜检查前口服的肠道准备药物,可能含有大量的磷酸钠作为渗透剂,如果磷酸盐被吸收,就会出现严重的高磷血症(血磷>20 mg/dl)和阴离子间隙性代谢性酸中毒。

23. 高磷血症有哪些临床表现？如何治疗？

大多数有轻中度高磷血症的患者无症状。如果钙磷乘积>60,在不同器官(包括心脏、肺及肾脏)中异位钙化的风险会增加。磷酸钙沉积所致的急性病例,主要局限于对心脏传导系统的影响,如心脏传导阻滞。

急性高磷血症也可能导致低钙血症,出现手足搐搦、癫痫发作、心律失常和低血压。治疗低磷血症和高磷血症的过程中均应检测血钙。低钙血症的产生与磷酸钙的沉积和维生素 D 激活所必须的肾脏 1α-羟化酶抑制有关。

单纯血磷浓度升高并不需要立即处理。如有心脏传导功能紊乱(如心脏传导阻滞)或有症状的、严重的低钙血症,则需要迅速处理。治疗低钙合并高磷血症时应该降低血磷浓度而不是补钙,因为补钙可能加重异位钙化。常用的治疗方法包括:

(1) 促进尿中磷排出　肾脏磷的排出有赖于适当的肾小球滤过率。因为磷酸盐的重吸收依赖于近端小管钠的重吸收,输入普通的含盐溶液可以增加磷的排泄,前提是患者可以耐受这种治疗。存在细胞外容量增加者、充血性心力衰竭和肾功能不全的患者应避免采用这种治疗方法。

(2) 血液透析　此举有利于清除细胞外磷,但由于细胞外液中磷所占的比例很小,故而作用效果很短暂。碳酸钙可提高钙磷乘积,应当避免用于急性高磷酸血症的患者。紧急时可使用不含钙、不含铝的磷酸盐结合物。

(3) 降低磷的摄入量　停止外源性磷的摄入,包括停止经完全肠外营养、口服或静脉磷的摄入或输注。饮食中的磷可通过低蛋白饮食、避免摄入含钙和磷的卤制品来控制到最低水平。

(四) 镁的代谢

24. 为什么镁代谢紊乱经常被忽略？

镁的代谢及功能与钙、磷有密切关系。人体含镁量 20～28 g,一半以上存在于骨中,其余在细胞内,是细胞内重要的阳离子之一。细胞外液中的镁不超过体内总镁量的 1%。镁与人类许多生理功能密切相关,在疾病发生及临床治疗中有重要作用。骨中镁主要以 $Mg_3(PO_4)_2$ 和 $MgCO_3$ 的形式存在,吸附于羟磷石表面。但它与钙不同,不易随机体需要从骨中动员出来,但镁在一定程度上可置换骨中的钙,其置换的量取决于骨钙动员的状况。正常人血镁约 1/3 与血浆蛋白(主要是白蛋白)结合,少部分与磷酸、柠檬酸等结合成不易解离的化合物,而绝大部分(约 60%)以 Mg^{2+} 形式存在。细胞内镁则大部分与磷酸根、柠檬酸根及其他阴离子结合为复合物,尤其是与 ATP 结合为 Mg - ATP 形式,参与需要 ATP 的反应。

人体每日镁的需要量为 0.2~0.4 g,主要从绿色蔬菜中获得。镁的吸收主要在小肠,膳食中磷酸盐和乳糖的含量、肠腔内镁的浓度及肠道功能状态均影响镁的吸收。维生素 D 对肠道镁的吸收有轻微的促进作用。钙与镁的吸收有竞争作用。因此,食物中含钙过多则妨碍镁的吸收。镁的排泄主要是通过肠道和肾脏,60%~70% 的镁从粪便排出,血浆中的镁离子可透过肾小球滤出,大部分可被肾小管重吸收,只有 2%~10% 随尿排出。缺镁则肾小管重吸收加强。甲状腺素促进镁的排泄。

镁是许多酶系的辅助因子或激活剂,广泛参与体内各种物质代谢,包括蛋白质、脂肪、糖及核酸的代谢。镁离子对神经系统和心肌作用十分重要,对中枢神经系统和神经肌肉接头,镁离子能起到镇静和抑制作用:

$$神经肌肉应激性 \propto \frac{[Na^+] + [K^+]}{[Ca^{2+}] + [Mg^{2+}] + [H^+]}$$

对于神经肌肉应激性,镁离子与钙离子是协同的,但对于心肌钙离子与镁离子的作用又是相互拮抗的:

$$心肌应激性 \propto \frac{[Na^+] + [Ca^{2+}]}{[K^+] + [Mg^{2+}] + [H^+]}$$

因此,低血镁可引起与低血钙类似的手足搐搦症,而镁中毒则可导致四肢软弱无力及心律不齐等。镁作用于外周血管可引起血管扩张,血清镁离子浓度对甲状旁腺素和降钙素的分泌均有影响。血清镁离子浓度过低,则 PTH 分泌受抑制,而不再受钙离子的调节。因此,可出现低血钙与低血镁并存的情况。新生儿低血钙亦往往伴有低血镁,单独给予镁剂,则血镁和血钙均可升高。此外,低血镁还可影响甲状旁腺素对靶细胞的作用,此时给予外源性甲状旁腺素亦不起反应。高血镁可刺激降钙素的分泌,结果可出现低血钙与高血镁并存的情况。但由于长期以来临床医生对镁代谢异常认识不足或未进行常规监测,故镁的异常经常被忽略。

血清镁含量低于 0.75 mmol/L 称为低镁血症。血清镁浓度高于 1.25 mmol/L 称为高镁血症。严重的低镁血症主要引起神经肌肉系统症状。包括呼吸肌乏力、精神症状、反射亢进,甚至可以看到像低钙血症时的手足抽搐。低镁血症可以发生室性心律失常和充血性心衰。但临床上因低镁血症导致的室性心律失常常易被忽视。

高镁血症主要表现为中枢神经系统和神经肌肉系统症状,精神症状、昏睡、深部腱反射减弱和软弱麻痹是高镁血症的主要临床特点。

25. 为何外科术后的患者易导致低镁血症?

外科危重患者术后可因多种因素导致镁的丢失,加之临床上常忽视镁的补充及对缺镁的临床表现认识不足,不能及时补充镁,从而发生低镁血症。

低镁血症的原因包括:① 术前进食少或禁食、呕吐,从术前、术后胃管、腹腔引流管、胆道 T 形管丢失大量水、电解质(包括镁)而未及时补充,胃癌伴幽门梗阻患者术前虽补充但剂量不足。② 坏死性出血性胰腺炎及惠普尔术后胰瘘患者,由于脂肪皂化,镁及钙与脂肪酸结合成脂肪镁、脂肪钙沉积于受损害的胰腺及周围组织中,导致低血镁。③ 危重患者因感染中毒、高胆红素血症、多种毒素及有害物质损伤肾小管引起尿镁的再吸收减少,排出增加。④ 胰岛素促使镁进入肌细胞而产生低镁血症。⑤ 反复使用洋地黄、利尿药可明显增加钾、镁、钙的排泄,导致药源性低镁血症。

26. 低镁血症主要危害有哪些?

镁是人体中重要的金属离子,对维持正常的生理功能有重要作用。在人体内除了 Ca^{2+}、K^+、Na^+ 外,Mg^{2+} 居金属元素含量的第 4 位,是细胞内仅次于 K^+ 的第二大阳离子。镁离子是 300 多种酶的辅助因子,特别是在调整能量代谢和跨膜电位活动方面起着重要作用。镁可以维持细胞内外离子的通透性,同时镁作为钙离子的"天然"拮抗剂,可抑制钙离子内流,因此,在低镁或者补镁时,可影响心脏电生理特性,导致心律失常。

低镁血症主要的病理生理变化包括:① 在低镁时,钠钾泵活性降低,使细胞内失钾,引起静息膜电位降低,心肌兴奋性增加,传导减慢;② 镁对慢通道离子流有阻滞作用,缺镁时,钙离子经慢通道进入细胞速度加快,使动作电位曲线平台期缩短,有效不应期也缩短,传导减慢及不应期缩短均有利于折返;③ 缺镁时自律细胞的除极加快,自律性增高;④ 低镁可引起儿茶酚胺过多,导致心律失常,尤其是室性心律失常,典型表现为尖端扭转型室性心律失常,并且使室性心律失常发生的阈值降低。严重时发生室颤,甚至心跳骤停。

补充镁可使心肌自律性、兴奋性和传导性降低,有利于消除折返、自律性增高或触发活动引起的心律失常。

27. 为什么部分低钾导致的心律失常经补钾后无效?

临床上可遇见低镁(如急性心梗)、低钾(洋地黄中毒)或低镁合并低钾(运用利尿剂)等所致的各种心律失常,特别是室性房性心动过速,单纯的低镁或低钾引起的心律失常补镁或补钾可减少或终止心律失常的发生,而低镁合并的低钾所致的心律失常单独补钾常不能纠正心律失常,因为低镁使 Na^+-K^+-ATP 酶作用减弱,因此尽管补钾后血清钾水平正常,但细胞内钾的水平仍然是低的,另外,低镁可减弱肾脏保钾作用,所以在治疗心律失常时应在监测血清钾和镁的基础上积极补充钾和镁。

28. 如何防止低镁血症?

严重低镁血症可引起心律失常和神经肌肉系统症状,积极防止低镁血症的方法有：① 要警惕临床上发生低镁血症的可能性，尤其是重症患者应尽量消除或减少各种镁缺乏的诱因。② 对低血钾、低血钙患者经补钾补钙不能迅速纠正时，应及时观察血镁。③ 对有精神症状的重症患者，应在围手术期及时监测血清镁，并有效补充镁制剂。④ 减少或慎用庆大霉素、胰岛素。当各种高危因素不可避免地存在时，应定期做心电图及血镁的监测。根据镁的丢失量积极补充，原则上是补充量应大于估计的缺失量，补镁时要监测血清镁水平[6]。

29. 为什么低镁血症患者常合并低钾、低钙血症？

出现低镁血症时常合并低钾，原因有：① 造成镁丢失的途径同样可造成钾丢失。② 镁是激活细胞内 $Na^+ - K^+ - ATP$ 酶所必需的离子，当镁缺乏时，其活性减退，细胞外钾内流，造成细胞外缺钾而致低钾血症。③ 缺镁时，肾保钾能力减低，故使血钾降低。

低血镁时也常合并低钙血症，主要是血中镁离子浓度降低常致钙从钙库游离入血发生障碍而造成低血钙。

由于镁、钾、钙三种电解质减少或比例失调，其临床表现呈多样化而不典型。因此，对于危重患者尤其是胰胆疾病及幽门梗阻术后患者，当有导致低镁的诱因时，要警惕低镁血症的发生。若患者需要肠内或肠外营养支持，应适量加入镁、钾、钙，甚至磷，以保持人体微量元素平衡。一旦出现持久而较难纠正的低血钾或经大量补钙而神经肌肉兴奋症状不见好转或加重时，要首先考虑低镁血症的可能，应及时监测血镁。

（黄英姿　郭凤梅）

参考文献

1. Michael DK, Imad FB, Gordon SS, et al. Treatment of electrolyte disorders in adult patients in the intensive care unit. Am J Health-Syst Pharm, 2005, 62: 1663 - 1682.

2. Lipworth BJ, Mcdevitt DG, Struthers AD, et al. Prior treatment with diuretic

augments the hypokalemia and electrocardiographic effects of inhaled albuterol. Am J Med, 1989, 86: 653 - 670.

3. Zaloga GP, Chernow B. The multifactorial basis for hypocalcemia during sepsis. Ann Intern Med, 1987, 107: 36 - 40.

4. Vincent JL, Bredas P, Jankowski S, et al. Correction of hypocalcemia in the critically ill: What is the haemodynamic benefit? Intensive Care Med, 1995, 21: 838 - 842.

5. Burtis WJ, Wu TL, Insogna KL, et al. Humoral hypercalcemia of malignancy. Ann Intern Med, 1988, 108: 454 - 459.

6. Chernow B, Bamberger S, Stoiko M, et al. Hypomagnesemia in patients in postoperative intensive care. Chest, 1987, 95: 391 - 397.

第二十章

酸碱平衡紊乱

一、前沿学术综述

机体的组织细胞必须处于具有适宜酸碱度的体液环境中,才能进行正常的生命活动,细胞外液适宜的酸碱度用 pH 表示,正常值为 7.35～7.45,是一个变动范围很窄的弱碱性环境。虽然机体在代谢过程中不断生成酸性或碱性物质,也经常摄取一些酸性或碱性食物,但依靠体液的缓冲系统以及肺和肾的调节作用,血浆 pH 稳定在正常范围,这种生理情况下维持体液酸碱度的相对稳定性称为酸碱平衡。

尽管机体对酸碱负荷具有强大的缓冲能力和有效的调节功能,但有许多原因可以引起酸碱负荷过量或调节机制障碍,导致体液酸碱度稳定性破坏,形成酸碱平衡紊乱。血 pH 低于 7.35 称为酸血症,碱血症则指血 pH 高于 7.45。

危重患者的酸碱平衡紊乱尤为常见。很多疾病均可伴有酸碱平衡紊乱的发生,且一旦并发酸碱平衡紊乱则必将加速原发疾病的恶化,甚至导致死亡。临床工作中应十分重视对酸碱平衡紊乱的纠正,但是酸碱平衡紊乱的情况不同于某一种疾病的发生发展过程,某一种疾病尽管也可累及多个器官、系统,但其主要的病理改变仍限于某一器官和系统。酸碱平衡紊乱则不同,各个器官、系统的疾病均可导致酸碱平衡紊乱,机体所有细胞的功能代谢均参与其中,且多个器官组织立即参与代偿反应。这些决定了酸碱平衡紊乱时机体内出现极为复杂的病理生理改变。因此,在疾病的诊治中,往往需及时准确地判断体内发生的酸碱平衡紊乱情况,但解决这一问题并不简单[1]。

一般来说,酸碱平衡紊乱的治疗首先应查找原因,针对原发疾病治疗,而不是急于把 pH 纠正到正常范围,因为盲目的治疗导致的后果可能比酸碱平衡紊乱本身更严重。充分考虑造成病理生理变化的原因，比纠正 pH 对患者更重要。如对于代谢性碱中毒的治疗应着重去除导致碱中毒的因素，纠正脱水的同时，及时纠正电解质紊乱。又如单纯性呼吸性酸中毒的治疗，主要是积极改善通气，控制感染，使原发性升高的二氧化碳分压下降，而不盲目补碱，特别是慢性呼吸性酸中毒更应慎重。对于代谢性酸中毒的治疗应积极治疗原发疾病，同时酌情补充碱性药物；对 HCO_3^- 低于 10 mmol/L 的危重病患者应立即输液并使用碱剂治疗。

混合性酸碱平衡紊乱治疗的关键是正确认识、正确判断哪一种酸碱平衡紊乱是原发的，哪一种是代偿的，代偿的对机体是有利的，不宜纠正，否则会带来不良后果。此外，混合性酸碱平衡紊乱与水、电解质的关系非常密切，如脱水、低血氯、低血钾与碱中毒往往同步发生，应积极纠正。三重酸碱平衡紊乱的治疗，应首先掌握三重酸碱平衡紊乱的发生发展和演变规律，在治疗原发病的同时，应积极设法将三重酸碱平衡紊乱变为二重，争取尽快转变为单纯性酸碱平衡紊乱[2]。

总之，危重患者内环境变化复杂，各种酸碱平衡紊乱可同时存在，其特点是发病率高、类型复杂、变化迅速和病死率高，且混合性酸碱平衡紊乱在临床工作中治疗较困难，对预后影响较大。因此监测动脉血气，正确地判断和处理，尽可能地控制酸碱紊乱的发生，对降低危重患者的死亡率有重要的临床意义。

二、临 床 问 题

（一）酸碱的常用指标及临床意义

1. 反映酸碱平衡紊乱的常用指标有哪些？临床意义是什么？

目前常用的酸碱指标有：

（1）H^+ 浓度和 pH　血液的 H^+ 浓度很低，直接表示不方便，因此临床广泛使用 H⁺ 浓度的负对数即 pH 表示。正常动脉血 pH 为 7.35~7.45,血 pH 低于 7.35 称为酸血症,高于 7.45 称为碱血症。酸血症与碱血症不可能同时存在,但酸中毒与碱中毒可以同时存在,因此 pH 本身不能区分酸碱平衡紊乱的性质。

(2)动脉血二氧化碳分压 动脉血二氧化碳分压是指动脉血中呈物理状态溶解在血浆中的二氧化碳分子所产生的张力。因为二氧化碳弥散速度很快,动脉血二氧化碳分压与肺泡气二氧化碳分压近似,所以动脉血二氧化碳分压是反应呼吸性酸碱平衡紊乱的重要指标。动脉血二氧化碳分压正常值为 35~45 mmHg,平均 40 mmHg。动脉血二氧化碳分压增高表示肺泡通气不足,见于呼吸性酸中毒或代偿后的代谢性碱中毒;动脉血二氧化碳分压降低表示肺泡通气过度,见于呼吸性碱中毒或代偿后的代谢性酸中毒。

(3)标准碳酸氢盐(SB)和实际碳酸氢盐(AB) SB 是指在标准条件下(38℃,血氧饱和度为 100%,动脉血二氧化碳分压为 40 mmHg)所测得的血浆 HCO_3^- 含量,正常值为 22~26 mmol/L,平均 24 mmol/L。因为排除了呼吸因素的影响,故 SB 是反映代谢性酸碱平衡紊乱的指标,代谢性酸中毒时降低,代谢性碱中毒时升高。

AB 是隔绝空气的标本在实际体温、动脉血二氧化碳分压和血氧饱和度条件下测得的血浆 HCO_3^- 含量。AB 受呼吸和代谢两方面的影响。AB>SB 表明有二氧化碳潴留,见于呼吸性酸中毒或代偿后的代谢性碱中毒;AB<SB 表明过度通气,见于呼吸性碱中毒或代偿后的代谢性酸中毒。

(4)碱剩余(BE) BE 是指在标准条件下,将 1 L 全血或血浆 的 pH 滴定到 7.40 时所需要的酸或碱的量,BE 正常值为 0±3 mmol/L。代谢性酸中毒时,需用碱滴定,说明血液碱过少,BE 用负值表示;代谢性碱中毒则相反。但在慢性呼吸性酸中毒或碱中毒时,BE 亦可出现代偿性升高或降低。

(5)阴离子间隙(AG) AG 是指血浆中未测定的阴离子与未测定的阳离子的差值。由于细胞外液阴阳离子总量相等,故 AG 可用血浆中可测定的阴离子与可测定的阳离子的差算出,正常值为 10~14 mmol/L。AG 实质上是反映血浆中固定酸含量的指标,因此 AG 能够帮助区别代谢性酸中毒的类型和诊断混合性酸碱平衡紊乱。AG 的计算公式为：

$$AG = [Na^+] - [HCO_3^-] - [Cl^-]$$

（6）二氧化碳结合力　指血浆中呈化学结合状态的二氧化碳的量。反映血浆中 HCO_3^- 的含量，正常值为 23～31 mmol/L。二氧化碳结合力增高可以是代谢性碱中毒或代偿后的呼吸性酸中毒；二氧化碳结合力降低可以是代谢性酸中毒或代偿后的呼吸性碱中毒。近年来随着血气分析仪的普及，二氧化碳结合力因其局限性而被取代。

2. 酸中毒可导致哪些病理生理变化？

危重病患者的酸碱平衡紊乱非常常见。很多疾病均可伴有酸中毒的发生，酸中毒后的病理生理变化有：

（1）心血管系统　轻度的酸中毒导致交感神经兴奋而发生心动过速。严重酸中毒对心血管系统的直接作用是导致心动过缓。代谢性酸中毒降低心室纤颤阈值。呼吸因素导致酸中毒的影响不十分清楚，但很可能也是降低室颤阈值。

随 pH 的降低，心肌收缩力下降，增加细胞内的钙离子浓度能够拮抗这种作用。代谢性和呼吸性酸中毒对于心肌细胞的作用相似，但呼吸性酸中毒的作用更迅速，这是因为 CO_2 能够很快进入心肌细胞。

（2）神经肌肉　呼吸性酸中毒能够明显增加大脑的血流，动脉血二氧化碳分压迅速上升超过 60 mmHg 时，会发生头痛；动脉血二氧化碳分压增加超过 70 mmHg 时，会发生意识丧失和抽搐。这主要是因为细胞内 pH 降低而不是高 CO_2 的结果。事实上，慢性 CO_2 升高，如慢性阻塞性肺疾病患者能够耐受的动脉血二氧化碳分压可高达 150 mmHg。慢性呼吸衰竭急性发作时发生的肺性脑病的原理不十分清楚，但可能和细胞内酸中毒、低氧和神经内分泌等因素有关。因此说 CO_2 麻醉是 CO_2 的直接作用的结果是不恰当的。

急性高碳酸血症导致膈肌收缩力和收缩持续时间降低。慢性呼吸性酸中毒降低膈肌功能的作用还不明确。代谢性酸中毒对呼吸肌的影响尚不清楚。

（3）电解质 快速输注盐酸可导致血清钾升高。然而,在组织酸中毒如乳酸和酮症酸中毒时,血钾水平不但不高反而可能降低。在乳酸酸中毒和酮症酸中毒时低钾血症是普遍现象,较其他因素引起的低钾改变更明显。急性呼吸性酸中毒时血钾不变或仅轻度变化。呼吸性和代谢性酸中毒都会引起细胞外磷酸盐浓度升高。

3. 碱中毒的病理生理变化是什么?

碱中毒后主要的病理生理变化有:

（1）心血管系统 碱血症至少要在 pH 达 7.7 时才表现出心肌收缩力增加。对室颤的阈值几乎没有影响。碱中毒患者发生房性或室性心律失常时,往往碱血症纠正后才易纠正。

体外实验中碱血症使外周血管扩张,pH 7.65 时作用最强。临床上,过度通气可使血压和外周血管阻力降低。碱血症对血管的主要作用是血管扩张,但一些血管表现为收缩,特别是脑血管。碱血症也使冠状动脉痉挛并在心电图上出现明显变化。

（2）神经肌肉 急性呼吸性碱血症降低脑部血流,当动脉血二氧化碳分压降低到 30 mmHg 时,脑血流下降到 70%。动脉血二氧化碳分压在 20 mmHg 时,脑血流下降最多,达基本血流的 50%,但这种作用仅仅持续 6 小时。急性过度通气可以导致肌红蛋白代谢紊乱和意识改变。碱血症可以轻度增加呼吸肌收缩力。

（3）电解质 代谢性碱中毒导致钾离子下降和磷酸盐轻度下降,pH 每下降 0.1,钙离子下降 0.03~0.09 mmol/L。过度通气时常发生局部麻痹、腕痉挛、手足抽搐等,可能是氢离子对神经系统直接作用的结果。

（4）肺脏影响 碱血症导致呼吸衰竭患者的肺部分流增加,动脉血氧分压降低,这是由于通气/血流比例失调造成的。

（5）氧输送 碱血症增加血红蛋白与氧的结合力。临床上碱血症对氧输送的影响较小,但对存在组织缺氧的患者来说,血红蛋白与氧的亲和力增加是有害的。

(二) 单纯性酸碱平衡紊乱

4. 单纯性酸碱平衡紊乱的类型有哪些?

单纯酸碱平衡紊乱的类型有:

(1) 代谢性酸中毒　指细胞外液 H^+ 增加或 HCO_3^- 丢失而引起的,以原发性 HCO_3^- 降低为特征的酸碱平衡紊乱。

(2) 代谢性碱中毒　指细胞外液碱增多或 H^+ 丢失而引起的,以原发性 HCO_3^- 浓度升高为特征的酸碱平衡紊乱。

(3) 呼吸性酸中毒　二氧化碳排出障碍或二氧化碳吸入过多引起的,以原发性动脉血二氧化碳分压增加为特征的酸碱平衡紊乱。

(4) 呼吸性碱中毒　肺过度通气引起的,以原发性动脉血二氧化碳分压降低为特征的酸碱平衡紊乱。

5. 什么是阴离子间隙? 有什么临床意义?

阴离子间隙是指血浆中未测定的阴离子与未测定的阳离子的差值。正常值为 $10 \sim 14$ mmol/L,阴离子间隙实质上是反映血浆中固定酸含量的指标,因此阴离子间隙能够帮助区别代谢性酸中毒的类型和诊断混合性酸碱平衡紊乱。阴离子间隙的计算公式为:

$$阴离子间隙(AG) = [Na^+] - [HCO_3^-] - [Cl^-]$$

代谢性酸中毒在病因学上分为阴离子间隙增加型和阴离子间隙正常型。阴离子间隙正常型酸中毒是因为 HCO_3^- 中和 H^+ 而丢失、Cl^- 浓度相应增加所致;阴离子间隙增加型代谢性酸中毒是因为未常规测量的阴离子取代了 HCO_3^-。

(1) 阴离子间隙正常型酸中毒　阴离子间隙正常型酸中毒的特点是各种原因引起血浆中的 HCO_3^- 浓度降低,同时伴有血 Cl^- 代偿性增高。常见原因:① 消化道丢失 HCO_3^-。肠液、胰液和胆汁中 HCO_3^- 的含量高于血浆,在腹泻、肠瘘和胆瘘的患者,可因 HCO_3^- 大量丢失,而使血浆中 HCO_3^- 减少,从而肾小管 H^+-Na^+ 交换减少,Na^+ 与 Cl^- 重吸收增多,致血 Cl^- 浓度升高。② 含氯酸性药物摄入过多。长期或大量使用氯化铵、盐酸精氨酸等含氯酸性药物,此类药物在代谢过程中可产生 H^+ 和 Cl^-,Cl^- 增多促使近曲小管重吸收 NaCl 增加,远曲小管内 Na^+ 含量减少,$H^+ - Na^+$ 交换减少,HCO_3^- 重吸收减少;此外,大量输入生理盐水可因其中的 Cl^- 含量高于血浆,而引起阴离子间隙正常型代谢性酸中毒。③ 肾脏泌 H^+ 功能障碍。肾功能减退但尚未出现 HPO_4^{2-}、SO_4^{2-} 等阴离子潴留,可因肾小管泌 H^+ 和重吸收 HCO_3^- 减少而引起阴离子间隙正常型酸中毒;肾小管酸中毒,近端肾小管酸中毒是由于近曲小管重吸收 HCO_3^- 减少,远端肾小管酸中毒是由于远曲小管泌 H^+ 障碍,H^+ 在体内潴留,血浆 HCO_3^- 浓度降低;还有应用碳酸酐酶抑制剂如乙酰唑胺抑制肾小管上皮细胞内碳酸酐酶活性,使碳酸产生减少,泌 H^+ 和重吸收 HCO_3^- 减少。

(2) 阴离子间隙增高型酸中毒　阴离子间隙增高型酸中毒的特点是阴离子间隙增高,但血 Cl^- 正常,其原因包括:① 固定酸摄入过多。如过量服用水杨酸类药物,使血浆中的有机酸阴离子增加。② 固定酸产生过多。常见的有乳酸酸中毒及酮症酸中毒,乳酸酸中毒是各种原因引起的组织低灌注或缺氧导致乳酸产生增多;酮症酸中毒指严重饥饿、酒精中毒等情况时,葡萄糖利用减少或糖原储备不足,脂肪分解加速,产生大量酮体,当酮体的产生量超过外周组织的氧化能力及肾排泄能力时,可能发生酮症酸中毒。③ 肾排泄固定酸减少。急(慢)性肾衰竭时致肾小球滤过率低于正常值的 25% 时,机体代谢产生的 HPO_4^{2-}、SO_4^{2-} 等不能充分排出,使血中固定酸增加。

6. 乳酸的临床意义是什么?

动脉血乳酸的正常值为 $1\sim1.5$ mmol/L。该值超过 2 mmol/L 应引起临床医生的高度重视;若动脉血乳酸水平超过 4 mmol/L,同时动脉血 pH 低于 7.35,则诊断为乳酸酸中毒。休克患者组织灌注不足可引起无氧代谢、乳酸产生增多,是导致乳酸酸中毒的主要原因。乳酸酸中毒是危重患者常见的代谢性酸中毒,动脉血乳酸水平增高,提示组织缺氧,因此监测乳酸变化的水平有助于估计休克的复苏效果和变化趋势。

乳酸的价值不仅是反映机体缺氧严重程度,更为重要的是可以间接反映各个脏器功能衰竭的严重程度,临床上发现随着多器官功能衰竭评分逐渐增高,机体乳酸值相应增高,病死率亦相应增加。

如果动态监测乳酸并观察乳酸随时间变化关系,可以帮助临床医生及时发现病情变化:当乳酸有逐渐下降趋势,提示干预治疗可能有效,病情趋于好转;相反,当血乳酸持续增高或者在治疗中乳酸水平突然增高,则提示病情恶化,乳酸急剧增高,多属于临终前变化。

Tuchschmidt 等比较各种原因休克患者动脉血乳酸、血流动力学指标发现,与急性生理和慢性健康状况评分(APACHE Ⅱ 评分)相比,乳酸预测患者预后的准确性较高,且乳酸水平能在一定程度上反映疾病的严重程度。

虽然乳酸水平能在一定程度上反映疾病的严重程度,但因为乳酸受某些因素如营养状态和肝脏疾病的影响,故而仅凭乳酸水平做出预后判断是片面的。但乳酸水平改变的趋势有助于评定治疗效果和判断预后[3]。

7. 乳酸酸中毒的常见病因是什么?该如何处理?

(1) 乳酸酸中毒的病因

缺血缺氧低灌注:组织细胞灌注不良必然导致细胞缺氧,进行无氧代谢而致乳酸产生增加,此为乳酸酸中毒最常见的原因,也是乳酸增高的经典机制。

严重全身感染:严重全身感染是引起重症医学科患者乳酸酸中毒的最常见原因。严重全身感染引起乳酸酸中毒的原因仍不清楚,有几种导致乳酸水平增高的发病机制假说:① 虽然经过积极的复苏治疗,患者仍然组织缺氧、微循环功能障碍,存在无氧代谢,导致乳酸酸中毒;② 高分解代谢状态使丙氨酸、丙酮酸和乳酸同比例增加;③ 局部组织低氧而使乳酸产生增加、导致乳酸酸中毒。

癫痫发作:癫痫大发作导致肌肉能量储备和肝糖原耗竭,许多葡萄糖转变为乳酸。发作时乳酸水平经常超过 10 mmol/L,pH 低于 7.20。

恶性肿瘤:据报道,有多种恶性肿瘤可发生乳酸酸中毒,最常见的是白血病和淋巴瘤。乳酸盐产生增多的机制与氧化磷酸化和糖酵解异常有关。当然,恶性肿瘤患者的乳酸酸中毒大都发生在患者休克或严重全身感染时。

肝衰竭:肝脏是重要的乳酸代谢器官,严重肝脏疾病时,乳酸清除减慢。对于稳定的慢性肝脏疾病患者,即使存在严重的肝脏功能障碍也不会明显增加血浆乳酸水平。对于爆发性肝衰竭患者,因为乳酸盐清除严重障碍而使患者表现为乳酸酸中毒。

其他原因:氰化物、酒精(乙醇)或甲醇中毒、先天性 1,6 -二磷酸果糖缺乏等原因,也会导致乳酸酸中毒。

(2)治疗 首先应病因治疗,对症治疗的目的在于避免乳酸酸中毒本身对机体造成的损害进一步加重。对症治疗的方法包括:① 补充碳酸氢盐,虽然对碳酸氢盐的安全性和有效性至今仍有不同观点,但仍长期以来被用作治疗乳酸酸中毒的标准治疗方法。碳酸氢盐治疗的目的在于减轻酸血症对血流动力学的影响。但碳酸氢盐治疗可能使动脉血二氧化碳分压增高从而引起细胞内 pH 迅速降低;② 透析,血液透析和腹膜透析都可用来治疗乳酸酸中毒。碳酸氢盐或醋酸盐都可以作为缓冲液应用于透析[4]。当然,血流动力学不稳定的患者,应采用连续肾脏替代治疗。

8. 什么是酮症酸中毒? 只有糖尿病能引起酮症酸中毒吗?

酮症酸中毒发生在游离脂肪酸产生增加或脂肪酸分解的酮体在肝脏内蓄积的情况下。除糖尿病酮症酸中毒外,还有饥饿性酮症和酒精性酮症,但糖尿病酮症酸中毒最常见,可以通过病史、血糖水平和酮体加以鉴别。

酒精性酮症酸中毒发生在大量饮酒后反复呕吐者,表现为血酮体增高的同时血糖正常或轻度增高的特点。饥饿性酮症酸中毒是轻微和有自限性的酸中毒,HCO_3^- 的降低很少超过 5 mmol/L,合并糖尿病酮症酸中毒应通过静脉应用胰岛素治疗,补充碳酸氢盐治疗糖尿病酮症酸中毒无效。对于绝大部分的酒精性酮症酸中毒患者来说,既不需要碳酸氢盐也不需要胰岛素治疗,对输注葡萄糖反应灵敏。饥饿性酮症酸中毒予以进食能迅速纠正。

9. 如何鉴别糖尿病性酮症酸中毒与糖尿病性高渗高血糖昏迷?

酮症酸中毒和高渗性昏迷是糖尿病的两个最严重的急性并发症,即使在正规治疗中也可能发生。这些急症可发生在Ⅰ型和Ⅱ型糖尿病患者。糖尿病酮症酸中毒死亡率不到 5%,高渗性高血糖状态的死亡率则高达 15%。高龄患者和儿童或合并昏迷、低血压者预后更差。

糖尿病酮症酸中毒与高渗性高血糖状态患者两种代谢紊乱的发病机制基本是一致的,就是血中胰岛素有效作用的减弱,同时多种升血糖激素水平升高,如胰高血糖素、儿茶酚胺、糖皮质激素、生长激素等。糖尿病酮症酸中毒与高渗性高血糖状态患者由于这些激素水平的变化而导致肝及肾脏葡萄糖生成增加、外周组织对葡萄糖的利用降低,导致高血糖,同时细胞外液渗透压升高。糖尿病酮症酸中毒时,由于胰岛素作用减弱以及升糖激素作用增强,共同使脂肪组织分解为游离脂肪酸,释放入血液循环,在肝脏氧化分解产生酮体,从而造成酮血症及代谢性酸中毒。高渗性高血糖状态虽然由于血浆胰岛素水平不足,胰岛素敏感组织不能有效利用葡萄糖,但有学者推测患者体内尚有一定量的胰岛素可以抑制脂肪组织分解,并不产生酮体。糖尿病酮症酸中毒和高渗性高血糖状态均能造成尿糖增高引起渗透性利尿,从而使机体脱水,失钠、钾和其他电解质成分。

糖尿病酮症酸中毒和高渗性高血糖状态的典型临床表现及实验室检查见表 20-1。

表 20-1 糖尿病酮症酸中毒(DKA)和高渗性高血糖状态(HHS)典型临床表现及实验室检查

项目	DKA			HHS
	轻	中	重	
血糖(mg/dl)	>250	>250	>250	>600
动脉 pH	7.25~7.30	7.00~7.24	<7.00	>7.30
血清 HCO_3^- (mmol/L)	15~18	10~<15	<10	>15
尿酮体	阳性	阳性	阳性	微量

续 表

项目	DKA			HHS
	轻	中	重	
血清酮体	阳性	阳性	阳性	微量
有效渗透压	不定	不定	不定	>320
阴离子间隙	>10	>12	>12	不定
意识改变	清醒	清醒/嗜睡	昏睡/昏迷	昏睡/昏迷

高渗性高血糖状态发病缓慢,历经数日到数周,而1型、甚至2型糖尿病导致的糖尿病酮症酸中毒常呈急性发病。尽管糖尿病控制不良的症状可存在数天,但酮症酸中毒的代谢改变在短时间形成(一般<24小时)。有时全部症状可骤然发生,事先无任何先兆或症状。糖尿病酮症酸中毒和高渗性高血糖状态的临床表现均可有多尿、多饮、多食、体重减少、呕吐、腹痛(仅糖尿病酮症酸中毒)、脱水、虚弱无力、意识模糊、最终陷入昏迷;体格检查可有皮肤弹性差、Kussmaul呼吸(仅糖尿病酮症酸中毒)、心动过速、低血压、精神改变、最终昏迷(更常见于高渗性高血糖状态)。25%的糖尿病酮症酸中毒患者表现呕吐,并可能呕吐咖啡样物,潜血阳性,胃镜检查证实为出血性胃炎。患者的神志改变可从完全清醒到昏睡、昏迷,高渗性高血糖状态更常出现昏睡、昏迷。尽管感染是糖尿病酮症酸中毒和高渗性高血糖状态的常见诱因,但由于早期外周血管舒张,患者可体温正常,甚至低体温。患者出现低体温是预后不良的标志。对腹痛患者需小心谨慎,因为腹痛既可以是糖尿病酮症酸中毒的结果,也可能是糖尿病酮症酸中毒的诱因(尤其在年轻患者)。如果脱水或代谢性酸中毒纠正后腹痛仍不缓解,则需进一步检查以明确诊断。

10. 怎样鉴别糖尿病酮症酸中毒和糖尿病乳酸酸中毒?

糖尿病患者易发生酮症酸中毒和糖尿病乳酸酸中毒,由于很多医院不能测定血乳酸,故乳酸酸中毒易被忽视。糖尿病酮症酸中毒通常经补液、补碱、胰岛素治疗有效,病死率<1%,而乳酸酸中毒病死率高达50%以上,老年患者病死率更高,可达80%以上,故应重视糖尿病

患者是否发生乳酸酸中毒。

临床诊断乳酸酸中毒要点如下：① 有口服双胍类降糖药物史，尤其是苯乙双胍。② 动脉血乳酸>1.5 mmol/l（正常动脉血乳酸范围为1~1.5 mmol/L）。③ 体液碱贮备减少，阴离子间隙>18 mmol/L（正常范围8~16 mmol/L，平均12 mmol/L）。④ 代谢性酸中毒，血pH<7.35。在以上4个指标中，诊断乳酸酸中毒最重要的是血乳酸水平的升高，动脉血的pH及阴离子间隙是两个相对不敏感的指标。高乳酸血症可呈酸血症、正常血pH或碱血症，主要取决于血乳酸增高程度、体液缓冲能力以及是否合并其他疾病，如败血症、肝、肾、心脏等脏器功能障碍或功能衰竭。临床如没有条件测定血乳酸水平，也可根据阴离子间隙计算推测，阴离子间隙增大的常见原因有：糖尿病或酒精性酮症酸中毒、尿毒症性酸中毒、乳酸酸中毒、化学毒素摄取后酸中毒（如误服大量水杨酸、甲醇、乙二醛、副醛）。如无尿毒症又无酮症酸中毒，也无其他原因可解释的酸中毒，则阴离子间隙则显著增大常提示乳酸酸中毒。

糖尿病酮症酸中毒的临床特点为起病较缓，症状、体征、实验室检查与乳酸酸中毒相似，但血乳酸在糖尿病酮症酸中毒时正常、乳酸酸中毒时明显增高，单纯的糖尿病酮症酸中毒血乳酸基本正常。

11．糖尿病酮症酸中毒该如何补碱？

糖尿病酮症酸中毒患者中，轻症患者经补液合注射胰岛素后，酸中毒可逐渐纠正，不必补碱。当血pH低至7.0时，有抑制呼吸中枢和中枢神经功能、诱发心律失常的危险，故应给予相应治疗。但补充碳酸氢钠过多过快又可产生不利的影响。如血pH降至7.1，或HCO_3^-降至5 mmol/L（相当于二氧化碳结合力4.5~6.7 mmol/L），应给予碳酸氢钠50 mmol/L，可用5％的碳酸氢钠84 ml，用注射用水稀释成1.25％溶液，静脉滴注。如血pH>7.1或HCO_3^->10 mmol/L（相当于二氧化碳结合力11.2~13.5 mmol/L），无明显酸中毒大呼吸者，可暂不予补碱。在纠正代谢紊乱过程中，代谢性酸中毒也会得到改善和纠正。

糖尿病酮症酸中毒的补碱治疗中，碳酸氢盐的使用仍有争议。美国糖尿病学会推荐：若pH<6.9，可将100 mmol碳酸氢盐加入到400 ml注射用水中以200 ml/小时的速度静脉滴入；若pH介于6.9~7.0之

间,经前瞻性随机研究未能证实使用碳酸氢盐能降低致残率及病死率,但考虑到严重的酸中毒会导致严重的心血管副作用,成人患者慎重地使用碳酸氢盐是可取的。可将 50 mmol 碳酸氢盐加入到 200 ml 注射用水中以 200 ml/小时的速度静脉滴入;每 2 小时检测静脉血 pH,直至 pH 升至 7.0;如果有必要,应该每 2 小时重复补碱。若 pH>7.0,可暂不使用碳酸氢盐,但应积极补液和使用胰岛素,阻止脂肪分解。

另外,碳酸氢钠和胰岛素治疗均可降低血钾浓度,因此,在补液治疗过程中一定要坚持补钾并严密监测血钾浓度。

12. 代谢性碱中毒的常见病因有哪些?

凡是引起 H^+ 丢失或 HCO_3^- 进入细胞外液增多的因素,都可以引起血浆 HCO_3^- 浓度升高。正常情况下,肾脏可减少 HCO_3^- 重吸收,维持血浆正常 HCO_3^- 浓度,以避免代谢性碱中毒发生。但在某些情况下,如有效循环血量不足、低氯等,造成肾脏对 HCO_3^- 的调节功能障碍,使血浆 HCO_3^- 水平升高,可发生代谢性碱中毒。

(1)消化道丢失 H^+ 见于频繁呕吐以及胃肠减压,富含 H^+ 的胃液大量丢失后,肠液中的 HCO_3^- 得不到中和而被吸收入血,以致血浆中 HCO_3^- 浓度升高,发生代谢性碱中毒。

(2)肾丢失 H^+ ① 低氯性碱中毒:噻嗪类和袢利尿剂通过抑制髓袢升支对 Cl^- 的主动重吸收,使 Na^+ 的被动重吸收减少,远曲小管液中的 NaCl 含量增高,H^+-Na^+、K^+-Na^+ 交换增加,Cl^- 以氯化铵的形式排出,H^+-Na^+ 交换增加使 HCO_3^- 重吸收增加,引起低氯性碱中毒。② 肾上腺皮质激素增多:肾上腺皮质激素增多促使肾远曲小管和集合管 H^+-Na^+、K^+-Na^+ 交换增加,HCO_3^- 重吸收增加,导致代谢性碱中毒和低钾血症,后者又促进碱中毒的发展。

(3)H^+ 向细胞内转移 低钾血症时,细胞内钾向细胞外转移以代偿血钾降低,作为交换,细胞外液中的 H^+ 移入细胞内,造成细胞外碱中毒和细胞内酸中毒。同时,因肾小管上皮细胞缺钾,K^+-Na^+ 交换减少 H^+-Na^+ 交换增加,H^+ 排出增加,HCO_3^- 重吸收增加,造成低钾性碱中毒。

（4）碱性物质摄入过多　口服或静脉输入碳酸氢盐过量可引起代谢性碱中毒。大量输入库存血,库血中的枸橼酸钠在体内氧化产生碳酸氢钠,在肾功能减退时可引起代谢性碱中毒。

13. 如何纠正代谢性碱中毒?

代谢性碱中毒一般是可以预防的。如果发生代谢性碱中毒,一般纠正电解质紊乱能恢复酸碱平衡。与氯化物不足有关的必须补充足量的氯化物。

常用的纠正代谢性碱中毒方法,包括盐酸精氨酸、氯化铵和盐酸。近来有学者认为盐酸精氨酸和氯化铵可能会潜在增加细胞内 pH,因此不提倡使用。

应用浓度在 $100\sim200$ mmol/L 的盐酸治疗代谢性碱中毒是安全的,根据碱中毒的严重程度和它的影响程度,输注速度在 $20\sim50$ mmol/小时,但必须通过中心静脉输注,必须每小时监测动脉血 pH。

14. 如何区分急性呼吸性酸中毒和慢性呼吸性酸中毒?

呼吸性酸中毒是二氧化碳排出障碍或二氧化碳吸入过多引起的,以原发性动脉血二氧化碳分压增加为特征的酸碱平衡紊乱。依照发病速度和病程长短分为急性呼吸性酸中毒和慢性呼吸性酸中毒。急性呼吸性酸中毒常见于急性气道堵塞、急性心源性肺水肿、中枢或呼吸肌麻痹引起的呼吸骤停及急性呼吸窘迫综合征等。慢性呼吸性酸中毒常见于气道及肺部慢性炎症引起的慢性阻塞性肺疾病、肺广泛性纤维化或肺不张,一般指动脉血二氧化碳分压高浓度潴留达 24 小时以上者。

急性呼吸性酸中毒时,由于肾脏的代偿功能十分缓慢,因此仅主要靠细胞内外离子交换及细胞内缓冲,这种调节与代偿十分有限,常表现为代偿不足或失代偿状态。动脉血二氧化碳分压每升高 10 mmHg,血浆 HCO_3^- 仅升高 $0.7\sim1$ mmol/L,不足以维持 HCO_3^-/H_2CO_3 的正常比值,所以急性呼吸衰竭酸中毒时 pH 往往低于正常值,呈失代偿状态。

慢性呼吸性酸中毒时,由于肾脏的代偿,有可能是代偿性的。慢性呼吸性酸中毒时由于动脉血二氧化碳分压和 H^+ 浓度升高,可能增强肾小管上皮细胞内碳酸酐酶和线粒体中谷胺酰胺酶活性,促使小管

上皮排泌 H^+ 和泌 $NH_3 \cdot NH_4^+$，同时增加对 HCO_3^- 的重吸收。这种作用的充分发挥常需 3～5 天才能完成，因此急性呼吸衰竭酸中毒来不及代偿，而在慢性呼吸性酸中毒时，由于肾脏的保碱作用较强大，而且随动脉血二氧化碳分压升高，HCO_3^- 也呈比例增高，大致动脉血二氧化碳分压每升高 10 mmHg，血浆 HCO_3^- 增高 3.5～4.5 mmol/L，能使 HCO_3^-/H_2CO_3 比值接近 20：1，因而在轻度和中度呼吸性酸中毒时有可能代偿。HCO_3^- 继发性代偿升高最大的代偿时间为 3～5 天，代偿的限度为 45 mmol/L。

15. 呼吸性酸中毒的常见病因是什么？

呼吸性酸中毒的常见病因有：

（1）呼吸中枢抑制　见于颅脑损伤、脑炎、脑血管意外、麻醉药或镇静药过量等，呼吸中枢抑制使肺泡通气量减少，引起二氧化碳潴留。

（2）呼吸肌麻痹　急性脊髓灰质炎、重症肌无力和脊髓高位损伤的患者，因呼吸动力不足而导致二氧化碳排出减少。

（3）呼吸道阻塞　见于喉头痉挛或水肿、异物阻塞气道等，呼吸道严重阻塞引起急性二氧化碳潴留。

（4）胸部疾病　胸部创伤、气胸、大量胸腔积液或胸廓畸形时，胸廓活动受限导致二氧化碳排出减少。

（5）肺部疾病　严重肺炎、慢性阻塞性肺疾病、哮喘或 ARDS 等广泛肺组织病变时，肺泡通气量减少，二氧化碳排出障碍。

（6）呼吸机使用不当　呼吸机通气量设置过小，使二氧化碳排出减少。

此外在通气不良的环境中二氧化碳浓度增加，从而吸入增多也可导致为呼吸性酸中毒。

（三）混合型酸碱平衡紊乱

16. 混合型酸碱紊乱有哪些类型？

混合型酸碱紊乱是指同一患者有两种或两种以上的单纯型酸碱

平衡紊乱同时存在。如果代谢性和呼吸性异常均为酸中毒或碱中毒，称为相加性混合型酸碱平衡紊乱；如果代谢性和呼吸性异常呈相反方向变化，称为相消性混合型酸碱平衡紊乱(表 20 - 2)。因为同一患者不可能同时发生二氧化碳潴留和排出过多，因此呼吸性酸中毒和呼吸性碱中毒不可能同时存在。诊断混合型酸碱平衡紊乱必须在充分了解原发病及病情变化的基础上，结合实验室检查，从原发病入手，进行综合分析。

表 20 - 2   混合型酸碱平衡紊乱类型 *

相 加 性	相 消 性	三 重 性
呼酸＋代酸	呼酸＋代碱	呼酸＋代酸＋代碱
呼碱＋代碱	呼碱＋代酸	呼碱＋代酸＋代碱
	代酸＋代碱	

* 呼酸：呼吸性酸中毒；呼碱：呼吸性碱中毒；代酸：代谢性酸中毒；代碱：代谢性碱中毒。

17. 如何诊断酸碱平衡紊乱？

酸碱平衡紊乱的诊断是非常复杂的。许多重症患者存在多重紊乱。实验室检查包括 pH，二氧化碳分压，碳酸氢盐水平，电解质水平等。

(1) 首先要明确目前是酸血症还是碱血症 明确 pH 是低于 7.35 还是高于 7.45。混合性紊乱时也许 pH 在正常范围，但碳酸氢盐、二氧化碳分压、阴离子间隙的改变都标志着酸碱平衡紊乱。

(2) 明确主要紊乱是因为呼吸因素还是代谢因素引起的 对于酸血症，动脉血二氧化碳分压高于 45 mmHg 说明为呼吸性酸中毒，碳酸氢盐水平低于 22 mmol/L 意味着代谢性碱中毒。对于碱血症，动脉血二氧化碳分压低于 35 mmHg，提示呼吸性碱中毒，碳酸氢盐浓度大于 26 mmol/L 说明为代谢性碱中毒。

(3) 明确对于主要的紊乱来说是否发生了适当的代偿 代谢性紊乱伴有可以估计的与之相适应的呼吸代偿；呼吸性紊乱时碳酸氢盐浓度的变化分为两部分，急性变化是因为组织缓冲作用，慢性变化是由于肾脏的代偿性变化。呼吸性和代谢性紊乱的代偿预计值可用公式计算(表 20-3)。如果不在代偿预计值范围内,则可能有多重的酸碱紊乱。

表 20-3 单纯酸碱紊乱的代偿公式

酸碱紊乱类型	代 偿 公 式	代 偿 限 值
代谢性酸中毒	$PaCO_2 = (1.5 \times HCO_3^-) + 8 \pm 2$	10 mmHg
代谢性碱中毒	$PaCO_2 = (0.7 \times HCO_3^-) + 21 \pm 1.5^*$	55 mmHg
急性呼吸性酸中毒	$HCO_3^- = [(PaCO_2 - 40)/10] + 24$	30 mmol/L
慢性呼吸性酸中毒	$HCO_3^- = [(PaCO_2 - 40)/3] + 24$	45 mmol/L
急性呼吸性碱中毒	$HCO_3^- = [(40 - PaCO_2)/5] + 24$	18 mmol/L
慢性呼吸性碱中毒	$HCO_3^- = [(40 - PaCO_2)/2] + 24$	12~15 mmol/L

* 当 $HCO_3^- > 40$ mmol/L 时,用公式 $PaCO_2 = (0.75 \times HCO_3^-) + 19 \pm 7.5$。

(4) 计算阴离子间隙 阴离子间隙是指未测定的阴离子和未测定的阳离子之间的差值,用来判断代谢性酸中毒。未检测的阴离子一般指血浆蛋白,主要是白蛋白,其余为磷酸盐、硫酸盐等其他有机阴离子。阴离子间隙增高并不总意味着代谢性酸中毒,碱血症时阴离子间隙也会增加,因为这时血浆蛋白携带的净负电荷浓度增加。利尿也会增加阴离子间隙,因为蛋白浓度增加。但是,当阴离子间隙增高超过 20 mmol/L 时,应考虑有代谢性酸中毒存在。

诊断和鉴别诊断酸碱平衡紊乱当然必须依赖具体患者的具体临床情况[5,6]。

18. 慢性阻塞性肺疾病常见的混合性酸碱紊乱有哪些?

(1) 呼吸性酸中毒合并代谢性碱中毒 是慢性阻塞性肺疾病患者最常见的混合性酸碱失衡类型。常见原因有:① 在通气未改善之前滥用 $NaHCO_3$;② 过急的过度人工通气;③ 大量使用利尿剂之后;④ 电解质紊乱。其特点为:动脉血二氧化碳分压和血浆 HCO_3^- 浓度均升高而且升高的浓度均已超出彼此正常代偿范围,血气中实际碳酸氢盐、标准碳酸氢盐和缓冲碱均升高,碱剩余正值加大,pH 变化不大,略偏高或偏低,也可以在正常范围内。

呼吸性酸中毒合并代谢性碱中毒对机体危害性较大,病死率较高,原因在于:① 呼吸抑制;② 氧离曲线左移造成组织缺氧;③ 血清钙离子降低;④ 可造成消化道出血。此类失衡以医源性因素引起者较多,故应强调预防为主,避免过度通气,正确使用利尿剂,应采用排钾与保钾利尿剂联合应用,应间歇、短程,避免长期使用激素,严格掌握补碱指征。发生呼吸性酸中毒合并代谢性碱中毒时应给予补充氯化钾,根据病情轻重选择给药途径及剂量。低钙抽搐可使用氯化钙治疗,对于严重的低氯性碱中毒可选用盐酸精氨酸,但不宜大量或长期使用,以免造成高氯性代酸。

(2)慢性阻塞性肺疾病患者也会出现呼吸性酸中毒合并代谢性酸中毒,此类患者病情较严重,往往存在严重感染、呼吸衰竭及心力衰竭,因患者通气功能障碍导致二氧化碳排出受阻,同时由于严重感染缺氧,导致无氧代谢增加,造成乳酸堆积,并且可能存在潜在性肾功能不全而使体内酸性代谢产物排出受阻,或合并糖尿病及极度厌食、营养不足等造成酮症酸中毒。其特点为:由于呼吸性和代谢性因素指标均朝酸性反面变化,因此 HCO_3^- 减少时呼吸不能代偿,在动脉血二氧化碳分压增多时,肾脏也不能代偿 HCO_3^- 反而减少,两者不能互相代偿,呈严重失代偿状态,pH 明显减低,并形成恶性循环,有致死性后果,患者血气中实际碳酸氢盐、标准碳酸氢盐和缓冲碱均降低,实际碳酸氢盐>标准碳酸氢盐,血浆钾离子浓度升高,阴离子间隙可增大。该类型的防治应首先针对病因、诱因和并发症进行治疗,一定要同时处理两种失衡,如抗感染、保持呼吸道通畅、减少死腔、增加肺泡通气量。适时使用呼吸兴奋剂或机械呼吸,严重缺氧引起乳酸酸中毒者,应在血气监测下适当提高吸氧浓度维持血氧饱和度、输注红细胞和增加心排血量,以增加全身氧供,纠正缺氧。

(黄英姿)

参考文献

1. Benjamin E, Oropello JM, Abalos AM, et al. Effects of acid-base correction on

hemodynamics, oxygen dynamics, and resuscitability in severe canine hemorrhagic shock. Crit Care Med, 1994,22: 1616 – 1620.

2. Cardenas VJ, Zwischenberger JB, Tao W, et al. Correction of blood pH attenuates changes in hemodynamics and organ blood flow during permissive hypercapnia. Crit Care Med, 1996,24: 827 – 834.

3. Stacpoole PW, Wright EC, Baumgartner TG, et al. Natural history and course of acquired lactic acidosis in adults. Am J Med, 1994,97: 47 – 52.

4. Stacpoole PW, Wright EC, Baumgartner TG, et al. A controlled clinical trial of dichloroacetate for treatment of lactic acidosis in adults. N Engl J Med, 1992,327: 1564 – 1570.

5. Horacio JA, Nicolaos EM. Management of life-threatening acid-base disorders. N Engl J Med, 1998,338: 26 – 34.

6. Horacio JA, Nicolaos EM. Management of life-threatening acid-base disorders. N Engl J Med, 1998,338: 107 – 111.

第二十一章

重症患者的镇痛镇静

一、前沿学术综述

重症医学科的重症患者往往因病重而难以自理,甚至口不能言,手不能动,但其仍然保留着对外界的感觉、记忆与意识。在昼夜灯光长明的病房里,自身伤病的疼痛,各种有创的检查治疗,全身满布的各种插管,陌生的环境,冰冷的机器设备,此起彼伏的报警声音,抢救时紧张的呼喊,频繁被惊扰的睡眠,相邻患者病情的突然恶化乃至死亡,对自己病情的忧虑以及对家人的思念与担心……这一切都使得患者处于极度的"无助"和不断加深的"恐惧"感觉之中,可能构成对患者的恶性刺激,增加患者的痛苦,甚至使患者因为这种"无助与恐惧"而挣扎,危及生命安全。国外有学者调查表明,离开重症医学科的患者中,约有50%的患者对于其在重症医学科中的经历保留有痛苦的记忆,而70%以上的患者在重症医学科期间存在着焦虑与激惹[1]。因此,重症医学工作者应该时刻牢记,我们在抢救生命、治疗疾病的过程中,必须同时注意尽可能减轻患者的痛苦与恐惧感,使患者不感知或者遗忘其在危重阶段的多种痛苦,以避免加重患者的病情或影响其接受治疗。

镇痛与镇静治疗是保护重症患者安全的重要手段。重症患者的疼痛与焦虑不但表现为感情与精神方面的无助与恐惧以及躯体疾病和手术伤口的疼痛和不适,更有诸多所谓"隐匿性疼痛"的袭扰:长时间卧床,各种各样的插管、引流管,医护人员反复的检查治疗,包括压眶反射、疼痛感觉检查及病变部位触诊、频繁的吸痰、机械通气时的"人-机对抗",等等,都会引起患者的焦虑与躁动,甚至会因此意外拔除气管插管、深静脉插管而危及生命。所以,重症医学科积极的镇痛与镇静治疗,不仅应该针对临床明显的疼痛与焦虑,还需要及时发现并处理各种"隐匿性"的疼痛与焦虑,防患于未然。

镇痛与镇静治疗还是抢救极度重症患者的必备步骤。自然界的许多生物在外部环境极端恶劣的情况下,往往被迫采取"冬眠"或"夏眠"的方式,将自身的代谢速率降至最低,等待外部环境的改善以恢复正常生机。在处理临床重症患者的过程中,有时我们面对非常顽固的低灌注、低氧合状态,一时很难迅速纠正,也不得不通过强力的镇痛、镇静等措施将患者的代谢消耗降至最低,待其他病理生理因素得到纠正之后,再逐渐降低镇痛、镇静强度,直至停止治疗。

国际上,重症医学建立发展之初,镇痛与镇静就是治疗的重要手段。当时,由于医疗知识的局限和诸如呼吸机等医疗设备的落后,在重症患者进入重症医学科后要常规给予镇静甚至肌松治疗,以增加患者对于各种治疗的耐受。但随着时间的推移、科技的进步和重症医学科学的发展,20 世纪 80 年代之后,国外学者逐渐认识到过度镇静的种种弊端:自我保护反射削弱,机械通气时间延长,肺部感染增加,深静脉血栓形成,皮肤压疮,以及神经肌肉传导障碍等等,于是加强了对镇痛镇静治疗的研究,更加注重"适度",讲求平衡,既往那种过度镇痛镇静的现象得到大幅度纠正。而恰在此时,我国的重症医学事业开始起步,受到当时国外"矫枉过正"的影响,我国的多数重症医学工作者对于重症医学科中患者的镇痛镇静治疗重视不够,甚至出现了危及患者生命的惨痛教训。20 世纪 90 年代以后,国外的一些重症医学学会相继推出并不断更新了一系列镇痛镇静治疗指南[2],中华医学会重症医学分会也于 2006 年上半年推出了重症医学科重症患者镇痛与镇静治疗指南[3],其目的在于推广适度镇痛镇静的理念与方法,提高重症医学科中重症患者的整体治疗水平。

二、临 床 问 题

(一) 镇痛、镇静的目的和临床意义

1. 疼痛、焦虑与躁动对重症患者有哪些危害?

疼痛是因损伤或炎症刺激,或因情感痛苦而产生的一种不适的感

觉,焦虑是一种强烈的忧虑,不确定或恐惧状态;躁动则是一种伴有不停动作的易激惹状态,或者说是一种伴随着挣扎动作的极度焦虑状态。

重症患者疼痛的诱发因素包括原发疾病、各种监测、治疗手段(显性因素)和长时间卧床制动、气管插管(隐匿因素)等。疼痛导致机体应激、睡眠不足和代谢改变,进而出现疲劳和定向力障碍,导致心动过速、组织耗氧增加、凝血过程异常、免疫抑制和分解代谢增加等。疼痛还可刺激疼痛区周围肌肉的保护性反应,导致全身肌肉僵直或痉挛等限制胸壁和膈肌运动,进而造成呼吸功能障碍。

50%以上的重症患者可能出现焦虑症状,其特征包括躯体症状(如心慌、出汗)和紧张感。

引起焦虑的原因均可以导致躁动。另外,某些药物的副作用、休克、低氧血症、低血糖、酒精及其他药物的戒断反应、机械通气不同步等,也是引起躁动的常见原因。研究显示,最易使重症患者焦虑、躁动的原因依次为:疼痛、失眠、经鼻或经口腔的各种插管、失去支配自身能力的恐惧感以及身体其他部位的各种管道限制活动。

躁动可导致患者与呼吸机对抗,使耗氧量增加,引起意外拔除身上各种装置和导管,甚至危及生命,所以应该及时发现躁动,积极寻找诱因,在实施镇静药物治疗之前积极纠正患者紊乱的生理状况,包括低氧血症、低血糖、低血压和疼痛等,并为患者营造舒适的人性化的环境,向患者解释病情及所实施治疗的目的和意义,尽可能使患者了解自己病情、参与治疗并积极配合。

2. 何谓镇痛与镇静治疗?

镇痛治疗是指通过药物或(和)非药物手段(音乐、心理暗示、针刺等异位刺激,以及理疗等)以提升患者的痛觉阈值,减轻或消除患者的疼痛感觉。

镇静治疗是指借助于药物等手段使焦虑或(和)躁动的患者处于一种平静安详的状态。镇静治疗需要首先祛除一切可能导致焦虑/躁动的诱发因素,药物治疗应在此基础上进行。作为重症医学科中主要的镇静治疗手段,镇静药物治疗应能够使患者解除焦虑,安静而不再关注身边的痛苦恐惧,并且能够遗忘诸多恶性的刺激。

由于重症医学科中的许多患者都伴有躯体疾病的疼痛,因此在实施镇静治疗之前,应该有效地缓解患者的疼痛,镇痛是镇静治疗的基础。

3. 重症患者接受镇痛镇静治疗有何临床意义?

镇痛与镇静治疗并不等同,镇痛是基础,镇静必须是在已祛除疼痛因素的基础之上帮助患者克服焦虑,是增加睡眠和遗忘的进一步治疗。

在镇痛镇静治疗之前,应尽量明确患者产生疼痛及焦虑激惹等症状的原因,尽可能采用各种非药物手段祛除或减轻一切可能的影响因素。镇痛与镇静治疗是特指应用药物手段以消除患者疼痛,减轻患者焦虑和激惹,催眠并诱导遗忘的治疗,其目的和意义在于:

(1)消除或减轻患者的疼痛及躯体不适感,减少不良刺激及交感神经系统的过度兴奋。

(2)帮助和改善患者睡眠,诱导遗忘,减少或消除患者对其在重症医学科治疗期间的痛苦记忆。

(3)减轻或消除患者的焦虑、激惹甚至谵妄,防止患者的无意识行为(如挣扎)干扰治疗,保护患者的生命安全。

(4)降低患者的代谢速率,减少其氧耗、氧需,使得受到损害的氧输送尽量能够满足机体组织氧耗的需求,并减轻各器官的代谢负担。

(5)对病情非常危重的患者,诱导并维持一种低代谢的"休眠"状态,尽可能地减少各种炎性介质的产生和释放,有助于减轻细胞与器官损伤。

4. 重症医学科镇静与麻醉镇静有什么异同?

接受全身麻醉的患者多数为择期手术者,即使是急诊患者,一般也要求主要的生命体征趋于稳定。由于手术时间罕有超过 24 小时者,且手术操作的需要往往必须配合应用肌松药物,并使患者丧失一切感觉与意识,因此患者在短时间内所达到的镇痛镇静深度要大大超过重症患者,此时患者丧失了一切自我保护反射,丧失感觉运动及意识。而重症患者则不然,一方面其需要镇痛镇静的时间远远长于手术麻醉时间,另一方面其深度要求又必须尽可能保留其基本的生理防御反射和感觉运动功能;同时由于多器官功能障碍而往往需要合并多种治疗手段和药物,必须考虑彼此间的相互作用影响。因此重症患者具有镇痛镇静药物的累积剂量大,药代和药效动力学不稳定的特点,需要经常判断镇痛镇静程度并随时调整药物种类与剂量(表21-1)。

表 21-1　手术麻醉与重症医学科镇静的区别

	手 术 麻 醉	重症医学科治疗
时间	短	相对较长
生命体征	基本稳定	不稳
镇静深度	深、意识丧失、遗忘	浅、保留部分意识
运动反射	抑制	尽可能保留
自主呼吸	消失	宜保留
气道管理	简单	重要 严格
自行咯痰	避免	鼓励
呼吸道感染	少	易发生
组织灌注	多正常	多异常
胃肠道利用	不考虑	需强调
药物蓄积	少	易发生
药物相互作用	少考虑	需注意

(二) 镇痛镇静的临床评估

5. 为什么要对重症患者进行疼痛和镇静状态评估?

相对于全身麻醉,重症患者的镇痛镇静治疗更加强调"适度"的概念,因为"过度"与"不足"都可能给患者带来损害。为此,需要对重症患者疼痛与意识状态及镇痛镇静疗效进行准确的评价。

就目前我国的大部分重症医学科而言,镇痛不足是普遍现象,其危害已如前述,但镇静过度也同样对患者不利:难以观察患者的意识状态及检查感觉运动和反射;神经肌肉的废用导致神经肌肉突触传导障碍,肌肉萎缩;深静脉血栓形成;皮肤受压出现压(褥)疮;气道自洁能力损害导致支气管、肺部分泌物坠积甚至发生误吸;呼吸机通气时间延长,以及重症医学科留治时间和住院时间延长、医疗费用增加。

因此,重症患者的镇痛镇静治疗必须时刻强调"均衡适度"的概念,而所谓"度"即是建立在及时准确评估的基础上,需要我们正确选择适合不同患者的不同的评估标准,随时调整和指导治疗。

对疼痛程度和意识状态的评估是进行镇痛镇静的基础,是合理、恰当镇痛镇静治疗的保证。这些评估应该是连续而系统的,贯彻于治疗过程的前、中及后。

6. 如何对重症患者进行疼痛评估?

目前的疼痛评估仍然都是主观指标[4,5],包括疼痛的部位、特点、加重及减轻因素和强度,最可靠有效的评估指标是患者的自我描述。常用评估方法有:

(1) 视觉模拟法(visual analogue scale) 用一条 10cm 的水平直线,两端分别定为不痛和最痛,由被测试者在最接近自己疼痛程度的地方画垂线标记,以此量化其疼痛强度。视觉模拟法已被证实是一种评价老年患者急、慢性疼痛的有效和可靠方法(图 21-1)。

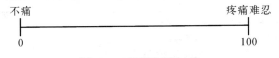

不痛　　　　　　　　　　　　　疼痛难忍

0　　　　　　　　　　　　　100

图 21-1　视觉模拟评分法

(2) 数字评分法(numeric rating scale) 数字评分法是一个从 0～10 的点状标尺,0 代表不疼,10 代表疼痛难忍,由患者从上面选一个数字描述疼痛(图 21-2)。其在评价老年患者急、慢性疼痛的有效性及可靠性上已获得证实。

(3) 面部表情评分法(faces pain scale) 由 6 种面部表情及 0～10分(或 0～5 分)构成,程度从不痛到疼痛难忍。由患者选择图像或数字来反映最接近其疼痛的程度(图 21-3)。面部表情评分法与视觉模拟法、数字评分法有很好的相关性,可重复性也较好。

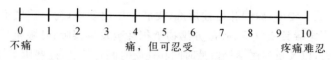

图 21-2 数字疼痛评分尺

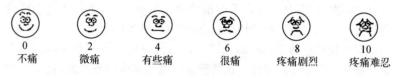

图 21-3 面部表情疼痛评分法

疼痛评估最可靠的方法是患者的主诉。视觉模拟法或数字评分法评分依赖于患者和医护人员之间的交流能力。当患者在较深镇静、麻醉或接受肌松剂情况下,常常不能主观表达疼痛的强度。在此情况下,患者的疼痛相关行为(运动、面部表情和姿势)与生理指标(心率、血压和呼吸频率)的变化也可反映疼痛的程度,可通过医护人员的观察进行疼痛评估,评估方法有疼痛行为量表(behavioral pain scale)和重症监护疼痛观察工具法(critical care pain observation tool),用于对不能自我报告疼痛患者的疼痛评估(表 21-2,表 21-3)。

表 21-2 疼痛行为量表 *

项 目	描 述	分 值
面部表情	自然放松	1
	肌肉部分收缩(如:皱眉)	2
	肌肉全部收缩(如:紧闭双眼)	3
	面部扭曲变形、怪相	4
上臂运动	无活动	1
	部分屈曲	2
	上臂、手指屈曲	3
	强直收缩	4
人机同步性	同步性良好	1
	偶有咳嗽,大部分时间人机同步	2
	人机对抗	3
	机械通气无法进行	4

* 目标 3~4 分。

表 21－3　重症监护疼痛观察工具法*

指　　标	描　　述	评　　分	
面部表情	未观察到肌肉紧张	自然,放松	0
	表现出皱眉、眉毛放低、眼眶绷紧和提肌收缩	紧张	1
	以上所有的面部变化加上眼睑轻度闭合	扮鬼相	2
体动	不动(并不表示不存在疼痛)	无体动	0
	缓慢、谨慎的运动,触碰或抚摸疼痛部位	保护性体动	1
	拉拽管道,试图坐起来,运动肢体/猛烈摆动,攻击工作人员,试图从床上爬起	烦乱不安	2
肌张力(通过被动曲伸上肢来评估)	对被动的运动不做抵抗	放松	0
	对被动的运动做抵抗	紧张和肌肉僵硬	1
	对被动的运动剧烈抵抗,无法将其完成	非常紧张或僵硬	2
人机同步性(机械通气患者)	无警报发生,舒适地接受机械通气	耐受呼吸机或机械通气	0
	警报自动停止	咳嗽能耐受	1
	不同步:机械通气阻断,频繁报警	对抗呼吸机	2
发声(拔管后的患者)	用正常腔调讲话或不发声	正常腔调讲话或不发声	0
	叹息,呻吟	叹息,呻吟	1
	喊叫,啜泣	喊叫,啜泣	2
总分范围			0~8

* 目标 0~1 分

7. 如何对重症患者进行镇静状态评估?

定时评估镇静程度有利于调整镇静药物及其剂量以达到预期目标。理想的镇静评分系统应使各参数易于计算和记录,有助于镇静程度的准确判断并能指导治疗。目前临床常用的镇静评分系统有 Ramsay 评分、Riker 镇静躁动评分,以及肌肉活动评分法等主观性镇静评分以及脑电双频指数等客观性镇静评估方法。

(1) 镇静和躁动的主观评估

Ramsay 评分:是临床上使用最为广泛的镇静评分标准,分为 6

级,分别反映3个层次的清醒状态和3个层次的睡眠状态(表21-4)。Ramsay评分被认为是可靠的镇静评分标准,但缺乏特征性的指标来区分不同的镇静水平。

表21-4 Ramsay 评分

分　数	状　态
1	患者焦虑、躁动不安
2	患者配合,有定向力、安静
3	患者对指令有反应
4	嗜睡,对轻叩眉间或大声听觉刺激反应敏捷
5	嗜睡,对轻叩眉间或大声听觉刺激反应迟钝
6	嗜睡,无任何反应

Riker镇静和躁动评分(sedation-agitation scale):Riker镇静和躁动评分根据患者七项不同的行为对其意识和躁动程度进行评分(表21-5)。

表21-5 Riker 镇静和躁动评分

分值	描　述	定　义
7	危险躁动	拉拽气管内插管,试图拔除各种导管,翻越床栏,攻击医护人员,在床上辗转挣扎
6	非常躁动	需要保护性束缚并反复语言提示劝阻,咬气管插管
5	躁动	焦虑或身体躁动,经言语提示劝阻可安静
4	安静合作	安静,容易唤醒,服从指令
3	镇静	嗜睡,语言刺激或轻轻摇动可唤醒并能服从简单指令,但又迅即入睡
2	非常镇静	对躯体刺激有反应,不能交流及服从指令,有自主运动
1	不能唤醒	对恶性刺激无或仅有轻微反应,不能交流及服从指令

肌肉活动评分法(motor activity assessment scale):自Riker镇静和躁动评分法演化而来,通过7项指标来描述患者对刺激的行为反应(表21-6),对危重病患者也有很好的可靠性和安全性。

表 21 - 6　肌肉运动评分法

分值	定　义	描　　述
6	危险躁动	无外界刺激就有活动,不配合,拉扯气管插管及各种导管,在床上翻来覆去,攻击医务人员,试图翻越床栏,不能按要求安静下来
5	躁动	无外界刺激就有活动,试图坐起或将肢体伸出床沿。 不能始终服从指令(如,能按要求躺下但很快又坐起来或将肢体伸出床沿)
4	烦躁但能配合	无外界刺激就有活动,摆弄床单或插管,不能盖好被子,能服从指令
3	安静、配合	无外界刺激就有活动,有目的的整理床单或衣服,能服从指令
2	触摸、叫姓名有反应	可睁眼,抬眉,向刺激方向转头,触摸或大声叫名字时有肢体运动
1	仅对恶性刺激有反应	可睁眼,抬眉,向刺激方向转头,恶性刺激时有肢体运动*
0	无反应	恶性刺激时无运动

* 恶性刺激是指吸痰或用力按压眼眶、胸骨或甲床 5 秒钟

（2）镇静的客观评估　客观性评估是镇静评估的重要组成部分。但现有的客观性镇静评估方法的临床可靠性尚有待进一步验证。目前临床可用的方法主要是脑电双频指数(bispectral index scale)。脑电双频指数以 0～100 分表示从深度昏迷到完全清醒的不同程度,一般重症医学科中患者的镇静深度应维持于脑电双频指数值 60～85 分之间。

重症患者理想的镇静水平,是既能保证患者安静入睡又容易被唤醒。应在镇静治疗开始时就明确所需的镇静水平,定时、系统地进行评估和记录,并随时调整镇静用药以达到并维持所需镇静水平。

（三）常用镇静药物特点及应用

8. 常用的镇静药物有哪些?

理想的镇静药应具备起效快、剂量-效应可预测,半衰期短、无蓄

积、停药后能迅速恢复,对呼吸循环抑制小,代谢方式不依赖肝肾功能及价格低廉等特点,但目前尚无药物能符合以上所有要求。重症医学科最常用的镇静药物为苯二氮䓬类和丙泊酚(Propofol)。

(1)苯二氮䓬类药物 重症医学科常用的苯二氮䓬类药为咪唑安定(midazolam)、氯羟安定(lorazepam)及地西泮(diazepam)。

苯二氮䓬类药物的作用存在较大的个体差异。老年患者、肝肾功能受损者药物清除减慢,肝酶抑制剂亦影响药物的代谢,故用药上需按个体化原则进行调整。苯二氮䓬类药物负荷剂量可引起血压下降,尤其在血流动力学不稳定的患者;反复或长时间使用苯二氮䓬类药物可致药物蓄积或诱导耐药的产生;该类药物有可能引起反常的精神作用。

苯二氮䓬类药物有其相应的竞争性拮抗剂——氟马西尼(flumazenil),但应慎重使用,需注意两者的药效学和药动学差异,以免因拮抗后再度镇静而危及生命。

(2)丙泊酚 丙泊酚是一种广泛使用的静脉镇静药物,特点是起效快、作用时间短、撤药后可迅速清醒,且镇静深度呈剂量依赖性,镇静深度容易控制。丙泊酚亦可产生遗忘作用和抗惊厥作用。

丙泊酚单次注射时可出现暂时性呼吸抑制和血压下降、心动过缓,其对血压的影响与剂量相关,多见于心脏储备功能差、低血容量的患者。丙泊酚外周静脉注射可引起疼痛,故临床多采用持续缓慢静脉输注方式。另外,部分患者长期使用后可能出现诱导耐药。

丙泊酚的溶剂为乳化脂肪,提供热量 4.6 kJ/ml,长期或大量应用可能导致高甘油三酯血症;2%丙泊酚可降低高甘油三酯血症的发生率,因此更适宜于重症患者应用。老年人丙泊酚用量应减少。因乳化脂肪易被污染,故配制和输注时应注意无菌操作,单次药物输注时间不宜超过 12 小时。肝肾功能不全对丙泊酚的药代动力学参数影响不明显。

丙泊酚具有减少脑血流、降低颅内压、降低脑氧代谢率的作用。用于颅脑损伤患者的镇静可减轻颅内压的升高,而且丙泊酚半衰期短、停药后清醒快,有利于进行神经系统评估。此外,丙泊酚还有直接扩张支气管平滑肌的作用。

9. 咪唑安定有何特点？临床如何应用？

咪唑安定(midazolam)又名速眠安,是当前临床应用的唯一水溶性苯二氮䓬类镇静剂,同时具有脂溶性。该药能迅速穿透血脑屏障进入中枢神经系统,起效时间与安定相似(2.5分钟)。除静脉注射后快速再分布,使其作用维持短而便于持续静脉注射维持镇静外,其他方面与地西泮相似。长时间输注可使其作用时间延长。治疗开始时先给0.03 mg/kg的负荷剂量,再以每小时0.03～0.13 mg/kg的剂量维持,随时间延长逐渐调整速度。维持过程中,可追加负荷量以达到所需镇静水平。苯二氮䓬类均可产生可靠的顺行性遗忘作用,无镇痛作用。

咪唑安定单剂静脉注射后,达到峰值血药浓度的时间为5～10分钟,作用持续时间30～120分钟,作用时间短的原因是由于快速分布到了外周组织,其清除半衰期约为4小时。活性代谢产物1-羟基咪唑安定的药理活性为咪唑安定的60%～80%,肾功能正常患者的清除半衰期为1小时。咪唑安定持续静脉注射超过24小时时,停药后的镇静延续时间大大延长。若先2 mg负荷量,继以5 mg/小时维持3天,停药后作用至少持续24小时;若持续用药7天,停药后患者清醒时间将达2天甚至更长。

10. 地西泮的药理作用有哪些？主要用于哪些情况？

地西泮,旧称安定(diazepam),是最早应用的静脉用镇静药,为长效脂溶性苯二氮䓬类药物,能快速穿透血脑屏障进入中枢神经系统,主要作用于脑干网状结构和大脑边缘系统的苯二氮䓬受体,产生抗焦虑、抗惊厥和肌松作用。静脉注射剂量为0.1～0.2 mg/kg,2～3分钟内产生明显的镇静效应,3～5分钟达峰值效应;口服后吸收完全而迅速,30～60分钟血药浓度达峰值。地西泮单次静脉注射时因药物快速分布至外周组织而使作用很快减弱。地西泮的消除半衰期长达20～40小时,99%在肝脏中进行生物转化,其代谢产物具有与地西泮类似的药理学活性,而且半衰期更长,因此重复给药后可引起蓄积作用。肥胖者和老年人的分布容积增大,肝功能障碍时生物转化减慢,均可使地西泮的半衰期延长。

地西泮在危重病患者主要用于控制惊厥。由于以下原因,地西泮不再作为危重病患者镇静用常规药物:① 地西泮的赋型剂中含丙二醇,刺激性较大,静脉和肌肉注射均可产生严重的注射痛,外周静脉注射易引起血栓性静脉炎;② 除非每次给药前对患者的镇静水平进行客观评估,否则有计划地间断用药易引起镇静过度;③ 持续注射时需稀释,输入液体容量较大。

11. 何时考虑应用氯羟安定?

氯羟安定,又名劳拉西泮(lorazepam),主要用于长时间镇静的危重病患者。氯羟安定为长效苯二氮䓬类,较安定脂溶性差,因而外周蓄积的作用减低。与咪唑安定比较,氯羟安定作用持续时间长,低血压发生少,有相同的顺行性遗忘作用,此外,费用低、长时间用药后苏醒快也是其特点。氯羟安定因可间断静脉推注,亦可持续静脉输注,临床应用十分方便。氯羟安定的初始剂量为 0.05 mg/kg,根据需要每隔 2~4 小时给药一次。应注意的是,此药的用量个体差异非常大。因氯羟安定的起效时间慢,持续静脉输注时一般需单次或多次给予负荷量。

12. 常用的镇静药物应如何选择和应用?

镇静药的给药方式应以持续静脉输注为主,首先应给予负荷剂量以尽快达到镇静目标。经肠道(口服、胃管、空肠造瘘管等)、肌肉注射则多用于辅助改善患者的睡眠。间断静脉注射一般用于负荷剂量的给予,以及短时间镇静且无需频繁用药的患者。

短期(<3 天)镇静时,丙泊酚与咪唑安定产生的临床镇静效果相似。丙泊酚停药后清醒快,拔管时间明显早于咪唑安定,但未能缩短患者在重症医学科的停留时间。氯羟安定(劳拉西泮)起效慢,清除时间长,易发生过度镇静。因此,重症患者短期镇静宜主要选用丙泊酚与咪唑安定。

长期(>3 天)镇静时,应首选氯羟安定。氯羟安定起效慢,作用持久,对循环、呼吸抑制作用较轻,长期应用的苏醒时间更有可预测性,且镇静满意率较高。因目前氯羟安定静脉制剂尚少,故亦可以丙泊酚和咪唑安定部分替代。丙泊酚与咪唑安定相比,丙泊酚苏醒更快、拔管更早,但丙泊酚较易出现低血压,而咪唑安定易发生呼吸抑制,用药期间咪唑安定可产生更多的遗忘。

为避免药物蓄积和药效延长,应在镇静过程中实施每日唤醒计划,即每日定时中断镇静药物输注(宜在白天进行),以评估患者的精神与神经功能状态,该方案可减少用药量,减少机械通气时间和重症医学科停留时间。但患者清醒期须严密监测和护理,以防止患者自行拔除气管插管或其他装置。

(四) 睡眠障碍与焦虑

13. 何谓睡眠障碍?如何保证重症患者的适当睡眠?

睡眠是人体不可或缺的生理过程。睡眠障碍可能会延缓组织修复、减低细胞免疫功能。睡眠障碍的类型包括失眠、过度睡眠和睡眠-觉醒节律障碍等。

失眠是一种睡眠质量或数量达不到正常需要的主观感觉体验,失眠或睡眠被打扰在重症医学科极为常见。原因包括:① 持续噪音(来自仪器的报警,工作人员和设备);② 灯光刺激;③ 高强度的医源性刺激(频繁的测量生命体征、查体,被迫更换体位);④ 疾病本身的损害以及患者对自身疾病的担心和不了解。患者在重症医学科睡眠的特点是短暂睡眠,醒觉和快速动眼睡眠交替。患者快动眼睡眠明显减少,非快动眼睡眠期占总睡眠时间的比例增加,睡眠质量下降,使得患者焦虑、抑郁或恐惧,甚至躁动,以致延缓疾病的恢复。

改善重症患者的睡眠首先应采用各种非药物措施,包括减少环境刺激、降低噪音,保证病房室内采光度,避免灯光直射患者,正常的昼夜节律,以及给予音乐和按摩治疗等。尽管如此,重症医学科内许多患者仍然可能存在睡眠困难,多数患者需要结合镇痛、镇静药物以改善睡眠。

14. 何谓谵妄?如何诊断?

谵妄是多种原因引起的一过性的意识混乱状态。短时间内出现意识障碍和认知功能改变是谵妄的临床特征,意识清晰度下降或觉醒程度降低是诊断的关键。

重症患者因焦虑、麻醉、代谢异常、缺氧、循环不稳定、长时间置身于陌生而嘈杂的环境中等因素均可能导致谵妄,表现为精神状态突然改变或情绪波动,注意力不集中,思维紊乱和意识状态改变,伴或不伴有躁动状态。情绪低沉型谵妄往往预后较差,情绪活跃型谵妄比较容易识别,但也极易挣脱约束而出现意外[8]。

谵妄的诊断主要依据临床检查及病史。目前推荐使用"重症医学科谵妄诊断的意识状态评估法(the confusion assessment method for the diagnosis of delirium in the ICU,CAM - ICU)"(表 21 - 7)[6]。

表 21 - 7　重症医学科谵妄诊断的意识状态评估法*

临 床 特 征	评 价 指 标
1. 精神状态突然改变或起伏不定	患者是否出现精神状态的突然改变? 过去 24 小时是否有反常行为(如:时有时无或者时而加重时而减轻)? 过去 24 小时镇静评分(镇静镇痛评分或肌肉运动评分)或昏迷评分(Glasgow 昏迷评分)是否有波动?
2. 注意力散漫	患者是否有注意力集中困难? 患者是否有保持或转移注意力的能力下降? 患者注意力筛查得分多少(如:注意力筛查的视觉测试是对 10 个画面的回忆准确度;注意力筛查的听觉测试是患者对一连串随机字母读音中出现"A"时点头或捏手示意)?
3. 思维无序	若患者已经脱机拔管,需要判断其是否存在思维无序或不连贯。常表现为对话散漫离题、思维逻辑不清或主题变化无常 若患者在戴呼吸机状态下,检查其能否正确回答以下问题: (1) 石头会浮在水面上吗? (2) 海里有鱼吗? (3) 一吨比两吨重吗? (4) 你能用锤子砸烂一颗钉子吗? 在整个评估过程中,患者能否跟得上回答问题和执行指令? (1) 你是否有一些不太清楚的想法? (2) 举这几个手指头(检查者在患者面前举两个手指头) (3) 换只手做同样的动作(检查者不用再重复动作)

续　表

临床特征	评价指标
4. 意识程度变化(指清醒以外的任何意识状态,如:警醒、嗜睡、木僵或昏迷)	清醒:正常、自主的感知周围环境,反应适度 警醒:过于兴奋 嗜睡:瞌睡但易于唤醒,对某些事物没有意识,不能自主、适当的交谈,给予轻微刺激就能完全觉醒并应答适当 昏睡:难以唤醒,对外界部分或完全无感知,对交谈无自主、适当的应答。当予强烈刺激时,有不完全清醒和不适当的应答,强刺激一旦停止,又重新进入无反应状态 昏迷:不可唤醒,对外界完全无意识,给予强烈刺激也无法进行交流

* 若患者有特征 1 和 2,或者特征 3,或者特征 4,就可诊断为谵妄。

15. 谵妄治疗的首选药物是什么? 治疗中应该注意哪些问题?

谵妄状态必须及时治疗。一般应少用镇静药物,以免加重意识障碍。但对于躁动或有其他精神症状的患者则必须立即给药予以控制,防止意外发生。当然,镇痛镇静药使用不当可能会加重谵妄症状。

氟哌啶醇(haloperidol)为重症医学科成年重症患者谵妄治疗的首选药物。由于阿片类或苯二氮䓬类可进一步加重患者感觉障碍而发生锥体外系症状,所以不作为谵妄时首选药物。

氟哌啶醇属丁酰苯类神经安定药,静脉注射安全,可达最大生物利用度。通常初始剂量为 2～10 mg,间隔 2～4 小时可重复给药。静脉注射后 30～60 分钟达临床效果,持续 4～8 小时。

对于谵妄和躁动的患者间断用药的缺点是注射后达峰值血药浓度时,可能产生相对的过度镇静,而药效逐渐减退时因再发躁动,患者出现发作性心率加快、血压升高及氧耗增加。这种躁动和过度镇静的周期性交替不利于呼吸机的脱机和患者主动参与治疗。因此,持续静脉注射可能是一种值得推广的方法。

持续注射氟哌啶醇的指征为 24 小时内需单剂注射 10 mg 氟哌啶醇超过 8 次,或连续 5 小时的剂量超过 10 mg/小时。具体用法为:首剂 10 mg,然后以 10 mg/小时维持,如症状未控制,每隔 30 分钟可重复注射 10 mg,同时每次增加注射速度 5 mg/小时,并可考虑加用苯二氮䓬类药物。一旦谵妄或焦虑控制且 24 小时中很少甚至不需单剂注射,则减量一半。Ramsay 评分 ≥ 6 分时,应停药。需要时再单剂注射。

氟哌啶醇可致心电图 QT 间期延长,与其他延长 QT 间期的药物合用时应注意。少数患者可有锥体外系症状。

(五) 镇痛与肌松

16. 常用镇痛药物有哪些?临床怎么选择?

理想的镇痛药物应具有起效快、易调控、用量少、较少的代谢产物蓄积及费用低廉的优点。临床所用的镇痛药物主要包括阿片类镇痛药和非甾体抗炎药。

(1) 阿片类镇痛药　① 重症患者的持续镇痛宜首选吗啡。② 芬太尼不宜用于维持镇痛,虽然其镇痛效价是吗啡的 100～180 倍,静脉注射后起效快、作用时间短、对循环的抑制较吗啡轻,但其清除半衰期较吗啡显著延长,重复用药后可导致明显的蓄积和延时效应。快速静脉注射芬太尼可引起胸壁、腹壁肌肉僵硬而影响通气。③ 瑞芬太尼是新的短效 μ 受体激动剂,在重症医学科可用于患者短时间的镇痛,多采用持续输注。瑞芬太尼代谢途径是被组织和血浆中非特异性酯酶迅速水解。代谢产物经肾排出,清除率不依赖于肝肾功能。在部分肾功不全患者的持续输注中,不会发生蓄积作用。该药对呼吸有抑制作用,但停药后 3～5 分钟恢复自主呼吸。④ 舒芬太尼的镇痛作用为芬太尼的 5～10 倍,作用持续时间为芬太尼的两倍。一项与瑞芬太尼的比较研究证实,舒芬太尼在持续输注过程中随时间延长,剂量减少,但唤醒时间延长。

阿片类药物的副作用主要是引起呼吸抑制、血压下降和胃肠蠕动减弱,在老年人尤其明显。阿片类药诱导的意识抑制可干扰对重症患者的病情观察,在一些患者还可引起幻觉、加重烦躁。

重症患者不推荐使用哌替啶镇痛。哌替啶(度冷丁)镇痛效价约为吗啡的 1/10,大剂量使用时,可导致神经兴奋症状(如欣快、谵妄、震颤、抽搐),肾功能障碍者发生率高,可能与其代谢产物去甲哌替啶大量蓄积有关。哌替啶禁忌和单胺氧化酶抑制剂合用,否则两药联合使用可出现严重副反应。

(2)非甾体类抗炎镇痛药(NSAIDs)　这类药物的作用机制是通过非选择性、竞争性抑制前列腺素合成过程中的关键酶——环氧化酶而达到镇痛效果。代表药物主要为对乙酰氨基酚。

该类药物可用于治疗轻度至中度疼痛,和阿片类联合使用时有协同作用,可减少阿片类药物的用量,并可用于缓解患者长期卧床的轻度疼痛和不适。对乙酰氨基酚对肝衰竭或营养不良造成的谷胱甘肽储备枯竭的患者易产生肝毒性,应予警惕。对于那些有明显饮酒史或营养不良的患者使用对乙酰氨基酚剂量应 < 2 g/天,其他情况 < 4 g/天。

17. 吗啡有什么特点？怎么使用？

吗啡(morphine)是重症患者首选的镇痛剂,具有价廉、强效、欣快感的优点。正常人静脉注射后半衰期为 1.5~2 小时,在重症医学科的危重病患者吗啡的分布容积和蛋白结合力可能发生变化,导致其作用效应放大,作用时间延长。但吗啡有组织胺释放作用,在有效循环血量不足或心血管功能明显抑制的患者,大剂量应用时可能引起低血压。

吗啡应静脉注射给药,可采用持续注射或间断注射两种方法,根据镇痛效应和镇痛目标调整用药剂量。持续注射给药时,先给予 0.03~0.2 mg/kg 负荷剂量,再以 1~3 mg/小时维持,通常需按负荷剂量间断追加给药。短时间镇痛时,可选用间断注射的方法用药,根据镇痛要求每间隔 1~2 小时重复给药。

18. 芬太尼的药理作用是什么？有何特点？

对于血流动力学不稳定的重症患者应当首选芬太尼(fentanyl)。芬太尼无组胺释放作用,因而用于血流动力学不稳定患者更为安全。芬太尼为合成类阿片制剂,临床镇痛强度为吗啡的 75~125 倍。该药脂溶性很高,易于透过血脑屏障而进入脑组织,也易于从脑重新分布至外周组织,尤其是肌肉和脂肪组织,因此起效更快,单剂静脉注射时半衰期仅 30～60 分钟,作用时效短暂。但在长时间持续应用的患者,外周组织的蓄积可使半衰期增至 9～16 小时,撤药时应逐步减量。芬太尼无催眠作用,代谢产物无活性,与吗啡无交叉过敏现象。

由于其药代动力学特点,芬太尼反复注射或大剂量注射后,可在用药后 3～4 小时出现迟发性呼吸抑制。快速静脉注射可引起胸壁和腹壁肌肉僵硬而影响通气。在没有机械通气支持的患者,应予高度重视。

芬太尼一般持续静脉注射,开始治疗时先静脉推注 1～3 μg/kg 的负荷剂量,继以每小时 1～3 μg/kg 维持,必要时可间断追加 1 μg/kg 的负荷剂量。床边行短时操作如换药、气管切开时,间断静脉推注 1～3 μg/kg 的芬太尼,可产生满意的镇痛效果。

19. 瑞芬太尼与芬太尼有何不同之处?

瑞芬太尼为芬太尼类 μ 型阿片受体激动剂,在人体内 1 分钟左右迅速达到血-脑平衡,在组织和血液中被迅速水解,故起效快,维持时间短,与其他芬太尼类似物明显不同。瑞芬太尼的镇痛作用及其副作用呈剂量依赖性,与催眠药、吸入性麻醉药和苯二氮草类药物合用有协同作用。瑞芬太尼的 μ 型阿片受体激动作用可被纳洛酮所拮抗。瑞芬太尼也可引起呼吸抑制、骨骼肌(如胸壁肌)强直、恶心、呕吐、低血压和心动过缓等,在一定剂量范围内,随剂量增加而作用加强。盐酸瑞芬太尼剂量高达 30 μg/kg 静脉注射(1 分钟内注射完毕)不会引起血浆组胺浓度的升高。瑞芬太尼代谢不受血浆胆碱酯酶及抗胆碱酯酶药物的影响,不受肝、肾功能及年龄、体重、性别的影响,主要通过血浆和组织中非特异性酯酶水解代谢,大约 95% 的瑞芬太尼代谢后经尿排泄,主代谢物活性仅为瑞芬太尼的 1/4 600。本品长时间输注给药或反复注射用药其代谢速度无变化,体内无蓄积。

20. 哌替啶的作用机制是什么?

哌替啶(pethidine)的商品名为度冷丁,镇痛强度仅为吗啡的 1/10,作用持续时间为吗啡的 1/2～3/4。大剂量度冷丁常可引起中枢神经系统兴奋,表现为谵妄、瞳孔散大、抽搐等,主要与其代谢产物苯哌利啶在体内蓄积有关,在合并有肾衰竭的患者尤易发生。度冷丁的成瘾性较其他阿片类镇痛药强。小剂量的度冷丁能有效控制寒战。因此,度冷丁不作为危重病患者的常规镇痛用药,但用于外科术后疼痛伴寒战的患者,具有独特的效果。

21. 为什么吗啡应作为重症患者持续镇痛的一线药物?

作为镇痛治疗的药物应该具有既能快速起效缓解疼痛,又能尽量减少体内组织蓄积、及时从体内排除的特点,即所谓"进得去,出得来"。

临床常用的几种阿片类镇痛药物主要包括度冷丁、芬太尼及吗啡。度冷丁(哌替啶)因其代谢产物甲基度冷丁的半衰期长逾30多小时,且对肝脏有损害作用,已日益减少其在临床的应用。芬太尼虽然有较短的分布半衰期,但其清除半衰期却是吗啡的2倍以上,因此在维持患者镇痛、反复给药时,其组织蓄积增加,会导致镇痛镇静时间延长,患者苏醒和脱离呼吸机延迟等不利结果。吗啡的分布半衰期虽长于芬太尼,但其清除半衰期较短,适合用于需较长时间维持镇痛治疗的患者。因此,目前国际上对于重症患者的维持镇痛治疗,已基本弃用度冷丁,对于血流动力学不稳定或肾功能障碍患者可考虑应用芬太尼,而将吗啡作为大部分情况下维持镇痛治疗的一线药物。

瑞芬太尼是近年来推出的新的阿片类镇痛药物,其所具有的起效快、组织蓄积少、剂量-效应曲线明确等特点已开始引起人们的关注,但由于价格较昂贵,目前在临床上尚未得到大规模应用,还有待进一步评价。

22. 镇痛与镇静治疗的关系如何?有兼镇痛、镇静双重作用的药物吗?

镇痛是镇静治疗的基础,疼痛因素得不到祛除,镇静治疗就不可能有效;反之,仅有镇痛而未配合镇静,其他焦虑恐惧的因素未得到有效祛除,也不能达到减轻应激反应的目的。因此,镇痛镇静治疗往往需联合进行,不能相互替代。

阿片类镇痛药物和大多数镇静药物联合应用时,均具有相加或协同作用,可以降低各自的药物剂量,从而减少各自药物的副作用。

近年来,一种兼有镇痛与镇静双重功效的新型 α2 受体激动剂右美托咪定(dexmedetomidine)正日益引起人们的重视。

α2 受体激动剂有很强的镇静、抗焦虑作用,且同时具有镇痛作用,可减少阿片类药物的用量,其亦具有抗交感神经作用,可导致心动过缓和(或)低血压。

右美托咪定(dexmedetomidine)由于其 α2 受体的高选择性,是目前唯一兼具良好镇痛与镇静作用的药物,同时它没有明显心血管抑制及停药后反跳,其半衰期较短,可单独应用,也可与阿片类或苯二氮草类药物合用。有研究显示,右美托咪啶能达到良好的镇静效果,同时降低机械通气时间,并减少谵妄的发生。

23. 右美托咪定药理作用是什么? 有何特点?

右美托咪定是美托咪啶的右旋异构体,属咪唑类衍生物,其作用时间很短,静脉注射快速分布半衰期大约 6 分钟,消除半衰期为 $2.0\sim$ 2.5 小时,并且具有高蛋白结合率(94%)和较大的分布容积(1.33 L/kg),大部分由肝脏代谢,肝功能损伤患者其消除率下降,且变异度较大,所以肝功能损伤患者应适当减少用量。肾衰竭患者对该药的血浆蛋白结合率和药代学参数无明显变化,无需调整剂量。

右美托咪定是一种高选择性的 α2 受体激动剂,其与 α2 和 α1 受体的亲和力比率为 1 620:1,通过作用于蓝斑核和脊髓的 α2 肾上腺素受体,发挥镇静、抗焦虑作用,同时也具有镇痛作用。在联合用药时可以减少阿片类药物的用量,并且无呼吸抑制。右美托咪定通过抗交感作用减少去甲肾上腺素的释放,减少患者心动过速和高血压的发生,减少患者对气管插管的应激反应,维持患者血流动力学的稳定。

24. 为什么应尽量避免肌松药物的使用?

在镇痛镇静不足时,应用肌松药物可以掩盖患者的镇静状态,这种"清醒肌松"反而会造成患者的极度恐惧与紧张,交感神经的极度兴奋,患者可表现为血压高、心率快,此时不要盲目给予药物降低血压或减慢心率,应结合临床综合评估,给予充分镇痛和镇静治疗后观察变化,并酌情采取进一步的治疗措施。切忌未予镇痛、镇静基础治疗即直接应用肌松药物。

一般而言,绝大多数的重症患者依靠镇痛与镇静治疗即可达到有效的镇静,极少需要应用肌松药物。除破伤风等强烈而持续的惊厥发作、肌肉强直抽搐,以及个别极端的呼吸模式(如反比通气)和极其严重的"人机对抗"情形之外,应尽量避免应用肌松剂。

长时间制动、长时间神经肌肉阻滞治疗使患者关节和肌肉活动减少,瞬目不能,并增加压疮和深静脉血栓形成的危险,为此应给予积极的物理治疗预防深静脉血栓形成,并保护眼睛以及关节和肌肉的运动功能。

(六) 长期镇静

25. 为什么对长期镇静患者需要实行每日唤醒策略?

长期镇静的患者,为了观察其神志、感觉、运动和反射,需要每日临时停止镇静药物的给予,予以唤醒。同时,每日唤醒的时段还可以令患者主动呛咳和肢体运动,利于有效地清除气道坠积的分泌物,防止深静脉血栓的形成和压疮的发生。

一般可在每日清晨暂时停止镇静药物泵注,使得晨间交班时可以唤醒患者,观察其神志及感觉运动变化,帮助其咯痰和活动肢体;然后再给以负荷量的一半静脉推注后继续持续泵注以维持镇静。国外随机对照的临床研究表明,实施每日唤醒的患者与对照组患者相比,其机械通气时间、重症医学科留治时间、苯二氮草类镇静药物和镇痛药物用量,以及住院总费用都有明显的下降[7]。

26. 镇静药物长期使用时应注意哪些问题?

长期使用镇痛镇静药物的患者,应注意药物的耐受及其与其他药物的相互作用;在撤离治疗时应强调平稳安全,避免在撤离过程中出现戒断症状和(或)反跳现象。

丙泊酚与咪唑安定长期使用(超过1~2周)时均有可能出现耐

受,此时一方面可以逐渐酌情增加剂量,或配伍联合用药,以保证镇静效果;另一方面则应积极再次评估患者的病情,尽可能祛除所有导致焦虑躁动的诱因,大部分患者此时已有可能停止镇静治疗。

在停止镇静时,丙泊酚由于其良好的量-效反应曲线,往往较快苏醒,而咪唑安定等苯二氮䓬类药物由于其脂溶性组织蓄积的特点,在停药时有可能出现躁动,此时可考虑临时追加咪唑安定,或临时辅以小量丙泊酚,待蓄积的苯二氮䓬类药物清除后停药,使患者安全苏醒。

长期应用丙泊酚镇静时必须经常监测血清甘油三酯水平,以免血脂廓清障碍导致高甘油三酯血症。重症患者长期镇静需用丙泊酚时,应首选浓度为 2% 的丙泊酚制剂,以减少脂肪乳剂的输注量。

(郭凤梅　安友仲)

参考文献

1. Novaes MA, Knobel E, Bork AM, et al. Stressors in ICU: Perception of the patient, relatives and health care team. Intensive Care Med, 1999, 25: 1421 - 1426.

2. Jacobi J, Fraser GL, Coursin DB, et al. Clinical practice guideline for the sustained use of sedatives and analgesics in the critically ill adult. Crit Care Med, 2002, 30: 119 - 141.

3. 中华医学会重症医学分会: 中国重症加强治疗病房患者镇痛和镇静指导意见. 中华外科杂志, 2006, 44: 1158 - 1166.

4. Epstein J, Breslow MJ. The stress response of critical illness. Crit Care Clin, 1999, 15: 17 - 33.

5. Caroll KC, Atkins PJ, Herold GR, et al. Pain assessment and management in critical ill postoperative and trauma patients: A multisite study. Am J Crit Care, 1999, 8: 105 - 117.

6. Lewis KS, Whipple JK, Michael KA, et al. Effect of analgesic treatment on the physiological consequences of acute pain. Am J Hosp Pharm, 1994, 51: 1539 - 1554.

7. Ely EW, Margolin R, Francis J, et al. Evaluation of delirium in critically ill patients: Validation of the confusion assessment method for the intensive care unit

(CAMICU). Crit Care Med，2001；29：1370 – 1379.

8. Kress J，Pohlman A，O'Connor M，et al. Daily interruption of sedative infusions in critically ill patients undergoing mechanical ventilation. N Engl J Med，2000，342：1471 – 1477.

第二十二章

重症患者的营养支持

一、前沿学术综述

临床营养支持经历了 40 余年的发展，相关理论与应用技术得到了长足的进步。近年来，随着研究的深入和应用的推广，重症患者的临床营养支持，其目的已从单纯的"供给细胞代谢所需要的能量与营养底物，维持组织器官结构与功能"，拓展到调控应激状态下的高分解代谢，改善机体的免疫状态和保护器官功能等，即由"营养支持"向"营养治疗"发展。近年来，越来越多的研究注意到，疾病的严重状态或疾病阶段不同，具有不同的病理生理改变，对营养支持也有不同的需求。对于重症患者，熟悉机体疾病状态时代谢、免疫炎症反应以及器官功能的变化，适时采用合理、积极的营养支持治疗，已成为重症患者综合治疗策略中的一个重要的组成部分。

1. 重症患者的营养调理治疗

临床实践表明，重症患者营养不良的发生迅速而普遍，并影响着其他并发症的发生与患者的病死率，成为预测重症患者预后不良风险的重要因素[1,2]。因此，对重症患者实施及时、有效的营养干预，显得十分重要。迄今为止，营养支持并不能完全遏制和逆转重症患者严重应激时的分解代谢状态，对于单纯外源性补充蛋白质，重症患者的保存能力很差，而营养调理治疗有可能减少净蛋白的分解，促进蛋白质合成，改善潜在的和已发生的营养不良状态，防治相关并发症，已成为未来重症患者营养支持治疗的重要策略之一。

2. 早期肠内营养

肠内营养(enteral nutrition)可以维护肠道黏膜屏障、促进肠道蠕动与分泌,增加营养因子吸收进入肝脏合成蛋白质,减少细菌和毒素易位,降低肠源性感染和由此产生的"二次打击",是符合生理的营养支持方式。重症患者肠内与肠外营养的荟萃研究显示,与肠外营养支持相比,肠内营养有助于降低重症患者感染性并发症的发生率,但对病死率的影响无差别。同时,与延迟肠内喂养相比,早期肠内喂养使重症患者肠内营养耐受性提高,热量摄入增加,感染并发症发生率也明显降低,并有降低患者病死率的趋势。尽管目前国际上对早期肠外营养(入院后 3 天内肠内营养达不到目标剂量即开始肠外营养)和延迟肠外营养(肠内营养 7 天达不到目标剂量再开始肠外营养)有争论,但最新的一项大宗多中心临床对照研究表明,当早期肠内营养难以满足病人能量需求时,延迟肠外营养补充较过早干预更能够加快病人恢复,减少并发症的发生[3]。因此"想方设法开始早期肠内营养支持"已成为重症患者治疗的重要组成部分。

3. 严格血糖控制

血糖升高是营养支持相关的代谢性并发症之一,重症患者发生率很高。严格血糖控制是重症患者营养支持策略的重要组成部分。强化胰岛素治疗严格控制血糖是近年来重症医学领域的一个关注重点。临床研究表明,控制重症患者的血糖水平,可明显降低感染与器官功能障碍(如急性肾衰竭等)的发生率,缩短机械通气时间与住院时间、降低病死率。目前认为,无论采用何种形式的营养支持,均应配合强化胰岛素治疗策略,以提高营养支持治疗的安全性、有效性。推荐血糖浓度维持在 8.0 mmol/L 左右,并积极预防低血糖的发生。

4. 发挥营养素的药理学作用(免疫营养)

严重应激后,患者的部分营养素发生明显改变,并可能影响患者的预后。这类营养素被认为是疾病的治疗药物,而不再是单纯的营养补充,其中一些营养素可以特定方式刺激免疫细胞,增强免疫应答能力,维持正常或适度的免疫反应,调控细胞因子的产生和释放,从而减轻有害的或过度的炎症反应,维持肠道屏障功能,这类营养素被称为免疫营养素。在标准营养配方的基础上添加某些特殊免疫营养物质,利用其药理学作用而达到治疗和调节机体代谢和免疫功能的目的,即免疫营养学。

目前,研究较多并用于临床的特殊营养素有谷氨酰胺(glutamine)、精氨酸、ω-3 脂肪酸(鱼油)、核苷与核苷酸、膳食纤维,以及含有乳酸杆菌、双歧杆菌的生态免疫营养素等。近年来,免疫营养制剂越来越多地应用于肠内与肠外营养支持,获得了较理想的结果,但有许多问题尚需进一步探讨。

综上所述,重症患者的营养支持近年来的发展突出体现在以下几个方面:① 限制应激反应期能量的供给量;② 及早开始营养支持;③ 优先选择肠内营养,以在更好实现营养补充的同时,维持肠道、免疫、内分泌等生理功能;④ 提倡联合营养的概念,即在肠内供给不足或不耐受肠内营养时,可给予肠外营养;⑤ 强化胰岛素治疗是实现重症患者安全有效的营养支持的必要策略;⑥ 除营养底物的补充外,还应重视营养素的药理作用。

二、临床问题

1. 重症患者应激后的生理与代谢反应有何特点?

机体遭受创伤、烧伤、感染以及大手术打击后,会发生一系列病理生理反应和代谢改变,可表现为体温升高、呼吸频率及心率增快、心排出量增加、氧输送与氧耗增加、血管通透性增加、外周血白细胞增多等,同时机体代谢状态发生迅速变化,呈现高代谢特征,即能量消耗迅速增加、糖异生增加、血糖升高、脂肪动员加速、蛋白质迅速分解,导致净氮丢失增加及负氮平衡。实际上,应激情况下机体代谢改变也是全身炎症反应的一部分。代谢紊乱的程度、持续的时间与应激和炎症反应的程度密切相关。

目前认为,参与和调节应激反应的炎症介质主要包括激素、细胞因子和脂质介质三类(表 22-1),这些因素通过放大和负反馈机制相互作用。细胞因子和脂质介质可能是激素变化的启动介质或炎症免疫反应的中心。垂体-肾上腺轴的过度兴奋导致儿茶酚胺、胰高血糖素、肾上腺皮质激素等分解激素分泌增加,生长激素与胰岛素的分泌增加或不变,但胰岛素样生长因子(IGF-1)合成减少,使机体促合成激素相对减少。巨噬细胞、淋巴细胞激活释放肿瘤坏死因子(TNF)α、白细胞介素(IL)-1、IL-6、干扰素(IFN)等细胞因子,影响糖、蛋白质、脂肪等营养物质的代谢。脂质介质如前列腺素 E_2(PGE$_2$)、血栓素 A_2(TXA$_2$)、白三烯 B4 及血小板活化因子的产生增加,参与调节体内营养物如蛋白质的合成等。

表 22-1 参与和调节应激反应的激素和介质

激　　素	细胞因子	脂 质 介 质
胰高糖素	TNF	血小板活化因子
糖皮质激素	IL-1	TXA$_2$
儿茶酚胺	IL-2	白三烯 B4
胰岛素*	IL-6	PGE$_2$
生长激素**	INF	

* 分泌减少或胰岛素抵抗。
** IGF-1 合成不足。

2. 重症患者应激导致哪些能量代谢改变?

影响重症患者能量消耗和呼吸商(底物氧化率)的相关因素较多,除与病种和病情严重度、年龄、身高、体重相关外,还与患者的体温、镇静或(和)肌松药物的应用以及机械通气支持等显著相关。即使同一疾病在不同阶段,机体的能量消耗亦有不同。择期手术患者静息能量消耗(resting energy expenditure)增加 0～10%;外科严重创伤、感染患者静息能量消耗增高 30%左右;创伤、感染患者静息能量消耗增高 20%～50%。全身性感染的不同时期,能量消耗的变化也不相同(表 22-2)。烧伤患者尤其是大面积烧伤者,能量消耗的增加较为明显,与烧伤面积相关。烧伤面积>40%时,静息能量消耗可增加 100%,甚至更高。即使烧伤面积、深度相似,不同个体之间能量消耗的变化也可达 30%～40%。所以,不论何种用于临床患者的能量消耗/需要判断公式,都可能与实际需要存在一定偏差,需要个体化评估和调整。有条件时,可通过代谢车(间接能量测定法,indirect calorimetry)测定实际静息能量消耗。

表 22 - 2   感染程度与能量代谢率(%)的关系

感染程度分级	能量消耗(REE)(%)
全身性感染	155±14
感染性休克	102±24
休克恢复期	161±22

代谢车亦称为代谢监测系统,它通过测定机体在单位时间内消耗的氧气和产生的二氧化碳,计算得出静息能量消耗和呼吸商,并了解三大类营养物质在一定时间内氧化代谢的量和相对比例。

每次使用代谢车测定机体静息能量消耗前,都要对仪器分别进行容量、氧气分析仪和二氧化碳分析仪定标。头罩法是目前国际上最常用的测量方法,采用该法测量时患者痛苦小,耐受性好,生理无效腔小,对呼吸的干扰较少,特别适用于昏迷和意识不清等不能主动配合检测的患者。对于机械辅助通气的重症患者,可使用特殊的连接装置将呼吸机和代谢车连接起来,呼吸机测定患者吸入的氧气量和气体容量,呼出气则由代谢车进行自动分析。

总能量消耗(total energy expenditure)指在静息能量消耗基础上,加上食物特殊动力作用和活动时的能量消耗。重症患者往往不能经肠道喂养或经口进食,不能处于真正的静息状态,其静息能量消耗相当于代谢能量消耗(metabolic energy expenditure),与总能量消耗比较接近。代谢车测定的结果显示,重症患者的实际能量需要(即总能量消耗)仅较静息能量消耗增高 10% 左右,总能量消耗=静息能量消耗×1.03±0.071。

由于重症患者的实际能量消耗和呼吸商与普通患者、健康人均有较大差异,使用代谢车进行评估与监测,可以帮助解决重症患者营养支持用多少量、用什么配方的问题,减少重症患者营养配方不合理带来的并发症的问题。

3. 重症患者应激状态下碳水化合物的代谢有何变化？

体内主要的碳水化合物是葡萄糖。应激时能量消耗的增加使葡萄糖的需要量增加，而体内糖元储存有限，为 200～400 g，24～36 小时内即可耗尽。之后，机体将通过动员储存的脂肪产生三酰甘油，同时肌肉与内脏蛋白质分解，释放大量氨基酸，在肝脏内经糖异生途径产生葡萄糖，使血糖升高，引起"应激糖尿病"。

不同应激状态，葡萄糖的产生和利用亦有不同。创伤后的重症患者，葡萄糖的产生和利用均是增加的。乳酸、丙氨酸是合成葡萄糖的前体，葡萄糖消耗增加，乳酸产生亦增多，后者被肝脏吸收转化为葡萄糖。同时，应激时的肌肉蛋白质大量分解与脂肪动员增加，脂肪组织产生的丙氨酸是肌肉产生量的 1/3，肝脏吸收丙氨酸并使之转化为葡萄糖。所以，创伤后肝葡萄糖的生成率增加，体内糖生成量达每分钟 2～5 mg/kg，较正常增加 150%～200%。虽然胰岛素分泌正常甚至增高，但机体对葡萄糖处理能力受到抑制，导致创伤后高血糖和胰岛素耐受现象。

全身感染患者葡萄糖异生增加等因素，使血糖升高，血葡萄糖增高大于胰岛素增高，但葡萄糖的氧化代谢发生障碍，葡萄糖利用受限。新近的研究提示，感染患者糖代谢改变与细胞因子介导的外周组织葡萄糖的摄取、转运障碍有关，其机制为细胞表面胰岛素受体或葡萄糖载体的作用受抑制。

可见，应激时的高血糖是糖代谢紊乱的特点。若过量摄入葡萄糖，势必加重糖代谢紊乱及器官（肝、肺等）功能负担，如二氧化碳产生增加，呼吸商升高，呼吸负担加重，糖元储存增加。当超过能量消耗和糖元储存所需要的糖量时，葡萄糖将转化为脂肪酸，进一步影响脂肪代谢，使脂肪氧化转向脂肪合成，并可导致肝脏脂肪堆积及淤胆。

4. 重症患者应激状态下蛋白质与氨基酸的代谢有哪些特点？

蛋白质分解代谢高于合成代谢及负氮平衡是创伤、烧伤与全身感染患者蛋白质代谢特点。应激时，细胞因子与神经内分泌的作用，常常导致广泛的蛋白质分解和快速、严重的氮耗竭,Cerra 将这种机体通过分解自体组织获取能量的现象称为"自身相食(autocannibalism)"。蛋白质分解增加,特别是骨骼肌、肠道等体细胞团的丢失,进一步影响机体器官组织结构与功能,导致骨骼肌萎缩、呼吸驱动力下降、肠黏膜萎缩及屏障功能受损、免疫机能降低及血浆蛋白降低。人体内蛋白质含量约为 11 kg,具有维持肌肉功能(呼吸肌和心肌等)的重要作用。严重应激时,尿氮排出量可达 35～40 g/天,相当于 1 kg 瘦体组织。大量的瘦体组织和骨骼肌、肠道等体细胞团的消耗使重症患者病死率明显增加。分解激素水平升高,促使体内的蛋白质分解。细胞因子除促进蛋白质分解外,还影响蛋白质合成,使肝脏合成清蛋白、转铁蛋白、前白蛋白受抑制。感染、创伤时肿瘤坏死因子和白介素(IL)-1 等通过抑制 mRNA 转录,使清蛋白合成减少。而急性相蛋白(如 C 反应蛋白,α 胰蛋白酶等)合成增加,将进一步增加氮的需要量。

感染、创伤后的血浆氨基酸浓度变化与体内代谢反应及病程相关。受损组织蛋白质分解,导致血浆氨基酸浓度升高。感染未控制期间,血浆氨基酸水平升高,反映体内分解代谢增强,感染控制后逐渐恢复正常。肝脏功能受抑制时,芳香族氨基酸和含硫氨基酸(蛋氨酸、半胱氨酸)的血浆浓度升高。应激时血浆及细胞内氨基酸变化较突出的是谷氨酰胺和支链氨基酸。细胞内与血浆中氨基酸含量受不同疾病与代谢状态影响,而细胞内氨基酸浓度变化与血浆氨基酸浓度改变可能并不一致。严重分解代谢状态下,骨骼肌内蛋白质大量分解,支链氨基酸、芳香族氨基酸和蛋氨酸均明显增加,但血浆内支链氨基酸的变化则相反,多数重症患者肝内支链氨基酸的浓度亦是降低的。支链氨基酸的这一变化,与严重应激状态下肝脏功能受抑制,使其对一些代谢物质的处理能力降低有关。特别是肝功能受损时不能代谢由肌肉组织释放的大量芳香族氨基酸,导致血浆中芳香族氨基酸和蛋氨酸的浓度增加,后者竞争性地抑制肌肉支链氨基酸的流出;同时,由于支链氨基酸能在肝外代谢产能,致使血浆内支链氨基酸浓度更为降低。

5. 重症患者应激状态下脂肪代谢有哪些变化?

创伤与感染等应激时,儿茶酚胺水平升高促使体内脂肪动员与氧化加速,可达正常速度的 200%。脂肪分解产物三酰甘油、游离脂肪酸和甘油成为主要的供能物质。胰岛素水平的降低亦刺激游离脂肪酸释放。结果使血浆三酰甘油、游离脂肪酸浓度增加。

细胞因子亦参与了脂肪代谢的调节。肿瘤坏死因子和白细胞介素-1通过抑制脂蛋白酯酶的活性,使三酰甘油浓度升高。肿瘤坏死因子α还可直接作用促使儿茶酚胺分泌增加,而白介素-1还可促进胰岛素的分泌。

血浆三酰甘油和游离脂肪酸水平升高,三酰甘油的更新率增加,并参与能量的产生。游离脂肪酸在肝内再循环,使极低密度脂蛋白三酰甘油的产生增加,外周脂肪细胞的摄取减少。严重感染的患者,细胞因子促进肝脏对脂肪酸的重新合成,同时摄取血浆中游离脂肪酸增加。可导致肝细胞内过多的三酰甘油聚积,形成脂肪肝。

此外,应激后肉毒碱合成减少,停止摄食又使其摄入降低,加上排泄增加,导致体内肉毒碱水平下降,严重感染患者更为突出,从而使长链三酰甘油(LCT)的氧化利用受到影响。此时若不恰当地供给外源性脂肪(尤其是 LCT),可导致脂肪超负荷。

6. 重症患者应激状态下体内微量营养素的代谢有何变化?

重症患者体内微量元素异常释放与重新分布,加之摄入减少与排泄异常,使微量元素的血浆发生浓度变化。细胞因子参与了感染、创伤以及多器官功能障碍综合征时微量元素的代谢调节。白细胞介素-1可引起微量元素结合蛋白由细胞内向细胞外释放,导致微量元素向血管外间隙转移,使血清铁(Fe)、锌(Zn)、硒(Se)含量降低,而血铜(Cu)含量常常升高。微量元素变化可影响碳水化合物、脂肪、蛋白质代谢、肠道形态学及免疫功能。

(1) 铁　感染时血清铁含量降低,肝脏铁含量升高。乳铁蛋白是一种铁结合蛋白,正常情况下主要存在于中性粒细胞质粒中。乳铁蛋白从转铁蛋白上螯合铁形成复合物,后者进入肝脏被肝细胞识别并加快清除,使血清铁含量下降。铁缺乏可影响机体免疫功能,如引起 T 淋巴细胞数量与功能下降、中性粒细胞杀菌力降低,并可导致贫血。

(2) 锌　感染、烧伤等患者易发生低锌血症。内毒素与细胞因子促使肝脏及其他组织合成急性相蛋白和金属硫蛋白(金属甲硫氨酸)，血锌利用增多，锌由血向肝脏转移，导致血锌减少。此外，约 60%的锌与清蛋白疏松结合，感染等应激时清蛋白的大量分解及合成受抑制，尿、汗的丢失增加均可加重血锌的降低。

肝脏是锌缺乏最敏感的器官之一。低锌影响碳水化合物、脂肪及蛋白质代谢酶的活性，进而影响营养代谢。锌的缺乏还可导致肠道形态学改变，包括绒毛高度、腺窝深度降低，固有层细胞浸润和肠黏膜损害。此外，锌是对免疫功能影响突出的微量因素之一。缺锌使 T 淋巴细胞，尤其是 T 辅助细胞数量与功能下降。缺锌还可使巨噬细胞吞噬与杀菌能力下降、中性粒细胞游走功能降低。

(3) 硒　硒是谷胱甘肽过氧化酶的组成部分，主要起防止过氧化损伤的作用。全身性感染等重症患者血硒水平呈不同程度的下降，与硒由血浆再分布到组织有关。血浆硒明显下降，可降低谷胱甘肽过氧化酶活性，使机体抗氧化能力受损。此外，硒还参与辅酶 A、泛醌及其他许多代谢酶的组成，影响其生物活性，如能量代谢(ATP)及维生素 A、维生素 D、维生素 E、维生素 K 的吸收与消耗。硒还具有促进生长、维护心血管功能，以及参与机体免疫功能的作用。硒缺乏可使巨噬细胞、中性粒细胞杀菌能力下降，B 细胞产生抗体减少。

(4) 铜　严重感染、烧伤患者血清铜水平多升高。铜吸收后与清蛋白疏松结合，在肝脏合成铜蓝蛋白，释放入血并转运到各器官组织，以提供铜。铜蓝蛋白是运输铜和维持组织中铜水平的主要蛋白，血浆中 50%的铜与铜蓝蛋白结合。感染时铜蓝蛋白合成增加，血铜增加。反复感染者铜蓝蛋白缺乏，亦可使血铜变化不明显。铜参与体内一些酶的组成，包括超氧化物歧化酶、细胞色素氧化酶、磷脂化酶、琥珀酸脱氢酶、赖氨酸氧化酶、多巴胺 β 羟化酶等，血铜改变将影响酶的活性。

(5) 维生素　严重创伤、感染、出血及低灌注等可导致组织器官缺血/再灌注损伤，使血浆中谷胱甘肽(GSH)及维生素 E、维生素 C、维生素 A 等抗氧化剂消耗增多，浓度明显降低，导致机体抗氧化能力严重受损，并使抗氧化剂需要量明显增加。维生素 C 需要量可达推荐量的 10 倍。近年来，在重症患者营养支持中，抗氧化维生素的补充已逐渐得到重视。

7. 如何掌握重症患者营养支持的指征？

在遭受严重创伤、感染打击后出现的一系列免疫炎症和内分泌反应，使人体原有内稳态的平衡破坏，机体的代谢状态乃至机体的组成亦迅速发生变化，营养状况迅速下降及发生营养不良是重症患者普遍存在的现象，并成为影响重症患者预后的独立因素。临床研究表明，及时、合理的营养支持有助于降低重症患者营养不良的发生及改善预后；相反，延迟的营养支持将导致累积能量负平衡的加重及长时间的营养不良，并难以为后期的营养支持所纠正。营养摄入不足和蛋白质能量负平衡与发生营养不良及血源性感染相关，并延长住重症医学科及住院时间，增加医疗费用[1]。因此，营养支持已成为危重症患者生命支持治疗中的一个重要方面。

大多数重症患者都有接受营养支持治疗的指征，但缺乏量化的评价系统，学者们试图寻找重症患者营养评价的工具去具体判断营养风险，为重症患者的营养治疗提供依据。"Can we feed"重症病人营养评估量表可以帮助我们很好地评估病人的营养状况及营养支持实施的效果，必将成为重症病人营养状况评估的常用工具[2]。控制应激状态、全身性感染与炎症反应程度对于有效的营养治疗是至关重要的，否则单靠营养治疗并不能改善患者的预后。为了维持细胞的代谢与器官的功能，重症患者原则上应在经过初期的治疗，血流动力学稳定，水、电解质与酸碱失衡得到初步纠正后，及早给予营养支持，即在复苏与初期治疗后 24～48 小时即可开始。应用营养支持前需对患者的代谢状态、脏器功能进行评估，了解这次疾病前有关影响营养状态的病史，如有无肝病、心力衰竭、肾衰竭、肿瘤以及糖尿病、高脂血症等。

存在以下情况时均不宜开始营养支持：① 在复苏早期，特别是容量复苏尚不充分，血流动力学尚未趋于稳定时；② 存在严重的代谢紊乱（应激性高血糖尚未得到有效的控制、存在严重酸中毒等）；③ 存在严重肝功能障碍、肝性脑病、严重氮质血症等时，营养支持很难有效实施。

8. 如何选择重症患者营养支持的方式？

肠外营养与肠内营养是临床营养支持的两种方式。重症患者营养支持方式选择的原则是：当肠道有功能且能安全使用时，应该使用肠道。肠内营养提供机体所需营养量的15%～20%，就能够起到维持肠黏膜屏障、调节免疫功能的作用。即优先使用肠内营养。

（1）肠外营养　这是一种非生理的治疗途径。过去30年中肠外营养得到了长足的完善与发展，使许多合并肠功能障碍患者的营养状况乃至生命得到维持，人们对肠外营养在肠功能维护、肝脏与免疫功能等方面的不利影响与缺陷也有了更充分的了解，肠外营养费用高于肠内营养。原则上，对于存在胃肠道解剖异常与功能障碍的重症患者，肠外营养支持仍然是综合治疗的重要组成部分。研究显示，合并有营养不良而又不能通过胃肠道途径提供营养支持的重症患者，如不给予及时、有效的肠外营养支持，死亡危险将增加3倍。

（2）肠内营养　肠内营养是为机体提供营养物的符合生理的营养支持方式，尤其在支持、维护肠道屏障功能，增加肠道与门脉血流，促进肠道运动、分泌、消化功能与释放胃肠激素等方面，其作用优于肠外营养。临床研究表明，接受肠内营养的重症患者，其发生感染性并发症的风险比接受肠外营养者为低。此外，肠内营养还具有价格低廉、实施相对简单、相关并发症少等优点。

有关重症患者肠外与肠内营养应用比较的荟萃分析研究和临床经验显示[2]，肠外营养与感染性并发症的增加有关，而接受肠内营养的重症患者感染风险比接受肠外营养者为低。临床研究显示，早期应用肠内营养，感染性并发症的发生率较低，住院时间缩短。但并非所有重症患者均能获得同样效果，特别是在比较肠内营养与肠外营养对改善预后、降低住院时间与机械通气时间等方面，尚缺乏有力的证据。这可能与重症患者病情复杂、影响因素多有关，如所患疾病的情况、营养供给量及营养支持相关并发症等。有关外科重症患者营养支持方式的循证医学研究表明，80%的患者可以耐受完全肠内营养（total enteral nutrition），另外10%可接受肠外营养和肠内营养混合形式营养支持，剩余的10%不宜使用肠内营养，是选择全胃肠道外营养的绝对适应证。应该指出，重症患者肠内营养不耐受的发生率高于普通患者，回顾性调查显示，仅有50%左右接受肠内营养的重症患者可达到目标喂养量，每天104.6 kJ/kg[4]（1 kcal＝4.18 kJ）。

对于营养支持方式的选择,主要依赖于具体的病情和疾病状态,特别是肠功能状态。在肠功能障碍,特别是在严重创伤的早期或是腹部创伤、腹腔存在较严重感染时,肠外营养便成为主要的营养供给途径,为机体提供必需的营养物质。可见,肠外与肠内两大途径起着互补作用,需合理选择。对胃肠道消化吸收及运动功能降低或血容量不稳定、内脏血流减少的患者,应限制肠道喂养量,以防滞留或误吸。当胃肠道功能障碍,不能进行或不能达到充足的肠道喂养时,应及早进行完全或部分肠外营养,以保证患者能获得足够的液体、能量与各种营养物质的补充。一旦胃肠功能恢复,应及早由肠外营养过渡到肠内营养。

经管饲提供肠内营养是重症患者最理想的营养支持途径。在血流动力学稳定及胃肠道有功能的前提下,应及早开始肠道喂养。一般认为,入重症医学科或患病后 24～48 小时开始的肠道喂养称为早期肠内营养。应激后的代谢改变使重症患者能量消耗与营养丢失明显增加,如不及早处理,会很快出现能量负平衡(负债),并进行性加重,后期也难以通过补充纠正,将延长重症医学科住院时间,增加医疗费用。

然而重症患者胃肠排空障碍和肠内营养不耐受的发生率较高,常常影响早期肠内营养的实施。常见因素包括肠内营养前及肠内营养实施过程中胃残余量过多,镇静、儿茶酚胺药物的应用等。在这类患者中,若过分强调肠内营养,反而会使肺炎发生率增加、住院时间延长。

可见,早期肠内营养是重症患者理想的营养支持方式,对于肠内营养不耐受的重症患者,亦应及时给予肠外营养,以免加重营养不良。为保证肠内营养使用的安全有效,计划性的实施方案对于肠道喂养的合理应用是必要的,包括对重症患者肠道能否使用的评估、营养通路与营养制剂的选择、使用方法、肠内营养耐受性与相关并发症的判断以及营养液输注的管理等。

9. 重症患者的能量供给应选择高热量还是低热量营养支持?

严重应激后,包括细胞因子在内的大量炎症介质释放,促分解代谢激素分泌增加,导致分解代谢明显大于合成代谢,机体的能量消耗增加,出现持续的负氮平衡、脂肪动员以及应激性高糖血症。鉴于应激期(尤应激早期)的代谢改变特点,早年营养与能量供给的原则是增加能量的供给与"满足"能量代谢的"需求",临床上常根据体重给予较高的能量以达到此时的能量消耗量,一般在每天 167.3~209.2 kJ/kg,或根据 Harris-Benedict 公式:

男性基础能量消耗(kcal/24 小时)=66.5+13.8×W+5×H−6.8×A

女性基础能量消耗(kcal/24 小时)=65.5+9.6×W+1.9×H−4.7×A

式中,W 是以 kg 为单位的体重,H 是以 cm 为单位的身高,A 是患者年龄(岁),计算出基础能量消耗后再乘以一定的应激系数(1.5~2.0)。不管上述何种方法,都被后来的实际能量代谢测定研究证实,其能量的补充往往超过机体的代谢能力,甚至会加重应激后的代谢紊乱与脏器功能损害,并且与重症患者并发症发生率及病死率相关。近年来,能量代谢研究特别是应用间接能量测定法(metabolic cart,代谢车)及其他形式的氧耗状态测定实际能量消耗发现,应激患者代谢率的增加常比以往估计的要低。此外,除了要考虑应激后的能量消耗量外,机体对补充的能量与营养底物的利用能力又是另一需要考虑的问题,而一些相关研究显示,适当限制应激后的能量供给,营养支持的效果与安全性得到改善。

目前,国际上多数学者认为,合并全身炎症反应的急性重症患者,能量供给在每天 83.7~104.6 kJ/kg,是大多数重症患者应激早期能够接受并可实现的能量供给目标,即所谓"允许性"低热量。目的在于避免营养支持相关并发症,如高血糖、高碳酸血症、胆汁淤积与脏器功能损害等。随着应激与代谢状态稳定,能量供给应适当增加,BMI<30,达每天 104.6~125.5 kJ/kg;BMI>30,可达 46.0~58.6 kJ/kg。重症患者由于常合并水肿及活动限制,其体重计算使用实际体重[2]。

10. 肠外营养液的成分包括哪些? 如何补充?

营养支持的成分除水外,可分为大营养素(macronutrient)与微营养素(micronutrient)两大类。

（1）大营养素（或常量营养素）　主要指碳水化合物、脂肪、蛋白质（或氮）。碳水化合物是非蛋白质热量（non-protein calorie）的主要来源之一，体内主要的碳水化合物是葡萄糖，应激后的糖代谢改变是糖的利用下降和产生增加，不论是否合并有糖尿病，许多重症患者出现血糖明显升高，并影响预后。大量补充葡萄糖会加重糖代谢紊乱及脏器功能损害的危险。过多热量与葡萄糖的补充还会增加二氧化碳的产生、增加呼吸肌做功、肝功能损害与淤胆发生等，特别是对合并有呼吸系统损害的重症患者。总之，葡萄糖的供给应参考机体糖代谢状态与肝、肺等脏器功能。应降低非蛋白质热量中的葡萄糖补充，葡萄糖的补充量一般占非蛋白质热量的 $50\%\sim60\%$；葡萄糖∶脂肪比例保持在 $60∶40\sim50∶50$，此外，要强调联合强化胰岛素治疗、严格控制血糖水平。

脂肪通常是非蛋白热量的另一主要来源，基于对严重应激后代谢紊乱的认识，重症患者营养支持的一个原则是降低非蛋白质热量中的葡萄糖热量，以糖脂双能源满足能量的供给，目的在于减轻葡萄糖的代谢负荷，保护脏器功能，提供必需脂肪酸。危重症患者脂肪供给量一般为每天 $1\sim1.5$ g/kg，但应参考机体对糖与脂肪的代谢能力，监测脂肪廓清与血糖水平以及肝肾功能。对合并脂代谢障碍者（如重症胰腺炎）及老年患者，应降低脂肪乳剂的补充量。

代谢过程中，不同的脂肪酸对肉毒碱的依赖程度不同。在脂肪酸 β 氧化中，脂酰辅酶 A 进入线粒体氧化需肉毒碱转运，而在感染等应激状态及肝功能障碍时，肉毒碱产生较少，或尿中排泄增加，可导致血浆与组织中肉毒碱水平下降，这在严重感染患者更为突出，从而使长链甘油三酯氧化受到限制，因而不恰当地供给外源性脂肪（尤其是长链脂肪乳），可导致脂肪超负荷及廓清障碍。中链甘油三酯进入线粒体代谢时对肉毒碱依赖性小，易被上皮细胞结合的蛋白酯酶和肝内酯酶水解，具有氧化迅速，且不在肝脏及外周组织中浸润及形成脂肪组织等优点。此外，中链脂肪酸与白蛋白结合疏松，有较高的可溶性，使其容易被组织摄取；并且，中链脂肪酸同白蛋白上胆红素结合位点的亲和力较长链脂肪酸低，对胆红素代谢干扰小，可作为高胆红素血症患者的供能物质。

目前临床常选择的商品化静脉脂肪乳剂种类很多,但根据碳链长短,可分为含长链甘油三酯(18~24碳)的脂肪乳剂、中长链混合脂肪乳剂和含中链甘油三酯(6~12碳)的脂肪乳剂。长链脂肪乳中含有必需脂肪酸(essential fatty acid,EFA)。由于中链甘油三酯不依赖肉毒碱转运进入线粒体,有较高氧化利用率,更有助于改善应激与感染状态下的蛋白质合成。因而,在严重创伤、感染的重症患者及肝功能障碍、黄疸患者的营养支持中,较传统的长链甘油三酯脂肪乳剂更具有优势。

氨基酸溶液作为肠外营养液中的氮源,是蛋白质合成的底物来源,平衡型氨基酸是临床常选择的剂型,它不但含有各种必需氨基酸,也含有各种非必需氨基酸,且各种氨基酸的比例适当,具有较好的蛋白质合成效应。支链氨基酸是肝外代谢的氨基酸,因此应用支链氨基酸强化的复方氨基酸液有助于减轻肝功能障碍患者的肝脏代谢负担,并有助于调整血浆氨基酸谱和防治肝性脑病。曾有人认为它亦有助于改善创伤患者的蛋白质合成,但临床研究并未证实应用强化支链氨基酸(含36%~40%支链氨基酸)的复方氨基酸液的全肠外营养支持,在节氮和促进蛋白质合成方面有特殊优势。重症患者肠外营养时,蛋白质补充量及热氮比构成的原则为:蛋白质供给量体重指数<30时为每天1.2~2.0 g/kg,相当于氮每天0.32 g/kg,体重为目前的实际体重;热氮比418.0~627.6 kJ:1 g N。30<体重指数<40时为每天2.0 g/kg,体重指数>40时为>每天2.5 g/kg,此时参照的体重为理想体重。

营养方案要结合重症患者的特点,营养液的容量应根据病情及每个患者具体需要,参照液体平衡与前负荷状态综合考虑确定,并根据需要给予及时监测和调整。

每日常规所需要的电解质主要包括钾、钠、氯、钙、镁、磷。接受全肠外营养的重症患者,每日补充生理剂量的电解质,但当疾病导致额外丢失增加时,应注意监测、补充。

(2)微营养素　维生素、微量元素等体内含量低、需要量少,故被称为微量营养素,但它们同样有着重要的生理作用。

维生素　维生素C参与蛋白和组织细胞间质的合成,有利于减轻组织损伤及促进其修复。维生素 B_1 的需要量与摄入的能量成比例地增加;维生素 B_2 的排出量与氮的排出量成正相关。近年来,维生素 C、维生素 E、β 胡萝卜素(维生素 A)的抗氧化特性日益受到重视,实验研究显示其有助于氧自由基的清除及防治组织细胞的过氧化损伤等。一些动物研究与体外实验显示,大剂量的维生素 C 是机体主要的抗氧化屏障,可抑制应激后中性粒细胞释放自由基,保护线粒体功能,维护细胞膜的稳定性,而且对其他的抗氧化剂具有保护作用(如对谷胱甘肽的保护作用和对氧化型维生素 E 的还原作用等)。还有实验研究显示,大剂量的维生素 C(360 mg/kg)可减轻缺血/再灌注损伤后的肠黏膜屏障损害;烧伤后联合应用维生素 E 有助于自由基的清除。亦有报道对 ARDS 患者联合应用维生素 C、维生素 E 及 N 乙酰半胱氨酸和硒,可使其病死率降低。但由于多数研究属体外或动物实验,临床上对于重症患者的应用剂量、时机、监测等,还有待于进一步研究明确。

微量元素　微量元素在体内的含量较少($<0.01\%$ 的体重),在一般情况下只需要若干微克即可维持体内的平衡,但应注意手术患者是否原已伴有微量元素的代谢紊乱,如肝硬变、肾病时,锌随尿而排出致血锌值降低;老年糖尿病患者的低铬血症;肠道炎症及吸收不良患者缺乏铜和铁。微量元素的日需量有多种推荐量,如市售的微量元素注射液(addamel,10 ml)中含铁 50 μmol、锰 40 μmol、氟 50 μmol、锌 20 μmol、铜 5 μmol、碘 1 μmol,可供成人一日所需量。应注意的是,非生理状态下的全肠外营养对于微量元素的补充有着特殊的要求,因为消化道对不同微量元素的吸收率差异很大,低者 1%(如铬),高者可达 75% 以上(如氟、碘、硒),肠外营养如同消化道短路,它使消化道对一些依赖其吸收或排泄的微量元素的生理调节作用丧失,而完全受静脉补充的控制,补充不当则可使其在循环中的浓度过高甚至达到药理剂量而产生毒副作用。例如肠道是铁的主要调节的部位,肠外营养时,补充量不适可导致铁的摄入过多,使其在肝及其他部位沉积。食物中摄入的锰仅有 $3\%\sim4\%$ 能够吸收,约为 0.1 mg/天,肠外营养时因胆汁分泌量降低,使锰排泄下降,可导致锰中毒。过多的锰可在基底神经节沉积,导致多巴胺耗竭,引起精神异常。

总之,维生素与微量元素应作为全肠外营养的组成成分加以输注和补充。全肠外营养时常规补充量:复合水溶性维生素 1～2 支/天,微量元素制剂 1 支/天。创伤、感染及 ARDS 患者,应适当增加抗氧化维生素(C、E)及硒等(铜)的补充量。

应强调指出,肠外营养支持治疗时,各种营养素应同时进入体内,否则将影响其有效的利用。应无菌条件下配制成全静脉营养混合液后持续匀速输注。抗生素不能加入全肠外营养液中。为确保输入混合营养液的安全性和有效性,不可在营养液中添加其他药物。

11. 肠外营养的导管相关并发症有哪些?

(1) 气胸、血胸和大血管损伤　静脉穿刺可造成动脉、静脉、胸膜、肺脏等损伤。严重气胸应行紧急穿刺抽气。如导管误置入胸腔并输入营养液,可导致胸腔积液。锁骨下静脉穿刺的并发症发生率较高。

(2) 空气栓塞　输液完毕未及时更换或导管连接处脱落可引起空气栓塞,穿刺置管过程中亦可发生。导管质量的提高与营养袋应用,已使这一并发症的发生率大大减少。一旦发生空气栓塞,应立即将患者左侧卧位头低脚高,必要时右心室穿刺抽气。

(3) 导管栓塞与静脉栓塞　输液缓慢、导管扭曲、高凝状态等情况下,导管尖端及周围可形成血栓。如发生导管栓塞应予拔管,亦可试用尿液酶溶解,但切不可采取加压注水的方法,以免血栓脱落而造成重要器官(心、肺、脑)血管栓塞。

营养液多为高渗,长时间输注可使静脉壁受刺激而发生静脉炎及血栓形成(如锁骨下静脉血栓形成)。此外,导管材料亦有影响,如聚乙烯导管发生静脉栓塞较其他材料多。临床上可表现为该静脉侧支增粗,其回流范围内可见皮下出血或淤斑。

(4) 导管相关性感染　全肠外营养支持期间病人突发无其他原因的寒战、高热甚至感染性休克者,拔出导管后症状消除或减轻需考虑导管脓毒症的存在。出现此类症状后,先取输液袋内液体进行细菌培养及血培养,更换新的输液装置。观察 8 小时,若发热仍不退,则须拔出中心静脉导管,并做导管头培养。若 24 小时后发热仍不退,则应选用抗生素治疗。

12. 肠外营养的代谢并发症有哪些？如何预防？

（1）糖代谢紊乱　主要表现为高血糖伴渗透性利尿。严重应激状态下,机体常出现代谢性高血糖反应及外周胰岛素抵抗。肠外营养支持,特别是初期阶段,往往会使血糖升高更加严重。常见的原因包括：① 营养液输注速度过快或输注量过高；② 原发疾病影响胰岛素分泌及糖代谢,如重症胰腺炎、糖尿病、胰腺癌,胰腺切除术后,梗阻性黄疸、肝硬化等；③ 药物对血糖的影响,如糖皮质激素、生长激素和生长抑素的作用等。防治措施：① 减少葡萄糖的输注量,葡萄糖输注速度每分钟<4 mg/kg,适当提高脂肪乳剂在非蛋白质热量中的比例,以脂肪提供40％～50％的非蛋白质热量。② 逐步增加葡萄糖的输注量,使内源性胰岛素的分泌量逐渐增加,以适应高浓度葡萄糖的输注。③ 补充外源性胰岛素,以调整血糖于满意范围。胰岛素的补充不宜加入全静脉营养混合液中,一方面防止被营养袋吸附而失去作用,另一方面不易控制用量,最好应用微量输液泵单独补充,以便随时调整用量及保证药物作用效果。④ 营养液持续、匀速输注,避免血糖波动。⑤ 输注过程中密切监测血糖浓度,同时亦应注意血钾及尿量改变。

长时间肠外营养支持会使内源性胰岛素持续分泌,如突然停止营养支持可出现低血糖,故此类患者应逐渐降低肠外营养的用量及输液速度。

（2）脂代谢异常　某些患者存在脂肪代谢异常的基础疾病,如高脂血症、肝硬化、胰腺炎、梗阻性黄疸、糖尿病等。在严重应激的患者,可能会很快出现必需脂肪酸的缺乏,其原因为：① 必需脂肪酸及维生素E补充不足；② 持续的葡萄糖输注,使血胰岛素水平升高或外源性补充大量胰岛素,从而使体内储存脂肪的动员受到抑制。

防治措施：每日输入20％脂肪乳剂250 ml可补充必需脂肪酸30 g,补充维生素E与B_6可增加亚麻酸的生理功能。

在严重感染时亦可出现脂代谢的改变,脂肪利用障碍。临床上可出现血脂积聚过多,并在网状内皮系统、肺组织中沉积而影响其功能。应用外源性脂肪时,应注意降低脂肪的补充量,每天0.5～1 g/kg,并从1/3或半量开始,在血脂、脂肪廓清以及呼吸商的严密监测下,酌情调整用量,并减缓输注速度。

(3) 蛋白质和氨基酸代谢紊乱　主要表现为:① 血清氨基酸不平衡。一方面由于氨基酸制剂模式不当,更多的是已存在有肝功能异常的基础病变或因感染、创伤等使肝脏功能受抑,并导致血清氨基酸谱改变及支链氨基酸/芳香氨基酸比例失调。不适当的补充复方氨基酸液,将加重氨基酸失衡,甚至导致血氨升高与脑病发生。② 高氨血症。精氨酸在 NH_3 转换为鸟氨酸循环中具有重要作用,精氨酸以及门冬氨酸、谷氨酸不足可产生高氨血症。在肝硬化、肝移植等重症患者更应注意。③ 血尿素氮升高。蛋白质、氨基酸补充过多还可导致肾前性氮质血症,使血尿素氮升高。

(4) 电解质失衡　低血钾与高血钾:低钾见于较高浓度的葡萄糖输入以及应用外源性胰岛素,促使糖原合成,钾离子进入细胞内而使血钾浓度下降;渗透性利尿或应用利尿剂使尿钾排出增多;钾的补充不足。高钾见于钾的补充过多、大量输血(可造成血钾浓度过高);全肠外营养支持期间补钾量往往较大,碱性液体的输注可促使钾向细胞外转移,肾衰竭时可出现高钾血症。

低镁血症　常见原因:① 尿量增加及腹泻,使镁的排出增加;② 镁的补充不足;③ 某些基础疾病易合并低镁血症,如肠瘘、胆瘘、急性胰腺炎等。防治可采用静脉补充,一般补充每天 0.04 mmol/kg,在额外丢失患者应增加补充量并及时测定镁浓度。

低磷低钙　外科重症患者经常发生磷缺乏——磷吸收障碍、尿排磷异常、高碳酸血症时的细胞内转移等因素影响下,磷的内稳态改变。营养支持中的某些因素亦可加重低磷的发生,如高糖输入、酮症酸中毒、抗酸剂应用时,磷向细胞内转移增加;肾脏清除率增高使其排出增加,低钾、低镁及利尿剂长时间应用等;全静脉营养混合液中不含磷。已存在营养不良的重症患者,初期的血磷测定可在正常范围,但给予肠外营养支持后,高能磷酸键的合成中使磷的消耗增加,从而可使血磷很快下降,出现低磷血症。应注意监测血磷浓度,及时补充。

(5) 微量元素改变　消化道对不同微量元素的吸收率差异很大,如铁、锰、铝、铬等,肠外途径的不适当补充,均可使其循环浓度升高;相反,供给不足则使其血浓度降低。

（6）维生素变化　与口服维生素相比，静脉补充剂量常常是增加的，特别是水溶性维生素，往往 2～3 倍于口服剂量。但某些情况下，全营养混合液中维生素在输入到患者体内之前已明显降解，严重时可降解一半以上。例如维生素 A 受温度及光的影响，24 小时输注可使其丢失 40%～98%，阳光可使其迅速降解，但荧光却无此影响。阳光下维生素 B_2 与维生素 B_6 可丧失一半以上，而荧光灯下的丢失却微不足道。多数对光敏感的维生素存在这一问题。PVC 袋可吸收维生素 A。维生素 B_1 受温度以及溶液中的亚硫酸盐等影响，可下降 0～90%，而维生素 E 可丢失 30%～50%。全营养混合液配制后超过 24 小时，其中 50% 以上的维生素 C 降解，尤其是在氧和铜存在时，对其起催化作用。因此，应考虑上述问题，必要时可测维生素血浓度加以调整。

13. 长期肠外营养为什么会引起胆汁淤积？如何预防？

胆汁淤积和肝功能损害是长时间肠外营养的常见并发症，多发生在全肠外营养支持期间，可能与肠外营养支持改变了肝脏和肠道的营养物质消化、吸收过程有关。淤胆与诸多因素有关：① 上消化道长时间无食物刺激，缩胆囊素等激素分泌减少；② 肠外营养时肝脏血流受影响及胆汁分泌量减少；③ 营养液中糖脂比例不当或葡萄糖输注过多；④ 氨基酸配方不完全符合生理需要，氨基酸的体内失衡；⑤ 牛磺酸缺乏，胆碱与肉毒碱缺乏，肝肠循环破坏等。临床表现为肝酶与胆红素升高，重者出现右上腹痛、发热、黄疸、胆囊肿大等症状，一般发生在较长时间肠外营养支持、特别是腹腔感染的患者。

肝功能异常与胆汁淤积的防治措施包括：① 降低非蛋白质热量，特别是葡萄糖的热量，并以脂肪替代部分葡萄糖；② 及早恢复使用胃肠道将有助于肝功能恢复及黄疸减轻；③ 应用八肽缩胆囊素，腺苷蛋氨酸有一定效果；④ 感染的有效控制对于防治淤胆亦很重要；⑤ 补充含有牛磺酸等配比合适的氨基酸制剂。近年来有报道，应用鱼油对预防和治疗全肠外营养所致的淤胆有效。

14. 怎样选择肠内营养的途径？

应当明确，除经口摄食外，其他任何形式的肠道喂养都不是完全生理性的。绝大多数重症患者是需要通过在消化道放置导管的喂养方式来实现肠内营养的。根据置管类型，肠内营养途径常分为经鼻胃管、鼻肠管、胃造口/空肠造口等肠道喂养。

（1）经胃喂养　一般选择鼻胃管途径，常用于胃动力排空功能较好的重症患者。优点在于更接近于生理，该喂养途径保留了营养液对胃、十二指肠的神经内分泌的刺激作用，且置管简单，另外，因胃的容量较大，对营养液的渗透压不敏感，能够使用的营养液范围较宽，要素饮食、匀浆膳、混合奶等均可使用，并可采用持续输注或分次滴注的喂养方法。但经鼻胃管途径不适于接受长时间肠内营养支持的患者及昏迷患者，因为营养液可在胃内停留一段时间，使反流与误吸的发生率增高，特别是胃肠动力不好或排空障碍时应避免使用。此外，长时间留置鼻胃管可增加鼻窦、口咽部与上呼吸道感染的发生率。

（2）经空肠置管喂养　经鼻放置营养管通过幽门进入十二指肠或空肠，适于胃排空障碍的患者，可降低反流与误吸的发生率，增加患者对肠内营养的耐受性。可采用持续输注的方式喂养，但在喂养的开始阶段，营养液的渗透压不宜过高。导管可在胃镜或透视引导下置入空肠。近年来也有报道应用感应导丝引导下放置鼻空肠导管，协助重症患者将营养管置入胃内并使其尖端达幽门以下和十二指肠内。我们已在重症病人中应用，此法成功率高，无需搬动病人，床边可以置管，对患者打击小，患者置管过程中不需镇静，导管留置时间亦可延长。

（3）经皮内镜下胃或空肠造口术　经皮内镜下胃肠造口术（percutaneous endoscopic gastrostomy）指在内窥镜协助下，于腹壁、胃壁造口置管，将营养管置入胃内，实现胃内喂养；经皮内镜下空肠造口术（percutaneous endoscopic jejunostomy）指在小肠镜引导下，在空肠上戳孔经腹壁置管固定。对重症患者，常采用的是在经皮内镜下胃肠造口术造口管内，将一较长的营养管置入空肠，施行空肠喂养，此操作在床旁即可施行，既减轻了手术创伤，又提供了肠内营养的理想途径。在疾病的危重时期，经常需要放置胃管进行胃肠减压，限制了鼻胃管喂养的实施。经皮内镜下胃肠造口术/经皮内镜下空肠造口术则可在喂养同时进行胃肠减压，适合于需要经空肠营养和需要长期留置营养管的重症患者。该法减少了鼻咽与上呼吸道感染的并发症及反流与误吸的风险,尤其适于为胃动力障碍、十二指肠淤滞等需要胃肠减压的重症患者(如胰腺炎)创造肠内营养的实施途径。

临床上应根据病情需要选择肠内营养的途径(表 22 - 3)。一般来说,鼻肠导管与空肠造口导管更适用于合并胃滞留的重症患者。需要较长时间肠内营养支持者以及经鼻置管困难者,如严重颅脑损伤患者等存在意识障碍的危重症患者,可考虑空肠造口置管的方法,或于开腹手术同时完成,或在床旁内窥镜协助下行经皮内镜下胃肠造口术或经皮内镜下胃空肠造口术。

表 22 - 3　肠内营养途径与选择

适 应 证	途 径
短期置管肠内营养	鼻肠导管
	鼻胃导管
	鼻十二指肠导管
	鼻空肠导管
长期置管肠内营养	胃造口术
	经腹胃造口术
	经皮内镜下胃造口术
	空肠造口术
	经腹空肠造口术
	经皮内镜下空肠造口术
	经腹穿刺空肠造口术

15. 肠内营养制剂应如何选择?

根据营养素的组成成分,通常将肠内营养制剂分为几种剂型,如整蛋白配方、预消化配方(短肽)以及单体配方(氨基酸为氮源的要素饮食),此外还有接近于正常膳食的匀浆膳和混合奶,重症患者较常选用的为前三者。应依据患者的肠功能状态与所患疾病进行选择,肠功能状态较好的,可选择整蛋模式或肽类(或多聚物配方)肠内营养膳食,否则可选择短肽或结晶氨基酸为氮源的要素饮食。重症胰腺炎及炎性肠道疾病者,可选择氨基酸或短肽为氮源的要素饮食,以减少对胰腺分泌的刺激和肠道消化负担。蛋白质含量较高的膳食发生腹泻的几率增高(图 22-1)。

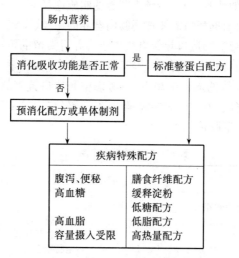

图 22-1 肠内营养制剂的选择

(1) 整蛋白配方 常用酪蛋白及豆蛋白为氮源,多为平衡型肠内营养制剂。营养完全,可口、价廉,蛋白及其他成分在小肠消化吸收,适用于胃肠道消化功能正常者。

(2) 预消化配方-短肽配方 简单消化即可吸收,极少残渣,粪便形成少,适用于胃肠道有部分消化功能者。

(3) 氨基酸单体配方 以氨基酸为蛋白质来源的要素营养,不需胃液、胰液、胆液等参与消化,可直接吸收,不含残渣,粪便形成很少,适用于重症胰腺炎、部分短肠综合征及其他消化功能障碍患者。

上述这些肠内营养的配方又可根据其所含成分进行分类,根据不同疾病状态下的代谢特点及对某些营养素的特殊需要而制成疾病特殊配方的要素饮食,如适应糖代谢异常、呼吸功能障碍、肾衰竭和肿瘤患者的配方,还有适用于重症患者的免疫增强配方的要素饮食。应激较重的重症患者能量消耗增加,可适当增加配方中脂肪的比例,添加支链氨基酸、谷氨酰胺等特需营养成分,以期使肠内营养支持的有效性得到提高。

肠内营养制剂有粉剂与液体制剂两种,配成液体后的热量密度一般为 $4.2 \sim 6.3 \mathrm{~kJ/ml}$。

谷氨酰胺是肠黏膜细胞与免疫细胞等的重要能源物质,增加食物中谷氨酰胺的含量,能够促进肠黏膜细胞的防御功能。谷氨酰胺在小肠吸收较好,可促进肠黏膜细胞的生长与防止细菌易位,并通过增加小肠对葡萄糖的吸收和肝细胞对葡萄糖的摄取来调节血糖水平。有关于烧伤患者的临床研究表明,与普通肠内营养制剂相比,谷氨酰胺强化的肠内营养可使感染发生率与病死率明显降低。总的来讲,对于特殊需要,或应用非整蛋白和不含谷氨酰胺的肠内营养制剂的烧伤、创伤等重症患者,补充药理剂量的谷氨酰胺将有助于促进免疫功能及肠黏膜屏障,改善预后,但目前尚没有足够证据表明重症患者肠内营养时需要常规补充谷氨酰胺。

研究表明,膳食中增加 $\omega-3$ 多不饱和脂肪酸(polyunsaturated fatty acid,富含鱼油),可竞争性地降低前列腺素 E_2 产物的合成,并可减少肿瘤坏死因子和白介素-1、白介素-2、白介素-6 的分泌。单核细胞与巨噬细胞是外周细胞中依赖前列腺素 E_2 的主要细胞,极低水平的前列腺素 E_2 有助于淋巴细胞成熟,但高水平的前列腺素 E_2 将抑制细胞的功能。因此,补充 $\omega-3$ 多不饱和脂肪酸能够改善二十烷类物的合成,影响炎症介质、细胞因子的调控,并因此改善免疫代偿和减少机体在严重创伤、感染时的全身炎症反应。

膳食纤维(dietary fiber)在生理和代谢方面的重要作用愈来愈受到重视,特别是可溶性膳食纤维(如果胶、树胶和植物多糖)在结肠内酵解后可形成短链脂肪酸(short chain fatty acid,如丁酸盐、乙酸盐、丙酸盐),进一步影响结肠、小肠的结构与功能;而非可溶性膳食纤维可导致腹胀、粪便干燥和便秘,重症患者应慎用。

16. 肠内营养引起的并发症有哪些?

(1) 反流、误吸与肺部感染　营养液和消化液的反流、误吸可导致吸入性肺炎。相关因素如下。

肠内营养管移位与折返:一旦发现,即应重新置管及调整位置。

胃排空不良及腹胀:接受食管、胃切除手术使消化道解剖结构发生变化,胃肠运动障碍以及肠内营养应用不当时,可导致消化液、营养液的反流与误吸。这类患者强调营养液肠内输注而不能胃内灌注,营养管尖端位于屈氏韧带以下较为安全。此外,可应用胃动力药物甲氧氯普胺(胃复安)、普瑞博斯(西沙比利)等促进胃的排空及肠蠕动。同时须注意监测患者胃或肠内营养液的潴留量或胃肠减压量与 pH。

胃液 pH 升高:胃液 pH 升高可导致肠道细菌移位、定植(甚至咽部定植)。有研究认为,24 小时持续输注肠内营养液使胃内 pH 升高,而连续输注 16～18 小时后,间断 8～6 小时,则有助于保持胃液的正常酸度,降低肠道菌的移位与口咽部定植,可能有助于降低革兰阴性杆菌的肺部感染发生。

意识障碍:意识障碍患者吞咽、咳嗽反射减退甚至消失,易导致误吸和吸入性肺炎。此时,宜将肠内营养管置于屈氏韧带以下(空肠或幽门以下)十二指肠,且在接受肠内营养治疗时,将头及上半身抬高＞30°,需长时间接受肠内营养支持者,可考虑行经皮内镜下胃肠造口术或经皮内镜下空肠造口术。

呼吸道防御能力降低:接受机械通气治疗以及接受咽喉部较大手术的患者,由于气管插管、鼻腔置管或喉返神经损伤,可使吞咽、咳嗽反射减退,呼吸道自我防护能力下降;此外,机械通气的肠内营养患者,十二指肠-胃反流较常发生,反流液碱化胃液使 pH 升高,为了防止此类情况发生,亦应使肠内营养管达到足够深度,以保证营养液从小肠内输注,并注意监测胃内容物酸碱度及残留量。

(2) 胃肠不良反应

肠内营养相关腹泻　腹泻是肠内营养较常见的并发症,肠内营养期间发生腹泻的相关因素包括:① 配置营养液与开放容器时,造成肠内营养液被污染;② 悬挂时间较长或存留有前期未输完的营养液;③ 营养不良;④ 低清蛋白血症(清蛋白＜25 g/L);⑤ 全身性感染;⑥ 多器官功能障碍综合征;⑦ 存在感染灶;⑧ 发热或低温;⑨ 应用广谱、强力抗生素。另外,腹泻发生还与营养液输注速度过快、溶液渗透压较高及温度较低等有关。

对于腹泻的防治,应注意以下几方面:① 营养液应无菌配制,并置于封闭容器中,每日配制、低温存放,每日更换输注用品;② 血浆清蛋白<25 g 者应先予补充纠正;③ 适当控制体温,清除体内感染病灶;④ 输注速度由慢逐渐增加,对于重症患者,最大速度<80 ml/小时,一般在 60~80 ml/小时;⑤ 若腹泻与抗生素应用有关,则应停用抗生素,并补充双歧杆菌、酵母菌、乳酸杆菌等肠道生态菌;⑥ 注意输注过程中营养液的温度及浓度,以不同个体能够耐受为标准。

腹胀、便秘和腹痛 重症患者在肠道喂养时易出现不同程度的腹胀,重者使肠内营养无法继续。这类患者在开始肠道喂养时,更应注意减慢输注速度,降低浓度,配合胃肠动力药物及密切监测胃或肠内潴留量,如胃内潴留量>100 ml、小肠内潴留量>200 ml,应予注意减量或停用。便秘者可增加膳食纤维的补充。

恶心与呕吐 常常是肠内营养液应用不当所致,如灌注速度过快、温度过低,特别是采用间歇性一次性投给喂养方式者。此外,胃肠排空障碍导致的胃、肠内液体潴留,也可导致呕吐。通过调整输注方式、减慢速度等多可得到缓解。

倾倒综合征 放置空肠营养管的重症患者,可出现倾倒综合征,多因高渗溶液快速进入小肠所致。减慢输注速度,适当稀释营养液以降低渗透压,多可使症状缓解。

（3）机械性并发症

肠内营养管堵塞 导管过软(硅胶导管)时易于受折阻塞;配置营养液过稠、未调匀,停止输注后未及时冲洗,添加口服药未充分碾碎或溶解,均可使导管堵塞。配置的营养液室温下放置时间过长可变质形成凝块,冷藏储存者置于过高温度水中加温亦可形成凝块。应用中均要注意予以避免,并在输注前检查营养液的性状。每次/日营养液输注完及注射药物后,均应用>30 ml 生理盐水或温开水冲洗导管以确保无堵塞。

鼻咽食管和胃黏膜损伤及炎症 留置时间长、管径粗(>12F)、质地硬的导管,可造成鼻腔、咽部、食管黏膜受刺激及黏膜受损,并由此导致炎症,引起鼻炎、咽炎、食管炎及炎性狭窄、胃黏膜炎症、糜烂。鼻黏膜炎症肿胀,可影响鼻窦分泌物引流而发生鼻窦炎,甚至进一步引发颅内感染。对于无症状发热的患者,应注意鼻窦区域的物理检查,必要时可行头颅 CT 检查。

留置鼻导管者注意鼻咽部分泌物清除,可配合氯霉素与麻黄素滴鼻,以保持鼻窦开口通畅,置管时注意选择导管的型号与材料,减少对局部黏膜的刺激。长期留置营养管的患者可考虑行空肠造瘘。

与经皮内镜下胃或空肠造口术相关并发症 这类并发症包括较严重的有腹壁下脓肿和筋膜坏死,其他还有穿刺造口局部感染、胃液漏出或出血以及气性腹膜炎(可自行缓解)等等。随着内窥镜技术的成熟与经皮内镜下胃肠造口术材料及器械的不断改进,相关并发症已逐渐减少。

(4) 代谢性并发症 与肠外营养支持基本相同,包括葡萄糖不耐受、电解质失衡及某些营养素缺乏或过剩等。

17. 谷胺酰胺如何发挥药理作用? 有什么临床意义?

谷胺酰胺(glutamine, Gln)是体内含量最丰富的非必需氨基酸,大约占骨骼肌内游离氨基酸总量的 60%,循环中游离氨基酸总量的 20% 以上,是蛋白质结构中含量最多的氨基酸。谷氨酰胺是合成蛋白质、核酸和许多其他生物分子的前体,在肝脏、肾脏、小肠和骨骼肌中起着重要的调节作用,是肠黏膜细胞、淋巴细胞、肾小管细胞等许多快速生长细胞或代谢活性细胞的主要能源。

早期研究表明,重症患者应激后血浆谷氨酰胺水平下降为 300~400 μmol/L(健康人 600~700 μmol/L),肌肉、游离谷氨酰胺库存的减少是应激性分解代谢的典型特点,谷氨酰胺消耗的比率和病情的严重程度相关。一方面,机体摄入明显减少;另一方面,应激时机体对谷氨酰胺需求明显增加,尽管应激时肌肉组织迅速分解,释放出高于正常 3 倍的氨基酸,其中 1/3 为谷氨酰胺。同时肌肉组织中谷氨酰胺合成也随之增加,以供小肠、免疫细胞、脑细胞所需。但是大手术、创伤、烧伤、感染等严重应激状态下,骨骼肌内谷氨酰胺大量释放而被消耗,导致谷氨酰胺缺乏。血浆谷氨酰胺浓度明显下降,肠黏膜萎缩与免疫机能受损。

小肠黏膜是谷氨酰胺代谢的主要部位。谷氨酰胺缺乏,将导致肠上皮萎缩变薄,绒毛变短,黏膜糜烂与溃疡,细胞间连接破坏,使肠通透性增高并导致细菌易位。不论是肠内还是肠外途径补充谷氨酰胺,均可起到促进肠黏膜细胞生长,改善肠黏膜通透性,促进溃疡愈合,维护肠屏障功能,降低腹泻的发生等作用。同时,谷氨酰胺可诱导热休克蛋白表达增加,抑制细胞因子的过多合成,调节全身炎症反应。谷氨酰胺还是免疫细胞的重要能源物质,淋巴细胞、巨噬细胞对谷氨酰胺的利用率较葡萄糖更高,以保证淋巴细胞的增殖和蛋白质合成,修复巨噬细胞的 DNA 与 RNA 氧化性损害,提高机体的免疫防御功能,可增强危重症患者对感染的抵抗能力。英国 Griffiths RD 的一项单中心、前瞻、双盲研究显示,84 例重症医学科重症患者肠外途径补充药理剂量的谷氨酰胺,6 个月生存率高于对照组($24/42$ 对比 $14/42$,$P=0.049$)。法国重症医学科多中心随机对照研究包括了 16 家医院 114 例重症患者,与传统全肠外营养相比,谷氨酰胺强化全肠外营养使获得性肺炎与感染发生率明显降低,高血糖发生率低于传统全肠外营养组($P<0.05$);需要胰岛素控制血糖的患者数明显减少(14 对比 22,$P<0.05$)。但 6 个月的生存率无明显改善。

对于不能耐受肠内营养的危重症患者,经肠外途径补充谷氨酰胺的效果已从不少的临床事实中得到肯定。谷氨酰胺的药理作用是剂量依赖性的。已制成的谷氨酰胺二肽,如丙氨酰-谷氨酰胺或甘氨酰-谷氨酰胺,解决了谷氨酰胺单体在溶液中不稳定的问题。目前市场上已有商品化的谷氨酰胺二肽单独制剂和含有谷氨酰胺二肽的复方氨基酸溶液,可单独或混合于“全合一”营养液中输注。谷氨酰胺补充应遵循早期、足量(药理剂量)的原则,应用时间一般 5～10 天。可通过中心静脉或周围静脉输注。谷氨酰胺补充的药理剂量为谷氨酰胺单体每天 $0.3～0.58$ g/kg;谷氨酰胺二肽应每天 $0.5～0.7$ g/kg,$20～40$ g/天(70 kg 体重)。

肠内途径补充谷氨酰胺的作用优势为可直接改善肠黏膜上皮的结构与功能。如大面积烧伤患者,肠内营养中添加谷氨酰胺,可获得创面感染率明显降低、住重症医学科与住院时间缩短、住院费用降低的效果。对于某些合并肠屏障功能受损(如炎性肠道疾病等)、谷氨酰胺体内水平较低或丢失过多的接受肠内营养的危重症患者,经肠道补充谷氨酰胺也是需要的。也有研究表明,添加谷氨酰胺的肠内营养,能够明显降低重症急性胰腺炎患者感染性并发症的发生率。感染、多发创伤以及大手术后重症患者,应用谷氨酰胺强化的免疫增强型肠内营养的临床荟萃分析显示[2],经肠道补充谷氨酰胺有较好的耐受性,能够减轻炎症反应,降低感染性并发症的发生率,降低重症患者的住院时间与医疗费用。

18. 如何评价鱼油在营养支持中的作用?

鱼油(ω-3多不饱和脂肪酸)能够通过竞争方式影响传统脂肪乳剂(ω-6 PUFAs)代谢的中间产物(花生四烯酸)的代谢,产生效能不高的"3"系列前列腺素和"5"系列白三烯,使"2"系列的前列腺素如 PGE_2、PGI_2、TXA_2 等生成减少,"3"系列的前列腺素如 PGE_3、PGI_3、TXA_3 生成增加;其代谢产物为二十烷五烯酸(EPA)和二十二烷六烯酸(DHA),具有降低炎症反应与较少免疫抑制的生理效应,从而有助于下调过度的炎症反应,促进巨噬细胞的吞噬功能,改善免疫机能。

ω-3多不饱和脂肪酸还可影响细胞膜的完整性、稳定性和流动性,影响细胞运动、受体形成、受体与配体的结合等,从而减少细胞因子的产生和释放,有助于下调炎症反应,促进巨噬细胞的吞噬功能,改善免疫功能,有助于维持危重疾病状态下血流动力学稳定。对代谢方面影响的为 ω-3多不饱和脂肪酸对脂肪、糖及蛋白质代谢亦具有一定的调理作用,通过增加血脂的分解与清除以及影响脂蛋白的合成,降低低密度脂蛋白、极低密度脂蛋白的合成及其受体活性,增加高密度脂蛋白受体活性,影响机体对脂肪的利用。通过增加外周组织对葡萄糖的摄取及其氧化,有助于改善应激后糖的代谢。并可能通过对炎症介质分泌的影响,降低肿瘤坏死因子(TNF)α、白细胞介素(IL)-1、白细胞介素(IL)-2、白细胞介素(IL)-6的分泌,从而降低创伤、感染后机体的炎症反应及机体的能量代谢,降低体内蛋白质消耗、促进蛋白质合成,改善氮平衡。

已有研究表明,重症急性胰腺炎病人在疾病早期应用添加鱼油的肠外营养支持可减低机体过度炎症反应[4],改善肺的氧合功能。有关急性肺损伤和 ARDS 的研究显示,ω-3多不饱和脂肪酸可使肺动脉压下降、肺血管通透性改善,由此改善肺功能、缩短机械通气时间与住重症医学科时间。接受全肠外营养治疗的 661 例腹部大手术[5]、腹腔感染以及包括颅脑外伤在内的多发创伤等危重症患者[6]，添加药理剂量的鱼油脂肪乳剂 3 天以上，患者生存率得到明显改善，抗生素使用与感染的发生率降低，住院时间缩短。鱼油改善预后的效果亦呈现剂量依赖的特点，有效药理剂量为每天 0.1～0.2 g/kg。最近的研究显示，补充 ω-3 多不饱和脂肪酸能够改善 ARDS 患者的肺部炎症反应，并能够明显改善氧合。

肠外与肠内途径补充 ω-3 多不饱和脂肪酸均可调控重症患者的免疫炎症反应[7]，有可能改善重症患者预后[8]。ω-3 多不饱和脂肪酸的临床效应与疾病严重程度有关，在炎症反应不甚严重和不合并器官功能障碍的患者，补充 ω-3 多不饱和脂肪酸似乎并无优势。目前尚无 ω-3 多不饱和脂肪酸能够改善全身性感染和感染性休克等危重症患者预后的有力证据。

19. 合并急性呼吸衰竭的重症患者营养支持有何特点？

急性呼吸窘迫综合征（ARDS）是由肺部原发疾病或肺外疾病导致的肺部炎症反应，进而导致的肺泡渗液增加、血氧下降、呼吸窘迫的一种综合征。不同于其他类型的急性呼吸衰竭（如急性肺栓塞、支气管哮喘急性发作），ARDS 存在着明显的全身炎症反应，并伴随着体内各种应急激素及多种细胞因子和炎症介质的释放。

（1）ARDS 的代谢特点　由于创伤、感染等原发疾病或损害（如严重创伤、感染，重症胰腺炎等），导致 ARDS 患者出现严重的高分解代谢，能量消耗增加，加之多数患者需要机械通气治疗，其静息能量消耗可达预计值的 1.5～2 倍，患者迅速出现营养不良。脂肪动员，瘦体组织分解，各种结构与功能蛋白被迅速消耗，血清白蛋白下降、谷氨酰胺明显减少，血中氨基酸比例失调。

（2）ARDS 患者的营养支持原则　尽早实施营养支持可缩短接受机械通气患者的上机时间，改善营养与免疫状态，缩短住重症医学科时间，降低医疗费用。如患者肠道功能允许，应尽快建立胃肠通道，早期给予肠内营养，并采取充分的措施避免反流和误吸。

应注意的是：① 呼吸衰竭患者应避免过度喂养，特别是碳水化合物补充过多将增加二氧化碳的产生、增加呼吸商、加重患者的呼吸负荷。可适当增加非蛋白质热量中脂肪的比例。② 多项 1 级临床研究表明,ARDS 患者接受肠内营养并联合二十烷五烯酸(EPA)以及抗氧化物质的肠内营养支持,可以提高体内的抗氧化水平,防止脂质过氧化损害,减少支气管肺泡灌洗液中中性粒细胞数量,降低肺血管阻力与肺泡通透性,改善肺功能,改善气体交换,从而缩短上机时间和重症医学科停留时间,减少进一步的器官功能损伤。来自欧洲的一项大样本、多中心、随机研究表明[6],165 例感染与感染性休克接受机械通气的重症患者,应用添加鱼油、亚麻酸及抗氧化维生素的肠内营养支持,明显改善了 28 天存活率,并缩短了机械通气时间与住重症医学科天数[9]。因此,合并 ARDS 患者营养支持的原则应掌握:① 尽早给予营养支持,并首选肠内营养;② 适当降低非蛋白热量中碳水化合物的比例,降低呼吸商;③ 添加含鱼油与抗氧化剂的营养配方。这可能成为合并呼吸衰竭的重症患者更理想的营养支持方式。

20. 重症患者实行强化胰岛素治疗有哪些临床意义?如何实施?

应激性高血糖是重症医学科中普遍存在的一种临床现象,即使是以往无糖尿病史的重症患者,并且血糖升高已成为一独立因素直接影响重症患者的预后。多项前瞻性与回顾性临床研究表明,严格血糖控制可改善各类重症医学科重症患者的预后。特别是外科重症患者,严格血糖控制可使因严重感染导致多器官功能衰竭患者的病死率明显降低,使其他并发症的发生率亦有明显下降,如严重感染、需要血液净化治疗的急性肾衰竭患者的发生率,以及多神经病变等。缩短机械通气时间与住院时间,从而降低总住院费用。进一步分析显示,对于住重症医学科超过 5 天的重症患者,严格控制血糖水平(≤6.1 mmol/L),对病死率的改善作用更为明显。对于非手术的内科重症患者的研究显示,严格控制血糖,虽然总的病死率尚未获得有统计学意义的改善,但在降低医院内获得性肾损害的发生率、缩短机械通气时间和重症医学科住院天数等方面,仍可获得有显著意义的改善。因此,正确处理各类重症患者的应激性高血糖,对于提高其综合治疗效果,改善生存率具有重要的意义。任何形式的营养支持均应包括强化胰岛素治疗,严格将血糖控制在理想范围[10,11]。但是近来多项研究发现严格控制血糖可能会增加严重低血糖风险（40 mg/dl），因此目前重症病人的血糖控制推荐意见为：① 重病患者的血糖控制应使用胰岛素，不建议使用其他药物控制血糖；② 重病患者血糖控制应尽量维持平稳，避免大幅度波动；③ 目标血糖标准在 6.1～8.3 mmol/L，可获得明确的改善重症患者预后的效果，同时可减少低血糖的不良事件的发生。

21. 重症患者实行强化胰岛素治疗中需注意哪些问题？

在强化胰岛素治疗中应当注意：

（1）由于应激性高血糖主要表现为以外周胰岛素抵抗为特征的血糖升高，并且血糖增高的程度与应激、疾病严重程度成正比。由于重症患者病情的多变以及治疗措施的多变性，增大了血糖控制难度。因此，在实施强化胰岛素治疗期间，应当密切监测血糖，及时调整胰岛素用量，防止低血糖发生。

（2）重症患者的营养支持中，非蛋白质热量中的葡萄糖含量与输注速度直接影响着患者的血糖水平。一般情况下，葡萄糖的输入量应当控制在≤200 g/天。营养液以外的治疗尽量应用无糖液体（如抗生素溶液），以免增加血糖的波动。

（3）营养液的输入应当注意持续、匀速，葡萄糖与胰岛素按比例补充。

（4）合并感染与应用影响糖代谢药物时（如糖皮质激素、生长激素、生长抑素等），注意血糖的检测及增加胰岛素用量。

（5）严密的血糖监测是实现安全有效血糖控制的保证。

总之，任何形式的营养支持，应配合强化胰岛素治疗，严格控制血糖水平，并应注意避免低血糖发生。

（王新颖　许　媛）

参考文献

1. Bongers T, Griffiths RD. Are there any real differences between enteral feed

formulations used in the critically ill? Curr Opin Crit Care, 2006, 12: 131 – 135.

2. Miller KR, Kiraly LN, Lowen CC, et al. "CAN WE FEED?" A Mnemonic to Merge Nutrition and Intensive Care Assessment of the Critically Ill Patient. JPEN 2011, 35(5): 643 – 659.

3. Casaer MP, Mesotten D, Hermans G, et al. Early versus late parenteral nutrition in critically ill adults. N Engl J Med. 2011, 365(6): 506 – 517.

4. Xinying Wang, Weiqin Li, Feng Zhang, Liya Pan, Ning Li, Jieshou Li. Fish oil-supplemented parenteral nutrition in severe acute pancreatitis patients and effects on immune function and infectious morbidity: a randomized controlled trial. Inflammation, 2009, 32(5): 304 – 309.

5. Garcia-de-Lorenzo A, Zarazaga A, Garcia-Luna PP, et al. Clinical evidence for enteral nutritional support with glutamine: a systematic review. Nutrition, 2003, 19: 805 – 811.

6. Villet S, Chiolero RL, Bollmann MD, et al. Nagative impact of hypocaloric feeding and energy balance on clinical outcome in ICU patients. Clin Nutrition, 2005, 24: 502 – 509.

7. Xinying Wang, Weiqin Li, Ning Li, Jieshou Li. ω – 3 fatty acids supplemented parenteral nutrition decreases hyperinflammatory response and attenuates systemic disease sequelae in severe acute pancreatitis — a randomized and controlled study. Journal of Parenteral and Enteral Nutrition, 2008, 32(3): 236 – 241.

8. Heller AR, Rossler S, Litz RJ, et al. T. Omega-3 fatty acids improve the diagnosis-related clinical outcome. Crit Care Med, 2006, 34: 972 – 979.

9. Pontes-Arruda A, Aragao AM, Albuquerque JD. Effects of enteral feeding with eicosapentaenoic acid, gamma-linolenic acid, and antioxidants in mechanically ventilated patients with severe sepsis and septic shock. Crit Care Med. 2006, 34: 2325 – 2333.

10. Van den Berghe, Wouters PJ, Bouillon R, et al. Outcome benefit of intensive insulin therapy in the critically ill. Crit Care Med, 2003, 31: 359 – 366.

11. Van den Berghe, Wilmer A, Hermans G, et al. Intensive Insulin Therapy in the Medical ICU. N Engl J Med, 2006, 354: 449 – 461.

第二十三章

重症颅脑损伤

一、前沿学术综述

近年来,作为重症医学的重要组成之一,重症颅脑损伤患者的监测与治疗得到快速发展。随着重症医学的进步,器官支持水平不断提高,大量重症脑损伤患者的生命得以挽救,使中枢神经系统的救治问题显得越来越突出。另一方面,近年来神经科学领域涌现出多种新型诊疗技术,使原来不能度过急性期的重症神经系统疾病患者的神经系统原发病得到快速有效诊治。这些都成为促进重症神经医学领域进展的动力来源。

对于重症颅脑损伤患者,可床旁实施的神经系统监测手段有限。20 世纪 80 年代,颅内压监测应用于临床,带来了脑目标灌注压的救治理念。随着生物医学工程技术的进步,以脑微透析和脑组织氧分压为代表的脑代谢监测应用于临床,并开展了大量相关研究。结合脑灌注压、脑代谢和脑电生理监测,构成了脑功能多元化监测体系,也成为近年重症颅脑损伤患者监测研究的热点。虽然目前尚未证实这些监测技术的应用能够确切改善重症颅脑损伤患者的临床转归,但却标志着临床救治理念从压力支持目标向代谢支持目标的转化。

对于重症颅脑损伤患者的治疗,目前多推荐分级救治策略,目的在于预防和治疗继发性脑损伤。分级救治策略包括基础治疗和针对性治疗,基础治疗包括基本生命支持、镇痛镇静、控制发热和血糖等,适用于所有患者;当基础治疗措施无法达到临床治疗目标时,可采用脑损伤的针对性治疗措施,主要包括低温、去骨瓣减压及应用镇静药物等降低脑代谢。近年来,随着循证医学观念的普及,越来越多的研究采用循证方法探讨重症颅脑损伤患者的救治策略。2011 年,在新英格兰医学杂志和柳叶刀杂志分别发表了两项多中心随机对照研究,报告了低温治疗和去骨瓣减压在重症颅脑创伤患者中的应用[1,2]。虽然这两项研究均为阴性结果,但是从试验设计可见,研究的重点已经转移到寻找这些特殊治疗措施的确切适应证群体。脑损伤患者属病变非均一性群体,在疾病发病机制、损伤严重程度、临床处理时间等方面均存在差异。如何选择合适的患者群体,给予正确的临床治疗,成为该领域现阶段的研究重点。

二、临 床 问 题

(一) 脑功能监测

1. 如何进行床旁意识评估?

对于意识评估,由于缺乏可靠的客观评价手段,临床通常依靠主观评价方法。需要明确的是,意识并非一种"全或无"的概念,不能简单以清醒或昏迷评价。意识属于一种多元化的概念,简单来说,包含两层含义:觉醒和知晓。觉醒代表意识的状态,可表现为机警、睡眠、恍惚和昏迷等不同水平。知晓则代表了意识的内容。

格拉斯哥昏迷量表是目前临床最常采用的意识评价工具。格拉斯哥昏迷量表由睁眼(E)、体动(M)和语言(V)三部分组成,每项包含不同等级,评为不同分值(表 23 - 1)。总分为 15 分,代表完全清醒,最低为 3 分,代表觉醒和知晓功能完全丧失。

表 23 - 1　格拉斯哥昏迷量表

体　　动		语　　言		睁　　眼	
项　　目	评分	项　　目	评分	项　　目	评分
遵嘱运动	6	回答切题	5	自主睁眼	4
疼痛定位	5	回答错误	4	呼唤睁眼	3
疼痛躲避	4	言语混乱	3	疼痛刺激睁眼	2

续　表

体　动		语　言		睁　眼	
项　目	评分	项　目	评分	项　目	评分
刺激后反常屈曲	3	仅能发声	2	无反应	1
刺激后四肢过伸	2	无反应	1	无法评价	C
无反应	1	无法评价	T		

应用格拉斯哥昏迷评分时应注意以下细节：

（1）对患者的刺激应遵循由轻到重的原则。先呼唤、后轻拍肩膀、再推动肩膀、最后疼痛刺激，切忌一开始就给予疼痛刺激。疼痛刺激可选择叩诊锤针刺甲床、拿捏斜方肌或手指关节搔刮胸骨。

（2）所给予的疼痛刺激绝不能针对下肢，因为这时引出的体动反应可能是脊髓反射的结果，易造成混淆。

（3）呼唤患者姓名时睁眼应判断为自主睁眼。呼唤姓名不睁眼，大声嘱患者睁眼时才睁眼，判断为呼唤睁眼。

（4）判断遵嘱和语言定向力时，所提问题应尽可能简单明确，如嘱患者握手、松手，询问患者姓名、年龄，询问患者现在何处。应避免询问不易回答的复杂问题。

（5）评价时应记录观察到的最佳状态。

（6）在语言和睁眼两项中存在可能无法评价的情况。对于人工气道患者无法评价语言功能时，应记录为"人工气道"（T）。眼部直接损伤、水肿或麻痹的患者无法评价睁眼动作，应记录为"闭眼"（C）。

格拉斯哥昏迷评分的主要优点在于简便易行，主要缺点是未包括瞳孔和脑干功能的评价，而这两项内容对于脑损伤患者意识障碍的病因判断尤其重要。因此，另有一些评价工具在格拉斯哥昏迷评分的基础上，整合了脑干反射，其中以格拉斯哥-列日量表最为简便易行，临床应用也较广泛。格拉斯哥-列日量表将脑干反射定为不同分值，其余与格拉斯哥昏迷评分相同。格拉斯哥-列日量表纳入的5种脑干反射包括额-眼轮匝肌反射、垂直眼-前庭反射、瞳孔对光反射、水平眼-前庭反射和眼心反射，代表了脑干损伤自上而下不断加重，评估时应按5分到0分的顺序记录最佳状态（表23-2）。

表 23 - 2　格拉斯哥-列日量表(GLS)纳入的 5 种脑干反射

反　　射	解　释　和　分　值
额-眼轮匝肌反射	叩击眉间使眼轮匝肌收缩,该反射存在记为 5 分。该反射消失说明损伤平面达到间脑-中脑水平。
垂直眼-前庭反射	俯头或仰头使眼球向反方向移动,该反射存在记为 4 分。该反射消失说明损伤平面达到间脑-中脑水平。当无法对患者实施俯头或仰头时(如颈髓损伤),可以外耳道注水试验代替。仰卧头高 30°,双侧外耳道注入冷水,眼球向下偏移;注入温水,眼球向上偏移。
瞳孔对光反射	光刺激引起瞳孔缩小,反射存在记 3 分。该反射消失说明损伤平面达到脑桥水平。
水平眼-前庭反射	头部左右转动时眼球向反方向移动,反射存在记 2 分。反射消失说明损伤平面达到脑桥下部。头部无法移动时,可单侧外耳道注入冷水,眼球向注水侧偏移。
眼心反射	按压眼球导致心率减慢,反射存在记 1 分。反射消失记为 0 分,说明损伤已达延髓水平。

2. 重症医学科床旁神经系统体检应注意什么?

体格检查在重症患者日常诊治中起着十分重要的作用。虽然重症医学科中应用的各种监测设备越来越多,但是临床医师切不可忽视基本的体格检查。体检所提供的信息也决非一两项监测参数所能代替。实施一套完整的神经系统体检需要耗时 15～20 分钟,并不适用于重症患者的日常巡查。通常这时采用目标式神经系统体检,即带着目的进行针对性体格检查。目标式神经系统体检应包括皮层、脑干、脑神经和肌力检查。当患者出现阳性体征时,应立即进行影像学检查,以期早期发现异常情况。

3. 颅内压监测的临床意义是什么?

预防和治疗继发性脑损害贯穿于重症颅脑损伤患者临床救治的整个过程。现有研究表明,导致继发性脑损害的主要原因是缺血缺氧。因此,维持脑灌注是首要的治疗原则,而脑灌注压则是最直接的监测手段,临床应用也最为普遍。

脑灌注压等于平均动脉压与颅内压之间的差值,同时监测平均动脉压和颅内压,即可判断脑灌注情况。生理条件下,由于存在脑血流的自身调节机制,平均动脉压在50～150 mmHg之间波动时,脑血流量维持相对恒定(图23-1)。脑灌注压维持在60～90 mmHg可提供适宜的脑血流量。急性脑损伤患者脑血流的自身调节机制常常受到损害。在这种情况下,脑灌注压降低至60 mmHg以下可能导致脑血流量的降低,引起脑缺血。脑灌注压升高至90 mmHg以上,则可能导致脑血流量增加,造成血管源性脑水肿,并进一步增加颅内压。因此在临床颅内压监测中,不应仅关注颅内压,而且应综合考虑,将脑灌注压维持在适宜范围。

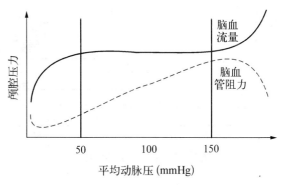

图 23-1 平均动脉压与脑血流量之间的关系

颅腔为一半封闭、刚性腔隙,内容物包括脑组织、血液和脑脊液。脑组织的可压缩性很小,当颅内压升高时,血液和脑脊液被挤压出颅腔,作为代偿机制。颅内压与颅内容积之间并非线性关系(图23-2)。当颅内容物容积开始增加时,颅内压的升高并不明显,表现为平坦阶段,作为代偿机制的颅内血容量和脑脊液容量降低尚能发挥作用。随着颅内容积的进一步增加,代偿机制逐渐耗竭。这时即使小幅度的颅内容积增加,将导致颅内压快速升高,表现为陡峭阶段。最后,当颅内压升高到一定水平的临界压力时,曲线再次表现平坦形状,颅内压与平均动脉压几乎相等,提示颅内动脉的可扩张性达到了极限,脑灌注压几乎为0,脑动脉受到周围脑组织的压力开始闭塞。从颅内压力-容积曲线的变化趋势可见,从代偿到失代偿之间的转化是非常迅速的。在代偿阶段,临床表现可能并不明显,而一旦进入到失代偿阶段,颅内压迅速升高,脑血流灌注将在短时间内极度降低,临床常常表现出脑疝症状。这时采取处理措施,往往已经丧失了挽救脑组织的机会。因此,进行颅内压监测的另一个临床意义则在于及时发现颅内压升高的趋势,在进入失代偿期之前及时采取处理措施降低颅内压。

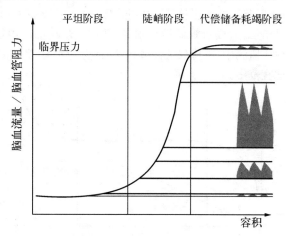

图 23 - 2　颅腔压力-容积曲线

4. 颅内压监测的主要手段和技术特点包括哪些?

根据监测部位,颅内压监测可分为脑室内、腰大池、硬膜外、蛛网膜下腔和脑实质压力监测。根据监测原理,可分为脑脊液引流水柱传导测压和光纤-电张力测压。除此之外,还有经颅多普勒血流测定和无创颅内压监测,属于颅内压的间接测量,临床应用的准确性尚有待探讨。目前临床常用的颅内压监测技术主要是脑室穿刺置管脑脊液引流测压和光纤-电张力传感器测压,前者被认为是临床颅内压监测的"金标准",后者则由于创伤轻微、简便易行等特点,临床应用越来越广泛。

脑室穿刺置管的位置多选择一侧侧脑室前角,脑脊液引流与测压管路连接,测压管路中充满生理盐水。水柱传导测压有赖于脑脊液的持续流出。脑水肿脑室受压常导致穿刺或监测失败。这种测压系统可反复校正零点。零点位置应是室间孔水平。依以下方法确定：外眼角与耳屏连线的中点、外眼角后 1 cm、翼点上方 2 cm 处或外耳道连线中点，临床常以平卧位患者的外耳道水平作为简便定位位置。应用这种测压装置时，一定要选择非注入式压力传感器，而非普通血管内测压传感器。临床应用于血管内测压的传感器外接压力袋，当压力达到 300 mmHg 时，每小时将有 3 ml 液体持续注入管路系统，以防止血液回流，防止血凝块堵塞管路，颅内压的监测不宜用这种测压系统，否则将由于 3 ml 液体的输注导致颅内压升高。颅内压监测时一定不能将肝素加入测压管路预充液体中，否则增加出血的风险，临床常规使用生理盐水作为预充液。

光纤-电张力传感器监测系统是近年来引入临床的新型颅内压监测系统。监测探头可放置到脑室、脑实质、蛛网膜下腔、硬膜外等部位。可见，该传感器扩大了颅内压监测的适应证，操作也变得相对简单。目前欧美等国家多选择这类导管进行颅内压监测。主要缺点是监测探头一旦置入，则无法重新校正零点。

5. 颅内压监测的主要并发症包括哪些？如何预防和处理？

颅内压监测的主要并发症是感染和出血。脑实质探头的感染发生率较低。通常在颅骨钻孔处和头皮穿刺处之间建立皮下隧道，在降低感染发生率的同时，还便于固定。发生颅内感染的危险因素主要包括监测装置的置入时间超过 5 天和手术室外置管。置管和日常操作监测装置时应严格遵守无菌原则。常见病原菌包括金黄色葡萄球菌、表皮葡萄球菌、大肠埃希菌、克雷伯菌和链球菌。目前尚无证据表明预防性应用抗生素可降低感染发生率。

所有颅腔内置入式监测都存在导致出血的危险。与其他创伤性操作相同，恰当的培训并获得实际经验是减少出血的主要手段。患者的凝血功能状态是临床实施颅内压监测时关注的焦点。通常情况下都建议将患者的凝血功能纠正到正常范围之后再进行颅内压监测。爆发性肝衰竭患者可能合并严重的颅高压。对于这类患者，很难做到短时间内完全纠正凝血异常。虽然近期有研究显示肝移植者在应用脑实质颅内压监测时的安全性,但多数单位仍然倾向于为肝衰竭患者选择硬膜外或蛛网膜下腔探头进行颅内压监测。

6. 脑代谢监测的临床意义是什么?临床可利用的床旁脑代谢监测手段包括哪些?

大脑具有极高的代谢率。虽然脑的重量只占体重的 2%,但静息脑血流量却占到心输出量的 15%,氧耗量是全身的 20%。因此,大脑需要持续稳定的血流灌注,当存在缺氧或灌注不足时,将发生一系列生物化学反应的异常。脑代谢监测的目的就是尽早发现这些异常情况。

目前可利用的床旁脑代谢监测分为两类,脑氧监测和脑组织微透析监测。前者包括多种监测技术,其中临床最常应用的是颈静脉血氧饱和度监测,其他还有近红外光谱仪经颅脑氧饱和度监测和脑组织氧分压监测。近年来,脑组织氧分压和脑组织微透析监测的临床应用越来越多,代表了脑代谢监测的主要进展[3~6]。

7. 颈静脉血氧饱和度监测的原理是什么?

颈静脉血氧饱和度反映脑组织中未被利用的氧。监测颈静脉血氧饱和度可反映脑氧供给和消耗之间的平衡,并间接反映脑血流灌注。颈静脉血氧饱和度监测部位应选择颈静脉球部,目的在于避免头皮静脉和面静脉血液的掺杂。

脑氧耗量($CMRO_2$)等于单位时间内进入和流出大脑的氧量之差:

$$CMRO_2 = CBF \times (CaO_2 - CjvO_2)$$
$$= CBF \times [(Hb \times 1.34 \times SaO_2 + PaO_2 \times 0.003\ 1) -$$
$$(Hb \times 1.34 \times SjvO_2 + PjvO_2 \times 0.003\ 1)]$$

公式中 CaO_2、SaO_2 和 PaO_2 分别为动脉血氧含量、氧饱和度和氧分压;$CjvO_2$、$SjvO_2$ 和 $PjvO_2$ 分别为颈静脉血氧含量、氧饱和度和氧分压;Hb 为血红蛋白浓度,CBF 为脑血流量。

血液中物理溶解的氧量很少,可忽略不计。公式表示为:

$$CMRO_2 = CBF \times Hb \times 1.34 \times (SaO_2 - SjvO_2)$$

公式可变形为：$SjvO_2 = SaO_2 - \dfrac{CMRO_2}{CBF \times Hb \times 1.34}$

可简化为：$SjvO_2 \propto SaO_2 - \dfrac{CMRO_2}{CBF \times Hb}$

由该公式可见，$SjvO_2$由动脉血氧饱和度、脑氧耗量、脑血流量和血红蛋白浓度共同决定。临床实际中，血红蛋白浓度一般不会在短时间内发生剧烈变化，公式可再次简化为：$SaO_2 - SjvO_2 \propto \dfrac{CMRO_2}{CBF}$

正常情况下，当脑氧耗量升高时，脑血流量随之升高；脑血流量降低时，脑氧耗量也随之降低，称为脑代谢-血流耦联。这时颈静脉血氧饱和度维持不变，脑氧提取率也维持不变。病理情况下，脑代谢-血流耦联受损，将导致脑氧提取的变化，表现为颈静脉血氧饱和度降低或升高。颈静脉血氧饱和度监测的主要目的也就是尽早发现脑血流与脑代谢之间的平衡失调。

8. 颈静脉血氧饱和度升高和降低的临床意义是什么？

健康人采样显示，颈静脉血氧饱和度（$SjvO_2$）的正常范围在55%～71%之间，平均62%。队列研究提示，颈静脉血氧饱和度低于50%，脑损伤患者的死亡率增加1倍。对接受心血管手术的患者，颈静脉血氧饱和度低于50%将导致术后神经系统并发症的发生率明显增多。对于脑损伤患者合适的颈静脉血氧饱和度水平，目前尚缺乏明确的推荐意见，多数选择55%～75%为颈静脉血氧饱和度的目标界限。

表23-3显示了导致颈静脉血氧饱和度降低和升高的主要因素。

表 23-3 导致颈静脉血氧饱和度（$SjvO_2$）降低和升高的主要因素

$SjvO_2$降低
  脑氧输送降低，原因可以是全身缺氧，也可以是由低血压、血管痉挛或颅高压导致的脑灌注压降低。
  脑氧耗增加，原因多是癫痫和发热。

$SjvO_2$升高
  脑血流高动力循环状态，自身调节机制受损时则表现为$SjvO_2$升高。
  脑氧耗显著降低，如低温。
  脑组织失去提取氧的机会，如颅内压升高达到平均动脉压水平。
  脑细胞失去提取氧的能力，如脑死亡患者的$SjvO_2$呈升高趋势。

9. 如何确定颈静脉血氧饱和度监测导管放置的深度?

颈内静脉逆向置管的标准方法是在环状软骨水平,沿胸锁乳突肌锁骨头内侧,针尖指向头部穿刺置管。置管成功后导管放置深度是影响监测结果的关键问题。颈内静脉出颅后还汇集面静脉血流,因此应将导管尖端置入颈静脉球部(图23-3),此处约仅掺杂3%的面静脉血流。放置时应将导管尖端尽量靠近颈静脉球部顶端,导管后撤2 cm将使面静脉血流掺杂升高到10%。临床测量时可应用乳突作为颈静脉球部的体表标志。但是放置导管后应常规进行X线摄片定位。颈部侧位片要求导管尖端超过第1~2颈椎,并尽可能靠近颅底。在后前位片,导管尖端应超过寰枕关节与眶底连线,并超过双侧乳突连线。

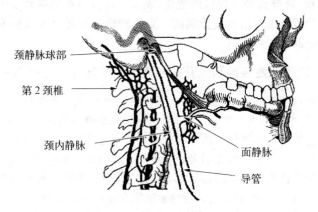

颈静脉球部

第2颈椎

颈内静脉

面静脉

导管

图23-3 颈静脉球部解剖示意图

10. 应选择哪一侧进行颈静脉血氧饱和度监测?

从测定原理可见,颈静脉血氧饱和度反映全脑氧代谢情况,因此,左右颈静脉氧饱和度的一致性会影响到监测结果的准确性。尸体解剖发现,皮层下区域的静脉多回流至左侧静脉窦,而皮层区域多回流至右侧。目前倾向于选择优势侧颈静脉作为监测部位。临床确定方法有3种:① 实施颅内压监测的患者,交替按压双侧颈静脉,颅内压升高幅度较大的一侧为优势侧;② 观察CT显示的颈静脉孔,较大的一侧为优势侧;③ 超声扫描血流量较多的一侧为优势侧。当缺乏这些确定方法时,由于大多数个体的右侧静脉窦较大,可首先选择右侧作为监测部位。有些研究建议选择病变侧作为监测部位,但目前尚存在争论。

11. 近红外光谱仪经颅脑氧饱和度监测的优点和缺点是什么?

光线穿过色基时被散射和吸收,光线衰减的程度与色基的浓度相关。波长为 700~1 000 nm 的近红外光具有良好的组织穿透力,且其衰减程度与血红蛋白中的铁及细胞色素 a3 中的铜含量成正比。氧合血红蛋白与去氧血红蛋白的光吸收波长不同,由此可计算出组织氧饱和度。近红外光谱仪即利用这一原理进行脑氧饱和度测定,其优点在于无创和连续监测。然而,与脉搏血氧饱和度不同,近红外光谱仪测定的脑氧饱和度不能区分动、静脉血,所监测的是整个脑组织血管床的氧饱和度,包括动脉、静脉和毛细血管,其中约 70% 的成分来自静脉血。此外,由于很难排除颅外组织对光线的吸收和散射,也使近红外光谱测定结果的可靠性受到置疑。总的来看,作为床旁脑氧监测手段,近红外光谱仪技术仍需要进一步探索。

12. 脑组织氧分压监测技术主要包括哪些?

目前临床中常用的商品化脑组织氧分压监测技术主要有两种,Licox(Integra Neuroscience, Plainsboro, NJ)和 Neurotrend(Diametrics Medical, St. Paul, MN)系统,两种方法的监测技术不同。Licox 系统采用 Clark 氧电极,仅监测氧分压;而 Neurotrend 系统应用荧光光纤传感器,可同时监测氧分压、二氧化碳分压和 pH 值。另有其他监测系统,但应用应用较少,如 Neurovent-P Temp® (Raumedic AG, Munchberg, Germany)和 OxyLab pO_2® (Oxford Optronix Ltd., Oxford, UK)。

13. Clark 氧电极脑组织氧分压监测的原理是什么?

Clark 氧电极由一层覆盖电解质的膜和两个金属电极组成,利用贵金属的电化学特性测定组织中的氧分压。氧通过膜弥散到阴极衰减。氧分压越高,跨膜弥散量越多。参考电极与监测电极之间电压差与氧分子在阴极的衰减成正比。这一过程与温度相关,因此脑组织氧分压探头需同时整合温度传感器。脑组织温度每变化 1℃,脑代谢变化 5%~13%,从而影响到脑血流量和颅内压。

14. 脑组织氧分压监测结果的临床意义是什么?

近期研究提示,脑组织氧分压与脑血流量和监测局部脑动静脉氧含量差呈明显正相关。现有资料表明,脑组织氧分压并非只是简单地反映脑缺血缺氧,更可能是代表了局部脑组织氧供给和细胞氧消耗之间的平衡。同时,脑组织氧分压监测还受到氧在毛细血管和脑细胞间弥散距离、探头放置区域局部脑组织中小动脉和小静脉分布比例的影响。总体考虑,脑组织氧分压反映的是氧在局部脑组织的弥散和贮存量,其中脑血流量与脑动-静脉血氧含量差的乘积,反映的是从动脉血向脑组织弥散的氧量。

15. 如何确定脑组织氧分压监测探头的放置位置?

与颈静脉血氧饱和度不同,脑组织氧分压监测的是局部脑组织氧合状况。因此,监测探头的放置位置将对监测结果产生明显影响。通常选择放置于病变侧的额叶。对于弥漫性脑肿胀或轴索损伤的患者,常选择右侧额叶。对于蛛网膜下腔出血患者,常放置在动脉瘤破裂的同侧,或出血厚度较大的一侧,目的在于通过监测早期发现脑血管痉挛。应避免将脑组织氧分压监测探头置于已经梗死的脑组织或血肿腔内。在监测装置置入前后行影像学检查,以确定探头位置。脑组织氧分压监测操作指南推荐,监测探头放置到位后,应提高吸入氧浓度,观察监测参数的变化,以确定监测的确切性。

16. 提示脑缺血的脑组织氧分压监测界值是多少? 临床意义是什么?

生理学研究显示,线粒体氧分压必须维持在 1.5 mmHg 以上才能正常产生三磷酸腺苷,与这种氧分压水平相对应的脑组织氧分压为 15~20 mmHg。多项针对脑损伤患者的队列研究表明,脑组织氧分压低于 15~20 mmHg 的次数、持续时间和幅度是不良神经系统转归的独立危险因素。

临床应用脑组织氧分压监测的主要目的在于及早发现脑组织低灌注,并指导治疗。长期以来,临床依照颅内压或脑灌注压指导脑损伤患者的救治,形成脑灌注目标式救治策略。然而流行病学研究显示,重度脑创伤患者急性期,颅内压和脑灌注压维持于正常水平时,也有将近半数患者表现为短暂或持续脑组织氧分压降低。近年来,临床中将常用的颅内压监测与脑组织氧分压监测整合,形成脑氧合目标式救治流程。回顾性对照研究显示,整合脑组织氧分压监测与单独颅内压/脑灌注压监测相比,死亡率降低,神经系统转归改善。然而,目前尚缺乏相应的高级别临床研究证据。

17. 脑组织微透析监测的技术原理是什么?

脑组织微透析监测是将管壁材料为聚酰胺微透析膜的纤细导管置入脑组织中,内充透析液。脑细胞外液中小于微透析膜孔径的物质可顺浓度梯度弥散到透析液中。定时收集透析液进行生化分析,可监测脑组织细胞外液的代谢改变。透析液多采用生理盐水。微透析导管具有不同规格的半透膜孔径。孔径越大,生物大分子(如细胞因子)透过半透膜的可能性越大,越有利于减轻细胞因子对细胞损伤和炎症反应的作用。目前已经拥有2万、10万和300万道尔顿孔径的监测导管。

18. 通过脑组织微透析监测可获得哪些信息?

理论上,凡是可透过微透析膜的物质均可进行监测。表23-4列出了目前临床主要监测的4类参数。

表 23-4　脑组织微透析监测的主要参数

类　别	参　　数
能量代谢	葡萄糖、乳酸、丙酮酸、腺苷、黄嘌呤。其中乳酸/丙酮酸比值是反映缺血的主要指标
神经递质	谷氨酸、天冬氨酸、γ-氨基丁酸
组织损伤和炎症反应	甘油、钾离子、细胞因子
外源性物质	药物浓度

19. 反映脑缺血的微透析监测参数主要包括哪些？临床意义是什么？

葡萄糖为细胞代谢的能量底物，氧则是细胞进行能量代谢所必需。有氧条件下，每分子葡萄糖代谢生产 38 分子三磷酸腺苷（ATP），而糖的无氧酵解仅生成 2 分子三磷酸腺苷。脑的能量储备很低，因此依赖于持续的血液供应以提供氧和能量代谢底物。缺氧缺血时，能量储备在短时间内耗竭，从而造成一系列病理生理学损害。组织的代谢监测反映组织供血供氧情况，以期在出现生化异常的早期给予积极处理。现有资料表明，反映脑缺血的微透析监测敏感指标是乳酸/丙酮酸比值和葡萄糖浓度，预警界限分别为>30 和<0.8 mmol/L。

20. 如何确定微透析监测导管的放置部位？

微透析属局部监测，导管位置影响监测参数的判读。有研究针对重度脑创伤患者进行了包括微透析在内的多种脑功能监测。微透析和脑组织氧分压探头放置于损伤脑组织周围，结果显示术后损伤局部脑梗死的患者，脑组织氧分压明显降低，微透析监测乳酸水平明显升高。2004 年发表的专家共识推荐对于弥漫性脑损伤患者，探头应放置于右侧额叶；局灶性脑损伤患者，应在损伤部位周围实施微透析监测，有条件时，可在非损伤区放置第二个监测探头。

（二）脑功能保护和支持

21. 重症脑损伤患者的气道管理有哪些特点？

重症脑损伤患者是呼吸系统并发症的高危群体，危险因素包括意识障碍、气道保护性反射异常、气道机械性梗阻以及中枢性呼吸肌无力。对这些患者采取及时有效的气道管理，是改善转归的重要决定因素。

脑损伤患者的中枢神经系统对缺血缺氧的耐受性明显降低，一旦发生异常情况，处理不及时将导致灾难性后果。这类患者建立人工气道的适应证应适当放宽。脑损伤患者行紧急气管插管的适应证包括：① 意识障碍，格拉斯哥昏迷评分低于 9 分；② 咽喉部保护性反射丧失;③ 呼吸节律不规则,有较长时间的呼吸暂停;④ 未被控制的癫痫持续状态;⑤ 其他需要机械通气支持的氧合和(或)通气功能障碍。

尤其要强调的是,脑损伤患者行气管插管时需应用镇痛镇静剂避免颅内压升高。镇静剂的选择原则是起效迅速,对中枢神经系统无附加损害。阿片类药物对循环的影响较小,并有特效拮抗剂纳络酮;苯二氮䓬类药物中,咪唑安定起效快,对心血管系统的影响也较轻,是理想的镇痛镇静药物。异丙酚为新型快速、短效、强效静脉麻醉药,但是对循环的影响较大,如导致平均动脉压降低,可能导致脑灌注压降低,应用时需慎重。镇痛镇静药的选择应基于患者当时的循环状况,以及对气管插管困难程度的判断。插管途径首选经口插管,对于颅底损伤、脑脊液漏和经蝶胺手术患者,禁忌行经鼻气管插管。

对于保留人工气道的患者,应严格掌握拔管指征。拔管前,必须仔细判断患者的吞咽和咳嗽反射。呼吸道的正常反射有赖于第 V、VII、IX、X 和 XII 对脑神经的正常功能。这些脑神经损伤可发生吞咽功能、舌体运动和声带功能异常,导致上呼吸道梗阻,严重时发生肺水肿。表 23-5 列出了拔除气管插管的判断指标和操作顺序。最后判断的指标为刺激支气管隆突时的咳嗽反射,若咳嗽反射存在,提示存在气道自洁能力,有利于拔管后痰液引流和感染控制。切忌反复试验,以免引起患者剧烈咳嗽,导致血压升高,增加脑出血和脑水肿的危险。

表 23-5 重症颅脑损伤患者拔除气管插管的步骤

顺序	操 作 方 法	判断目标
1	观察患者是否流涎	吞咽功能
2	吸引口鼻咽腔分泌物,同时观察分泌物量和性状	吞咽功能
3	嘱患者做吞咽动作	吞咽功能
4	嘱患者张口、伸舌	咽喉部肌肉张力
5	嘱患者做咳嗽动作	自主咳嗽能力
6	吸引气道	刺激咳嗽反射

脑损伤患者行气管切开的时机,仍是目前存在争论的问题。虽然气管切开置管有利于气道维护,患者耐受性提高,有利于减少死腔、痰液引流和呼吸做功等,但是现有资料并未证实早期气管切开能改善患者转归和预后。大样本随机对照研究比较了重症患者机械通气后早期(6~8 天)和晚期(13~15 天)接受气管切开,虽然早期组呼吸机相关性肺炎的发生率有降低的趋势,但未获得统计学意义,两组患者死亡率和住院时间也无显著性差异。对于脑损伤患者,考虑到专科特征性,根据有限的证据,推荐当存在以下情况时,早期行气管切开——① 脑损伤 1 周后格拉斯哥昏迷评分仍然低于 9 分;② 脑干损伤;③ 神经肌肉疾患;④ 预计短期内无法撤离机械通气。

22. 临床实施过度通气应注意什么?

对于脑血管二氧化碳反应性保留完好的患者,过度通气诱发的低碳酸血症可导致急性脑血管收缩,颅内血容量降低,颅内压降低。急性低碳酸血症早期,脑血流和压力自身调节曲线右移,表现为在较高平均动脉压条件下维持较低的脑血流量和颅内压。随着碳酸酐酶和其他非碳酸氢盐缓冲系统的参与,自身调节机制逐渐适应,脑血管丧失了对低碳酸血症的收缩反应,曲线重新左移,导致在低二氧化碳分压水平下脑血流量恢复。多数患者在 3~4 小时内重新建立新的稳态。针对脑损伤患者的研究显示,低碳酸血症降低颅内压的作用一般都会在 6~12 小时后消失。

由于过度低碳酸血症引起脑血管过度收缩,将导致局部或广泛性脑缺血,因此不建议预防性应用过度通气,而仅是作为实施其他更有效或更持久的降低颅内压措施前的一种暂时性紧急辅助手段。脑损伤患者动脉血二氧化碳分压的理想水平为 35~40 mmHg。对于持续颅高压患者,当脱水剂、脑室引流、镇静肌松剂等治疗无效时,可选择实施过度通气治疗,但建议进行脑氧代谢监测。患者颅内压对过度通气无明显反应,通常提示预后不良。

临床处理中另一个需要注意的问题是过度通气的撤除。动脉血二氧化碳分压从低水平快速恢复到基础水平,可造成脑血管扩张,导致脑血容量增加,出现颅内压反跳。因此,当撤除过度通气时,应逐渐增加通气量,使二氧化碳分压逐渐恢复到正常水平。

另一方面,由于通气不足,动脉血二氧化碳分压升高,导致脑血管扩张,脑血容量增加,颅压升高。因此,高颅压患者进行机械通气支持时,应密切监测动脉血二氧化碳分压,避免高碳酸血症的发生。

23. 脑损伤患者应用呼气末正压时应注意什么?

呼气末正压(PEEP)通过多种机制影响颅内压。由于胸腔和颅腔解剖位置的毗邻关系,应用 PEEP 时,胸腔内压力的升高可直接经过颈部传导至颅腔。应用 PEEP 使患者气道峰压和气道平均压升高,颈静脉回流受阻,颅内血容量和脑脊液量增加,颅内压升高。此外,应用 PEEP 后导致心输出量和平均动脉压降低时,由于脑血流灌注的下降会导致脑血管反射性扩张,也可能导致颅内压升高[7]。

PEEP 对颅内压的作用,受到多种因素影响,主要包括颅腔顺应性、呼吸系统顺应性和基础颅内压水平。对于颅腔顺应性降低的患者,PEEP 升高颅内压的作用更为明显。呼吸系统顺应性也参与影响颅内压的幅度:胸廓顺应性降低,PEEP 对颅内压的作用增强;肺顺应性降低,PEEP 对颅内压的作用减弱。对于颅内压已经明显升高的患者,应用 PEEP 后颅内压进一步升高的幅度减小。一般来说,临床应用 15 cm H_2O 以下的 PEEP,不会对患者的颅内压造成明显影响。当临床需要应用高水平 PEEP,或患者存在颅内压升高的危险因素时,应严密监测颅内压。

24. 脑损伤患者容量管理的目标是什么? 应用渗透性利尿剂时应注意什么?

脑损伤患者容量管理的目标是维持组织灌注前提下的限制性液体管理。早期限制液体入量、"使患者处于脱水状态"的观念已被证实是错误的。限制液体入量造成的低血容量状态可导致脑灌注压降低,加重脑组织缺血缺氧,且没有证据显示,限制液体可以改善脑水肿。维持正常的血容量、避免出现脑低灌注,对颅内压是无害的。同时,应及时纠正血浆的低渗状态(渗透压低于 280 mOsm/kg),研究显示,维持轻微高渗状态(血浆渗透压 300～315 mOsm/kg)有利于减少脑细胞内水分,减轻脑水肿[8]。血浆渗透压依以下公式计算:

$$血浆渗透压 = 2 \times [Na^+] + [BUN]/2.8 + [血糖]/18$$

其中 BUN 为尿素氮,血浆渗透压的正常值为 280～290 mOsm/kg。

渗透性利尿剂治疗可维持血浆高渗状态,主要包括甘露醇和高张盐水。常用甘露醇 0.25～1.0 g/kg 静脉注射,每 4～6 小时一次。在达到获得预期疗效的最低渗透浓度同时,需监测渗透压间隙,即:

$$渗透压间隙 = 测定的渗透压 - 计算渗透压(正常值 \leqslant 10 \text{ mOsm/kg})$$

应用甘露醇的治疗目标是使渗透压间隙达到或超过 15 mOsm/kg。但血浆渗透压不宜超过 320 mOsm/kg,研究显示并不会取得更好的疗效,反而使渗透压间隙进一步增加,导致急性肾衰竭。

高张盐水可通过提高血清钠水平升高血浆渗透压。应用高张盐水溶液时,需要监测血清钠水平,以避免血钠浓度变化过快。高张盐水溶液可能导致或加重充血性心力衰竭,因此高危患者慎用。应用 3% 氯化钠溶液时,可每 4～6 小时静脉注射 150 ml,或以每小时 0.5～1.0 ml/kg 的速度持续静脉注射。7.5% 氯化钠溶液 2 ml/kg 的剂量静脉注射,每 6 小时一次。

当血浆渗透压高于正常水平超过 48 小时后,将产生细胞内渗透颗粒,细胞内容量达到新的平衡。此后若迅速纠正血浆渗透压将导致自由水进入颅内间隙。因此,一旦开始应用长效的渗透性药物后,必须逐渐减量,以便自发性渗透分子排出。这一原则适用于各种渗透性药物。

25. 脑损伤患者血压控制目标是多少?

不同类型的脑损伤患者,由于损伤机制和颅内血流动力学特点不同,具有不同的血压控制目标。

对于颅脑创伤患者,脑灌注压一直是临床关注的焦点,将脑灌注压维持于 70 mmHg 以上,也一直是临床处理颅脑创伤患者的标准。随着临床颅内压监测技术应用的普及和脑灌注区目标管理研究的开展,对颅脑创伤患者脑灌注区目标界值也提出了质疑。虽然尚缺乏高级别循证医学证据支持,2007 年美国神经外科医师协会发表的临床指南推荐,对于重度颅脑创伤患者,由于存在导致 ARDS 的危险,应避免大量补液和应用升压药物将脑灌注压维持在高于 70 mmHg 的水平,同时也要避免脑灌注压低于 50 mmHg。因此,这类患者的脑灌注压控制目标是在 50~70 mmHg 的范围内。脑血流自身调节能力尚存的患者,通常可耐受较高的脑灌注压。有条件时,应监测患者的脑血流和代谢状况。

对于自发性脑出血患者,2007 年美国卒中学会推荐的血压控制方案包括:

(1)当动脉收缩压高于 200 mmHg 或平均动脉压高于 150 mmHg 时,应以持续静脉给药的方式积极降低血压,并每 5 分钟监测血压一次;

(2)当动脉收缩压高于 180 mmHg 或平均动脉压高于 130 mmHg 时,若有证据或怀疑颅内压升高,应进行颅内压监测,并将脑灌注压维持在高于 60~80 mmHg 的水平;

(3)当动脉收缩压高于 180 mmHg 或平均动脉压高于 130 mmHg,但无颅内压升高,应以间断或持续静脉给药的方式缓慢降低血压,目标为平均动脉压 110 mmHg 或 160/90 mmHg,并每 15 分钟监测血压一次。

对缺血性脑卒中患者的血压控制,目前还存在争议。多数患者会在卒中发生后 24 小时内出现自发性血压下降。总的来说,除非患者具有需要紧急降低血压的其他适应证,对这类患者的降压治疗应持谨慎态度。对具有重组组织型纤溶酶原激活剂治疗适应证的患者,在溶栓前应将血压控制在 185/110 mmHg 以下,并维持该血压水平直至重组组织型纤溶酶原激活剂治疗后 24 小时。该原则适用于接受其他血管再通治疗的患者,如动脉内介入溶栓。对于无法实施溶栓的患者,或患者接受溶栓治疗超过 24 小时,现有共识推荐的高血压处理界值为 220/120 mmHg[9,10]。目前正在进行缺血性脑卒中患者急性期血压控制对转归影响的相关研究,在新的研究结果发表前,上述高血压处理界值,仍然是临床参照的标准。

对于动脉瘤破裂导致蛛网膜下腔出血患者,由于脑血管痉挛造成的迟发性脑缺血,一直是临床处理的难点问题。临床也曾出现以高血容量、高血压和血液稀释为代表的 3H 治疗策略。2011 年,美国神经重症学会发表了蛛网膜下腔出血临床处理指南,其中对患者的循环支持,提出了相应的推荐意见[11]。尼莫地平具有预防脑血管痉挛的作用,口服 60 mg、每 4 小时一次,疗程 21 天。若患者出现血压降低,可减小剂量,缩短用药间隔。对于不能耐受的患者,应停止使用。蛛网膜下腔出血患者容量支持目标是正常血容量,不推荐诱导性高血容量。对于临床怀疑迟发性脑缺血的患者,可进行诱导性高血压试验。应用升压药物逐步提高患者血压,并进行神经系统体检,以确定最佳血压水平。对于升压治疗仍不能缓解脑缺血症状的患者,可应用正性肌力药物。使用 β_2 受体激动剂——如多巴酚丁胺,可能会导致平均动脉压降低,这时应增加升压药剂量。除非患者存在红细胞增多症,不推荐应用血液稀释治疗。

26. 如何评价低温治疗的脑保护作用?低温治疗的临床实施应注意哪些问题?

现有资料表明,低温治疗可改善心跳骤停后全脑缺血性损害患者的远期神经系统功能转归。但是对于局灶性脑损伤患者,如颅脑创伤、缺血性卒中和脑出血,并未获得循证医学证据支持。由于存在严重的副作用,现对低温治疗多持谨慎态度。然而,对于常规内科治疗无效的重度颅高压患者,低温又往往成为临床治疗时不得不选择的控制颅高压的方法[12]。

临床实施低温治疗时应注意的问题主要包括:

(1)通常将目标体温控制在 33~35℃(中心体温,如膀胱温度或血温)。

(2)疗程为 24~48 小时。目前无研究探讨长时间低温治疗的效果。低温治疗需要注意的是,应严格控制复温速度,过快的复温将导致颅内压反跳性升高。文献报道的复温方法多为被动复温。若进行颅内压监测,可根据颅内压的变化控制复温速度。

（3）由于多数患者在低温过程中发生寒战,推荐应用镇静剂和肌松剂。目前镇静剂多选择咪达唑仑和异丙酚,部分研究同时应用芬太尼。综合低温治疗的文献报道,联合应用肌松剂的情况超过80%。

（4）低温治疗的并发症主要包括心律失常、电解质紊乱、凝血功能异常和感染,治疗过程中应密切监测,降低发生并发症的危险。

（5）现有资料表明,单纯头部降温不能获得确切的临床效果。

27. 何为脑损伤的程序化治疗?

重型颅脑损伤属多因素影响的危重症,目前尚缺乏单一有效的治疗手段,临床治疗中多采用程序化救治策略,也可称之为集束化治疗。这种治疗策略包括两个特点,首先是设定治疗目标,现在多选择颅内压或脑灌注压为治疗目标,部分研究整合了脑氧监测目标;其次是将治疗手段由简单到复杂分成不同级别,对照治疗目标判断是否达到分级实施。表23-6列出了目前采用较多的针对颅脑创伤的治疗措施分级。可以发现一线治疗包括针对所有危重患者均需实施的处理措施,当这些措施不能达到治疗目的时,启动下一级治疗。图23-4以流程图的形式列举了以颅内压作为目标的重度颅脑创伤的程序化治疗[13]。

表 23-6　颅脑创伤的治疗措施分级

一线治疗
　保护气道、维持氧合和通气、维持正常血容量、控制发热、控制血糖、镇静镇痛、维持颈静脉回流、必要时行腰穿脑脊液引流
二线治疗
　甘露醇 0.25～0.5 g/kg 或 7.5%氯化钠溶液 2 ml/kg
　紧急情况下过度通气
三线治疗
　去骨瓣减压手术
　低温治疗
　巴比妥麻醉

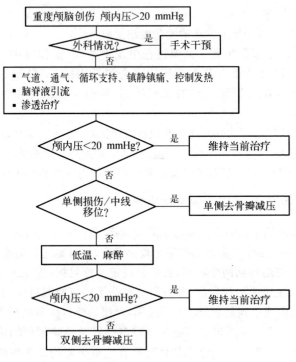

图 23-4　重度颅脑创伤的程序化治疗流程

（周建新）

参考文献

1. Cooper DJ, Rosenfeld JV, Murray L, et al. Decompressive craniectomy in diffuse traumatic brain injury. N Engl J Med, 2011, 364(16): 1493-1502.

2. Clifton GL, Valadka A, Zygun D, et al. Very early hypothermia induction in patients with severe brain injury (the National Acute Brain Injury Study: Hypothermia II): a randomized trial. Lancet Neurol, 2011, 10(2): 131-139.

3. 刘大为. 实用重症医学. 北京: 人民卫生出版社, 2010, 155-167, 758-765.

4. Messerer M, Daniel RT, Oddo M. Neuromonitoring after major neurosurgical procedures. Minerva Anestesiol, 2012, 78(7): 810-822.

5. Rao GSU，Durga P. Changing trends in monitoring brain ischemia：from intracranial pressure to cerebral oximetry. Curr Opin Anaesthesiol，2011，24(5)：487 - 494.

6. Hillered L，Persson L，Nilsson P，et al. Continuous monitoring of cerebral metabolism in traumatic brain injury：a focus on cerebral microdialysis. Curr Opin Crit Care，2006，12(2)：112 - 118.

7. Nyquist P，Stevens RD，Mirski MA. Neurologic Injury and Mechanical Ventilation. Neurocrit Care，2008，9(3)：400 - 408.

8. Guidelines for the management of severe traumatic brain injury. J Neurotrauma，2007，24(Sl)：1 - 106.

9. Broderick J，Connolly S，Feldmann E，et al. Guidelines for the management of spontaneous intracerebral hemorrhage in adults：2007 update：a guideline from the American Heart Association/American Stroke Association Stroke Council，High Blood Pressure Research Council，and the Quality of Care and Outcomes in Research Interdisciplinary Working Group. Stroke，2007，38(6)：2001 - 2023.

10. Adams HP，Jr. ，del Zoppo G，Alberts MJ，et al. Guidelines for the early management of adults with ischemic stroke：a guideline from the American Heart Association/American Stroke Association Stroke Council，Clinical Cardiology Council，Cardiovascular Radiology and Intervention Council，and the Atherosclerotic Peripheral Vascular Disease and Quality of Care Outcomes in Research Interdisciplinary Working Groups：the American Academy of Neurology affirms the value of this guideline as an educational tool for neurologists. Stroke，2007，38(5)：1655 - 1711.

11. Diringer MN，Bleck TP，Hemphill JC，et al. Critical care management of patients following aneurysmal subarachnoid hemorrhage：recommendations from the Neurocritical Care Society's Multidisciplinary Consensus Conference. Neurocrit Care，2011，15(2)：211 - 240.

12. Polderman KH. Induced hypothermia and fever control for prevention and treatment of neurological injuries. Lancet，2008，371：1955 - 1969.

13. Vincent JL，Berre J. Primer on medical management of severe brain injury. Crit Care Med，2005，33(6)：1392 - 1399.

第二十四章

体 外 膜 氧 合

一、前沿学术综述

体外膜氧合（extracorporeal membrane oxygenation，ECMO）是源于体外循环（cardiopulmonary bypass，CPB）抢救重症患者生命的一项新技术，是一种持续体外生命支持的手段。体外膜氧合将血液从体内引流到体外，经人工膜肺氧合，氧合后的血液再重新通过静脉和（或）动脉灌注入体内，以维持机体各器官的灌注和氧合，对严重的可逆性呼吸和（或）循环衰竭患者进行长时间临时心肺支持，使心肺得以充分的休息，为抢救治疗和心肺功能的恢复赢得宝贵的时间。

体外膜氧合从20世纪70年代开始应用于临床，随着医疗技术、材料技术、机械技术的不断发展，其技术逐渐得到完善，并发症发生率不断下降，疗效改善，从而更广泛地用于临床重症患者抢救和急救。体外膜氧合风险高、代价昂贵、操作管理技术和团队协作要求高，是代表医院，甚至一个地区、一个国家的重症患者救治水平的一项体外重要的生命支持技术。

1. 体外膜氧合的发展历史

体外膜氧合是体外循环技术范围的扩大和延伸。1953年5月，Gibbon应用动脉氧合和灌注技术第一次成功实施直视下心脏手术，这种直视下心脏手术开展的体外循环具有划时代的意义，不但使心脏外科迅猛发展，同时也为体外生命支持手段谱写了新的篇章。在心脏手术期间快速建立的体外循环可以短期完全替代心肺功能，从而可以实施心内直视手术，从那时起就有了将此技术转化为一种生命支持抢救技术的想法。但当时存在一系列问题难以解决，主要包括肝素抗凝与出血的矛盾、生物材料组织相容性差、溶血、不能长时间进行膜肺氧合等。直到1972年，Hill报道使用3天的体外膜氧合成功抢救1例多发性创伤导致多器官损伤合并器官功能衰竭的患者[1]。1975年，美国国立健康研究院主持了一项有关成人ARDS患者长时间体外循环支持抢救效果的多中心研究，这是历史上首次对一种研究终点为"死亡"的急性致死性疾病应用一种生命支持技术进行的前瞻性随机研究。该临床研究的设计和管理有很多问题，使得1979年发布的统计结果很不理想，但从其数据中仍然可以了解到，所有ARDS患者的总体死亡率为66%，严重ARDS的死亡率为90%[2]。在当时条件下，如果由缺乏体外膜氧合经验的医院和医护团队，单纯应用股静脉-股动脉体外膜氧合对患者进行呼吸支持1周，对严重ARDS患者的生存率提高没有帮助。随后对成人呼吸衰竭进行体外膜氧合终止了将近10年，但在新生儿呼吸衰竭治疗领域，体外膜氧合技术却首先取得了成功。1976年美国密西根大学医学院Bartlett等对一名因胎粪吸入综合征导致呼吸衰竭的女性弃婴施行体外膜氧合抢救成功[3]。兴奋的医护人员将该婴儿命名为Esperanza，就是西班牙语"希望"的意思。该患者目前已经是一名健康快乐的母亲。上世纪80年代一些医院也陆续将体外膜氧合用于新生儿呼吸衰竭，并取得了较好的临床疗效。

体外膜氧合临床研究的开展和专业队伍的建设使体外膜氧合临床应用更加广泛，适应证也逐渐扩大。体外膜氧合逐渐为人们认识，一些医疗中心已组织专门医疗队伍进行体外膜氧合临床研究，体外膜氧合相关的材料、相应的方法和器械也在不断完善。1988年Bindslev等报告用肝素涂层新型膜肺建立体外膜氧合，可减少肝素用量和出血发生率[4]。经皮插管方法可使体外膜氧合在短时间内建立，同时避免开胸和损伤大血管。1989年美国建立了"体外生命支持组织"（extracorporeal life support organization, ELSO），对世界范围内使用体外膜氧合的病例进行注册登记，便于统计、分析和总结体外膜氧合治疗的病例，进行体外膜氧合技术培训和推广。1993年Zwushenberrger等对7 667例体外膜氧合治疗的急性呼吸衰竭患儿调查表明，其总生存率为81%，而如常规治疗生存率可能仅为20%[5]。1994年另一项关于成人ARDS的RCT研究使用体外二氧化碳清除（extracorporeal CO_2 removal,

$ECCO_2R$)代替传统的体外膜氧合显示,与对照组相比,两组成人 ARDS 患者 30 天存活率分别为 33%对比 42%,两组间无显著统计学差异[6],但较 70 年代 ARDS 患者体外膜氧合治疗仅仅 10%的存活率明显增加。1994 年在英国召开体外膜氧合国际会议,对体外膜氧合技术和临床应用进行综合的总结和探讨,发现体外膜氧合对儿童特别是新生儿有很好的疗效,但对成人的效果不理想;对呼吸衰竭的效果较佳,对感染和心衰的效果较差。随着体外膜氧合技术的不断完善,双腔导管的出现使血管并发症进一步降低,另外也发展了各种转流方法,设备逐渐微型化,出现便携式体外膜氧合和无泵体外膜氧合等,其适应证因此而不断扩大。到 2011 年 1 月 ELSO 统计,全世界有 4.5 万患者进行了体外膜氧合治疗,总生存率为 62%,其中 100 多个医疗中心用体外膜氧合对 2.4 万新生儿呼吸衰竭进行常规治疗,生存率为 75%,一些有经验的中心新生儿呼吸衰竭存活率可达到 90%。体外膜氧合治疗成人 ARDS 生存率在 50%左右,对小儿和成人的循环支持的存活率较低,约在 40%。体外膜氧合辅助下的心肺复苏患者支持治疗存活率也在 30%左右。

2. 关于各种类型体外心肺支持的发展

在体外膜氧合发展历史过程中,曾有不同的名称,在不同阶段源于体外循环技术也出现了不同的支持技术和手段,常用技术和手段名称列举如下。

CPB	体外循环技术(cardiopulmonary bypass)
ECMO	体外膜肺氧合(extra corporeal menbrane oxygenation)
ECLS	体外生命支持(extra corporeal life support)
ECCO2R	体外二氧化碳清除(extra corporeal CO_2 removal)
PECCO2R	可移动体外二氧化碳清除(portable extra corporeal CO_2 removal)
ECLA	体外肺支持(extracorporeal lung assist)
ECLHA	体外肺和心脏支持(extracorporeal lung and heart assist)
CPS	心肺支持(cardiopulmonary support)
PCPS	可移动心肺支持系统(portable cardiopulmonary system)

PCPS	经皮心肺支持系统(percutaneous cardiopulmonary support)
EPBGE	肺外气体交换(extrapulmonary blood gas exchange)
LVAD	左心辅助装置(left ventricular assist device)
RVAD	右心辅助装置(right ventricular assist device)
AREC	体外呼吸辅助装置(assistance respiratory extracorporeal)
IVOX	血管内氧合技术(intravascular oxygenation)

3. 体外膜氧合在成人急性呼吸衰竭的治疗进展

体外膜氧合在儿童尤其是新生儿急性呼吸衰竭的治疗取得了较好的效果,但是在成人急性呼吸衰竭的治疗中未能获得良好的疗效,上个世纪70年代和90年代两项随机对照临床研究均未能显示体外膜氧合治疗能降低急性呼吸衰竭患者病死率[6,7]。随着体外膜氧合材料的进步和技术的不断完善,管理水平的提高和规范化操作,使得体外膜氧合在成人急性呼吸衰竭患者的应用例数也逐年增加。

2009年Lancet发表英国完成的多中心随机对照临床研究(conventional ventilation or ECMO for severe adult respiratory failure, CESAR)通过与常规机械通气治疗比较,以期确定体外膜氧合治疗ARDS的安全性、治疗效果以及成本-效益。研究共纳入180例重症ARDS患者,意向性分析体外膜氧合组纳入90例,常规治疗组纳入90例患者,实际接受体外膜氧合治疗者68例(75%)。体外膜氧合治疗者63%(57/90)无伤残存活至6个月,常规组为47%(41/87)[8]。CESAR研究建议Murray评分>3.0或pH<7.20的成人可逆性、急性重症呼吸衰竭患者转往具备体外膜氧合治疗条件的医疗中心,可提高生存率并且无严重残障发生。虽然CESAR研究结果仍存在一些问题:① 体外膜氧合治疗的患者都要转运到唯一的治疗中心,而常规治疗则在各分中心各自完成;② 研究中"常规通气治疗"组没有统一的治疗方案;③ 体外膜氧合和常规机械通气两组在激素治疗、耐甲氧西林金黄色葡萄球菌(molecular albumin recirculating system)治疗、接受小潮气量-低气道压通气策略治疗的人数以及时间差异均有显著的统

计学意义。但是体外膜氧合具有机械通气所无法替代的特点,对于重症 ARDS 患者,CESAR 研究为临床常规机械通气无明显改善的重症 ARDS 的治疗提供了最新的策略和相关依据。

体外膜氧合可支持重症 ARDS 患者气体交换,有可能降低 ARDS 患者病死率,并于 2009 甲型 H1N1 流感大流行期间用于治疗 H1N1 导致的 ARDS。2009 年 H1N1 的流行导致感染的重症患者迅速进展为急性重症呼吸衰竭,在澳大利亚和新西兰的多中心合作体外膜氧合治疗重症 2009 年甲型(H1N1)流感并发 ARDS 观察性研究中,用于 68 例使用机械通气和保护性肺开放治疗后仍有顽固性低氧血症和(或)高碳酸血症的 ARDS 患者,体外膜氧合平均支持时间 10 天,研究终点患者病死率为 21%[9]。2011 年 10 月的《美国医学会杂志》(JAMA)发表英国皇家布朗普顿医院联合剑桥大学等多家研究机构实施的一项队列研究结果显示 H1N1 相关性 ARDS 患者,行体外膜氧合治疗可降低其住院病死率[10]。研究纳入拟行体外膜氧合就诊与转诊的所有 H1N1 相关性 ARDS 患者作为研究对象,采用同期开展的、疑似或确诊的 H1N1 重症患者的纵向队列研究中的数据库,将体外膜氧合治疗患者和非体外膜氧合治疗患者进行匹配。主要转归指标为根据意向治疗原则的出院生存率,在 80 例意向体外膜氧合就诊患者中有 69 例(86.3%)患者行体外膜氧合治疗,其中 22 例(27.5%)在出院前死亡。从 1 756 例常规治疗患者群中,采用个体匹配法、倾向评分匹配法和 GenMatch 匹配法分别确定了 59、75 和 75 例患者。研究结果显示与非体外膜氧合治疗患者相比体外膜氧合治疗患者的住院病死率均明显降低($P<0.01$);敏感性分析(包括修改入选标准,限制非体外膜氧合就诊患者的治疗地点)显示,该项研究结果具有较高稳定性。体外膜氧合已经成为机械通气不能维持氧合的重症 ARDS 治疗救援措施之一[11],但是操作复杂,费用高,作为一线治疗措施尚未有充分明确的临床证据[12],仍需要更大规模临床研究进一步证实。

由于体外膜氧合并发症多,代价昂贵,是改善重症 ARDS 患者氧合、维持患者生命的临时救治手段,需待肺功能的恢复或下一步治疗,因此临床病例和治疗介入时机的选择尤为重要[13]。目前认为体外膜氧合治疗的适应证是:① 可逆性肺损伤导致的严重低氧血症(尽管高水平呼气末正压 15～20 cm H_2O 支持下氧合指数＜80 mmHg）至少 6 小时;② 高条件机械通气支持下难以解决的呼吸性酸中毒(pH＜7.15);③ 积极的最佳机械通气下难以接受的高气道平台压(根据患者理想体重调整潮气量气道平台压力＞35～45 cm H_2O)。相对禁忌证包括: ① 高条件机械通气超过 7 天;② 需要高吸入氧浓度支持(吸入氧浓度＞0.8) 超过 7 天;③ 不能建立血管通路;④ 其他任何造成患者难以从体外膜氧合获益的器官功能损害和临床情况,如不可逆的神经系统损害或难以治疗的转移性恶性肿瘤。绝对禁忌证为任何不能进行抗凝治疗的情况[11]。

在 ARDS 的保护性通气策略中,减少潮气量是减少肺机械牵张性损害、改善患者预后的重要措施。当 ARDS 患者潮气量降至每千克理想体重 4～6 ml 时,常出现通气不足及二氧化碳潴留,引起高碳酸血症及酸中毒。高碳酸血症具有抑制免疫反应的效应,在炎症反应早期有积极保护机体避免过度损害的效应,但严重的酸中毒可以导致血流动力学及免疫紊乱,长时间的高碳酸血症会导致感染扩散,加重器官损伤。

在保护性通气策略机械通气中的高碳酸血症可以使用人工辅助体外循环方式进行体外二氧化碳清除。自 1972 年第一例体外膜氧合临床应用以来,体外人工肺支持技术在不断改善,目前体外膜氧合已经作为 ARDS 时严重缺氧和高碳酸血症的拯救措施。由于体外膜氧合具有操作技术难,设备要求高等特点,且易出现溶血、凝血紊乱等副作用。为降低这些并发症的发生,另外一些操作简便新颖的 ECLA 技术开始在临床中应用,即无泵的动、静脉体外肺辅助系统 (pump-less arteriovenous extracorporeal lung assist system, pECLA)或低流速泵驱动颈静脉二氧化碳清除系统,研究显示 pECLA 相关的并发症发生率(12%～25%),显著低于传统的体外膜氧合(约50%)[14,15]。

pECLA 治疗 ARDS 的可行性在动物研究和临床研究中都得到了证实。这些研究都发现此系统能有效地清除二氧化碳,但对于系统改善氧输送的能力仍不十分明确。在肺泡灌洗复制猪急性肺损伤模型研究中,pECLA 系统的血流量为心输出量的 15%～21%,为 1.3～

1.9 L/分,使用此系统后动脉血二氧化碳分压出现了显著性的降低(由 71 mmHg 降至 31 mmHg),动脉血氧分压也出现了显著变化,但变化值较小(由 64 mmHg 升至 74 mmHg),提供的最高氧输送量只占总氧耗量的 17%。这些结果与成人 ARDS 患者的研究结果一致[16]。虽然此系统改善氧合能力有限,但这些动物研究显示使用此系统后呼吸指标(如峰压、潮气量、呼吸频率)均得到改善。

pECLA 的临床研究多为病例报告或回顾性研究。Being T 等回顾性地分析了 90 例不同病因的 ARDS 患者应用 pECLA 的情况,pECLA 平均应用时间为 5 天。应用 pECLA 2 小时后,患者动脉血二氧化碳分压水平出现了显著性的改善(动脉血二氧化碳分压,60 mmHg 对比 36 mmHg);患者氧合亦出现了中度的增加(氧合指数 58 mmHg 对比 82 mmHg),并持续改善至 24 小时(氧合指数 101 mmHg);从而可以下调呼吸机参数,降低了呼吸机相关肺损伤的风险;此研究中有 24.4% 患者出现相关并发症,主要表现为动脉置管侧下肢的缺血;最终 pECLA 治疗的 ARDS 患者病死率为 58.8%,与存活者相比,病死者具有较大的年龄、较高的体重指数和使用 pECLA 前有较长的机械通气时间。这篇大样本的回顾性研究证实了此系统的安全性和有效性,且能保障肺保护性通气策略的实施,如降低潮气量和气道平台压等[15]。近期上述研究单位完成了第一项关于 pECLA 的前瞻性观察性研究[14],该研究重新规范了 pECLA 的纳入和排除标准以及 pECLA 的临床操作技术。该研究结果同样证实了 pECLA 的安全性和有效性,患者病死率为 49%,相关并发症的发生率可降低至 11.9%,同时降低潮气量至 4.4 ml/kg 亦可维持有效的通气和氧合,降低肺损伤的发生。2011 年,在一家既往无 pECLA 经验的单位也发表了一篇 13 例重症 ARDS 患者的回顾性研究[17],该研究也同样证实了 pECLA 的安全性和有效性,病死率为 54%,并发症发生率为 23%。为进一步证实 pECLA 在 ARDS 患者治疗中的有效性,目前已有一篇随机对照研究(ClinicalTrials NCT 00538928)正在进行中,我们将期待此研究报告结果的发表。

pECLA 的血液灌注主要由患者股动、静脉间的压差驱动,因此对于心输出量降低(心指数 <2.7 L/分/m^2)或低血压(<70 mmHg)的患

者不适合应用[14]，而且有导致下肢缺血的风险，因而限制了其临床应用。静脉-静脉二氧化碳体外清除系统（venovenous CO_2 removal device，V_2CO_2R）是采用双腔颈内静脉置管连接低速泵驱动的体外膜肺装置，可以采用颈内静脉单针双腔导管以较低的流速进行二氧化碳清除，不存在动静脉分流，避免血流动力学的影响和动脉置管导致的下肢缺血。早在上世纪80年代 Gattinoni 就采用二氧化碳体外清除技术联合低频正压通气（low-frequency positive pressure ventilation，LFPPV）治疗43例预计病死率为90%的 ARDS 患者，体外膜氧合血流量（200～300）ml/分，72.8%患者肺功能改善，48.8%患者最终存活，但该研究采用常规的体外膜氧合设备进行，患者平均每日失血量达到（1 800±850）ml，而且其中只有10例患者采用了双腔导管[18]。其后二氧化碳体外清除技术治疗 ARDS 多为临床病例报告。新近的动物研究显示二氧化碳体外清除技术可以在降低潮气量和分钟通气量50%的情况下维持正常的水平[19]，Batchinsky 对7只镇静的、气管切开接受机械通气的猪进行泵驱动的静脉-静脉二氧化碳体外清除治疗[19]，利用15F 的双腔颈内静脉置管连接 Hemolung 系统，逐步降低分钟通气量由5.6 L/分下降到2.6 L/分，Hemolung 血流速为（447±5）ml/分可达到（72±1.2）ml/分的二氧化碳清除，且二氧化碳清除随体内动脉血二氧化碳分压的变化而变化。动物研究也显示二氧化碳体外清除技术流速较低，可采用枸橼酸体外抗凝技术[20]，没有明显的失血和氧合器内凝血。

对于重症 ARDS 患者，pECLA 是一种安全的、有效的、可操作性较强的体外肺辅助技术。它能有效地降低体内二氧化碳水平，辅助降低呼吸机参数，避免呼吸机相关肺损伤的发生。但目前仍需大规模的临床随机对照研究来进一步证实体外二氧化碳清除系统在肺保护实施和临床转归等方面的优势。

4. 体外膜氧合在心衰竭治疗中的进展

体外膜氧合可以同时进行心肺支持，尤其是在急性心衰竭时可快速恢复合适的血流动力学，维持重要器官灌注和氧供，防治出现器官功能衰竭，给病变心脏恢复的时机或为心脏移植创造机会。体外膜氧合还可以避免大量血管活性药物造成的不良反应,如心律失常、多器官功能衰竭等,有望挽救患者生命。

体外膜氧合可用于心脏手术前心功能的维持,心脏术后低心排患者的心功能支持。研究显示,心脏术后出现低心排患者,如在合适的前负荷、大量血管活性药物和主动脉内球囊反搏支持下心输出量指数仍在 2 L/(分·m²)以下,行体外膜氧合支持患者生存率可达 40% 以上[21~23]。虽然尚缺乏随机对照临床研究,但对于心脏术后严重低心排患者体外膜氧合是短期内心功能支持的重要手段。

心肌梗死的早期诊断和心血管介入技术发展,心肌梗死导致的急性心力衰竭发生率已经较前下降,但合并急性心力衰竭的急性心肌梗死患者病死率仍居高不下,即使再血管化治疗后病死率仍高达 50%,早期给予体外膜氧合辅助有可能改善合并急性心力衰竭的急性心肌梗死患者的预后。

爆发性心肌炎由于发病快、病情凶险,病死率高,体外膜氧合可能是早期循环支持的重要手段,为患者恢复和心脏移植创造时机。研究显示,虽然爆发性心肌炎病情进展迅速,但如果能获得早期机械循环支持,心肌得以休息反而利于病情恢复,12 年远期生存率和并发症发生率优于急性心肌炎患者[24]。

体外膜氧合治疗肺动脉高压和肺栓塞可以取得较好的效果,尤其是急性大块肺栓塞合并梗阻性休克的患者,体外膜氧合可以替代肺通气功能,在给空气时就能达到正常肺的氧合效果,可以减少肺血,维持心输出量,为手术或非手术方法解除栓塞提供生命支持[25]。对于不可逆的肺动脉高压如原发性肺动脉高压,体外膜氧合仅用作肺移植或心肺联合移植前的过渡。

5. 体外膜氧合在心肺复苏方面的治疗进展

在体外循环辅助的心肺复苏方面,体外膜氧合也能发挥一定的作用,新近研究显示体外膜氧合辅助的心肺复苏在 60 岁以下人群存活率达到 30%,明显高于传统心肺复苏患者[26]。

近年来心跳骤停(cardiac arrest,CA)的救治取得了较大进展,自主循环恢复(restoration of spontaneous circulation)率可达 40%~

60%，但很多患者死亡发生于自主循环恢复后的 24 小时之内，主要原因为复苏后数小时心血管功能处于不稳定状态。心搏骤停时引起所有器官功能障碍；自主循环恢复后机体遭受二次打击，出现多器官功能障碍综合征，其中心脏能否维持泵血功能是患者能否生存的关键因素。随着心肺复苏进行，心肌缺血时间延长，反应性下降，最终心肌失去对各种治疗措施的反应性。对电除颤反应能力减弱，即使除颤成功，心肌处于"昏迷"或"冬眠"状态，仍不能有效泵血，导致复苏后循环功能不稳定，再次出现心跳骤停。

对心跳骤停患者来说，现代心肺脑复苏不仅是心脏的复苏，更重要的是脑复苏，恢复患者的神经系统功能为心肺脑复苏的最终目的。传统心肺脑复苏不能提供有效的心肌灌注，缺血心肌不能有效泵血，以至形成"低心输出量-心肌缺血加重-心跳骤停复发"的恶性循环。传统心肺脑复苏不能改善复苏结局的原因可能在于其心脑低灌注不足以维持器官功能。

体外膜氧合的建立最快可在数分钟内完成并用于心肺脑复苏，为心跳骤停的病人提供最快的心肺功能支持。与传统心肺脑复苏相比较，体外膜氧合可以提供足够心输出量，改善心、肺、脑等重要脏器的灌流，从而建立有效人工血液循环，保证心、脑及肺、肝、肾等重要生命器官灌流的同步性，为赢得抢救时机和提高抢救质量提供了又一途径。

但目前体外膜氧合辅助心肺复苏尚存有诸多方面的问题，如患者选择问题，现在尚无一种明确的标准可用以判定选择何种患者进行体外膜氧合辅助心肺复苏可以获得最佳的治疗作用。动、静脉插管是建立体外膜氧合的第一步，对整个体外膜氧合复苏过程具有举足轻重的作用。操作者必须迅速、顺利地完成动、静脉导管置入，否则体外膜氧合将无从建立，或延误时机而导致复苏失败。随着体外膜氧合辅助心肺复苏应用推广及技术本身的发展，越来越多不同专业的医务人员将参与到这项工作中来，包括重症医学科、心胸外科、心内科、急诊室、麻醉科及其他许多科室的医生。为了迅速、成功地建立并完成体外膜氧合辅助复苏，要求各个专业人员在工作中密切配合。

6. 体外膜氧合在其他适应证的治疗进展

随着体外膜氧合技术的不断完善,其适应证也在不断地扩大,并取得了良好的临床预后。如一些急性中毒患者可因循环和呼吸衰竭而迅即死亡,通过体外膜氧合有效地呼吸循环支持同时通过人工肾、人工肝等技术帮助毒物的排除,可能挽救此类患者的生命[27,28]。

由于感染性休克的患者血液中存在大量的细菌或病毒,释放毒素造成全身细胞功能障碍,细胞对氧利用力降低而处于缺氧状态;同时血管扩张、外周阻力降低、血压下降、组织灌注不足、细胞缺氧、大量乳酸产生,一些毒素可直接对心肌造成损伤,使心排量降低。以往的经验认为体外膜氧合对感染性休克的作用有限,为体外膜氧合的相对禁忌证,但多年的实践证明高流量体外膜氧合可有效地对此类患者进行支持,有利于患者的早日康复[29,30]。

7. 我国体外膜氧合临床应用的进展

我国体外膜氧合的工作起步较晚。1993年北京阜外医院成功地用体外膜氧合抢救一例心脏手术后急性呼吸功能衰竭的老年患者,但此患者的救治并非真正意义上的体外膜氧合,采用的是开放式膜肺进行转流,患者在体外膜氧合期间全程采用肝素抗凝,激活全血凝血时间(ACT)大于480秒。20世纪末广东中山市医院也开始体外膜氧合的临床应用,此后在多家医院得到开展。本世纪初,北京和上海一些医院如阜外医院、安贞医院、上海胸科医院等相继开展体外膜氧合工作,治疗应用范围很广,如体外循环后的心肺支持、烧伤后ARDS的治疗、在体外膜氧合支持双肺停止呼吸情况下对肺泡蛋白沉着症行支气管肺泡灌洗术、肺移植后的支持、肺栓塞开胸取栓和心脏移植的前期准备等。到2008年为止全国有43家医院可开展体外膜氧合,总例数为185例,涉及范围主要在心脏外科术后。阜外医院体外膜氧合的循环支持临床疗效突出,报道出院生存率达57%[31]。

H1N1的爆发流行促进体外膜氧合临床应用的快速进展,国内多家医院开展体外膜氧合治疗H1N1相关性ARDS,取得良好的效果。世界上各国体外膜氧合治疗ARDS的经验使国内体外膜氧合的发展获得了新的机遇,相信在不远的将来,随着国家经济不断发展,体外膜氧合治疗技术不断成熟,我国体外膜氧合辅助心肺支持将步入快速增长的发展阶段,更好更多地为患者服务。但是体外膜氧合并非常规治疗手段,操作复杂,适应证选择和临床管理均需要专业团队进行,风险高,费用高,因此体外膜氧合在我国发展过程中需要不断学习,建立专业团队,进行正规培训,建立国内专业数据库[32]。

体外膜氧合可以在一段时间内维持患者的心肺功能,从而为治疗争取时间,挽救部分病人的生命,是一个很重要的支持治疗手段,但它不是病因治疗,如果患者器官功能短期内不能恢复或无其他治疗方法如器官移植,体外膜氧合虽可以延长患者的生存时间,但病人仍会死于原发疾病或体外膜氧合所导致的并发症。只要能慎选真正需要的病人,尽早临床使用,并在训练有素精诚合作的团队强力支持下,相信体外膜氧合必能帮助更多的患者度过最危急的阶段。体外膜氧合技术复杂,人力、物力、财力消耗大,持续时间长、涉及方面多、远期效果尚需证实,很多问题有待进一步探讨。随着体外循环设备的完善以及对体外膜氧合各种问题的深入理解,其临床疗效将会不断提高。

二、临 床 问 题

(一) 体外膜氧合的基本原理和基本模式

1. 什么是体外膜氧合?

体外膜氧合(extracorporeal membrane oxygenation)是一种体外生命支持手段,将血液经体外人工膜肺氧合,氧合后的血液通过静脉和(或)动脉灌注入体内,以维持机体各器官的灌注和氧合,对严重的可逆性呼吸和(或)循环衰竭患者进行长时间心肺支持,从而心肺功能的恢复赢得宝贵的时间。

2. 体外膜氧合的基本原理是什么?

体外膜氧合是体外循环的延伸,最核心的部分是血泵和膜肺,分别起人工心脏和人工肺的作用,实现体外血液循环,通过膜肺进行气体交换,实现血液的氧合和二氧化碳的排出,经过气体交换的动脉血,在血泵的推动下通过静脉(V-V转流模式)或动脉(V-A转流模式)输入患者体内,前者主要用于体外呼吸支持,后者因血泵可以代替心脏的泵血功能,既可用于体外呼吸支持,又可用于心脏支持。

通过体外膜氧合的治疗,维持患者全身氧供和血流动力学处在相对稳定的状态,同时心脏和肺可得到充分休息。这种呼吸和心脏支持的优越性表现在以下方面:① 有效进行气体交换;② 为心肺功能恢复赢得时间;③ 避免长期高氧吸入所致的氧中毒;④ 避免机械通气所致呼吸机相关肺损伤;⑤ 有效的循环支持;⑥ 体外膜氧合治疗中可联合使用连续肾脏替代治疗对机体肾脏功能和内环境进行可控性调节。

3. 体外膜氧合的基本结构是什么?

体外膜氧合的基本结构包括血管内导管、连接管、动力泵、氧合器、供氧装置、恒温水箱、监测系统。临床上常将可抛弃部分组成套包或独立包装,如连接管道、氧合器、离心泵头和血管内导管,不可抛弃部分绑定存放离心泵、供氧装置、恒温水箱,并设计为可移动方便转运,提高应急能力。

(1) 血管内导管 体外膜氧合常用血管内导管分为静脉插管和动脉插管,静脉插管一般都具有顶端开孔和侧孔,当其中的一个孔堵塞时,另一个孔还可以继续引流血液。这种设计是为防止血流方向与插管方向一致、容易造成贴壁而设计的。动脉插管内的血流方向由驱动泵等压力驱动流出,不容易贴壁。设计插管时,为了降低插管的阻力,提高流量,通常需要增加插管的弹性以及降低插管壁的厚度,避免堵塞血管。目前已经有双腔血管内导管运用于临床,这种类型插管具有两个独立的腔,分别起到引流和灌注作用,可减少V-V转流体外膜氧合的操作和血管通路并发症发生率。临床需要根据患者体重和支持方式不同选用不同内径的导管。

(2) 氧合器 氧合器的功能是将静脉血变为氧合血,同时排出二氧化碳,故而又叫人工肺。体外膜氧合氧合器有硅胶膜型与中空纤维型两种。硅胶膜型膜肺组织相容性好,少有血浆渗漏,血液成分破坏小,适合长时间辅助。常用于等待移植、感染所致呼吸衰竭的治疗。缺点是排气困难,价格昂贵。中空纤维型膜肺,2~3天可见血浆渗漏,血液成分破坏相对大,但由于排气容易、安装简便,仍首选为急救套包。如需要,稳定病情后可于一至两日内更换合适的氧合器。

(3)连接管路 为连接血管内导管和氧合器、离心泵之间的管道,现多为肝素涂层技术管路,可以减少抗凝剂的使用,减少并发症。

(4)动力泵 动力泵的作用是形成动力,驱使血液从体内引出并在管道内流动。临床上主要有滚轴泵和离心泵两种类型的动力泵。由于滚轴泵不易移动,管理困难,对血液损伤大,体外膜氧合治疗首选离心泵作为动力泵,其优势是安装移动和管理方便,血液破坏小;在合理的负压范围内有抽吸作用,新一代的离心泵对小儿低流量也易操控。

(5)供氧管路 包括空氧混合器及气源、连接管,可以根据需要调节氧浓度和气体流量。

(6)恒温水箱 体外膜氧合过程中引流出体外的血液可丢失大量的热量,恒温水箱主要用于维持引流出体外的血液温度,避免出现低体温。

4. 什么是肝素涂层技术?

肝素涂层(heparin coated surfaces)技术是在管路和膜肺内壁材料上通过离子键或共价键结合肝素形成聚合物,极少被血液流动洗脱,可减少血液在体外循环中由于与人造材料表面接触而发生的凝集,可减轻体外膜氧合中由于全身肝素化而产生的出血及其并发症[4,33]。肝素涂层技术的成功对体外膜氧合发展有强大的促进作用,在体外膜氧合过程中,全身肝素化虽然可以防止凝血,但是不能避免纤维蛋白系统、血小板、补体系统、血浆激肽释放酶-激肽系统的激活。使用肝素涂层技术可以减少肝素用量,使血液在低激活全血凝血时间水平不在管路产生血栓,并减少炎症反应、保护血小板及凝血因子,因此肝素涂层可减少体外膜氧合并发症,延长体外循环支持时间。

5. 体外膜氧合对炎症介质和凝血功能有什么影响?

体外循环可导致白细胞、血小板、补体系统、凝血系统、缓激肽系统的激活,释放炎症介质。体外膜氧合管路和膜肺在和血液接触过程中也会导致炎症介质的释放,导致全身炎症反应。体外膜氧合过程中炎性介质的增加和体外膜氧合患者的心、肺、肾衰竭有密切关系。Plotz 等发现,体外膜氧合开始时即有补体系统激活和炎症介质释放,表现为 C3a、C5a、弹性蛋白酶、肿瘤坏死因子增加,白细胞减少,24 小时后补体激活和炎症介质逐渐下降,但可维持 72 小时以上[34,35]。应用皮质激素后,可缓解补体激活,并能减少体外膜氧合和呼吸支持治疗的时间。另外,体外膜氧合还会激活凝血系统,导致 XIa 因子-脂酶抑制物复合体增加、凝血酶-抗凝血酶Ⅲ复合物的形成、纤维蛋白降解产物增加,72 小时后凝血时间继续延长,纤溶系统激活进一步加重。在体外膜氧合过程中应定期监测凝血功能,指导抗凝药物使用和剂量调整。

6. 体外膜氧合同传统的体外循环有何区别?

体外膜氧合来源于传统的体外循环,但两者存在明显区别。体外膜氧合是密闭性管路,无体外循环过程中的储血瓶装置,体外循环则有储血瓶作为排气装置,是开放式管路;体外膜氧合采用肝素涂层材质、密闭系统管路,因而无相对静止的血液。体外膜氧合有肝素涂层,仅需要维持激活全血凝血时间 120～180 秒,体外循环则要求激活全血凝血时间>480 秒;体外膜氧合治疗维持时间可达 1～2 周甚至更长时间,体外循环一般不超过 8 小时;体外循环服务于开胸手术,条件要求高,实施难度大。体外膜氧合多数无需开胸手术,通过外周血管置入导管进行,操作相对简便快速。体外膜氧合同传统体外循环的区别见表 24-1。

表 24-1　体外膜氧合同传统体外循环的区别

	体外循环	体外膜氧合
设备	传统体外循环机,>3 个泵,滚压泵,热交换水箱,储血瓶	生命支持系统,1 个泵,离心泵,恒温水箱
氧合器	开放式　聚氯乙烯	密闭式,表面涂层
抗凝	常规肝素化,激活全血凝血时间>400 秒	少用,激活全血凝血时间<200 秒

	体 外 循 环	体 外 膜 氧 合
时间	短,1～4 小时	长,一到两周,甚至数周
建立途径	开胸心脏插管	股部或颈部外周血管内导管
更换	无需,一次性	视具体情况更换氧合器或系统部件
目的	用于心脏手术或暂时辅助	较长时间心肺支持直至心肺功能恢复或心室辅助或脏器移植
血流方式	非搏动性血流	搏动性血流
医务人员	1～2 人	团队
地点	手术室	重症医学科
温度	低温或深低温	常温
血液稀释	有	无
并发症	少	高
费用	低	高
成功率	高	视不同适应证和不同病情

以上特点使体外膜氧合可以走出手术室成为生命支持技术。肝素涂层技术明显缩短激活全血凝血时间水平(120～180 秒),显著减少出血并发症,尤其对有出血倾向的病人有重要意义。较低的激活全血凝血时间水平可在不加重原发病的基础上支持呼吸功能,为患者呼吸功能的恢复赢得时间。仅需要外周血管内置管、简便快速的操作使得体外膜氧合可在手术室外的条件下以极快的速度建立循环,从而使体外膜氧合可广泛应用于临床急救。

7. 体外膜氧合有哪几种转流方式?

体外膜氧合基本转流方式主要有：V－V 转流与 V－A 转流两种,另外还有 V－A－V 转流,A－A－A 转流,A－V 转流(无泵的二氧化碳清除)等。

(1) V－V 转流　即将静脉血在体外经氧合器氧合、二氧化碳排出后通过另一静脉回输体内。通常选择股静脉引出静脉血,氧合后的血液经颈内静脉输入,也可根据病人情况选择双侧股静脉。V－V 转流适合单纯呼吸功能受损,无循环功能障碍、无心脏停跳危险的病例。

在体外膜氧合支持可下调呼吸机支持参数至氧浓度<60%、气道压<30 cm H_2O,仅仅给予小潮气量和维持肺膨胀的呼气末正压,从而避免为维持氧合而进行高条件呼吸支持治疗。需要强调的是,V-V 转流是只可部分代替肺功能。

(2)V-A 转流　即将静脉血引出经氧合器氧合并排出二氧化碳后回输入动脉。成人通常选择股动、静脉;新生儿及幼儿由于股动、静脉偏细而选择颈动、静脉;也可开胸手术行动、静脉置管。V-A 转流是可同时支持心肺功能的连接方式,适用于心衰竭或心肺衰竭的病例。V-A 转流方式时,未完全氧合的混合血流经过肺后灌注冠状动脉、右上肢和头部,与股动脉灌注氧合血流在主动脉弓水平混合,形成压力平衡界面,导致右上肢和头部血流由未完全氧合的血流供应。由于 V-A 转流体外膜氧合管路是与心肺并联的管路,可将 80%回心血流引至氧合器,流经肺的血量减少,降低肺动脉压和心脏前负荷,但运转过程会增加心脏后负荷。此法缺点是股动脉低部位灌注使上半身的冠状动脉和脑组织得不到充分的灌注。有人将动脉导管延伸至主动脉根部以缓解这一难题,但这增加了血栓形成的危险,并有可能造成动脉机械性损伤。另外肺循环血流骤然减少,使肺的血液淤滞,增加了肺部炎症和血栓形成的危险性。目前认为在体外膜氧合治疗中维持一定的肺血流和肺动脉压力,有利于肺功能和结构的恢复。

(3)V-A-V 转流　V-A 转流方式时,未氧合的上腔静脉血流经过肺后灌注冠状动脉、右上肢和头部,在呼吸功能障碍的情况下,这部分静脉血得不到充分的氧合,因此导致右上肢和头部血流氧供减少。V-A 转流时将膜肺后的氧合血分成两部分,一部分通过动脉回输,另一部分通过上腔静脉回输到右心,形成 V-A-V 的转流方式,增加经肺血流的氧合程度,达到改善右上肢和头部氧供的目的。

(4)A-V 转流　A-V 转流也被称为无泵的二氧化碳清除系统(extra corporeal CO_2 removal),是通过股动、静脉插管,依靠动-静脉压力梯度,驱动血流流经氧合器,流量由动、静脉压力差和膜肺及管路的阻力决定,平均动脉压>70 mmHg 可保证血流量以清除二氧化碳,但是并不能完全支持氧合。A-V 转流为搏动性血流,不需要泵的驱动,可降低血栓形成以及避免机械性血液损伤,但动、静脉分流对患者血流动力学和组织灌注会造成一定影响。

（5）A-A-A 转流 当心脏完全停止跳动，V-A 模式下易产生部分血液滞留，从而导致血栓形成、产生不可逆损害。此时，需要开胸手术置管，将血液分别从左、右心房引出经氧合器氧合并排出二氧化碳后泵入动脉。该转流方式可防止心脏内血栓形成并防止肺水肿发生。如果超声诊断下心脏完全停止跳动>3 小时则应立即开胸手术置管转换成 A-A-A 模式。

8. V-A 和 V-V 转流体外膜氧合有何不同？

V-V 和 V-A 转流体外膜氧合明显不同，各自具有优缺点（表24-2）。

表 24-2 V-A 和 V-V 转流体外膜氧合的异同

项　　目	V-A 体外膜氧合	V-V 体外膜氧合
循环支持	部分或完全支持	无直接支持，但改善冠脉和肺血的氧合
肺的支持	部分静脉血经肺交换	氧合血灌注肺
心脏影响	降低前负荷、可能增加左心后负荷、脉压差减小、冠脉血来自左心室血、可能产生心脏"顿抑"	几乎无影响、脉压差无变化、增加冠脉血的氧供、降低右室后负荷
氧合血液再循环	无	15%～50%
全身灌注来源	体外回输的血液和患者心输出量	心输出量
动脉压力	脉压差减小或呈非搏动压力	脉压差不变、搏动压力
肺血流	减少	正常
完全气体交换的典型流量	每分钟 80～100 ml/kg	每分钟 100～120 ml/kg
高氧血症	有可能	全身氧分压较低
动脉氧合	饱和度受体外流量影响	最大流量下饱和度 80%～95%
二氧化碳排出	肺泡通气量和膜肺大小	同 V-A 转流
静脉血氧饱和度	准确	不准确
颈动脉损伤	颈总动脉结扎（儿童）	避免
全身栓塞	可能	较少

与 V‐A 相比,V‐V 转流体外膜氧合可避免肺血流减少引起的缺血性肺损伤;由于直接提供氧合血进入肺循环,有利于减少肺的炎性反应;血液经静脉回流,血由心脏射血维持组织灌注,因而保留了生理性的搏动灌注,有利于降低血管阻力和心脏后负荷,改善器官灌注,尤其优于 V‐A 模式下脑灌注。

9. 如何选择体外膜氧合的转流方式?

体外膜氧合正确的转流方式选择利于原发病的治疗和提高治疗成功率。临床治疗中要参照病因、病情,根据患者具体情况灵活选择。总体来说 V‐V 转流为肺功能替代的转流方式,V‐A 转流为心肺联合替代的转流方式。呼吸衰竭选用 V‐V 转流方法;心脏衰竭及心肺衰竭选 V‐A;长时间心跳停止选择 A‐A‐A 模式。另外,治疗过程中,随病情的变化,还可能需要变化转流方式,例如心肺衰竭选择 V‐A 转流方法,经过治疗心功能恢复而肺功能尚未恢复,仍需要替代治疗,此时需转为 V‐V 模式继续支持。

(二) 体外膜氧合的适应证和禁忌证

10. 体外膜氧合有哪些适应证?

体外膜氧合主要用于急性的、对常规治疗无反应、预计 2~4 周内能恢复或改善的或有器官移植等相应后续治疗措施的可逆性心肺衰竭的治疗,为原发病的进一步治疗和病情恢复争取时间。

(1) 急性严重呼吸功能衰竭 急性严重呼吸功能衰竭是体外膜氧合支持成功率最高的疾病类型。主要用于常规治疗无效的重症 ARDS、急性肺栓塞、重症哮喘等疾病,尤其是新生儿急性呼吸衰竭有较高的成功率。治疗原则是尽快建立稳定的生命支持,缩短器官缺氧时间。通常需要较长支持时间,一般选择 V‐V 转流,氧合器首选膜式氧合器。对于肺挫伤首选 V‐A 转流方法,有利于减少肺血流,同时可应对可能发生的肺出血。呼吸机治疗的参数可在体外膜氧合支持下调至肺休息的安全范围内。

(2) 急性严重心功能衰竭 体外膜氧合治疗常用于各种原因导致

的对常规治疗无反应的严重心源性休克,如重症爆发性心肌炎、心脏外科术前支持或手术后、急性心肌梗死等,还可以用于其他原因导致的严重心功能抑制状态下的急性循环功能衰竭,如药物过量。严重的心脏衰竭不但会减少组织器官血供,更严重的是随时会有心跳骤停的可能。体外膜氧合可改善心脏本身及其他器官的氧合血供,降低心跳骤停的风险。在体外膜氧合实施同时进行主动脉内球囊反搏治疗,有利于降低心脏后负荷、改善冠脉循环、促进心功能恢复。

(3)各种原因引起的心跳呼吸骤停 心跳呼吸骤停在传统急救的同时实施 V-A 体外膜氧合治疗有利于在最短的时间内建立呼吸循环,保护心脑等重要脏器灌注;防止反复出现心跳呼吸骤停;为心跳呼吸骤停病因的诊断和治疗赢得时间。经过训练的团队可以将体外膜氧合的启动时间控制在 8~15 分钟。在有效的心肺复苏支持下,团队密切合作尽快启动体外膜氧合治疗,可以缩短组织器官缺血缺氧的时间。实施体外膜氧合支持下寻找原发症并积极治疗。无原发病的患者可在去除刺激因素后迅速脱离体外膜氧合系统,如电击、高血钾等导致的心跳呼吸骤停。某些原发病经过支持可以逐渐恢复,待恢复后可脱离体外膜氧合系统,例如重症爆发性心肌炎。若有严重的原发病且非自限性,如不治疗心功能难以恢复,应迅速进一步治疗,如急性心肌梗死,需在体外膜氧合支持下多科协作治疗,尽快实施冠状动脉搭桥手术或冠状动脉支架植入术是可迅速恢复心功能的。由于脑功能的丧失恢复困难,因此,确定脑功能丧失是终止体外膜氧合的重要指征之一。

(4)器官移植 对于一些心肺功能没有恢复可能的病例,仍能通过日益发展强大的移植技术来脱离体外膜氧合达到康复。这就使一些被认为是禁忌证的疾患仍可延伸使用体外膜氧合技术,并与移植技术结合,形成一个理想的救治过程,甚至促进了移植技术的发展。目前已有一些医疗中心在做这方面的探索,并取得了一定成绩,而这一切工作的基础就是其他器官的保护,避免多个器官损害是成功的关键。

11. 体外膜氧合的禁忌证是什么?

体外膜氧合的禁忌证包括绝对和相对禁忌证。

（1）相对禁忌证：① 机械通气＞7 天；② 无法建立合适的血管通路；③ 肝素抗凝禁忌；④ 高龄患者（年龄＞70 岁）；⑤ 转移性恶性肿瘤；⑥ 进展性肺纤维化；⑦ 严重创伤和颅脑出血手术后早期；⑧ 无法解决的外科问题。

（2）绝对禁忌证：① 无法进行抗凝治疗；② 不可逆转的脑损害；③ 其他不可逆状态，如疾病终末期。

（三）体外膜氧合的临床实施

12. 体外膜氧合治疗前需要做哪些准备？

体外膜氧合有时需要紧急操作，争分夺秒，如心跳呼吸骤停患者。有些病例虽没有那么紧急，但也是需要尽快启动，避免缺血缺氧导致的器官功能损害加重。通常应将体外膜氧合设备放置在可移动的转运车上，便于转运。体外膜氧合前需要准备的设备、器材和药品包括离心泵、阻断钳、空氧混合器及气源、变温水箱、ACT 监测仪和检测管、血气仪、连续血氧饱和度监测仪及连接玻管、转运车等、PLS 套包及其支架、动（静）脉血管内导管，体外膜氧合导管插管套包、预充液、肝素等。

13. 怎样选择合适的体外膜氧合血管内导管？

选择合适的体外膜氧合血管内导管是建立体外膜氧合血管内通路的前提，也是提供合适的血流量、避免血管并发症的基本保障。体外膜氧合流量和避免血管并发症的发生是选择体外膜氧合导管的主要依据。在体外膜氧合系统中，在容量足够的情况下，流量取决于插管的管径和阻力。插管的阻力与插管的长度成正比、与管径的 4 次方成反比。因此选择静脉引流管的原则为内径应尽可能大、长度尽量短。选择管壁薄而坚固、带有钢丝缠绕设计的插管不容易发生折曲和挤压变形。

以 V－A 辅助为例，正常心排量 $3.0 \sim 3.5\ L/(min \cdot m^2)$，体外膜氧合治疗流量至少需能达到 $2.5 \sim 3.0\ L/(min \cdot m^2)$。而 V－V 辅助则要求的流量要大一些，为 $3.0 \sim 3.5\ L/(min \cdot m^2)$。股动脉插管时，

应尽可能选择较细的导管避免发生远端肢体缺血。如静脉引血管流量不足,可在另一侧股静脉或是头侧颈内静脉插管附加第二根引流管增加引流量。

另外,由于各个厂家体外膜氧合导管工艺和材料存在差异,导管厂家都会提供流速压力阶差表。以 Maquet 的导管为例,100 kg 体重患者,动、静脉各有 100 mmHg 压力阶差的情况下,要选择动脉 PAL 1915、静脉 PVL 2155 的插管,即 19F 动脉和 21F 静脉导管,可实现 5 L/分的流量。这样在 5 L/分流量的情况下需要的驱动力压为 100 mmHg+100 mmHg+50 mmHg=250 mmHg。离心泵所能提供的驱动力为 600 mmHg。但太高的转速下血细胞破坏也比较严重,要尽量避免。通常,250~300 mmHg 的压差是可以接受的。

为方便日常工作,可根据患者体重初步选择导管,可参考表 24-3~表 24-4。

表 24-3 V-A 转流体外膜氧合导管管径大小选择

体重(kg)	<2	2~5	5~10	10~20	20~35	35~70	>70
静脉引血管(F)	8~10	10~16	12~17	17~19	21~23	23	23
动脉回血管(F)	8~10	8~14	16~20	17~21	17~21	19~21	21

表 24-4 V-V 转流体外膜氧合导管管径大小选择

体重(kg)	2~15	15~20	20~30	30~50	>50
引血管(F)	双腔	14~19	17~21	19~23	21~23
回血管(F)	插管	14~19	17~21	19~23	21~23

14. 如何建立体外膜氧合血管通路?

建立并维持良好的血流进出通路是体外膜氧合支持的关键。正确、合理的插管方式以及良好的置管技术是血流出入通畅的保证。目前常规体外膜氧合血管内导管置入方式包括穿刺法和切开法两种。

(1)穿刺法 目前有体外膜氧合血管内导管穿刺置管套包供临床

使用,采用 Seldinger 法进行置管。按常规消毒、铺巾、局部麻醉后,超声引导下穿刺目标血管,通过穿刺针芯将导引钢丝置入血管内,退出穿刺针。根据导管直径穿刺点切开皮肤和皮下组织,沿导引钢丝扩张血管,注意避免血肿和出血。带有内芯的体外膜氧合导管沿导引钢丝置入,根据不同血管和穿刺部位置入合适的位置。

床边操作时,置管前应先初步测量需置入导管的深度(如股动脉一般为股动脉穿刺点至髂总动脉)。操作结束后 X 线检查或超声检查确定导管尖端位置。若在床边 X 线或超声指导下操作,可直接放置到合适位置。

在开始体外膜氧合运行时,需要密切关注氧合器前后的血流颜色改变,氧合器之前为暗黑色的未氧合血,氧合器之后为鲜红色的氧合血,如在体外膜氧合运行过程中出现颜色均变为暗黑色或鲜红色,须注意导管位置是否合适。

操作后注意牢固固定导管,以防滑出,局部可用无菌敷料覆盖防治局部感染,面积应覆盖穿刺点周围 10 cm 以上的范围。如无明显渗血可换用无菌手术贴膜覆盖。

(2) 切开法 手术分离出股动、静脉或颈部血管,直视下插入导管。适用于穿刺困难的病例如休克、股动脉硬化者、股动脉触摸困难者或体外循环术中。由于需手术植入,操作费时,出血和感染的机会多,且停用后还要行动、静脉修补术,现在多被穿刺法取代,只在穿刺法失败或无法进行穿刺才考虑使用。

15. 如何进行体外膜氧合管路连接和预充?

在建立体外膜氧合循环之前,必须建立血管内通路和准备好管路及预充等准备工作,一般由多名医师配合同时进行,便于快速建立体外膜氧合循环。如下为使用离心泵建立体外膜氧合之前连接管路和预充的基本步骤。

(1) 准备预充液,管路预充液一般选用平衡盐液 2 000 ml 加肝素 UFH(预充液内肝素 5 mg/500 ml)配置而成。也可根据患者情况加入白蛋白、血浆、红细胞(多用于婴幼儿)。根据患者循环状态决定预充液是否进入病人体内;

（2）检查管路外包装、有效期，套包条形码粘贴在操作记录单上；

（3）连接静脉引流管与离心泵头口，连接紧密，扎带固定；

（4）连接两根预充管，将两根预充管中间管路用阻断钳阻断；

（5）将靠近离心泵头静脉端预充管（标为 1 号管）针头插入预充袋内，利用重力排气超过离心泵头，排气钳夹预充管（标为 1 号钳）；

（6）另一预充管（标为 2 号管）针头插入预充液袋内，备排气，钳夹预充管（标为 2 号钳）；

（7）均匀涂层导电糊后将离心泵头装入离心泵，离心泵转速逐渐调至 2 000 RPM，松 1 号钳，打开 2 号管三通，预充氧合器与管道，充分排气，管道内无明显气体后将三通旋向预充袋方向；

（8）氧合器内无明显气体，氧合器预充完全，1 号和 2 号钳钳夹阻断两根预充管，关闭预充管三通，松两根预充管中间的阻断钳，旋紧氧合器上黄色肝素帽，再次确认管路内预充情况，如有气体再次预充；

（9）预充结束，管路自循环备用，去除 1 号和 2 号管；

（10）理顺整个循环管路，并固定于适当位置，避免管道弯折；

（11）连接空氧混合气管道（气源→空氧混合器→氧合器），设定吸入氧浓度和气体流量；

（12）连接变温水箱，设置适宜水温，并进行水循环，

（13）待台上动、静脉导管置入确认后，打开台上管包装，将管路递给台上操作医师；

（14）再次确认管路内无气体，管路通畅无误，连接管路准备运行体外膜氧合。

16. 体外膜氧合过程中的抗凝选择和监测内容有哪些？

体外膜氧合的抗凝是维持运转和系统使用时间的重要关键因素。由于目前体外膜氧合多采用肝素涂层技术，抗凝并不像体外循环要求完全肝素化。通常采用普通肝素抗凝，负荷量 5～50U/kg 之后给予小剂量持续静脉每小时 5～20 U/kg 泵入，定时监测 ACT，维持在 160～200 秒。无活动出血维持 ACT 在 160～200 秒；有活动出血者维持在 130～160 秒；辅助流量减低时需维持 ACT 在高限水平；高流量辅助、

脏器出血或胸腔引流进行性增多时，ACT 可维持在低限水平。

对没有出血危险的病例，常规监测参数包括血小板计数，维持在 $10 \times 10^9 / L$ 以上、凝血酶原时间正常范围、纤维蛋白原 $>100 \ mg/ml$。另外还需要注意特殊病人的抗凝需要密切监测，如肝素耐药患者、凝血因子缺乏患者、孕产妇往往处于高凝状态等。输注血小板、血浆等促凝物质时应从氧合器后加压输注，避免血小板和血浆等由外周输注经静脉引流直接进入氧合器，激活和导致氧合器凝血；在加压输注过程中严格无菌操作，避免致命性的血源性感染。

17. 如何进行体外膜氧合运行初始设置和参数调整？

预充结束和体外膜氧合导管置管成功后，将体外膜氧合导管和预充的管路连接紧密，注意防止气泡进入，如管路连接处有少量进气，可在管路连接处三通连接注射器，打开导管阻断钳，抽出气泡。

根据转流方式和患者病情进行初始设置，包括初始泵速、气体流量和吸入氧浓度，再次确认设置无误后开放体外膜氧合管道通路，开始运行体外膜氧合。

V-A 转流体外膜氧合的初始设定血流速一般为 $1.5 \sim 2.0 \ L/分$，或体外循环不能脱机患者根据体外循环过程中的设置估计大致辅助流量，吸入氧浓度设置为 $0.5 \sim 0.6$，气体流速根据血流速设定，气体流速与血流速比例设定为 $1:1$。

V-V 转流体外膜氧合的初始设定血流速一般为 $2.0 \sim 4.0 \ L/分$，吸入氧浓度设置为 $0.6 \sim 1.0$，气体流速根据血流速设定，气体流速与血流速比例设定为 $1:1 \sim 2:1$。

初始设定后根据患者病情需要调节参数设置，维持氧饱和度在 92% 以上、动脉氧分压 $>80 \ mmHg$、动脉血二氧化碳分压 $<50 \ mmHg$、平均动脉压 $>65 \ mmHg$、氧输送/氧消耗 $>4:1$，维持患者生命体征稳定。每日根据体外膜氧合特护单和检查单进行离心泵、膜肺、管路和运行情况的监测和记录。

18. 影响体外膜氧合流量的因素是什么？

影响体外膜氧合流量的因素主要包括患者自身因素、血管内导管、连接管路、氧合器和动力泵多方面因素。

体外膜氧合流量下降伴静脉管路明显抖动可见于患者容量不足、咳嗽或烦躁、静脉引流管位置不当、内径过细或堵塞扭曲、连接管路打折扭曲或受压等导致流量下降。

体外膜氧合流量下降而静脉管路不抖多为动脉管路和膜肺出现问题，常见的包括动脉管路位置不当、堵塞或扭曲、氧合器凝血等。

19. 什么是 V-V 转流的再循环和再循环血流分数?

正确理解再循环的概念是 V-V 辅助成功与否、并能够准确评价 V-V 转流模式下血气结果的关键。部分回流的氧合血可能直接进入静脉引流管被引流再次进行氧合而没有进入患者的体循环，这部分血流定义为再循环血流。

再循环血流分数(R)的计算公式为:

$$R = \frac{SpreOx - SVO2}{SpostOx - SVO2}$$

SpreOx 为进入氧合器前的血氧饱和度，SpostOx 为出氧合器后的血氧饱和度，SvO_2 为患者的实际混合静脉血氧饱和度。如果用氧含量替代氧饱和度，这个公式结果将更加准确，但对于临床应用来说这个差别很小。如果回流到氧合器氧饱和度较高的血量增加，SpreOx 也会相应增加接近 SpostOx，R 值随之增加。

20. V-V 转流影响再循环的因素是什么?

了解影响再循环的因素远比计算再循环的量更为重要。影响再循环的四个主要因素是体外膜氧合流量、静脉插管位置、心输出量和右心房血容量。

流量对再循环的影响显而易见。当流量增加时，右心房引流到体外膜氧合环路的血量随之增加，这样来自体外膜氧合的氧合血很有可能被再次引流到环路中。再循环流量分数的增加与泵流量呈线性关系。患者的氧供随着流量的增加而增加，但当超过最佳流量和最小再循环后，氧供即随流量的增加而减少。这是由于再循环的比例限制了患者氧供的总量导致的。流量可以通过下面的公式来表示：

有效泵流量＝泵的总流量－（泵的总流量 × 再循环流量分数）

有时再循环甚至会高达 100%，有效血流量只有零。理想的流量是在最低的转速下提供最高的有效血流量，产生最小程度的溶血。

V-V 转流体外膜氧合的最佳流量并不是固定的，因为还有其他 3 个因素影响：插管位置、心输出量和右心房容量。如果引流管和供血管的尖端直接相对，再循环就会很高。使用双腔插管时，如果插管位置位于上腔静脉或位于下腔静脉，回输到体内的血会限制在血管腔范围内，在进入右心房之前就被引流入体外膜氧合环路。这种现象解释了为什么插管位置变化时患者的动脉氧饱和度会意想不到的快速降低。肺膨胀程度的变化、颈部缝合固定部位水肿、患者体位的变化和患者的移动都会改变插管的位置。

心输出量也会影响再循环。如果进入右心房的氧合血大部分进入右室，随后进入左心和体循环，那么只有很少的氧合血再次进入氧合器。相反，由于没有前向血流，回到右心房的氧合血全部再次引流入氧合器。通过增加心输出量可以减少再循环而增加氧合总量。同样原因，右心房容量也影响再循环的比例。如果右心房未氧合血容量减少，氧合血会更趋向于再回到氧合器内。但如果右心房氧合血在正常容量的右心房被大量的非氧合血稀释的话就会减少再循环的程度。因此，补充血容量能快速减少再循环的程度，更有效地增加氧供。但立即减少再循环的益处需要与增加血管外肺水含量的弊端相权衡。

由于 V-V 转流体外膜氧合不直接提供循环辅助，所以要达到与 V-A 模式相同的氧供水平会比较困难。但如果最大程度减少再循环并维持心脏支持的话，氧供水平可以接近 V-A 模式。血红蛋白达到 15 g/L、再循环较低、静脉引流达到每分钟 120～140 ml/kg 的情况下，可以达到最佳氧合状态。

如果在不增加再循环的部位增加一根引流管（如股静脉加颈内静

脉头侧插管至壶腹水平），可以明显增加氧供。氧供的增加来自再循环的减少。头侧的第二根静脉还可以起到降低颅内静脉压的作用。由于来自颈内静脉壶腹部的混合静脉血氧饱和度较低，所以可以从氧合器得到更多的氧。尽管理论上很好，但体外循环生命支持组织的数据没有证明 V-V 转流体外膜氧合中常规颈内静脉插管引流会改善新生儿急性呼吸衰竭的预后。

21. 体外膜氧合期间如何设置呼吸机参数？

体外膜氧合患者临床上通常都存在不同程度的肺病变和呼吸功能不全，从轻度的心源性肺水肿（当体外膜氧合用于心脏支持时）到严重的完全的肺失功能（当体外膜氧合用于呼吸支持时）。在这种情况下，一旦之前存在的高气道压力降低，原本被过高的膨胀压维持开放的小气道和肺泡常常塌陷，导致 X 线胸片上呈现充血和实变征象，以及自体肺无气体交换征象。这在 V-V 和 V-A 模式下都可能发生。为了减少全肺实变，平均气道压应维持在 $10\sim20$ cm H_2O。

V-A 转流模式下，由于大量静脉回心血液被引流至体外循环，肺血明显减少，肺内可出现广泛的通气血流不匹配，最常见是与肺毛细血管床血流减少相比，即便是低水平通气也产生相对通气过度。这可能造成大量死腔通气，表现为低呼气末二氧化碳。如果这种通气血流比例失调通过降低机械通气参数如降低通气压力来治疗，可能最终造成肺泡塌陷。所以在 V-A 转流模式下，最好维持呼气末正压在 $10\sim15$ cm H_2O，限制吸气相气道平台压≤30 cm H_2O，形成小潮气量低频呼吸。即使在这种设置下，仍有可能造成二氧化碳过度排出，可以通过同时在体外循环系统通气中加入一定二氧化碳气体来解决。

V-V 转流体外膜氧合治疗严重肺功能不全期间的目的是尽可能挽救肺泡功能，并避免进一步的呼吸机肺损伤。这可通过维持平均气道压在 $10\sim20$ cm H_2O，限制气道峰压<30 cm H_2O，呼气末正压设置为 $8\sim10$ cm H_2O，潮气量设置为 $4(3\sim6)$ml/kg（预计体重），并维持吸入氧浓度<50%来实现。同时可以采用的治疗严重肺损伤的方法包括俯卧位通气、体位引流、维持患者偏"干"、充分营养和必要时进行纤

维支气管镜检查。

22. 体外膜氧合期间如何进行镇静镇痛治疗？

患者在接受体外膜氧合之前由于缺氧、酸中毒和低灌注可能导致脑损伤，所以需要密切监测神经系统功能。由于体外膜氧合建立时，患者往往处于病危情急阶段，生命体征不稳定，需要较多的有创性操作，大多数患者在体外膜氧合前处于深度镇痛和镇静状态，开始体外膜氧合时无法进行神经系统评估，所以使患者从镇静和麻痹状态中苏醒是第一步。

体外膜氧合运行过程中，患者生命体征在体外膜氧合支持下明显好转，可根据患者情况适当减轻镇静镇痛深度，维持昼夜节律，在评估患者神经系统和镇静深度的情况下，保留患者自主咳嗽等保护反射，减少肺炎等过度镇静导致的并发症。但在减轻镇静的过程中注意保护导管安全，适当约束，避免出现位置不当甚至出现严重后果。

在体外膜氧合支持后期患者病情进一步好转，可进一步减轻镇静，但需维持患者昼夜节律，为撤机拔管做准备。

23. 体外膜氧合期间如何常规进行监测？

体外膜氧合治疗前需要全面了解患者凝血功能和状态、电解质、肝肾功能、呼吸功能等。体外膜氧合建立后，X 线摄片或 B 超确认并调整导管位置，测量血管内导管外露长度并每日进行测量。肝素抗凝患者上机后每 3～4 小时监测激活全血凝血时间，随监测调整肝素用量，输注血小板、血浆或大量蛋白后会导致患者凝血功能改变，需要输注后 30 分钟再次测定激活全血凝血时间；如有血小板下降或部分激活的凝血活酶时间明显延长等出血倾向，将激活全血凝血时间下调至 160 秒左右。定期复查血常规、白蛋白水平、凝血功能、动静脉血气分析；定时监测体外膜氧合血流量、血压、管路搏动、肢端缺血情况、体温、镇静深度。以上定时检查和评估项目可作为体外膜氧合医疗护理常规建立表格进行记录。

24. 体外膜氧合运行过程中相关注意事项和处理内容有哪些？

体外膜氧合的建立和运行是一个系统工程，需要训练有素的团队的精诚合作，保证体外膜氧合的顺利进行，避免并发症发生。在体外膜氧合运行过程中，有很多需要注意的问题和体外膜氧合相关的特殊处理。

（1）导管管路相关注意事项　①体外膜氧合插管处无菌贴膜覆盖（覆盖穿刺点边缘超过 10 cm 以上，无明显渗血，2～3 天更换一次）；②避免管路扭曲和成角；③管路缝扎固定后再绷带捆扎，分别固定于腿部或头部，保证引流和回血通畅，防止滑脱、翻身或活动时脱出或位置变动（翻身时专人固定引血管和回血管），检查并记录外露钢丝管长度。

（2）离心泵相关注意事项（MAQUET 离心泵为例）　①离心泵报警显示"SIG"，提示离心泵超声探头导电胶干燥或不足导致流速探测故障，需停泵更换导电胶，步骤如下：夹闭管路动静脉端管路阻断血流；停止离心泵（转速调为 0 转）；打开取出离心泵头；清水纱布擦洗玻管；再次均匀涂擦导电胶；安装离心泵泵头；设定泵转速；打开动静脉端阻断钳运行体外膜氧合；②离心泵失稳，剧烈晃动或撞击离心泵可能使离心泵头与泵座磁场失去耦合，导致离心泵失稳，离心泵泵头处可听见明显杂音，需要立即通知医生，钳夹动静脉端，停泵取下离心泵头再次安装恢复耦合后恢复正常运行；③密切关注体外膜氧合流量变化，在短时间内相同转速下血流速较基础降低 0.5 L/分，立即通知医生，首先关注管道是否打折扭曲，其次观察离心泵泵头或膜肺是否有凝血发生。

（3）体外膜氧合管理相关注意事项　如进出氧合器管路内血颜色变一致，颜色均变深考虑膜肺氧合不全，可能为供气管脱落、氧合器血栓、气体流速和血流速不匹配（V/Q 失调）等所致；颜色均变鲜考虑 V - V 转流体外膜氧合时引血和回血端插管开口太近（再循环率增加）；管路进气、漏血或血栓，立即以阻断钳钳夹动静脉插管处，阻止气体或血栓进入患者体内并立即通知医生，立即重新预充或更换套包;维持血红蛋白在 $10\sim13$ g/L,或血细胞比容在 35%以上,增加氧输送;如患者尿色明显加深,考虑血液破坏导致溶血,查尿游离血红蛋白,也可尿液离心 3 000 转/分后观察上清液颜色,如色深考虑溶血;如发生停电或离心泵故障,立即取下离心泵泵头,用备用手摇泵运转离心泵。

（4）抗凝和凝血监测相关注意事项　密切关注患者出血倾向,尽可能减少不必要的血管穿刺,气道吸引时注意有无气道出血,降低吸引负压;维持血小板在 100×10^9/L 以上,低于 50×10^9/L 必须及时输注血小板,输注血小板时,应在膜肺后回血端三通注射器推注,防止血小板静脉内输注后立即进入膜肺加重血小板膜肺内的消耗,导致膜肺凝血;常规应用肢体加压装置,防止下肢静脉（尤其是体外膜氧合插管处）血栓形成。

（5）感染相关注意事项　严格无菌操作,所有血管通路和管路操作均需清洁手后无菌下进行;维持鼻咽温 35.5～36.6℃,防止寒战和高热,预防低温,同时警惕感染引起持续低热。

（6）营养支持相关注意事项　尽可能给予肠内营养,避免输注脂肪乳,如必须输注尽量减慢脂肪乳输注速度（脂肪乳自由基破坏膜肺中空纤维膜,影响膜肺氧合）,尽可能不使用异丙酚镇静。

（四）体外膜氧合的撤离

25. 体外膜氧合撤离筛查标准是什么？

体外膜氧合是患者心肺功能衰竭时临时支持措施,其终极目标是自身心肺功能恢复后尽快撤除,或通过其他长期支持治疗措施的实施,在患者病情改善时,应尽快撤除体外膜氧合。判断患者病情是否适合进入撤除体外膜氧合的程序,需要对患者病情进行判断,也就是需要进行体外膜氧合撤离的筛查,以下是根据文献和临床列出的初步筛查标准:

（1）原发疾病改善或得到控制;

（2）肺部 X 线影像好转,氧合良好;

（3）体外膜氧合血流速减低至 $1.5\sim2$ L/分;

(4) 最低剂量的正性肌力药物,肾上腺素≤0.04 μg/(kg·分);

(5) 心脏指数>2.0 L/分·m^2;

(6) 肺动脉嵌顿压和(或)中心静脉压<16 mmHg;

(7) 动静脉血气分析结果良好,无组织灌注不足表现。

26. 如何评估患者能否撤离体外膜氧合?

进行每日筛查,如达到撤离体外膜氧合的筛查标准,根据患者病情和采用的转流模式开始体外膜氧合自主循环试验(spontaneous circulation trial)和自主呼吸试验(spontaneous respiratory trial)。

循环功能评估:当患者心功能好转,体外膜氧合循环辅助流量≤1 L/分时进行自主循环试验。将血流速降为1 L/分,或阻断动静脉插管通路,开放体外膜氧合桥,流量减至0.5 L/分,观察6小时,血压、心率较基础值变化大于20%则继续行体外膜氧合支持,如呼吸循环各项指标变化低于20%,无明显组织灌注不足表现,可考虑撤离心脏辅助。

呼吸功能评估:进行自主呼吸试验(体外膜氧合血流速不变,关闭膜肺气体进气口和出气口,使膜肺完全停止氧合),吸入氧浓度≤60%;呼气末正压≤5 cm H$_2$O;观察10分钟,如动脉血氧饱和度>92%,动脉血二氧化碳分压<50 mmHg;静态肺顺应性≥0.5 ml/(cm·kg),混合静脉血氧饱和度维持在70%以上,心率、血压、氧合波动小于20%,继续观察6~24小时,心率、血压、氧合波动小于20%,血气分析未有明显恶化,组织灌注良好,可考虑撤离V-V转流体外膜氧合。

27. 体外膜氧合撤离流程是怎么样的?

患者心肺功能恢复,进行每日筛查,通过撤离体外膜氧合评估的自主循环试验和(或)自主呼吸试验,结合患者病情,即可考虑体外膜氧合撤离。将体外循环的血液经自体血回输装置回输患者体内或弃去,动脉插管需行动脉缝合术,防止远端组织缺血,股静脉需要外科修补,颈内静脉插管可直接拔管,拔管后需要按压1小时以上,并予以鱼精蛋白中和肝素,使全血激活凝血时间恢复正常水平,注意穿刺点局部有无出血。详见图24-1。

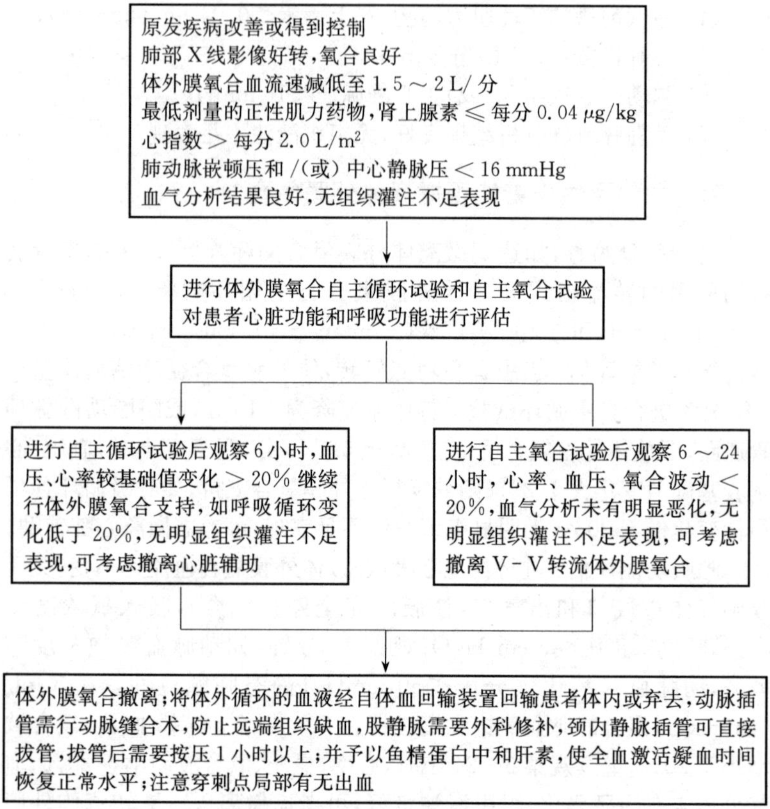

原发疾病改善或得到控制
肺部 X 线影像好转,氧合良好
体外膜氧合血流速减低至 1.5～2 L/分
最低剂量的正性肌力药物,肾上腺素 ≤ 每分 0.04 μg/kg
心指数 > 每分 2.0 L/m^2
肺动脉嵌顿压和/(或)中心静脉压 < 16 mmHg
血气分析结果良好,无组织灌注不足表现

进行体外膜氧合自主循环试验和自主氧合试验
对患者心脏功能和呼吸功能进行评估

进行自主循环试验后观察 6 小时,血压、心率较基础值变化 > 20% 继续行体外膜氧合支持,如呼吸循环变化低于 20%,无明显组织灌注不足表现,可考虑撤离心脏辅助

进行自主氧合试验后观察 6～24 小时,心率、血压、氧合波动 < 20%,血气分析未有明显恶化,无明显组织灌注不足表现,可考虑撤离 V－V 转流体外膜氧合

体外膜氧合撤离:将体外循环的血液经自体血回输装置回输患者体内或弃去,动脉插管需行动脉缝合术,防止远端组织缺血,股静脉需要外科修补,颈内静脉插管可直接拔管,拔管后需要按压 1 小时以上;并予以鱼精蛋白中和肝素,使全血激活凝血时间恢复正常水平;注意穿刺点局部有无出血

图 24 - 1　体外膜氧合的撤离流程

(五) 体外膜氧合的并发症及防治

28. 体外膜氧合有哪些并发症?

进行体外膜氧合治疗的患者病情危重,机械辅助生命支持过程中并发症难以完全避免。缩短体外膜氧合支持时间,是防治体外膜氧合并发症的最好方法。出现并发症不一定可怕,最可怕的是在错误的时间由没有经验的人做出了错误的医疗行为,导致不可挽救的临床后果,甚至直接威胁患者生命。

体外膜氧合常见并发症包括体外膜氧合相关机械并发症和患者相关并发症两大类,详见表 24-5。

表 24-5 体外膜氧合常见并发症

机 械 并 发 症	患者相关并发症
氧合器功能障碍	出血
通气/血流比例失调	肾功能不全
血栓形成	血栓形成及栓塞
血浆渗漏	感染
插管置管并发症	循环系统并发症
导管置入困难	神经系统并发症
出血,局部血肿	脑出血
导管位置异常导致引流不畅	脑栓塞
压力过大动脉插管崩脱,血液破坏	溶血
插管及管路松脱	高胆红素血症
设备故障	肢体末端缺血
离心泵故障	

29. 体外膜氧合常见机械并发症的危害和原因是什么？如何防控？

体外膜氧合常见机械并发症包括氧合器功能障碍、血管内导管相关并发症和设备故障。

(1) 氧合器功能障碍　氧合器功能障碍是体外膜氧合常见的并发症,体外循环生命支持组织报告氧合器功能障碍发生率新生儿为 6%、儿童约 13.7%、成人约 18%。主要原因有静水压升高超过膜的抗渗透能力导致血浆渗漏,通气/血流比例失调导致氧合或二氧化碳清除障碍,膜肺内血栓形成导致跨膜肺阻力升高,离心泵相同转速下的血流量明显下降等。预防氧合器功能障碍首先选择合适的氧合器;合理掌握氧合器使用安全时限;每日定时"吹"氧合器(高流速通气 1 分钟);避免使用破坏氧合器膜的药物进入循环;并密切监测氧合器功能,可以采用氧合器定时检查单方式对氧合器功能相关指标定期检查,以判断氧合器功能状态和发生障碍的原因。氧合器定期检查单内容包括氧合器气体流量是否与血流量匹配,氧合器血流量是否在氧合器性能范围内,气体管道连接是否正确,氧合器气体出口是否开放,氧合器气体出口内积液是否清亮,氧合器顶端是否有气泡,氧合器前后压力差,目视氧合器内有无血栓形成。

(2)血管内导管相关并发症　血管内导管并发症总发生率婴儿约11.2%,小儿约13.6%,成人约10.8%。常见并发症包括血管损伤;插管位置异常导致引流不畅或灌注压力增大导致血液破坏,甚至插管崩脱;导管与管路连接处松脱导致大量出血。

预防血管内导管并发症需要定期检查血管导管是否缝扎固定;导管穿刺点有无活动性出血或渗血;管道内有无凝块;插管是否固定在患者身体上/床边/其他固定器;插管口径选择是否正确;插管位置在X线片和超声下位置是否正确,有无移位;患者肢体是否约束。

(3)血栓形成　血栓事件发生率婴儿大约18.3%,小儿6.9%,成人约9.5%。血栓形成可导致体外膜氧合系统失去功能,凝血因子大量消耗,甚至患者动脉栓塞/肺栓塞。

预防和控制血栓形成事件的发生应尽可能选择肝素涂层管道;避免体外膜氧合管路有死角和扭曲;体外膜氧合运行期间需要完善常规抗凝,监测激活全血凝血时间维持在180~220秒左右;输入红细胞、血小板等血液成分时加大抗凝药物剂量;根据肝素代谢调整抗凝药物剂量(根据经验和激活全血凝血时间变化趋势,注意时间提前量);控制出血时常留警惕之心,避免过度止血导致血栓;维持体外膜氧合循环足够血流量,如有局部血栓形成,可考虑更换局部或整套管路。

(4)空气栓塞　由于静脉端为负压,插管或管道接口破裂或密封不良可以导致静脉端进气,导致氧合器功能障碍。如静脉端气体到动脉;操作失误导致膜肺内气相压力高于血液相;氧合器膜破裂,血液凝固于出气口,使气相压力逐渐增高均可导致动脉端也就是回输端进气,导致患者出现气体栓塞。

预防和避免出现气体栓塞首先要保证插管、管道和接头连接的完整性;避免静脉段过度负压;及时驱除进入体外膜氧合系统的气体,微量或少量气体可被离心泵和氧合器捕捉,中量、大量进气需要停机,重新排气;在体外膜氧合运行过程中需密切观察,特别是出现血浆渗透时,避免出气口被血凝块堵塞,导致气相压力升高导致气栓。

大量进气应紧急处理,处理措施包括如下几个方面。发现体外膜氧合系统内进气立即夹动静脉管路并立即停机;同时提高其他辅助生命支持手段如调节呼吸机支持条件,调整血管活性药物剂量等维持患者生命体征,保证基本灌注;开放体外膜氧合动静脉桥,体外膜氧合系统排气;患者头低位,从患者动脉插管内尽量抽气;排气完毕,大流量体外膜氧合内循环,检查所有插管和接头完整性,小心重新开始体外膜氧合;如确认体内气栓常规处理。

(5)设备故障 体外膜氧合运行过程中泵的故障是致命性的,预防极为关键。在体外膜氧合运行过程中,必须常备手摇手柄,有备用离心泵和离心泵头。常规定时检查泵的运转情况,如是否有不间断电源;是否有备用泵;手摇手柄是否备在手边;血泵适配保险丝管是否在手边;离心泵头声音是否有异常。如出现泵故障,立即停止泵运转,先手摇泵维持体外膜氧合功能,同时检查原因,立即更换故障单元,体外膜氧合操作护理人员必须对设备故障的应急处理预案进行严格培训和反复演练。

(6)其他机械性并发症 体外膜氧合运行过程中还需关注其他可能机械性并发症如泵管破裂,氧合器故障,热交换器故障,接头破裂等。保持体外膜氧合管理人员的应急反应能力,早期发现,及时正确处理。

30. 体外膜氧合常见患者相关并发症的危害和原因是什么?如何防控?

体外膜氧合常见患者相关并发症主要包括出血、溶血、感染、肾功能不全、神经系统并发症、循环系统并发症和肢体末端缺血等。

(1)出血 出血是体外膜氧合患者最常见、最具威胁、最难处理的并发症,其直接表现为血液通过切口渗出至体表或流至体腔,间接表现为血红蛋白浓度的进行性降低、静脉引流量下降、中心静脉压降低、脉压差降低和心率增快等。最常见出血部位为导管穿刺点、手术创面等,也可为全身性凝血功能障碍和应激反应所致,常见于颅内、胃肠道、尿道、气管内等。由于肝素应用,血液和异物表面接触血小板活性物质释放、凝血因子消耗,体外膜氧合患者凝血功能发生很大变化。Robinson 等发现体外膜氧合开始 15 分钟后血小板计数下降 26%,其聚集功能下降 46%,血小板释放的三磷酸腺苷也明显减少,输入 1 个单位血小板不能改善血小板聚集功能,体外膜氧合结束 8 小时后血小板的聚集功能和数目恢复[36]。研究也发现尽管体外膜氧合过程中维持足够的激活全血凝血时间,但循环管道中光镜检查可发现大量栓子,在一些患儿的尸检中,肾、肺、脑、冠脉也发现有血栓。

为减少出血并发症,在体外膜氧合过程中,需要密切监测患者凝血机制变化,肝素抗凝维持激活全血凝血时间在合适的水平;维持凝血因子和血小板、纤维蛋白原等在一定水平,减少凝血因子消耗;操作轻柔,保护呼吸道、消化道黏膜完整,避免不必要的穿刺等介入操作。血管内导管置管处应细致止血,如体外膜氧合过程中出现插管处渗血,可局部压迫或局部药物治疗;如仍有渗血,可降低激活全血凝血时间到 140~150 秒,补充血小板及凝血因子,如穿刺处渗血连续超过 2 小时,每小时多于 10 ml,应重新外科止血。外科创面出血可临床表现动态观察,监测有无显性/隐形失血征象,调整抗凝和补充凝血成分,必要时可再次外科止血。

体外膜氧合过程中颅内出血是最严重的并发症之一,也是婴幼儿体外膜氧合较为常见并发症,其发生率和存活率在婴儿分别为 5.8% 和 46%,小儿为 4.9% 和 27%;成人为 2.6% 和 22%。治疗期间需要密切监测与可能导致颅内出血的各种相关因素,并及时进行处理。在新生儿和小婴儿,体外膜氧合前即应常规头颅超声检查,体外膜氧合前存在颅内出血是婴幼儿体外膜氧合禁忌证。体外膜氧合过程中动脉收缩压过高(>90 mmHg)是新生儿颅内出血的重要发病原因之一,对动脉压力过高的病人需要有适当明确可行的治疗方案,包括使用盐酸肼酞嗪、硝酸甘油和卡托普利等降压药物。如在动脉收缩压高于 90 mmHg 时,静脉注射盐酸肼酞嗪 0.1 mg/kg 或其他药物有效控制血压。新生儿体外膜氧合过程中一旦出现明显的颅内出血或原有出血灶扩大,应终止体外膜氧合治疗。

消化道出血也是重症患者常见并发症,在体外膜氧合运行过程中,应减轻病人的全身性应激反应,减少消化道应激性溃疡的发生率。如出现消化道出血,可采用冷生理盐水洗胃,控制抗凝和补充缺失的凝血因子,给予制酸剂如质子泵抑制剂和 H_2 受体拮抗剂,必要时可静脉使用垂体加压素收缩血管或局部止血。

由于吸痰等操作体外膜氧合治疗患者可能并发鼻咽出血,在吸痰过程中动作轻柔,控制吸痰负压,如出现鼻咽部出血可适当控制抗凝、补充凝血因子,如不能控制出血,可行鼻腔填塞止血。

(2)肾功能不全　肾功能不全是体外膜氧合治疗患者除出血外最常见的并发症,多是在体外膜氧合开始后的 24 小时至 48 小时开始出现。如体外膜氧合过程中出现尿量减少(每小时<0.5 ml/kg)伴有血浆肌酐水平上升($>442\ \mu mol/L$ 或持续 $>177\ \mu mol/L$)(>5.0 mg/dl 或持续>2.0 mg/dl)、氮质血症>18 mmol/L 或持续>9 mmol/L 及电解质和酸碱平衡紊乱等可诊断肾衰竭。发生原因主要与患者原发病病情危重,呼吸循环障碍导致肾脏缺血缺氧;体外膜氧合过程中低血容量、非搏动血流;毒性代谢产物、肾毒性药物等损害;血液破坏、溶血产生的游离血红蛋白堵塞肾小管;胃肠道出血后氮质血症;全身或局部缺血再灌注后,大量毒性代谢产物释放进入循环;全身性感染等因素有关。预防和治疗体外膜氧合过程中肾功能不全的措施包括维持肾脏血液循环和供氧,维持足够的循环流量、动脉血压和氧输送;体外膜氧合过程中应尽可能减少血管收缩药物的使用;血液保护,减轻血液破坏;控制容量,持续利尿;碱化尿液;对局部严重缺血患者,按照"挤压综合征"进行肾保护处理;必要时采用连续肾脏替代治疗。

关于体外膜氧合患者的肾脏替代治疗的指征为少尿或无尿,循环血容量过多或血细胞比容过低,高钾血症,严重氮质血症。肾脏替代治疗可以另选血管建立血管通路,或直接经体外膜氧合静脉管路连接。

(3)感染　严重感染既是体外膜氧合的使用指征,也是体外膜氧合术中的并发症。尽管体外膜氧合过程中常规使用抗生素,但感染仍是其常见并发症之一,特别是在心脏手术后及长时间体外膜氧合支持的病人更为常见。体外膜氧合过程中感染主要表现为血液细菌培养阳性和全身性感染征象。一旦出现严重感染多易伴发多器官功能衰竭，并与病人的预后密切相关。体外膜氧合患者感染发生率在婴儿为6.5%，存活率为55%，小儿发生率为20.8%，存活率约46%，成人发生率为21.2%，存活率约41%。

体外膜氧合患者继发感染的主要原因为长时间留置体外膜氧合血管内导管；体外膜氧合患者常规气管插管、中心静脉导管和动脉测压采样导管、尿管等都增加患者继发感染的风险；全身炎性反应、输血等导致患者免疫机能抑制；医疗操作与血液循环频繁接触；肺不张；肠源性感染等。以往报告体外膜氧合相关医院感染以革兰阳性球菌，特别是凝固酶阴性葡萄球菌最多见。近年来随着临床广谱抗生素，特别是万古霉素等糖肽类抗生素在重症医学科的应用，培养阳性菌谱也发生了改变，以革兰阴性杆菌多见。有报道体外膜氧合过程中革兰阴性杆菌占医院感染比例达到78%，部分致病菌，如鲍曼不动杆菌，一旦发生感染性休克，患者预后往往不佳。真菌感染也时有发生。

患者体外膜氧合辅助时间超过7～10天，发生体外膜氧合相关感染，特别是血行感染的可能性大大增加，发生感染的体外膜氧合患者死亡率相应明显增高。体外膜氧合治疗患者需要严格的感染防控措施，严格无菌操作；接触患者前后洗手；创面消毒覆盖，抽血液标本、静脉推注药物、输液操作避免空气进入；血制品输液器每4小时更换；在无菌条件下预先预充好体外膜氧合管路备用；心外科术后体外膜氧合支持由开胸插管变为经颈部血管或股血管插管；预防性抗生素应用；加强肺部护理，尽可能维持患者清醒状态，定时手动肺复张；尽早经肠道营养，降低肠源性感染发生几率；改善患者全身营养状态；控制血糖；全身抗感染措施；最重要的是尽量缩短体外膜氧合时间。

（4）神经系统并发症　中枢神经系统损伤是导致体外膜氧合失败的重要原因之一，尤其是婴幼儿，主要表现为脑水肿、脑缺氧、脑梗死和颅内出血等。V-A转流体外膜氧合由于其直接的动脉灌注及颈部血管插管，更容易出现脑组织出血、供血不足或脑梗死。完全性脑梗死是体外膜氧合最严重的并发症。

体外膜氧合过程中中枢神经系统并发症发生的原因主要为颈部血管插管前解剖异常(Willis 环是否完整)、血栓栓塞、全身缺血/缺氧、凝血功能异常导致出血或梗死。为避免发生应采取的预防措施包括安全的血管插管,选择合适的导管和定位,维持循环和气体交换稳定,体外膜氧合期间保持良好头部位置,维持凝血功能稳定,监测中枢神经系统功能,保持患者清醒,维持昼夜节律。

如出现神经系统并发症,需要针对损伤的类型及程度进行相应的治疗。调整凝血功能;采用超滤及使用利尿药物脑组织脱水;脑出血可以置管引流;高压氧治疗促进神经系统恢复;必要时终止体外膜氧合。

如患者体外膜氧合术前即表现出明显的脑损伤,应放弃使用体外膜氧合。对体外膜氧合术中出现的中枢神经系统严重受损,如出现明显的脑出血或原有出血范围的明显扩大,或临床及相关检查显示脑组织不可逆损伤及表现为脑死亡的病人,应放弃体外膜氧合支持。

(5)溶血 体外膜氧合需要将血液引流出体外,人工装置的机械损伤不同程度造成红细胞完整性破坏,导致无法避免的溶血,血红蛋白逸出。溶血主要是由于体外膜氧合人工材料表面的机械损伤,血流剪切力,静脉负压过大,血泵机械损伤,血栓形成等造成。临床可表现为血红蛋白浓度下降、血浆中游离血红蛋白浓度水平上升(>1.0 g/L 或 >100 mg/dl)及血红蛋白尿。溶血破坏程度通常随辅助流量的增加、辅助时间的延长及血细胞比容的增加而加重。发生率婴儿约12.0%,小儿约8.8%,成人约5.2%。预防和控制措施包括控制辅助流量和血细胞比容;控制静脉引流负压<40 mmHg,流量不足时正确处理造成流量下降的原因而不是单纯提高转速和压力;游离血红蛋白监测;碱化尿液维持尿量,必要时肾脏替代治疗;更换体外膜氧合装置,尽可能缩短体外膜氧合支持时间。

(6)高胆红素血症 高胆红素血症可能对中枢神经系统、心脏、肾脏及肝脏等生命重要器官产生毒性作用,特别是新生儿。体外膜氧合过程中高胆红素血症常导致或伴随多器官功能衰竭,另外高胆红素血症对中空纤维氧合器也有明显损害。发生率在婴儿约8.2%,小儿

3.2%，成人约 4.3%。

高胆红素血症主要原因为红细胞破坏和肝功能严重受损。由于肝脏低灌注、全身炎性反应、毒性代谢产物积聚、肝淤血、感染等原因均可导致和加重肝功能损害。主要预防措施包括减少红细胞破坏和保护肝功能。体外膜氧合过程中维持良好的全身组织氧合血液供应是避免或减轻肝损害的主要措施，另外积极控制感染，术中密切监测肝功能变化，在出现肝功能损害时，及时采用相应治疗措施，避免肝功能不全诱发的多器官功能衰竭。

(7) 循环系统并发症　由于体外膜氧合患者术前多存在心肌缺血缺氧和/或明显心功能不全，体外膜氧合辅助一方面为循环系统功能及血液携氧提供了不同程度的支持作用；另一方面人工循环的介入可能导致和加重循环系统的并发症。体外膜氧合患者循环系统并发症主要表现为血压不稳定、心输出量降低、心肌顿抑、心腔内血栓形成、心律失常和心跳骤停等。主要原因为原发病、缺氧/缺血、医源性前后负荷增加导致心肌功能受损；心包填塞；气胸或张力性气胸导致胸腔内压力升高；心腔内血栓形成；低钙血症或血钾异常等。

为防治循环系统并发症选择合适的体外膜氧合转流方式，特别是股 V-股 A 转流体外膜氧合时，注意后负荷和肺循环血流情况；注意流量调节，避免增加心脏后负荷；合理应用血管活性药物和正性肌力药物；定期进行影像学监测；心脏充分引流；及时处理心包填塞和气胸等；警惕和纠正电解质异常；必要时应用主动脉内球囊反搏降低心脏后负荷。

(8) 肺部并发症　体外膜氧合过程中肺部相关并发症包括肺部感染、气胸、肺水肿、肺出血、肺不张及胸腔出血等。肺部并发症不仅可导致自身呼吸功能进一步障碍，同时还对心肺功能的恢复产生负面影响及延长体外膜氧合辅助时间。肺部并发症发生原因包括体循环缺血或缺氧导致肺组织营养血管供血或供氧不足，肺毛细血管通透性增加导致肺组织水肿；高压、高氧、高潮气量机械通气导致呼吸机肺损伤；呼吸道管理不当分泌物积聚诱发肺不张；凝血功能障碍导致胸腔内出血和肺内出血；肺组织局部强烈的炎症反应；大量输注库血导致输血相关肺损伤等。

为避免肺部并发症需坚持保护性肺机械通气;维持呼吸道清洁和通畅,避免肺不张;减少和避免肺内出血;鼓励并维持患者清醒,维持昼夜节律;减轻肺局部和全身炎症反应。

(9) 肢体末端缺血 在股动、静脉插管时,插管侧下肢血液供应及静脉血液回流将受到不同程度的影响,甚至可引起末端肢体缺血,严重时可导致肢体缺血性坏死。在缺血肢体恢复血供后,由于缺血再灌注损伤,局部积聚的代谢产物进入血液循环,可产生全身性毒性作用。

体外膜氧合肢体末端缺血主要原因包括插管口径过大、置管方式不正确和血栓形成与栓塞。体外膜氧合导管选择时存在导管口径和血流量需求之间的矛盾,应选用满足流量的较细导管。肢体末端缺血的预防与处理还包括穿刺法优于切开置管,采用正确的穿刺方法置入导管;如需切开置管应荷包缝合血管,尽量保留股动脉侧支循环;定期进行末梢血运监测和测压;必要时可通过股动静脉双侧支法、股动脉远端插管法等建立人工侧支循环保证远端肢体血供。

(六) 动静脉体外二氧化碳清除系统

31. 什么是无泵的动静脉体外肺辅助系统?

无泵的动静脉体外肺辅助系统(pump-less arteriovenous extracorporeal lung assist system, pECLA)亦称为干预性肺辅助(interventional lung assist, iLA),利用患者自身的股动、静脉压差将动脉血泵入低阻力的中空纤维气体交换膜内,进行气体交换后在动、静脉压差作用下重新流回体内[37]。pECLA 是一种超紧凑型的体外肺辅助系统,主要包括一根动脉内置管,一根静脉内置管,两根较短的导管,一个超声流量传感器和一个气体交换器,也就是膜肺[38](图 24-2)。为保证此系统的长期使用,系统内部(包括血管内置管)表面都经过肝素化处理。由于此系统装置具有无泵驱动、与血液接触面积较少和操作简单等特点,pECLA 的相关并发症发生率(12%~25%)显著低于传统体外膜氧合(约 50%)[14,15]。

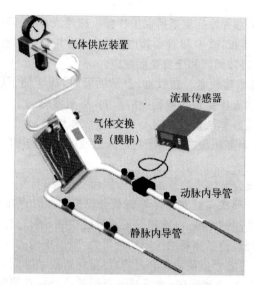

图 24 - 2　无泵的动静脉体外肺辅助系统

32. 无泵的动静脉体外肺辅助系统的基本工作原理是什么?

无泵的动静脉体外肺辅助系统(pECLA)是一种小容量低阻力体外膜氧合系统,与体外膜氧合相比,pECLA 特点是无泵,血液灌注动力主要决定于患者动、静脉压力差,减少了泵驱动导致的血细胞破坏及凝血紊乱,减少抗凝需求,从而减少并发症,并降低治疗费用。pECLA 的重要组成部分是小容量低阻膜氧合器,当血流速度为 2.5 L/分时,入出口之间的压力差仅 15~20 mmHg。氧合器材料为多聚 4 - 甲基 5 -亚乙基六胺,膜面积 1.3 m², 预充容积 250~300 ml。常用动脉置管为 15 F~19 F,静脉置管 17 F~19 F。通常置管方式是 Seldinger 技术,常用部位为股动、静血管,一侧肢体选动脉置管,另一侧选静脉置管。整个系统管壁内部均包被有肝素以减少抗凝剂需要剂量。通常抗凝目标为维持激活全血凝血时间 130~150 秒。

pECLA 的血液灌注主要由患者动、静脉间的压差驱动,因此对于心输出量降低[CI<2.7 L/(分·m²)]或低血压(<70 mmHg)的患者不适合应用[14]。此系统的血流量一般为 0.8~2.5 L/分,血流量主

要影响因素是平均动脉血压和血管内置管的内径,平均动脉血压越高,血流量越大,血管内置管口径越大,血流量越大[16]。该系统排出机体二氧化碳能力较强,即使在较低血流量(1～2.5 L/分)下,排出二氧化碳的量即可占全身二氧化碳产生量的 50%[6]。此系统排出二氧化碳的能力主要由血流量和氧流量决定,为进行有效的气体交换,气体交换器需要的气体流量为 10～12 L/分。但此系统增加氧合的能力有限,其一是由于进入该系统内的血液(动脉)已进行了充分氧合,其次是由于血流量较小。因此,此系统的主要目的是降低动脉血二氧化碳分压,保障肺保护性通气策略的实施,预防和降低呼吸机相关肺损伤的发生[37]。

33. 无泵的动静脉体外肺辅助系统的临床应用指征和禁忌证是什么?

无泵的动静脉体外肺辅助系统(pECLA)是一种呼吸支持治疗手段,因此它适合于呼吸衰竭病因可逆的呼吸衰竭患者。据现有临床研究的经验,当这些呼吸衰竭患者经积极的传统治疗后氧合和(或)通气状态仍未能改善即可考虑 pECLA:在呼气末正压≥10 cm H_2O 的条件下,氧合指数波动于 70～200 mmHg 之间和(或)pH<7.2[14]。因 pECLA 改善氧合能力有限,对于严重的低氧血症者应进行有泵驱动的体外肺辅助技术治疗。另外,若患者存在以下的临床情况应禁止使用 pECLA[3]:严重的心功能不全患者,心输出量低于 2.7 L/(分·m²);循环不稳定,平均动脉压低于 70 mmHg,需要大剂量的血管活性药物[如去甲肾上腺剂量>0.4 μg/(kg·分)];严重的外周血管疾病(如血栓等)和凝血紊乱患者等。

34. 无泵的动静脉体外肺辅助系统血管内置管的选择和放置注意点是什么?

无泵的动静脉体外肺辅助系统(pECLA)血管内置管的选择和放置极为重要,是关系到 pECLA 临床成功实施的重要原因。在置管前,为选择合适的股动、静脉内置管,可以通过床旁血管超声评估股动、静脉的情况。动脉内导管管径要求导管置入后血管内仍有 30% 的剩余空间，以满足下肢的血流供应，对于亚洲人一般选择为 13 F~15 F[15]。静脉内导管要比动脉内导管大 2 F，以减少此系统对血流的阻力，增加血流量。置管时应严格按照 Seldinger 技术和无菌操作。置管后，应妥善安置导管和膜肺位置，防治血流量下降或反复牵拉造成穿刺部位出血，甚至导致导管不慎脱出。由于患者体位的相对固定，还需防治压疮、下肢静脉血栓等并发症。

35. 开始无泵的动静脉体外肺辅助系统后机械通气设置如何调整？

开始无泵的动静脉体外肺辅助系统（pECLA）后应逐渐降低呼吸机参数，降低呼吸机相关肺损伤的风险。目前对于 pECLA 时通气参数设置未有充分的临床证据和统一标准。一般推荐以下设置方法：降低潮气量<6 ml/kg、平台压<30 cm H_2O 和呼吸频率<25 次/分，呼气末正压按照 ARDSnet 研究的呼气末正压设置方法[14]。在关于 ARDS 猪模型的动物研究中发现，与传统治疗方式相比，pECLA 时采用近静态（near-static）通气方式（潮气量 2.2 ml/kg，呼气末正压 15 cm H_2O）能减少肺损伤的发生，包括炎性介质释放减少、表面活性物质增多和肺实质损伤减轻[39]。另有学者建议，pECLA 与高频振荡通气联合应用以进一步减少肺损伤的发生[40]。因此，对于 pECLA 患者，如何选择更加保护性的通气策略有待进一步的研究证实。

36. 无泵的动静脉体外肺辅助系统过程中应注意哪些监测？

为减少和预防无泵的动静脉体外肺辅助系统（pECLA）并发症的发生，在临床使用中还应积极地对以下主要情况进行严密监测：持续的 pECLA 系统血流量监测，了解系统阻力的变化；下肢血流灌注及脉氧监测，评估下肢的血供情况；凝血功能监测，避免出血和凝血的发生，首先单次给予 5 000 IU 的肝素，然后持续泵入 600~800 IU 的肝素，滴定目标部分激活的凝血活酶时间为 50~60 秒或激活全血凝血时间 130~150 秒[38]；为及时了解通气及氧合情况，在 pECLA 使用后的 24

小时内应每 4 小时监测一次血气,24 小时后应每 8 小时监测一次;进行血液中肌酐和乳酸水平的监测,同时评估全身其他脏器的功能;另外因 pECLA 放置于两腿之间限制了患者的活动,还应注意预防压疮。

37. 如何撤离无泵的动静脉体外肺循环系统?

当患者的基础原发病得到一定控制,且呼吸机支持水平显著降低(吸入氧浓度<0.5,呼气末正压<10 cm H_2O)后,即可考虑撤离无泵的动静脉体外肺循环系统(pECLA)[14]。在撤离前,可进行自主氧合试验(spontaneous respiratory trial, SRT)评估患者呼吸功能:将 pECLA 系统的氧流量降低至 1 L/分后,观察病人的临床反应 2 小时;若病人没有出现明显的气体交换和呼吸形式(如呼吸频率和分钟通气量的增加)的恶化,即可撤离此系统。拔除导管后,一定要对穿刺部位进行 30 分钟的持续手动摁压,然后进行 24 小时的持续压力绷带加压包扎,防止出血和血肿。

38. 何谓静静脉体外二氧化碳清除?

静静脉体外二氧化碳清除(venovenous CO_2 removal device, V_2CO_2R)是采用双腔颈内静脉置管连接低速泵驱动的体外膜肺装置,可以采取颈内静脉单针双腔导管以较低的流速进行二氧化碳清除。基本工作原理为采用泵驱动、静脉血由双腔导管进入膜肺,二氧化碳清除后再由双腔导管另一腔回到静脉内。不存在动-静脉分流,对血流动力学的影响小,避免了动脉插管造成下肢缺血的风险。虽上世纪 80 年代就开始临床应用于重症 ARDS 的治疗,但其最大流量受限,目前应用仍较少,尚未有明确的临床证据和规范。

(七) 体外膜氧合的社会伦理及未来发展方向

39. 体外膜氧合的家属和家庭关怀注意点是什么?

与其他重症患者相比,体外膜氧合支持患者在很多方面具有很大不同。首先,最大的不同是接受体外膜氧合支持的患者在很长时间内几乎依赖体外膜氧合系统生存,体外膜氧合系统如果出现严重问题可直接致命;其次,患者家属已经被告知体外膜氧合是最后的拯救手段,一旦体外膜氧合不成功就几乎没有其他治疗选择,对其家人来说,在体外膜氧合支持过程中是一种心理煎熬和度日如年的过程;第三,在体外膜氧合支持下,患者的临床表现常常看起来并没有实际病情严重。患者家庭、护士、医生和体外膜氧合专门治疗人员常常会产生患者病情稳定的错觉,而对各种不良后果准备不足,因此整个抢救护理工作不仅是对患者本人的治疗,也包括对患者家庭的关怀。

患者家庭各不相同,有着不同的期望值和家庭力量,但都会表现出患者家庭成员的严重危机感和无助感。家庭成员可能很难全部理解和接受当前的各种医疗信息,可能在长时间救治患者过程中需要关怀和帮助。

如果病情允许,患者家庭应该对体外膜氧合原理有最基本的了解。应该让患者家属明白,在体外膜氧合支持状态下,尽管患者表面上看来病情改善,甚至患者处于清醒状态可正确反应,但患者自身的心肺功能可能仍然完全不工作。体外膜氧合专门人员在和患者家属沟通过程中,必须清楚表达这一重要情况。对于患者家属来说很难平衡患者恢复的希望与做好可能死亡的思想准备。患者生存的希望可以帮助家属应对目前局面,并使他们努力着眼于治疗。因此必须保持对患者家属的诚实来保持他们对危机状况的支持。如果患者出现严重并发症,或者出现不可逆的情况,被充分告知的患者家属会更有准备做出决定,撤离体外膜氧合。很多时候患者家属可能在医护人员最终确认之前就已经意识到可能继续体外生命支持已经无济于事,但每个家庭对于撤离体外膜氧合决定的反应不尽相同,必须尽可能的沟通取得家属的理解。

40. 体外膜氧合的未来发展方向是什么?

体外膜氧合在国外的一些医疗中心已经是常规开展技术,并在不断探索其广泛临床应用。体外膜氧合适用的最佳病例、最佳时机选择、最佳辅助支持方法,体外膜氧合的撤离等仍是目前存在和需要进一步探讨的问题。随着机械材料工程等技术的发展和临床研究的深

入,体外膜氧合在临床应用和实践中的未来发展方向可能在以下几个方面:

(1)对循环衰竭、呼吸衰竭、多器官功能障碍、重症感染等建立标准化治疗模式;

(2)研发优质的生物相容性材料,不易产生血栓,不需要或尽可能少使用抗凝;

(3)研发低阻力膜肺,安全高效的血泵;

(4)简单的自动化体外膜氧合设备;

(5)为早产儿提供人工胎盘;

(6)器官培养;

(7)急救复苏和器官移植或捐赠中的支持。

(刘松桥)

参考文献

1. Hill JD, O'Brien TG, Murray JJ, et al. Prolonged extracorporeal oxygenation for acute post-traumatic respiratory failure (shock-lung syndrome). Use of the Bramson membrane lung. N Engl J Med. 1972. 286(12): 629 – 634.

2. Zapol WM, Snider MT, Hill JD, et al. Extracorporeal Membrane Oxygenation in Severe Acute Respiratory Failure. JAMA. 1979. 242: 2193 – 2196.

3. Bartlett RH, Gazzaniga AB, Jefferies MR, et al. Extracorporeal membraoxygenation (ECMO) cardiopulmonary support in infancy. Trans Am Soc Artif Intern Organs. 1976. 22: 80 – 93.

4. Bindslev L. Adult ECMO performed with surface-heparinized equipment. ASAIO Trans. 1988. 34(4): 1009 – 1013.

5. Zwischenberger JB, Nguyen TT, Upp JR Jr, et al. Complications of neonatal extracorporeal membrane oxygenation. Collective experience from the Extracorporeal Life Support Organization. J Thorac Cardiovasc Surg. 1994. 107 (3): 838 – 48; discussion 848 – 849.

6. Morris AH, Wallace CJ, Menlove RL, et al. Randomized clinical trial of pressure-controlled inverse ratio ventilation and extracorporeal CO_2 removal for adult respiratory distress syndrome. Am J Respir Crit Care Med. 1994. 149(2 Pt 1):

295 - 305.

7. Zapol WM, Snider MT, Hill JD, et al. Extracorporeal membrane oxygenation in severe acute respiratory failure. A randomized prospective study. JAMA. 1979. 242 (20): 2193 - 2196.

8. Peek GJ, Mugford M, Tiruvoipati R, et al. Efficacy and economic assessment of conventional ventilatory support versus extracorporeal membrane oxygenation for severe adult respiratory failure (CESAR): a multicentre randomised controlled trial. Lancet. 2009. 374(9698): 1351 - 1363.

9. Davies A, Jones D, Bailey M, et al. Extracorporeal Membrane Oxygenation for 2009 Influenza A(H1N1) Acute Respiratory Distress Syndrome. JAMA. 2009. 302 (17): 1888 - 1895.

10. Noah MA, Peek GJ, Finney SJ, et al. Referral to an extracorporeal membrane oxygenation center and mortality among patients with severe 2009 influenza A (H1N1). JAMA. 2011. 306(15): 1659 - 1668.

11. Brodie D, Bacchetta M. Extracorporeal membrane oxygenation for ARDS in adults. N Engl J Med. 2011. 365(20): 1905 - 1914.

12. Checkley W. Extracorporeal membrane oxygenation as a first-line treatment strategy for ARDS: is the evidence sufficiently strong. JAMA. 2011. 306(15): 1703 - 1704.

13. Schuerer DJ, Kolovos NS, Boyd KV, et al. Extracorporeal membrane oxygenation: current clinical practice, coding, and reimbursement. Chest, 2008,134: 179 - 184.

14. Zimmermann M, Bein T, Arlt M, et al. Pumpless extracorporeal interventional lung assist in patients with acuterespiratory distress syndrome: a prospective pilot study. Crit Care. 2009. 13(1): R10.

15. Bein T, Weber F, Philipp A, et al. A new pumpless extracorporeal interventional lung assist in critical hypoxemia/hypercapnia. Crit Care Med. 2006. 34 (5): 1372 - 1377.

16. Muller T, Lubnow M, Philipp A, et al. Extracorporeal pumpless interventional lung assist in clinical practice: determinants of efficacy. Eur Respir J. 2009. 33(3): 551 - 558.

17. Nierhaus A, Frings D, Braune S, et al. Interventional lung assist enables lung protective mechanical ventilation inacute respiratory distress syndrome. Minerva Anestesiol. 2011. 77(8): 797 - 801.

18. Gattinoni L, Pesenti A, Mascheroni D, et al. Low-frequency positive-pressure ventilation with extracorporeal CO_2 removal insevere acute respiratory failure. JAMA. 1986. 256(7): 881 - 886.

19. Batchinsky AI, Jordan BS, Regn D, et al. Respiratory dialysis: reduction in dependence on mechanical ventilation byvenovenous extracorporeal CO_2 removal. Crit Care Med. 2011. 39(6): 1382 – 1387.

20. Cardenas VJ Jr, Miller L, Lynch JE, et al. Percutaneous venovenous CO_2 removal with regional anticoagulation in an ovinemodel. ASAIO J. 2006. 52(4): 467 – 470.

21. Doll N, Kiaii B, Borger M, et al. Five-year results of 219 consecutive patients treated with extracorporeal membrane oxygenation for refractory postoperative cardiogenic shock. Ann Thorac Surg. 2004. 77(1): 151 – 157; discussion 157.

22. Elsharkawy HA, Li L, Esa WA, et al. Outcome in patients who require venoarterial extracorporeal membrane oxygenation support after cardiac surgery. J Cardiothorac Vasc Anesth. 2010. 24(6): 946 – 951.

23. Kumar TK, Zurakowski D, Dalton H, et al. Extracorporeal membrane oxygenation in postcardiotomy patients: factors influencing outcome. J Thorac Cardiovasc Surg. 2010. 140(2): 330 – 336. e2.

24. Acker MA. Mechanical circulatory support for patients with acute-fulminant myocarditis. Ann Thorac Surg. 2001. 71(3 Suppl): S73 – 76; discussion S82 – 85.

25. Kawahito K, Murata S, Adachi H, et al. Resuscitation and circulatory support using extracorporeal membrane oxygenation for fulminant pulmonary embolism. Artif Organs. 2000. 24(6): 427 – 430.

26. Chen YS, Lin JW, Yu HY, et al. Cardiopulmonary resuscitation with assisted extracorporeal life-support versus conventional cardiopulmonary resuscitation in adults with in-hospital cardiac arrest: an observational study and propensity analysis. Lancet. 2008. 372(9638): 554 – 561.

27. Baud FJ, Megarbane B, Deye N, Leprince P. Clinical review: aggressive management and extracorporeal support for drug-induced cardiotoxicity. Crit Care. 2007. 11(2): 207.

28. Watson WA, Litovitz TL, Klein-Schwartz W, et al. 2003 annual report of the American Association of Poison Control Centers Toxic Exposure Surveillance System. Am J Emerg Med. 2004. 22(5): 335 – 404.

29. Fortenberry JD, Paden ML. Extracorporeal therapies in the treatment of sepsis: experience and promise. Semin Pediatr Infect Dis. 2006. 17(2): 72 – 79.

30. Vohra HA, Adamson L, Weeden DF, Haw MP. Use of extracorporeal membrane oxygenation in the management of septic shock with severe cardiac dysfunction after Ravitch procedure. Ann Thorac Surg. 2009. 87(1): e4 – 5.

31. Li J, Long C, Lou S, et al. Venoarterial extracorporeal membrane oxygenation in

adult patients: predictors of mortality. Perfusion. 2009. 24(4): 225 – 230.

32. 龙村. 当今体外膜肺氧合趋势和对中国的几点建议. 中国体外循环杂志. 2010. 8
(1): 1 – 3.

33. Mottaghy K, Oedekoven B, Poppel K, et al. Heparin free long-term extracorporeal circulation using bioactive surfaces. ASAIO Trans. 1989. 35(3): 635 – 637.

34. Plotz FB, van OW, Bartlett RH, Wildevuur CR. Blood activation during neonatal extracorporeal life support. J Thorac Cardiovasc Surg. 1993. 105(5): 823 – 832.

35. Hocker JR, Wellhausen SR, Ward RA, et al. Effect of extracorporeal membrane oxygenation on leukocyte function in neonates. Artif Organs. 1991. 15(1): 23 – 28.

36. Robinson TM, Kickler TS, Walker LK, et al. Effect of extracorporeal membrane oxygenation on platelets in newborns. Crit Care Med. 1993. 21(7): 1029 – 1034.

37. Moerer O, Quintel M. Protective and ultra-protective ventilation: using pumpless interventional lungassist (iLA). Minerva Anestesiol. 2011. 77(5): 537 – 544.

38. Hamid IA, Hariharan AS, Shankar NR. The advent of ECMO and pumpless extracorporeal lung assist in ARDS. J Emerg Trauma Shock. 2011. 4 (2): 244 – 250.

39. Iglesias M, Jungebluth P, Petit C, et al. Extracorporeal lung membrane provides better lung protection than conventionaltreatment for severe postpneumonectomy noncardiogenic acute respiratory distress syndrome. J Thorac Cardiovasc Surg. 2008. 135(6): 1362 – 1371.

40. Kredel M, Brederlau J, Wunder C, et al. High-frequency oscillatory ventilation with and without arteriovenousextracorporeal lung assist in patients with severe respiratory failure. J Crit Care. 2011.

第二十五章

重症医学科获得性感染与感染控制

一、前沿学术综述

过去10年中,严重感染发生率增加了91.3%,并以每年1.5%～8.0%的速度上升。虽然器官支持技术及抗感染治疗取得长足进步,但感染性休克患者病死率仍高达30%～70%,是重症患者最主要的死亡原因。

1. 重症医学科获得性感染的流行病学

重症患者由于器官功能衰退、侵入性操作较多、免疫屏障破坏以及抗菌药物反复使用等容易发生院内感染,一旦发生院内感染病死率明显增高。院内感染的主要类型为呼吸机相关性肺炎、血管内导管相关血流感染、导尿管相关尿路感染、腹腔感染、切口感染等,其中以三管(气管导管、血管内导管、导尿管)引发的感染为重症医学科院内感染监控的重点和感染检查的必查项目。

院内感染的致病菌种近年来逐渐发生变迁。以导管相关血流感染为例,以往导致导管相关血流感染的病原菌主要为凝固酶阴性葡萄球菌、金黄色葡萄球菌、肠球菌等,且耐药菌占很大比例,如耐甲氧西林的表皮葡萄球菌、耐甲氧西林的金黄色葡萄球菌和耐万古霉素的肠球菌等。近年来,耐甲氧西林的金黄色葡萄球菌引起的导管相关血流感染有所减少,可能与手卫生等预防措施的实施有关[1,2];而耐三代头孢和碳青霉烯的革兰阴性菌和耐氟康唑的念珠菌在逐渐增多。最近疾病控制中心的统计数据显示,引起导管相关血流感染的病原菌中革兰阴性杆菌可达20%以上。另外,以往铜绿假单胞菌在院内革兰阴性菌感染中占第一位,而近来不动杆菌、尤其多重耐药的鲍曼不动杆菌感染明显增多,在重症医学科院内感染中明显高于铜绿假单胞菌。因此需建立各医院或科室的流行病学资料,以指导感控的管理和重症感染的早期经验性治疗。

2. 重症医学科获得性感染的防治进展

近年来重症患者多重耐药菌所致的严重感染明显增加,成为当前重症患者抗感染治疗面临的重大挑战。对于院内感染,尤其是多重耐药菌感染,预防非常重要。严格的手卫生和单位隔离有利于减少耐药菌的传播。对于各种导管相关感染(导管相关血流感染、呼吸机相关性肺炎、导尿管相关尿路感染等)国内外均制定了相应的预防指南或集束化治疗策略,并在不断更新[3,4]。如对于导管相关血流感染,2011 年国际上推出最新的预防指南,提出导管置入和感染控制的集束化治疗策略,为临床血管内导管的管理提供了更加详细科学的指导。

早期有效的抗菌药物治疗能够明显降低严重感染及感染性休克的病死率。研究显示,若在严重感染发生低血压后 1 小时内应用广谱抗生素治疗,患者的生存率高达 79.9%,但抗生素应用每延误 1 小时,存活率降低 7.6%。由此可见早期、准确、有效抗生素应用对于严重感染和感染性休克的治疗是至关重要的。目前临床主要依据美国胸科学会指南提出的多重耐药菌感染高危因素进行多重耐药菌感染的筛查,并进行早期抗感染治疗[5]。但新近研究发现,按照美国胸科学会指南进行预测重症患者入重症医学科时是否为多重耐药菌细菌感染,其阳性预测值仅为 18%,假阳性率高达 82%,提示美国胸科学会指南对多重耐药菌细菌定植及感染存在明显局限,可能导致抗生素的不必要使用,产生抗生素选择性压力诱导的细菌耐药,而早期病原微生物的携带筛查,有助于弥补美国胸科学会指南的不足,成为早期有效合理使用抗菌药物治疗的前提和基础。通过筛查患者转入及转出重症医学科的细菌携带情况,记录患者是否具有多重耐药菌定植或感染的高危因素,有助于明确重症患者多重耐药菌的流行病学特征,从而为多重耐药菌感染的早期合理抗生素治疗提供重要依据。而周期性的对病区环境、医护人员手部的病原菌筛查,有助于明确院内感染的传播途径,制定和采取有效的措施减少和控制院内感染、尤其是多重耐药菌导致的感染的发生。

病原菌的主动筛查包括以下内容：① 入住重症患者的常规筛查，包括留取咽拭子、痰、血、分泌物以明确是否已携带多重耐药菌病原体；② 对重症医学科环境和物品，如呼吸机、监护仪、呼吸囊、空气等进行定期标本培养，尤其在病区院感爆发时进行监测；③ 对医护人员的手部进行拭子培养，明确手卫生情况以及判断病原菌是否经手传播。

对于检出多重耐药菌细菌，且确定为感染而非定植或污染，则需要进行抗菌治疗。抗菌药物的目标性选择需根据药敏和病情严重度而定。近期针对重症医学科常见的不动杆菌推出《2011 中国鲍曼不动杆菌感染诊治与防控专家共识》，为临床不动杆菌的防治提供了很好的参考[6]。

3. 重症医学科获得性感染的问题与前景

对于院内感染，尤其是重症医学科内各种导管引发的感染产生的费用问题，在国外已有明确规定，如美国联邦医疗保险与医疗救助服务中心规定，自 2008 年 10 月 1 日后出院的患者，如出现导管相关血流感染、导尿管相关泌尿系感染等八类情况，将不再支付给医院相关费用。在美国，导管相关血流感染控制目标为"零容忍"。在我国，目前尚无明确的限定值，但已作为重症医学科质量控制的指标之一和感控检查的重点。国家已开始建立健全全国医院感染监控网络，通过不断反馈与比较，相信不久的将来必定会出台各种导管相关感染率的控制目标。

多重耐药菌的防控与清除是重症医学科院内感染控制中的难点，除持续的手卫生监控外，设备的消毒也非常重要。很多院感的爆发与设备的污染相关。在国外，当一名患者转出后，其床边所有的仪器设备都将移出进行彻底的消毒。但在国内限于空间和经济的限制，在设备消毒方面仍存在很大欠缺，也是院内感染发生和爆发流行的潜在危险，有待于不断改善。

耐药菌的产生与抗菌药物的不合理使用有直接关系。2011 年 4 月 7 日为第 60 个世界卫生日，其主题是："抵御耐药性：今天不采取行动，明天就无药可用。"自 2011 年起，卫生部已对各级医院的抗菌药物种类进行了限制,并颁发了相应的抗菌药物临床应用管理规范,并督导医疗过程中的具体执行情况。反复的培训和抗菌药物合理使用的不定期检查将有助于改善抗菌药物滥用的现状。

二、临 床 问 题

(一)重症医学科患者院内获得性感染概述

1. 什么叫院内获得性感染,常见类型有哪些?

院内获得性感染是指住院患者在入院 48 小时后获得的感染,包括在住院期间发生的感染和在医院内获得出院后发生的感染,但不包括入院前已开始或者入院时已处于潜伏期的感染。医院工作人员在医院内获得的感染也属医院感染。

常见的类型包括:上呼吸道感染、下呼吸道感染、血源性感染、胃肠道感染、皮肤感染、切口感染、泌尿系感染、腹腔感染、肝炎等。

2. 院内感染有何严重性?

院内感染可在患者、医院、社会等各个方面产生不良影响。

(1)患者方面:增加患者的住院费用,延长住院时间,甚至导致患者死亡;导致耐药菌的出现与传播,引起抗菌药物选择压力增大。

(2)医院方面:如院内感染爆发,则需关闭病房,由此可带来巨大的经济损失和不良声誉,可能造成重大的公共影响。

(3)社会方面:美国联邦医疗保险与医疗救助服务中心规定自 2008 年 10 月 1 日后出院的患者,如出现以下八类情况,将不再支付给医院相关费用:① 手术留下异物;② 空气栓塞;③ 配血不合;④ 导尿管相关尿路感染;⑤ 压疮;⑥ 导管相关血流感染;⑦ 手术部位感染——冠状动脉搭桥术后纵隔感染;⑧ 医院内获得的外伤——骨折、脱臼、颅脑损伤、挤压伤、烧伤等。在我国,目前尚无明确的规定,但已将各种导管相关感染的发生率作为重症医学科质量控制的指标之一和感控检查的重点。

3. 重症患者院内获得性感染有哪些危险因素？

重症患者由于病情重，多种有创性操作，反复抗菌药物使用，免疫力低下，更易发生医院获得性感染，且较难控制。常见的危险因素有患者个体因素和医源性因素两大类。

常见的患者个体因素包括：免疫功能低下、病情危重（休克、大出血、重大手术、多脏器功能衰竭）、严重的多发性创伤、原发病、营养不良、年龄、药物影响等。

医源性因素包括：长期使用各类抗菌药物使细菌耐药、各种侵入性操作（机械通气、动静脉置管测压、血液净化、静脉营养、留置尿管、胃肠引流等）、危重患者缺乏或丧失自理能力、与护理人员频繁接触引起的交叉感染等。

4. 重症医学科院内感染的常见部位及病原菌是什么？

重症医学科的院内感染常见部位以呼吸道为主，其次为血液、泌尿系、胃肠道、手术切口及皮肤黏膜等。其中三管的感染，即导管相关血流感染、呼吸机相关性肺炎和导尿管相关泌尿系感染为临床监控的重点。

感染致病菌以革兰阴性菌为主，其次为革兰阳性菌和真菌，其中耐药菌感染比例高，如耐甲氧西林的金黄色葡萄球菌、耐万古霉素的肠球菌、产超广谱β-内酰胺酶的肠杆科细菌、多重耐药菌-铜绿假单胞菌和鲍曼不动杆菌等。

近年来，病原学也在不断发生变迁。以导管相关血流感染为例，通常导致导管相关血流感染的病原菌为凝固酶阴性葡萄球菌、金黄色葡萄球菌、肠球菌等，且耐药菌占很大比例，如耐甲氧西林的表皮葡萄球菌、耐甲氧西林的金黄色葡萄球菌和耐万古霉素的肠球菌等。近来，耐甲氧西林的金黄色葡萄球菌引起的导管相关血流感染有所减少，可能与手卫生等预防措施实施有关；而耐三代头孢和碳青霉烯的革兰阴性菌和耐氟康唑的念珠菌在增多。最近疾病控制中心的统计数据显示由革兰阴性杆菌引起的导管相关血流感染可达 20%。另外，以往铜绿假单胞菌在院内革兰阴性菌感染中占第一位,而近来不动杆菌尤其多重耐药的鲍曼不动感染明显增多,在重症医学院院内感染中占第一位。

5. 院内获得性感染防控的基本环节是什么?

院内获得性感染防控的基本环节包括3个方面:① 控制感染源。包括外源性的(如感染患者及其分泌物、病原菌携带者)和内源性的(如口咽部胃肠道的反流误吸)。② 切断传播途径。传播途径分为接触传播(最常见的方式,有直接和间接之分)、空气传播和呼吸道飞沫传播。对于接触传播需要做好手卫生,必要时戴手套;对于呼吸道飞沫传播则需要戴口罩,而空气传播则需要更强的个人防护措施,如手套、口罩、护目镜、防水围裙、长外衣等,且宜单间隔离,有条件时可置于负压病房。③ 保护易感人群。管理好周边的患者,尤其免疫功能低下者。提高免疫力、减少有创操作、积极营养支持以及抗菌药物合理使用,将有助于患者避免获得或继发院内感染。

(二) 医院感染爆发事件报告及处置标准操作流程

6. 何谓医院感染爆发,如何上报?

医院感染爆发是指在医疗机构或其科室的患者中,短时间内发生3例以上同种同源感染病例的现象。

疑似医院感染爆发指在医疗机构或其科室的患者中,短时间内出现3例以上临床症候群相似、怀疑有共同感染源的感染病例;或者3例以上怀疑有共同感染源或感染途径的感染病例现象。

医院感染爆发传播方式包括带菌者传播、交叉感染、空气传播或其他方式。

(1)出现医院感染爆发流行趋势时,临床科室经治医师立即报告科主任,同时报告医院感染管理科,确认后及时报告分管院长,并通报相关部门。

(2)经医院调查证实出现以下情况时,医院应于12小时内报告本市医院感染质控中心、卫生行政部门和疾病控制中心。包括5例以上疑似医院感染爆发以及 3 例以上医院感染爆发。

（3）当地卫生行政部门接到报告后,应当于 24 小时逐级上报至省级卫生行政部门。

（4）省级卫生行政部门接到报告后组织专家进行调查,确认发生以下情形的,应于 24 小时内上报至卫生部。包括 5 例以上医院感染爆发;由于医院感染爆发直接导致患者死亡;由于医院感染爆发导致 3 人以上人身损害后果。

（5）发生以下情形时应当按照《国家突发公共卫生事件相关信息报告管理工作规范（试行）》的要求进行报告。包括 10 例以上的医院感染爆发事件;发生特殊病原体或新发病原体的医院感染;可能造成重大公共影响或严重后果的医院感染。

7. 医院感染爆发的处置预案是什么?

（1）临床科室发现 3 例或 3 例以上相同感染病例（包括症状相同或病原体相同等）,应及时上报感染管理科。

（2）医院感染管理科接到报告后应立即到现场核查,在确认医院感染爆发时应立即报告院领导和上级有关部门。

（3）查找感染源及传播途径,隔离相关患者,加强消毒,必要时关闭病房。

（4）制定控制措施,分析调查资料,写出调查报告,总结经验,制定防范措施。

8. 医院感染爆发的具体调查步骤是什么?

（1）成立调查小组,调查小组由分管院长、感染控制人员、医院流行病学专家、感染发生部门科主任及护士长、微生物学专业人员、药物学专业人员、后勤保障部主管等组成。

（2）对医院感染爆发病例进行查看,了解病史、核查实验室检查结果,开展相应的流行病学调查。

（3）进行核实会诊,确认是否为真正的医院感染爆发或流行的存在。

（4）调查感染爆发流行的起始时间及医院感染传播方式,列出潜在的危险因素。

(5) 根据调查情况,制定临时控制措施。如隔离感染源或可疑感染源或保护性隔离其他患者等。必要时可采用停止手术或关闭病房等措施。

(6) 根据感染爆发或流行的调查和控制情况,实时调整相应控制措施并及时完成调查报告。

(7) 调查小组向医院感染管理委员会递交书面报告。

(三) 院内感染与手卫生

9. 对手卫生设施有哪些要求?

(1) 采用流动水洗手,手术室、产房、重症监护室等重点部门应当采用非手触式水龙头开关。

(2) 固体肥皂应保持肥皂及皂盒的清洁与干燥;皂液宜使用一次性原装的挤压式液体皂,如使用分装液体皂,容器必须保持清洁,并每周至少消毒一次。皂液有浑浊或变色时应及时更换,并清洁、消毒容器。

(3) 提倡使用一次性纸巾,或用干手毛巾(一用一消毒,并干燥),避免造成二次污染。

(4) 配备合格的快速手消毒剂,并放置在医务人员便于取用的位置,包括流动使用诊疗车上。

10. 洗手指征有哪些?

(1) 接触患者黏膜、破损皮肤或伤口前后,接触患者的血液、体液、分泌物、排泄物、伤口敷料之后;

(2) 直接接触患者前后及接触不同患者之间;穿脱隔离衣前后;

(3) 戴手套前、脱手套后(戴手套不能替代洗手);

(4) 进行无菌操作前后,处理清洁、无菌物品之前,处理污染物品之后;

(5) 处理药物及配餐前;

(6) 手有可见的污染物或者被患者的血液、体液等蛋白性物质污染后。

11. 如何规范洗手？

（1）湿手：用水打湿双手；

（2）涂皂：取适量皂液涂抹所有手部皮肤；

（3）揉搓：认真揉搓双手，按照六步法洗手，时间不得少于 15 秒（图 25 - 1）；

掌心对掌心搓揉

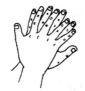

手指交叉掌心对手背搓揉

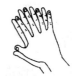

手指交叉掌心对掌心搓揉

双手互握搓揉手指

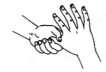

拇指在掌中搓揉

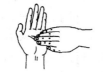

指尖在掌心中搓揉

图 25 - 1　六步洗手法

（4）冲洗：用流动水冲洗、清洗双手；

（5）干手：用纸巾或干手毛巾干燥双手；

（6）护肤：适量护肤用品护手。

12. 卫生手消毒的指征和方法有哪些内容？

卫生手消毒的指征[7]包括：

（1）检查、治疗、护理免疫功能低下的患者之前；

（2）出入隔离病房、重症监护病房等重点部门前后；

（3）需双手保持较长时间抗菌活性时；

（4）为不同患者进行诊疗之间；从同一患者污染部位移动到清洁部位时；手部无明显污染物时；

（5）接触具有传染性的血液、体液和分泌物以及被传染性致病微生物污染的物品后；

（6）双手直接为传染病患者进行检查、治疗、护理或处理传染患者污物之后。

卫生手消毒的消毒方法：

（1）取 2~3 ml 的速干手消毒剂于掌心；

（2）涂抹手的所有皮肤，揉搓方法参照六步洗手法（图 25-1），揉搓时间至少 15 秒；

（3）揉搓时，保证手消毒剂完全覆盖手部皮肤，直至手部干燥；

（4）符合上述消毒原则第（5）、（6）条者，应先洗手，然后再进行卫生手消毒。

13. 如何进行外科手消毒？

（1）卫生用品包括指甲剪、消毒皂液、非手触式清洗液出液器、一次性外科手消毒剂、无菌巾、灭菌洗手刷、计时钟。

（2）外科手术消毒原则：① 先洗手、后消毒；② 进行各类手术前均应进行外科洗手和外科手消毒；③ 手术中和不同患者手术之间、手套破损或手被污染时，应重新进行外科洗手和外科手消毒。

（3）外科手清洗、消毒方法　洗手方法：① 洗手之前应当先摘除手部饰物，并修剪指甲，长度应不超过指尖；② 取适量的清洗液清洗双手、前臂和上臂下 1/3，并认真揉搓，清洁双手时，应清洁指甲下的污垢和手部皮肤的皱褶处；③ 流动水冲洗双手、前臂和上臂下 1/3；④ 使用无菌巾彻底擦干双手、前臂和上臂下 1/3。

消毒方法：取适量的免冲洗手消毒剂涂抹双手的每个部位、前臂和上臂下 1/3，并认真揉搓直至消毒剂干燥，至少消毒两遍（手消毒剂的取液量、揉搓时间及使用方法遵循产品的使用说明）。

注意事项：① 在整个手消毒过程中应保持双手位于胸前并高于肘部，使水由手部流向肘部；② 洗手与手消毒双手相互揉搓要充分；③ 术后摘除外科手套后，应用清洗液清洁双手；④ 用后的清洁指甲用具、揉搓用品等，应放到指定的容器中；揉搓用品应每人使用后消毒或者一次性使用；清洁指甲用品应每日清洁与消毒。

14. 洗手能降低多重耐药菌检出率吗?

院内感染的传播途径以接触传播最常见,手卫生作为院内感染防控中的重要一环,具有直接、简易、经济、有效等优势。但对降低革兰阴性菌和革兰阳性菌多重耐药菌感染的效果有差异。

随着洗手依从性的提高,耐甲氧西林的金黄色葡萄球菌导致的院内感染发生率和导管相关血流感染明显降低。研究表明,经过手卫生干预后,在重症医学科耐甲氧西林的金黄色葡萄球菌引起的定植或感染患者的百分比由 9.3/100 降至 6.7/100,$P=0.047$;耐甲氧西林的金黄色葡萄球菌导致的血管内导管相关血行感染发生率(千导管日)明显下降(2.0/1 000 对比 1.1/1 000,$P=0.018$)[1]。另有研究显示,将洗手依从性从 49% 提高到 98%,耐甲氧西林的金黄色葡萄球菌引发的院内感染发生率从 0.52/1 000 降至 0.24/1 000[2]。因此,在耐甲氧西林的金黄色葡萄球菌防控指南里明确指出,手卫生作为控制耐甲氧西林的金黄色葡萄球菌的重要一环[8]。

在重症医学科革兰阴性菌院内感染中排在首位的为鲍曼不动杆菌,其为条件致病菌,对湿、热、紫外线、化学消毒剂有较强的抵抗力,在干燥的物体表面可以存活 25 天以上,常规消毒剂只能抑制其生长,不能杀灭。有大量研究表明,各种仪器设备(如吸引装置、呼吸机、血液净化仪等)可能是导致患者耐药菌传播和院内感染爆发的主要因素。单纯的手卫生可能不能明显控制革兰阴性菌导致的院内感染,尤其是多重耐药菌的鲍曼不动杆菌,单位隔离和加强设备的彻底消毒将有助于阴性菌院感爆发的控制[9]。

(四) 医院获得性感染防控基本要求

15. 在感染控制方面,工作人员如何管理?

(1) 科室工作人员需穿工作服进入科室工作区,应保持服装清洁,每周更换 2~3 次。接触特殊患者如耐甲氧西林的金黄色葡萄球菌感染或携带者,或经治疗的患者可能出现血液、体液、分泌物、排泄物等污染工作服时,应穿隔离衣。

（2）工作人员接触已有或可能有传染性呼吸道感染患者时，或可能出现患者体液喷溅、进行无菌操作时应戴口罩。

（3）工作人员进入病室需更换清洁的工作用鞋，但不得穿露脚趾的拖鞋。

（4）通常工作人员接触患者时不必戴帽子。无菌操作或可能会有体液喷溅时，必须戴帽子。

（5）工作人员接触患者黏膜和非完整皮肤、进行无菌操作时，须戴无菌手套；接触患者血液、体液、分泌物、排泄物或处理被其污染的物品时，应戴清洁手套。护理患者后要摘除手套，护理不同患者或医护操作在同一患者的污染部位移位到清洁部位时应更换手套。特殊情况下如手部有伤口、给 HIV/AIDS 患者进行高危操作，应戴双层手套。

（6）严格执行手卫生规范。

（7）科室必须保证有足够的医护人员。医师和护士人数与重症医学科床位数之比必须为 $0.8\sim1:1$ 和 $2.5\sim3:1$ 以上。

（8）工作人员患感冒、腹泻等可能会传播的感染性疾病时，应避免接触患者。

（9）医护人员每年应接受医院感染控制相关知识的培训，卫生保洁人员应接受消毒隔离知识和技能的培训。

16. 在感染控制方面，患者如何管理？

（1）应将感染与非感染患者分开安置。

（2）对于疑似有传染性病原体感染或重症感染的患者，应隔离于单独房间。对于经空气传播的感染，如开放性肺结核，应隔离于负压病房。

（3）耐甲氧西林的金黄色葡萄球菌、泛耐药鲍曼不动杆菌等感染或携带者，应有醒目的标识，尽量隔离于单独房间，如房间不足，应将同类耐药菌感染或携带者集中安置。

（4）对于重症感染、多重耐药菌感染或携带者或其他特殊感染患者，应分组护理，固定人员。

（5）接受器官移植等免疫功能明显受损患者，应安置于单间病房且有保护性隔离醒目标识。

（6）医务人员不可同时照顾负压隔离室内的患者和保护性隔离的患者。

（7）如无禁忌证，应将所有患者床头抬高 30°。

（8）重视患者的口腔护理。对存在医院内肺炎高危因素的患者，采用洗必泰漱口或口腔冲洗，每日 4 次。

17. 在感染控制方面，对访视者如何管理？

（1）尽量减少不必要的访客探视。

（2）若被探视者为隔离患者，建议穿访客专用的清洁隔离衣。访客着鞋较脏时（如雨天）应穿鞋套。

（3）探视呼吸道感染患者，应戴一次性口罩。对于疑似患有强传染性疾病如禽流感、SARS 等的患者，应避免探视。

（4）进入病室探视患者前和结束探视离开病室时，应洗手或用酒精擦手液消毒双手。

（5）探视期间，尽量避免触摸患者周围物体表面。

（6）访客有疑似或证实呼吸道感染症状时，或婴、幼儿童，应避免进入重症医学科探视。

18. 在感染控制方面，对建筑布局有何要求？

（1）放置病床的医疗区域、医疗辅助用房区域、污物处理区域和医务人员生活辅助用房区域等，应相对独立。

（2）每个重症医学科管理单元，至少配置 1～2 个单人房间，用于安置隔离患者。设置病床数量不宜过多，以 8～12 张床位为宜。尽量多设为单间或分隔式病房。

（3）重症医学科每病床使用面积不得少于 15 m²，床间距应在 1 m 以上；单人房间的每床使用面积不少于 18 m²。

（4）配备足够的手卫生设施。医疗区域建议每 2 张床设置一个洗手池，单人房间应设置洗手池。采用脚踏式、肘式或感应式等非手接触式水龙开关，并配备擦手纸等干手设施。每张病床旁须放置手部消毒装置（酒精擦手液）1 套。

19. 医务人员职业暴露预防标准操作流程有哪些方面?

(1)医务人员在进行侵袭性诊疗、护理、实验操作过程中,要保证充足的光线,并特别注意防止被针头、缝合针、刀片等锐器刺伤或划伤。

(2)禁止将使用后的一次性针头双手重新盖帽,如需盖帽只能用单手盖帽,禁止用手直接接触污染的针头、刀片等锐器。

(3)手术中传递锐器建议使用传递容器,以免损伤医务人员。

(4)使用后的锐器应当直接放入耐刺、防渗透的利器盒中,以防刺伤。

(5)医务人员进行有可能接触患者血液、体液的诊疗、护理和实验操作时必须戴手套,操作完毕,脱去手套后立即洗手或进行手消毒。

(6)在诊疗、护理、实验操作过程中,有可能发生血液、体液飞溅到医务人员的面部时,医务人员应当戴口罩、防护眼镜;有可能发生血液、体液大面积飞溅或者有可能污染医务人员的身体时,还应当穿戴具有防渗透性能的隔离衣或者围裙。

(7)处理污物时严禁用手直接抓取污物,尤其是不能将手伸入到垃圾袋中向下压挤废物,以免被锐器刺伤。

(8)所有被血液、体液污染的废弃物均应焚烧处理。

(五)重症医学科患者多重耐药菌携带筛查与监控

20. 何为 MDR、PDR、XDR

关于描述耐药菌的几个术语"多重耐药菌(MDR)","泛耐药菌(XDR)"和"全耐药菌(PDR)"的定义,国内外尚有些争议[10]。为便于不同医疗机构和国家的流行病学监测数据收集和比较,2010 年,美国、瑞典、以色列、希腊、荷兰、瑞士、澳大利亚等国家的一些专家共同提出了关于 MDR、XDR、PDR 术语国际标准化的建议(草案),并于 2012 年在 Clin Microbiol Infect 上正式发表[11,12]。简言之,对青霉素类、β 内酰胺类、喹诺酮类、氨基糖苷类、碳青雷烯类等抗菌药物中,一类以上超过 3 种抗菌药物不敏感称 MDR,仅 1~2 种药物敏感称 XDR,对所有可获得的药物均不敏感称 PDR。

21. 多重耐药菌危险因素评估及其评价如何？

早期有效的抗菌药物治疗能够明显降低严重感染及感染性休克的病死率。目前临床主要依据美国胸科学会指南提出的多重耐药菌感染高危因素进行多重耐药菌感染的筛查，并进行早期抗感染治疗。

美国胸科学会提出的高危因素包括：① 先前 90 天内接受过抗菌药物治疗；② 住院超过 5 天；③ 社区或医院特殊病房中存在高发细菌耐药；④ 存在卫生保健相关性肺炎（HCAP）的危险因素——过去 90 天内住院超过 2 天；住在护理院或需要延续护理设施；家庭输液治疗，包括抗菌药物；过去 30 天内接受过慢性透析；家庭伤口护理；有家庭成员携带多重耐药菌细菌；⑤ 存在免疫抑制性疾病和（或）正在使用免疫抑制剂治疗。

遵照美国胸科学会指南来判读重症患者是否具有多重耐药菌细菌的危险因素，指导早期选择广谱抗菌药物，能够使重症感染患者机械通气时间和重症医学科住院时间缩短，并能改善预后，但新近研究发现，按照美国胸科学会指南进行预测重症患者入重症医学科时是否为多重耐药菌细菌感染，其阳性预测值仅为 18%，假阳性率高达 82%，提示美国胸科学会指南对多重耐药菌细菌鉴定定植及感染存在明显局限，可能导致抗生素的不必要使用，产生抗生素选择性压力诱导的细菌耐药。

22. 重症医学科环境病原菌定植监测对象或部位有哪些？

医疗环境中病原菌的污染或定植是导致院内感染爆发的重要传播途径之一，定期对医疗环境进行病原菌定植及其药物敏感性的监测有利于明确院内感染爆发的流行环节，并有利于采取有效的手段减少或控制由此产生的院内感染。

监测范围需涵盖以下方面：① 科室工作人员，包括各级医师（本科室医师、进修医师、轮转医师、实习医师）、各级护士和病区护工；② 患者所在病房及其床单元区域物品，如门把手、床栏、床单、枕头、床垫、床旁椅等、血压袖带、脉氧手夹；③ 公用医疗器械，如转运呼吸机或病房使用呼吸机表面、呼吸机管路、呼吸机排风扇和呼吸机模肺、呼吸囊、指脉氧监测仪、抢救箱、监护仪表面、CRRT 排风扇,支气管镜及其存放柜等;④ 医护辅助用品表面,如洗涤槽、洗手液、屏风、湿化器、垃圾箱等;⑤ 医护工作区域物品表面,如护士站桌面、医护使用电脑桌面、计算机键盘、电话等;⑥ 病房空气和空调出风口等。

23. 重症医学科环境病原菌定植监测的监测方法是什么?

(1) 标本留取 医护人员手表面:被检人五指并拢伸直,将浸有无菌生理盐水采样液的咽拭子在双手指曲面从指根端来回涂擦各两次(一只手涂擦面积约 30 cm²),并随之转动采样咽拭子。将咽拭子放入装有 10 ml 采样液的试管中送检。

一般物体表面:咽拭子在被测物体表面往返涂抹 5 次,并随之转动咽拭子,被采面积<100 cm²,取全部表面;被采面积>100 cm²,取100 cm²。然后装入 10 ml 采样液的试管中送检。

环境中灰尘:利用自然沉降法,采用普通营养琼脂平板。在采样点将平板盖打开,使平板在空气中暴露 5 分钟后送检。

呼吸机管路、模肺:利用自然沉降法,采用普通营养琼脂平板。将呼吸机打开,在呼吸机出口处,将平板盖打开,使平板在出气口处暴露5 分钟后送检。

(2) 标本送检 咽拭子:咽拭子采集后应立即送检,室温运送时间不超过 2 小时,若不能立即接种,需放入运送培养基中。

血标本:血培养如不能立即送检,需室温保存或置于 35~37℃ 孵箱中,切勿冷藏。

痰标本:2 小时之内送检,否则置于 4℃冰箱内保存。

(3) 咽拭子平板接种 将咽拭子直接轻涂于羊血琼脂培养皿或麦康凯琼脂培养皿平板上 1/5 处,然后左右来回以曲线形式做连续画线接种,标记后送至 35~37℃孵育箱中培养,一般在 18~24 小时后观察结果。

(4) 菌种鉴定和药敏检测 形态学鉴定:细菌在培养基生长 18~24 小时后形成菌落,根据菌落形状、表面形状、大小、边缘、颜色、质地及黏度挑选菌落。对于挑选出来的菌落进行革兰染色,选取革兰染色阴性细菌进行下一步鉴定。各单位依据具体情况进行菌种鉴定,采用纸片法或 MIC 法进行病原菌药物敏感性测定。

（5）特殊情况处理　如出现院内感染爆发流行，需进行病原菌的同源性分析，以分析或明确院内感染爆发流行的环节并采取相应控制措施。

24. 如何提高血培养的阳性率?

感染患者血培养阴性的常见原因为：① 局部感染；② 抽血时机不对；③ 抽血量少；④ 患者在用抗菌药物。

为了提高感染患者血培养的阳性率，应注意以下几点[13,14]：

（1）尽可能在应用抗菌药物前留取血培养。

（2）在寒战发热时采血。细菌或毒素释放入血后血中浓度逐渐增高，其血中浓度的峰值与热峰之间大约差半小时，但对于免疫功能低下的患者，可表现为发热不明显而直接出现血压下降（图 25-2）。

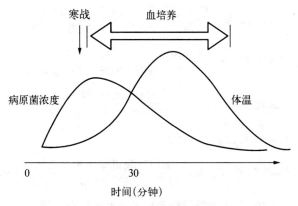

图 25-2　患者寒战后体温与细菌浓度的变化关系

（3）各种不同病原体血培养的阳性检出率略有差异，金黄色葡萄球菌在首次血培养即可获得阳性结果的比例较高；而铜绿假单胞菌首次血培养即可获得阳性结果的比例较低。CLSI 指南推荐：菌血症的患者行 4 次血培养，且每次采血量为 10 ml，可获得 90%～95% 的阳性检出率；当血培养次数增加到 6 次时，阳性率可增加至 95%～99%。

2010 年美国感染病学会制定的粒缺指南推荐至少在两个部位采

血进行血培养,存在中心静脉插管者可从中心静脉及外周血管同时采血;无此插管者从两个不同部位采血。

（4）病原体血培养的阳性率与采血体积相关,采血量每增加1 ml,阳性率随之增加3%。一般要求总采血量在20～40 ml。若患者体重低于40 kg,采血体积应低于总血容量的1%（一般人体血容量为70 ml/kg）。

血培养时培养皿的孵化时间也同样影响血培养的阳性率,血培养时培养皿的孵化时间达72小时者,可获得96%的阳性率。

25. 常用的感染监测数据有哪些?

（1）感染率及调整感染率的计算

感染率的表达方式有两种,即病例（例次）感染率和患者日感染率:

$$病例（例次）感染率=\frac{医院感染患者人数（感染例次数）}{同期住在重症医学科的患者总数}×100\%$$

$$患者日（例次）感染率=\frac{医院感染患者人数（感染例次数）}{同期住在重症医学科的患者日数}×1\,000\text{‰}$$

$$平均病情严重程度（分）=\frac{每周根据临床病情分类标准评定的患者总分值}{每周参加评定的重症患者总数}$$

$$调整日（例次）医院感染率=\frac{患者日（例次）感染率}{平均病情严重程度}$$

（2）器械相关感染率的计算

$$呼吸机相关性肺炎感染率=\frac{使用呼吸机患者中肺炎人数}{同期患者使用呼吸机患者日数}×1\,000\text{‰}$$

$$中心静脉导管\,相关血流感染率=\frac{中心静脉插管患者中血流感染人数}{同期患者中心静脉插管日数}×1\,000\text{‰}$$

$$导尿管相关\,泌尿道感染率=\frac{尿道插管患者中泌尿道感染人数}{同期患者尿道插管日数}×1\,000\text{‰}$$

（3）器械使用率的计算

$$呼吸机使用率=\frac{使用呼吸机日数}{患者住院日数}$$

$$中心静脉导管使用率 = \frac{使用中心静脉导管日数}{患者住院日数}$$

$$导尿管使用率 = \frac{使用导尿管日数}{患者住院日数}$$

26. 感染患者临床病情分类标准是什么？

每周一次（时间相对固定），按当时患者的病情进行病情评定，每次评定后记录各等级（A、B、C、D 及 E 级）的患者数，每月统计平均，结合病情严重程度评分调整后的各指标可更准确评价不同月份和医院间的感染率差异（表 25-1）。

表 25-1　感染患者临床病情分类

级别	分值	分　类　标　准
A 类	1 分	只需要常规观察，而不需加强护理和治疗（包括手术后只需观察的患者）。这类患者常在 48 小时内从重症医学科中转出。
B 级	2 分	病情稳定，但需要预防性观察，而不需要加强护理和治疗的患者，例如某些患者因需要排除心肌炎、梗死以及因需要服药而在重症医学科过夜观察。
C 级	3 分	病情稳定，但需要加强护理和（或）监护的患者，如昏迷患者或出现慢性肾衰竭的患者。
D 级	4 分	病情不稳定，需要加强护理和治疗，并且还需要经常评价和调整治疗方案的患者，如心律不齐、糖尿病酮症酸中毒（但还未出现昏迷、休克、DIC）。
E 级	5 分	病情不稳定，且处在昏迷或休克，需要心肺复苏或需要加强护理治疗，并且需要经常评价护理和治疗效果的患者。

（六）重症医学科主要院内感染的防控集束化策略

27. 重症医学科呼吸机相关性肺炎的防控集束化策略有哪些？

呼吸机相关性肺炎是指机械通气 48 小时后发生的肺实质感染性疾病，是一类严重的院内感染。随着重症患者的增多和机械通气的广泛应用,其发病率不断上升。患者一旦发生呼吸机相关性肺炎,平均机械通气时间和住院时间均延长,治疗费用明显增加,治疗困难,患者病死率高达 30% 左右。预防和控制呼吸机相关性肺炎的发生,是降低机械通气并发症、节约医疗资源和改善重症患者预后的必然要求,应引起重症医学工作者的高度重视。东南大学附属中大医院重症医学科制定了以下医疗工作中需采取的呼吸机相关性肺炎防控措施:

(1) 控制环境因素、防止交叉感染　定期对重症医学科病房空气、医护人员、医疗器械和各种装置进行病原菌定植监测,定期进行环境和医疗器械的消毒。医护人员在接触患者前后严格洗手、戴手套和口罩、严格无菌操作,避免手污染和器械污染。

(2) 保持患者口腔卫生　加强患者牙齿和口腔清洁,减少口咽部细菌定植。

(3) 人工气道气囊压力监测和保持　维持人工气道气囊压力在 $25 \sim 30$ cm H_2O,防止口鼻腔内容物和胃内容物反流和误吸。

(4) 声门下吸引　应用带有声门下吸引的人工气道,并保持吸引通畅,减少声门下内容物误吸。

(5) 加强呼吸机管路的管理　频繁更换呼吸机管路可能增加呼吸机相关性肺炎的发生,故不需要定期更换呼吸机管道。当管道内有血、呕吐物或呼吸道分泌物时予以更换。防止管路积水杯中冷凝水溢流、及时清除冷凝水。

(6) 半卧位　仰卧位是发生呼吸机相关性肺炎的独立危险因素。没有禁忌证的患者,应采取 $30°$ 的半卧位,既具有临床可操作性,又有利于预防呼吸机相关性肺炎的发生。尤其在进行肠内营养过程中及其之后一段时间,应保持患者处于半卧位。

(7) 避免不必要的应激性溃疡预防用药　胃液 pH 值和胃内细菌检出率显著相关,使用制酸剂后胃液 pH 值升高,胃内细菌检出率升高。因此对于发生消化道出血危险性低的机械通气患者,尽量避免使用应激性溃疡预防用药;当患者存在应激性溃疡出血的高危因素时,考虑预防用药,优选制酸剂,而不使用硫糖铝。

(8) 避免机械通气患者持续镇静　持续镇静及镇静程度过深均增加呼吸机相关性肺炎的发生。对于机械通气患者,应实施每日唤醒的镇静,并进行镇静评分,防止镇静过深。

28. 中心静脉导管相关血流感染如何判断?

根据导管是否仍有保留的必要性进行采血检测的方法有两种——保留导管的采血方法为:外周静脉血至少1份,中心静脉血1份;拔除导管的采血及培养方法为:导管血1份、2个不同部位的外周静脉血、导管尖端5cm培养。根据导管是否保留及相应血培养的结果进行导管相关血流感染的判断方法见表25-2,表25-3。

表25-2　保留导管者结果判读

中心静脉导管血	外周静脉血	条　　　件	结果判断
+	+	细菌种属相同	导管相关血流感染
−	+	金黄色葡萄球菌或假丝酵母菌	导管相关血流感染
+	+	导管静脉血较外周静脉血报阳快120分钟	提示为导管相关血流感染
+	−	导管静脉血细菌浓度较外周静脉血高5倍	不能确定(定植菌或采集血标本时污染)
−	−		不是导管相关血流感染

表25-3　拔除导管结果判读

导管尖端	外周静脉血1	外周静脉血2	结　果　判　断
+	+	+	导管相关血流感染(菌谱相同)
+	+	−	
−	+	−	培养为金葡菌或假丝酵母菌且缺乏其他感染的证据则提示可能为导管相关血流感染
−	+	+	
+	−	−	导管定植菌
−	−	−	不是导管相关血流感染

29. 血管内导管相关感染防控的集束化策略有哪些?

对于重症患者,血管内置管往往不可或缺,成为快速输液、应用血管活性药物、进行血流动力学监测、静脉营养支持以及血液净化的重要途径。但由于本身病情的严重性、皮肤黏膜的破坏、长时间的保留导管等,血管内导管相关感染,尤其血管内导管相关血行感染也随之发生,延长了患者住院时间,增加患者的病死率,加重医疗负担。预防和控制血管内导管相关感染是降低血管内导管使用并发症、节约医疗资源和改善重症患者预后的必然要求,应引起重症医学工作者的高度重视。结合国外研究,东南大学附属中大医院重症医学科制定了医疗工作中需采取的集束化的血管内导管相关感染防控措施:

(1)反复的教育培训,提高防护意识　平时加强医护人员的反复教育,并每年针对新入科室人员进行感染控制的强化培训。

(2)建立中心静脉置管操作规范与核查表　经过培训合格确认有资质的医师才可进行独立置管操作。在每次操作前填写中心静脉穿刺置管术操作与监测记录单。

(3)严格手卫生,督查与考核　在行各种操作,尤其与血液相关的,严格进行洗手和卫生手消毒。不定期检查手卫生的依从性。

(4)置管时采取最大的无菌屏障　行血管内置管时,医生洗手后穿无菌隔离衣,戴帽子、口罩、手套,穿刺点周围 15 cm 严格消毒,周边加铺大的无菌治疗巾。

(5)非隧道式导管穿刺点选择尽量避免股静脉　除紧急情况或患者体位受限,非隧道式中心静脉导管穿刺点选择尽量避免股静脉置管。

(6)专人每日导管护理,每日评估留管的必要性,及时拔除不必要的导管　每日评估导管局部情况以及导管功能、留置的必要性,及时拔除不必要的导管。

(7)皮肤消毒　采用碘伏消毒皮肤,并注意待干后再行穿刺。如有条件优选 2% 洗必泰液。

(8)严格接口消毒　当接口打开时采用碘伏或 70% 乙醇严格消毒,尽量减少接口开放的次数。

(9)采用分隔膜式输液接头,减少回血　采用分隔膜式输液接头,并间断冲洗管路,减少回血,降低感染率。

30. 深静脉置管操作规范是什么？

（1）经过培训考核合格，取得深静脉置管资质的医生方可独立进行此项操作。

（2）置管前须明确深静脉置管的适应证，排除禁忌证。适应证包括：① 需要开放静脉通路，但又不能经外周置管者；② 需要多腔同时输注几种不相溶药物者；③ 需要输注有刺激性或高渗性药液者；④ 需要血流动力学监测的危重患者；⑤ 需要为快速容量复苏提供充分保障的患者；⑥ 进行血液净化、放置肺动脉漂浮导管和临时起搏器。

本操作无绝对禁忌证，相对禁忌证有：① 肝素过敏；② 穿刺部位感染；③ 严重凝血功能障碍；④ 溶栓患者。

（3）置管前准备工作内容有：① 签署知情同意书；② 常规器械和物品准备，包括一次性消毒包、碘伏、无菌手套、导管包、大的（面积）无菌单、利多卡因、肝素水（浓度）、治疗车、测压装置；③ 在能满足管理患者需要的前提下，中心静脉导管的端口或者腔道应尽量少；导管留置时间预计超过 5 天的患者，如果成功地实施了感染控制综合措施仍不能降低导管相关血流感染的发生率，可使用含洗必泰/磺胺嘧啶银或者米诺环素/利福平浸渍的中心静脉导管；④ 术前适当镇静镇痛；⑤ 在推荐部位放置中心静脉导管时，相对于机械性并发症（如气胸、锁骨下动脉破裂、锁骨下静脉破损、锁骨下静脉狭窄、血胸、血栓、空气栓塞以及导管错位），应权衡利弊从而减少感染性并发症；应避免使用股静脉作为成人中心静脉通路，对于血液透析患者和终末期肾病患者避免使用锁骨下静脉作为穿刺部位，以免发生锁骨下静脉狭窄；⑥ 术前清洗穿刺点；⑦ 颈内或锁骨下静脉穿刺时降低呼吸机呼气末正压水平。

（4）穿刺步骤：① 术前洗手、戴口罩、帽子、手套，严格执行无菌操作；② 使用碘伏或 70％乙醇消毒，有条件时使用浓度大于 0.5％的洗必泰消毒术区皮肤，应等消毒剂充分干燥后再穿刺，碘伏消毒需待干 2 分钟；③ 最大化无菌屏障措施，在佩戴帽子、口罩、无菌手套的基础上穿无菌手术衣，并全身覆盖无菌消毒巾；④ 局部浸润麻醉，试穿；⑤ 静脉穿刺，确认穿刺针尖在中心静脉内——将钝头传感探头通过穿刺针阀门或将针筒脱开针头，如有搏动血流常提示穿入动脉（两种判断标准);或接换能器观察压力波形来判断;⑥ 以 Seldinger 法置入导管,确定置入深度,肝素水冲洗导管并封管;⑦ 妥善固定导管,有条件时使用免缝合装置固定装置;⑧ 选择适当敷料覆盖穿刺点,若患者易出汗或插管部位有出血或渗出,应首选纱布,不要在插管部位使用抗生素药膏或乳膏;⑨ 手术后处理(器械处理;利器处理;医疗垃圾处理);⑩ 洗手;⑪ 书写记录,包括穿刺并发症,开立术后医嘱;⑫ 颈内静脉和锁骨下静脉置管行床边胸片确认导管深度(导管尖端位于上腔静脉近右心房处)。

31. 深静脉导管穿刺点护理规范是什么?

(1) 经过培训且有能力进行外周和中心静脉置管和维护的人员从事此操作。

(2) 注意手卫生及无菌操作,换敷料前后应执行手卫生程序,维护导管应持续无菌操作。更换导管敷料时可佩戴清洁或无菌手套。

(3) 皮肤消毒使用碘伏或 70% 乙醇,有条件时使用浓度大于 0.5% 的洗必泰消毒皮肤:以穿刺点为中心使用 0.5% 碘伏溶液由内向外做圆周状消毒 2 遍待干 2 分钟,消毒面积应大于敷贴面积(固定导管于皮肤的装置下易积存血液、污渍应清除干净)。

(4) 局部应覆盖无菌纱布、无菌透明贴膜、半透性敷料。无菌纱布宜选 8 层,大小为 8 cm×10 cm,患者多汗或者置管部位有出血或渗出时,应使用纱布直到问题解决。

无菌透明贴膜的粘贴方法为:穿刺点周围皮肤处于伸展状态,贴膜中心置于穿刺点上方,向四周平压。颈内静脉留置导管的患者应嘱其头部偏向对侧,股静脉置管的患者,应保持同侧肢体外展 45°,减少局部皮肤皱褶,增加透明贴膜与皮肤结合的紧密度,以减少粘贴后的不适感或局部形成张力性水泡。

去除贴膜时,一手指压穿刺点,另一手由贴膜外侧向外方向撕开,使贴膜松动,然后沿导管方向从穿刺点的远心端向近心端揭除贴膜,避免导管移动滑出。

(5) 敷料更换时间:① 纱布每 2 日更换一次;② 贴膜每周更换 1 次;③ 当置管部位敷料潮湿、松弛或者有明显污染时应及时更换。

(6) 每天动态观察有无穿刺点局部感染症状(导管入口处红肿、触痛、硬结、有脓性分泌物或弥漫性红斑)及全身症状,如有异常应及时汇报处理并记录。

(7) 每天评价导管留置的必要性,达到治疗目的、病情允许后应尽早拔除中心静脉导管,缩短导管留置时间。

32. 深静脉导管输注装置管理规范是什么?

(1) 医务人员操作前后应洗手或消毒双手。

(2) 连续使用的输注装置的更换时间:① 不输注血液、血液制品或脂肪乳者 4～7 天更换一次。② 输注血液、血液制品或脂肪乳者,输液开始后的 24 小时内更换,输注丙泊酚时每 6～12 小时更换输液瓶时更换输液管。

(3) 接口使用前用 0.5％碘伏消毒 2 次,然后再连接输液器;局部区域清洁可用无菌巾包裹,24 小时更换一次,污染后及时更换;应减少不必要的附加装置,避免不必要的断开管路。

(4) 使用静脉药物前注意检查药液的质量及有效期,不符要求者不得使用。

(5) 输液过程中,应保持导管通畅。每次输液前应先抽回血,见回血后方可接上输液,输液过程加强巡视,防止导管受压、打折或输液器与导管接头脱开。

(6) 尽量避免自中心静脉导管采血和输血。

(7) 每日输液结束后先用生理盐水 5～10 ml 冲洗管腔,再用 12.5U/ml 肝素钠盐水做脉冲式封管;但对于有些不宜用肝素的疾病及对肝素过敏者可使用生理盐水封管;封管时不要抽回血,关闭水止阀时支点位于注射器侧,避免接触患者侧,以免接触导管形成正压,离开后回血至导管内。

(8) 导管脱出后勿再送入血管,并做好标记。

(9) 中心静脉置管深度、通畅与否等作为交接班的内容记录。

33. 重症医学科导尿管相关泌尿系统感染的防控策略是什么?

(1) 严格掌握留置导尿的适应证,减少不必要插导尿管及不必要

延长留置时间　留置导尿管的适应证为：① 解除尿路阻塞；② 允许神经源性膀胱功能失调和尿潴留的患者导尿；③ 泌尿道手术或生殖道手术的患者；④ 危重患者需要准确记录尿量。

如病情评估允许优先选择非侵入操作式导尿，行非侵入引留尿液与植入导尿管序贯治疗方法相结合，必要时插入导尿管。

不适宜留置导尿管的情况包括：① 患者能够自主排尿；② 仅为获得尿培养或某种诊断检查如尿电解质而采集尿标本；③ 对尿失禁患者安置留置导尿管而代替一般护理；④ 急性尿道炎，急性前列腺炎，急性附睾炎，月经期为其禁忌证。

（2）留置导尿的宣教　其内容包括：① 对患者、家属、护工进行宣教；② 对医护人员进行教育培训，规范诊疗过程监控、危险因素管理，全方位进行感染预防控制；③ 控制导尿管感染危险因素；④ 定期分析导尿管相关泌尿系感染发病率，用数据推行感染预防制度的完善与推行，达到全员参与感染控制。

（3）按照导尿管操作常规执行尿管留置　① 要求只有掌握无菌插管正确技术和导管护理的人员（如医院工作人员、家属或患者）才能操作导管；② 应用无菌技术和无菌器材插管和护理导尿管；③ 维持持续的密闭无菌引流系统。

（4）采尿标本和更换导尿管频率　① 菌尿症不推荐频繁监测。每周常规做一次尿常规检查，如有尿路感染时及时采集标本做尿常规和细菌培养评估感染发生，指导诊治。尿液标本在室温下放置不能超过 2 小时，应及时送检微生物检验接种。② 对于长期留置导尿管的患者，建议每 4～6 周更换导尿管；当患者有尿路感染征象时，在开始使用抗菌药物治疗之前就先更换导尿管，对降低留置导尿管相关尿路感染的效果较好。

（5）不推荐使用的处理方法　① 膀胱冲洗：除非患者病情需要，否则应避免膀胱冲洗。定期使用生理盐水、抗菌药物或消毒剂膀胱冲洗并不能降低导尿管相关尿路感染的发生率；② 全身应用抗菌药物预防导尿管相关泌尿系感染。

（6）膀胱功能训练与评估　由患者自己控制，当有尿意时放开尿管，流尽尿液后再夹闭尿管，如此反复以训练膀胱收缩功能，促进及早拔管,可结合原发病治疗恢复情况决定拔管。

(7)尿管相关尿路感染的预防 插管前准备与插管时的措施包括:① 尽量避免不必要的留置导尿;② 仔细检查无菌导尿包,如过期、外包装破损、潮湿,不得使用;③ 根据年龄、性别、尿道情况选择合适的导尿管口径、类型。通常成年男性选 16 F,女性选 14 F;④ 规范手卫生和戴手套的程序;⑤ 尽可能选择单包装的灭菌润滑剂;⑥ 常规用 0.25%~0.5%碘伏消毒尿道口及其周围皮肤黏膜——男性自尿道口、龟头向外旋转擦拭消毒,注意洗净包皮及冠状沟;女性先清洗外阴,其原则由上至下,由内向外,然后清洗尿道口、前庭、两侧大小阴唇,最后会阴、肛门,每一个棉球不能重复使用;⑦ 插管过程严格执行无菌操作,动作要轻柔,避免尿道黏膜损伤;⑧ 对留置导尿患者,应采用密闭式引流系统。

插管后的预防措施包括:① 保持尿液引流系统通畅和完整,不要轻易打开导尿管与集尿袋的接口;如要留取尿标本,可从集尿袋采集,但此标本不得用于普通细菌和真菌学检查;② 导尿管不慎脱落或导尿管密闭系统被破坏,需要更换导尿管;③ 集尿袋不得高于膀胱水平,也不可接触地面,如下床活动或搬运时,应临时夹闭并固定尿袋引流管,防止反流;④ 集尿袋达 2/3 满时要及时排放,放尿时尿袋末端管口防止污染;疑似导尿管阻塞应更换导管,不得冲洗;⑤ 不应常规采用膀胱冲洗预防泌尿道感染;⑥ 保持会阴部清洁干燥;⑦ 尿路感染使用抗菌药物前,应送尿培养,必要时拔除导尿管;⑧ 长期留置导尿患者,导尿管更换 1 次/2 周,集尿袋更换 1 次/2 周,更换时注意无菌操作;⑨ 每日评价留置导管的必要性,尽早拔除导尿管;⑩ 长期留置导管患者,建议每周检测尿常规一次;⑪ 定期对医务人员进行宣教,每月公布导尿管相关尿路感染发生率。

(杨从山 郭凤梅)

参考文献

1. Harrington G,Watson K,Bailey M,et al. Reduction in hospitalwide incidence of

infection or colonization with methicillin-resistant Staphylococcus aureus with use of antimicrobial hand-hygiene gel and statistical process control charts. Infect Control Hosp Epidemiol，2007；28(7)：837 – 844.

2. Lederer Jr JW，Best D，and Hendrix V. A comprehensive hand hygiene approach to reducing MRSA health care-associated infections. Jt Comm J Qual Patient Saf，2009；35(4)：180 – 185.

3. O'Grady NP，Alexander M，Burns LA，et al. Guidelines for the Prevention of Intravascular Catheter-related Infections. Clin Infect Dis，2011；52：e162 – e193.

4. Hooton TM，Bradley SF，Cardenas DD，et al. Diagnosis，Prevention，and Treatment of Catheter-Associated Urinary Tract Infection in Adults：2009 International Clinical Practice Guidelines from the Infectious Diseases Society of America. Clin Infect Dis，2010；50：625 – 663.

5. Nachtigall I，Tamarkin A，Tafelski S，et al. Impact of adherence to standard operating procedures for pneumonia on outcome of intensive care unit patients. Crit Care Med，2009；37(1)：159 – 166.

6. 陈佰义,何礼贤,胡必杰,倪语星,邱海波,石岩,施毅,王辉,王明贵,杨毅,张菁,俞云松.中国鲍曼不动杆菌感染诊治与防控专家共识.中华医学杂志,2012；92(2)：76 – 85

7. Tschudin-Sutter S，Pargger H and Widmer AF. Hand hygiene in the intensive care unit. Crit Care Med，2010；38(8 Suppl)：S299 – 305.

8. Coia JE，Duckworth GJ，Edward DI，et al. Guidelines for the control and prevention of meticillin-resistant Staphylococcus aureus（MRSA）in healthcare facilities. J Hosp Infect，2006；63 Suppl 1：S1 – 44.

9. Markogiannakis A，FildisisG，Tsiplakou S，et al. Cross-transmission of multidrug-resistant Acinetobacter baumannii clonal strains causing episodes of sepsis in a trauma intensive care unit. Infect Control Hosp Epidemiol，2008；29(5)：410 – 417.

10. Falagas ME and Karageorgopoulos DE. Pandrug Resistance（PDR），Extensive Drug Resistance（XDR），and Multidrug Resistance（MDR）among Gram-Negative Bacilli：Need for International Harmonization in Terminology. Clin Infect Dis，2008；46：1121 – 1122.

11. 李春辉 摘译,吴安华 审校.医疗机构耐药菌 MDR、XDR、PDR 的国际标准化定义专家建议(草案).中国感染控制杂志，2011；10(3)：238 – 240

12. Magiorakos AP，Srinivasan A，Carey RB，et al. Multidrug-resistant，extensively drug-resistant and pandrug-resistant bacteria：an international expert proposal for interim standard definitions for acquired resistance. Clin Microbiol Infect，2012；18

(3): 268 - 281.

13. Freifeld AG, Bow EJ, Sepkowitz KA, et al. Clinical Practice Guideline for the Use of Antimicrobial Agents in Neutropenic Patients with Cancer: 2010 Update by the Infectious Diseases Society of America. Clin Infect Dis, 2011; 52: e56 - e93.

14. Towns ML, Jarvis WR, and Hsueh PR. Guidelines on blood cultures. J Microbiol Immunol Infect, 2010; 43(4): 347 - 349.

附录一

中国重症加强治疗病房(ICU)建设与管理指南(2006)

中华医学会重症医学分会

一、引　言

　　重症医学(critical care medicine,CCM)是研究危及生命的疾病状态的发生、发展规律及其诊治方法的临床医学学科。重症加强治疗病房(intensive care unit,ICU)是重症医学学科的临床基地,它对因各种原因导致一个或多个器官与系统功能障碍危及生命或具有潜在高危因素的患者,及时提供系统的、高质量的医学监护和救治技术,是医院集中监护和救治重症患者的专业科室。ICU 应用先进的诊断、监护和治疗设备与技术,对病情进行连续、动态的定性和定量观察,并通过有效的干预措施,为重症患者提供规范的、高质量的生命支持,改善生存质量。重症患者的生命支持技术水平,直接反映医院的综合救治能力,体现医院整体医疗实力,是现代化医院的重要标志。重症医学的学科建设和 ICU 的组织与管理,应该符合国家有关标准。

　　为促进我国重症医学的发展,规范我国医疗机构 ICU 的组织与管理,特制订《中国重症加强治疗病房(ICU)建设与管理指南》。

二、基 本 要 求

　　(1)我国三级和有条件的二级医院均应设立重症医学科,重症医学科属于临床独立学科,直属医院职能部门直接领导。ICU 是重症医学学科的临床基地。

　　(2)ICU 必须配备足够数量、受过专门训练、掌握重症医学基础知识和基本操作技术,具备独立工作能力的专职医护人员。

　　(3)ICU 必须配置必要的监护和治疗设备,接收医院各科的重症患者。

三、ICU 的规模

　　ICU 的病床数量根据医院等级和实际收治患者的需要,一般以该 ICU 服务病床数或医院病床总数的 2%～8%为宜,可根据实际需要适当增加。从医疗运作角度考虑,每个 ICU 管理单元以 8 到 12 张床位为宜;床位使用率以65%～75%为宜,超过 80%则表明 ICU 的床位数不能满足医院的临床需要,应该扩大规模。

四、ICU 的人员配备

　　(1)ICU 专科医师的固定编制人数与床位数之比为 0.8～1∶1 以上。ICU 日常工作中可有部分轮科、进修医师。ICU 医师组成应包括高级、中级和初级医师,每个管理单元必须至少配备一名具有高级职称的医师全面负责医疗工作。

　　(2)ICU 专科护士的固定编制人数与床位数之比为 2.5～3∶1 以上。

　　(3)ICU 可以根据需要配备适当数量的医疗辅助人员,有条件的医院可配备相关的技术与维修人员。

五、ICU 医护人员专业要求

（1）ICU 医师应经过严格的专业理论和技术培训，以胜任对重症患者进行各项监测与治疗的要求。

（2）ICU 医师应经过规范化的相关学科轮转培训。

（3）ICU 医师必须具备重症医学相关理论知识。掌握重要脏器和系统的相关生理、病理及病理生理学知识、ICU 相关的临床药理学知识和伦理学概念。

（4）ICU 医师应掌握重症患者重要器官、系统功能监测和支持的理论与技能：① 复苏；② 休克；③ 呼吸功能衰竭；④ 心功能不全、严重心律失常；⑤ 急性肾功能不全；⑥ 中枢神经系统功能障碍；⑦ 严重肝功能障碍；⑧ 胃肠功能障碍与消化道大出血；⑨ 急性凝血功能障碍；⑩ 严重内分泌与代谢紊乱；⑪ 水电解质与酸碱平衡紊乱；⑫ 肠内与肠外营养支持；⑬ 镇静与镇痛；⑭ 严重感染；⑮ 多器官功能障碍综合征；⑯ 免疫功能紊乱。

（5）ICU 医师除一般临床监护和治疗技术外，应具备独立完成以下监测与支持技术的能力：① 心肺复苏术；② 人工气道建立与管理；③ 机械通气技术；④ 纤维支气管镜技术；⑤ 深静脉及动脉置管技术；⑥ 血流动力学监测技术；⑦ 胸穿、心包穿刺术及胸腔闭式引流术；⑧ 电复律与心脏除颤术；⑨ 床旁临时心脏起搏技术；⑩ 持续血液净化技术；⑪ 疾病危重程度评估方法。

（6）ICU 医师每年至少参加一次省级或省级以上重症医学相关继续医学教育培训项目的学习，不断加强知识更新。

（7）ICU 护士必须经过严格的专业培训，熟练掌握重症护理基本理论和技能，经过专科考核合格后，才能独立上岗。

六、ICU 的医疗管理

（1）ICU 必须建立健全各项规章制度，制定各类人员的工作职责，规范诊疗常规。除执行政府和医院临床医疗的各种制度外，应该制订以下符合 ICU 相关工作特征的制度，以保证 ICU 的工作质量：① 医疗质量控制制度；② 临床诊疗及医疗护理操作常规；③ 患者转入、转出 ICU 制度；④ 抗生素使用制度；⑤ 血液与血液制品使用制度；⑥ 抢救设备操作、管理制度；⑦ 特殊药品管理制度;⑧ 院内感染控制制度;⑨ 不良医疗事件防范与报告制度;⑩ 疑难重症患者会诊制度;⑪ 医患沟通制度;⑫ 突发事件的应急预案、人员紧急召集制度。

(2)ICU 的患者由 ICU 医生负责管理。患者的相关专科情况,ICU 医生应该与专科医生共同协商处理。

(3)ICU 的收治范围:① 急性、可逆、已经危及生命的器官功能不全,经过 ICU 的严密监护和加强治疗短期内可能得到康复的患者;② 存在各种高危因素,具有潜在生命危险,经过 ICU 严密的监护和随时有效治疗可能减少死亡风险的患者;③ 在慢性器官功能不全的基础上,出现急性加重且危及生命,经过 ICU 的严密监护和治疗可能恢复到原来状态的患者;④ 慢性消耗性疾病的终末状态、不可逆性疾病和不能从 ICU 的监护治疗中获得益处的患者,一般不是 ICU 的收治范围。

七、ICU 病房建设标准

(1)ICU 应该有特殊的地理位置,设置于方便患者转运、检查和治疗的区域并考虑以下因素:接近主要服务对象病区、手术室、影像学科、化验室和血库等,在横向无法实现"接近"时,应该考虑楼上楼下的纵向"接近"。

(2)ICU 开放式病床每床的占地面积为 $15\sim18\ m^2$;每个 ICU 最少配备一个单间病房,面积为 $18\sim25\ m^2$。每个 ICU 中的正压和负压隔离病房的设立,可以根据患者专科来源和卫生行政部门的要求决定,通常配备负压隔离病房 $1\sim2$ 间。鼓励在人力资源充足的条件下,多设计单间或分隔式病房。

(3)ICU 的基本辅助用房包括医师办公室、主任办公室、工作人员休息室、中央工作站、治疗室、配药室、仪器室、更衣室、清洁室、污废物处理室、值班室、盥洗室等。有条件的 ICU 可配置其他辅助用房,包括示教室、家属接待室、实验室、营养准备室等。辅助用房面积与病房面积之比应达到 1.5∶1 以上。

(4)ICU 的整体布局应该使放置病床的医疗区域、医疗辅助用房区域、污物处理区域和医务人员生活辅助用房区域等有相对的独立性,以减少彼此之间的互相干扰并有利于感染的控制。

(5)ICU 应具备良好的通风、采光条件,有条件者最好装配气流方向从上到下的空气净化系统,能独立控制室内的温度和湿度。医疗区域内的温度应维持在 24±1.5℃。每个单间的空气调节系统应该独立控制。安装足够的感应式洗手设施和手部消毒装置,单间每床 1 套,开放式病床至少每 2 床 1 套。

(6) ICU 要有合理的包括人员流动和物流在内的医疗流向,最好通过不同的进出通道实现,以最大限度减少各种干扰和交叉感染。

(7) ICU 病房建筑装饰必须遵循不产尘、不积尘、耐腐蚀、防潮防霉、防静电、容易清洁和符合防火要求的总原则。

(8) ICU 的设计要求应该满足提供医护人员便利的观察条件和在必要时尽快接触病人的通道。

(9) 除了患者的呼叫信号、监护仪器的报警声外,电话铃声、打印机等仪器发出的声音等均属于 ICU 的噪音。在不影响正常工作的情况下,这些声音应尽可能减少到最小的水平。根据国际噪音协会的建议,ICU 白天的噪音最好不要超过 45 dB(A),傍晚 40 dB(A),夜晚 20 dB(A)。地面覆盖物、墙壁和天花板应该尽量采用高吸音的建筑材料。

(10) ICU 应建立完善的通讯系统、网络与临床信息管理系统、广播系统。

八、ICU 必配设备

(1) 每床配备完善的功能设备带或功能架,提供电、氧气、压缩空气和负压吸引等功能支持。每张监护病床装配电源插座 12 个以上,氧气接口 2 个以上,压缩空气接口 2 个和负压吸引接口 2 个以上。医疗用电和生活照明用电线路分开。每个 ICU 床位的电源应该是独立的反馈电路供应。ICU 最好有备用的不间断电力系统(UPS)和漏电保护装置;最好每个电路插座都在主面板上有独立的电路短路器。

(2) 应配备适合 ICU 使用的病床,配备防褥疮床垫。

(3) 每床配备床旁监护系统,进行心电、血压、脉搏血氧饱和度、有创压力监测等基本生命体征监护。为便于安全转运患者,每个 ICU 单元至少配备便携式监护仪 1 台。

三级医院的 ICU 应该每床配备 1 台呼吸机,二级医院的 ICU 可根据实际需要配备适当数量的呼吸机。每床配备简易呼吸器(复苏呼吸气囊)。为便于安全转运患者,每个 ICU 单元至少应有便携式呼吸机 1 台。

(4) 输液泵和微量注射泵每床均应配备,其中微量注射泵每床 2 套以上。

另配备一定数量的肠内营养输注泵。

（5）其他设备：心电图机、血气分析仪、除颤仪、血液净化仪、连续性血流动力学与氧代谢监测设备、心肺复苏抢救装备车（车上备有喉镜、气管导管、各种接头、急救药品以及其他抢救用具等）、体外起搏器、纤维支气管镜、电子升降温设备等。

（6）医院或 ICU 必须有足够的设备，随时为 ICU 提供床旁 B 超、X 光、生化和细菌学等检查。

九、ICU 选配设备

除上述必配设备外，有条件者，视需要可选配以下设备：

（1）易生化仪和乳酸分析仪。

（2）闭路电视探视系统，每床一个成像探头。

（3）脑电双频指数监护仪(BIS)。

（4）输液加温设备。

（5）胃黏膜二氧化碳张力与 pHi 测定仪。

（6）呼气末二氧化碳、代谢等监测设备。

（7）体外膜肺(ECMO)。

（8）床边脑电图和颅内压监测设备。

（9）主动脉内球囊反搏(IABP)和左心辅助循环装置。

（10）防止下肢 DVT 发生的反搏处理仪器。

（11）胸部震荡排痰装置。

《中国重症加强治疗病房(ICU)建设与管理指南》经过中华医学会重症医学分会反复酝酿、讨论制订，随着我国重症医学的发展与进步，本会将根据我国的实际情况适时做出修订。

中华医学会重症医学分会

《中国重症加强治疗病房(ICU)建设与管理指南(2006)》工作组

组长：管向东

组员（按姓氏笔画为序）：于凯江（哈尔滨医科大学附属第一医院），马晓春(中国医科大学附属第一医院),方强(浙江大学附属第一医院),刘大为（中国医学科学院北京协和医院),安友仲(北京大学人民医院),邱海波（东南大学附属中大医院),严静(浙江医院),康焰(四川大学附属华西医院),覃铁和(广东省人民医院),管向东(中山大学附属第一医院)

附录二

成人严重感染与感染性休克血流动力学监测
与支持指南(2006)

中华医学会重症医学分会

一、引 言

严重感染(severe sepsis)及其相关的感染性休克(septic shock)和多脏器功能障碍综合征(multiple organ dysfunction syndrome, MODS)是当前重症加强治疗病房(ICU)内主要的死亡原因,也是当代重症医学面临的主要焦点及难点。在美国,每年有75万的严重感染病例发生,超过了充血性心力衰竭或乳腺癌、结肠癌和艾滋病的患病数总和,病死率大概在20%~63%,和急性心肌梗死的院外病死率相近,且患病率以每年1.5%的比例增长,预计到2010和2020年,严重感染的患病数将达到93万和110万。美国每年的相关治疗费用大约为167亿美元,而欧洲每年的相关治疗费用大约为94亿美元。在全球范围内,严重感染病例的患病率、病死率及相关治疗费用也在逐年增加,全球每年有1 800万人发生严重感染,每天大约有1 400人死于严重感染。尽管国内尚无完整的流行病学资料,但据估计患病率、病死率、治疗费用也相当高。人口老龄化和慢性病的增加,人类的医疗活动如肿瘤化疗和器官移植后免疫抑制剂的应用都是导致严重感染发病率增加的重要原因。

严重感染与感染性休克以高心输出量和低外周血管阻力并导致组织灌注不足为特征,其血流动力学的复杂性使支持目标的实现更为困难。因此,血流动力学的监测与分析并根据血流动力学指标的变化给予及时支持就显得尤为重要。显然,治疗效果应该通过监测综合参数来评估,而临床医生应该有明确的目标和治疗终点以评价当前干预的效果。

为使重症医学工作者对成人严重感染与感染性休克的血流动力学监测与支持的时机、方法与目标有一个全面、系统的认识,以便进行规范化的临床实施,中华医学会重症医学分会组织相关专家,依据近年来国内外研究进展和临床实践,制定以下《成人严重感染与感染性休克血流动力学监测与支持指南》。

本《指南》的推荐意见采用循证医学的方法,推荐级别依据如附表1。

附表1　推荐级别与研究文献的 Delphi 分级

推荐级别	
A	至少有2项Ⅰ级研究结果支持
B	仅有1项Ⅰ级研究结果支持
C	仅有Ⅱ级研究结果支持
D	至少有1项Ⅲ级研究结果支持
E	仅有Ⅳ级或Ⅴ级研究结果支持
研究文献的分级	
Ⅰ	大样本、随机研究,结论确定,假阳性或假阴性错误的风险较低
Ⅱ	小样本、随机研究,结论不确定,假阳性和(或)假阴性错误的风险较高
Ⅲ	非随机,同期对照研究
Ⅳ	非随机,历史对照研究和专家意见
Ⅴ	系列病例报道,非对照研究和专家意见

二、严重感染与感染性休克的血流动力学特点

严重感染和感染性休克时,循环系统主要表现为体循环阻力下降,同时

伴有心输出量正常或增加,肺循环阻力通常略有升高。体循环阻力下降被认为是感染性休克的首要血流动力学改变,这种状态通常被称之为高动力型血流动力学状态。严重感染常导致左右心室的功能受到明显抑制,可表现为心室射血分数下降,心肌顺应性下降。

严重感染和感染性休克的血流动力学改变的基础,是外周血管的收缩舒张功能的异常,从而导致血流的分布异常。在感染性休克发生的早期,由于血管的扩张和通透性的改变,可出现循环系统的低容量状态。经过容量补充后,血流动力学则表现为高动力状态。外周阻力下降、心输出量正常或升高,作为循环高流量和高氧输送的形成基础而成为感染性休克的主要特点。感染性休克的这种氧输送正常或增高状态下的组织缺氧是分布性休克的主要特征,与低容量性休克、心源性休克和梗阻性休克氧输送减少的特点有明确的不同。

严重感染时,组织对氧的摄取和利用功能也发生改变。微循环的功能改变及组织代谢功能障碍可以存在于感染过程的始终。炎症反应导致毛细血管内皮系统受损、凝血功能异常、血管通透性增加,使血管内容量减少、组织水肿;组织内通血微血管密度下降,无血流和间断血流的微血管比例增加。这些改变直接导致微循环和组织间的物质交换障碍,在器官功能不全的发展过程中起着关键作用。同时,炎症反应导致的线粒体功能障碍使细胞对氧的利用也受到明显的影响。这些改变的共同作用使组织缺氧及代谢功能障碍进行性加重,加速了休克的发展。

推荐意见1:感染性休克以血流分布异常为主要血流动力学特点,应注意在整体氧输送不减少情况下的组织缺氧。(E级)

三、严重感染与感染性休克的诊断

严重感染和感染性休克通常表现为一个进行性发展的临床过程。这个过程的不同阶段可以表现出不同的特点。为了能够更早期对严重感染和感染性休克进行识别和诊断,人们做了大量的工作,并不断形成新的共识。

1991年8月美国胸科医师学会(ACCP)和重症医学会(SCCM)联席会议对全身炎症反应综合征(SIRS)规定了明确的定义和诊断标准:SIRS是机体对不同的严重损伤所产生的全身性炎性反应。这些损伤可以是感染,也可以是非感染性损伤,如严重创伤、烧伤、胰腺炎等等。如出现两种或两种以上的下列表现,可以认为有这种反应的存在:① 体温>38℃或<36℃;② 心率>

90 次/分；③ 呼吸频率＞20 次/分，或动脉血二氧化碳分压＜32 mmHg (4.3 kPa)；④ 血白细胞＞12×10^9/L，＜4×10^9/L 或幼稚型细胞＞10％。会议同时指出，由致病微生物所引起的 SIRS 为全身性感染（sepsis）；严重感染是指全身性感染伴有器官功能不全、组织灌注不良或低血压。感染性休克可以被认为是严重感染的一种特殊类型。

临床上沿用的诊断感染性休克的标准常包括：① 临床上有明确的感染；② 有 SIRS 的存在；③ 收缩压低于 90 mmHg 或较原基础值下降的幅度超过 40 mmHg，至少 1 小时，或血压依赖输液或药物维持；④ 有组织灌注不良的表现，如少尿（＜30 ml/小时）超过 1 小时，或有急性神志障碍。这些指标在今天看来，尚不能完全体现对感染性休克作为临床过程的认识和早期诊断的要求。

2001 年有关方面的专家对相关的概念进行重新论证，认为虽然这些定义在临床应用方面存有一定缺陷。但尚无足够的证据改变 1991 年所制定的这些定义。临床上需要更具体的指标（如生物学指标）对全身性感染的严重程度进行更为明确的区分。会议建议应用 PIRO 系统，希望提供更清晰的、定量化的诊断标准。PIRO 系统包括易感性（predisposition）、感染侵袭（insult infection）、机体反应（response）和器官功能不全（organ dysfunction）。该系统相应的反映：① 病人的基础情况、对炎症反应的基因特征；② 致病微生物的药物敏感性和分子生物学特征，感染源的部位、严重程度和对治疗的反应；③ 机体炎症反应特点和特异性生物学指标（如降钙素前体、C 反应蛋白、人类白细胞相关性抗原、白介素等）的意义；④ 器官受累的数量、程度及其相应的评分系统。

从对感染过程的认识和对感染性休克的定位，可以看出一些基本概念的转变。这种转变正在影响着对感染性休克的诊断和临床治疗的决策。

推荐意见 2：应重视严重感染和感染性休克是一个进行性发展的临床过程，对这个过程的认识有助于早期诊断。（E 级）

四、严重感染与感染性休克血流动力学监测的目的与意义

血流动力学的监测对严重感染与感染性休克的早期诊断、预后的判断以及治疗过程中效果的观察、方案的反馈与调整至关重要，早期合理地选择监测指标并正确解读有助于指导严重感染与感染性休克患者的治疗。常规血

流动力学监测可以用于基础循环状态、容量复苏和药物治疗效果的评价,其核心内容是组织灌注与氧代谢状况,包括全身和局部灌注指标的监测。

常规血流动力学监测包括体循环的监测参数:心率、血压、中心静脉压(CVP)与心排血量和体循环阻力(SVR)等;肺循环监测参数:肺动脉压(PAP)、肺动脉嵌压(PAWP)和肺循环阻力(PVR)等;氧动力学与代谢监测参数:氧输送(DO_2)、氧消耗(VO_2)等;氧代谢监测参数:血乳酸、脉搏氧饱和度、混合静脉血氧饱和度(SvO_2)或中心静脉血氧饱和度($ScvO_2$)的监测等。严重感染与感染性休克时组织持续缺氧,传统临床监测指标如心率、血压、尿量、神志、毛细血管充盈状态、皮肤灌注等往往不能对组织氧合的改变具有敏感的反应。此外,经过治疗干预后的心率、血压等临床指标的变化也可在组织灌注与氧合未改善前趋于稳定。因此,监测和评估全身灌注指标(DO_2、VO_2、Lac、$ScvO_2$或$ScvO_2$等)以及局部组织灌注指标(胃黏膜pH值测定或消化道黏膜PCO_2测定等)很有必要。

临床上,中心静脉压、肺动脉嵌顿压和心室舒张末容积是常用的反映心脏前负荷的参数,体循环阻力(SVR)为监测左心室后负荷的指标,肺循环阻力(PVR)为监测右心室后负荷的指标,每搏输出量、心室每搏做功指数、射血分数等指标反映了心肌收缩力的变化情况。

监测CVP对右心容量的调整起到了一定的指导作用,但在反映左心前负荷方面仍有较大的局限性。相比之下,PAWP与左心前负荷的变化更具有相关性。但是,CVP与PAWP都是通过以压力代容积的方法来反映心脏前负荷的,会受到心室顺应性的影响。从理论上讲,直接监测心室舒张末容积是最理想的反映心脏前负荷的指标。肺动脉漂浮导管(Swan-Ganz导管)是血流动力学监测的有效手段,通过漂浮导管获取的参数资料,可以更好地指导临床治疗。近年来有些研究显示肺动脉漂浮导管会增加病人的并发症,使死亡率升高,但也有随机、多中心、大规模、前瞻性临床研究表明,肺动脉漂浮导管在危重病治疗中对病人的死亡率、总住院时间、ICU住院时间、器官支持治疗时间均无影响,研究者分析认为:医务人员对漂浮导管数据的误解、无效的治疗方案、缺乏更全面的知识培训是肺动脉漂浮导管不能给危重病人带来益处的主要原因。

综合评价DO_2、VO_2及两者的相关性可以实现组织氧动力学的优化治疗,氧摄取率(O_2ER)作为评价氧供需平衡的指标,其效果比单纯应用DO_2和VO_2更敏感。正常情况下,DO_2改变时,因为氧摄取率的变化,VO_2保持不变,也就是说VO_2不受DO_2的影响。但当DO_2下降到一临界值时,VO_2依赖于DO_2的变化,O_2ER的增加也无法满足组织氧合,于是就发生无氧代谢。另外,O_2ER 可以作为判断患者预后的指标。混合静脉血氧饱和度(SvO_2)反映 DO_2 和 VO_2 的平衡,当 DO_2 不能满足组织氧需要时 SvO_2 下降。严重感染与感染性休克时,可因为血流分布不均或组织氧利用障碍使 SvO_2 升高,所以 SvO_2 值需要与其他血流动力学指标一起解读。近期研究认为,监测中心静脉血氧饱和度($ScvO_2$)对于指导早期复苏有重要价值。血乳酸作为全身灌注与氧代谢的重要指标,它的升高反映了低灌注情况下无氧代谢的增加。血乳酸水平升高在预测严重感染与感染性休克病人的预后方面很有价值,血乳酸清除率比单一的血乳酸值更有意义。

临床上局部灌注的评估经常靠评价器官功能来实现,如心肌缺血,尿量减少,血尿素氮和肌酐的升高,神志异常,血清转氨酶、乳酸脱氢酶、胆红素的升高和凝血酶原时间的延长等。严重感染与感染性休克病人组织灌注减少,CO_2 积蓄与清除障碍,消化道 CO_2 张力测定与胃黏膜 pH 值监测是临床评估消化道灌注的方法之一,也是评价危重病患者预后的良好指标。舌下二氧化碳图法测定组织 PCO_2($PtCO_2$),因其无创,应用简单且与胃张力计获得数据具有密切相关性而引起人们关注。最近出现了床边直视下监测微循环状态的技术,这种技术应用正交极化光谱(orthogonal polarization spectral,OPS)成像可以观察严重感染与感染性休克病人的微循环变化,包括血管密度下降和未充盈、间断充盈毛细血管比例升高。这种情况的持续存在与器官衰竭的进展和死亡密切相关。

由于技术和理论的进步,近年出现了一些新的无创或微创血流动力学监测方法,其中以食管超声技术、ICG、NICO、PiCCO 及 LiDCO 等技术最具代表性。简单、相对无创是这几种方法的优点,但还不能够完全替代肺动脉漂浮导管。

推荐意见 3:严重感染与感染性休克的患者应尽早收入 ICU 并进行严密的血流动力学监测。(E 级)

推荐意见 4:早期合理地选择监测指标并正确解读有助于指导严重感染与感染性休克患者的治疗。(E 级)

五、常用监测指标的选择与影响因素

1. 临床表现

严重感染和感染性休克具有一系列反映组织灌注降低的临床表现,如平均动脉压(MAP)和尿量减少、皮肤温度降低或花斑、毛细血管再充盈速度减慢和神志改变,这些征象可以作为感染性休克的诊断依据和观察指标,但是这些指标的缺点是不够敏感,也不能较好地反映组织氧合。

作为治疗目标,一般认为尿量必须达到每小时 0.5 ml/kg 以上。尿量的改变容易受治疗措施影响,利尿剂、补液速度和类型、血管活性药物都可以增加尿量,临床医师在观察尿量变化时应考虑这些因素。

相比收缩压或舒张压,MAP 能更好地反应组织灌注水平,故一般以 MAP 低于 65~70 mmHg 视为组织灌注不足,在感染性休克的血流动力学支持中需要维持 MAP 在 65 mmHg 以上。血管收缩药的使用可以提高 MAP,但此时组织灌注仍可能不足。

推荐意见 5:对于严重感染与感染性休克病人,应密切观察组织器官低灌注的临床表现。(E 级)

推荐意见 6:严重感染与感染性休克病人应尽早放置动脉导管。(E 级)

2. 中心静脉压(CVP)和肺动脉楔压(PAWP)

CVP 反映右心室舒张末压,PAWP 则反映左心室的舒张末压,都是反映前负荷的压力指标。一般认为 CVP 8~12 mmHg、PAWP 12~15 mmHg 作为严重感染和感染性休克的治疗目标。因此,中心静脉导管应在严重感染诊断确立时即早期予以留置;而肺动脉漂浮导管的应用则需结合临床谨慎考虑。

CVP 和 PAWP 的临床价值也存在争议,有研究表明 CVP 不能反应全身组织缺氧的情况;而即使是在健康志愿者中,CVP 和 PAWP 也与心室的充盈程度没有必然的关联。此外,除去医务人员的技术原因,还有其他因素影响 CVP 与 PAWP 测定,如心率、左心室顺应性、肺静脉压、胸腔内压等。正压通气和低于 10 mmHg 的 PEEP 不会影响 PAWP,而高于 10 mmHg 的 PEEP 则会使 PAWP 明显升高。动物实验表明,腹腔高压或腹腔室间隔综合征可提高 CVP 和 PAWP,腹内压达到 20 mmHg 以上时尤其显著。因此,CVP 和 PAWP 的单个测量值价值不大,但在参考基线水平的基础上观察其动态变化则有一定意义。

推荐意见 7:严重感染与感染性休克病人应尽早放置中心静脉导管。(E 级)

推荐意见 8:CVP 8~12 mmHg、PAWP 12~15 mmHg 可作为严重感染和感染性休克的治疗目标,但应连续、动态观察。(E 级)

3. 混合静脉血氧饱和度（SvO_2）和中心静脉血氧饱和度（$ScvO_2$）

SvO_2 是严重感染和感染性休克复苏的重要监测指标之一。SvO_2 是混合静脉血氧饱和度，反映组织器官摄取氧的状态。当全身氧输送降低或全身氧需求超过氧输送时，SvO_2 降低，提示机体无氧代谢增加。当组织器官氧利用障碍或微血管分流增加时，可导致 SvO_2 升高，尽管此时组织的氧需求量仍可能增加。

在严重感染和感染性休克早期，全身组织的灌注已经发生改变，即使血压、心率、尿量和中心静脉压仍处于正常范围，此时可能已出现 SvO_2 降低，提示 SvO_2 能较早地发现病情的变化。

$ScvO_2$ 与 SvO_2 有一定的相关性，在临床上更具可操作性，虽然测量的 $ScvO_2$ 值要比 SvO_2 值高 5%～15%，但它们所代表的趋势是相同的，可以反映组织灌注状态。

一般情况下，SvO_2 的范围在 60%～80%。在严重感染和感染性休克病人，SvO_2<70% 提示病死率明显增加。临床上，SvO_2 降低的常见原因包括心输出量的减少、血红蛋白氧结合力降低、贫血和组织氧耗的增加。

推荐意见 9：SvO_2 的变化趋势可反映组织灌注状态，对严重感染和感染性休克病人的诊断和治疗具有重要的临床意义。（C 级）

4. 血乳酸

严重感染与感染性休克时组织缺氧使乳酸生成增加。在常规血流动力学监测指标改变之前，组织低灌注与缺氧已经存在，乳酸水平已经升高。研究表明，血乳酸持续升高与 APACHE II 评分密切相关，感染性休克血乳酸>4 mmol/L，病死率达 80%，因此乳酸可作为评价疾病严重程度及预后的指标之一。

但仅血乳酸浓度尚不能充分反映组织的氧合状态，如合并肝功能不全的病人，血乳酸浓度明显升高。进一步研究显示：感染性休克病人复苏 6 小时内乳酸清除率≥10%者，血管活性药用量明显低于清除率低的病人，且病死率也明显降低（47.2% 比 72.7%，P<0.05）；积极复苏后仍持续高乳酸血症者预后不良，故提出高乳酸时间的概念，即乳酸>2 mmol/L 所持续时间。更多的学者认为连续监测血乳酸水平，尤其是乳酸清除率对于疾病预后的评价更有价值。因此，动态监测乳酸浓度变化或计算乳酸清除率可能是更好的监测指标。

推荐意见10：严重感染与感染性休克时应该监测动脉血乳酸及乳酸清除率的变化。（C级）

5. 组织氧代谢

严重感染与感染性休克时局部组织灌注及氧代谢改变往往发生较早,监测局部组织灌注状态与传统的容量、压力、血氧等指标相比,对于早期诊断、判断治疗效果与预后更为重要。

胃肠道血流低灌注导致黏膜细胞缺血缺氧,H^+释放增加与CO_2积聚,消化道黏膜pH值(pHi)是主要反映组织细胞氧合状况的指标,而$PtCO_2$的监测较pHi更为直接、精确。研究显示:严重创伤病人24小时连续监测pHi,pHi≥7.30组存活率明显高于pHi<7.30组;pHi<7.30持续24小时,病死率可高达50%。因此,有学者认为以纠正pHi为治疗目标,有助于改善感染性休克的预后。但最近一项大样本前瞻性研究却发现,即使维持胃黏膜pHi≥7.30,病死率也未获得显著降低(38.5%比39.6%)。因此,尽管测定pHi可以了解组织氧合,但是能否作为感染性休克病人指导治疗的指标尚不确定。有关黏膜内PCO_2测定及黏膜-动脉PCO_2差值(mucosal-arterial PCO_2 gap,$Pr-aCO_2$)监测判断感染性休克预后的临床研究显示,在尚未有效复苏时,该项指标不能评价预后;而经早期复苏血流动力学稳定的重症病人,死亡组黏膜PCO_2及$Pr-aCO_2$明显高于存活组,说明此时的局部氧代谢状态与感染性休克患者的预后密切相关。近年来随着对休克病人局部氧代谢研究表明,舌下PCO_2与胃黏膜PCO_2有很好的相关性,并且可以通过特殊设备在床旁直接观察和实时监测,不失为一个实用、直观的了解局部组织灌注水平的指标。总之,局部灌注与组织氧代谢监测可能成为今后更有效的休克监测与预后评估指标,但目前的研究有待进一步深入,特别是缺乏用其评价干预性治疗效果的大样本临床研究证据。

六、功能性血流动力学监测

严重感染和感染性休克是一种以血流分布异常导致组织灌注不足为特征的综合征。分布性休克的这种特点要求有充足的容量补充以满足组织灌注的需要,但过度补液则将导致肺水肿,降低感染性休克的存活率,这样的特征导致血流动力学支持方案的复杂性。因此,往往不能依据单一的监测指标来判断支持的目标或终点。另外,临床上监测结果与病人真实的血流动力学状态之间存在差异,从而给严重感染和感染性休克病人血流动力学状态的分析判断及治疗反应的评价带来困难。评价单一指标都有其局限性。

功能性血流动力学监测的概念,是指应用血流动力学监测的各项指标,结合病人的生理状态,提示机体现有的和储备的血流动力学情况,从而指导治疗。它要求我们根据不同的病人基础状态,不同的疾病,不同的疾病发展阶段与不同的治疗方案的影响,全面统一的评判各种监测指标的价值和局限。对于严重感染和感染性休克而言,功能性血流动力学监测的意义在于强调了需要全面、动态地评价心排血量是否符合机体氧的需要,从而优化治疗方案,最终提高存活率。对严重感染和感染性休克病人进行液体复苏时,可以应用血流动力学指标变化评价心脏对容量补充的反应性,当反应性良好时,继续补液将带来益处,否则,将增加了肺水肿发生的可能。如自主呼吸的患者,中心静脉压的动态变化是评价心脏对容量反应的较好指标,当给予一定的容量负荷后 CVP 上升≤2 mmHg 时,提示心脏对容量的反应良好,可以继续输液治疗。而对于正压通气的患者,CVP 的动态变化有时不能准确预测心脏对容量的反应,此时应用 SVV(stroke volume variation)与 PPV(pulse pressure variation)则可能具有更好的评价作用,需要注意的是,目前关于 PPV 的报道,多局限于外科手术后的患者,对严重感染或感染性休克病人的评估价值则有待进一步证实。亦有文献报道,SPV (systolic pressure variation)和 dDown(delta down)也是评价正压通气时患者心脏对容量的反应性的较好指标。近期有试验表明,中心静脉压变化指数 Cvci(%) 也可以较好地评价心脏对容量的反应性。这些临床实践体现了对严重感染和感染性休克病人进行血流动力学动态监测与恰当支持的全面理解。

推荐意见11:对于严重感染或感染性休克病人,需动态观察与分析容量与心脏、血管的功能状态是否适应机体氧代谢的需要。(E级)

七、成人严重感染与感染性休克的血流动力学支持

1. 早期液体复苏

对于严重感染的病人,保持循环稳定的最好的治疗是早期复苏,液体复

苏的初期目标是保证足够的组织灌注。一旦临床诊断感染或感染性休克,应尽快积极液体复苏,6 小时内达到复苏目标:① 中心静脉压(CVP)8~12 mmHg;② 平均动脉压>65 mmHg;③ 尿量每小时>0.5 ml/kg;④ $ScvO_2$ 或 SvO_2>70%。若液体复苏后 CVP 达 8~12 mmHg,而 $ScvO_2$ 或 SvO_2 仍未达到 70%,需输注浓缩红细胞使血细胞比容达到 30%以上,或输注多巴酚丁胺以达到复苏目标。按上述复苏目标,Rivers 等人对 263 例病人进行一项前瞻性随机对照研究,其中 130 例接受早期目标指导治疗(EGDT),133 例接受常规治疗,两组病人基本条件无差异,EGDT 组病死率 30.5%,对照组46.5%;在同一时期,EGDT 组平均 APACHEII 评分明显降低(13.0±6.3 和15.9±6.4),表明发生脏器功能不全的比率低。出院的病人中,EGDT 组平均住院时间缩短 3.8 天,EGDT 还使突发心血管事件的比率下降 50%(绝对值减少 10.7%)。

全身组织乏氧可以通过全身炎症反应综合征的表现、乳酸的水平来早期识别,而不一定会有血压下降。当病人有全身炎症反应综合征的表现,且血乳酸>4 mmol/L 提示严重组织乏氧,应接受 EGDT。严重感染的病人,单纯提高氧输送可能难以维持氧供和氧需之间的平衡,因此应尽量减少患者氧需求。机械通气、镇静、镇痛既可以减少呼吸做功,又能降低呼吸肌耗氧。在接受机械通气的病人,因为其胸腔内压较高,允许中心静脉压达到 12~15 mmHg,腹内压高的病人也是如此。

液体复苏并不等同于持续输入液体。液体复苏是指早期容量扩充,并要严密监测病人的反应。在这个时期,要在短时间内输入大量液体,但同时要严密监测病人的反应以防止发生肺水肿。在可疑低血容量的病人可以先快速补液:30 分钟内输入晶体 500~1 000 ml 或胶体 300~500 ml,并判断病人对液体复苏的反应(血压增高及尿量增多)及耐受性(有无血管内容量过负荷的证据),从而决定是否继续扩容。同样是严重感染的病人,其容量缺乏的程度却大有不同,随着静脉扩张和毛细血管渗漏,大多数病人在最初的 24 小时内都需要持续大量的液体复苏,入量明显多于出量,此时,不能再以入量/出量比例来判断对液体的需求。

严重感染与感染性休克病人液体复苏时晶胶体的选择仍存在很大的争议。目前关于感染性休克液体选择方面的多项研究显示,晶体胶体临床应用对病人预后的影响并没有差异。严重感染和感染性休克病人选用生理盐水或白蛋白同样有效。胶体的渗透压高于晶体,能更好地维持血管内容量。

推荐意见 12:对严重感染与感染性休克病人应积极实施早期液体复苏。

（B级）

推荐意见 13：严重感染与感染性休克早期复苏应达到：中心静脉压 8～12 mmHg，平均动脉压≥65 mmHg，尿量每小时≥0.5 ml/kg，中心静脉血氧饱和度或混合静脉血氧饱和度≥70%。（B级）

推荐意见 14：在严重感染与感染性休克早期复苏过程中，当中心静脉压、平均动脉压达标，而 $ScvO_2$ 中心静脉或混合静脉血氧饱和度仍低于 70%，可考虑输入红细胞悬液使血细胞比容≥30%和（或）多巴酚丁胺。（B级）

推荐意见 15：复苏液体包括天然胶体、人造胶体和晶体，没有证据支持哪一种液体复苏效果更好。（C级）

2. 血管活性药物、正性肌力药物

严重感染和感染性休克的初始治疗应为积极的早期目标指导性的液体复苏，即便在容量复苏的同时，亦可考虑合并应用血管活性药物和/或正性肌力药物以提高和保持组织器官的灌注压。必要时还应辅以应用低剂量的糖皮质激素。常用的药物包括多巴胺、去甲肾上腺素、血管加压素和多巴酚丁胺。

多巴胺（Dopamine）

作为感染性休克治疗的一线血管活性药物，多巴胺兼具多巴胺能与肾上腺素能 α 和 β 受体的兴奋效应，在不同的剂量下表现出不同的受体效应。

小剂量（每分钟＜5 μg/kg）多巴胺主要作用于多巴胺受体（DA），具有轻度的血管扩张作用。

中等剂量（每分钟 5～10 μg/kg）以 $β_1$ 受体兴奋为主，可以增加心肌收缩力及心率，从而增加心肌的做功与氧耗。

大剂量多巴胺（每分钟 10～20 μg/kg）则以 $α_1$ 受体兴奋为主，出现显著的血管收缩。

既往认为小剂量[＜5 μg/(kg·min)]多巴胺还可以通过兴奋多巴胺受体而扩张肾和其他内脏血管，增加肾小球滤过率，起到肾脏保护效应。但近年来的国际合作研究提示，小剂量多巴胺并未显示出肾脏保护作用。

去甲肾上腺素（Norepinephrine）

去甲肾上腺素具有兴奋 α 和 β 受体的双重效应。其兴奋 α 受体的作用较强，通过提升平均动脉压（MAP）而改善组织灌注；对 β 受体的兴奋作用为中度，可以升高心率和增加心脏做功，但由于其增加静脉回流充盈和对右心压力感受器的作用,可以部分抵消心率和心肌收缩力的增加,从而相对减少心肌氧耗。因此亦被认为是治疗感染中毒性休克的一线血管活性药物。其常用剂量为每分钟 0.03~1.5 μg/kg。但剂量超过每分钟 1.0 μg/kg 时,可由于对 β 受体的兴奋加强而增加心肌做功与氧耗。

近年来的一些研究还报告:对于容量复苏效果不理想的感染性休克病人,去甲肾上腺素与多巴酚丁胺合用,可以改善组织灌注与氧输送,增加冠状动脉和肾脏的血流以及肌酐清除率、降低血乳酸水平,而不加重器官的缺血。

肾上腺素(Epinephrine)

肾上腺素由于具有强烈的 α 和 β 受体的双重兴奋效应,特别是其较强的 β 受体兴奋效应在增加心脏做功、增加氧输送的同时也显著增加着氧消耗,其促进组织代谢的产热效应也使得组织乳酸的生成增多,血乳酸水平升高。因此目前不推荐作为感染中毒性休克的一线治疗药物,仅在其他治疗手段无效时才可考虑尝试应用。

血管加压素(Vasopressin)

已发现感染性休克病人血中的血管加压素水平较正常显著降低。某些观察显示,在感染中毒性休克病人,血管加压素通过强力收缩扩张的血管,提高外周血管阻力而改善血流的分布,起到提升血压、增加尿量的作用;也有人推测其作用可能与抑制交感神经冲动及增益压力反射有关。血管加压素还可以与儿茶酚胺类药物协同作用。由于大剂量血管加压素具有极强的收缩血管作用,使得包括冠状动脉在内的内脏血管强力收缩,甚至加重内脏器官缺血,故目前多主张在去甲肾上腺素等儿茶酚胺类药物无效时才考虑应用,且以小剂量给予(0.01~0.04 U/分),无须根据血压调整剂量。临床上现有的药物目前主要是精氨酸加压素(Arginine Vasopressin)以及特利加压素(Terlipressin)。

多巴酚丁胺(Dobutamine)

多巴酚丁胺具有强烈的 β_1、β_2 受体和中度的 α 受体兴奋作用,其 β_1 受体正性肌力作用可以使心脏指数增加 25%~50%,同时也相应使得心率升高 10%~20%;而 β_2 受体的作用可以降低肺动脉楔压,有利于改善右心射血,提高心输出量。总体而言,多巴酚丁胺既可以增加氧输送,同时也增加(特别是心肌的)氧消耗,因此在感染性休克治疗中一般用于经过充分液体复苏后心脏功能仍未见改善的病人;对于合并低血压者,宜联合应用血管收缩药物。其常用剂量为每分钟 2~20 μg/kg。

糖皮质激素(Glucocorticoid)

严重感染和感染性休克病人往往存在有相对肾上腺皮质功能不足,血清游离皮质醇正常或升高,机体对促肾上腺皮质激素释放激素(ACTH)反应改变,并失去对血管活性药物的敏感性。曾有学者主张根据机体接受 ACTH 刺激试验后血清皮质醇的变化区分"有反应组"与"无反应组",并将"无反应组"视为相对肾上腺功能不足,建议补充糖皮质激素。但近年来也有部分学者主张即使没有 ACTH 试验,只要机体对血管活性药物反应不佳,即可考虑应用小剂量糖皮质激素。一般糖皮质激素宜选择氢化可的松,每日补充量不超过300 mg,分为 3~4 次给予,持续输注。超过 300 mg 以上的氢化可的松并未显示出更好的疗效。

推荐意见 16:对于感染性休克病人,血管活性药物的应用必须建立在液体复苏治疗的基础上,并通过深静脉通路输注。(E 级)

推荐意见 17:去甲肾上腺素及多巴胺均可作为感染性休克治疗首选的血管活性药物。(B 级)

推荐意见 18:小剂量多巴胺未被证明具有肾脏保护及改善内脏灌注的作用。(B 级)

推荐意见 19:对于儿茶酚胺类药物无效的感染性休克病人,可考虑应用小剂量血管加压素。(C 级)

推荐意见 20:对于依赖血管活性药物的感染性休克病人,可应用小剂量糖皮质激素。(C 级)

八、成人严重感染与感染性 休克的集束化治疗

血流动力学紊乱是严重感染和感染性休克最突出的表现。血流动力学的支持是感染性休克重要的治疗手段,目的是改善血流动力学状态、改善器官灌注,逆转器官功能损害。作为严重感染治疗的主要组成部分,早期目标性血流动力学支持治疗,已经证实能够明显改善感染性休克患者的预后。但是除了血流动力学支持治疗,还有其他一些重要治疗也显示出明显改善预后的效果。

规范严重感染及感染性休克的治疗,落实建立在循证医学基础上的治疗指南,对最后降低其病死率具有重要意义。早期目标性血流动力学支持治疗是严重感染及感染性休克治疗指南的关键性内容,但除了积极有效的血流动力学支持外,还需要同时联合其他有效的治疗,也就是形成一个联合治疗的

套餐,称为"严重感染的集束化治疗"(sepsis bundle)。集束化治疗的目的一方面为了促进临床医生落实重症感染和感染性休克治疗指南的各项措施,规范治疗行为,另一方面也是为了提高严重感染及感染性休克治疗指南的可行性和依从性,进一步达到落实指南、改善病人预后的目的。

所谓早期集束化治疗,是指根据治疗指南,在严重感染和感染性休克确诊后立即开始并应在短期内(如6～24小时)内必须迅速完成的治疗措施。将指南中的重要治疗措施组合在一起,形成集束化治疗措施,从而保证了指南的落实。一般认为,早期集束化治疗应包括早期血清乳酸水平测定;抗生素使用前留取病原学标本;急诊在3小时内,ICU在1小时内开始广谱的抗生素治疗;如果有低血压或血乳酸>4 mmol/L,立即给予液体复苏(20 ml/kg),如低血压不能纠正,加用血管活性药物,维持MAP≥65 mmHg;持续低血压或血乳酸>4 mmol/L,液体复苏使中心静脉压(CVP)≥8 mmHg,中心静脉血氧饱和度($ScvO_2$)≥70%。血流动力学监测和治疗是早期集束化治疗中最重要的组成部分,早期集束化治疗强调时间紧迫性,尽可能在1～2小时内放置中心静脉导管,监测CVP和$ScvO_2$,开始积极液体复苏,6小时内达到上述目标,并通过监测和调整治疗维持血流动力学的稳定。

在努力实现血流动力学的稳定的同时,早期集束化治疗还包括:① 积极的血糖控制;② 糖皮质激素应用;③ 机械通气患者平台压<30 cmH_2O;④ 有条件的医院可以使用活化蛋白C(APC)。

尽早达到集束化治疗的目标,可以明显改善严重感染和感染性休克患者预后。Rivers的研究显示,6小时内实施并完成早期目标性血流动力学支持治疗可以显著降低病死率。德国的一项单中心回顾性研究显示,30例感染性休克患者采用标准化治疗,包括6小时EGDT、24小时内完成强化胰岛素治疗积极控制血糖,小剂量糖皮质激素和活化蛋白C的应用,与常规治疗的对照组比较,采用集束化治疗的感染性休克患者,医院病死率显著下降(27%比53%)。而英国的另一项前瞻性、双中心的研究显示,101个严重感染和感染性休克患者纳入观察,在6小时内达到集束化治疗复苏目标组病死率为23%,而6小时内未达标组病死率为49%,也就是达标组医院病死率下降2倍。与24小时内未达标组比较,24小时内达到复苏目标组病死率从50%下降到29%。可见,尽早达到集束化治疗目标可以显著降低严重感染和感染性休克患者病死率,提示在临床上应积极推行集束化治疗有助于治疗指南的落实。

虽然不少研究显示采用集束化治疗可以明显降低严重感染和感染性休

克患者病死率,但现有研究仍表明临床医生对集束化治疗的依从性很低。最近的一项前瞻性、双中心的观察表明,6小时集束化治疗的依从性仅52%,而24小时集束化治疗的依从性仅30%。最近,德国Sepnet的研究显示,临床医生对指南的认知性不够,而且认知性与依从性之间存在很大的差异。92%的医生接受小潮气量通气,但只有4%医生实施小潮气量通气;而对乳酸监测、血糖控制、ScvO₂监测的认知率在50%左右,但实施率不超过20%。强烈提示急需提高临床医生对指南的认知性和依从性,才有可能最终改善严重感染和感染性休克患者的预后。

通过教育、培训、规范临床治疗可以提高临床医生对集束化治疗的认知性和依从性,从而达到降低严重感染和感染性休克病死率的最终目标。最近研究显示,与回顾性的资料比较,通过教育、培训,实施集束化治疗方案,ICU医生对集束化治疗的依从性明显提高,严重感染和感染性休克的病死率明显下降。因此,提高ICU医生对集束化治疗的认知性和依从性,有助于治疗指南的落实,对最终改善严重感染和感染性休克的预后具有重要的临床意义。

推荐意见21:在积极血流动力学监测和支持的同时,还应达到严重感染和感染性休克其他的治疗目标。(C级)

中华医学会重症医学分会

《成人严重感染与感染性休克血流动力学监测
与支持指南(2006)》工作组

组长:严 静
组员(按姓氏笔画为序):于凯江(哈尔滨医科大学附属第一医院),马晓春(中国医科大学附属第一医院),刘大为(中国医学科学院北京协和医院),许媛(首都医科大学北京同仁医院),安友仲(北京大学人民医院),汤耀卿(上海交通大学瑞金医院),邱海波(东南大学附属中大医院),严静(浙江医院),管向东(中山大学附属第一医院)

附录三

急性肺损伤/急性呼吸窘迫综合征诊断和治疗指南(2006)

中华医学会重症医学分会

一、引　言

　　急性肺损伤(ALI)/急性呼吸窘迫综合征(ARDS)是一种常见危重症,病死率极高,严重威胁重症患者的生命并影响其生存质量。尽管我国重症医学已有了长足发展,但对 ALI/ARDS 的认识和治疗状况尚不容乐观。中华医学会重症医学分会以循证医学证据为基础,采用国际通用的方法,经广泛征求意见和建议,反复认真讨论,达成关于成人 ALI/ARDS 诊断和治疗方面的共识,以期对成人 ALI/ARDS 诊断和治疗进行规范。中华医学会重症医学分会以后还将根据循证医学证据的发展及新的共识对 ALI/ARDS 诊断和治疗指南进行更新。

　　指南中的推荐意见依据 2001 年国际感染论坛(ISF)提出的 Delphi 分级标准(附表 2)。将指南中涉及的文献按照研究方法和结果分成 5 个层次,推荐意见的推荐级别分为 A～E 级,其中 A 级为最高。需要说明的是,推荐等级并不代表特别建议,而只是文献的支持程度。

附表 2　推荐级别与研究文献的分级

推荐级别
A	至少有 2 项 Ⅰ 级研究结果支持
B	仅有 1 项 Ⅰ 级研究结果支持
C	仅有 Ⅱ 级研究结果支持
D	至少有 1 项 Ⅲ 级研究结果支持
E	仅有 Ⅳ 级或 Ⅴ 级研究结果支持

研究文献的分级
Ⅰ	大样本、随机研究,结论确定,假阳性或假阴性错误的风险较低
Ⅱ	小样本、随机研究,结论不确定,假阳性和(或)假阴性错误的风险较高
Ⅲ	非随机,同期对照研究
Ⅳ	非随机,历史对照研究和专家意见
Ⅴ	系列病例报道,非对照研究和专家意见

二、ALI/ARDS 的概念与流行病学

ALI/ARDS 是在严重感染、休克、创伤及烧伤等非心源性疾病过程中,肺毛细血管内皮细胞和肺泡上皮细胞损伤造成弥漫性肺间质及肺泡水肿,导致的急性低氧性呼吸功能不全或衰竭。以肺容积减少、肺顺应性降低、严重的通气/血流比例失调为病理生理特征,临床上表现为进行性低氧血症和呼吸窘迫,肺部影像学上表现为非均一性的渗出性病变。

流行病学调查显示 ALI/ARDS 是临床常见危重症。根据 1994 年欧美联席会议提出的 ALI/ARDS 诊断标准,ALI 发病率为每年 18/10 万,ARDS 为每年(13~23)/10 万。2005 年的研究显示,ALI/ARDS 发病率分别在每年 79/10 万和 59/10 万。提示 ALI/ARDS 发病率显著增高,明显增加了社会和经济负担,这甚至可与胸部肿瘤、AIDS、哮喘或心肌梗死等相提并论。

多种危险因素可诱发 ALI/ARDS,主要包括:① 直接肺损伤因素。严重肺部感染,胃内容物吸入,肺挫伤,吸入有毒气体,淹溺、氧中毒等。② 间接肺损伤因素。严重感染,严重的非胸部创伤,急性重症胰腺炎,大量输血,体外循环,弥漫性血管内凝血等。

病因不同,ARDS 患病率也明显不同。严重感染时 ALI/ARDS 患病率可高达 25%~50%,大量输血可达 40%,多发性创伤达到 11%~25%,而严重误吸时,ARDS 患病率也可达 9%~26%。同时存在两个或三个危险因素时,

ALI/ARDS 患病率进一步升高。另外,危险因素持续作用时间越长,ALI/ARDS 的患病率越高,危险因素持续 24、48 及 72 小时时,ARDS 患病率分别为 76%、85%和 93%。

虽然不同研究对 ARDS 病死率的报道差异较大,总体来说,目前 ARDS 的病死率仍较高。对 1967~1994 年国际正式发表的 ARDS 临床研究进行荟萃分析,3 264 例 ARDS 患者的病死率在 50%左右。中国上海市 15 家成人 ICU 2001 年 3 月至 2002 年 3 月 ARDS 病死率也高达 68.5%。不同研究中 ARDS 的病因构成、疾病状态和治疗条件的不同可能是导致 ARDS 病死率不同的主要原因。

三、ALI/ARDS 病理生理与发病机制

ALI/ARDS 的基本病理生理改变是肺泡上皮和肺毛细血管内皮通透性增加所致的非心源性肺水肿。由于肺泡水肿、肺泡塌陷导致严重通气/血流比例失调,特别是肺内分流明显增加,从而产生严重的低氧血症。肺血管痉挛和肺微小血栓形成引发肺动脉高压。

ARDS 早期的特征性表现为肺毛细血管内皮细胞与肺泡上皮细胞屏障的通透性增高,肺泡与肺间质内积聚大量的水肿液,其中富含蛋白及以中性粒细胞为主的多种炎症细胞。中性粒细胞粘附在受损的血管内皮细胞表面,进一步向间质和肺泡腔移行,释放大量促炎介质,如炎症性细胞因子、过氧化物、白三烯、蛋白酶、血小板活化因子等,参与中性粒细胞介导的肺损伤。除炎症细胞外,肺泡上皮细胞以及成纤维细胞也能产生多种细胞因子,从而加剧炎症反应过程。凝血和纤溶紊乱也参与 ARDS 的病程,ARDS 早期促凝机制增强,而纤溶过程受到抑制,引起广泛血栓形成和纤维蛋白的大量沉积,导致血管堵塞以及微循环结构受损。ARDS 早期在病理学上可见弥漫性肺损伤,透明膜形成及Ⅰ型肺泡上皮或内皮细胞坏死、水肿,Ⅱ型肺泡上皮细胞增生和间质纤维化等表现。

少数 ALI/ARDS 患者在发病第 1 周内可缓解,但多数患者在发病的 5~7 天后病情仍然进展,进入亚急性期。在 ALI/ARDS 的亚急性期,病理上可见肺间质和肺泡纤维化,Ⅱ型肺泡上皮细胞增生,部分微血管破坏并出现大量新生血管。部分患者呼吸衰竭持续超过 14 天,病理上常表现为严重的肺纤维化、肺泡结构破坏和重建。

四、ALI/ARDS 的临床特征与诊断

一般认为,ALI/ARDS 具有以下临床特征:① 急性起病,在直接或间接肺损伤后 12～48 小时内发病;② 常规吸氧后低氧血症难以纠正;③ 肺部体征无特异性,急性期双肺可闻及湿啰音或呼吸音减低;④ 早期病变以间质性为主,胸部 X 线片常无明显改变。病情进展后,可出现肺内实变,表现为双肺野普遍密度增高,透亮度减低,肺纹理增多、增粗,可见散在斑片状密度增高阴影,即弥漫性肺浸润影;⑤ 无心功能不全证据。

目前 ALI/ARDS 诊断仍广泛沿用 1994 年欧美联席会议提出的诊断标准:① 急性起病;② 氧合指数(PaO_2/FiO_2)≤200 mmHg(不考虑呼气末正压水平);③ 正位 X 线胸片显示双肺均有斑片状阴影;④ 肺动脉嵌顿压≤18 mmHg,或无左心房压力增高的临床证据。如 PaO_2/FiO_2≤300 mmHg 且满足上述其他标准,则诊断为 ALI。

五、ALI/ARDS 的治疗

1. 原发病治疗

全身性感染、创伤、休克、烧伤、急性重症胰腺炎等是导致 ALI/ARDS 的常见病因。严重感染患者有 25％～50％发生 ALI/ARDS,而且在感染、创伤等导致的多器官功能障碍综合征(MODS)中,肺往往也是最早发生衰竭的器官。目前认为,感染、创伤后的全身炎症反应是导致 ARDS 的根本原因。控制原发病,遏制其诱导的全身失控性炎症反应,是预防和治疗 ALI/ARDS 的必要措施。

推荐意见 1:积极控制原发病是遏制 ALI/ARDS 发展的必要措施。(E 级)

2. 呼吸支持治疗

(1) 氧疗　ALI/ARDS 患者吸氧治疗的目的是改善低氧血症,使动脉血氧分压(PaO_2)达到 60～80 mmHg。可根据低氧血症改善的程度和治疗反应调整氧疗方式,首先使用鼻导管,当需要较高的吸氧浓度时,可采用可调节吸

氧浓度的文丘里面罩或带储氧袋的非重吸式氧气面罩。ARDS患者往往低氧血症严重,大多数患者一旦诊断明确,常规的氧疗常常难以奏效,机械通气仍然是最主要的呼吸支持手段。

推荐意见2:氧疗是纠正ALI/ARDS患者低氧血症的基本手段。(E级)

(2)无创机械通气 无创机械通气(NIV)可以避免气管插管和气管切开引起的并发症,近年来得到了广泛的推广应用。尽管随机对照试验(RCT)证实NIV治疗慢性阻塞性肺疾病和心源性肺水肿导致的急性呼吸衰竭的疗效肯定,但是NIV在急性低氧性呼吸衰竭中的应用却存在很多争议。迄今为止,尚无足够的资料显示NIV可以作为ALI/ARDS导致的急性低氧性呼吸衰竭的常规治疗方法。

不同研究中NIV对急性低氧性呼吸衰竭的治疗效果差异较大,可能与导致低氧性呼吸衰竭的病因不同有关。2004年一项荟萃分析显示,在不包括慢性阻塞性肺疾病和心源性肺水肿的急性低氧性呼吸衰竭患者中,与标准氧疗相比,NIV可明显降低气管插管率,并有降低ICU住院时间及住院病死率的趋势。但分层分析显示NIV对ALI/ARDS的疗效并不明确。最近NIV治疗54例ALI/ARDS患者的临床研究显示,70%患者应用NIV治疗无效。逐步回归分析显示,休克、严重低氧血症和代谢性酸中毒是ARDS患者NIV治疗失败的预测指标。一项RCT研究显示,与标准氧疗比较,NIV虽然在应用第1小时明显改善ALI/ARDS患者的氧合,但不能降低气管插管率,也不改善患者预后。可见,ALI/ARDS患者应慎用NIV。

当ARDS患者神志清楚、血流动力学稳定,并能够得到严密监测和随时可行气管插管时,可以尝试NIV治疗。Sevransky等建议,在治疗全身性感染引起的ALI/ARDS时,如果预计患者的病情能够在48~72小时内缓解,可以考虑应用NIV。

应用NIV可使部分合并免疫抑制的ALI/ARDS患者避免有创机械通气,从而避免呼吸机相关性肺炎(VAP)的发生,并可能改善预后。目前两个小样本RCT研究和一个回顾性研究结果均提示,因免疫抑制导致的急性低氧性呼吸衰竭患者可以从NIV中获益。对40名实体器官移植的急性低氧性呼吸衰竭患者的RCT研究显示,与标准氧疗相比,NIV组气管插管率、严重并发症的发生率、入住ICU时间和ICU病死率明显降低,但住院病死率无差别。而对52名免疫抑制合并急性低氧性呼吸衰竭患者(主要是血液系统肿瘤)的RCT研究也显示,与常规治疗方案比较,NIV联合常规治疗方案可明显降低气管插管率,而且ICU病死率和住院病死率也明显减低。对237例机械通气的恶性肿瘤患者进行回顾性分析显示,NIV 可以改善预后。因此,免疫功能低下的患者发生 ALI/ARDS,早期可首先试用 NIV。

一般认为,ALI/ARDS 患者在以下情况时不适宜应用 NIV:① 神志不清;② 血流动力学不稳定;③ 气道分泌物明显增加而且气道自洁能力不足;④ 因脸部畸形、创伤或手术等不能佩戴鼻面罩;⑤ 上消化道出血、剧烈呕吐、肠梗阻和近期食管及上腹部手术;⑥ 危及生命的低氧血症。应用 NIV 治疗 ALI/ARDS 时应严密监测患者的生命体征及治疗反应。如 NIV 治疗 1～2 小时后,低氧血症和全身情况得到改善,可继续应用 NIV;若低氧血症不能改善或全身情况恶化,提示 NIV 治疗失败,应及时改为有创通气。

推荐意见3:预计病情能够短期缓解的早期 ALI/ARDS 患者可考虑应用无创机械通气。(C 级)

推荐意见4:合并免疫功能低下的 ALI/ARDS 患者早期可首先试用无创机械通气。(C 级)

推荐意见5:应用无创机械通气治疗 ALI/ARDS 应严密监测患者的生命体征及治疗反应。神志不清、休克、气道自洁能力障碍的 ALI/ARDS 患者不宜应用无创机械通气。(C 级)

(3) 有创机械通气

机械通气的时机选择　ARDS 患者经高浓度吸氧仍不能改善低氧血症时,应气管插管进行有创机械通气。ARDS 患者呼吸功明显增加,表现为严重的呼吸困难,早期气管插管机械通气可降低呼吸功,改善呼吸困难。虽然目前缺乏 RCT 研究评估早期气管插管对 ARDS 的治疗意义,但一般认为,气管插管和有创机械通气能更有效地改善低氧血症,降低呼吸功,缓解呼吸窘迫,并能够更有效地改善全身缺氧,防止肺外器官功能损害。

推荐意见6:ARDS 患者应积极进行机械通气治疗。(E 级)

肺保护性通气　由于 ARDS 患者大量肺泡塌陷,肺容积明显减少,常规或大潮气量通气易导致肺泡过度膨胀和气道平台压过高,加重肺及肺外器官的损伤。目前有 5 项多中心 RCT 研究比较了常规潮气量与小潮气量通气对 ARDS 病死率的影响。其中 Amato 和 ARDSnet 的研究显示,与常规潮气量通气组比较,小潮气量通气组 ARDS 患者病死率显著降低,另外 3 项研究应用小潮气量通气并不降低病死率。进一步分析显示,阴性结果的 3 项研究中常规潮气量组和小潮气量组的潮气量差别较小,可能是导致阴性结果的主要原因之一。

气道平台压能够客观反映肺泡内压,其过度升高可导致呼吸机相关肺损伤。在上述 5 项多中心 RCT 研究中,小潮气量组的气道平台压均 $<$ 30 cmH$_2$O,其中结论为小潮气量降低病死率的 2 项研究中,对照组气道平台压 $>$ 30 cmH$_2$O,而不降低病死率的 3 项研究中,对照组的气道平台压均 $<$ 30 cmH$_2$O。若按气道平台压分组($<$23、23~27、27~33、$>$33 cmH$_2$O),随气道平台压升高,病死率显著升高($P=0.002$)。而以气道平台压进行调整,不同潮气量通气组(5~6、7~8、9~10、11~12 ml/kg)病死率无显著差异($P=0.18$),并随气道平台压升高,病死率显著增加($P<0.001$)。说明在实施肺保护性通气策略时,限制气道平台压比限制潮气量更为重要。

由于 ARDS 肺容积明显减少,为限制气道平台压,有时不得不将潮气量降低,允许动脉血二氧化碳分压(PaCO$_2$)高于正常,即所谓的允许性高碳酸血症。允许性高碳酸血症是肺保护性通气策略的结果,并非 ARDS 的治疗目标。急性二氧化碳升高导致酸血症可产生一系列病理生理学改变,包括脑及外周血管扩张、心率加快、血压升高和心输出量增加等。但研究证实,实施肺保护性通气策略时一定程度的高碳酸血症是安全的。当然,颅内压增高是应用允许性高碳酸血症的禁忌证。酸血症往往限制了允许性高碳酸血症的应用,目前尚无明确的二氧化碳分压上限值,一般主张保持 pH 值 $>$7.20,否则可考虑静脉输注碳酸氢钠。

推荐意见 7:对 ARDS 患者实施机械通气时应采用肺保护性通气策略,气道平台压不应超过 30~35 cmH$_2$O。(B 级)

肺复张 充分复张 ARDS 塌陷肺泡是纠正低氧血症和保证 PEEP 效应的重要手段。为限制气道平台压而被迫采取的小潮气量通气往往不利于 ARDS 塌陷肺泡的膨胀,而 PEEP 维持肺复张的效应依赖于吸气期肺泡的膨胀程度。目前临床常用的肺复张手法包括控制性肺膨胀、PEEP 递增法及压力控制法(PCV 法)。其中实施控制性肺膨胀采用恒压通气方式,推荐吸气压为 30~45 cmH$_2$O,持续时间 30~40 秒。临床研究证实肺复张手法能有效地促进塌陷肺泡复张,改善氧合,降低肺内分流。一项 RCT 研究显示,与常规潮气量通气比较,采用肺复张手法合并小潮气量通气,可明显改善 ARDS 患者的预后。然而,ARDSnet 对肺复张手法的研究显示,肺复张手法并不能改善氧合,试验也因此而中断。有学者认为,得到阴性结果可能与复张的压力和时间不够有关。

肺复张手法的效应受多种因素影响。实施肺复张手法的压力和时间设定对肺复张的效应有明显影响,不同肺复张手法效应也不尽相同。另外,ARDS 病因不同,对肺复张手法的反应也不同,一般认为,肺外源性的 ARDS

对肺复张手法的反应优于肺内源性的 ARDS；ARDS 病程也影响肺复张手法的效应，早期 ARDS 肺复张效果较好。

值得注意的是，肺复张手法可能影响患者的循环状态，实施过程中应密切监测。

推荐意见 8：可采用肺复张手法促进 ARDS 患者塌陷肺泡复张，改善氧合。(E 级)

PEEP 的选择　ARDS 广泛肺泡塌陷不但可导致顽固的低氧血症，而且部分可复张的肺泡周期性塌陷开放而产生剪切力，会导致或加重呼吸机相关肺损伤。充分复张塌陷肺泡后应用适当水平 PEEP 防止呼气末肺泡塌陷，改善低氧血症，并避免剪切力，防治呼吸机相关肺损伤。因此，ARDS 应采用能防止肺泡塌陷的最低 PEEP。

ARDS 最佳 PEEP 的选择目前仍存在争议。通过荟萃分析比较不同 PEEP 对 ARDS 患者生存率的影响，结果表明，PEEP$>$12 cmH$_2$O、尤其是 PEEP$>$16 cmH$_2$O 时明显改善生存率。有学者建议可参照肺静态压力-容积 (P-V) 曲线低位转折点压力来选择 PEEP。Amato 及 Villar 的研究显示，在小潮气量通气的同时，以静态 P-V 曲线低位转折点压力+2 cmH$_2$O 作为 PEEP，结果与常规通气相比 ARDS 患者的病死率明显降低。若有条件，应根据静态 P-V 曲线低位转折点压力+2 cmH$_2$O 来确定 PEEP。

推荐意见 9：应使用能防止肺泡塌陷的最低 PEEP，有条件情况下，应根据静态 P-V 曲线低位转折点压力+2 cmH$_2$O 来确定 PEEP。(C 级)

自主呼吸　自主呼吸过程中膈肌主动收缩可增加 ARDS 患者肺重力依赖区的通气，改善通气血流比例失调，改善氧合。一项前瞻对照研究显示，与控制通气相比，保留自主呼吸的患者镇静剂使用量、机械通气时间和 ICU 住院时间均明显减少。因此，在循环功能稳定、人机协调性较好的情况下，ARDS 患者机械通气时有必要保留自主呼吸。

推荐意见 10：ARDS 患者机械通气时应尽量保留自主呼吸。(C 级)

半卧位　ARDS 患者合并呼吸机相关性肺炎(VAP)往往使肺损伤进一步恶化，预防 VAP 具有重要的临床意义。机械通气患者平卧位易发生 VAP。研究表明，由于气管插管或气管切开导致声门的关闭功能丧失，机械通气患者胃肠内容物易反流误吸进入下呼吸道，导致 VAP。低于 30°角的平卧位是院内获得性肺炎的独立危险因素。前瞻性 RCT 研究显示，机械通气患者平卧位和半卧位(头部抬高 45°以上)VAP 的患病率分别为 34% 和 8%($P=$0.003)，经微生物培养确诊的 VAP 患病率分别为 23% 和 5%($P=$0.018)。

可见,半卧位可显著降低机械通气患者 VAP 的发生。因此,除非有脊髓损伤等体位改变的禁忌证,机械通气患者均应保持半卧位,预防 VAP 的发生。

推荐意见 11:若无禁忌证,机械通气的 ARDS 患者应采用 30°～45°半卧位。(B 级)

俯卧位通气　俯卧位通气通过降低胸腔内压力梯度、促进分泌物引流和促进肺内液体移动,明显改善氧合。一项随机研究采用每天 7 小时俯卧位通气,连续 7 天,结果表明俯卧位通气明显改善 ARDS 患者氧合,但对病死率无明显影响。然而,依据 PaO_2/FiO_2 对患者进行分层分析结果显示, $PaO_2/FiO_2 < 88$ mmHg 的患者俯卧位通气后病死率明显降低。此外,依据简化急性生理评分(SAPS)Ⅱ进行分层分析显示,SAPS Ⅱ高于 49 分的患者采用俯卧位通气后病死率显著降低。最近,另外一项每天 20 小时俯卧位通气的 RCT 研究显示,俯卧位通气有降低严重低氧血症患者病死率的趋势。可见,对于常规机械通气治疗无效的重度 ARDS 患者,可考虑采用俯卧位通气。

严重的低血压、室性心律失常、颜面部创伤及未处理的不稳定性骨折为俯卧位通气的相对禁忌证。当然,体位改变过程中可能发生如气管插管及中心静脉导管意外脱落等并发症,需要予以预防,但严重并发症并不常见。

推荐意见 12:常规机械通气治疗无效的重度 ARDS 患者,若无禁忌证,可考虑采用俯卧位通气。(D 级)

镇静镇痛与肌松　机械通气患者应考虑使用镇静镇痛剂,以缓解焦虑、躁动、疼痛,减少过度的氧耗。合适的镇静状态、适当的镇痛是保证患者安全和舒适的基本环节。

机械通气时应用镇静剂应先制定镇静方案,包括镇静目标和评估镇静效果的标准,根据镇静目标水平来调整镇静剂的剂量。临床研究中常用 Ramsay 评分来评估镇静深度、制定镇静计划,以 Ramsay 评分 3～4 分作为镇静目标。每天均需中断或减少镇静药物剂量直到患者清醒,以判断患者的镇静程度和意识状态。RCT 研究显示,与持续镇静相比,每天间断镇静患者的机械通气时间、ICU 住院时间和总住院时间均明显缩短,气管切开率、镇静剂的用量及医疗费用均有所下降。可见,对机械通气的 ARDS 患者应用镇静剂时应先制定镇静方案,并实施每日唤醒。

危重患者应用肌松药后,可能延长机械通气时间、导致肺泡塌陷和增加 VAP 发生率,并可能延长住院时间。机械通气的 ARDS 患者应尽量避免使用肌松药物。如确有必要使用肌松药物,应监测肌松水平以指导用药剂量,以预防膈肌功能不全和 VAP 的发生。

推荐意见 13：对机械通气的 ARDS 患者，应制定镇静方案（镇静目标和评估）。（B 级）

推荐意见 14：对机械通气的 ARDS 患者，不推荐常规使用肌松剂。（E 级）

（4）液体通气　部分液体通气是在常规机械通气的基础上经气管插管向肺内注入相当于功能残气量的全氟碳化合物，以降低肺泡表面张力，促进肺重力依赖区塌陷肺泡复张。研究显示，部分液体通气 72 小时后，ARDS 患者肺顺应性可以得到改善，并且改善气体交换，对循环无明显影响。但患者预后均无明显改善，病死率仍高达 50％左右。近期对 90 例 ALI/ARDS 患者的 RCT 研究显示，与常规机械通气相比，部分液体通气既不缩短机械通气时间，也不降低病死率，进一步分析显示，对于年龄＜55 岁的患者，部分液体通气有缩短机械通气时间的趋势。部分液体通气能改善 ALI/ARDS 患者气体交换，增加肺顺应性，可作为严重 ARDS 患者常规机械通气无效时的一种选择。

（5）体外膜氧合技术（ECMO）　建立体外循环后可减轻肺负担、有利于肺功能恢复。非对照临床研究提示，严重的 ARDS 患者应用 ECMO 后存活率为 46％～66％。但 RCT 研究显示，ECMO 并不改善 ARDS 患者预后。随着 ECMO 技术的改进，需要进一步的大规模研究结果来证实 ECMO 在 ARDS 治疗中的地位。

3. ALI/ARDS 药物治疗

（1）液体管理　高通透性肺水肿是 ALI/ARDS 的病理生理特征，肺水肿的程度与 ALI/ARDS 的预后呈正相关，因此，通过积极的液体管理，改善 ALI/ARDS 患者的肺水肿具有重要的临床意义。

研究显示液体负平衡与感染性休克患者病死率的降低显著相关，且对于创伤导致的 ALI/ARDS 患者，液体正平衡使患者病死率明显增加。应用利尿剂减轻肺水肿可能改善肺部病理情况，缩短机械通气时间，进而减少呼吸机相关性肺炎等并发症的发生。但是利尿减轻肺水肿的过程可能会导致心输出量下降，器官灌注不足。因此，ALI/ARDS 患者的液体管理必需考虑到二者的平衡，必须在保证脏器灌注前提下进行。

最近 ARDS net 完成的不同 ARDS 液体管理策略的研究显示，尽管限制性液体管理与非限制性液体管理组病死率无明显差异，但与非限制性液体管理相比，限制性液体管理（利尿和限制补液）组患者第 1 周的液体平衡为负平衡(−136 ml 比＋6 992 ml),氧合指数明显改善,肺损伤评分明显降低,而且 ICU 住院时间明显缩短。特别值得注意的是,限制性液体管理组的休克和低血压的发生率并无增加。可见,在维持循环稳定,保证器官灌注的前提下,限制性的液体管理策略对 ALI/ARDS 患者是有利的。

　　ARDS 患者采用晶体还是胶体液进行液体复苏一直存在争论。最近的大规模 RCT 研究显示,应用白蛋白进行液体复苏,在改善生存率、脏器功能保护、机械通气时间及 ICU 住院时间等方面与生理盐水无明显差异。但值得注意的是,胶体渗透压是决定毛细血管渗出和肺水肿严重程度的重要因素。研究证实,低蛋白血症是严重感染患者发生 ARDS 的独立危险因素,而且低蛋白血症可导致 ARDS 病情进一步恶化,并使机械通气时间延长,病死率也明显增加。因此,对低蛋白血症的 ARDS 患者,有必要输入白蛋白或人工胶体,提高胶体渗透压。最近两个多中心 RCT 研究显示,对于存在低蛋白血症(血浆总蛋白<50～60 g/L)的 ALI/ARDS 患者,与单纯应用呋塞米(速尿)相比,尽管白蛋白联合呋塞米治疗未能明显降低病死率,但可明显改善氧合、增加液体负平衡,并缩短休克时间。因此,对于存在低蛋白血症的 ARDS 患者,在补充白蛋白等胶体溶液的同时联合应用呋塞米,有助于实现液体负平衡,并改善氧合。人工胶体对 ARDS 是否也有类似的治疗效应,需进一步研究证实。

　　推荐意见15:在保证组织器官灌注前提下,应实施限制性的液体管理,有助于改善 ALI/ARDS 患者的氧合和肺损伤。(B 级)

　　推荐意见16:存在低蛋白血症的 ARDS 患者,可通过补充白蛋白等胶体溶液和应用利尿剂,有助于实现液体负平衡,并改善氧合。(C 级)

　　(2)糖皮质激素　全身和局部的炎症反应是 ALI/ARDS 发生和发展的重要机制,研究显示,血浆和肺泡灌洗液中的炎症因子浓度升高与 ARDS 病死率成正相关。长期以来,大量的研究试图应用糖皮质激素控制炎症反应,预防和治疗 ARDS。早期的 3 项多中心 RCT 研究观察了大剂量糖皮质激素对 ARDS 的预防和早期治疗作用,结果糖皮质激素既不能预防 ARDS 的发生,对早期 ARDS 也没有治疗作用。但对于过敏原因导致的 ARDS 患者,早期应用糖皮质激素经验性治疗可能有效。此外,感染性休克并发 ARDS 的患者,如合并有肾上腺皮质功能不全,可考虑应用替代剂量的糖皮质激素。

　　持续的过度炎症反应和肺纤维化是导致 ARDS 晚期病情恶化和治疗困难的重要原因。糖皮质激素能抑制 ARDS 晚期持续存在的炎症反应,并能防止过度的胶原沉积,从而有可能对晚期 ARDS 有保护作用。小样本 RCT 试验显示,对于治疗 1 周后未好转的 ARDS 患者,糖皮质激素治疗组的病死率明显低于对照组,感染发生率与对照组无差异,高血糖发生率低于对照组。然而,最近 ARDSnet 的研究观察了糖皮质激素对晚期 ARDS(患病 7~24 天)的治疗效应,结果显示糖皮质激素治疗(甲基泼尼松龙每天 2 mg/kg,分 4 次静脉点滴,14 天后减量)并不降低 60 天病死率,但可明显改善低氧血症和肺顺应性,缩短患者的休克持续时间和机械通气时间。进一步亚组分析显示,ARDS 发病>14 天应用糖皮质激素会明显增加病死率。可见,对于晚期 ARDS 患者不宜常规应用糖皮质激素治疗。

推荐意见 17:不推荐常规应用糖皮质激素预防和治疗 ARDS。(B 级)

(3) 一氧化氮(NO)吸入 NO 吸入可选择性扩张肺血管,而且 NO 分布于肺内通气良好的区域,可扩张该区域的肺血管,显著降低肺动脉压,减少肺内分流,改善通气血流比例失调,并且可减少肺水肿形成。临床研究显示,NO 吸入可使约 60% 的 ARDS 患者氧合改善,同时肺动脉压、肺内分流明显下降,但对平均动脉压和心输出量无明显影响。但是氧合改善效果也仅限于开始 NO 吸入治疗的 24~48 小时内。两个 RCT 研究证实 NO 吸入并不能改善 ARDS 的病死率。因此,吸入 NO 不宜作为 ARDS 的常规治疗手段,仅在一般治疗无效的严重低氧血症时可考虑应用。

推荐意见 18:不推荐吸入 NO 作为 ARDS 的常规治疗。(A 级)

(4) 肺泡表面活性物质 ARDS 患者存在肺泡表面活性物质减少或功能丧失,易引起肺泡塌陷。肺泡表面活性物质能降低肺泡表面张力,减轻肺炎症反应,阻止氧自由基对细胞膜的氧化损伤。因此,补充肺泡表面活性物质可能成为 ARDS 的治疗手段。但是,早期的 RCT 研究显示,应用表面活性物质后,ARDS 患者的血流动力学指标、动脉氧合、机械通气时间、ICU 住院时间和 30 天生存率并无明显改善。有学者认为阴性结果可能与表面活性物质剂量不足有关。随后的小样本剂量对照研究显示,与安慰剂组及肺泡表面活性物质 50 mg/kg 应用 4 次组比较,100 mg/kg 应用 4 次和 8 次,有降低 ARDS 28 天病死率的趋势(43.8%、50% 比 18.8%、16.6%,$P=0.075$)。2004 年有两个中心参加的 RCT 研究显示,补充肺泡表面活性物质能够短期内(24 小时)改善 ARDS 患者的氧合,但并不影响机械通气时间和病死率。最近一项针对心脏手术后发生 ARDS 补充肺泡表面活性物质的临床研究显示,与既往病例比较,治疗组氧合明显改善,而且病死率下降。目前肺泡表面活性物质的应用仍存在许多尚未解决的问题,如最佳用药剂量、具体给药时间、给药间隔和药物来源等。因此,尽管早期补充肺表面活性物质,有助于改善氧合,还不能将其作为 ARDS 的常规治疗手段。有必要进一步研究,明确其对 ARDS 预后的影响。

(5) 前列腺素 E_1　前列腺素 E_1(PGE_1)不仅是血管活性药物,还具有免疫调节作用,可抑制巨噬细胞和中性粒细胞的活性,发挥抗炎作用。但是 PGE_1 没有组织特异性,静脉注射 PGE_1 会引起全身血管舒张,导致低血压。静脉注射 PGE_1 用于治疗 ALI/ARDS,目前已经完成了多个 RCT 研究,但无论是持续静脉注射 PGE_1,还是间断静脉注射脂质体 PGE_1,与安慰剂组相比,PGE_1 组在 28 天病死率、机械通气时间和氧合等方面并无益处。有研究认为吸入型 PGE_1 可以改善氧合,但这需要进一步 RCT 研究证实。因此,只有在 ALI/ARDS患者低氧血症难以纠正时,可以考虑吸入 PGE_1 治疗。

(6) N-乙酰半胱氨酸和丙半胱氨酸　抗氧化剂 N-乙酰半胱氨酸(NAC)和丙半胱氨酸(Procysteine)通过提供合成谷胱甘肽(GSH)的前体物质半胱氨酸,提高细胞内 GSH 水平,依靠 GSH 氧化还原反应来清除体内氧自由基,从而减轻肺损伤。静脉注射 NAC 对 ALI 患者可以显著改善全身氧合和缩短机械通气时间。而近期在 ARDS 患者中进行的 Ⅱ 临床试验证实,NAC 有缩短肺损伤病程和阻止肺外器官衰竭的趋势,不能减少机械通气时间和降低病死率。丙半胱氨酸的 Ⅱ、Ⅲ 期临床试验也证实不能改善 ARDS 患者预后。因此,尚无足够证据支持 NAC 等抗氧化剂用于治疗 ARDS。

(7) 环氧化酶抑制剂　布洛芬等环氧化酶抑制剂,可抑制 ALI/ARDS 患者血栓素 A_2 的合成,对炎症反应有强烈抑制作用。小规模临床研究发现,布洛芬可改善全身性感染患者的氧合与呼吸力学。对严重感染的临床研究也发现布洛芬可以降低体温、减慢心率和减轻酸中毒,但是,亚组分析(ARDS 患者 130 例)显示,布洛芬既不能降低危重患者 ARDS 的患病率,也不能改善 ARDS 患者 30 天生存率。因此,布洛芬等环氧化酶抑制剂尚不能用于 ALI/ARDS常规治疗。

(8) 细胞因子单克隆抗体或拮抗剂　炎症性细胞因子在 ALI/ARDS 发病中具有重要作用。动物实验应用单克隆抗体或拮抗剂中和肿瘤坏死因子(TNF)、白细胞介素(IL)-1 和 IL-8 等细胞因子可明显减轻肺损伤,但多数临床试验获得阴性结果。近期结束的两项大样本临床试验,观察抗 TNF 单克隆抗体(Afelimomab)治疗严重感染的临床疗效,尤其是对于 IL-6 水平升高患者的疗效,但结果不一致。其中 MONARCS 研究($n=2\ 634$)显示,无论在 IL-6 高水平还是低水平的严重感染患者,Afelimomab 治疗组的病死率明显降低。但另一项研究并不降低病死率。细胞因子单克隆抗体或拮抗剂是否能够用于 ALI/ARDS 的治疗,目前尚缺乏临床研究证据。因此,不推荐抗细胞因子单克隆抗体或拮抗剂用于 ARDS 治疗。

(9) 己酮可可碱及其衍化物利索茶碱　己酮可可碱(Pentoxifylline)及其衍化物利索茶碱(Lisofylline)均可抑制中性粒细胞的趋化和激活,减少促炎因子 TNFα、IL-1 和 IL-6 等释放,利索茶碱还可抑制氧自由基释放。但目前尚无 RCT 试验证实己酮可可碱对 ALI/ARDS 的疗效。一项大样本的Ⅲ期临床试验($n=235$)显示,与安慰剂组相比,应用利索茶碱治疗 ARDS,28 天病死率并无差异(利索茶碱 31.9%,安慰剂 24.7%,$P=0.215$),另外,28 天内无需机械通气时间、无器官衰竭时间和院内感染发生率等亦无差异。因此,己酮可可碱或利索茶碱不推荐用于 ARDS 治疗。

(10) 重组人活化蛋白 C　重组人活化蛋白 C(rhAPC 或称 Drotrecogin alfa)具有抗血栓、抗炎和纤溶特性,已被试用于治疗严重感染。Ⅲ期临床试验证实,持续静脉注射 rhAPC 每小时 24 $\mu g/kg \times 96$ 小时可以显著改善重度严重感染患者(APACHE Ⅱ>25)的预后。基于 ARDS 的本质是全身炎症反应,且凝血功能障碍在 ARDS 发生中具有重要地位,rhAPC 有可能成为 ARDS 的治疗手段。但 rhAPC 治疗 ARDS 的Ⅱ期临床试验正在进行。因此,尚无证据表明 rhAPC 可用于 ARDS 治疗,当然,在严重感染导致的重度 ARDS 患者,如果没有禁忌证,可考虑应用 rhAPC。rhAPC 高昂的治疗费用也限制了它的临床应用。

(11) 酮康唑　酮康唑是一种抗真菌药,但可抑制白三烯和血栓素 A_2 合成,同时还可抑制肺泡巨噬细胞释放促炎因子,有可能用于 ARDS 治疗。但是由 ARDSnet 完成的大样本($n=234$)临床试验显示,酮康唑既不能降低 ARDS 的病死率,也不能缩短机械通气时间。在外科 ICU 患者中预防性口服酮康唑,治疗组的 ARDS 患病率明显降低,提示在高危患者中预防性应用酮康唑可能有效,但仍需要进一步临床试验证实。因此,目前仍没有证据支持酮康唑可用于 ARDS 常规治疗,同时为避免耐药,对于酮康唑的预防性应用也应慎重。

(12) 鱼油　鱼油富含 ω-3 脂肪酸,如二十二碳六烯酸(DHA)、二十碳五烯酸(EPA)等,也具有免疫调节作用,可抑制二十烷花生酸样促炎因子释放,并促进 PGE_1 生成。研究显示,通过肠道给 ARDS 患者补充 EPA、γ-亚油酸和抗氧化剂,可使患者肺泡灌洗液内中性粒细胞减少,IL-8 释放受到抑制,病死率降低。对机械通气的 ALI 患者的研究也显示,肠内补充 EPA 和 γ-亚油酸可以显著改善氧合和肺顺应性,明显缩短机械通气时间,但对生存率没有影响。新近的一项针对严重感染和感染性休克的临床研究显示,通过肠内营养补充 EPA、γ-亚油酸和抗氧化剂,明显改善氧合,并可缩短机械通气时间与 ICU 住院时间,减少新发的器官功能衰竭,降低了 28 天病死率。此外,肠外补充 EPA 和 γ-亚油酸也可缩短严重感染患者 ICU 住院时间,并有降低病死率的趋势。因此,对于 ALI/ARDS 患者,特别是严重感染导致的 ARDS,可补充 EPA 和 γ-亚油酸,以改善氧合,缩短机械通气时间。

推荐意见 19:补充 EPA 和 γ-亚油酸,有助于改善 ALI/ARDS 患者氧合,缩短机械通气时间。(C 级)

中华医学会重症医学分会

《急性肺损伤/急性呼吸窘迫综合征诊断和治疗指南(2006)》工作组

组长:邱海波(东南大学附属中大医院)

组员(按姓氏笔画为序):马晓春(中国医科大学附属第一医院),王辰(首都医科大学朝阳医院),刘大为(中国医学科学院协和医院),邱海波(东南大学附属中大医院),秦英智(天津第三中心医院),席修明(首都医科大学附属北京复兴医院),黎毅敏(广州呼吸病研究所)

附录四
机械通气临床应用指南(2006)

中华医学会重症医学分会

一、引言

二、危重症患者人工气道的选择

三、人工气道的管理

四、机械通气的目的和应用指征

五、无创正压通气（NPPV）

六、机械通气的基本模式

七、机械通气参数的调整(结合血流动力学与通气、氧合监护)

八、机械通气的并发症

九、呼吸机撤离

一、引　　言

重症医学是研究危重病发生发展的规律，对危重病进行预防和治疗的临床学科。器官功能支持是重症医学临床实践的重要内容之一。机械通气从仅作为肺脏通气功能的支持治疗开始，经过多年来医学理论的发展及呼吸机技术的进步，已经成为涉及气体交换、呼吸做功、肺损伤、胸腔内器官压力及容积环境、循环功能等，可产生多方面影响的重要干预措施，并主要通过提高氧输送、肺脏保护、改善内环境等途径成为治疗多器官功能不全综合征的重要治疗手段。

机械通气不仅可以根据是否建立人工气道分为"有创"或"无创"，因为呼吸机具有的不同呼吸模式而使通气有众多的选择，不同的疾病对机械通气提出了具有特异性的要求，医学理论的发展及循证医学数据的增加使对呼吸机的临床应用更加趋于有明确的针对性和规范性。在这种条件下,不难看出,对危重患者的机械通气制定规范有明确的必要性。同时,多年临床工作的积累和多中心临床研究证据为机械通气指南的制定提供了越来越充分的条件。

中华医学会重症医学分会以循证医学的证据为基础,采用国际通用的方法,经过广泛征求意见和建议,反复认真讨论,达成关于机械通气临床应用方面的共识,以期对危重患者的机械通气的临床应用进行规范。重症医学分会今后还将根据医学证据的发展及新的共识对机械通气临床应用指南进行更新。

指南中的推荐意见依据 2001 年 ISF 提出的 Delphi 分级标准(附表 3)。指南涉及的文献按照研究方法和结果分成 5 个层次,推荐意见的推荐级别按照 Delphi 分级分为 A～E 级,其中 A 级为最高。

附表 3　Delphi 分级标准

推荐级别

A	至少有 2 项Ⅰ级研究结果支持
B	仅有 1 项Ⅰ级研究结果支持
C	仅有Ⅱ级研究结果支持
D	至少有 1 项Ⅲ级研究结果支持
E	仅有Ⅳ级或Ⅴ研究结果支持

研究课题分级

Ⅰ	大样本,随机研究,结论确定,假阳性或假阴性错误的风险较低
Ⅱ	小样本,随机研究,结论不确定,假阳性和/或假阴性的风险较高
Ⅲ	非随机,同期对照研究
Ⅳ	非随机,历史对照研究和专家意见
Ⅴ	系列病例报道,非对照研究和专家意见

二、危重症患者人工气道的选择

人工气道是为了保证气道通畅而在生理气道与其他气源之间建立的连接,分为上人工气道和下人工气道,是呼吸系统危重症患者常见的抢救措施之一。上人工气道包括口咽气道和鼻咽气道,下人工气道包括气管插管和气管切开等。

建立人工气道的目的是保持患者气道的通畅,有助于呼吸道分泌物的清除及进行机械通气。人工气道的应用指征取决于患者呼吸、循环和中枢神经系统功能状况。结合患者的病情及治疗需要选择适当的人工气道。

（一）建立人工气道

（1）经口气管插管　操作较易，插管的管径相对较大，便于气道内分泌物的清除，但影响会厌的功能，患者耐受性也较差。经口气管插管的关键在于暴露声门，在声门无法暴露的情况下，容易失败或出现并发症。

经口气管插管适应证：① 严重低氧血症或高碳酸血症，或其他原因需较长时间机械通气，又不考虑气管切开；② 不能自主清除上呼吸道分泌物、胃内反流物或出血，有误吸危险；③ 下呼吸道分泌物过多或出血，且清除能力较差；④ 存在上呼吸道损伤、狭窄、阻塞、气管食管瘘等严重影响正常呼吸；⑤ 患者突然出现呼吸停止，须紧急建立人工气道进行机械通气。

禁忌证或相对禁忌证包括：① 张口困难或口腔空间小，无法经口插管；② 无法后仰（如疑有颈椎骨折）。

（2）经鼻气管插管　较易固定，舒适性优于经口气管插管，患者较易耐受，但管径较小，导致呼吸功增加，不利于气道及鼻窦分泌物的引流。

经鼻气管插管适应证：除紧急抢救外，余同经口气管插管。

经鼻气管插管禁忌证或相对禁忌证：① 紧急抢救，特别是院前急救；② 严重鼻或颌面骨折；③ 凝血功能障碍；④ 鼻或鼻咽部梗阻，如鼻中隔偏曲、息肉、囊肿、脓肿、水肿、异物、血肿等；⑤ 颅底骨折。

与经口气管插管比较：经口气管插管减少了医院获得性鼻窦炎的发生，而医院获得性鼻窦炎与呼吸机相关性肺炎的发病有密切关系。因此，若短期内能脱离呼吸机的患者，应优先选择经口气管插管。但是，在经鼻气管插管技术操作熟练，或者患者不适于经口气管插管时，仍可以考虑先行经鼻气管插管。

（3）逆行气管插管术　指先行环甲膜穿刺，送入导丝，将导丝经喉至口咽部，由口腔或鼻腔引出，再将气管导管沿导丝插入气管。

逆行气管插管术适应证：因上呼吸道解剖因素或病理条件下，无法看到声带甚至会厌，无法完成经口或鼻气管插管。禁忌证：① 甲状腺肿大，如甲亢或甲状腺癌等；② 无法张口；③ 穿刺点肿瘤或感染；④ 严重凝血功能障碍；⑤ 不合作者。

上人工气道包括口咽通气道和鼻咽通气道，有助于保持上呼吸道的通畅。前者适用：舌后坠而导致上呼吸道梗阻，癫痫大发作或阵发性抽搐，以及经口气管插管时，可在气管插管旁插入口咽气道，防止患者咬闭气管插管发生部分梗阻或窒息。鼻咽通气道仅适用因舌后坠导致的上呼吸道阻塞，此时须注意凝血功能障碍者的鼻咽出血。

推荐意见1：机械通气患者建立人工气道可首选经口气管插管。（D级）

（二）气管切开的选择

对于需要较长时间机械通气的患者，气管切开是常选择的人工气道方式。与其他人工气道比较，由于其管腔较大、导管较短，因而气道阻力及通气死腔较小，有利于气道分泌物的清除，减少呼吸机相关性肺炎的发生率。但是气管切开的时机仍有争议。1989年美国胸科医师协会建议：若预期机械通气时间在10天以内者优先选择气管插管，而超过21天者则优先选择气管切开术，在10至21天之间者则应每天对患者进行评估。这个建议并没有很强的研究结果支持，是建立在专家的经验之上。之后，有研究比较了"早期"和"晚期"气管切开，探讨"最佳"气管切开时机。研究发现，早期选择气管切开术，可以减少机械通气天数和ICU住院天数，减少呼吸机相关性肺炎的发生率，改善预后，这个观点尚需要大样本的RCT研究。对于"早期"的确切定义尚未统一，早至气管插管后48小时内，晚至气管插管后两周内，多数是在气管插管后7天或7天以内。目前，越来越多的研究倾向无需到21天后，2周内可考虑气管切开。

气管切开术适应证：① 预期或需要较长时间机械通气治疗；② 上呼吸道梗阻所致呼吸困难，如双侧声带麻痹、有颈部手术史、颈部放疗史；③ 反复误吸或下呼吸道分泌较多，患者气道清除能力差；④ 减少通气死腔，利于机械通气支持；⑤ 因喉部疾病致狭窄或阻塞无法气管插管；⑥ 头颈部大手术或严重创伤需行预防性气管切开，以保证呼吸道通畅；⑦ 高位颈椎损伤。气管切开术创伤较大，可发生切口出血或感染。

以下情况气管切开应慎重：① 切开部位的感染或化脓；② 切开部位肿物，如巨大甲状腺肿、气管肿瘤等；③ 严重凝血功能障碍，如弥漫性血管内凝血、特发性血小板减少症等。

经皮气管造口术（PCT）具有操作方法简单、快捷，手术创伤小等特点，临床研究表明，与气管切开术比较，有助于患者较早脱离呼吸机和减少ICU住院天数,以及减少并发症的发生率,但临床效果尚需进一步研究。

推荐意见 2:短期内不能撤除人工气道的患者应尽早选择或更换为气管切开。(C 级)

三、人工气道的管理

机械通气的患者应通过各种指标及时评估气道内是否有分泌物,包括听诊呼吸音,在容量控制机械通气时气道峰压是否增加,在压力控制机械通气时潮气量是否减少,患者是否不能进行有效地咳嗽,气道内可否见到分泌物等,应通过气道吸引确保分泌物的充分引流。

(一)气囊压的监测

高容低压套囊压力在 $25\sim30$ cmH$_2$O 之间既可有效封闭气道,又不高于气管黏膜毛细血管灌注压,可预防气道黏膜缺血性损伤及气管食管瘘,拔管后气管狭窄等并发症。Granja 在一项 95 人的前瞻临床试验中得出结论,认为每天 3 次监测套囊压可预防气道黏膜缺血性损伤和气管狭窄。要注意气道压对套囊封闭压的影响,Guyton 所做的一项 15 例患者的前瞻临床试验表明即使正确充盈套囊,如果气道峰压过高仍可造成气道黏膜缺血性损伤。高容低压套囊不需要间断放气。

推荐意见 3:应常规监测人工气道的气囊压力。(C 级)

(二)持续声门下吸引

当使用带有侧孔的气管插管或气管切开套管时,可进行持续声门下吸引,以清除声门下至插管气囊之间的分泌物,又不损伤声带。在长期进行机械通气的患者中持续声门下吸引可延缓早发型呼吸机相关性肺炎的发生,降低其发生率。Kollef 的一项以 343 例心脏外科患者为对象的研究表明在进行机械通气的患者中行持续声门下吸引可降低呼吸机相关性肺炎的发生率。另有多个临床随机对照实验表明持续声门下吸引可以降低并延缓通气机肺炎发生率,减少革兰阳性细菌及流感嗜血杆菌的感染。

推荐意见 4:有条件的情况下,建立人工气道的患者应进行持续声门下吸引。(B 级)

(三) 气道湿化

机械通气时的气道湿化包括主动湿化和被动湿化。主动湿化指在呼吸机管路内应用加热湿化器进行呼吸气体的加温加湿(包括不含加热导线,含吸气管路加热导线,含吸气呼气双管路加热导线);被动湿化指应用人工鼻(热湿交换器型)吸收患者呼出气的热量和水分进行吸入气体的加温加湿。不论何种湿化,都要求近端气道内的气体温度达到37℃,相对湿度100％,以维持气道黏膜完整,纤毛正常运动及气道分泌物的排出,降低呼吸道感染的发生。人工鼻(热湿交换器型)可较好进行加温加湿,与加热型湿化器相比不增加堵塞呼吸机管路发生率,并可保持远端呼吸机管路的清洁,因能增加气道阻力、死腔容积及吸气做功,故不推荐在慢性呼衰尤其在撤机困难的患者使用;Kirton曾报道人工鼻(热湿交换器型)较加热型湿化器能减少院内获得性肺炎的发生,近年来多个随机对照临床试验得出结论人工鼻(热湿交换器型)与加热型湿化器比较在呼吸机相关性肺炎的发生率上并无明显差异。有多个临床试验表明吸痰前滴入生理盐水进行气道湿化可使患者的血氧在吸痰后短期内明显下降,因此存在肺部感染的患者不推荐常规应用,可选择性应用痰液稀释。

推荐意见5:机械通气时应实施气道湿化。(C级)

(四) 呼吸机管路的更换

不应以控制感染为目的常规更换通气机管路。现有证据提示较长时间更换管路并不增加 VAP 的发生率,但关于管路使用的安全时间尚无定论。Graven 等对 24 小时与 48 小时更换呼吸机管路进行比较,发现在吸气相气体培养或管道细菌定植培养均无差异。由 Kollef 和 Hess 等两个多中心随机对照研究提出:48 小时与 7 天更换管路比较,每 7 天更换与不更换均没有增加 VAP 发病率且可明显降低医疗费用。国内也有类似报道比较 7 天与 1 天对 VAP 发生率的影响,一致认为频繁更换管路会增加 VAP 的发生率。虽然管路中冷凝水与 VAP 的关系缺乏证据,但应避免管路中聚积过多的冷凝水,更要避免过多的冷凝水流向患者气道或流入湿化罐,避免管路内被污染,一旦发现应及时清除。

推荐意见6:呼吸机管路不必频繁更换,一旦污染则应及时更换。(B级)

四、机械通气的目的和应用指征

（一）目的

机械通气的生理学作用：提供一定水平的分钟通气量以改善肺泡通气；改善氧合；提供吸气末压（平台压）和呼气末正压（PEEP）以增加吸气末肺容积（EILV）和呼气末肺容积（EELV）；对气道阻力较高和顺应性较低者，机械通气可降低呼吸功耗，缓解呼吸肌疲劳。因此，应用机械通气可达到以下临床目的。

（1）纠正急性呼吸性酸中毒　通过改善肺泡通气使动脉血二氧化碳分压和 pH 值得以改善。通常应使动脉血二氧化碳分压和 pH 值维持在正常水平。对于慢性呼吸衰竭急性加重者（如 COPD）应达到缓解期水平。对存在气压伤较高风险的患者，应适当控制气道压水平。

（2）纠正低氧血症　通过改善肺泡通气、提高吸入氧浓度、增加肺容积和减少呼吸功耗等手段以纠正低氧血症。机械通气改善氧合的基本目标是动脉血氧分压>60 mmHg 或 SaO_2>90％。动脉氧含量（CaO_2）与动脉血氧分压和血红蛋白（HB）有关，而氧输送量（DO_2）不但与 CaO_2 有关，还与心输出量有关，因此，为了改善组织缺氧应考虑上述因素对 DO_2 的影响。

（3）降低呼吸功耗，缓解呼吸肌疲劳　由于气道阻力增加、呼吸系统顺应性降低和内源性呼气末正压（PEEPi）的出现，呼吸功耗显著增加，严重者出现呼吸肌疲劳。对这类患者适时地使用机械通气可以减少呼吸肌做功，达到缓解呼吸肌疲劳的目的。

（4）防止肺不张　对于可能出现肺膨胀不全的患者（如术后胸腹活动受限、神经肌肉疾病等），机械通气可通过增加肺容积而预防和治疗肺不张。

（5）为安全使用镇静和肌松剂提供通气保障　对于需要抑制或完全消除自主呼吸的患者，如接受手术或某些特殊操作者，呼吸机可为使用镇静和肌松剂提供通气保障。

（6）稳定胸壁　在某些情况下（如肺叶切除、连枷胸等），由于胸壁完整性受到破坏，通气功能严重受损，此时机械通气可通过机械性的扩张使胸壁稳定，以保证充分的通气。

（二）应用指征

在出现较为严重的呼吸功能障碍时，应使用机械通气。如果延迟实施机械通气,患者因严重低氧和CO_2潴留而出现多脏器功能受损,机械通气的疗效显著降低。因此,机械通气宜早实施。符合下述条件应实施机械通气:经积极治疗后病情仍继续恶化;意识障碍;呼吸形式严重异常,如呼吸频率>35～40次/分或<6～8次/分,呼吸节律异常,自主呼吸微弱或消失;血气分析提示严重通气和/或氧合障碍:动脉血氧分压<50 mmHg,尤其是充分氧疗后仍<50 mmHg;动脉血二氧化碳分压进行性升高,pH值动态下降。

下述情况机械通气时可能使病情加重:如气胸及纵隔气肿未行引流,肺大疱和肺囊肿,低血容量性休克未补充血容量,严重肺出血,气管-食管瘘等。但在出现致命性通气和氧合障碍时,应积极处理原发病(如尽快行胸腔闭式引流,积极补充血容量等),同时不失时机地应用机械通气。

五、无创正压通气（NPPV）

NPPV是指无需建立人工气道的正压通气,常通过鼻/面罩等方法连接患者。临床研究证明,在某些病例NPPV可以减少急性呼吸衰竭的气管插管或气管切开及相应的并发症,改善预后;减少慢性呼吸衰竭呼吸机的依赖,减少患者的痛苦和医疗费用,提高生活的质量。

NPPV可以避免人工气道的不良反应和并发症(气道损伤、呼吸机相关性肺炎等),同时也不具有人工气道的一些作用(如气道引流、良好的气道密封性等)。由于NPPV不可避免地存在或多或少的漏气,使得通气支持不能达到与IMV相同的水平,临床主要应用于意识状态较好的轻、中度的呼吸衰竭,或自主呼吸功能有所恢复、从IMV撤离的呼吸衰竭患者;而有意识障碍、有并发症或多器官功能损害的严重呼吸衰竭宜选择IMV。NPPV与IMV各自具有不同的适应证和临床地位,两者相互补充,而不是相互替代。

（一）适应证和禁忌证

适应证:患者出现较为严重的呼吸困难,动用辅助呼吸肌,常规氧疗方法(鼻导管和面罩)不能维持氧合或氧合障碍有恶化趋势时,应及时使用NPPV。但患者必须具备使用NPPV的基本条件:较好的意识状态、咯痰能力、自主呼吸能力、血流动力学稳定和良好的配合NPPV的能力。

禁忌证:意识障碍,呼吸微弱或停止,无力排痰,严重的脏器功能不全(上消化道大出血、血流动力学不稳定等),未经引流的气胸或纵隔气肿,严重腹胀,上气道或颌面部损伤/术后/畸形,不能配合 NPPV 或面罩不适等。

(二) 临床应用

Girault 等人总结 2 年应用 NPPV 的临床实践表明:64% 的急性呼吸衰竭患者避免了气管插管,而 NPPV 失败后改用有创通气者,其死亡率仅为10.5%,因此 NPPV 可作为临床治疗急性呼吸衰竭的一线选择。但对于不同类型的急性呼吸衰竭,NPPV 使用的支持证据不同。对于急性加重期COPD(慢性阻塞性肺疾病急性加重期)、急性心源性肺水肿和免疫抑制患者,已有较多的 RCT 研究表明,较早地应用 NPPV 可降低这类患者的气管插管率和住院病死率。对于支气管哮喘持续状态、术后可能发生呼吸衰竭和拒绝插管者,仅有为数不多的研究表明 NPPV 可能对这些患者有效,部分患者有避免气管插管的可能,证据尚不充分,临床可以试用,不作为一线治疗手段。而对于肺炎和和 ARDS,目前支持证据很有限,对于病情相对较轻者才可试验性使用,但须严密观察,一旦病情恶化,立即采取气管插管行有创通气治疗,以免延误病情。

推荐意见 7:NPPV 可作为急性加重期 COPD 和急性心源性肺水肿患者的一线治疗手段。(A 级)

推荐意见 8:合并免疫抑制的呼吸衰竭患者可首先试用 NPPV。(B 级)

(三) 呼吸机的选择

要求能提供双水平正压通气模式,提供的吸气压力可达到 20~30 cmH_2O,能满足患者吸气需求的高流量气体(>100 L/分),具备一些基本的报警功能;若用于 I 型呼吸衰竭,要求能提供较高的吸氧浓度(>50%)和更高的流速需求。

(四) 连接方式

应准备不同大小型号的鼻罩和口鼻面罩以供不同患者使用。鼻罩和口鼻面罩都能成功地用于急性呼吸衰竭的患者,在应用 NPPV 的初始阶段,口鼻面罩应首先考虑应用,患者病情改善 24 小时后还需较长时间应用者,NPPV 可更换为鼻罩。

(五) 通气模式与参数调节

持续气道内正压和双水平正压通气是最常用的两种通气模式,后者最为常用。双水平正压通气有两种工作方式:自主呼吸通气模式(S 模式,相当于 PSV+PEEP)和后备控制通气模式(T 模式,相当于 PCV+PEEP)。因此,BiPAP的参数设置包括吸气压(IPAP),呼气压(EPAP)及后备控制通气频率。当自主呼吸间隔时间低于设定值(由后备频率决定)时,即处于 S 模式;自主呼吸间隔时间超过设定值时,即由 S 模式转向 T 模式,即启动时间切换的背景通气 PCV。在 ACPE 患者首选 CPAP,如果存在高碳酸血症或呼吸困难不缓解可考虑换用 BiPAP。

BiPAP 参数调节原则:IPAP/EPAP 均从较低水平开始,患者耐受后再逐渐上调,直到达满意的通气和氧合水平,或调至患者可能耐受的水平。BiPAP模式通气参数设置的常用参考值如下表所示。

附表 4   双水平正压通气模式参数设置常用参考值

参 数	常 用 值
IPAP/潮气量	$10\sim25\ cmH_2O/7\sim15\ ml/kg$
EPAP	$3\sim5\ cmH_2O$(Ⅰ型呼吸衰竭时用 $4\sim12\ cmH_2O$)
后备频率(T 模式)	10~20 次/分
吸气时间	0.8~1.2 秒

(六) NPPV 转换为有创通气的时机

在应用 NPPV 过程中如何及时、准确地判断 NPPV 的效果,对于是继续应用NPPV,还是转换为 IMV 具有重要意义:一方面可以提高 NPPV 的有效性,又可避免延迟气管插管,从而提高 NPPV 的安全性。对于能够成功应用 NPPV 的患者的特征是:基础病情较轻,应用 NPPV 后血气能快速明显改善,呼吸频率下降。可能失败的相关因素为:较高的 APACHE Ⅱ 评分、意识障碍或昏迷、对 NPPV 的初始治疗反应不明显、胸片提示肺炎、呼吸道分泌物很多、高龄、满口缺齿、营养不良等。

推荐意见9:应用 NPPV 1~2 小时(短期)病情不能改善应转为有创通气。(推荐级别 D 级)

六、机械通气的基本模式

（一）分类

（1）"定容"型通气和"定压"型通气

① 定容型通气：呼吸机以预设通气容量来管理通气，即呼吸机送气达预设容量后停止送气，依靠肺、胸廓的弹性回缩力被动呼气。

常见的定容通气模式有容量控制通气、容量辅助-控制通气、间歇指令通气（IMV）和同步间歇指令通气（SIMV）等，也可将它们统称为容量预设型通气（volume preset ventilation，VPV）。

VPV 能够保证潮气量的恒定，从而保障分钟通气量；VPV 的吸气流速波形为恒流波形，即方波，不能适应患者的吸气需要，尤其存在自主呼吸的患者，这种人-机的不协调增加镇静剂和肌松剂的需要，并消耗很高的吸气功，从而诱发呼吸肌疲劳和呼吸困难；当肺顺应性较差或气道阻力增加时，使气道压过高。

② 定压型通气：呼吸机以预设气道压力来管理通气，即呼吸机送气达预设压力且吸气相维持该压力水平，而潮气量是由气道压力与 PEEP 之差及吸气时间决定，并受呼吸系统顺应性和气道阻力的影响。

常见的定压型通气模式有压力控制通气（PCV）、压力辅助控制通气（P-ACV）、压力控制-同步间歇指令通气（PC-SIMV）、压力支持通气（PSV）等，统称为压力预设型通气（pressure preset ventilation，PPV）。

PPV 时潮气量随肺顺应性和气道阻力而改变；气道压力一般不会超过预置水平，利于限制过高的肺泡压和预防 VILI；流速多为减速波，肺泡在吸气早期即充盈，利于肺内气体交换。

（2）控制通气和辅助通气

① 控制通气（controlled ventilation，CV）：呼吸机完全代替患者的自主呼吸，呼吸频率、潮气量、吸呼比、吸气流速，呼吸机提供全部的呼吸功。

CV 适用于严重呼吸抑制或伴呼吸暂停的患者，如麻醉、中枢神经系统功能障碍、神经肌肉疾病、药物过量等情况。在 CV 时可对患者呼吸力学进行监测，如静态肺顺应性、内源性 PEEP、阻力等肺机械参数。

CV 参数设置不当，可造成通气不足或过度通气；应用镇静或肌松剂将导致分泌物清除障碍等；长时间应用 CV 将导致呼吸肌萎缩或呼吸机依赖。

故应用 CV 时应明确治疗目标和治疗终点,对一般的急性或慢性呼吸衰竭,只要患者条件许可宜尽早采用"辅助通气支持"。

② 辅助通气(assisted ventilation,AV)依靠患者的吸气努力触发呼吸机吸气活瓣实现通气,当存在自主呼吸时,根据气道内压力降低(压力触发)或气流(流速触发)的变化触发呼吸机送气,按预设的潮气量(定容)或吸气压力(定压)输送气体,呼吸功由患者和呼吸机共同完成。

AV 适用于呼吸中枢驱动正常的患者,通气时可减少或避免应用镇静剂,保留自主呼吸以减轻呼吸肌萎缩,改善机械通气对血流动力学的影响,利于撤机过程。

(二)常用模式

(1)辅助控制通气 辅助控制通气(assist‐control ventilation,ACV)是辅助通气(AV)和控制通气(CV)两种模式的结合,当患者自主呼吸频率低于预置频率或患者吸气努力不能触发呼吸机送气时,呼吸机即以预置的潮气量及通气频率进行正压通气,即 CV;当患者的吸气能触发呼吸机时,以高于预置频率进行通气,即 AV。ACV 又分为压力辅助控制通气(P‐ACV)和容量辅助控制通气(V‐ACV)。

参数设置:容量切换 A‐C:触发敏感度、潮气量、通气频率、吸气流速/流速波形;压力切换 A‐C:触发敏感度、压力水平、吸气时间、通气频率。

特点:A‐C 为 ICU 患者机械通气的常用模式,通过设定的呼吸频率及潮气量(或压力),提供通气支持,使患者的呼吸肌得到休息,CV 确保最低的分钟通气量。随病情好转,逐步降低设置条件,允许患者自主呼吸,呼吸功由呼吸机和患者共同完成,呼吸机可与自主呼吸同步。

(2)同步间歇指令通气 同步间歇指令通气(synchronized intermittent mandatory ventilation,SIMV)是自主呼吸与控制通气相结合的呼吸模式,在触发窗内患者可触发和自主呼吸同步的指令正压通气,在两次指令通气之间触发窗外允许患者自主呼吸,指令呼吸是以预设容量(容量控制 SIMV)或预设压力(压力控制 SIMV)的形式送气。

参数设置:潮气量、流速/吸气时间、控制频率、触发敏感度,当压力控制 SIMV 时需设置压力水平。

特点:通过设定 IMV 的频率和潮气量确保最低分钟量;SIMV 能与患者的自主呼吸同步,减少患者与呼吸机的对抗,减低正压通气的血流动力学影响;通过调整预设的 IMV 的频率改变呼吸支持的水平,即从完全支持到部分支持,减轻呼吸肌萎缩;用于长期带机的患者的撤机;但不适当的参数设置(如流速及 V_T 设定不当)可增加呼吸功,导致呼吸肌疲劳或过度通气。

容量通气方式临床应用:容量方式保证潮气量,适当的流速设定影响 V_T 及气道压的变化,其触发方式可为流速或压力触发,近年研究表明:流速触发比压力触发可以明显减轻呼吸功。呼吸机送气流速波形依据肺病变不同(即阻力、顺应性)可采用恒流或减速波方式送气,以利于肺内气体分布改善氧合。该类模式又将压力限制或容量限制整合到模式中去,明显减轻压力伤与容积伤的危险。控制通气与自主呼吸相结合方式有利于循序渐进增大自主呼吸,在此期间可与 PSV 和用,使患者容易过渡到自主呼吸,因此可作为撤机方式之一。在 ARDS 患者应用容量模式时,PEEP 设定应注意调整潮气量以避免超过平台压加重肺损伤。当前,应用容量通气模式时,只要参数调节适当可明显减轻或克服传统容量模式许多不利因素,已成为当前 ICU 常用的呼吸支持的方式之一。

(3) 压力支持通气 压力支持通气(pressure support ventilation,PSV)属部分通气支持模式,是由患者触发、压力目标、流量切换的一种机械通气模式,即患者触发通气,呼吸频率,潮气量及吸呼比,当气道压力达预设的压力支持水平时,吸气流速降低至某一阈值水平以下时,由吸气切换到呼气。

参数设置:压力、触发敏感度,有些呼吸机有压力上升速度、呼气灵敏度(E_{SENS})。

临床应用:适用于完整的呼吸驱动能力的患者,当设定水平适当时,则少有人-机对抗,减轻呼吸功;PSV 是自主呼吸模式,支持适当可减轻呼吸肌的废用性萎缩;对血流动力学影响较小,包括心脏外科手术后患者;一些研究认为 $5\sim 8$ cmH$_2$O 的 PSV 可克服气管导管和呼吸机回路的阻力,故 PSV 可应用于呼吸机的撤离;当出现浅快呼吸患者,应调整 PS 水平以改善人-机不同步;当管路有大量气体泄露,可引起持续吸气压力辅助,呼吸机就不能切换到呼气相。对呼吸中枢驱动功能障碍的患者也可导致每分通气量的变化,甚至呼吸暂停而窒息,因此不宜使用该模式。

(4) 持续气道内正压 持续气道内正压(continuous positive airway pressure,CPAP)是在自主呼吸条件下,整个呼吸周期以内(吸气及呼气期间)气道均保持正压,患者完成全部的呼吸功,是呼气末正压(PEEP)在自主呼吸条件下的特殊技术。

参数设置:仅需设定 CPAP 水平。

临床应用：适用于通气功能正常的低氧患者,CPAP 具有 PEEP 的各种优点和作用,如增加肺泡内压和功能残气量,增加氧合,防止气道和肺泡的萎陷,改善肺顺应性,降低呼吸功,对抗内源性 PEEP;设定 CPAP 应根据 PEEPi 和血流动力学的变化,CPAP 过高增加气道压,减少回心血量,对心功能不全的患者血流动力学产生不利影响。但在 CPAP 时由于自主呼吸可使胸内压较相同 PEEP 时略低。

（5）双相气道正压通气　双相气道正压通气(biphasic positive airway pressure,BIPAP)是指给予两种不同水平的气道正压,为高压力水平(P_{high})和低压力水平(P_{low})之间定时切换,且其高压时间、低压时间、高压水平、低压水平各自可调,从 P_{high} 转换至 P_{low} 时,增加呼出气量,改善肺泡通气。该模式允许患者在两种水平上呼吸,可与 PSV 合用以减轻患者呼吸功。

参数设置：高压水平(P_{high})、低压水平(P_{low})即 PEEP、高压时间(T_{insp})、呼吸频率、触发敏感度。

临床应用：BIPAP 通气时气道压力周期性地在高压水平和低压水平之间转换,每个压力水平,压力时间均可独立调节,可转化为反比 BIPAP 或气道压力释放通气(APRV);BIPAP 通气时患者的自主呼吸少受干扰,当高压时间持续较长时,增加平均气道压,可明显改善患者的氧合;BIPAP 通气时可由控制通气向自主呼吸过度,不用变更通气模式直至呼吸机撤离。该模式具有压力控制模式特点,但在高压水平又允许患者自主呼吸;与 PSV 合用时,患者容易从控制呼吸向自主呼吸过渡。因此,该模式既适用于氧合障碍型呼吸衰竭,亦适用于通气障碍型呼吸衰竭。

（6）其他模式

① 高频振荡通气(HFOV)

高频振荡通气(HFOV)是目前所有高频通气中频率最高的一种,可达 15～17 Hz。由于频率高,每次潮气量接近或小于解剖死腔。其主动的呼气原理(即呼气时系统呈负压,将气体抽出体外),保证了二氧化碳的排出,侧支气流供应使气体充分湿化。HFOV 通过提高肺容积、减少吸呼相的压差、降低肺泡压(仅为常规正压通气的 1/5～1/15)、避免高浓度吸氧等以改善氧合及减少肺损伤,是目前先进的高频通气技术。

应用指征：主要用于重症 ARDS 患者：$FiO_2 > 0.6$ 时 $PaO_2/FiO_2 < 200$ 持续 > 24 小时,并且平均气道压(MAP)> 20 cmH_2O(或 PEEP> 15 cmH_2O),或氧合指数 > 20(氧合指数＝平均气道压×吸入氧浓度×100/氧分压)。

参数设置：

平均气道压（MAP）：为基础气道压，其大小与动脉血氧分压关系最为密切。初始设置：高于常规通气 MAP 2~4 cmH₂O，之后根据氧合和血流动力学调节，最高不超过 45 cmH₂O。

FiO₂ 设置：与 MAP 配合，尽量使 FiO₂ < 60%。

压力变化幅度（ΔP）：每次振荡所产生的压力变化，与动脉血二氧化碳分压水平密切相关。初始设置：50~70 cmH₂O，之后根据动脉血二氧化碳分压或胸廓振荡幅度调节。

频率：3~6 Hz。降低频率有助于降低动脉血二氧化碳分压。

吸气时间占呼吸周期（I/E）：33%~50%。增加 I/E 有助于降低动脉血二氧化碳分压和改善氧合。

偏向气流（bias flow）：40~60 L/分。

气囊漏气：有助于降低动脉血二氧化碳分压。

肺复张法（RM）的应用：联合应用 RM 可进一步改善氧合。

临床应用定位：

成人 ARDS 的 RCT 研究显示，HFOV 在改善氧合方面较常规通气有一定优势，病死率有降低趋势（52% vs 37%），但血流动力学指标及气压伤发生率无显著性差异。因此，HFOV 应视为具有与常规通气具有相同疗效和安全性的一种呼吸支持手段，早期应用可能效果更好。

② 成比例辅助通气

成比例辅助通气（proportional assist ventilation，PAV）是一种部分通气支持，呼吸机送气与患者呼吸用力成比例，PAV 的目标是让患者舒适地获得由自身任意支配的呼吸形式和通气水平。

参数设置：流速辅助（FA）、容量辅助（VA）、持续气道内正压（CPAP）。

临床应用：呼吸负荷主要包括弹性负荷和阻力负荷，PAV 模式下呼吸机提供的补偿是针对弹性负荷和阻力负荷，与 PSV 相比呼吸机能更好地与患者配合，该通气方式下的流速-时间波形为接近生理状态的正弦波，研究显示与其他通气模式比较相同通气参数时平均气道压较低，对血流动力学影响较小，尤其适用于心功能低下的撤机困难患者；在 PAV 模式下，当患者吸气努力较小时，压力支持水平也较低，当吸气努力较大时，压力支持水平也较高，通过调节 FA、VA 循序渐进地增大自主呼吸，锻炼呼吸肌以适应通气需要，避免患者呼吸机依赖。该模式可作为困难撤机患者的撤机方式，尤其适用于呼吸机依赖的患者。通过持续气道内正压（CPAP）克服内源性 PEEP（PEEPi），使吸气功耗减低。

七、机械通气参数的调整(结合血流动力学与通气、氧合监护)

(一) 潮气量的设定

在容量控制通气模式下,潮气量的选择应保证足够的气体交换及患者的舒适性,通常依据体重选择 $5\sim12$ ml/kg,并结合呼吸系统的顺应性、阻力进行调整,避免气道平台压超过 $30\sim35$ cmH$_2$O。在压力控制通气模式时,潮气量主要由预设的压力、吸气时间、呼吸系统的阻力及顺应性决定;最终应根据动脉血气分析进行调整。

(二) 呼吸频率的设定

呼吸频率的选择根据分钟通气量及目标 PCO$_2$ 水平,成人通常设定为 $12\sim20$ 次/分,急/慢性限制性肺疾病时也可根据分钟通气量和目标 PCO$_2$ 水平超过 20 次/分,准确调整呼吸频率应依据动脉血气分析的变化综合调整 VT 与 f。

(三) 流速调节

理想的峰流速应能满足患者吸气峰流速的需要,成人常用的流速设置在 $40\sim60$ L/分之间,根据分钟通气量和呼吸系统的阻力和肺的顺应性调整,流速波形在临床常用减速波或方波。压力控制通气时流速由选择的压力水平、气道阻力及受患者的吸气努力影响。

(四) 吸气时间/I: E 设置

I: E 的选择是基于患者的自主呼吸水平、氧合状态及血流动力学,适当的设置能保持良好的人-机同步性,机械通气患者通常设置吸气时间为 $0.8\sim1.2$ 秒或吸呼比为 $1:1.5\sim2$;控制通气患者,为抬高平均气道压改善氧合可适当延长吸气时间及吸呼比,但应注意患者的舒适度、监测 PEEPi 及对心血管系统的影响。

(五) 触发灵敏度调节

一般情况下,压力触发常为 $-0.5\sim-1.5$ cmH$_2$O,流速触发常为 $2\sim$

5 L/分,合适的触发灵敏度设置将明显使患者更舒适,促进人机协调;一些研究表明流速触发较压力触发能明显减低患者呼吸功;若触发敏感度过高,会引起与患者用力无关的误触发,若设置触发敏感度过低,将显著增加患者的吸气负荷,消耗额外呼吸功。

(六) 吸入氧浓度(FiO_2)

机械通气初始阶段,可给高 FiO_2(100%)以迅速纠正严重缺氧,以后依据目标动脉血氧分压、PEEP 水平、MAP 水平和血流动力学状态,酌情降低 FiO_2 至 50% 以下,并设法维持 $SaO_2 > 90\%$,若不能达上述目标,即可加用 PEEP、增加平均气道压,应用镇静剂或肌松剂;若适当 PEEP 和 MAP 可以使 $SaO_2 > 90\%$,应保持最低的 FiO_2。

(七) PEEP 的设定

设置 PEEP 的作用是使萎陷的肺泡复张、增加平均气道压、改善氧合,同时影响回心血量,及左室后负荷,克服 PEEPi 引起呼吸功的增加。PEEP 常应用于以 ARDS 为代表的 I 型呼吸衰竭,PEEP 的设置在参照目标动脉血氧分压和氧输送的基础上,与 FiO_2 与 V_T 联合考虑,虽然 PEEP 设置的上限没有共识,但下限通常在 P - V 曲线的低拐点(LIP)或 LIP 之上 2 cmH_2O;还可根据 PEEPi 指导 PEEP 的调节,外源性 PEEP 水平大约为 PEEPi 的 80%,以不增加总 PEEP 为原则。

八、机械通气的并发症

机械通气是重要的生命支持手段之一,但机械通气也会带来一些并发症,甚至是致命的。合理应用机械通气将有助于减少甚至避免并发症的产生。因此,了解机械通气的并发症,具有重要的临床意义。

(一) 气管插管相关的并发症

人工气道是经口/经鼻插入或经气管切开处插入气管所建立的气体通道。临床上常用的人工气道是气管插管和气管切开。

(1) 导管易位

插管过深或固定不佳,均可使导管进入支气管。因右主支气管与气管所成角度较小,插管过深进入右主支气管,可造成左侧肺不张及同侧气胸。插管后应立即听诊双肺,如一侧肺呼吸减弱并叩浊提示肺不张,呼吸音减低伴叩诊呈鼓音提示气胸。发现气胸应立刻处理,同时摄 X 光片确认导管位置。

(2)气道损伤

困难插管和急诊插管容易损伤声门和声带,长期气管插管可以导致声带功能异常,气道松弛。注意插管时动作轻柔、准确,留管时间尽可能缩短可减少类似并发症的发生。

气囊充气过多、压力太高,压迫气管,气管黏膜缺血坏死,形成溃疡,可造成出血。应使用低压高容量气囊,避免充气压力过高,有条件监测气囊压力,低于 25 cmH$_2$O 能减少这类并发症。

(3)人工气道梗阻

人工气道梗阻是人工气道最为严重的临床急症,常威胁患者生命。导致气道梗阻的常见原因包括:导管扭曲、气囊疝出而嵌顿导管远端开口、痰栓或异物阻塞管道、管道塌陷、管道远端开口嵌顿于隆突、气管侧壁或支气管。

采取措施防止气道梗阻可能更为重要,认真的护理、密切的观察、及时的更换管道及有效的人工气道护理,对气道梗阻起着防患于未然的作用。一旦发生气道梗阻,应采取以下措施:调整人工气道位置、气囊气体抽出、试验性插入吸痰管;如气道梗阻仍不缓解,则应立即拔除气管插管或气管切开管,然后重新建立人工气道。

(4)气道出血

人工气道的患者出现气道出血,特别是大量鲜红色血液从气道涌出时,往往威胁患者生命,需要紧急处理。气道出血的常见原因包括:气道抽吸、气道腐蚀等。一旦出现气道出血,应针对原因,及时处理。

(5)气管切开的常见并发症

气管切开是建立人工气道的常用手段之一。由于气管切开使气流不经过上呼吸道,因此,与气管插管相比,气管切开具有许多优点:易于固定及呼吸道分泌物引流;附加阻力低,而且易于实施呼吸治疗;能够经口进食,可做口腔护理;患者耐受性好。尽管具有上述优点,但气管切开也可引起许多并发症,根据并发症出现的时间,可分为早期、后期并发症。

① 早期并发症 指气管切开一般 24 小时内出现的并发症。主要包括:

出血:是最常见的早期并发症。凝血机制障碍的患者,术后出血发生率更高。出血部位可能来自切口、气管壁。气管切开部位过低,如损伤无名动脉,则可引起致命性的大出血。切口的动脉性出血需打开切口,手术止血。非动脉性出血可通过油纱条等压迫止血,一般 24 小时内可改善。

气胸:是胸腔顶部胸膜受损的表现,胸膜腔顶部胸膜位置较高者易出现,多见于儿童、肺气肿等慢性阻塞性肺病患者等。

空气栓塞:是较为少见的并发症,与气管切开时损伤胸膜静脉有关。由于胸膜静脉血管压力低于大气压,损伤时,空气可被吸入血管,导致空气栓塞。患者采用平卧位实施气管切开,有助于防止空气栓塞。

皮下气肿和纵隔气肿:是气管切开后较常见的并发症。颈部皮下气肿与气体进入颈部筋膜下疏松结缔组织有关。由于颈部筋膜向纵隔延伸,气体也可进入纵隔,导致纵隔气肿。皮下气肿和纵隔气肿本身并不会危及生命,但有可能伴发张力性气胸,需密切观察。

② 后期并发症 指气管切开 24～48 小时后出现的并发症,发生率高达 40%。主要包括:

切口感染:很常见的并发症。由于感染切口的细菌可能是肺部感染的来源,因此加强局部护理很重要。

气管切开后期出血:主要与感染组织腐蚀切口周围血管有关。当切口偏低或无名动脉位置较高时,感染组织腐蚀及管道摩擦易导致无名动脉破裂出血,为致死性的并发症。

气道梗阻:是可能危及生命的严重并发症。气管切开管被黏稠分泌物附着或形成结痂、气囊偏心疝入管道远端、气管切开管远端开口顶住气管壁、肉芽增生等原因均可导致气道梗阻。一旦发生,需紧急处理。

吞咽困难:也是较常见的并发症,与气囊压迫食管或管道对软组织牵拉影响吞咽反射有关。气囊放气后或拔除气管切开管后可缓解。

气管食管瘘:偶见,主要与气囊压迫及低血压引起局部低灌注有关。

气管软化:偶见,见于气管壁长期压迫,气管软骨退行性变、软骨萎缩而失去弹性。

(二) 正压通气相关的并发症

(1) 呼吸机相关肺损伤 呼吸机相关肺损伤指机械通气对正常肺组织的损伤或使已损伤的肺组织进一步加重。

呼吸机相关肺损伤包括气压伤、容积伤、萎陷伤和生物伤。气压伤是由于气道压力过高导致肺泡破裂。临床表现因程度不同表现为肺间质气肿、皮下气肿、纵隔气肿、心包积气、气胸等,一旦发生张力性气胸,可危及患者生命,必须立即处理。容积伤是指过大的吸气末容积对肺泡上皮和血管内皮的损伤,临床表现为气压伤和高通透性肺水肿。萎陷伤是指肺泡周期性开放和塌陷产生的剪切力引起的肺损伤。生物伤即以上机械及生物因素使肺泡上皮和血管内皮损伤,激活炎症反应导致的肺损伤,其对呼吸机相关肺损伤的发展和预后产生重要影响。以上不同类型的呼吸机相关肺损伤相互联系相互影响,不同原因呼吸衰竭患者可产生程度不同的损伤。

为了避免和减少呼吸机相关肺损伤的发生,机械通气应避免高潮气量和高平台压,吸气末平台压不超过 30～35 cmH$_2$O,以避免气压伤、容积伤,同时设定合适呼气末正压,以预防萎陷伤。

(2) 呼吸机相关性肺炎　呼吸机相关性肺炎是指机械通气 48 小时后发生的院内获得性肺炎。文献报道大约 28% 的机械通气患者发生呼吸机相关性肺炎。气管内插管或气管切开导致声门的关闭功能丧失,机械通气患者胃肠内容物反流误吸是发生院内获得性肺炎的主要原因。一旦发生,会明显延长住院时间,增加住院费用,显著增加病死率。

明确呼吸机相关性肺炎的危险因素,有助于预防呼吸机相关性肺炎的发生。一般认为高龄、高 APACHE Ⅱ评分、急(慢)性肺部疾病、Glasgow 评分＜9 分、长时间机械通气、误吸、过度镇静、平卧位等均为呼吸机相关性肺炎的高危因素。因此,机械通气患者没有体位改变的禁忌证,应予半卧位,避免镇静时间过长和程度过深,避免误吸,尽早撤机,以减少呼吸机相关性肺炎的发生。

(3) 氧中毒　氧中毒即长时间的吸入高浓度氧导致的肺损伤。FiO$_2$ 越高,肺损伤越重。但目前尚无 FiO$_2$≤50% 引起肺损伤的证据,即 FiO$_2$≤50% 是安全的。当患者病情严重必须吸高浓度氧时,应避免长时间吸入,尽量不超过 60%。

(4) 呼吸机相关的膈肌功能不全　大约 1%～5% 的机械通气患者存在撤机困难。撤机困难的原因很多,其中呼吸肌的无力和疲劳是重要的原因之一。

呼吸机相关的膈肌功能不全特指在长时间机械通气过程中膈肌收缩能力下降。动物实验证明机械通气可以导致膈肌功能不全,而临床上由于存在多种因素(休克、全身性感染、营养不良、电解质紊乱、神经肌肉疾病、药物等)可以导致膈肌功能不全,因缺乏机械通气对患者膈肌功能的影响的直接证据,因此,临床诊断呼吸机相关的膈肌功能不全很困难。

保留自主呼吸可以保护膈肌功能。研究表明,实施控制通气时,膈肌肌电图显示肌肉活动减少,并且具有时间依赖性,随着时间延长,损伤明显加重,而保留自主呼吸部分可以减轻呼吸机相关的膈肌功能不全。

机械通气患者使用肌松剂和大剂量糖皮质激素可以导致明显肌病的发生。患者肌肉活检显示肌纤维萎缩、坏死和结构破坏,以及肌纤维中空泡形成。因此,机械通气患者应尽量避免使用肌松剂和糖皮质激素,以免加重膈肌功能不全。

总之,呼吸机相关的膈肌功能不全导致撤机困难,延长了机械通气和住院时间。机械通气患者尽可能保留自主呼吸,加强呼吸肌锻炼,以增加肌肉的强度和耐力,同时,加强营养支持可以增强或改善呼吸肌功能。

(三)机械通气对肺外器官功能的影响

(1)对心血管系统的影响

① 低血压与休克 机械通气使胸腔内压升高,导致静脉回流减少,心脏前负荷降低,其综合效应是心排出量降低,血压降低。血管容量相对不足或对前负荷较依赖的患者尤为突出。在机械通气开始时、快速输液或通过调整通气模式降低胸腔内压,多能使低血压改善。另外,机械通气可导致肺血管阻力增加、肺动脉压力升高,影响右室功能。同时,由于左心室充盈不足,导致室间隔左偏,又损害左心室功能。

② 心律失常 机械通气期间,可发生多种类型心律失常,其中以室性和房性早搏多见。发生原因与低血压休克、缺氧、酸中毒、碱中毒、电解质紊乱及烦躁等因素有关。出现心律失常,应积极寻找原因,进行针对性治疗。

(2)对其他脏器功能的影响

① 肾功能不全 机械通气引起患者胸腔内压力升高,静脉回流减少,导致抗利尿激素释放增加,导致机体水钠潴留;同时机械通气导致静脉回流减少,使心脏前负荷降低,导致心排出量降低,使肾脏灌注减少,同时使肾小球滤过率下降,可导致肾脏功能不全。鉴于机械通气对肾脏的影响,对于肾脏功能不全的患者或肾脏灌注已明显减少的患者,实施机械通气时,应注意机械通气对肾脏的影响,避免肾脏功能的恶化。

② 消化系统功能不全 机械通气患者常出现腹胀、卧床、应用镇静剂肌松剂等原因可引起肠道蠕动降低和便秘,咽喉部刺激和腹胀可引起呕吐,肠道缺血和应激等因素可导致消化道溃疡和出血。另外,PEEP 的应用可导致肝脏血液回流障碍和胆汁排泄障碍,可出现高胆红素血症和转氨酶轻度升高。

③ 精神障碍 极为常见,表现为紧张、焦虑、恐惧,主要与睡眠差、疼痛、

恐惧、交流困难有关，也与对呼吸治疗的恐惧、对治疗的无知及呼吸道管理造成的强烈刺激有关。因此，对于精神障碍紧张的机械通气患者，应作耐心细致的说明工作，必要时，可应用镇静剂和抗焦虑药物。

（四）镇静与肌松相关的并发症

当机械通气患者不耐受气管插管、人机对抗或自主呼吸影响氧合时，常应用镇静剂。但镇静剂的应用可导致血管扩张和心排出量降低，导致血压降低、心率加快。镇静过度抑制了咳嗽反射，使气道分泌物易发生潴留而导致肺不张和肺部感染。因此，在使用镇静剂的镇静方案时，应对镇静效果进行评价。

肌松剂抑制患者运动，抑制了咳嗽反射，容易引起分泌物潴留，导致或加重肺部感染。部分肌松剂可引起组胺释放，诱发或加重支气管哮喘，因此，对哮喘患者应选择组胺释放较弱的肌松剂。应用肌松剂时，患者必须处于充分的镇静状态，禁止单用肌松剂。应用肌松剂的患者，通气完全依赖呼吸机，一旦发生呼吸机管道与气管插管脱开或呼吸机发生故障，患者将处于完全无通气的"窒息"状态，将威胁患者生命。因此，对于应用肌松剂的患者，必须重点护理。

总之，对于机械通气患者，使用镇静剂时，应用镇静方案及评价镇静效果。无论是间断还是持续静脉给药，每天均需中断或减少持续静脉给药的剂量，以使患者完全清醒，并重新调整剂量。机械通气患者一般不推荐使用肌松剂。

九、呼吸机撤离

机械通气的撤离过程是一个重要的临床问题。当导致呼吸衰竭的病因好转后，应尽快开始撤机。延迟撤机将增加机械通气的并发症和医疗费用。过早撤离呼吸机又可导致撤机失败，增加再插管率和病死率。近年来大量文献证实呼吸机撤离计划能缩短机械通气的时间，降低机械通气患者的病死率。

（一）撤机失败的原因

机械通气大于 24 小时尝试撤机失败的患者，应寻找所有可能引起撤机失败的原因，尤其是那些潜在的、可逆的原因尤为重要，常见的原因包括（附表 5）：

附表 5　撤机失败的原因

原　因	描　　　述
神经系统	中枢驱动；外周神经
呼吸系统	机械负荷：呼吸系统的机械力学情况；呼吸肌的负荷增加 呼吸肌肉的特性：自身的力量和耐力；代谢状态、营养、氧气的输送与摄取 气体交换特性：通气/血流比
心血管系统	心脏功能不全，缺血性心脏病
心理因素	焦虑和恐惧

① 神经系统因素：位于脑干的呼吸中枢功能失常，可以是结构上的（如脑干中风或中枢性窒息），也可以是代谢方面的（如电解质紊乱或镇静麻醉状态）；代谢性或药物性因素也可导致外周神经功能失常。

② 呼吸系统因素：呼吸肌方面包括废用性肌萎缩，严重的神经性肌病或药物（如神经肌肉阻滞剂、氨基糖甙类药物等）导致的肌病等；呼吸负荷增加常见于机体对通气的需求增加和呼吸力学的改变，如严重感染时通气需求增加，肺水肿、炎症、纤维化等导致肺的顺应性下降，支气管狭窄、炎症及狭窄的气管插管使气道阻力增加。

③ 代谢因素：营养、电解质和激素都是能够影响呼吸肌功能的代谢因素。营养不良导致蛋白质分解代谢和肌肉功能的减退；相反，摄食过度使 CO_2 产生过多，进一步增加了呼吸肌的通气负荷，故适当的营养支持能够增加撤机成功的概率。电解质缺乏也可损害呼吸肌功能，有研究表明血清磷水平正常可增加跨膈压。

④ 心血管因素：心功能储备较差的患者，降低通气支持可诱发心肌缺血或心力衰竭，其可能的机制包括：自主呼吸时代谢增加使循环的负荷增加；膈肌收缩使血液从腹腔转移至胸腔，导致回心血量增加；胸膜腔负压增加左心室后负荷。

⑤ 心理因素：恐惧和焦虑是导致撤机失败的非呼吸因素。

推荐意见 10：对机械通气大于 24 小时不能撤机的患者，应尽快寻找原因。（B级）

（二）撤机筛查

导致机械通气的病因好转或祛除后应开始进行撤机的筛查试验，筛查试验包括下列四项内容：

①导致机械通气的病因好转或祛除；

②氧合指标：$PaO_2/FiO_2 > 150 \sim 200$；$PEEP \leqslant 5 \sim 8$ cmH_2O；$FiO_2 \leqslant 0.4 \sim 0.5$；pH 值 $\geqslant 7.25$；COPD 患者：pH 值 > 7.30，$PaO_2 > 50$ mmHg，$FiO_2 < 0.35$；

③血流动力学稳定，没有心肌缺血动态变化，临床上没有显著的低血压（不需要血管活性药的治疗或只需要小剂量的血管活性药物如多巴胺或多巴酚丁胺 $< 5 \sim 10$ $\mu g/kg/$分）；

④有自主呼吸的能力。

附表6　撤机常用的筛查标准

标　准	说　　明
客观的测量结果	足够的氧合（如：$PaO_2 \geqslant 60$ mmHg 且 $FiO_2 \leqslant 0.35$；$PEEP \leqslant 5 \sim 10$ cmH_2O；$PaO_2/FiO_2 \geqslant 150 \sim 300$）； 稳定的心血管系统（如：$HR \leqslant 140$）；血压稳定；不需（或最小限度的）血管活性药； 没有高热； 没有明显的呼吸性酸中毒； 血色素 $\geqslant 8 \sim 10$ g/dl 良好的精神活动（如：可唤醒的，$GCS \geqslant 13$，没有连续的镇静剂输注）； 稳定的代谢状态（如：可接受的电解质水平）
主观的临床评估	疾病的恢复期；医师认为可以撤机；咳嗽能力的评估

医师的经验影响撤机的过程及结果，临床常发生过早撤机或延迟撤机，增加再插管率。可接受的再插管率应该在 $5\% \sim 15\%$ 之间。再插管使患者的院内获得性肺炎增加 8 倍，死亡风险增加 $6 \sim 12$ 倍。而不必要延长机械通气可增加患者感染和其他并发症的风险。不同的 ICU 患者中再插管率的变化范围是 $4\% \sim 23\%$，在精神和神经系统的患者中可高达 33%。

推荐意见 11：实施机械通气的原因被祛除后应开始进行撤机筛查试验（A 级）

（三）自主呼吸试验

符合筛查标准的患者并不一定能够成功的撤机，因此，需要对患者自主呼吸的能力作出进一步的判断,目前较准确的预测撤机的方法是三分钟自主呼吸试验,包括三分钟 T-管试验和 CPAP 5 cmH$_2$O/psv 试验,三分钟自主呼吸试验期间医生应在患者床旁密切观察患者的生命体征,当患者情况超出下列指标时应中止自主呼吸试验,转为机械通气:

① 呼吸频率/潮气量(L)(浅快指数)应<105;

② 呼吸频率应>8 或<35 次/分;

③ 自主呼吸潮气量应>4 ml/kg;

④ 心率应<140 次/分或变化<20%,没有新发的心律失常;

⑤ 氧饱和度应>90%。

三分钟自主呼吸通过后,继续自主呼吸 30~120 分钟,如果患者能够耐受可以预测撤机成功,准备拔除气管插管。文献报道观察 30 分钟与 120 分钟的拔管成功率无差异,在 SBT 阶段进行监测评估,可以得到最有用的撤机信息以帮助临床决策。研究发现通过 SBT 30~120 分钟的患者至少有 77% 可以成功撤机。导致 SBT 失败的原因有多种,但应注意气管插管引起的不适或持续气道内正压通气(CPAP)伺服阀不敏感/触发不良这些医源性因素。

附表 7　常用的耐受 **SBT** 的标准*

标　　准	描　　述
SBT 成功的客观指标	动脉血气指标:(FiO$_2$<40%,SpO$_2$≥85%~90%;PaO$_2$≥50~60 mmHg;pH 值>7.32;动脉血二氧化碳分压增加≤10 mmHg);
	血流动力学稳定(HR<120~140 次/分;HR 改变<20%;收缩压<180~200 并>90 mmHg;血压改变<20%,不需要用血管活性药);
SBT 失败的主观临床评估指标	呼吸(例如,RR≤30~35 次/分;RR 改变不>50%)精神状态的改变(例如:嗜睡、昏迷、兴奋、焦虑); 出汗; 呼吸做功增加(使用辅助呼吸肌,矛盾呼吸)

* HR=心率;SpO$_2$=脉搏氧饱和度。

推荐意见 12:通过筛查试验的患者,应进行自主呼吸试验(SBT)。(A 级)

(四) 气道评估

拔管失败的原因与撤机失败的原因不同。上气道梗阻或患者气道保护能力差、气道分泌物清除能力不足。气管拔管后上气道梗阻的风险增加与机械通气的时间、女性、创伤和反复或创伤性插管有关。

气道通畅程度的评价:机械通气时,把气管插管的气囊放气以检查有无气体泄漏,可以用来评估上气道的开放程度(气囊漏气试验)。出现拔管后喘鸣的患者,可以使用类固醇和(或)肾上腺素[也可用无创通气和(或)氦氧混合气]治疗,而不需重新插管。如果患者漏气量较低,也可在拔管前24小时使用类固醇和(或)肾上腺素预防拔管后喘鸣。还应注意,漏气量变低可能是由于分泌物在气管插管周围结痂形成外皮所致而非上气道水肿狭窄。当漏气量低的患者拔管时,应将再插管的设备(包括气管切开设备)准备好。

气道保护能力的评价:患者的气道保护能力对拔管成功是至关重要的。对患者的气道评估包括吸痰时咳嗽的力度、有无过多的分泌物和需要吸痰的频率(吸痰频率应>2小时/次或更长)。在神经肌肉病变和脊髓损伤的患者中,有较好的咳嗽能力,预示可以拔管。

推荐意见13:对通过 SBT 的患者应评估气道通畅程度和保护能力。(B级)

(五) 寻找 SBT 失败的原因

SBT 的失败后应立即寻找原因。常见的原因有镇痛镇静剂的使用不足、血容量不足、支气管痉挛和心肌缺血。

当 SBT 失败的原因纠正后每日进行一次 SBT 试验,没有必要一天内多次反复的进行 SBT。呼吸系统异常很少在数小时内恢复,因此1天内频繁的SBT 对患者没有帮助。Tobin 的研究表明:SBT 的失败的原因常是呼吸系统机械力学的异常,而这些异常不大可能迅速恢复。Esteban 的试验证明,每天两次的 SBT 并不比每天一次更有优势。

SBT 失败后,机械通气应选择恒定的支持水平,保证患者的呼吸肌充分休息,可以大大缩短训练的时间。所以在 SBT 失败后的24小时,应该让肌肉休息、舒适(包括使用镇静剂)和避免并发症,而不是积极的降低通气支持的水平。

一些通气模式[容量支持、适宜性辅助通气(ASV)、最小分钟通气量(MMV)],通过一个或多个呼吸周期测量参数的反馈,自动进行呼吸机撤离的评估。上述方法均可以安全地、自动地降低通气支持的水平。然而,这些模式中没有与每日 SBT 比较过。要证明这些自动化撤机方法的作用,还需要做更多工作。

近年来,ICU 使用无创正压通气(NPPV)的应用日益增多。NPPV 可以避免气管插管,也可帮助有创通气的撤离。两个慢性呼吸系疾病的前瞻性的随机对照试验的结果建议,拔管后给予 NPPV 辅助可以减少机械通气的时间、ICU 的住院天数、病死率和医院获得性肺炎的发生率。

推荐意见 14:若 SBT 失败,应给予充分的通气支持以缓解呼吸肌疲劳,并查找原因。(A 级)

(六) 术后机械通气患者的呼吸机撤离

术后患者呼吸机的撤离是一个重要问题。术后患者 24 小时不能脱离呼吸机的主要原因是呼吸驱动力受到抑制和疼痛问题。适当的镇静、镇痛治疗方案有可能缩短机械通气的时间。

心脏术后患者 5 个随机对照试验证明,使用较低剂量的镇痛剂和镇静药物可提前拔管。

手术后患者的呼吸驱动力不够时,可应用辅助控制通气模式。对那些短时间恢复自主呼吸的患者,可降低通气支持水平,尽快撤机。

推荐意见 15:术后机械通气患者应使用镇痛、镇静治疗方案(推荐级别 A 级)

(七) 长期机械通气的撤机

除非有明确的不可逆疾病的证据(例如,高位脊髓损伤或晚期的肌萎缩性脊髓侧索硬化),撤机失败 3 个月,为长期机械通气(permanent mechanical ventilation, PMV)。

在 20 世纪 80 年代以前,这些患者长期在 ICU 中治疗,消耗了大量资源。对于康复的长期机械通气患者 ICU 不是适宜的治疗场所,应在医院内或医院外建立专门的撤机康复病房。部分长期机械通气的患者通过有计划的锻炼仍有撤机的希望,不能撤机的患者应制定终身的机械通气方案。

长期机械通气的患者很少采用每日自主呼吸试验,常使用辅助通气模式并逐步降低呼吸机条件以锻炼患者的呼吸肌。通常大约在通气支持条件降低到一半时,患者可转换到 SBT 步骤。撤机锻炼的过程中医务人员应留在患者身边,给予心理支持并小心避免不必要的肌肉疲劳。

推荐意见 16:长期机械通气患者应采用逐步降低机械通气水平和逐步延

长自主呼吸时间的撤机策略。(B级)

中华医学会重症分会

《机械通气临床应用指南(2006)》工作组

组长：秦英智(天津第三中心医院)

组员(按姓氏笔画)：马晓春(中国医科大学附属第一医院)、王辰(首都医科大学朝阳医院)、方强(浙江大学医学院附属第一医院)、刘大为(中国医学科学院协和医院)、邱海波(东南大学附属中大医院)、席修明(首都医科大学附属北京复兴医院)、黎毅敏(广州呼吸病研究所)

附录五

2012 重症成人患者疼痛、烦躁和谵妄处理临床实践指南

2012 年 2 月在休斯顿召开的美国危重症医学会(SCCM)年会上,镇静镇痛专家小组首次就历时 6 年完成的"重症成人患者疼痛、烦躁和谵妄处理临床实践指南"(Clinical Practice Guidelines for the Management of Pain, Agitation, and Delirium in Adult Patients in the Intensive Care Unit, iPAD)进行了专题演讲,并阐述了相关建议。

一、证据质量和建议力度

证据质量:高(A)、中(B)、低/极低(C)。
建议力度:强烈(1),微弱(2),无建议(0)。

二、指　　南

(一)重症患者的疼痛、烦躁和谵妄的监测方法

对比 2002 年指南,2012 年指南专家组更强调了对疼痛、烦躁和谵妄的监测。在比较了 6 项疼痛尺度、10 项镇静尺度和 5 项谵妄监测尺度后,筛选出了最适宜于重症患者疼痛、烦躁和谵妄的监测方法。

1. 疼痛的监测方法

建议对所有重症成人患者常规进行疼痛监测(1B)。但疼痛是一种主观感觉,轻重程度难以用客观指标评估,因此不提倡单独用生命体征(或含生命体征的观察性疼痛尺度)进行重症医学科的疼痛评估(2C),但生命体征可作

为需要进一步疼痛评估的依据(2C)。

对于神志清楚、可自我报告疼痛的患者,最可靠和有效的疼痛监测指标是患者的自述,可采用语言分层评分(verbal rating scales)、视觉模拟评分(visual analogue scales)或者面部表情评分法(faces pain scale)进行监测;不能自我报告疼痛的患者(脑外伤除外),最有效和可靠的方法是疼痛行为量表(behavioral pain scale)(附表8)和重症监护疼痛观察工具(critical-care-pain observation tool)(B)(附表9)。

附表8 疼痛行为量表*

面部表情	放松	1
	部分绷紧(如眉毛下垂)	2
	完全绷紧(眼皮紧闭)	3
	痛苦面容	4
上肢运动	无运动	1
	部分屈曲	2
	完全屈曲并手指攥紧	3
	持续内收	4
与呼吸机同步性	耐受	1
	呛咳但多数时间可耐受	2
	对抗呼吸机	3
	无法控制通气	4

* 总分3~12分,3分无痛,分值越高疼痛越重,12分最痛

附表9 重症监护疼痛观察工具

指 标	描 述		评分
面部表情	无肌肉紧张表现	放松	0
	皱眉,眼轮匝肌紧固	紧张	1
	皱眉,眼轮匝肌紧固,眼睑紧闭	痛苦面容	2
身体运动	完全无运动	无运动	0
	缓慢谨慎的运动,触摸或摩擦痛点,通过运动寻求关注	保护性运动	1
	拽管,试图坐起,捶打,不遵嘱,撞击床柱,试图下床	烦躁不安	2

指　标	描　述		评分
肌张力（对上肢被动伸曲的评估）	对被动运动无抵抗	放松	0
	对被动运动有抵抗	紧张僵硬	1
	对被动运动有强烈抵抗并不能停止	非常紧张,僵硬	2
机械通气顺应性（气管插管患者）或	报警,机械通气顺畅	可耐受机械通气或移动	0
	自主呼吸报警	呛咳但可耐受	1
	与呼吸机不同步,抵抗机械通气,频繁报警	抵抗机械通气	2
发声（未气管插管患者）	言语正常或不发声	言语正常或不发声	0
	叹气,呻吟	叹气,呻吟	1
	喊叫,啜泣	喊叫,啜泣	2
合计（范围）			0～8

2. 躁动/镇静的监测方法

对于非昏迷和非瘫痪的成人重症患者,不建议将脑功能客观监测作为镇静深度的主要监测手段。因其不足以替代主观性镇静评分系统(1B)。评估成人重症患者镇静质量和深度最可靠和有效的方法是 Richmond 躁动镇静评分(richmond agitation-sedation scale)和镇静躁动评分(sedation-agitation scale)(B),见附表 10、附表 11。

附表 10　Richmond 躁动镇静评分

描　述	定　义	分值
好斗	好斗,剧烈活动,对工作人员有紧急危险	+4
非常躁动	拉动或者拔除管道或导管,具有攻击性	+3
躁动	频繁的无目的运动,与呼吸机对抗	+2
不安	焦虑不安,但运动缺乏攻击性或力量	+1
警觉和安静		0

续　表

描　述	定　　义	分值
昏睡	不能完全警觉,对声音刺激睁眼,且眼接触>10 s	−1
轻度镇静	对声音刺激有睁眼,短暂的清醒和眼接触<10s	−2
中度镇静	运动或者对声音刺激有睁眼动作,但是无眼接触	−3
深度镇静	对声音无反应,但对身体刺激有运动或睁眼	−4

附表 11　镇静躁动评分

描　述	定　　义	分值
危险躁动	拉拽气管内插管,试图拔除各种导管,翻越床栏,攻击医护人员,在床上辗转挣扎	7
非常躁动	需要保护性束缚并反复语言提示劝阻,咬气管插管	6
躁动	焦虑或身体躁动,经言语提示劝阻可安静	5
安静合作	安静,容易唤醒,服从指令	4
镇静	嗜睡,语言刺激或轻轻摇动可唤醒并能服从简单指令,但又迅即入睡	3
非常镇静	对躯体刺激有反应,不能交流及服从指令,有自主运动	2
不能唤醒	对恶性刺激无或仅有轻微反应,不能交流及服从指令	1

3. 谵妄的监测方法

谵妄是由多种原因所致一过性的意识混乱状态,在重症发病率高达80%,患者一旦发生瞻望妄,将导致住院期延长、医疗费用及死亡率显著增加。因此建议对重症成人患者常规进行谵妄监测(1B)。最可靠和有效的重症成人患者谵妄监测手段是重症患者精神错乱评估法和重症谵妄评估量表。

重症患者精神错乱评估法主要包含以下几方面:① 突然发作的精神状态改变或波动;② 注意力不集中;③ 思维紊乱或意识清晰度下降。如果患者同时存在以上三个表现,则可诊断存在谵妄。

重症医学科谵妄评估量表见附表 12。

附表 12　重症谵妄评估量表*

项目及评判标准

1. 意识变化水平(如果为 A 或者 B,该期间暂时终止评价)
   A 无反应,评分:0 分
   B 对加强和重复的刺激有反应,评分:0 分
   C 对于轻度或者中度的刺激有反应,评分:1 分
   D 正常清醒,评分:0 分
   E 对正常的刺激产生夸大的反应:评分 1 分
2. 注意力不集中(评分:0 或者 1 分)
3. 定向力障碍(评分:0 或者 1 分)
4. 幻觉-幻想性精神病状态(评分:0 或者 1 分)
5. 精神运动型激越或阻滞(评分:0 或者 1 分)
6. 不恰当的言语和情绪(评分:0 或者 1 分)
7. 睡眠觉醒周期失调(评分:0 或者 1 分)
8. 症状波动(评分:0 或者 1 分)

总分(0~8 分)

* 正常 0 分;1~3 分=亚综合征谵妄(Subsyndromal Delirium);≥4 分=谵妄

(二) 重症成人患者疼痛、烦躁和谵妄的集束化治疗

在 SCCM 2012 年会上,"iPAD"指南小组制定了重症成人患者疼痛、烦躁和谵妄的集束化治疗,使重症成人患者镇静镇痛治疗更加规范化。

1. 疼痛的集束化治疗

(1) 疼痛评估:可自我报告患者采用视觉模拟评分、语言分层评分或面部表情评分进行评估;不能自我报告者采用疼痛行为量表或重症监护疼痛观察工具评估。

(2) 疼痛治疗:

1) 药物治疗:首选阿片类药物,可快速起效和消除疼痛。对非神经病性疼痛,静脉使用阿片类药物;对神经病性疼痛,静脉用阿片类药物加用肠内加巴喷丁或卡巴咪唑;应用非阿片类药物(醋氨酚、非甾体类消炎药、氯胺酮)有可能减少阿片类药物的剂量,并减少药物相关副作用。

2) 非药物治疗:生物反馈、音乐治疗、放松等。

3) 操作前预镇痛:提倡在重症医学科进行有创性和潜在疼痛性操作(比

如拔除胸管)时采用预镇痛治疗,治疗方法是阿片类药物结合非药物治疗。

2. 烦躁的集束化治疗

(1) 评估镇静水平及相应处理:

1) 每 1～2 小时评估 Richmond 躁动镇静评分或镇静躁动评分是否达标,如患者遵从指令、无烦躁或焦虑,则 Richmond 躁动镇静评分＝0～－1、镇静躁动评分＝4。

2) 达到以上条件的患者,无需镇静;

3) 镇静不足(Richmond 躁动镇静评分＞0、镇静躁动评分＞4),给予镇静治疗;

4) 镇静过度(Richmond 躁动镇静评分＜－1、镇静躁动评分＜4),停用镇静镇痛治疗,评估至达到以上标准;重新开始镇静,起始用药剂量为先前剂量的 50%。

(2) 镇静治疗:

1) 重症患者应在镇痛基础上进行镇静治疗,称为"镇痛性镇静"(analgosedation)或"镇痛为先的镇静"(analgesia-first sedation,A-1sedation),可达到更为良好的镇静效果,并减少镇静药物用量。

2) 建议对重症的成人患者调整镇静药物,维持浅水平镇静,而不是深度镇静,除非有临床禁忌(1B)。

3) 建议对机械通气成人患者,常规采用每日中断镇静或靶水平浅镇静(1B)。

4) 提倡首选非苯二氮䓬镇静药(丙泊酚或右旋美托嘧啶),次选苯二氮䓬类药物(咪达唑仑或劳拉西泮),以便改善重症成人机械通气患者的临床结局(2B)。

3. 谵妄的集束化治疗

(1) 谵妄预防:预防策略包括控制疼痛、环境适应、优化睡眠觉醒周期、尽早开始活动、基础抗精神病药物治疗等。不提倡应用氟哌丁醇或非典型抗精神病药预防重症成人患者谵妄。

(2) 谵妄评估:入住重症患者应在每 6～12 小时进行谵妄评估,采用重症患者精神错乱评估法或重症医学科谵妄评估量表评分进行评估。

(3) 谵妄治疗:对于存在谵妄(重症患者精神错乱评估法阳性或重症医

学科谵妄评估量表评分≥4)的患者,应积极治疗谵妄。

1) 药物治疗:① 有待发表的研究证据显示应用氟哌丁醇治疗谵妄可缩短重症成人患者的谵妄持续时间。② 非典型抗精神病药可能缩短重症成人患者的谵妄持续时间(奥氮平、氯氮平)。③ 不建议使用非典型抗精神病药用于有尖端扭转室速风险患者的谵妄治疗。这类患者主要包括基础 QT 间期延长患者、合并使用已知可延长 QT 间隙药物的患者、曾经发生尖端扭转室速)。④ 对于与酒精或苯二氮䓬类药物撤除无关的重症成人患者的谵妄,建议应用右旋美托咪啶而并非苯二氮䓬类药物治疗。

2) 非药物治疗:

避免使用诱导谵妄的药物。

建议对重症成人患者一旦有可能即早期活动以便减少谵妄的发生。

(胡　波　李建国)

附录六
2012 成人严重感染和感染性休克治疗指南

　　严重感染和感染性休克临床患病率高,治疗困难,显著影响重症患者预后。各国重症医学领域和感染性疾病专家组成委员会(surviving sepsis campaign,SSC)就严重感染和感染性休克的诊治达成共识,制定了严重全身性感染和感染性休克的治疗指南,该指南于 2004 年首次发布,2008 年更新后,于 2012 年再次更新,以进一步提高对严重感染和感染性休克的认识并改善患者预后。指南制定的治疗措施的推荐级别和分级标准见附表 13。

附表 13　治疗措施的推荐级别和分级标准

推荐级别	
推荐	治疗措施的预期效果明确,疗效明显优于副作用或没有副作用
建议	治疗措施的预期效果和不良作用不甚明确
证据分级	
A	高质量随机对照研究(RCT)或荟萃分析研究
B	中等质量随机对照研究或高质量观察性及队列研究
C	完成良好、设对照的观察性及队列研究
D	病例总结或专家意见,低质量研究

　　A. 早期液体复苏

　　1. 推荐对于存在组织低灌注(经初步液体复苏仍存在低血压或血乳酸＞4 mmol/L)的感染性休克患者尽早进行液体复苏。复苏最初 6 小时目标:中心静脉压(CVP)8～12 mmHg,平均动脉压(MAP)≥65 mmHg,尿量≥每小时 0.5 ml/kg,中心静脉血氧饱和度(SvO₂)≥70％或混合动静脉血氧饱和度(ScvO₂)≥65％(1C)。

　　2. 建议对于以乳酸增高为表现的组织低灌注患者,尽快给予液体复苏将乳酸降至正常水平(2C)。

B. 感染的筛查

推荐对所有重症患者进行早期感染的评价,尽早明确有无感染存在,对可疑感染患者留取标本进行病原学检查以指导目标性抗感染治疗(1C)。

C. 感染的诊断

1. 推荐只要留取标本进行培养的时间不超过 45 分钟,都应在使用抗生素前留取标本进行病原微生物的培养(1C)。为最有效地获得病原学证据,建议抗生素使用之前至少要留取两份血培养,一份经皮穿刺血标本,一份为导管留置时间大于 48 小时的导管血标本;同时,应尽可能在使用抗生素之前留取其他可疑感染部位的标本进行培养,包括尿液、脑脊液、伤口、呼吸道分泌物或可能为感染源的其他体液(1C)。

2. 对于早期侵袭性念珠菌感染的诊断,建议进行血清 $1,3\beta$-D-葡聚糖检测(2B)、血清甘露聚糖和抗甘露聚糖抗体检测(2C)。

3. 推荐尽快行影像学检查以明确有无潜在的感染病灶(UG)。

D. 抗感染治疗

1. 推荐确认感染性休克 1 小时内(1B)或严重感染但尚未出现感染性休克(1C)时尽早静脉使用抗生素治疗。在应用抗生素之前留取合适的标本,但不能为留取标本而延误抗生素的使用。

2a. 由于严重感染和感染性休克患者病死率高,推荐最初的经验性抗感染治疗包括可覆盖所有可疑病原微生物[细菌和(或)真菌或病毒]的一种或多种药物,并且要求药物对感染病灶有足够高的穿透能力,以保证感染病灶中足够高的药物浓度(1B)。

2b. 推荐每天评价抗生素治疗方案的疗效,以达到理想的临床治疗效果,防止细菌耐药产生,减少药物毒性并降低治疗费用(1B)。

3. 建议低水平降钙素原等生物标记物有助于临床医师停止没有后续感染患者的经验性抗生素使用(2C)。

4a. 建议对中性粒细胞减少症患者进行经验性联合治疗(2B)。对已知或怀疑为难治性、多药耐药的细菌如不动杆菌和假单胞菌属等引起的感染,进行经验性的联合治疗(2B)。对于合并呼吸衰竭和感染性休克的严重绿脓杆菌感染患者,选择联合广谱 β 内酰胺、氨基糖苷类或喹诺酮类药物治疗(2B)。对于肺炎链球菌感染的感染性休克患者,选择联合广谱 β 内酰胺和大环内酯类药物治疗(2B)。

4b. 经验性抗生素治疗时,建议联合治疗不超过 3~5 天。一旦致病菌明确,应选择最恰当的单一治疗(2B)。

5. 建议抗感染疗程一般为 7～10 天，但对于临床治疗反应慢、感染病灶没有完全清除、金黄色葡萄球菌病毒或真菌感染或免疫缺陷（包括中性粒细胞减少症）患者，可适当延长疗程（2C）。

6. 建议对于由病毒感染，如流感病毒导致的感染性休克患者，应尽早采取抗病毒治疗，并 及时寻找病毒感染的证据（2C）。

7. 推荐对于明确由非感染因素导致严重炎症反应状态的患者应立即停止抗生素治疗，以减少继发耐药菌感染或出现药物相关副作用（UG）。

E. 感染源的控制

1. 推荐对一些需紧急处理的感染如坏死性筋膜炎、弥漫性腹膜炎、胆管炎、肠坏死等要尽快明确诊断，并在明确诊断后 12 小时进行外科引流以控制感染来源（1C）。

2. 建议对确定为胰腺周围坏死并可能成为潜在感染灶者，最好待有活力组织和坏死组织界限明确划分之后，再进行干预（2B）。

3. 在需要进行感染源治疗时，推荐采用对生理损伤最小的有效干预措施（例如对脓肿进行经皮引流而不是外科引流）（UG）。

4. 建立血管通路后，应立即去除那些可能成为严重感染或感染性休克感染灶的血管内装置（UG）。

F. 感染预防

1a. 建议通过选择性口腔去污染（SOD）和选择性消化道去污染（SDD）减少呼吸机相关性肺炎（VAP）发生（2B），该措施也适用于健康护理机构的患者。

1b. 建议应用洗必泰进行口腔护理，以减少严重感染的重症患者 VAP 的发生（2B）。

G. 严重感染的液体治疗

1. 推荐对严重感染和感染性休克患者应用晶体液进行初始液体复苏（1B）。

2. 建议对需大剂量晶体液复苏的严重感染和感染性休克患者加用白蛋白进行初始液体复苏（2C）。

3. 不建议使用羟乙基淀粉进行液体复苏（1B）。

4. 推荐对怀疑有低血容量状态的感染患者进行液体复苏时，液体复苏的量至少为 30 ml/kg 的晶体液（可能包含部分等量的胶体），有些患者可能需要更多的复苏液体量、更快的复苏速度（1C）。

5. 推荐对采用液体负荷试验、利用动态或静态指标判断容量反应性显示血流动力学可得到改善的患者,可继续行液体治疗(UG)。

　　H. 血管活性药物

　　1. 推荐使用血管加压药物维持 MAP 保持≥65 mmHg(1C)。

　　2. 推荐去甲肾上腺素为首选升压药物(1B)。

　　3. 需要附加药物维持目标血压时,推荐去甲肾上腺素的基础上加用肾上腺素,或肾上腺素取代去甲肾上腺素(2B)。

　　4. 建议使用血管加压素 0.03U/分联合或取代去甲肾上腺素维持血压(UG)。

　　5. 不推荐低剂量的血管加压素作为重症感染低灌注的单一初始血管活性药,血管加压素剂量>0.03~0.04 U/分作为抢救治疗时应保留。

　　6. 建议对于经严格选择的特殊患者(不易出现心律失常、明确的显著的左心收缩功能障碍或心率减慢患者)使用多巴胺作为去甲肾上腺素的替代治疗(2C)。

　　7. 不推荐去氧肾上腺素作为感染性休克的治疗,除非使用去甲肾上腺素时出现严重心律失常,或心排血量高但血压持续降低,或其他药物升压无效(1C)。

　　8. 推荐不使用小剂量多巴胺用于肾脏保护(1A)。

　　9. 推荐所有使用血管活性药物的患者尽可能放置动脉导管监测血压(UG)。

　　I. 正性肌力药物治疗

　　1. 推荐对存在心脏充盈压升高、心输出量降低提示心肌功能障碍的患者、或持续低灌注的患者,应用或在血管加压药治疗的基础上静脉滴注多巴酚丁胺增强心肌收缩力,多巴酚丁胺最大剂量每分钟 20 $\mu g/kg$(1C)。

　　2. 推荐不使用将心指数提高到超常水平的治疗策略(1B)。

　　J. 糖皮质激素治疗

　　1. 对液体复苏和血管加压药治疗不敏感的成人感染性休克患者,推荐静脉氢化可的松治疗(2C),每天用量不超过 200 mg。

　　2. 不建议通过 ACTH 兴奋试验鉴别须接受糖皮质激素治疗的成人感染性休克患者(2B)。

　　3. 当患者不再需要血管升压药维持循环时,建议停用糖皮质激素治疗(2D)。

　　4. 没有感染性休克的患者,不推荐使用糖皮质激素(1D)。

　　5. 应用小剂量氢化可的松时,建议连续静脉使用而不是重复冲击使用

（2D）。

K. 血制品应用

1. 一旦患者组织低灌注得以改善、没有心肌缺血、重度低氧血症、急性失血、心脏疾病等，推荐只有当血红蛋白低于 70 g/L、而不是低于 90 g/L 时输注红细胞，使血红蛋白维持在 70～90 g/L(1B)。

2. 不推荐使用促红细胞生成素治疗感染相关的贫血（1B）。

3. 当没有活动性出血或不计划行侵袭性操作时，不建议输注新鲜冰冻血浆纠正凝血功能障碍（2D）。

4. 不推荐严重感染和感染性休克患者使用抗凝血酶(1B)。

5. 对于严重感染患者，建议当血小板计数＜10×10^9/L 时，无论是否有出血，都应输注血小板。如果患者有明显出血倾向，当血小板计数＜20×10^9/L 应输注血小板。当患者出现活动性出血或需进行外科手术或进行有创性操作时，应维持血小板计数≥50×10^9/L （2D）。

L. 免疫球蛋白的使用

不建议对严重感染和感染性休克的成年患者静脉输注免疫球蛋白（2B）。

M. 硒

不建议静脉输注硒治疗严重感染（2C）。

N. rhAPC 的使用

由于 rhAPC 不再推荐使用，新指南只提供历史推荐意见。

O. 严重感染所致急性肺损伤（ALI）/急性呼吸窘迫综合征（ARDS）的机械通气治疗。

1. 推荐对于严重感染所致 ALI/ARDS 患者设定 6 ml/kg 而非 12 ml/kg 理想体重的潮气量（1A）。

2. 推荐监测 ALI/ARDS 患者平台压，初始平台压高限不超过 30 cm H_2O （1B）。

3. 推荐设定 PEEP 以防止呼气末肺泡萎陷（1B）。

4. 建议对于严重感染所致中度或重度 ARDS 患者实施高水平 PEEP 的通气策略而不是低水平 PEEP 的通气策略（2C）。

5. 建议对于严重难治性低氧血症的严重感染患者实施肺复张(2C)。

6. 建议在有经验的单位，对于严重感染所致的 ARDS 患者，当 PaO_2/FiO_2＜100 mmHg 采取俯卧位通气（2B）。

7. 机械通气的感染性休克患者如无禁忌证，推荐床头抬高 30～45°，以防止误吸和 VAP(1B)。

8. 建议少数利大于弊的 ALI/ARDS 患者可以谨慎使用无创通气治疗（2B）。

9. 推荐对符合以下条件的患者常规进行自主呼吸测试：清醒，血流动力学稳定（无血管活性药物使用），无新发潜在的严重疾病，低 PEEP 水平，通过面罩或鼻导管吸氧可获得的低吸氧浓度。满足上述条件则拔除气管插管（1A）。

10. 反对常规使用肺动脉导管（1A）。

11. 推荐对于没有组织低灌注的患者采用限制性液体管理策略（1C）。

12. 对于不存在支气管痉挛的 ARDS 患者，不推荐使用 β_2 受体激动剂。

P. 严重感染的镇静、麻醉、肌松

1. 推荐对于机械通气患者间歇注射或连续点滴达到预定镇静目标（1B）。

2. 鉴于停药后肌松药作用持续时间较长，推荐对无 ARDS 的感染性休克患者避免应用肌松药（NMBA）。如果必须应用，应间断推注，或在持续滴注过程中使用 4 连串刺激监测阻滞深度（1C）。

3. 建议对于严重感染导致的 ARDS 患者病程早期、氧合指数（PaO_2/FiO_2）＜150 mmHg 时，应用 NMBA 治疗，使用时间不应超过 48 小时（2C）。

Q. 血糖控制

1. 对于严重感染患者，如果连续两次检测血糖值＞10 mmol/L，推荐使用有效方案调整胰岛素剂量控制血糖水平，使最高血糖水平低于 10 mmol/L 而不是低于 6.1 mmol/L（1A）。

2. 推荐每 1～2 小时监测一次血糖，血糖和胰岛素用量稳定后，可每 4 小时监测一次（1C）。

3. 推荐用床旁快速检测法监测末梢血糖水平时，如果血糖值较低，应予以重视，因为动脉血或血浆葡萄糖水平可能比检测的末梢血糖值更低（UG）。

R. 肾脏替代治疗

1. 对重症感染合并急性肾衰竭患者，连续肾脏替代治疗与间断血液透析等效（2B）。

2. 对血流动力学不稳定者，建议采用持续肾替代治疗，以利于液体平衡的控制（2D）。

S. 碳酸氢盐治疗

1. 不推荐对低灌注致高乳酸血症、pH≥7.15 的患者使用碳酸氢钠改善血流动力学或减少升压药使用（2B）。

T. 预防深静脉血栓形成

1. 对严重感染患者应进行 DVT 的药物预防，推荐每日皮下注射低分子量肝素（LMWH）、而不是使用小剂量普通肝素（UFH）预防深静脉血栓（DVT）（1B）。如果患者肌酐清除率＜30 ml/分，使用达肝素钠（1A），或使用其他类型的低肾代谢的低分子肝素（2C），或使用肝素（1A）。

2. 如果不能使用 LMWH，推荐使用 UFH 每日 3 次（1C）。

3. 建议对严重感染的患者行药物治疗联合间断气体加压治疗预防深静脉血栓形成（2C）。

4. 对于肝素使用有禁忌的患者（如血小板减少、严重凝血功能障碍、活动性出血、近期脑出血），不进行药物预防（1B），推荐使用器械预防措施如弹力袜或间断气体加压治疗预防深静脉血栓形成（2C）。当出血风险降低后开始使用药物预防（2C）。

U. 应激性溃疡的预防

1. 推荐对有出血危险因素的严重感染/感染性休克患者预防应用 H_2 受体阻断剂或质子泵抑制剂（1B）。

2. 预防应激性溃疡时，建议首选质子泵抑制剂而不是 H_2 受体阻断剂（2D）。

3. 建议无出血危险因素的患者不进行应激性溃疡的预防（2B）。

V. 营养

1. 建议对于诊断为严重感染/感染性休克的患者，初始 48 小时内尽可能实施口服或肠内营养（如有必要），而不是禁食或者仅给予葡萄糖输注（2C）。

2. 初始 48 小时内避免强制给予全能量喂养，而建议给予小剂量喂养（例如最高每天 500 kcal），只有当患者能耐受时增加喂养量（2B）。

3. 建议诊断严重感染/感染性休克 7 天内使用静脉输注葡萄糖和肠内营养相结合，而不是单独给予全肠外营养（TPN）或者肠外营养与肠内营养相结合的喂养（2B）。

4. 对于严重感染的患者使用不加特定免疫增强剂的营养物而不是带有免疫增强剂的营养物（2C）。

W. 设定治疗目标

1. 推荐与患者家属沟通患者的治疗目标和预后（1B）。

2. 推荐将治疗目标整合入治疗和临终关怀计划当中,并恰当应用安慰治疗原则(1B)。

3. 建议尽早制定明确的治疗目标,最迟不超过入科后 72 小时(2C)。

(郭凤梅)

附录七

2012 KIDGO 急性肾损伤诊疗指南

急性肾损伤的发病率逐年升高。该指南根据 2011 年 2 月以前的文献资料制定和撰写。以指导急性肾损伤的临床诊断和治疗决策的制定。

该指南推荐意见的级别分为 3 级,即推荐、建议和未分级。推荐意见的支持证据质量分为 4 级,A~D 级,其中 A 级最高,D 级最低（附表 14）。

附表 14　指南支持证据质量

分级	证据质量	意　　义
A	高	实际疗效与预计疗效非常接近
B	中	实际疗效与预计疗效可能很接近,但也可能存在显著差异
C	低	实际疗效与预计疗效可能存在显著差异
D	较低	预计疗效非常不肯定,常与真实情况相去甚远

1. 急性肾损伤(AKI)定义
1.1　急性肾损伤的定义与分级

    1.1.1　急性肾损伤的定义为以下任何一项　　　　　　　　　　未分级
- 48 小时内血肌酐增加≥0.3 mg/dl（≥26.5 μmol/L）；或
- 已知或推测过去 7 天内血肌酐增加至≥基础值的1.5倍;或
- 尿量＜每小时 0.5 ml/kg 持续 6 小时

    1.1.2　根据以下标准对急性肾损伤的严重程度进行分级(附表 15)　未分级

    1.1.3　应当尽可能确定急性肾损伤的病因　　　　　　　　　　未分级

1.2　风险评估

    1.2.1　推荐根据患者的易感性和暴露情况对急性肾损伤风险进行分级　　　　　　　　　　　　　　　　　　　　　1B

附表 15　急性肾损伤分级

分级	血 清 肌 酐	尿 量
1	基础值的 1.5～1.9 倍，或 48 小时增加≥0.3 mg/dl(≥26.5 μmol/L)	＜每小时 0.5ml/kg 持续6～12 小时
2	基础值的 2.0～2.9 倍	＜每小时 0.5ml/kg 持续≥12 小时
3	基础值的 3.0 倍，或肌酐升高至≥4.0 mg/dl(≥353.6 μmol/L)，或开始进行肾脏替代治疗，或年龄＜18 岁时，肾小球滤过率下降至＜每分 35 ml/1.73 m²	＜每小时 0.3 ml/kg 持续≥24 小时，或无尿≥12 小时

1.2.2　根据患者的易感性和暴露情况进行治疗以减少发生急　未分级
　　　　性肾损伤的风险

1.2.3　对急性肾损伤高危患者,测定血肌酐和尿量变化以早　未分级
　　　　期诊断急性肾损伤

1.3　急性肾损伤高危患者的评估和一般治疗

1.3.1　及时对急性肾损伤患者进行评估,以确定病因,尤其应　未分级
　　　　当注意可逆因素

1.3.2　通过测定血肌酐和尿量对急性肾损伤患者进行监测,
　　　　并依照 1.1.2 的推荐意见对急性肾损伤的严重程度进　未分级
　　　　行分级

1.3.3　根据分级和病因对急性肾损伤患者进行治疗(附表 16)　未分级

附表 16　根据分级对急性肾损伤患者进行治疗急性肾损伤分级

高　危	1	2	3
尽可能停止所有的肾毒性药物			
保证容量状态及组织灌注压			
选择功能性的学流动力学监测			
监测血清肌酐和尿量			
避免高血糖			
选择其他放射造影措施			
	非侵入性的诊断措施		
	考虑使用侵入性的诊断措施		

续　表

高　危	1	2	3
	调整药物剂量		
	考虑行肾脏替代治疗		
	考虑入住 ICU		
			尽可能避免锁骨下经脉置管

1.3.4　发生急性肾损伤后 3 个月对病情恢复、新发或既往慢　未分级
　　　　性肾脏疾病加重情况进行评估

● 如果患者发生慢性肾脏疾病,应当根据 KDOQI 慢性　未分级
　肾脏疾病指南进行治疗

● 即使未发生慢性肾脏疾病,仍应将其作为慢性肾脏　未分级
　疾病的高危人群,并根据 KDOQI 慢性肾脏疾病指
　南中有关慢性肾脏疾病高危患者的推荐意见进行
　治疗

2. 急性肾损伤的预防和治疗

2.1　血流动力学监测和支持治疗以预防和治疗急性肾损伤

2.1.1　在没有失血性休克的情况下,建议使用等张晶体液而　2B
　　　　非胶体液(白蛋白或淀粉)作为急性肾损伤高危患者或
　　　　急性肾损伤患者扩容治疗的初始选择

2.1.2　对于分布性休克合并急性肾损伤或急性肾损伤高危患　1C
　　　　者,推荐联合使用升压药物和液体复苏治疗

2.1.3　对于围手术期高危患者或感染性休克患者,建议根据　2C
　　　　治疗方案纠正血流动力学和氧代谢紊乱,以防止急性
　　　　肾损伤的发生或恶化

2.2　血糖控制与营养支持

2.2.1　对于重症患者,建议使用胰岛素治疗维持血糖在 110～　2C
　　　　149 mg/dl (6.1～8.3 mmol/l)

2.2.2　对于任何阶段的急性肾损伤患者,建议总热量摄入应　2C
　　　　达到每天 20～30 kcal/kg

2.2.3　建议不限制蛋白质摄入,以预防或延迟肾脏替代治疗　2D
　　　　的治疗

2.2.4 对于无需透析治疗的非分解代谢急性肾损伤患者,建 　2D
议补充蛋白质每天 0.8~1.0 g/kg
对于使用肾脏替代治疗的急性肾损伤患者,蛋白质补
充每天 1.0~1.5 g/kg
对于使用连续肾脏替代治疗或高分解代谢的患者,蛋
白质补充应不超过每天 1.7 g/kg

2.2.5 建议急性肾损伤患者优先选择肠内营养支持 　2C

2.3 利尿剂的使用

2.3.1 推荐不使用利尿剂预防急性肾损伤 　1B

2.3.2 建议不使用利尿剂治疗急性肾损伤,除非在容量过负 　2C
荷时

2.4 血管扩张药物治疗:多巴胺,非诺多巴及利钠肽

2.4.1 建议不使用小剂量多巴胺预防或治疗急性肾损伤 　1A

2.4.2 建议不使用非诺多巴(fenoldopam)预防或治疗急性肾 　2C
损伤

2.4.3 建议不使用心房利钠肽(ANP)预防(2C)或治疗(2B)
急性肾损伤

2.5 生长激素治疗
推荐不使用重组人(rh)IGF-1预防或治疗急性肾损伤 　1B

2.6 腺苷受体拮抗剂
对于围产期严重窒息的急性肾损伤高危新生儿,建议给予单一 　2B
剂量的茶碱

2.7 预防氨基糖甙和两性霉素相关急性肾损伤

2.7.1 建议不使用氨基糖甙类药物治疗感染,除非没有其他 　2A
更为适合、肾毒性更小的治疗药物选择

2.7.2 对于肾功能正常且处于稳定状态的患者,建议氨基糖 　2B
甙类药物每日给药一次,而非每日多次给药

2.7.3 当氨基糖甙类药物采用每日多次用药方案,且疗程超 　1A
过24小时,推荐监测药物浓度

2.7.4 当氨基糖甙类药物采用每日一次用药方案,且疗程超 　2B
过48小时,建议监测药物浓度

2.7.5 建议必要时局部使用(例如呼吸道雾化吸入,抗生素分 　2B
子渗透)而非静脉应用氨基糖甙类药物

2.7.6　建议使用脂质体两性霉素 B 而非普通两性霉素 B　　　　2A

2.7.7　治疗全身性真菌或寄生虫感染时,如果能达到相同疗　　1A
　　　　效,推荐使用唑类抗真菌药物和(或)棘白菌素类药物,
　　　　而非普通两性霉素 B

2.8　其他预防重症患者发生急性肾损伤的措施

2.8.1　建议不要单纯为减少围手术期急性肾损伤或肾脏替代　　2C
　　　　治疗需求而采用不停跳冠状动脉搭桥术

2.8.2　对于合并低血压的重症患者,建议不使用 N-乙酰半胱　　2D
　　　　氨酸预防急性肾损伤

2.8.3　推荐不使用口服或静脉 N-乙酰半胱氨酸预防术后急　　1A
　　　　性肾损伤

3. 造影剂诱导急性肾损伤

3.1　造影剂诱导急性肾损伤:定义,流行病学和预后血管内使用造　未分级
　　　影剂后,应当根据推荐意见 1.1.1—1.1.2 对急性肾损伤进行
　　　定义和分级

3.1.1　对于血管内使用造影剂后肾脏功能改变的患者,应当　未分级
　　　　对造影剂相关急性肾损伤及急性肾损伤的其他可能原
　　　　因进行评估

3.2　造影剂相关急性肾损伤高危人群评估

3.2.1　对于需要血管内(静脉或动脉)使用碘造影剂的所有患　未分级
　　　　者,应当评估发生造影剂相关急性肾损伤的风险,尤其
　　　　应对既往肾脏功能异常者进行筛查

3.2.2　对于造影剂相关急性肾损伤高危患者,应当考虑其他　未分级
　　　　造影方法

3.3　造影剂相关急性肾损伤的非药物干预措施

3.3.1　对于造影剂相关急性肾损伤高危患者,应当使用最小　未分级
　　　　剂量的造影剂

3.3.2　对于造影剂相关急性肾损伤高危患者,推荐使用等渗　　1B
　　　　或低渗碘造影剂,而非高渗碘造影剂

3.4　造影剂相关急性肾损伤的药物预防措施

3.4.1　对于造影剂相关急性肾损伤高危患者,推荐静脉输注　　1A
　　　　等张氯化钠或碳酸氢钠溶液进行液体补充

3.4.2　对于造影剂相关急性肾损伤高危患者,推荐不单独使　　1C
用口服补液

3.4.3　对于造影剂相关急性肾损伤高危患者,建议口服 N-乙　　2C
酰半胱氨酸联合静脉等张晶体液

3.4.4　建议不使用茶碱预防造影剂相关急性肾损伤　　2C

3.4.5　推荐不使用非诺多巴预防造影剂相关急性肾损伤　　2C

3.5　血液透析或血液滤过的作用

3.5.1　对于造影剂相关急性肾损伤高危患者,建议不预防性　　2C
使用间断血液透析或血液滤过清除造影剂

4.　透析治疗急性肾损伤

4.1　急性肾损伤肾脏替代治疗的时机

4.1.1　出现危及生命的容量、电解质和酸碱平衡改变时,应紧　未分级
急开始肾脏替代治疗

4.1.2　作出开始肾脏替代治疗的决策时,应当全面考虑临床　未分级
情况,是否存在能够被肾脏替代治疗纠正的情况,以及
实验室检查结果的变化趋势,而不应仅根据尿素氮和
肌酐的水平

4.2　急性肾损伤停止肾脏替代治疗的标准

4.2.1　当不再需要肾脏替代治疗时(肾脏功能恢复至足以满　未分级
足患者需求,或肾脏替代治疗不再符合治疗目标),应
当终止肾脏替代治疗

4.2.2　建议不使用利尿剂促进肾脏功能恢复、缩短肾脏替代　　2B
治疗疗程或降低肾脏替代治疗治疗频率

4.3　抗凝

4.3.1　对于需要肾脏替代治疗的急性肾损伤患者,需评估患　未分级
者从抗凝中获得的利与弊来决定是否抗凝(附图 1)

4.3.1.1　如果急性肾损伤患者没有明显的出血风险或凝血　　1B
功能障碍,且未接受全身抗凝治疗,推荐在肾脏替
代治疗期间使用抗凝

4.3.2　对于没有高危出血风险或凝血功能障碍、且未接受有
效全身抗凝治疗的患者,有以下建议:

4.3.2.1　对于间断肾脏替代治疗的抗凝,推荐使用普通肝　　1C
素或低分子量肝素,而非其他抗凝措施

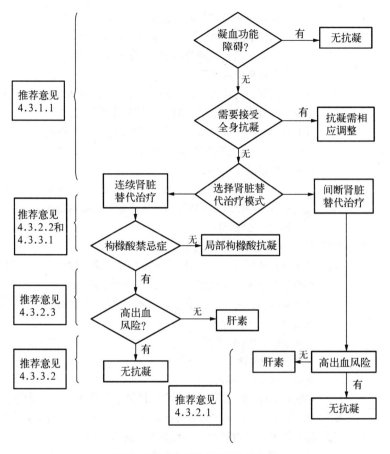

附图1　肾脏替代治疗治疗抗凝流程

4.3.2.2 对于连续肾脏替代治疗抗凝,如果患者没有枸橼
　　　　酸抗凝禁忌证,建议使用局部枸橼酸抗凝而非肝
　　　　素抗凝　　　　　　　　　　　　　　　　　　2B

4.3.2.3 对于连续肾脏替代治疗抗凝,如果患者有枸橼酸
　　　　抗凝禁忌证,建议使用普通肝素或低分子量肝素,
　　　　而非其他抗凝措施　　　　　　　　　　　　　2C

4.3.3 对于高危出血风险患者,如果未使用抗凝治疗,推荐肾
　　　脏替代治疗期间采取以下抗凝措施:

4.3.3.1　对于没有枸橼酸禁忌证的患者,建议连续肾脏替 2C
代治疗期间使用局部枸橼酸抗凝,而非不抗凝

4.3.3.2　对于高危出血风险患者,建议连续肾脏替代治疗 2C
期间避免使用局部肝素化抗凝

4.3.4　对于发生肝素诱导血小板减少患者,应停用所有肝素, 1A
推荐肾脏替代治疗期间使用直接凝血酶抑制剂[如阿
加曲班(argatroban)]或 Xa 因子抑制剂[如达那肝素
(danaparoid)或达肝癸钠(fondaparinux)],而不应使用
其他抗凝措施或无抗凝

4.3.4.1　对于没有严重肝衰竭的血小板减少患者,建议肾 2C
脏替代治疗期间使用阿加曲班而非其他凝血酶或
Xa 因子抑制剂

4.4　急性肾损伤患者肾脏替代治疗时血管通路的建立

4.4.1　对于急性肾损伤患者,建议使用无套囊无隧道的透析 2D
导管进行肾脏替代治疗,而不应使用隧道导管

4.4.2　急性肾损伤患者选择静脉置入透析导管时,静脉通路
的选择

● 首选:右侧颈内静脉

● 次选:股静脉

● 第三选择:左颈内静脉

● 最后选择:锁骨下静脉(优先选择优势肢体侧) 未分级

4.4.3　推荐在超声引导下置入透析导管 1A

4.4.4　推荐在置入颈内静脉或锁骨下静脉透析导管后、首次 1B
使用前应拍摄 X 线胸片确认导管位置

4.4.5　对于急性肾损伤需要肾脏替代治疗的重症患者,建议 2C
不在非隧道透析导管置管部位局部使用抗生素

4.4.6　对于需要肾脏替代治疗的急性肾损伤患者,建议不使 2C
用抗生素预防非隧道透析导管的导管相关感染

4.5　急性肾损伤肾脏替代治疗的滤器选择

对于急性肾损伤患者,建议使用生物相容性膜材料的透析器进 2C
行间歇血液透析或连续肾脏替代治疗

4.6　急性肾损伤患者肾脏替代治疗模式选择

4.6.1　急性肾损伤患者应使用持续和间断肾脏替代治疗作为　　未分级
　　　　相互补充

4.6.2　对于血流动力学不稳定的患者,建议使用连续肾脏替　　　2B
　　　　代治疗而非标准的间断肾脏替代治疗

4.6.3　对于急性脑损伤或患有导致颅内高压或弥漫性脑水肿　　2B
　　　　的其他疾病的急性肾损伤患者,建议使用连续肾脏替
　　　　代治疗而非间断肾脏替代治疗

4.7　急性肾损伤患者肾脏替代治疗的缓冲溶液选择

4.7.1　急性肾损伤患者行肾脏替代治疗时,建议使用碳酸盐　　2C
　　　　而非乳酸盐缓冲液作为透析液和置换液

4.7.2　合并休克的急性肾损伤患者行肾脏替代治疗时,推荐　　1B
　　　　使用碳酸盐而非乳酸盐缓冲液作为透析液和置换液

4.7.3　合并肝脏功能衰竭和(或)乳酸酸中毒的急性肾损伤患　　2B
　　　　者行肾脏替代治疗时,建议使用碳酸盐而非乳酸盐缓
　　　　冲液作为透析液和置换液

4.7.4　推荐急性肾损伤患者使用的透析液和置换液应当至少　　1B
　　　　符合美国医疗设备协会(AAMI)有关细菌和内毒素污
　　　　染的相关标准

4.8　急性肾损伤肾脏替代治疗的剂量

4.8.1　应当在开始每次肾脏替代治疗前确定肾脏替代治疗的　　未分级
　　　　治疗剂量
　　　　推荐评估实际治疗剂量以便进行调整　　　　　　　　　1B

4.8.2　肾脏替代治疗时电解质、酸碱、溶质和液体平衡目标应　　未分级
　　　　当满足患者需求

4.8.3　急性肾损伤患者采用间断或延长肾脏替代治疗时,推　　1A
　　　　荐治疗剂量应达到 Kt/V 3.9/周

4.8.4　急性肾损伤患者进行连续肾脏替代治疗时,推荐滤出　　1A
　　　　液容量在每小时 20～25 ml/kg
　　　　这通常需要更高的滤出液处方剂量　　　　　　　　　未分级

（郭凤梅）

重症医学科常用静脉药物应用指南

药物治疗是重症医学科最常用和最有效的一种治疗方法,重症医学科的特点决定了其用药的方式常常为单次静脉给药或持续静脉输注给药。经静脉给药也是急诊科和手术室常用的一种用药方式。由于药物的品种繁多,单位、浓度及剂量等各不相同,给临床使用带来不便,除了费时之外,常常很难准确计算出某一药物的剂量、浓度和持续输注的速度等。同时,危重患者的治疗常常需要复合使用大剂量的各种药物,由此产生的多种药物副作用和药物间的相互作用,可能使危重症患者的病情更趋恶化。本节拟就重症医学科常用药物的剂量、配制方法、浓度及有关注意事项做一介绍,仅供临床参考。临床应用中,必须根据患者的反应及药物的作用来调整静脉输注的速度(附表17)。

附表 17　重症医学科常用静脉药物

药物名称	负荷剂量	维持浓度	注　意　事　项
腺苷 (Adenosine) (20 mg/支)	$50\sim250\ \mu g/kg$ ($>1\sim3$ 秒)	每分钟 $50\sim150\mu g/kg$ 快速给药(<10 分钟)	经中心静脉导管使用;不能用于哮喘患者;可导致颜面潮红、呼吸困难和胸部不适
芬太尼 (Fentanyl) (100 μg/支)	$3\ \mu g/kg$(3 分钟内)	每分钟 $0.02\sim0.05\ \mu g/kg$	纳洛酮可拮抗其作用。常见副作用为呼吸抑制和呕吐。快速静脉注射可致胸壁僵直,可能需要机械通气
阿芬太尼 (Alfentanyl) (5 mg/支)	$50\sim70\ \mu g/kg$	每分钟 $0.25\sim0.75\ \mu g/kg$	给予负荷剂量后可出现呼吸频率的明显减慢
苏芬太尼 (Sufentanil) (50 μg/ml)	$1\sim2\ \mu g/kg$	每小时 $0.3\sim1.5\ \mu g/kg$	具有剂量相关性呼吸抑制,可致支气管痉挛和骨骼肌僵直;必须备有机械通气支持设备

续　表

药物名称	负荷剂量	维持浓度	注　意　事　项
瑞芬太尼 (Remifentanil) (250 μg/5 ml/)	—	初始每分钟 0.1 μg/kg,5 分钟 后评价效果,以每 分钟 0.025 μg/kg 速度调整(调整范 围每分钟 0.006～ 0.74 μg/kg	呼吸抑制和窒息,须有呼吸支 持设备;可发生剂量相关的肌 肉强直;单胺氧化酶抑制剂停 用 14 天以上方可用药;剂量 相关的低血压和心动过缓;停 用 5～10 分钟后镇静作用 消失
氨茶碱 (Aminophylline) (250 mg/支)	5～6 mg/kg (20 分钟内)	每小时 0.2～ 0.9 mg/kg	西咪替丁、环丙沙星和心得安 可减慢肝脏清除;有效血浓度 10～20 μg/ml;副作用包括心 动过速、呕吐。血浓度＞ 30 μg/ml 可致惊厥
胺碘酮 (Amiodarone) (150 mg/支)	5～10 mg/kg (5 分钟内)	每分钟 5 μg/kg	经中心静脉导管使用。终末 半衰期 18～40 天;可加重哮 喘及房室传导阻滞。肾上腺 素可逆转其对有效不应期的 作用。可增强华法令抗凝作 用,诱导地高辛毒性
氨力农 (Amrinone) (100 mg/支)	0.75 mg/kg (2～3 分钟内)	每分钟 5～ 10 μg/kg	稀释液不能含有葡萄糖;用量 不能超过每天 10 mg/kg。可 致血小板减少症,增强华法令 抗凝作用,感染性及低血容量 性休克患者可致低血压
间羟胺 (Aramine) (10 mg/支)		每分钟 0.6～ 7.0 μg/kg	按升压需要调节静脉输注速 度。可致心动过速
阿曲库铵 * (Atracurium) (50 mg/支)	0.4～0.5 mg/kg	每小时 0.4～ 0.5 mg/kg 或每分钟 5～ 10 μg/kg	经中心静脉导管使用时哮喘 及晚期心血管病患者首剂应 当减量;可导致低血压、心动 过速、心动过缓及长期输注后 潜在的延迟性神经肌肉阻滞。 肝肾功能受损者不需减量
溴苄胺 (Bretylium tosylate) (500 mg/支)	5～10 mg/kg(室 速时 10 分钟内 缓慢静脉注射, 室颤时可等量快 速静脉注射)	0.5～4.0 mg/ 分钟	最大负荷量 30 mg/kg;可出 现仰卧位及直立性低血压;可 加重心律失常和低血压;中毒 反应类似于临床脑死亡;可出 现极度发热

药物名称	负荷剂量	维持浓度	注 意 事 项
西咪替丁 (Cimetidine) (200 mg/支)	200 mg	40～50 mg/小时	减慢 β 阻滞剂、利多卡因和茶碱的清除；抑制奎尼丁和口服抗凝药的代谢；该药可加入肠外营养液中输入，保持胃液 pH>4；肾衰患者必须调整剂量(肌酐清除率<30 ml/分时，剂量减半)
可乐定 (Clonidine) (150 μg/支)	150 μg	每分钟 2～3 μg/m²	增强抗抑郁药作用，可致深度镇静。突然停药可出现反跳性高血压；可用于逆转不伴急性心肌梗死和慢性心衰的房颤
地尔硫䓬 (Diltiazem) (10 mg/支)	0.15～0.25 mg/kg(2 分钟)	每分钟 2～3 μg/kg 或 5～15 mg/小时 或每小时 0.12 mg/kg	房室传导阻滞、慢性心衰及低血压者禁用；同时使用 β 阻滞剂或洋地黄类药可呈相加作用；肝功能受损者应谨慎使用
多巴酚丁胺 (Dobutamine) (20 mg/支)	—	每分钟 2～20 μg/kg(最大每分钟 40 μg/kg)	选择性正性肌力作用；半衰期 2～3 分钟；可出现低血压、心动过速及心律失常；特发性肥大性主动脉下狭窄者禁用；急性心肌梗死者慎用
多巴胺 (Dopamine) (20 mg/支)	—	每分钟 2～50 μg/kg	临床效应取决于剂量。>每分钟 20 μg/kg 时，α 肾上腺素能效应占优势；经中心静脉导管使用；可增强膈肌张力和血流
肾上腺素 (Epinephrine) (1 mg/支)	—	每分钟 0.05～2 μg/kg	药理作用呈剂量依赖性；经中心静脉导管使用；副作用有心动过速、高血压；可逆转奎尼丁和胺碘酮对有效不应期的作用，全身感染患者需用较大剂量
艾司洛尔 (EsmololHCl) (100 mg 或 200 mg/支)	500 μg/kg(1 分钟内)	每分钟 50～200 μg/kg	起效快，作用持续时间<30 分钟；经中心静脉导管使用；负荷量后可出现低血压；可用于 COPD 患者

药物名称	负荷剂量	维持浓度	注 意 事 项
氟硝西泮 (Flunitrazepam) (1 mg/支)	0.01 mg/kg	每分钟 10～15 μg/kg	清醒后可有长时间镇静及抗焦虑作用
丙戊酸钠 (0.4 g/支)	15 mg/kg(缓慢推注，维持5 分钟)	每小时 1 mg/kg(血药浓度＞75 mg/L)	可能引起新的癫痫发作,监测血药浓度,防止药物过量;不可肌肉注射;肝脏功能损伤
呋塞米 (Furosemide) (20 mg/支)	0.5～1.5 mg/kg(1～2分钟内)	每小时 0.1～0.4 g/kg(＜4 mg/分)	大剂量可导致电解质紊乱(Na^+、K^+、Ca^{2+}、Cl^-、Mg^{2+})及耳毒性,尤其是肾衰竭或应用氨基糖甙类药物的患者。干扰比色法肌酐测定
胰高血糖素 (Flucagon) (1,10 mg/支)	1～5 mg	1～10 mg/小时	用于低血糖及β受体阻滞剂过量时;注意观察血糖及血 K^+ 变化
肝素 (Heparin) 12 500 U/ml支)	5 000～15 000 U(50～150 U/kg)	700～1 500 U/小时(每小时 10～20 U/kg)	每4 小时调节一次剂量,直到部分凝血活酶时间(APTT)为正常值的 1.5～2 倍。每天测定一次 APTT,每周测定一次血小板
正规胰岛素 (Insulin Reg.) (400 IU/支)	0.1～0.4 IU/kg	每小时 0.1 IU/kg或 5～10 IU/小时	治疗终点为尿中无酮体,血糖下降每小时 75～100 mg/dl。用前应摇动药瓶
异丙肾上腺素 (Isoproterenol) (1 mg/支)	—	1～10 μg/分	急性心肌梗死慎用;有明显心律失常及心动过速和低血压倾向
拉贝洛尔 (Labetalol) (50 mg/支)	0.25 mg/kg或 20 mg(2 分钟)	每小时1～3 μg/kg或2～3 mg/分	是高血压危象的应用剂量。慢性心衰、支气管痉挛及肝功能受损患者慎用;可掩盖低血糖症状
利多卡因 (Lidocaine) (100 mg/5 ml支)	1 mg/kg	1～4 mg/分	血浆有效浓度 2～6 μg/ml;输注速度＞5 mg/分可致癫痫、惊厥、木僵及负性肌力作用。肝功能障碍、慢性心衰、休克或应用西咪替丁的患者半衰期延长

续　表

药物名称	负荷剂量	维持浓度	注　意　事　项
硫酸镁 (Magnesium sulfate) (2.5 g/支)	1～2 g(15 分钟)	1.2～2.5 g/小时 (用于惊厥而非慢性低镁血症的剂量)	1 g 为 8 mEq。血清浓度＞4 mEq/L 可致深腱反射抑制,8～10 mEq/L 可致四肢软弱、呼吸抑制和低血压。极度高镁血症可致房室传导阻滞和心跳骤停;静滴葡萄糖酸钙可对抗致死性呼吸抑制效应
咪达唑仑 (咪唑安定, Midazolam) (10 mg/支)	0.15～0.3 mg/kg	每小时 0.05～0.13 mg/kg	副作用与其他苯二氮䓬类药相似;可致呼吸抑制;需要持续监测呼吸和心脏功能;氟马西尼可逆转其作用;危重病患者排除半衰期可延长;某些耐药患者需要较大剂量
米力农 (Milrinone) (5 mg/支)	50 μg/kg(10 分钟)	每分钟 0.25～1 μg/kg	肾衰竭患者必须调整剂量;可加重室性心律失常和心绞痛
美库氯铵 * (Mivacurium) (20 mg/支)	0.15 mg/kg(15秒)	每分钟 8～10 μg/kg	＞0.2 mg/kg 可致短暂低血压、心动过速或过缓;儿童剂量每分钟 10～15 μg/kg,可致较长时间神经肌肉传导阻滞
硫酸吗啡 (Morphine sulfate) (10 mg/支)	0.03～0.2 mg/kg	每小时 0.05～0.3 mg/kg	直接抑制延髓呼吸中枢;呼吸功能不全和胃肠疾病患者慎用;有负性变时作用,增加低血压危险性
尼莫地平 (Nimodipine) (50 ml/支) (0.02%)	10 μg/kg	每分钟 0.5 μg/kg	使用特殊输液装置(可与 PVC 输液管结合);增加低血压的危险性;避光冷冻保存;肝衰竭患者必须减量
硝酸甘油 (Nitroglycerin) (5 mg/支)	—	5～50 μg/分钟	每 5～10 分钟增加剂量 5～10 μg/分钟直到出现理想作用;可导致心动过速和低血压

续 表

药物名称	负荷剂量	维持浓度	注 意 事 项
硝普钠 (Nitroprusside) (50 mg/支)	—	每分钟 0.5～10 μg/kg	在电解质溶液内输注可致沉淀，必须避光；必须监测血压以免低血压；长期使用时，应当监测血氰化物浓度并保持其低于 10 mg/dl；可致血小板功能障碍；不能使用已褪色的药液
亚宁定 (Urapidil Hydrochloride) (25 mg/5 ml/支)	10～50 mg (缓慢静脉注射)	初始泵速 2 mg/分钟，后 9 mg/小时维持	联合其他降压药使用前，应间隔一定的时间，及时调整药物剂量；防止血压骤然下降；治疗期限不超过 7 天
去甲肾上腺素 (Norepinephrine (2 mg/支))	—	2～20 μg/分钟	经中心静脉导管使用；具强大的 α 肾上腺素能作用；漏出血管外可致局部组织坏死；需要时可大剂量使用
潘库溴胺 * (潘龙， Pancuronium) (4 mg/支)	0.06～0.1 mg/kg	每分钟 0.02～0.04 μg/kg 最大每分钟 0.6 μg/kg	可出现剂量依赖性心动过速和高血压；低钾血症、低钙血症、氯林可霉素、安眠药及氨基糖苷类药均可加强其神经肌肉阻滞作用；新斯的明 0.07～0.08 mg/kg 加阿托品 15 μg/kg 可拮抗其作用
去氧肾上腺素 (Phenylephrine) (10 mg/支)	100～200 μg/ (2～3 分钟)	每分钟 2～10 μg/kg	经中心静脉导管给药；剂量范围可变；纯 α 肾上腺素能作用；可出现反射性心动过缓
氯化钾 (Potassium chloride) (1 g/支)	—	迅速纠正低血钾，0.5 mmol/分钟输注。2 mmol 可提高血钾 0.1 mmol/L	经中心静脉导管给药；最大输注速度 1 mmol/分钟（尿量＞30 ml/小时）；注意心电图及血钾改变
普鲁卡因胺 (Procainamide) (1 000 mg/支)	50～100 mg 每 5 分钟给药一次，最大剂量 17 mg/kg	2～6 mg/分钟或每分钟 0.02～0.08 mg/kg	血清有效浓度 4～6 μg/ml；具有负性肌力作用、降低后负荷、扩张外周血管；尖端扭转型室性心律失常及重症肌无力者禁用；肾功能受损者清除半衰期延长，代谢产物 N 乙酰普鲁卡因酰胺(NAPA)可增加，血透可排除该药及 NAPA；合用胺碘酮增加 NAPA 浓度

药物名称	负荷剂量	维持浓度	注 意 事 项
丙泊酚（异丙酚 Propofol）（200 mg/支）	1 mg/kg	每小时 1～3 mg/kg（重症患者镇静），每小时 5～15 mg/kg（麻醉）	可降低血压；禁用于肌松药过敏患者；可降低前负荷、后负荷及心肌收缩力；避光保存；肝肾功能受损患者不必减量
右美托咪定（Dexmedeto-midine Hydrochloride）（200 μg/支）	1 μg/kg（10 分钟）	每小时 0.2～0.7 μg/kg	可导致低血压、心动过缓和窦性停搏；暂时性高血压可在给予负荷剂量时出现，降低输注速度；肝脏损伤
普萘洛尔（心得安 Propranolol）（5 mg/支）	1～3 mg	3～8 mg/小时	具有负性变时效应；不宜用于哮喘、慢性阻塞性肺疾病及慢性心衰患者；可掩盖低血糖；过量可用异丙肾上腺素和（或）胰高血糖素治疗
雷尼替丁（Ranitidine）（50 mg/支）	50 mg	6.25～12.5 mg/小时	肝功能损害者慎用；可诱致心动过缓；Zollinger-Ellison 综合征患者的剂量必需增至每小时 0.5～1 mg/kg；维持胃液 pH＞4；可加入静脉营养液中使用；肾病患者减量
生长抑素 14 肽（Somafostatin）（250 μg/支）	—	250 μg/小时	禁用于对本品过敏者及妊娠和哺乳期妇女；给药开始时可引起暂时性血糖下降，对于胰岛素依靠性糖尿病患者应每 3～4 小时查血糖一次；单独给药；动脉性出血不属生长抑素的适应证
链激酶（Streptokinase）（20 万 IU/支）	—	25 000 IU/分（直到 150 万 IU）（用于急性心肌梗死的剂量）	用于深静脉血栓的负荷量为 25 万 IU/30 分钟，然后按 10 万 IU/小时连续输注 24～72 小时；应监测血压和心电图；如果有出血倾向需慎用
硫喷妥钠（Thiopental sodium）（500 mg/支）	1～5 mg/kg	每小时 4～8 mg/kg	具有呼吸抑制作用，需要机械通气支持；有效血清浓度为 0.5～3 μg/ml；中毒浓度 7 μg/ml

续　表

药物名称	负荷剂量	维持浓度	注　意　事　项
樟磺咪芬 (Trimethaphan camsylate) (250 mg/支)	—	3~6 mg/分	大剂量可致神经节阻滞、瞳孔散大、支气管痉挛及尿潴留；必须持续监测血压
简箭毒碱* (Tubocurarine) (10 mg/支)	0.3 mg/kg	—	具有呼吸抑制和组织胺释放作用（低血压、支气管痉挛），需机械通气支持
尿激酶 (Urokinase) (50 万 IU)	4 500 IU/kg (10 min)	每小时 4 500 IU/kg（持续 12 小时）	用于肺栓塞的剂量；开始治疗后 3~4 小时应测凝血酶时间并维持其在正常值 2 倍以上；急性心肌梗死时，45~90 分钟内给予 200 万~300 万 IU（半量于 5 分钟内静脉注射，另一半持续输注）
加压素 (Vasopressin) (10U/支)	—	0.2~0.9 IU/分 (24~48 小时)	可出现震颤、出汗、眩晕、呕吐、支气管痉挛、过敏反应（心跳骤停或休克）、癫痫、偏头痛、哮喘、慢性心衰、心绞痛或冠状动脉疾病患者慎用
维库溴铵* (Vecuronium bromide) (4 mg/支)	80~100 μg/kg	每分钟 0.8~1.2 μg/kg	神经肌肉传递恢复到正常常需数小时或数天；肝功能受者需减量
维拉帕米 (Verapamil) (5 mg/支)	0.075~0.15 mg/kg (或 1 mg/分直至 20 mg)	每分钟 1~5 μg/kg	可出现低血压；可能使慢性心衰加重；肝肾功能受损患者慎用；室性心动过速或房室传导阻滞患者禁用

* 在用外周神经刺激器监测 4 个成串刺激的情况下，输注速度以保持至少有一个肌颤搐反应为宜。

图书在版编目(CIP)数据

ICU 主治医师手册(第二版)/邱海波主编. —南京:江苏凤凰科学技术出版社,2013.4(2023.10 重印)

(主治医师手册丛书)

ISBN 978 - 7 - 5537 - 0831 - 7

Ⅰ.①I… Ⅱ.①邱… Ⅲ.①险症-监护(医学)-手册 Ⅳ.①R459.7 - 62

中国版本图书馆 CIP 数据核字(2013)第 018999 号

主治医师手册丛书

ICU 主治医师手册(第二版)

主　　　编	邱海波
责 任 编 辑	楼立理　徐祝平　蔡克难
责 任 校 对	仲　敏
责 任 监 制	刘文洋

出 版 发 行	江苏凤凰科学技术出版社
出版社地址	南京市湖南路 1 号 A 楼,邮编:210009
排　　　版	江苏凤凰制版有限公司
印　　　刷	江苏凤凰盐城印刷有限公司

开　　　本	850 mm×1 168 mm　1/32
印　　　张	32.75
插　　　页	4
字　　　数	960 000
版　　　次	2013 年 4 月第 2 版
印　　　次	2023 年 10 月第 15 次印刷

标 准 书 号	ISBN 978 - 7 - 5537 - 0831 - 7
定　　　价	72.00 元(精)

图书如有印装质量问题,可随时向我社印务部调换。